JN290436

産業
カウンセリング
辞典

［監修］日本産業カウンセリング学会
［編集］松原達哉　木村　周　桐村晋次　平木典子　楡木満生　小澤康司

金子書房

　　　　　　　　は　し　が　き

　現在，日本の産業界は，経済のグローバル化，少子高齢化による若年労働者対策と高齢労働者の雇用対策，非正規雇用者の急増とそれにともなう正社員との格差の是正，雇用と福祉の連携による障害者雇用対策，外国人労働者の受け入れ体制整備などのあらたな課題に直面し，働く人々の多くはこれまでの世代が経験してこなかった労働状況に置かれ，模索を強いられてきているといえる。また，IT革命に端を発する情報処理・通信技術のめざましい発展により，職場環境は急激に変化しつつある。一方，個々人の生活においては価値観が多様化し，仕事の意義や望ましい働き方ももはや一様とはいえない。不況下で廃業を免れない自営業者，先行きの不安をかかえるサラリーマンも増加しており，平成20年6月発表の警察庁統計資料によれば平成19年の自殺者は年間33,093人を数え，うつ等の理由から休職せざるをえない人も後を絶たない。

　このような時代において，働く人々がかかえる問題を明らかにし，よりよい生き方・働き方を支援する心理専門職者はさらに求められている。これまで，産業カウンセラー，キャリア・コンサルタント，臨床心理士，心理相談員，各学会や職能団体の認定カウンセラーなど心理相談担当者は優に数十万人に至っていると思われる。それぞれの職場における問題は幅広く複雑化し，遅れがちなメンタルヘルス対策をも含めた産業カウンセリングへの期待は，いっそう高まってきている。

　1996年3月に産業カウンセリングの学術的研究や普及発展をめざして日本産業カウンセリング学会の設立が実現し，2000年には学会の英知を集結した『産業カウンセリングハンドブック』を出版してこの書は財団法人労働問題リサーチセンターから労働問題に関する意義ある論文・刊行物に贈られる沖永賞をいただくという栄誉を得た。その後10年近くを経て，労働の現場はますますその様相を変えつつある。このハンドブックを下敷きに最新の状況を考慮しつつ「働くこと」にかかわるカウンセリング領域を構成する諸分野の基本的な用語をとりあげて，わかりやすく解説したのが，本書である。

　この辞典の目的は，これからこの領域について学ぼうとする人の基礎的な理解を助けるとともに，企業はもちろん病院，精神保健諸機関，就職支援機関，学校等でカウンセリングに携わるカウンセラー，臨床心理士，産業医，看護師などの実務者がさらなる自己研鑽を重ねるのに寄与することである。加えて人事労務管理者，キャリア教育・支援にかかわる教育職者，官公庁の労働政策担当者にも参考になるように努めた。内容面では，産業カウンセリング・産業心理学・産業組織学・産業医学・労働労務や各分野の法律といった基礎的な研究をはじめ，働く人々をめぐる現実の問題への理解を深められるようにキャリアガイダンス・カウンセリングやメンタルヘルスなどのジャンルにとくに力を入れた。具体

的な構成としては,「総説」「産業カウンセリングの理論・方法」「メンタルヘルス・ケア」「キャリア形成支援」「産業カウンセリングの実践活動」「資格と法制度」の6つに大別し,さらにその下に必要に応じて複数の分野を立て,645の事項項目を選出した。これに加えて,77の人名項目を設定した。詳細については分野別項目一覧をご覧いただきたい。

　実際の編纂は次のように進めた。学会常任理事である6人が編集委員となり,辞典の特色,全体の構成,用語・執筆者の選定などを慎重に討議した結果,執筆依頼がなされた。執筆には学会員を中心にそれ以外の関連領域の専門家を含む227名の協力を得て原稿をいただき,編集委員による原稿の審査を経た後,編集実務・作成に着手した。2005年春に出版が決まってから刊行までには3年半近くを要し,その間執筆者諸氏には多大なご支援をいただいた。なかでも一部の方々には労働関連法規等の改定などの理由から原稿修正のお手間をお願いし,それに対して快くご改稿に応じていただいた。多くの方々が日々の職務等で多忙を極めるなか,ご執筆や校正作業に時間を割き,ご指導ご鞭撻くださったことに心より御礼申し上げる。編集実務については,金子書房菊地俊夫,真下清,渡部淳子各氏にお世話になったことをたいへん感謝している。

　本書を作成している間にも働く人をめぐる新たな社会問題が噴出し,どの分野の研究においてもいえることであろうが,刻々と変容をつづける現実を反映しきるには限界があることを痛感している。読者の皆様には編集・構成の至らぬ点についてお気づきのことがあればなんなりとご指摘を願う所存である。日本の産業カウンセリングの更なる発展のために,本書が多くの人々に役立つことを願ってやまない。

　　　2008年9月

『産業カウンセリング辞典』編集委員

松原達哉　　木村　周　　桐村晋次
平木典子　　楡木満生　　小澤康司

● 編　者

松原達哉	東京福祉大学大学院教授
木村　周	東京成徳大学大学院客員教授
桐村晋次	法政大学大学院教授
平木典子	東京福祉大学大学院教授
楡木満生	立正大学心理学部教授
小澤康司	立正大学心理学部准教授

● 執筆者 (50音順・初版第1刷刊行時の所属肩書)

会沢信彦	文教大学教育学部准教授
青木智子	文京学院大学保健医療技術学部
青戸泰子	岐阜女子大学文化創造学部教授
上里一郎	広島国際大学大学院教授
浅川正健	伊藤忠商事株式会社人事部キャリアカウンセリング室長
蟻川純子	日本トータルカウンセリングセンター講師
粟野賢一	社団法人日本ワーキング・ホリデー協会
安藤一重	社団法人日本産業カウンセラー協会副会長
池見　陽	関西大学文学部教授
石井宏祐	鹿児島純心女子大学専任講師
石井　徹	独立行政法人労働政策研究・研修機構
石川邦子	ナチュラルウイル有限会社取締役社長
石隈利紀	筑波大学人間総合科学研究科教授
井田政則	立正大学心理学部教授
市川佳居	株式会社イープ取締役副社長
伊藤明芳	相模原市立青少年相談センター，秋草学園短期大学非常勤講師
伊藤克人	東急電鉄健康管理センター所長，東急病院心療内科医長
伊藤美季	古河電気工業健康保険組合主任
伊藤隆一	法政大学工学部教授
乾　吉佑	専修大学文学部教授
井上勝也	駿河台大学教授，筑波大学名誉教授
今田　寛	広島女学院大学学長
井本惠章	財団法人関西カウンセリングセンター理事長
岩壁　茂	お茶の水女子大学大学院准教授
岩崎久美子	国立教育政策研究所
内田恵理子	臨床心理士
内田純平	株式会社日本・精神技術研究所代表取締役会会長
内山喜久雄	筑波大学名誉教授
笈田育子	市川市子ども家庭総合支援センター心理カウンセラー

大川　力	矯正協会中央研究所参与
大河原美以	東京学芸大学教授
大澤卓郎	自治医科大学精神科助教
大沢武志	産業能率大学大学院客員教授
大関義勝	特定非営利活動法人キャリア・コンサルティング協議会理事・事務局長
大橋　仁	筑波大学大学院人間総合科学研究科
緒方一子	東京地下鉄株式会社臨床心理士
岡堂哲雄	聖徳大学人文学部教授
岡林春雄	山梨大学教育人間科学部教授
小川俊樹	筑波大学人間総合科学研究科教授
小川待子	東京経営短期大学教授
奥津眞里	独立行政法人労働政策研究・研修機構統括研究員
小澤康司	編　者
織田正美	早稲田大学文学学術院教授
小野田博之	有限会社キャリアスケープ・コンサルティング
柿井俊昭	住友電気工業株式会社光通信研究所所長
柿谷正期	立正大学心理学部教授
笠井　仁	静岡大学大学院教授
梶原　豊	高千穂大学名誉教授
加藤　敏	自治医科大学精神医学教室教授
加藤諦三	ハーバード大学ライシャワー研究所准研究員
金崎幸子	独立行政法人高齢・障害者雇用支援機構情報研究部長
上市貞満	厚生労働省職業安定局首席職業指導官
上脇　貴	持田製薬株式会社総務・人事部総務マネジャー
亀口憲治	東京大学教授
梛野　潤	独立行政法人労働政策研究・研修機構労働大学校
川上晃代	メンタルヘルス & ヒューマンサポート With You 代表
川上範夫	奈良女子大学文学部教授
川﨑友嗣	関西大学社会学部教授
清瀧裕子	京都嵯峨芸術大学短期大学部専任講師
菅野信次	かんのカウンセリング研究所代表
菊入みゆき	モチベーション・コンサルタント＆コーチ
菊地章彦	ヒューマンリエゾン取締役社長
木村　周	編　者
桐村晋次	編　者
国井美江	古河物流株式会社総務部
國吉重徳	メンタルケア・労働衛生コンサルタント國吉事務所所長
久保順也	宮城教育大学専任講師
倉田良樹	一橋大学大学院社会学研究科教授
倉戸ヨシヤ	福島学院大学大学院教授

下司昌一	明治学院大学非常勤講師
小池眞規子	目白大学人間学部教授
國分康孝	東京成徳大学副学長
小杉礼子	独立行政法人労働政策研究・研修機構統括研究員
小松啓子	福岡県立大学人間社会学部教授
小松孝至	大阪教育大学教育学部准教授
小松　由	株式会社プライムスター
木幡日出男	東京成徳大学教授
今野能志	株式会社行動科学研究所代表取締役
斎藤清二	富山大学保健管理センター教授
齋藤卓弥	日本医科大学精神医学教室准教授
齊藤千鶴	白百合女子大学助手
酒井宏智	横浜市南部地域療育センター臨床心理士
坂上貴之	慶應義塾大学文学部教授
坂巻美和子	株式会社オフィスキャリアデザイン代表取締役
坂柳恒夫	愛知教育大学教授
作田　稔	社団法人東京都地域産業振興協会専務理事
佐久間万夫	ヒューマン・フロンティア株式会社代表取締役社長
櫻井広幸	立正大学心理学部准教授
佐々木正宏	聖心女子大学文学部教授
佐々木雄二	横浜薬科大学教授
佐藤哲康	立正大学学生カウンセリングルームカウンセラー
佐藤啓子	文教大学人間科学部教授
沢崎達夫	目白大学人間学部教授
沢宮容子	立正大学心理学部教授
繁田千恵	TA心理研究所所長
下村英雄	独立行政法人労働政策研究・研修機構副主任研究員
城　哲也	元社団法人日本人材紹介事業協会理事
末岡一伯	旭川大学保健福祉学部教授
末武康弘	法政大学現代福祉学部教授
末廣啓子	宇都宮大学キャリア教育・就職支援センター教授
末松弘行	名古屋学芸大学ヒューマンケア学部教授
杉　忠重	東洋学園大学教授
杉溪一言	日本女子大学名誉教授
杉山　久	つつじメンタルホスピタル
鈴木勝夫	NPO法人自立支援ネット我孫子監事
鈴木正人	社団法人日本経済団体連合会常務理事
相馬誠一	東京家政大学教授
園田由紀	株式会社PDS総合研究所代表取締役, 有限責任日本MBTI®協会代表理事
大坊郁夫	大阪大学大学院教授

高石　穰	高石クリニック
髙嶋　薫	インフルエンス・テクノロジーLLCマネージングパートナー
髙嶋成豪	インフルエンス・テクノロジーLLC代表社員
髙田　勗	中央労働災害防止協会労働衛生調査分析センター技術顧問，北里大学名誉教授
高野謙二	自治医科大学心理学教授
髙橋　徹	国土交通省本省診療所
髙橋秀和	横浜市都筑区福祉保健センター
髙橋　誠	日本教育大学院大学教授
田上不二夫	筑波大学人間総合科学研究科教授
高良　聖	明治大学文学部教授
滝口俊子	放送大学大学院教授
瀧本孝雄	独協大学国際教養学部教授
詫摩武俊	東京都立大学名誉教授，東京国際大学名誉教授
武石恵美子	法政大学キャリアデザイン学部教授
立川直臣	古河電気工業株式会社取締役
龍井葉二	日本労働組合総連合会非正規労働センター総合局長
田中富士夫	金沢大学名誉教授
田中　信	株式会社日本能率協会コンサルティングチーフ・コンサルタント
玉瀬耕治	帝塚山大学心理福祉学部教授
丹野義彦	東京大学大学院教授
千葉吉裕	東京都立晴海総合高等学校
佃　直毅	茨城大学教育学部教授
辻村德治	大津家庭裁判所主任家庭裁判所調査官
堤　貞夫	NPO法人日本キャリア・カウンセリング研究会事務局長
津村英作	ヒューマンエデュケア代表
津村俊充	南山大学人文学部心理人間学科教授
寺田　晃	東北大学名誉教授
寺田正美	株式会社寺田国際事務所取締役
土肥眞琴	社団法人大阪府経営合理化協会，近畿大学キャリアセンター
冨永良喜	兵庫教育大学大学院教授
中尾圭樹	多摩市立教育センター心理相談員
中釜洋子	東京大学大学院准教授
中川輝彦	龍谷大学講師
長崎　勤	筑波大学人間総合科学研究科教授
中里克治	東京福祉大学心理学部教授
中澤次郎	NPO法人現代カウンセリングセミナー理事長
中村淳子	桜花学園大学人文学部教授
中村延江	桜美林大学大学院教授
新村　満	社団法人日本産業カウンセラー協会シニア産業カウンセラー
西松能子	立正大学心理学部教授

西村千秋	東邦大学医学部教授
新田泰生	神奈川大学人間科学部教授
楡木佳子	富士重工業株式会社診療部カウンセラー
楡木満生	編　者
布柴靖枝	東北工業大学准教授
根本忠一	財団法人社会経済生産性本部メンタル・ヘルス研究所研究主幹
野島一彦	九州大学大学院教授
野末武義	明治学院大学心理学部准教授
野添新一	志學館大学大学院教授
パク・ジョアン・スックチャ	アパショナータ, Inc. 代表，ワーク・ライフ・コンサルタント
長谷川和夫	聖マリアンナ医科大学名誉教授
長谷川啓三	東北大学大学院教授
畠中宗一	大阪市立大学大学院教授
林　勝造	徳島文理大学名誉教授
林　潔	白梅学園短期大学名誉教授
飯田　榮	聖カタリナ大学教授
樊　富珉	北京清華大学教育研究所教授
久田　満	上智大学総合人間科学部教授
日野原圭	自治医科大学精神医学教室
平川和子	東京フェミニストセラピィセンター所長
平木典子	編　者
平山正実	聖学院大学大学院教授
福島脩美	目白大学人間学部教授，東京学芸大学名誉教授
福原眞知子	常磐大学大学院客員教授
藤井　博	明星大学経済学部准教授
藤岡新治	専修大学商学部教授
藤川　浩	大阪家庭裁判所調査官
藤崎和彦	岐阜大学医学部教授
藤田和弘	吉備国際大学教授
藤田博康	帝塚山学院大学人間科学部教授
古山善一	社団法人全国労働基準関係団体連合会事業部調査役
本田明美	北海道新聞旭川支社健康管理室係長
本間啓二	日本体育大学体育学部教授
増井武士	東亜大学客員教授
松岡洋一	岡山大学学生支援センター教授
松下由美子	山梨県立大学看護学部教授
松原達哉	編　者
松原由枝	川村学園女子大学大学院教授
松本真作	独立行政法人労働政策研究・研修機構主任研究員
松山光生	九州保健福祉大学講師

三川俊樹	追手門学院大学教授
三木善彦	帝塚山大学心理福祉学部教授
水國照充	国士舘大学講師
三村隆男	早稲田大学大学院教授
宮城まり子	法政大学キャリアデザイン学部教授
宮崎圭子	跡見学園女子大学文学部准教授
宮崎利行	職業能力開発総合大学校非常勤講師
宮田善文	上都賀総合病院精神科医師
武藤清栄	東京メンタルヘルスアカデミー所長
村上喜良	立正大学文学部准教授
村瀬　旻	立正大学心理学部教授
室山晴美	独立行政法人労働政策研究・研修機構主任研究員
望月まさ子	望月社会保険労務士事務所社会保険労務士
森岡三男	森岡経営労務管理事務所所長
森川早苗	えな・カウンセリングルーム臨床心理士，家族心理士
森田一寿	目白大学客員教授
森永良子	白百合女子大学発達臨床センター顧問
諸富祥彦	明治大学文学部教授
屋上八郎	日本人事管理協会専任講師
八巻甲一	株式会社日本・精神技術研究所取締役
山口正二	東京電機大学理工学部教授
山口真人	南山大学人文学部心理人間学科教授
山崎久美子	早稲田大学人間科学学術院教授
山蔦圭輔	産業能率大学情報マネジメント学部専任講師
大和恵美子	独立行政法人雇用・能力開発機構
山本公子	こころとキャリアのカウンセリングオフィス結代表
山本晴義	横浜労災病院勤労者メンタルヘルスセンター長
横山和仁	三重大学大学院医学系研究所教授
横山哲夫	NPO日本キャリア・カウンセリング研究会顧問
吉内一浩	東京大学医学部附属病院心療内科特任講師
吉田　修	独立行政法人労働政策研究・研修機構統括研究員
吉田勝也	自治医科大学精神医学講座助教
吉田道雄	熊本大学教育学部教授
吉村公雄	慶應義塾大学医学部医療政策・管理学教室専任講師
若島孔文	東北大学大学院准教授
若林明雄	千葉大学文学部教授
渡邉勝彦	元社団法人全国民営職業紹介事業協会専務理事
渡邉祐子	ワークナビ研究所代表

目　次

はしがき　　　　　　(1)
編者・執筆者　　　　(3)
分野別項目一覧　　　(10)
凡例　　　　　　　　(24)

事項項目　　　　　　　*1*
人名項目　　　　　　*409*
参考文献　　　　　　*446*
和文事項索引　　　　*458*
欧文事項索引　　　　*478*
和文人名索引　　　　*480*
欧文人名索引　　　　*484*

分野別項目一覧

(＊は複数の分野にわたる項目を示す)

I 総　説

1　産業カウンセリングの歴史と現状　　楡木満生

アメリカにおける産業カウンセリング　（11）
EAP（従業員支援プログラム）　（15）＊
科学的管理法　（57）＊
教育測定運動　（104）
グローバリゼーション　（113）
産業カウンセラー　（161）＊
産業カウンセリング　（163）
産業・組織心理学　（164）＊

（社）日本産業カウンセラー協会　（187）
職業指導運動　（202）
中国の産業カウンセリング　（281）
日本産業カウンセリング学会　（304）
日本的集団主義　（308）＊
日本の産業カウンセリングの歴史　（309）
パーソンズの職業指導運動　（325）
ホーソンの実験　（355）＊

2　働く人を支援するカウンセラーの資質と倫理　　松原達哉

アカデミック・ハラスメント　（7）
アメリカの心理学会倫理規定　（12）
インフォームド・コンセント　（23）＊
企業の従業員に対するアカウンタビリティ　（80）
教育分析　（104）
綱領　（136）
産業カウンセラー　（161）＊
産業カウンセラーの倫理　（162）
守秘義務　（193）

心理検査法の倫理規定　（234）
スーパーヴィジョン　（244）＊
生命倫理　（255）
セクシュアル・ハラスメント　（255）＊
著作権法　（283）
登録の停止　（295）
プライバシー　（344）
保護義務　（353）
面接資料の保管　（362）
臨床心理士倫理綱領　（385）

II 産業カウンセリングの理論・方法

3　産業カウンセリングの理論と方法　　楡木満生

アサーション・トレーニング　（8）＊
REBT法：論理情動行動療法　（12）
意思決定理論　（17）＊
一般システム理論　（18）

イメージ療法　（21）
インタラクティヴ・フォーカシング　（22）＊
S-R理論　（31）
置き換え　（44）

分野別項目一覧

オペラント条件づけ　(47)
音楽療法　(48)
絵画療法　(48)
回想法　(51)*
カウンセリング　(53)*
学習理論　(58)
家族システム理論　(65)
家族神話　(67)
家族ライフサイクル　(67)
カタルシス　(69)
危機理論　(81)*
気質　(82)*
キャリアの期待理論　(95)*
共感的理解　(105)
グループサイコセラピー　(111)
グループダイナミックス　(112)
系統的脱感作法　(118)
ゲシュタルト療法　(119)
嫌悪療法　(120)
言語的コミュニケーション　(125)
現実療法　(126)
現象学　(127)
現存在分析　(127)
行動主義理論　(133)
交流分析（TA）　(135)
コミュニケーションスキル　(143)*
コラージュ療法　(150)
コンプレックス　(153)
サイコドラマ　(154)*
参与観察　(166)*
シェアリング　(167)
シェーピング法　(170)
自我　(170)
自己一致　(172)
自己開示　(173)
自己概念　(174)
自己受容　(175)
社会学的構造理論　(183)*
社会構成主義　(184)

社会的学習理論　(185)
集団精神療法　(191)*
受容　(194)
職業発達理論　(207)*
人生脚本　(229)
新フロイト学派（ネオフロディアン）　(231)
信頼関係（治療同盟）　(231)*
精神分析学　(250)
精神分析療法　(251)
セルフコントロール　(260)
選択理論　(262)
短期療法（ブリーフセラピー）　(275)
東洋的行法（ヨガ，気功法，呼吸法）　(295)
特性因子理論　(296)*
トークン・エコノミー法　(298)
内観療法　(299)
ナラティヴ・セラピー　(302)
認知行動療法　(313)
箱庭療法　(322)
パーソナリティ（人格）　(324)*
非言語コミュニケーション　(332)
悲嘆のプロセス　(334)*
ビッグファイブ　(335)*
フェルトセンス　(341)
フォーカシング　(341)
普遍的無意識（集合的無意識）　(344)
プランドハプンスタンス理論　(345)*
ベーシック・エンカウンター・グループ　(349)*
防衛機制　(353)
ホランド理論　(358)*
マズローの欲求五段階説　(359)*
無意識　(360)
モデリング法　(369)
森田療法　(370)
問題解決型カウンセリング　(371)
来談者中心療法　(376)
ラポール　(379)
リファー　(382)

(11)

| 類型論　　(386) | ロゴセラピー　　(401) |

4　生涯発達と産業カウンセリング　　平木典子

キャリア　　(85)*	成人前期　　(249)
自我同一性　　(171)	青年期　　(254)
思春期自助グループ　　(177)	乳児期　　(312)
児童期　　(181)	パーソナリティ（人格）　　(324)*
生涯学習　　(195)*	発達課題　　(326)
少子高齢化　　(198)	モラトリアム　　(369)*
職場におけるカウンセリング　　(212)*	幼児期　　(374)
新入職員期　　(230)	ライフサイクル　　(377)
生産年齢人口　　(248)	ライフステージ　　(378)*
成人期　　(248)	老年期　　(400)

5　産業カウンセリングの研究方法　　楡木満生

アセスメント・ツール　　(9)*	質的分析　　(179)
アンケート調査法　　(13)	書簡法　　(200)*
エビデンス・ベイスト　　(35)	生態学的研究　　(252)
グラウンデッド・セオリー　　(108)	逐語記録　　(278)
ケース・スタディ　　(120)	統合的研究法　　(292)
研究発表の意味　　(121)	標本調査法　　(337)
研究論文の書き方　　(121)	文献検索　　(348)
行動カテゴリー別分類　　(132)	無作為化比較実験　　(360)
個性記述的研究，法則定立的研究　　(140)	面接調査法　　(363)
参与観察　　(166)*	

6　産業カウンセリングの技法　　平木典子

アイスブレイキング　　(5)	カウンセリングの限界　　(55)
あいづち　　(5)	カウンセリングマインド　　(56)
アサーション・トレーニング　　(8)*	かかわり行動　　(58)
言い換え　　(15)	観察技法（クライエント観察技法）　　(73)
意味の反映　　(20)	感情の反映　　(75)
インタラクティヴ・フォーカシング　　(22)*	繰り返し　　(110)
NTL　　(35)	グループ・ワーク　　(113)
回想法　　(51)*	傾聴技法　　(118)
カウンセリング関係　　(55)	構成的グループエンカウンター　　(131)

分野別項目一覧

コーチング　(141)*	バイオフィードバック　(320)
コミュニケーションスキル　(143)*	場面構成　(328)
サイコドラマ　(154)*	開かれた質問，閉ざされた質問　(338)
集団精神療法　(191)*	ファシリテーター（促進者）　(339)
焦点のあてかた　(199)	プレイバック・シアター　(346)
初回面接　(200)	ブレーンストーミング　(347)
書簡法　(200)*	ベーシック・エンカウンター・グループ
自律訓練法　(220)	(349)*
信頼関係（治療同盟）　(231)*	ヘルピング技法　(350)
信頼関係形成期　(232)	マイクロカウンセリング　(358)
スーパーヴィジョン　(244)*	明確化　(361)
積極技法　(256)	面接記録　(362)
折衷主義　(258)	面接の契約　(363)
センシティビティ・トレーニング　(261)	要約　(374)
創造性開発　(265)	LAC法（生活分析的カウンセリング法）
ソーシャルスキル・トレーニング：SST	(378)
(267)*	リーダーシップ・トレーニング　(380)*
対決技法　(270)	リード技法　(381)
調査的面接　(283)	リフレーミング　(383)
抵抗　(288)	レスポンデント条件づけ　(387)

7　心理統計　　松原達哉

因子分析　(22)	妥当性　(273)*
χ^2検定　(50)	t検定　(288)
クラスター分析　(109)	パス解析　(322)
再検査法，再テスト法　(153)*	パーセンタイル　(324)
重回帰分析　(189)	判別分析　(330)
信頼性　(232)*	標準得点　(337)
正規分布　(247)	分散分析　(348)
折半法　(259)*	平行検査　(349)*
相関係数　(263)	偏差値　(351)
測定誤差　(266)*	メタ分析　(361)

8　心理アセスメント，心理テスト　　松原達哉

IQ（知能指数）　(3)	アセスメント・ツール　(9)*
IQの利用　(4)	EPPS人格検査　(20)
アセスメント　(8)*	WISC-III　(24)

WAIS-III成人知能検査　　(26)	鈴木・ビネー式知能検査（実際的個別的知能測定法）　　(240)
内田クレペリン精神検査　　(27)	STAI　　(241)
エゴグラム　　(30)	折半法　　(259)*
SCT（文章完成法検査）　　(31)	創造性テスト　　(266)
SDS（自己評価式抑うつ性尺度）　　(33)	測定誤差　　(266)*
MMPI（ミネソタ多面人格目録）　　(36)	ソンディ・テスト　　(268)
MPI（モーズレイ性格検査）　　(38)	妥当性　　(273)*
MBTI　　(39)	田中ビネー知能検査　　(273)
K-ABC　　(117)	知能検査　　(279)
言語性検査　　(124)	TAT：絵画統覚検査　　(286)
顕在性不安検査（MAS）　　(126)	投影法　　(290)
向性検査　　(130)	動作性検査　　(292)
コーネル・メディカル・インデックス（CMI）　　(141)	東大式エゴグラム（TEG）　　(293)
再検査法，再テスト法　　(153)*	日本版レーヴン色彩マトリックス検査　　(311)
作業法　　(158)	バウムテスト　　(321)
GHQ（一般精神健康調査票）　　(168)	長谷川式認知症スケール（HDS）　　(323)
GATB（厚生労働省編一般職業適性検査）　　(169)*	発達検査　　(327)
質問紙法　　(180)	P-Fスタディ（欲求不満反応調査）　　(331)
実用性　　(180)	ビッグファイブ　　(335)*
自由面接法（非構造化面接法）　　(192)	平行検査　　(349)*
受理面接　　(194)	ベントン視覚記銘検査　　(352)
職業適性，職業適性検査　　(205)*	POMS　　(356)
職業レディネステスト　　(211)*	ホランド理論　　(358)*
人格テスト　　(223)	矢田部・ギルフォード性格検査（YG性格検査）　　(372)
信頼性　　(232)*	ライ・スケール（うそ尺度）　　(375)
心理テスト　　(234)	ロールシャッハ・テスト　　(402)
SUBI（主観的健康感尺度）　　(238)	

Ⅲ　メンタルヘルス・ケア

9　職場のメンタルヘルス　　小澤康司

アセスメント　　(8)*	いのちの電話　　(19)
新しい健康概念　　(10)*	インフォームド・コンセント　　(23)*
アルコール依存症　　(13)	うつ状態　　(29)
EAP（従業員支援プログラム）　　(15)*	うつ病　　(29)*

分野別項目一覧

運動療法	(30)*	セクシュアル・ハラスメント	(255)*
快適職場	(51)	躁うつ病	(262)*
外発的動機づけ	(52)	第1次予防	(269)
カウンセリング	(53)*	対人関係能力	(271)
過剰適応	(62)	地域精神保健	(277)
葛藤	(71)	中間管理職	(280)
過労死	(73)	THP(トータル・ヘルスプロモーション・プラン)	(285)*
危機理論	(81)*	適応障害	(289)*
帰属意識	(83)*	テクノストレス(VDT症候群)	(289)*
基本的欲求	(84)	内発的動機づけ	(301)
QOL	(97)*	バーンアウト症候群	(330)
健康診断	(124)*	被害妄想	(331)
幻聴	(128)*	ひきこもり	(332)
産業カウンセラー	(161)*	PTSD(心的外傷後ストレス障害)	(335)*
産業保健指導担当者	(165)	復職プログラム	(342)
自殺	(176)	フラストレーション(欲求不満)	(345)*
職業性ストレス,産業性ストレス	(204)	ヘルスカウンセリング	(350)
職場におけるカウンセリング	(212)*	メンタルヘルス教育・ケア	(364)
神経症	(224)*	メンタルヘルス指針	(366)*
心理判定員	(236)	抑うつ	(375)*
睡眠障害	(238)	リラクセーション	(383)
ストレス関連疾患	(241)*	ワーカーホリック	(403)
ストレス,ストレスマネジメント	(242)*		
精神障害者の早期発見・早期治療	(249)		

10 精神医学・心身医学と産業カウンセリング　楡木満生

ICD-10	(4)	恐怖症	(106)
うつ病	(29)*	幻聴	(128)*
解離性障害	(52)	向精神薬	(131)
過呼吸症候群	(61)	更年期障害	(134)
感情障害	(74)	作業関連疾患	(157)
記憶障害	(77)	産業医学	(158)
気質	(82)*	思考障害	(173)
帰属意識	(83)*	自閉傾向	(183)
機能回復訓練	(83)	職場不適応症	(215)*
QOL	(97)*	心因反応	(222)
共依存	(105)	人格障害	(223)
強迫神経症	(106)	神経症	(224)*

神経伝達物質　　(225)
心身症　　(229)*
身体表現性障害　　(230)
ストレス関連疾患　　(241)*
精神遅滞　　(250)
性同一性障害　　(253)
摂食障害　　(258)*
躁うつ病　　(262)*
喪失体験　　(265)
タイプA行動パターン　　(272)
知覚障害　　(278)
DSM　　(287)
適応障害　　(289)*
テクノストレス（VDT症候群）　　(289)*

てんかん　　(290)
統合失調症　　(291)
同性愛　　(293)
東洋医学による気　　(294)*
脳器質障害　　(319)
PTSD（心的外傷後ストレス障害）　　(335)*
不安障害　　(339)
フラストレーション（欲求不満）　　(345)*
ホメオスターシス　　(357)
薬物依存　　(371)
薬物治療　　(372)
抑うつ　　(375)*
老年精神医学　　(400)

11　福祉・医療と産業カウンセリング　　楡木満生

医事紛争　　(17)
遺伝相談　　(19)
医療化　　(21)
インフォームド・コンセント　　(23)*
運動療法　　(30)*
回想法　　(51)*
患者・医療者関係　　(74)
健康教育　　(123)
参与観察　　(166)*
施設病　　(178)
職業病　　(208)
生活習慣病　　(247)
性的虐待　　(253)

セルフケア　　(259)
セルフヘルプグループ　　(260)
臓器移植　　(263)
ソーシャルサポート・ネットワーク　　(267)
ソーシャルスキル・トレーニング：SST　　(267)*
チーム医療　　(280)*
デイ・ケア　　(287)
東洋医学による気　　(294)*
悲嘆のプロセス　　(334)*
ホスピスケア（緩和ケア）　　(355)*
リハビリテーション　　(381)*

IV　キャリア形成支援

12　産業組織と産業カウンセリング　　桐村晋次

アウトソーシング　　(6)
アウトプレースメント　　(7)
X理論，Y理論　　(34)

M字型の就業構造　　(38)
エンパワメント　　(42)
エンプロイアビリティ　　(42)*

OJT	(45)	CEO／COO	(167)
OD（組織開発）	(45)	CSR（企業の社会的責任）	(169)
OFF-JT	(46)	事業構造の再構築（リストラクチャリング）	(171)
改善提案制度	(50)	自己申告制度	(175)*
カウンセリング・ルームの運営	(56)*	職能資格制度	(212)
科学的管理法	(57)*	人材開発（HRD）	(226)
感情労働	(75)	人事考課	(227)
カンパニー制	(76)	人事労務管理	(228)
寛大化傾向	(76)	成果主義	(246)
管理・監督者教育	(77)	ダイバーシティ	(272)
企業内カウンセラーと企業外カウンセラー	(78)	多面評価	(275)
企業内人材育成	(78)	懲戒権	(282)
帰属意識	(83)*	日本的経営の特徴	(306)
キャリア教育	(90)*	日本的集団主義	(308)*
QWL	(99)	年俸制	(318)
経営管理	(114)	能力主義	(319)
経営戦略	(114)	能力評価	(320)
経営倫理	(116)	ハロー効果	(328)
健康診断	(124)*	パワー・ゲーム	(329)
国内総生産	(137)	非正規雇用	(333)
5W1H	(140)	ヒューマン・オーガニゼーション	(336)
コーポレートガバナンス	(142)	品質管理	(338)
コーポレートユニバーシティ	(142)	フレックスタイム制	(347)
雇用管理	(145)	ポジティブ・アクション	(354)*
雇用契約	(146)	ホーソンの実験	(355)*
雇用調整	(147)	マズローの欲求五段階説	(359)*
雇用ポートフォリオ	(148)	目標管理	(368)
コラボレーション	(150)	モラール	(370)
コンプライアンス	(152)	リーダーシップ・トレーニング	(380)*
在宅勤務	(155)	リーダーシップのスタイル	(380)
採用面接	(156)	リハビリテーション	(381)*
裁量労働制	(156)	ワーク・オーガニゼーション	(404)
産業・組織心理学	(164)*	ワーク・シェアリング	(405)

13 産業・職業の理解と情報　　木村周

インターンシップ	(23)		(46)
O*NETによる共通言語，共通基準の提案		企業分析，経営分析	(81)

キャリアマトリックス　(96)	職業リファレンスブック　(211)
求職票, 求人票　(98)*	職務分析, 職務調査　(217)
求人開拓　(98)	人材銀行　(226)*
産業職業マトリックス　(164)	総合的雇用情報システム, しごと情報ネット
産業分類　(165)	(264)
生涯職業能力開発促進センター (アビリティガーデン)　(197)	トライアル雇用　(298)*
	ハローワーク・インターネット・サービス　(329)
職業実習, 職業講習　(201)	労働市場情報　(394)
職業情報　(203)	労働条件　(396)
職業, 職務　(203)	労働力人口　(399)
職業能力開発情報　(206)	ワーク・モチベーション　(405)
職業分類　(208)	ワーク／ライフ・バランス　(406)
職業理解　(209)	

14　キャリア・ガイダンス, キャリア・カウンセリング, キャリア・コンサルティング　　木村周

意思決定理論　(17)*	コーチング　(141)*
エントリーシート　(41)	コンサルテーション　(151)
エンプロイアビリティ　(42)*	コンピテンシー　(151)
学生職業総合支援センター, 学生職業センター　(60)*	コンピュータ支援ガイダンス・システム　(152)
	GATB (厚生労働省編一般職業適性検査)　(169)*
キャリア　(85)*	事業主が行うキャリア開発支援　(172)
キャリア・アンカー　(86)	自己申告制度　(175)*
キャリア・インサイト　(86)	自己理解　(176)
キャリア・ガイダンス　(87)	システィマティック・アプローチ　(178)
キャリア開発　(87)	CDP　(181)
キャリア・カウンセリング　(89)	社会学的構造理論　(183)*
キャリア教育　(90)*	紹介予定派遣　(197)*
キャリアコンサルタント能力評価試験　(91)	職業適合性　(204)
キャリア・コンサルティング　(92)	職業適性, 職業適性検査　(205)*
キャリア支援グループワーク　(94)	職業発達理論　(207)*
キャリア・シート　(94)	職業レディネステスト　(211)*
キャリアの期待理論　(95)*	職務経歴書　(216)
キャリア・パス　(95)	職務の棚卸　(217)
キャリア・ビジョン　(96)	ジョハリの窓　(218)
キャリア・レインボー　(97)	ジョブ・クラブ　(219)
求職票, 求人票　(98)*	事例検討, 事例報告　(221)
個人と組織の共生　(138)	

心理学的構造理論　　(233)
心理教育（サイコエデュケーション）　(233)
進路指導　　(237)*
特性因子理論　　(296)*

内的キャリア　　(299)
プランドハプンスタンス理論　(345)*
ホランド理論　　(358)*

15　キャリア教育・進路指導　　木村周

アントレプレナー教育　　(14)
学卒者の職業紹介業務　　(60)
学校と職業安定機関の連携　(71)
家庭・地域の教育力　　(72)
キャリア教育　　(90)*
キャリア交流プラザ　　(91)*
勤労体験学習，社会体験学習　(107)
啓発的経験　　(119)
公共職業安定所（ハローワーク）　(128)*
高校中途退学　　(130)
高等学校の進路指導　　(132)
高度専門職業人の養成　　(133)
コミュニティスクール　　(144)
CACGs (Computer Assisted Careers Guidance System)　(168)
若年者ジョブ・サポーター　　(186)
若年者向けキャリア・コンサルティング
　(186)
就業形態の多様化　　(190)
生涯学習　　(195)*
職業紹介　　(202)*

ジョブ・シャドウ　　(220)
人権教育　　(225)
進路指導　　(237)*
スクール・カウンセラー事業　(239)
生徒指導　　(254)
総合的な学習の時間　　(264)
中高一貫教育　　(281)
追指導，職場適応　　(284)
特別活動，学校行事　　(296)
トライアル雇用　　(298)*
ニート：NEET　　(303)
日本版デュアルシステム　　(310)
人間力　　(312)
不登校　　(342)*
フリーター　　(346)
ボランティア活動　　(357)
ミスマッチ　　(359)
モラトリアム　　(369)*
リーダーシップ・トレーニング　(380)*
若者自立・挑戦プラン　　(403)
ワーキングホリデー制度　　(404)

V　産業カウンセリングの実践活動

16　産業カウンセリング活動の組織と運営　　桐村晋次

EAP（従業員支援プログラム）　(15)*
カウンセリング・ルームの運営　(56)*
家事事件　　(61)
家庭裁判所　　(72)
教育カウンセリング　　(102)

苦情処理制度　　(108)
経営トップへの働きかけ　　(115)
公共職業安定所（ハローワーク）　(128)*
公共職業訓練　　(129)
公共職業能力開発施設　　(129)

高齢者雇用　　(136)	出向　　(193)
個人情報の保護　　(137)	少年事件　　(199)
産業保健センター　　(166)	職業紹介　　(202)*
自己申告制度　　(175)*	退職準備プログラム（PREP）　　(271)
児童相談所　　(182)	中小企業　　(282)
社会経済生産性本部　　(184)	日本経済団体連合会　　(303)
社内FA制　　(188)	日本労働組合総連合会　　(311)
社内公募制　　(188)	ビジネス・キャリア検定制度　　(333)*
就業規則　　(189)	ライフステージ　　(378)*

17　産業カウンセリングと家族・コミュニティ　　平木典子

IP　　(6)	心身症　　(229)*
アダルトチルドレン　　(10)	ストレス，ストレスマネジメント　　(242)*
円環的因果律（関係）　　(41)	摂食障害　　(258)*
オープンシステム（開放系）　　(47)	チーム医療　　(280)*
家族カウンセリング　　(62)	ネットワーキング(ネットワークづくり)　　(317)
家族間暴力，家庭内暴力　　(64)	悲嘆のプロセス　　(334)*
危機理論　　(81)*	夫婦カウンセリング　　(340)
グリーフカウンセリング　　(111)	不登校　　(342)*
コミュニティ・アプローチ　　(143)	ホスピスケア（緩和ケア）　　(355)*
児童虐待　　(182)	離婚カウンセリング　　(379)
終末期医療　　(191)	

VI　資格と法制度

18　働く人を支援するカウンセラーの資格と養成　　木村周

応用心理士　　(44)	認定カウンセラー　　(313)
家族心理士　　(66)	認定健康心理士　　(314)
学校カウンセラー　　(70)	認定行動療法士　　(314)
学校心理士　　(70)	認定催眠技能士　　(315)
技能検定　　(84)	認定心理士　　(316)
教育カウンセラー　　(100)	認定バイオフィードバック技能師　　(316)
言語聴覚士　　(125)	ビジネス・キャリア検定制度　　(333)*
産業カウンセラー　　(161)*	臨床心理士　　(384)
障害者職業カウンセラー　　(196)	臨床発達心理士　　(386)
大学カウンセラー　　(270)	

19 労働に関わる法律と制度　　木村周

ILO（国際労働機関）　（3）
新しい健康概念　（10）*
安全配慮義務　（14）
育児・介護休業法　（16）*
請負契約　（27）
OECD（経済協力開発機構）　（43）
解雇　（49）
外国人労働対策　（49）
学生職業総合支援センター，学生職業センター　（60）*
キャリア交流プラザ　（91）*
求人倍率　（99）
勤労青少年福祉法　（107）
健康診断　（124）*
公共職業安定所（ハローワーク）　（128）*
高年齢者雇用安定法　（135）
雇用対策法　（146）
雇用保険トータルシステム　（147）
雇用保険法　（148）
再就職援助計画制度　（154）
最低賃金法　（155）
作業環境測定　（157）
失業率　（179）
障害者雇用促進法　（195）
障害者職業リハビリテーション　（196）
紹介予定派遣　（197）*
使用者団体　（198）
職業安定法　（201）
職業能力開発促進法　（206）
職業能力評価制度　（207）
職業リハビリテーション・カウンセリング　（210）*
職場のさわやか調査（快適職場調査）　（214）
ジョブカフェ　（218）
ジョブコーチ（職場適応援助者）　（219）
シルバー人材センター　（221）*

人材銀行　（226）*
人材紹介会社，人材派遣会社　（227）
精神保健福祉法　（252）
WHO（世界保健機関）　（274）
男女共同参画社会基本法　（276）
男女雇用機会均等法　（277）
賃金　（284）
独立行政法人雇用・能力開発機構　（297）
独立行政法人労働者健康福祉機構　（297）
認定職業訓練　（315）
年少者　（318）
派遣労働者（契約社員）　（321）
パートタイム労働指針　（327）
ビジネス・キャリア検定制度　（333）*
不当労働行為　（343）*
変形労働時間制　（351）
ポジティブ・アクション　（354）*
メンタルヘルス指針　（366）*
ヤングジョブ・スポット　（373）
労使関係　（388）
労使コミュニケーション　（389）
労働安全衛生法　（389）
労働安全衛生マネジメントシステム　（390）
労働衛生の3管理　（390）
労働関係調整法　（391）
労働基準監督署　（391）
労働基準法　（392）
労働組合法　（393）
労働契約　（393）
労働三権　（394）
労働者災害補償保険法　（395）
労働者派遣法　（395）
労働政策研究・研修機構　（397）
労働統計　（397）
労働法　（398）
労働力需給調整システム　（399）

65歳雇用継続　　（401） 　　｜　私のしごと館　　（407）

人名項目

アイゼンク　　（411）
アイビー　　（411）
アドラー　　（412）
イーガン　　（412）
ウェーバー　　（412）
ウォルピ　　（413）
エリクソン　　（413）
エリス　　（414）
オルポート　　（414）
カーカフ　　（414）
キャッテル　　（415）
キューブラー・ロス　　（415）
ギルフォード　　（416）
グラッサー　　（416）
クルンボルツ　　（417）
クレッチマー　　（417）
クレペリン　　（418）
コッホ　　（418）
ジェームス　　（419）
ジェラット　　（419）
ジェンドリン　　（420）
シュプランガー　　（420）
シュルツ　　（420）
スキナー　　（421）
スーパー　　（421）
セリエ　　（422）
ソーンダイク　　（422）
ターマン　　（423）
デュセイ　　（423）
テーラー　　（424）
ドシェーザー　　（424）
ハー　　（424）
ハヴィガースト　　（425）

バーグ　　（425）
ハーズバーグ　　（426）
パーソンズ　　（426）
パブロフ　　（427）
パールズ　　（427）
バーン　　（428）
バンデューラ　　（428）
ビアーズ　　（428）
ビネー　　（429）
フランクル　　（429）
フロイト　　（430）
ベック　　（430）
ホランド　　（431）
ホルムズ　　（431）
ホワイト　　（431）
マイヤーズ　　（432）
マグレガー　　（432）
マズロー　　（433）
マレー　　（433）
メイヨー　　（434）
モレノ　　（434）
ユング　　（434）
ラザラス　　（435）
ランク　　（435）
リッカート　　（436）
レヴィン　　（436）
レヴィンソン　　（436）
ロジャーズ　　（437）
ローゼンツヴァイク　　（437）
ロールシャッハ　　（438）
池見酉次郎　　（439）
伊東　博　　（439）
内田勇三郎　　（439）

小此木啓吾　（*440*）	藤本喜八　（*443*）
片口安史　（*441*）	三隅二不二　（*444*）
河合隼雄　（*441*）	森田正馬　（*444*）
古今堂雪雄　（*442*）	矢田部達郎　（*444*）
田中寛一　（*442*）	吉本伊信　（*445*）
中西信男　（*443*）	

●凡　例

1　項目と配列
　(1)　事項項目は重要度に応じ，大項目（5，4段）・中項目（3，2段）・小項目（1段）で構成した。人名項目は重要度に応じ，1段前後の記述とした。
　(2)　外国語，外国人名は，原語の発音に留意しながら，慣例に従いカタカナで表記した。
　(3)　必要に応じて項目名に「（ ）」で補足を，「：」で同義語を，「，」で同列語・関連語を併記した。
　(4)　項目名のなかに「／」「・」を含む場合には，慣例に従いそのままとした。
　(5)　事項項目に相当する欧文表記がある場合には，併記した。
　(6)　人名項目には生没年を記した（不明な場合は除く）。
　(7)　事項項目は，現代かなづかいにより50音順の配列とした。促音，拗音は1字とみなし，長音は無視した。人名項目は，外国人・邦人の順にそれぞれ50音順の配列とした。
　(8)アルファベットの読みは慣例に従い，配列した。

2　本文表記
　(1)　文章の表記は現代かなづかい，常用漢字を原則とした。
　(2)　外国人名は姓をカタカナで示し，項目の初出箇所に（ ）で欧文表記を示した。
　(3)　外国語は慣例に従いカタカナ表記し，必要に応じて（ ）で欧文表記を示した。
　(4)　執筆者名を項目末に（ ）で示した。
　(5)　参考になる関連項目を必要に応じて項目の末尾に⇒で示した。

3　文　献
　(1)　引用文献および参考文献は，本文においては「編著者名，発表年」で示し，巻末に文献リストをまとめて掲載した。
　(2)　文献リストは，編著者名の欧文表記をアルファベット順に配列した。
　(3)　資料ごとに，原則として，編著者名(訳者名)，刊行年，書名(あるいは論文名，誌名，巻数と号，掲載頁)，発行所の順に記した。執筆者が参考にした文献に原著(あるいは邦訳)がある場合には，続けて併記した。
　(4)　官公庁の配布資料，インターネットにより閲覧できる資料も参考になる場合は示した。

4　分野別項目一覧
　(1)　項目は分野ごとにわけ，50音順に配列し，巻頭に付した。

5　索　引
　(1)　巻末に和文事項索引，欧文事項索引，和文人名索引，欧文人名索引を付した。
　(2)　和文索引は50音順，欧文索引はアルファベット順に配列した。

●事項項目

ILO（国際労働機関）
International Labour Organization
あいえるおー（こくさいろうどうきかん）

　ILOは，「世界の永続する平和は，社会正義を基礎としてのみ確立することができる」というILO憲章の原則の上に，1919年に設立され，1946年に国際連合の専門機関となった。唯一の三者構成の国際機関であり，総会等の諸活動は政府以外に使用者団体と労働組合の代表が参加して議論し意思決定を行う。2008年6月現在，加盟国は182か国，日本は原加盟国であったが，1940年に脱退，1951年に再加盟した。

　ILOは1999年に将来に向けた中心的な目標として「すべての人へのディーセント・ワーク（働きがいのある人間らしい仕事）の確保」を掲げ，その下に，①労働における基本的原則および権利ならびに国際労働基準の推進，実現，②雇用機会の創出，③社会保護の範囲の拡大とその効果の向上，④三者構成主義と社会対話の強化の4つの主要戦略目標を設定し，実現の手段として，国際労働基準の設定（条約，勧告）と監視，国際的技術協力等の活動を行っている。本部はジュネーブで，加盟国が属する5つの地域総局がある。また，日本は政労使とも正理事，分担率約19.5％，約68億円の分担金と重点事業費として任意拠出金約1.9億円を支払っている。（2007年度予算）

　ILOでは労働とメンタルヘルスの問題は労働者の保護や疾病予防の観点からは労働安全衛生・環境国際計画（社会的保護総局）が担当し，職場の心理問題に取り組む教育プログラムも開発している。メンタルヘルス問題を抱える労働者の労働市場への統合の観点からは，雇用総局が取り組んでいる。

（末廣啓子）

IQ（知能指数） intelligence quotient
あいきゅう（ちのうしすう）

　IQ（知能指数）とは，知能の高低を数値によって示そうとするものである。精神年齢（mental age）は個人の知的発達の水準は示すが，それ自体は知能の高低や遅速を示すものではない。そこで生活年齢と精神年齢を比較することで個人の知能発達を明確化しようと考案されたのがIQである。この方法はドイツのシュテルン（Stern, W.）が「精神年齢」の語とともに提唱し，ターマン（Terman, L. M.）がスタンフォード・ビネー法で実用化したものである。IQは，次の公式で算出される。

$$IQ = \frac{精神年齢}{生活年齢} \times 100$$

＊この商を小数点第一位で四捨五入した数値。

　しかし，現在発刊されている知能検査のほとんどはこの比によるIQではなく，偏差知能指数（DIQ：deviation intelligence quotient）を採用している。スタンフォード・ビネー法でも1960年版から比によるIQを廃止し，DIQへ全面的に移行している。田中ビネー法では1987年版から比によるIQとDIQの双方が算出できるようになっている。DIQは，統計的には偏差値とまったく同じ考えに基づいており，同年齢集団内での個人の位置を相対的に示す指標である。一方，比によるIQは生活年齢に比べて個人の知能がどの程度進んでいるか，遅れているかという発達のスピードをとらえる指標である。どちらの指標を用いるかは目的によって選択されるべきであろう。DIQは，以下の計算式で算出される。

$$DIQ = \frac{（個人の得点 - 同じ年齢集団の平均）}{（1/15 \times 同じ年齢集団の標準偏差）} + 100$$

＊1/15がビネー法では1/16となる。偏差値を基準としているので検査により標準偏差の値が異なるので注意する。

⇒偏差値

（中村淳子）

IQの利用
あいきゅうのりよう

　体重を測定するには○kg，身長は○m○cmで表すように，知的能力を測定するには知能指数（IQ）という尺度を用いる。IQは，精神年齢（MA：mental age）／生活年齢（CA：chronological age）×100で算出する。IQが100よりも大きな値になれば標準（同年の子ども・成人）よりも知能が優れていることになり，100以下のときには標準よりも遅れていることを示す。

　知能の尺度としては，IQが最も世界的に使用されている。ウェクスラー式の知能検査では，同年齢のグループにおける相対的な位置を示す偏差得点を求め，これを偏差知能指数（偏差IQ）とよんでいる。偏差知能指数は同年齢の平均得点を100として次の式で算出する。

$$偏差知能指数 = \frac{X-M}{\frac{1}{15}SD} + 100$$

　注）X＝個人の得点
　　　M＝グループの平均点
　　　SD＝標準偏差

　IQはもともと，知的障害児を発見することを目的としていたので，現在でも児童相談所や教育相談所で，障害児の診断の方法として広く利用されている。文部科学省では，IQが75〜50は軽度の障害，50〜25が中度，25以下が重度の障害があると基準を決めている。高齢者への利用としては再就職の場合の残存能力を診断し，採用の判断に用いる。IQは数値ではっきり診断できるが，その日の気分，健康状態などによっても変動があるので誤差が出る。むしろ，知能指数のように大ざっぱに分類するほうが変動は少ない。なお，知的面での障害から生活が自律できない場合は国から障害者手当てが支給される。　　　（松原達哉）

ICD-10
あいしーでぃてん

　ICDとは世界保健機関（WHO：World Health Organization）が，異なる国や地域から異なる時点で集計された死亡や疾病のデータの体系的な記録・分析・解釈および比較を行うために作成した「国際疾病分類（International Classification of Diseases）」のことである。最新版は1990年に改訂された第10版であり，これをICD-10という。わが国では厚生労働省が法に基づき，ICDの「疾病，傷害および死因分類」に従い統計調査を行い，医療機関における診療録などに記載を義務づけている。

　ICD-10は22章から構成され，第5章が精神衛生領域と関連のある「精神および行動の障害」である。他の領域と異なり「疾患（disease）」や「疾病（illness）」ではなく，「障害（disorders）」という用語が用いられている。「統合失調症，失調性障害および妄想性障害」「気分（感情）障害」「神経症性障害，ストレス関連障害および身体表現性障害」「生理的障害および身体的要因に関連した行動症候群」「成人の人格および行動の障害」「精神遅滞」「心理的発達の障害」など，大きく10の診断カテゴリーに分けられている。

　ICD-9との相違点は，神経症と精神病との伝統的な区別が排され，現象上の類似性によってカテゴリー分類がなされていることである。米国精神医学会が作成し日本の臨床心理学領域でも広く用いられている「DSM-IV-TR　精神疾患の診断・統計マニュアル（2000年に改訂）」においても，ICD-10のコード番号が参照可能である。ICDは，現在，国連加盟国の死亡原因など疾患に関する統計で用いられることが義務づけられている。　　　（西松能子）

アイスブレイキング　ice breaking

　アイス（氷）をブレイク（破壊）するという意味である。ここでアイスとは緊張感をいう。面接初期，初対面の人と話を始めると，どうしても緊張感をともなう。このような緊張感を取り去るためには，気軽な話題を導入するとよい。そのような誰でも思いつく話題に「天候」や「季節」に関する話題がある。「今日は晴れて気持ちがいいですね」などというのは，誰もが用いているアイスブレイキングの話題である。

　日本では昔から話題に困ったら，「木戸に立ちかけせし，衣食住」と覚えておくとよいといわれてきた。これはつまり，キ（季節，気候），ド（道楽［趣味のこと］，道中［面接にくる途中の出来事］），ニ（ニュース），タ（旅），チ（地域，地理，知人），カ（家族の消息），ケ（健康問題），セ（政治），シ（職業，仕事），衣（着るもの，ファッションなど），食（食材，料理，食堂など），住（住いに関すること）などを話題にすると誰もが気軽に話題に乗ってくるということを示している。

　これだけ，話題を用意しておけば，初対面の緊張がとれるかというと，そうでもない。それより，初対面で緊張するのは，自分を過度によく見せようとして，緊張しアガるのである。アガらないためには初対面の相手にも普段のあるがままの自分を見せるつもりになればよい。アイスブレイキングに必要なのは，リラクセーションを用いて平常心を保つことである。

　来談者中心療法の場面構成も，初回面接の最初に用いるが，こちらは面接時間設定，秘密保持の原則の確認，相談料確認などクライエントを安心させる実質的意図をもつ点が違っている。　　　　　　　　（楡木満生）

文献 アイビイ／福原ほか（訳編），1985
⇒リラクセーション

あいづち　minimal encourage

　クライエントの発言中，息継ぎするため途絶える一瞬をとらえて，カウンセラーが「ハイ」「エエ」「ウン」などと短く応答するのがあいづちである。

　あいづちはロジャーズ（Rogers, C. R.）の非指示療法時代（1940～51年）には「簡単受容」または単に「受容」とよばれた時期がある。この頃はカウンセラーはクライエントの発言を積極的に受容する意味を込めて，「ハイ」「エエ」「ウン」を用いた。

　やがてアイビイ（Ivey, A. E.）のマイクロカウンセリングの時代（1970年代）になるとあいづちは「はげまし」（これは minimal encourage［最小限のはげまし］に由来する）とよばれるようになり，その内容も多彩になった。

(1)肯定的あいづち
　「ハイ」「エエ」「ウン」など相手の話に賛成や同意の意味を込めて受けとめるあいづちである。

(2)中立的あいづち
　①驚きの表現：「ほー」「ふーん」「なるほど」「ホント」「ウソ」など。相手の話が意外なので，驚きの気持ちが表現される。
　②キーワード（鍵言葉）の繰り返し：これはクライエントが「ここのところ忙しくてなかなか来られないのですよ」といったのに対して，そのキーワードを短くして「来られない」というあいづちである。
　③先を促すあいづち：相手の話に興味をもっている気持ちを表すために「それから」「それで」というあいづちである。

(3)否定的あいづち
　カウンセラーをほめたり尊敬してきた場面で，「いやー」とか「いいえ」と受けるあいづちである。　　　　　　　　（楡木満生）

文献 アイビイ／福原ほか（訳編），1985
⇒言い換え，感情の反映，繰り返し

IP　identified patient
あいぴー

「患者とみなされた人」「指標となる患者」という意味。「問題」をシステミックにとらえる立場においては、「問題」はシステムに属する人の関係性や相互作用によって構成されているものであるととらえられている。したがって、症状や問題行動をもっている人は、「問題」を構成するシステムのひとつの要素にすぎないというものの見方を示すために、「患者」とよばずに、「IP＝患者とみなされた人」という表現を用いるのである。この場合、問題を維持している家族システムや職場のシステム、教室のシステムの変更によって、IPの症状は軽減する可能性をも暗に意味している。

例えば、学校で暴力をふるう子どもがいる。子どもの状態像だけからの診断は「行為障害」である。「問題」として医療につなげる必要があるものとして認識されていたのは子どもだけであった。しかし、父は家庭で母に暴力をふるっており、母はあざが耐えない状態であった。母はそれでも父に尽くして家族を維持したいと望んでおり、父の暴力のことは隠していた。このような家族システムの中での子どもはまさに「IP＝患者とみなされた人」という位置づけになる。子どもの症状は家族システムの変更を求めるSOSのサインとして機能するのである。このようなものの見方に立つと、治療の対象は「家族システム」になる。子ども個人を治療対象とすれば、それがそのまま、問題をもつ家族システムの維持に貢献してしまう。治療者が「患者」ととらえるのか「IP」ととらえるのかによって、何を治療対象としているのかがおのずと示唆されることになる。　　　（大河原美以）

文献 バーカー／中村・信国（監訳），1993；平木・中釜，2006

アウトソーシング　outsoursing

この言葉の元来の意味は「業務の外部委託」であり、古くから使われてきた経営手法の一つである。しかしその定義は、時代の経過とともに変化してきた。1980年代から1990年代は外部に安価な労働力を求め、間接経費や人件費削減をめざして外部へ業務委託を行う「コスト追求型」の手法が主であった。

その後、時代の変化とともにアウトソーシングは幅を広げて、外部の専門性の導入、戦力的視点、さらに設計・計画・管理・運営まで加味した「戦略的アウトソーシング」に移行した。つまり自社が得意とする分野へ、社内の限られた経営資源を集中活用するために、「専門性」「システム」そして「ノウハウ」などの外部の資源を積極的に取り入れて、業務の効率化を図るようになってきた。

アウトソーシングに類似した概念として「下請け」「請負」「外注」「人材派遣」「コンサルティング」「代行」などがあるが、その区別は「業務の企画・設計」と「業務の運営」の視点から以下のように分類される。

「業務の企画・設計」については、コンサルティングとアウトソーシングが関わり、人材派遣と代行は関わらない。一方「業務の運営」には、アウトソーシングと代行が関わり、コンサルティングと人材派遣業務は関わらない。こうしてアウトソーシングは業務の根幹に関わるところが大きくなってきたために、導入にあたっての慎重な検討が必要である。

アウトソーシングをすすめる業務としては従来「情報システム関連」業務が上位を占めていたが、今では「総務」「人事」「物流」「製造」「財務・経理」などの分野での導入率が高くなっている。　　（坂巻美和子）

文献 日本能率協会（編），1997

アウトプレースメント
outplacement

　アウトプレースメントとは、「再就職支援」のことである。企業がリストラを行うにあたり、対象となった従業員の再就職を支援するビジネスとして普及した。

　人材紹介業が採用した企業から報酬を得るのに対して、アウトプレースメントビジネスは雇用主企業から報酬を得る。

　1960年代アメリカで解雇した企業の経営者に、その再就職に必要な援助をする責任があるとしてアウトプレースメントサービスが始まる。その後、多くの企業で人員削減する際に、従業員とのトラブルを回避し、円滑にリストラを遂行するために外部委託が行われ、受託した専門のアウトプレースメント会社は大きく成長した。

　日本でもバブル崩壊以降、大手メーカーなどがリストラを積極化させ、多くの中高年者を早期退職制度などで削減した。その際に外部委託としてアウトプレースメントを導入する企業が増え、政府の再就職支援給付金なども、アウトプレースメントビジネス市場の成長を後押しした。

　当初は日本ドレークビームモリン、クーツキャリアコンサルタンツ、ライトウェイステーションの専業大手3社がメインだったが、最近は人材紹介業者や人材派遣業者などが新規に参入を始め、大手専業3社とその他十数社が寡占している。その他の小規模な業者も含めると数十社が乱立しており、サービスの質もさまざまである。

　具体的なサービス内容としては、企業の要請に基づき、雇用調整の進め方についてのコンサルティング、転職予定者へのカウンセリング、教育などを行う。メンタルケアでリストラ時に減退していた就職への意欲を復活させ、再就職に必要なレディネスを形成する。
　　　　　　　　　　　　　　（石川邦子）

アカデミック・ハラスメント
academic harassment

　アカデミック・ハラスメントとは、大学や研究所等の教育研究の場において、教授など上位の地位にある者がその権力を利用し、学生や部下の教職員に対して行ういじめや嫌がらせ行為を意味する。地位の上下関係を利用した嫌がらせであるため、パワー・ハラスメントの一類型ともとらえられている。そのなかで、受けた側が不快と感じる性的な言動や嫌がらせに関しては、セクシュアル・ハラスメントに分類される。

　アカデミック・ハラスメントには、学生や大学院生に対する例として、①授業を受けさせない・研究をさせない、②専攻の変更を迫る、③学生のプライバシーを暴露する、④学位論文や研究論文を受理しない、⑤就職活動で不利な扱いをする、⑥私用を強要するなどがあげられる。

　次に、教職員に対しては、①昇進における差別、②研究や職務の妨害、③退職勧告などがあげられる。

　学生に対しては、教育を受ける権利、研究を行う権利などを侵害し、勉学の向上や進路選択に大きな影響を及ぼす。さらに、教職員に対しては、働く権利や教育・研究を行う権利などを侵害し、ともに、人格権や自己決定権への侵害にも関わる行為である。

　教室や研究室など外部から目が届きにくい閉鎖的空間で起こり、立場が上位の者による権力を利用した行為であるため、問題が表面化しにくく、精神的・身体的に苦痛や障害を与え、解決が遅れて深刻化する場合も少なくない。そのため、教育研究現場では教育・研究機関内外における早期相談体制の充実が早急に求められている。
　　　　　　　　　　　　　　（川上晃代）
⇒セクシュアル・ハラスメント

アサーション・トレーニング
assertion training

　アサーションとは、「自他尊重の自己表現」という意味であり、行動療法における神経症者の自己感情の表現援助のための一技法であった。1970年代に、アメリカにおける人種差別、ジェンダー差別撤廃のための公民権運動の高まりとともに、人間の成長・自己実現の支援を重視する人間性心理学、非合理的ものの見方による言動への影響を説く論理療法の考え方を取り入れて、一つのトレーニング体系としてまとめられた。

　トレーニングは、アサーティヴな自己表現を獲得するために、個人指導のほか、実習を含めた小グループによる心理教育プログラムが実施される。内容は、①非主張的自己表現と攻撃的自己表現の区別と、黄金率ともいえるアサーティヴな自己表現の意味と方法の理解、②自己表現に関わる人権（アサーション権）の確認、③アサーティヴな認知や思考の検討、④言語レベルと非言語レベルでのアサーションの獲得である。

　自己抑制的自己表現や非主張的自己表現は、自己否認・欲求不満をもたらし、ストレスや怒りを溜めることによるうつや心身の不調、逆に怒りの爆発といった攻撃的言動を招くことが指摘されている。また、権力、権威、役割、地位、年齢の力を借りて相手を操作し、自分の意向を通そうとする攻撃的自己表現は、パワー・ハラスメントやセクシュアル・ハラスメントなど無意識の人権侵害をもたらす。家庭・職場の精神的健康の維持にアサーションが見直されている。
　　　　　　　　　　　　　（平木典子）

文献 平木，1993

アセスメント
psychological assessment

　1．定義

　アセスメントとは来談者について、どのようなカウンセリングの理論や技法を用いてどのように行うかの判断をする必要がある場合、心理学的手続きによって情報を入手し、それを通してクライエントを理解し、判断することをいう。心理アセスメントとも心理査定ともいう。

　アセスメントの方法には、個人あるいはグループ場面での行動観察法がある。また、クライエントの生育歴や家族関係または現在の状況などを面接によって理解する面接法がある。さらに、知能検査、性格検査、適性検査、興味検査など各種の心理検査を実施して診断する心理検査法がある。

　なお、カウンセリングの理論・技法によっては、心理検査などによるアセスメントを実施しないで、カウンセリングをする学派もある。来談者中心療法はその一つである。

　2．行動観察法

　日常生活でどのような行動をとっているかやカウンセリングを待っている間、面接中の行動などを観察するのも一つの方法である。例えば、どのような態度、表現をするかを観察するのである。「あなたの名前は何といいますか」と尋ねたとき、クライエントも同様に「あなたの名前は何といいますか」のオウム返しをしてきたら、自閉症の一つの特徴でもあるので、さらに他の行動特徴を観察して診断する。

　行動観察法は、心理検査や面接ではとらえられない情報を得ることもできる。しかし、何を重点に観察をするか、どのような状況で観察するか、十分考慮する必要がある。相手によって、あるいは場面や状況によって表現する態度が異なる場合もある。

また，行動観察は主観が入りやすいので注意する必要がある。

3．面接法

面接法は，人間理解の基本的な方法であり，非常に重要な方法である。面接する場合は，クライエントとのラポート（親和観）が重要であるから，うまく，親和関係，信頼関係をつくり，面接をする。面接中行動観察もあるが，面接しながら生育歴を聞いたり，容姿・服装を見たりするのも一つである。特に面接中のクライエントの態度，表情，言語表現などを観察し，クライエントの気持ちを洞察することが大切である。

4．心理検査

心理検査には知能検査，性格検査，適性検査，興味検査などがある。特にカウンセリング関係で使うものは性格検査が多い。クライエントの精神（心理）状態をみるために，ストレス程度，うつ程度，神経性程度，不安程度などを診断するMMPI, SCT, CMI, SDS, YG, TPI, GAT, MASなどの心理検査がある。また，精神障害を診断するのには，ロールシャッハテスト，SCT, P-Fスタディ，TATなどの投影法がよく使われる。特に無意識の世界を診断する場合も多い。知的障害を診断するのには，田中ビネー式知能検査，WPPSI・WISC-III・WAIS-III知能診断検査，K-ABCなどの個別知能検査などが使われている。

5．アセスメントの利用

アセスメントは，カウンセリングをする前に，どのような問題があるかを診断する場合と，カウンセリングを終了する前に，効果があったか，終了してよいかを診断する場合にも使われている。カウンセラーは，アセスメントの方法を十分理解し，実施する必要がある。 　　　　　（松原達哉）

アセスメント・ツール　assessment tools

産業カウンセリングにおけるアセスメント・ツールの活用は，キャリア・カウンセリングの領域を中心に積極的になりつつある。産業カウンセリングに用いられるアセスメント・ツールは，心理アセスメントあるいは人事アセスメントの手法が中心になる。

主なアセスメント・ツールとしては，一つは「心理検査（psychological test）」があり，測定対象によって「知的能力検査」「パーソナリティ・テスト」「指向・態度・興味検査」に分類される。また，キャリア形成上の適性診断のツールとして職業レディネスや職業興味を測定する「職業適性検査」などがある。さらに，職場における職務行動を測定する「360度評価」とよばれる手法は被評価者にフィードバックするツールとして活用されている。

アセスメント・ツールの活用は，一般的には，二通りの用途が考えられる。一つ目は，カウンセリングの臨床の現場において，カウンセラーがクライエントについて何らかの判断や決定を下す必要が生じた場合の情報源とすることである。この場合，アセスメント・データを通してクライエントについての客観的な情報を得ることが，判断や意思決定に資するのである。二つ目はアセスメント・データをクライエントにフィードバックすることによってクライエント自身の気づきを促進する場合である。特に近年，グループカウンセリングのアプローチをとりいれた研修プログラムのなかでパーソナリティ・テストや360度評価のデータが活用される手法が普及している。

いずれにせよ，アセスメント・ツールの活用にあたっては各ツールの測定手法としての「信頼性」「妥当性」「標準性」などの要件を確認する必要がある。　　（大沢武志）

文献 大沢・芝・二村（編），2000

新しい健康概念
concept of new occupational health
あたらしいけんこうがいねん

　ILO（国際労働機関）とWHO（世界保健機関）は，1950年合同委員会で健康の定義，労働衛生の目的を「作業条件に基づく疾病を防止すること。健康に不利な諸条件に対して雇用労働者を保護すること。作業者の生理的，心理的特性に適応する作業環境にその作業者を配置すること」と定義した。この基本理念に沿ってわが国でも労働安全衛生法を中心として作業環境管理，作業管理，健康管理および健康教育が進められている。しかし，1980年頃までの健康対策は，どちらかといえば「職場における業務に起因する有害因子から労働者の健康を守る」といういわばネガティブヘルスの健康概念であった。

　1980年代以降，国際的に治療から予防へ，リスクマネジメントの概念が提示され，ILO／WHO合同委員会は1995年，次のような労働衛生の新しい概念を追加している。①労働者の健康と労働能力の維持増進。②安全と健康をもたらすような作業環境と作業の改善。③作業中の健康と安全を支援し，積極的な社会的気運とその運営を促進し，企業の生産性を高めることとなるような労働組織，および労働風土の開発。

　これは「健康とは，単に疾病または虚弱ではないことではなく，身体的・精神的・社会的に完全に良好な状態にあること」というポジティブな健康観への転換である。わが国でもこの線に沿って心と体の健康保持増進，快適職場づくり，労働安全衛生マネジメントシステムなどが進められている。働く人のメンタルヘルスやキャリア支援のために新しい健康観はその重要性を増している。
　　　　　　　　　　　　　　　（木村周）
文献 厚生労働省（編），各年c

アダルトチルドレン
adult children

　アダルトチルドレンとは，もともとアルコール依存症者のいる家族に育った子どもが，成長してからアルコール依存症者になりやすいことや，アルコール依存症者をパートナーとして共依存に陥る傾向がみられるなどということから，そのような特徴を示す人のことを指して「アルコール依存症者のいる家族で育った成人した子（adult children of alcoholics：ACOA）」とよばれていたものである。ACOAはその後，アルコール問題家族に限らず，さまざまな家族内の問題による家庭内トラウマを負い，特徴的な性格や行動特徴が形成されて成人した人を総称して「機能不全家族で育った成人した子（adult children of disfunctional family：ACOD）とよばれるようになった。アダルト・チルドレンとは，これらの用語を省略した言い方であり，最近では単に「AC（エーシー）」とよばれることもある。

　アダルトチルドレンの成長過程では，家庭内で自らの居場所を確保するために親の期待やふるまいに敏感になり，その結果として自らの欲求を親の欲求にすり替えてしまうようになる。この親を中心とした自己のあり方が，思春期以降の自我確立の時期に葛藤をもたらし，空虚感や低い自己評価を引き起こす。

　アメリカで一大ムーブメントを引き起こしたアダルトチルドレンの概念は，1980年代以降に日本でも大衆心理に溶け込み一般化したが，単に家族を否定するようなイメージが先行しているとの批判もある。
　　　　　　　　　　　　　　　（水國照充）
文献 ウォイティッツ／斎藤（監訳），1997
⇒共依存

アメリカにおける産業カウンセリング
industrial counseling in USA
——さんぎょう——

　アメリカの産業カウンセリングの発展には3つの段階がある。第1期は1910年代におけるパーソンズ（Parsons, F.）のボストン市における進路指導の活動である。この活動はアメリカにおけるカウンセリングの出発点であり，世界のカウンセリングの出発点でもある。この活動はウィリアムソン（Williamson, E. G.）やスーパー（Super, D. E.）によって大きく発展し，全米職業指導協会（National Vocational Association）がつくられた。この協会は，カウンセリング諸分野の協会や学会と連合して，アメリカカウンセリング学会（American Counseling Association：ACA）（会員約4万5千人）をつくり，その中心的部会となっている。

　第2期はウエスタン・エレクトリック社のホーソン工場とハーバード大学とが協力して行った実験的産業カウンセリングであった。この実験により，従業員の作業能力の増進には，例えば照明設備の改善というような快適な物理的環境の準備よりは，産業カウンセリングによる職場の人間関係の改善のほうが役立つということが証明された。この実験に刺激され，大規模な会社のメーシー百貨店，オークリッジ工場，キャタピラー・トラクター社等で産業カウンセリングが盛んになった。

　第3期は1940年代にスタートした従業員支援プログラム（EAP：employee assistance program）の活動であった。EAPは，この年代に激増した，従業員のアルコール依存症者を産業カウンセラーが医師と協力して治療することであり，アルコール依存症者の増加を予防する活動であった。企業は，アルコール依存症者による事故・欠勤・病気・怠業等によって生ずる損失に悩んでいた。これに対してEAPの産業カウンセラーは，心理療法によりアルコール依存の従業員を治療し，その増加を防ぎ，企業に利益をもたらした。このことによって企業は産業カウンセラーと産業カウンセリングを重視した。

　産業カウンセラーは，アルコール依存症者に対する援助のみではなく，一般の社員に対し，キャリア・カウンセリングを実施し，また社員の人間関係のトラブルの解消など，幅広い従業員援助活動を実践した。このような事情により，産業カウンセラーが実践する産業カウンセリングとEAPとは同じ活動や制度であると考えられるようになった。

　EAPの産業カウンセラーには二種類ある。ひとつは，産業カウンセラー派遣会社（アメリカには，このような会社が多数あり，多数の産業カウンセラーがこれらの会社の社員となっている）から派遣された産業カウンセラーであり，このようなカウンセラーは受け入れられた会社では派遣カウンセラー，または外部カウンセラー，企業外カウンセラーとよばれている。もうひとつの産業カウンセラーは会社に所属する社員としてのカウンセラーであり，内部カウンセラー，企業内カウンセラーとよばれている。

　小規模の会社では派遣カウンセラー（外部カウンセラー）が多く，大会社では社員である内部カウンセラーが多い。このようにして産業カウンセラーには二種類あるが，カウンセラーの機能は同じである。

〔中澤次郎〕

文献 ルイス，J. A. ＆ルイス，M. D.／中澤（編訳），1997
⇨ EAP（従業員支援プログラム）

アメリカの心理学会倫理規定
——しんりがっかいりんりきてい

　アメリカ心理学会（APA）の倫理綱領（Ethical Code）は1953年に学会員の尊守すべきものとして制定されており，わが国の各学会の倫理綱領のモデルとなっている。最近では2002年に改訂されているが，インフォームド・コンセントが強調されているものとなっている。一般原則（General Principles）と倫理基準（Ethical Standards）からなっている。前者はA被験者の利益と保護，B誠実性と責任性，C清廉潔白，D公正，E権利の尊重と人としての尊厳，からなっている。後者は①倫理問題の解決，②能力，③依頼者との人間関係，④プライバシーと守秘義務，⑤広告と公的発言，⑥記録の保持と料金，⑦教育と訓練，⑧研究と出版，⑨アセスメント，⑩心理療法からなっている。上記大見出しの条文にはいくつかの細分化された項目がある。

　「倫理違反をしないための10の方法」というのがAPAのMonitor誌に掲載されているのを紹介しておこう。①権力関係を考慮して相談室以外で，また相談という目的以外では会わないこと，②守秘義務について相談記録の開示と保管義務のあること，③インフォームド・コンセントは引き受けられるか，その方法と見通し，有料か無料かを知らせること，④スーパーヴァイザーはヴァイジーの倫理違反に責任をもつ，⑤法廷に立つことの是非，⑥訴訟されたときのために記録を保管，⑦習得している技法以外は用いない，⑧援助の放棄と終結，⑨エビデンスによること，⑩援助に見合った料金にすること。

　また，産業関係では"著名な"とか"有名な"などの心理学者の有能さや誇大広告をパンフレットや電話帳に掲載することを禁止している。　　　　　（倉戸ヨシヤ）

REBT法：論理情動行動療法
rational emotive behavior therapy method
あーるいーびーてぃほう：ろんりじょうどうこうどうりょうほう

　エリス（Ellis, A.）によって提唱された認知の変容を治療目標とした心理治療・カウンセリングの方法。合理情動行動療法あるいは理性感情行動療法ともよぶ。

　人間の反応は刺激（出来事）によってではなく，刺激（出来事）をどのように受けとめたかという認知（信念）によって生じるというのがREBT法の考え方である。すなわち，人間の認知（信念）に焦点をあて，それを変化させれば反応が変化すると考える。治療にあたっては，認知・情動・行動の結びつきを重視しながら，これら3つの側面から認知（信念）に働きかけ，悩みの解決を図る。

　REBT法の特徴は，その基礎理論であるABC理論に集約される。

　A（activating event）：出来事・体験・賦活事象
　B（belief）：信念・考え方・思い込み
　C（consequence）：結果

　ABC理論では，人間に悩み＝結果（C）をもたらすものは，出来事（A）そのものではなく，出来事（A）をどう受けとめるかという非合理的な信念（B）であると説明する。したがって，こうした非合理的な信念（irrational belief）を合理的な信念（rational belief）に変えれば，悩み（C）を解決することができると考える。すなわち，出来事の受けとめ方を変えることによって，悩みを悩みでなくするわけである。

　REBT法は，認知行動療法の発展に大きな影響を与えている。　　　　　（沢宮容子）

文献 ドライデン／國分ほか（訳），1998；ワレンほか／菅沼（監訳），2004
⇒認知行動療法

アルコール依存症　alcohol dependence
——いぞんしょう

　ある種の薬物や物質を連用し、その摂取を急激に中断すると離脱症状が現れる状況を依存とよぶ。アルコール依存症とは、「常習飲酒の結果、自らの飲酒行動を自ら制御し得なくなった状態」とされ、病的なアルコール飲用の結果、耐性形成とともに精神的依存（アルコールの探索行動）、身体的依存（断酒下における離脱症候群の出現）がみられる。離脱症状の典型は、「振戦せん妄」とよばれ、多くの場合、断酒してから1〜3日目から不眠や焦燥感が現れ、頻脈や発汗などの自律神経症状が生ずる。有病率は国によって大きく異なるが、日本におけるアルコール依存症は約240万人強といわれている。アルコールは日本人にとって身近な依存物質であり、ストレスを緩和するために一時的にアルコールに依存することは日常的にみられることでもあるが、依存症になると肝障害、消化性潰瘍、末梢神経炎、心筋障害、糖尿病などの身体合併症をもつばかりでなく、家庭生活や学業・職業生活などの社会活動に重大な支障が出る。治療は困難なことが多く、本人の治療意欲の強化が必要不可欠であり、関連分野の専門家と協力して行う長期的関与が求められる。また治療の最初のステップとしては、断酒であり、一般的なケア（十分な栄養、現実検討の促進）と合併症の予防が必要になる。長期目標としては断酒のほうが節酒よりも現実的であり、再発予防として、趣味を広げること、集団での精神療法などがあげられる。また、断酒会や自助グループへの参加を促し、本人や家族はもとより地域ぐるみで治療していくことも必要となる。

（山本晴義）

文献 カトナ・ロバートソン／島ほか（訳），1997

アンケート調査法　questionnaire method
——ちょうさほう

　アンケートへの回答を求めることにより、個人あるいは集団の意見・態度・実態などについての情報を収集する方法。具体的には、アンケートの質問を調査対象者自身に読ませ、筆答してもらうという手続きをとる。調査対象者に読んで聞かせ、口頭で答えてもらう場合もある。また、集団で実施する場合には、各調査対象者が他の調査対象者の回答に影響されないような配慮が必要となる。

　アンケートの形式には、あらかじめ設定された選択肢の中から回答を選ぶ形式と、自由に文章を記述する形式（自由回答法 free answer：open-ended question）とがある。質問内容に応じて適切な回答形式を選択する必要がある。

　アンケート調査法を実施する際の留意点は以下のとおりである。①調査目的：何を明らかにしたいのか、その結果をどのように活用するのかを明確にする。②調査対象：調査目的に合わせた調査対象者を選ぶ。③調査方法：調査目的や調査対象に適した調査方法を確定する。④結果の集計と分析：調査方法を検討するためにも、事前に集計や分析の方法を十分検討しておく。

　アンケート調査法は、一度に多数かつ大量のデータを、比較的同一条件で、短時間かつ低コストで収集できるという長所をもつ。一方、調査対象者の言語能力に大きく依存せざるを得ない、虚偽など意識的な作為回答も可能である、得られたデータは調査対象者の態度などのバイアスを受けやすく、データの信頼性・客観性が低くなりやすい、といった短所をもつ。実施にあたっては、これらの特徴を十分考慮することも重要である。

（沢宮容子）

文献 豊田，1998；南風原ほか（編），2001

安全配慮義務
あんぜんはいりょぎむ

　安全配慮義務責任は一般的呼称として健康配慮義務ともいわれている。これは1975年の自衛隊八戸事件の最高裁判所判決から使われている。この事件は，自衛隊の車両整備工場に勤務中の隊員が，バックしてきた自動車に轢かれて死亡した事案である。判決では「国は，公務員に対し，国が公務遂行のために設置すべき場所，施設もしくは器具等の設備管理又は公務員が国もしくは上司の指示のもとに遂行する公務の管理にあたって，公務員の生命及び健康等を危険から保護するように配慮すべき義務を負っているものと解すべきである」と述べている。その後，事業者は，支配管理下にある労働者の安全と健康に配慮しなければならないという「安全配慮義務」を負っているという判例が定着している。これは労働契約関係に付随して，使用者が労働者に対して信義則上負う義務（債務）であるとなっている。

　その後，2000年3月に出された電通事件の最高裁判決では「使用者は，業務の遂行に伴う疲労や心理的負荷が過度に蓄積して労働者の心身の健康を損なうことがないよう注意する義務がある」となった。この事件は24歳の青年が自宅で自殺した事案である。判決は，当時，青年は疲労困憊性うつ病であったとして，事業者責任を認めたものである。これまでの命と身体の健康に対しての安全配慮義務から，命と心身の健康についての安全配慮義務を認めた判決である。この判決後の2005年秋には労働安全衛生法の一部改正があり，企業のメンタルヘルス対策に影響を与えた。　　（菊地章彦）

文献 安西，2002

アントレプレナー教育
entrepreneur education
──きょういく

　アントレプレナーとは，フランス語のentreprendre (entre：between, preneur：taker 仲買人）から生まれた言葉で，起業家を意味している。実際に事業を起こさなくても，起業家精神を有する人材のことを，アントレプレナーとよぶこともある。

　起業家精神とは，新しい挑戦的な目標に対して，リスクを恐れず，積極果敢にチャレンジするアイディアや実行力を有する人材のことであり，単にベンチャー企業の経営者に限らず，企業内起業家も含め，あらゆる業種や職種に共通して必要とされる資質である。

　わが国の起業の現状は，近年では企業の開業率が廃業率を下回っている状態で，創業への制約として，資金調達，マーケティング，支援制度などに多くの問題が指摘されるが，起業家精神をもつ人材の輩出と，ベンチャーキャピタリストなど，専門機能をもつ人材の育成が基本的な問題である。

　そこで，初等・中等教育段階から発想力，創造性とチャレンジ精神を高めるようなアントレプレナーシップが体験できる教育，教材の開発，大学等における専門的・実践的起業家養成講座，産業界協力による実践的プログラムの開発などが提案されている。

　社会人を対象としても，企業内起業家の育成，支援者の養成，ベンチャーキャピタリスト等専門的教育の充実が必要である。

　これに並行して大学の研究成果を民間企業へ移転することを促進し，仲介するため，産学協同，TLO（技術移転機関），インキュベーター（起業に関する支援者や支援の仕組み，施設），人材異動の円滑化など，環境整備を行うことも重要である。　（堤貞夫）

言い換え　paraphrase　いいかえ

　言い換えは，アイビイ（Ivey, A. E.）のマイクロカウンセリングのなかで，クライエントの発言した内容（事実関係）を変えずに発言を繰り返して応答する技法のことである。この技法は，ロジャーズ（Rogers, C. R.）の非指示的療法の時代（1940年代）には「内容の再陳述」とよばれていた技法と近い関係にある。ロジャーズはクライエントの発言を繰り返す際に，発言を大きく内容（事柄）と感情に分類していた。内容とは，客観的な事実関係のことであった。したがって，内容の再陳述といったときには，客観的な事実関係の事柄を受けとめ，そのまま繰り返す応答を示していた。その後，カウンセリング技法史をみると，1960〜70年代にかけて，カーカフ（Carkhuff, R.R.）とアイビイがそれぞれ独自に技法研究を展開した。カーカフはヘルピングのなかで「客観的な事実関係」とは，「いつ」「どこで」「誰が」「何を」「どのように」「なぜ」といった発言を要素に整理することであると説明している。

　このような情勢のなかでアイビイは，言い換え（paraphrase）を「クライエント発言内容の中核部分をまとめて返す技法」としている。このように返すことにより，困惑しているクライエントの気持ちを明確化することができ，ばらばらだった気持ちの表現を統一することにつながる。この意味で単なるクライエント発言のオウム返しをした非指示的療法の「内容の再陳述」だけではない幅広い技法として用いられる技法概念であるとも述べている。このように客観的事実を繰り返すと，クライエントはカウンセラーが聴いていることを確認でき，話を続けられるのである。　　　（楡木満生）

<u>文献</u> アイビイ／福原ほか（訳），1985
⇒感情の反映，繰り返し

EAP（従業員支援プログラム）

Employee Assistance Program
いーえーぴー（じゅうぎょういんしえん――）

　EAPとは米国で大きな実績をあげている職場におけるメンタルヘルスのプログラムである。EAPは，社員やその家族に，個人的な問題を解決するための専門的なサポートを提供することによって，社員の業績や生産性の維持，向上を目的とする。EAPはアメリカで，心の健康の回復を促すカウンセリング機能サービスとして，1980年代に広がり，現在は，「プレミア・エンプロイヤー」（優良雇用者）と認められるための一般的なプログラムの一つとなっている。2003年の統計では，労働者（1億2800万人）の49％（6280万人）にEAPサービスが提供されており，従業員50人以上の会社（労働者数計4100万人）のほぼ100％がEAPを導入している。

　EAPの組織形態は，2つに大きく分かれる。ひとつは，企業内にEAPスタッフが常駐して従業員の相談を受ける内部EAPとよばれるものである。二つ目は，企業とは独立したEAP会社が複数の企業から業務委託を受けるものである。委託を受けた外部EAPは電話などで従業員からの相談を受け付け，面接相談を行う。

　日本では，1998年に日本EAP協会が設立され，2000年7月に国際EAP協会（本部は米国バージニア州，世界8か国を含む103支部で構成）の正式支部として承認され，国内企業でも実際にEAPを導入する企業も出始めてきた。EAPがいま特に日本で注目されているのは，厚生労働省が「事業場における労働者の心の健康づくりのための指針」で示している4つのケアを効果的に展開するプログラムであるためである。また，うつ状態の早い段階のうちに手を差し伸べて，大きな悲劇になることを防ぐシス

テムや専門的な知識・スキルを備えているからともいえる。

EAPを展開するにあたって、プログラムのコアとなる業務は次の7つがある。これらは国際EAP協会が、EAPコアテクノロジーとして定義しているものである。

①組織のリーダー（管理職、組合、人事）へのコンサルテーションや研修を通して、問題を抱える社員に対するマネジメント能力を向上させ、職場環境、社員の業績・生産性の向上を図る。社員およびその家族にEAPを理解してもらうための啓蒙活動を実施する。

②個人的な問題によって社員の業績・生産性が落ちている、あるいは落ちうる社員への秘密厳守で迅速な問題発見および、アセスメント（問題把握のための評価面接）の提供。

③業績・生産性に影響を与えている個人的な問題をもつ社員への建設的直面化、動機づけ、短期介入（カウンセリング、コンサルテーション）を通して、個人的な問題と業績・生産性低下の関係に気づかせる。

④治療機関への紹介。ケースのモニター、フォローアップを行う。

⑤外部の医療機関やカウンセリング・センターなどの治療機関との効果的な関係の確立と維持。委託契約の管理や運営。

⑥アルコール問題および精神的・心理的治療を、社員の医療保険／福利厚生のなかに含み、社員が利用できるように、組織に働きかけること。

⑦組織や個人の業績・生産性へのEAPによる効果を確認すること。

EAPを行うコンサルタントの資格としては、国際EAP協会認定のCEAP（認定EAPプロフェッショナル）がある。2007年より資格試験は国内で日本語で行われている。
　　　　　　　　　　　　　　（市川佳居）

育児・介護休業法
Child Care and Family Care Leave Law
いくじ・かいごきゅうぎょうほう

1992年4月に育児休業法が施行され、その後法改正により、1999年から介護休業制度も義務化され、現在の育児・介護休業法として施行されている。法制定の背景には、働く女性の増加や、男女ともに家族的責任を担う労働者が増加してきたこと等があげられる。同法の基本理念としては、育児または家族の介護を行う労働者の職業生活と家庭生活との両立が図られるよう支援することによって、働く人が、職業生活を通じてその能力を有効に発揮し充実した職業生活を営むことができること、育児・介護について家族の一員としての役割を果たすことができること、があげられる。

男女労働者（一定の範囲の期間雇用者も対象）は、育児休業については原則として1歳に満たない子を養育する場合、介護休業については要介護状態にある対象家族が常時介護を必要とする場合（状態ごとに1回の介護休業を取得でき、期間は通算して93日まで）に、それぞれ申し出た期間を休業することができる。また、事業主に対して、3歳未満の子を養育し、または要介護状態にある対象家族の介護を行う労働者については、勤務時間の短縮等の措置を講ずることを義務づけている。さらに、小学校就学前の子を養育する労働者が、1年に5日まで、病気・けがをした子の看護のために休暇を取得することも可能になっている。

休業期間中の賃金の支払いについては個別企業に委ねられているが、雇用保険制度において、休業期間中の所得保障がなされている。また法律は最低の条件を定めているものであり、近年は法律を上回る水準の制度を導入する企業も増えている。
　　　　　　　　　　　　　　（武石恵美子）

意思決定理論
career decision making theory
いしけっていりろん

　意思決定理論では，進路選択を意思決定の観点からとらえる。

　意思決定とは，さまざまな事がらを考慮して最終的に一つの選択肢を選ぶことだといえよう。この点では，進路の選択は，パソコンの購入や洋服のコーディネートなど，他の日常的な意思決定と似ている面がある。例えば，日常的な意思決定では，意思決定者の好みや目標だけを考えたのでは，うまく意思決定をすることができない。商品の種類やその価値・値段などの意思決定の状況も，同時に考慮しなければならない。

　進路の選択も同様である。最適な選択を行うためには，どのような状況下でどんな選択肢があって，どう選べばよいのかを合理的に考えなければならない。意思決定理論のポイントは，この日常的な意思決定との類似点を強調することで，意思決定者と意思決定状況の両面を扱おうとするところにある。

　意思決定理論では「情報」に焦点をあてるのも特徴の一つである。進路選択者と進路選択状況をつなぐのは「情報」である。どのような選択肢があり，それがどのような結果を生むのか，その見込みはどの程度か，それは自分にとってどの程度価値があるのかなどについて，的確な情報収集を行って知る必要がある。そして，最適な意思決定を行うためには，必要十分な「情報」を適切に処理しなければならない。

　このように進路選択を意思決定の観点から説明し，具体的な進路選択支援につなげようとするのが意思決定理論の特徴である。

（下村英雄）

文献　Gelatt, 1962；Gati & Tikotzki, 1989

医事紛争　medical dispute
いじふんそう

　医事紛争とは，過失の有無や訴訟に至るか否かに関わらず，医療に関して医療従事者と患者側との間に発生した争いを広く包含していう。医事紛争の要因としては，医療事故，医療過誤などがあげられる。医療事故は，医療従事者の業務や医療施設の構造などに関連して発生したあらゆる事故をさし，医療従事者の過失の有無は問わない。医療過誤は，医療事故のなかで，医療者側に過失がある場合をいう。具体的な医事紛争の内容としては，直接的な医療行為に係るものだけではなく，患者の未同意，診療拒否，診療録等の不備や虚偽記載など多岐にわたる。医療事故により患者に有害な事象が発生した場合，医療者側には，刑事責任（業務上過失致死傷），民事責任（損害賠償），行政処分（免許取消，医業停止）などの法的責任が問われることがある。日本では医事関係訴訟が刑事，民事ともに増加傾向にあり，これらは先進諸国共通の悩みでもある。2000年，厚生労働省は医事紛争の防止に関し，医療に係る安全管理体制の確保のため，安全管理指針の策定と安全管理委員会の設置，安全管理のための職員研修，医療機関内における事故報告等の医療改善方策などを内容とした医療法施行規則の一部改正を行った。2003年，ヘルシンキで開催された世界医師会総会学術集会において，医療過誤，患者の安全などがテーマとしてとりあげられた。日本では，訴訟によらずに民事上の紛争解決を適切に促進するため，2007年「裁判外紛争解決手続の利用の促進に関する法律」が施行された。また刑事訴追については，診療に関連した死亡事故に対して，原因究明と再発予防に役立てるための第三者機関の設置が検討されている。

（髙田勗）

一般システム理論
general systems theory
いっぱん——りろん

　理論生物学者フォン・ベルタランフィ (Bertalanffy, L. von) が最初に提唱した理論で人間を含む動植物，生命一般は，以下のような共通の性質をもつとし，伝統的な哲学上の問題をも解こうとした。

　人間の生体をたとえにすれば，細胞から始まり心臓や肝臓など，もろもろの内臓組織を構成するが，それらはある程度単体の組織としても機能することは，例えば臓器提供が可能なことを考えると理解できるだろう。最も高度な組織である大脳にしても同じである。しかし，これらは神経伝達や生化学的な情報のやりとりのなかで初めて人間という高級な動物になり，生命を維持できる。それらは臓器同士や細胞同士，またさらに下位の分子レベルでも他とは相互に区別できるような機構をもつ。それを境界とよぶが，横の境界だけではなく上下にも階層的な境界をなすように見える。そしてそれらが縦横の情報のやりとりのなかでつながって初めて全体として機能するわけである。

　水準は異なるが人間より下位の動植物でも同じ特徴をもつ。20世紀末に解明された遺伝子情報の知識によれば，地球上の全生命体は例外なく同一の塩基でできていることがわかった。しかし，例えばミドリ虫と人間をまったく一緒に考えるのは難しい。

　同一性と差異，部分と全体，受動性と主体性など，一見，矛盾する生命の諸相を説明しようとして20世紀に生まれた理論がシステム理論である。カウンセリングのなかでも家族カウンセリングはシステム理論を積極的に受け入れて発展してきた。上で説明したことを敷衍すると，システムとはある程度独立したものが，一定の目的のために集まっているものと定義できる。生体がそうであるし，また家族であれそのように考えうるのである。家族とは次世代の育成も含めた幸福追求という目的をもつ集団である。産業カウンセリングの対象のひとつである企業もシステムである。

　システム理論を企業や家族のカウンセリングに応用しようとするとき，上で述べた全体性，階層性，境界にもまして，注目を浴びるのがシステムの自己組織性という性質である。生体は毒物を入れない機構をもっている。体内に毒物が入るのを二重三重に防ぐ。入れば入ったで免疫機構が働く。生体システムは問題を自ら解く力を備えているのである。企業や家族も同じである。問題が生じたときにそれを放ってはおかないで，原因と考えられるものを取り除くか，自らの組織を変えるかして何らかの解決を試みる。前者をシステムの自己制御性とよび後者をシステムのもつ変換性とよぶ。これらを合わせて自己組織性とよぶ。

　自己組織性はカウンセリングや医療の領域で伝統的に自己治癒性とよばれているものと等しい。企業の中で苦しむ社員，例えば優秀ではあるが出社が遅いという社員がいるとすれば，問題解決は彼個人の変化を待つことも可能であるし，彼が属する課の支援者を交えた合同面接で，課や係のルール変更の可能性や友人関係に変化が出て，勤務態度が改善するかもしれない。前者に重点を置くのが伝統的な個人カウンセリングにあたり，後者がシステミックな合同面接を活用した産業カウンセリングの一種にあたる。　　　　　　　　　（長谷川啓三）

遺伝相談
genetic consultation
いでんそうだん

　遺伝病は，難病が多く治療の見込みが立たない疾患も少なくない。病的遺伝子の組み合わせは，生まれたときから生体内に存在しているものであり，個人の責任や努力では変えられない。また，病的遺伝負因は，次世代に"負荷"として引き継がれることも少なくない。そのために，当事者の精神的苦痛だけでなく，家族内葛藤を引き起こすケースもある。このような事情から遺伝相談や遺伝カウンセリングの必要性が認識されるようになった。つまり，ヒトゲノム解析計画が進展し，遺伝病の存在が明らかになるにつれて，人類は神から与えられた生命の根源である遺伝子のメカニズムという"パンドラの箱"を開けることによる苦しみを引き受けることになったのである。

　WHO指針（1995年）によれば，遺伝カウンセリングは，家族のニーズに対応する遺伝学およびそのすべての関連情報を提供し，家族や個人が，その価値，予想などを理解した上で家族計画の意思決定ができることであると定義している。遺伝相談を行う場合，留意すべきことは，検査結果の意味を十分説明するだけではなく，告知された本人や家族の動揺を緩和軽減させるために，心の支援を行うべきことである。遺伝相談を行う資格のある者は，医師や看護師，保健師，臨床心理士，ケースワーカーなどが該当すると思われる。

　日本では，1991年臨床遺伝学認定医制度を日本人類遺伝学会が発足させた。しかし，専門的な遺伝相談を行うための相談員を常駐させている医療機関はまだ少ない。

（平山正実）

文献 WHO, 1995

いのちの電話
life line
——でんわ

　いのちの電話は1951年にイギリスで一人の少女の自殺をきっかけにして始まり，現在では全世界に普及している。日本では1971年に東京で「いのちの電話」が発足し，現在全国で50か所の「いのちの電話」が設置されているが，昨今の社会情勢から，自殺相談数が増加し，いまだに相談者の一部にしか対応できていない状態である。また，自殺に関する問題以外にも犯罪・災害被害者支援など，危機介入的なカウンセリング活動としても有効である。

　この電話の特色は，次の点にある。①電話で語られた内容についてはプライバシーを守らねばならず，相談は匿名で行い保護される。相談内容は，その人の同意なしに外部に公表，証言してはならない。②いのちの電話では，かけ手も受け手もともに相手の価値観を尊重する。③原則として，1日24時間，1年365日電話を受けつけ，相談は無料である。④必要に応じて医師・弁護士などの専門家に対処させるか，関係公的機関に連絡通報する場合もある。⑤前項の目的のために，必要に応じて相手の同意を得て専門家による面接，治療を実施，あるいは関係専門機関に紹介し，協力を要請することもできる。⑥いのちの電話は，ボランティアによって支えられ，ボランティアの信条・人種・国籍・性別は，問わない。いのちの電話は，民間の手によって運営されることを原則としている。⑦相談ボランティアは，「いのちの電話」の定める基礎研修を受け，相談員として認定を受けた者である。

（松原達哉）

⇒ボランティア活動

EPPS 人格検査
Edwards Personal Preference Schedule
いーぴーぴーえすじんかくけんさ

　米国のエドワーズ（Edwards, A. L. 1914-1994）によって1954年に開発された人格検査の一つである。日本版大学・一般用は肥田野ら（肥田野・岩原・岩脇・杉村・福原）によって標準化され出版された（肥田野ほか，1970）。

　検査はマーレー（Murray, H. A.）の欲求表に基づき想定された15の特性（達成，追従，秩序，顕示，自律，親和，他者認知，求護，支配，内罰，養護，変化，持久，異性愛，攻撃）について測定する。'社会的のぞましさの値'を考慮した強制選択法を採用しており，回答者は225の叙述文対についてAまたはBいずれかを選択する。結果は採点盤を用いて特性ごとの粗点を換算したのち，用意されたグラフを用いて個々のプロフィールを描く（採点にはコンピュータ用もある）。パーセンタイルの値（高低）から各特性傾向の多少を知ることができる。これは特定の状況下での特性の発揮度を予測する目安になる。

　一方，人間の行動には影響を及ぼすものとしての他要因も多く，行動との不一致もある。また特性の高低傾向が自分で予測したものと異なることもある。それはまた，自分の行動や状況理解の手がかりになる。キャリア・ガイダンスやカウンセリングにおいて自己理解や他者理解に役立つとされ，教育や企業の現場で広く利用されてきた。検査の妥当性，信頼性も高い。

（福原眞知子）

文献 肥田野ほか，1970

意味の反映
reflection of meaning
いみのはんえい

　マイクロカウンセリングの技法の一つで，クライエントの気持ちのなかにある出来事や問題に対する気持ちの内面の意味づけを受けとめてカウンセラーが応答することをいう。

　私たちは何か困難な出来事に出合ったとき，まずその事件の概要を話し，続いてその事件についての感情を述べるが，さらにカウンセラーとの信頼関係が確立されてくると，その事件が自分の生活体験や人生にとってどのような意味をもたらしたのかを述べる。このときにクライエントの気持ちの核心部分（人生上の意味づけ）を受けとめて繰り返すことが「意味の反映」である。

　1980年にアイビイ（Ivey, A. E.）はウィーンに旅行し，そこでロゴセラピーの創始者フランクル（Frankl, V. E.）と出会った。そこで，「生きる意味」の重要性に気づき，マイクロカウンセリングの技法階層表に「意味の反映」として加えたのである。

　私たちは，生活体験のなかでの気持ちを「行動」「思考」「感情」に具体的に表現してかたちにして取り出すことができる。だから，行動は「観察技法」によって受けとめられるし，感情は「感情の反射」で，思考は「言い換え」で受けとめられることができる。しかしながら，その行動，思考，感情の中心の部分に存在するのが「意味」である。意味とは個人的内面の自分に語りかけ，出来事が個人の価値体系のなかでどのような意味づけをできるかを考えることである。「意味の反映」はそのクライエントの意味づけを受けて，カウンセラーが意味の部分を繰り返す応答技法である。

（楡木満生）

文献 アイビイ／福原ほか（訳），1985
⇒感情の反映，繰り返し

イメージ療法
image therapy
——りょうほう

　心的内容の表出手段にイメージを用いて進められるサイコセラピーをいう。

　イメージ（心像 imagery）とは，実際の感覚刺激によらないで生じる知覚的体験をいい，通常は視覚心像をさす。イメージには，①過去の知覚的体験の記憶を再生してイメージ化したもの，②これから体験されることの予測をイメージ化したもの，③実際に見たり聞いたりしているものを基盤にしてさまざまな想像を加え，それをイメージ化したものなどがあるが，それらのイメージ体験は，実際の体験と多くの点で心理学的に同等のものとみなされている。

　精神力動的サイコセラピーでは，ことばがまだ十分に発達していなかった幼児期に体験した出来事に接近するための主要な手段として，イメージが用いられることが多い。

　行動療法の系統的脱感作法では，イメージを用いて病的な不安や恐怖が起こる状況に直面させ，症状が誘発されたところでイメージを止めて，心身を弛緩させることによってその症状を消失させるという操作を，段階を踏んで進めていく。

　催眠療法は，催眠下でイメージを用いて進めるサイコセラピーといえる。自律訓練法の瞑想（黙想）練習は，色彩，事物，抽象的概念，気分，人物のイメージ化まで段階を踏んで訓練し，イメージを出やすくした上で，特定のテーマ（例えば，「わたしにとって，いま一番大切なこと」）について，自律訓練状態下で無意識に働きかけ，イメージによる応答を得ようとするイメージ療法の一つである。
　　　　　　　　　　　　（佐々木雄二）

文献　シェイク（編）／成瀬（監訳），2003

医療化
medication
——いりょうか

　人々の何らかの行動・状態が医学的問題，すなわち近代医学により定義され近代医療により介入・解決されるべき問題となること。医療化の対象となった人々の行動・状態としては，「逸脱的」飲酒（→アルコール依存症），アヘンの常用（→アヘン依存症），学校秩序からの逸脱（→多動症，学習障害など），同性愛，出産，死などがある。なお同性愛は医療化されたが，その後全面的にではないものの医学的問題ではなくなった。

　医療化は集団・組織（医療専門職，製薬会社，国家など）の活動・交渉を通じて進む。こうした集団・組織はそれぞれ医療化に利害関心がある。医療化は，例えば医師にとっては研究費や「患者」というクライエントの増大を，製薬会社にとっては市場の拡大を往々にして意味している。

　医療化により医療による支配が拡大するが，それ以外にもさまざまな帰結がある。罰・非難の対象となるような行動が医療化された場合，「患者」となる人々はそれらを免責される。その際，患者には「自らの行動に責任をとることもできない人」という負のラベルが付与されることが多い。また医療化された行動・状態の社会・経済的要因はしばしば軽視される。例えば児童虐待が医療化されると，虐待の要因とされる貧困や失業などへの対策がおざなりになることがある。また医療化された「問題」の問題性はしばしば自明視される。例えば同性愛の問題視は特定の道徳観を前提とするが，医療化が進むと「それは病気だから治療が必要だ（問題だ）」という意識が生じ，この前提が見えにくくなるのである。
　　　　　　　　　　　　（中川輝彦）

因子分析
factor analysis
いんしぶんせき

多変量解析の一手法。因子分析とは，多数の観測変数間の相互の関係を因子（factor）とよばれる少数の潜在変数を用いて要約しようとする方法である。因子分析には，従来からよく使われてきた探索的因子分析（exploratory factor analysis）と分析ツールの発展とともに近年よく使われるようになった確認的因子分析（confirmatory factor analysis）がある。

探索的因子分析では，観測変数は，①期待値，②因子負荷量で重みづけられた共通因子，③独自因子（共通因子から予測できない残差成分）から影響を受けるという数理モデルを設定する。そして，共通性の初期推定値や因子数を決め，因子パターン（因子負荷量）を種々の仮定を設け推定する。また因子パターンを求めるときに因子間の無相関を仮定する直交モデルと因子間の相関を仮定する斜交モデルとがある。試行錯誤的に変数間の背後にある未知の共通因子を求め，各共通因子において大きな因子負荷量をもつ観測変数の特徴から，因子名の解釈や命名を分析者が最終的に行う。

探索的因子分析では，実証的な研究や理論に基づく知見を分析者は利用せずに解を求めていく。つまり，分析者は探索的因子分析モデルを使って因子構造を後から決定していくことになる。これに対して，確認的因子分析モデルでは，これらの知見に基づいてアプリオリに設定した因子と観測変数間の関係を分析することになる。このモデルは，共分散行列から解を求めていくことから，構造方程式モデル（structural equation modeling：SEM）に基づく分析方法の一つに位置づけられる。（井田政則）

インタラクティヴ・フォーカシング
interactive focusing

クライン（Klein, J.）が開発した相互的なフォーカシングとリスニングの技法である。手順｛　｝を以下に記す。

｛話をする｝：話し手は，自分のからだの感じ（ボディセンス）を感じながら，話したいことを話す。話し手は，聴き手が共感的聴き方をしているか否かを，例えば，「この部分は，繰り返さなくて結構です」などと，フィードバックする教え手（focuser as teacher）でもある。｛伝え返す｝：聴き手は，からだで感じながら聴き，からだに響いた言葉を伝え返す。｛共鳴させる｝：話し手は，聴き手から返される言葉を，自分のからだの感じに共鳴させ，自分の話の実感としっくりくるかを照らし合わせる。必要ならば修正したり，「この言葉をもう一度言ってみてください」などと依頼をする。｛二重の共感のとき｝：話が一段落したら，話し手は，「私の話を，私の身になって，あなたのボディセンスで感じてください」と依頼する。話し手は，話し終えてのからだの感じを確かめる。聴き手は，ボディセンス全体のエッセンスが生じるのを待ち，それにぴったりの言葉やイメージを見つけ，伝える。話し手は，それをからだに入れて，ボディセンスに共鳴させ，感じたことをフィードバックする。｛聴き手が感じたこと｝：今度は，話を聴きながら，聴き手自身が，どのように感じているかを伝える。｛役割交代｝：二人の役割を交代して，これまでの手順を繰り返す。｛二人の関係性の確認｝：いま相手をどう感じているか，自身をどう感じているかを伝え合う。　　（新田泰生）

文献　クライン，2005
⇒フォーカシング，フェルトセンス

インターンシップ
internship

　インターンシップとは，学生が企業等において実習・研修的な就業体験をする制度のことで，米国で誕生したものである。シンシナティ大学で1904年に専門分野の学習とそれに関連した実務経験とを交互に受けさせ学習効果を高めるという教育法の一つとして誕生し，その後，採用する学生に対して即戦力となるスキルを求める産業界のニーズを背景に，1960年代後半から本格的に普及した。現在欧米では，インターンシップやボランティア等，実社会での仕事や活動の経験が，卒業後の求職上，重要視されている。

　一方，わが国では，インターンシップが高等教育における創造的人材育成に大きな意義を有するとともに，新規産業の創出等を通じた経済構造の改革にもつながるという観点から総合的に推進することとし，平成9年に当時の文部省・通商産業省・労働省が共同で「インターンシップの推進にあたっての基本的考え方」を発表した。

　インターンシップの実施は，学生が自己の職業適性や将来設計について考える機会となり，主体的な職業選択や高い職業意識の育成が図られる。また，これにより，就職後の職場適応や定着率の向上にも寄与することが期待される。しかしながら，関係者間で共通した認識・定義が確立しているわけではなく，上述の発表を通し「学生が在学中に自らの専攻，将来のキャリアに関連した就業体験を行うこと」として幅広くとらえることとしている。

　このようにわが国では，やっと始動しだしたとの感が強く，大学側，受け入れ企業側ともにシステムの整備に課題が残る。

　　　　　　　　　　　　　　（小川待子）

インフォームド・コンセント
informed consent

　インフォームド・コンセントは，「説明と同意」と訳される。医師は治療に関し十分な説明をし，患者はそれを理解し納得した上で自分の自由意思のもとに，治療の方針・内容などに同意することである。この考え方はすべての専門家との関係，つまり，カウンセラーとクライエントとの関係においても必要であり重要なことである。

　社会的背景としては，個人の人権尊重をもとに，人体実験について厳しい制約を設け，自由意思の尊重を綱領に示した1964年世界医師会総会の「ヘルシンキ宣言」で取り入れられ，その後，アメリカの社会的土壌のなかで発展した。

　日本では，1990年に日本医師会の生命倫理懇談会が，「説明と同意についての報告書」を公表し，医師と患者の信頼関係の基礎を築く上で必要な原則と提言した。

　医師がすべき「説明」の通常の範囲としては，次のことが必要と考えられている。
　①病名と病気の現状
　②これに対してとろうとする治療の方法
　③その治療方法の危険度
　④それ以外に選択肢として可能な治療方法とその利害得失
　⑤予後

　しかし，医師には説明義務があるとともに裁量権があり，患者には真実を知る権利と自己決定権があるが，この両者の均衡をどうとるかが，きわめて難しい問題とされている。つまり，インフォームド・コンセントの原則にも例外があり，また，その実施には，常に患者に対する精神面での配慮が必要である。特に，不治，難治疾患については，患者に与える精神的ダメージを考慮する慎重さが求められる。　（渡邉祐子）

文献 日本医師会生命倫理懇談会，1990

WISC-Ⅲ

Wechsler Intelligence Scale for Children-III
うぃすくすりー

1．検査の目的と知能観

WISC-Ⅲ は Wechsler Intelligence Scale for Children-Third Edition の略称であり，WISC，WISC-R の改訂版として，米国で1991年に発行された。日本では1998年に，東・上野・藤田・前川・石隈・佐野によって標準化された後，刊行された。今日，わが国で最もよく用いられている個別式の児童用知能検査のひとつであり，知能診断を目的として利用されている。

ウェクスラー（Wechsler, D.）は，元ニューヨーク大学附属ベルビュー病院の主任心理学者であり，1939年，成人知能検査としてウェクスラー・ベルビュー知能検査を発表した。その後，1949年には適用年齢を5～15歳にまで引き下げ，知能検査 WISC を発表した。ウェクスラーは，知能を，「個人が目的的に行動し，合理的に思考しかつ能率的に自分の環境を処理し得る総合的または総体的能力」と定義した。この定義からわかるように，知能を単一の能力ととらえるのではなく，いくつかの質的に異なる能力の総体ととらえ，この知能観に基づいて，各々の能力を測定するための複数の下位検査が構成されている。

2．下位検査の構成

WISC-Ⅲは，表1に示すように言語性検査と動作性検査の2種類に分けられ，前者が6，後者が7の合わせて13の下位検査で構成される。このことにより，言語性IQと動作性IQが別々に算出でき，ひとりの子どもの全体的知能水準のみならず，言語性知能と動作性知能という枠組みから知能構造を明らかにし，子どもの個人内差について診断できる。

また，WISC-Ⅲでは新たに，「記号探し」の下位検査が加わり，因子分析の結果に基づき，「言語理解」「知覚統合」「注意記憶」「処理速度」という4つの群指数という視点から知能判断が可能になった。「言語理解」が事実や思考内容，観念などを言語で理解，

表Ⅰ　WISC-Ⅲの下位検査とその内容

	下位検査	検査内容
言語性検査	2．知識	一般的知識を問う。
	4．類似	2つのことばや概念の類似点を，上位概念を使って説明させる。
	6．算数	算数の問題を読み上げ，暗算をさせ，口答させる。
	8．単語	単語の意味や定義を答えさせる。
	10．理解	日常生活の常識や社会的ルールについて問う。
	12．数唱	数の一連を聞かせ，同順または逆順で答えさせる。
動作性検査	1．絵画完成	重要な部分が欠落した絵を見せ，欠けている部分を答えさせる。
	3．符号	幾何図形または数字と対になっている簡単な記号を書写させる。
	5．絵画配列	複数の絵カードを意味のある話の順番に並べさせる。
	7．積木模様	モデルとなる模様をカードで提示し，同じ模様を積木で作らせる。
	9．組合せ	ピースを組み合わせ，具体物の元絵をつくらせる。
	11．迷路	迷路図形を与え，出口までの道を鉛筆でなぞらせる。
	13．記号探し	提示された記号が記号のグループにあるか判断させ丸をつけさせる。

※下位検査の前に記された数字は実施順序を示す。

表現する能力，「知覚統合」が刺激の要素間の関係やこれらの要素を体制化し構成する能力，「注意記憶」は被転導性からの解放と直訳され，注意力や作動記憶が関与する能力，「処理速度」は非言語的な情報を識別し，速く正しく問題を解決する能力，それぞれを測定する。この群指数は，WISC，WISC-Rにおける言語性IQと動作性IQといった単純な二分法ではなく，4指数各々の能力からとらえられるので，軽度発達障害のある子どもなどに対するより詳しい解釈や指導の手がかりが得られるようになった。

3．実施・採点方法

WISC-Ⅲの適用年齢は，5歳0か月から16歳11か月である。実施に際しては，WISC-Ⅲのマニュアル（東ほか，1998）に沿って実施しなければならない。検査用具は市販されている道具（立方体積木や絵カードなど）と検査用紙のほか，検査中の行動観察等を記録する用紙，鉛筆（消しゴムのついていないもの），ストップウォッチである。言語性検査の実施法は動作性検査よりも簡単であるが，採点法は難しい。

動作性検査の実施法はその逆である。動作性検査の多くは制限時間が定められている。また，下位検査を実施する順序は定められており，子どもの生活年齢によって各下位検査を開始する問題が定められている。実施時間は約60分である。記録用紙の記入事項とその内容はWISC-Ⅲのマニュアルに詳細に定めてある。また，マニュアルの巻末の換算表を使って，各下位検査の粗点から評価点，評価点合計，IQ，群指数を求める。

4．検査結果の解釈

検査結果の解釈は，子どもの真の臨床像を明らかにするため，体系的かつ客観的になされる必要があり，そのためには表2に示すように，レベル1からレベル4へと解釈を進めることが基本的手順である。すなわち，解釈の方向性として全体から部分へ解釈を進めていく。

また，これらの解釈を可能にするには，WISC-Ⅲによる測定値と合わせ，主訴と関連させて，子どもに関する情報収集を行うことが不可欠である。子どもに関する情報として，他の検査の測定値などの量的情報と，背景情報，検査中の行動や反応などの質的情報の2種類の情報を活用する必要がある。これらの情報を整理，統合して体系的に解釈することにより，その子どもの個別の指導方針や指導計画を導くことにつながっていくといえよう。

（松山光生・藤田和弘）

文献 東ほか（訳編），1998；藤田ほか（編），2005

表2　WISC-Ⅲの解釈のレベル

レベル1	IQに関する解釈 ①全検査IQ，②言語性IQ，③動作性IQ ④言語性IQと動作性IQのディスクレパンシー
レベル2	群指数についての解釈 ①言語理解，②知覚統合，③注意記憶， ④処理速度，⑤4つの群指数間の差
レベル3	2つ以上の下位検査に共通する能力と影響因の解釈 （プロフィール分析表を用いた解釈）
レベル4	各検査固有の能力と影響因 （各検査項目における言語反応などの質的な分析を含む）

WAIS-Ⅲ成人知能検査
Wechsler-Adult Intelligence Scale-Third Edition
うぇいすすりーせいじんちのうけんさ

1．WAIS-Ⅲとは
『日本版WAIS-Ⅲ成人用知能検査法』のことで，成人用の個別式知能検査である。ニューヨーク大学のベルビュー病院の心理学部長であったウェクスラー（Wechsler, D.）がWPPSI, WISCとともに作成した3種の知能検査の一つである。スタンフォード・ビネー知能検査と同様に各国で広く使用されている。

1955年にアメリカ版WAISが作成された。1981年にはアメリカ版WAIS-Rに改訂され1997年にはアメリカ版WAIS-Ⅲが刊行された。わが国においても日本版WAIS（1958年）が刊行された。WAIS-Rについては1990年に刊行された。その後日本版WAIS-Ⅲ（2006年）が刊行されたのである。

2．改訂後の主な特徴
適用年齢の上限を大幅に拡大し，89歳まで引き上げたこと（適用年齢16〜89歳）や時代に合わなくなった問題内容の修正などである。また，新たに4種類の群指数，①言語理解，②知覚統合，③作動記憶，④処理速度が追加され，より詳しく解釈できるようになっている。新しい下位検査として，3つ（行列推理・記号探し・語音整列）が加わった。

WAIS-Ⅲ下位検査は，動作性検査（絵画完成，符号，積木模様，行列推理，絵画配列，記号探し，組合せ）と，言語性検査（単語，類似，算数，数唱，知識，理解，語音整列）で構成されている。

3．採点法
IQの算出法は，言語性の評価合計は「単語」「類似」「算数」「数唱」「知識」「理解」の6つの下位検査の評価点を合計したもの。動作性の評価合計は「絵画完成」「符号」「積木模様」「行列推理」「絵画配列」の5つの下位検査の評価点の合計したものである。換算表を用いて言語性IQ（Verbal IQ：VIQ），動作性IQ（Performance IQ：PIQ）全検査IQ（Full Scale IQ：FIQ）それぞれに対応するIQを求める。

4．群指数の算出法
群指数とは，標準化サンプルにおける因子分析の結果から算出され，より多面的な解釈を可能にする指標である。表2のように構成する下位検査を合計して算出する。

5．利用法
検査の目的は知能指数の測定だけでなく，対象となっている各個人の知能の構造的特性を把握し，意味ある情報とすることにある。WAIS-Ⅲは成人の知的能力を包括的に測定でき，知的障害や神経心理学的評価などアセスメント上で貴重な資料が得られ，さまざまな場面で利用と活用が期待できる。

（松原達哉）

表1　知能水準の分類

IQ	分類	理論上の割合(%)
130以上	非常に優れている	2.2
120〜129	優れている	6.7
110〜119	平均の上	16.1
90〜109	平均	50.0
80〜89	平均の下	16.1
70〜79	境界線	6.7
69以下	精神遅滞	2.2

表2　4種類の群指数とそれに属する下位検査

群指数	構成する下位検査
言語理解（VC）	単語・類似・知識
知覚統合（PO）	絵画完成・積木模様・行列推理
作動記憶（WM）	算数・数唱・語音整列
処理速度（PS）	符号・記号探し

文献 ウェクスラー／藤田ほか(訳編)，2006

請負契約　contract for work
うけおいけいやく

　請負とは，労働の結果としての仕事の完成を目的とするもの（民法第632条）で，請負契約は，請負人が，ある仕事を完成させることを注文主に約束し，注文主は，その仕事の完成に対して報酬を与えることを約束することで成立する契約をさす。業務の外部委託を請け負う業務請負と，人材派遣とは，労働者の就業形態が外見上似ているように見えるが，業務請負と人材派遣の区分については，昭和61年労働省告示第37号「労働者派遣事業と請負により行われる事業との区分に関する基準」で示されている。

　請負の要件として，①自己の労働者の労働力を自ら直接利用するものであること，②請け負った業務を自己の業務として当該契約の相手方から独立して処理するものであること，となっている。請け負った場合，就労現場での指揮命令はあくまでも請け負った会社側の指導者が行い，使用する道具，機械等も請け負った会社が用意したものを使うとなっている。これに対し，派遣の場合，派遣会社等から派遣された労働者は，派遣先の担当者の指示を受けて仕事を行うことになっている。労働者に事故等のトラブルがあった場合，請負の労働者か，派遣された労働者かによって，事業主責任の取り方も違ってくるので，請負かどうかをはっきりさせておかなければならない。契約書面で請負となっていても，実態が請負の要件を満たしていない場合は，請負とは認められない。請負でなく派遣の許可がない場合は法違反となる可能性がある。従来，製造業で人材派遣が認められていなかったこともあり，請負の要件を満たしていないまま請負と称して行っていたものがかなりある。

　　　　　　　　　　　　　　（渡邉勝彦）

文献 全国民営職業紹介事業協会，2001

内田クレペリン精神検査
Uchida-Kraepelin Psychodiagnostic Test
うちだ——せいしんけんさ

　ドイツの精神医学者クレペリン（Kraepelin, E.）は，「連続加算法」（一桁二数の足し算を連続的に行う）という方法を使って，作業心理の実験的研究を行った。

　彼と彼の共同研究者は，「連続加算法」を被験者にいろいろな時間条件で実施し，その結果をさまざまな角度から研究し，人間の作業には，「意志緊張」「興奮」「慣れ」「疲労」「練習」という5つの因子が複雑に，しかしかなり法則的に働きあっていることを見出した（Kraepelin, 1902）。

　この研究は，1900年代初頭に日本に入ってきて，何人かの精神医学者と心理学者の注目を集め，追試がなされ，クレペリン派が得たのと同様の結果を得ることができた。

　その研究者の一人であった，心理学者の内田勇三郎は，当時，東京府立松沢病院においてこの研究に携わっていた。彼は，精神病の患者に対して「連続加算法」を実施するにあたって，時間条件の吟味を行い，一回の施行で，クレペリンのいう5因子がはっきり観察でき，かつ患者に対して過重な負担にならない時間条件として，「1分単位15分作業→5分休憩→1分単位10分作業」（「5分の休憩をはさむ25分法」）という方式を定めた。（のちに，休憩後の10分作業は15分作業に改められ，現在に至っている。）

　松沢病院を辞めて1925年に熊本の旧制第五高等学校に移った内田は，学生に心理学を講ずるかたわら，1,200名の学生を被験者にして「25分法」を実施した。その検査結果が，松沢病院で患者（病者）に実施したときに得られた結果と趣を異にしていたことから，そのような結果を「健康者常態定型」（次頁図参照）とよんだ。そして，この

方法が，精神的な健・不健を診る心理検査として使えるのではないかという見通しをもった。

再び東京に戻った内田は，1931年から1939年まで，早稲田大学で教鞭をとり，同時に「25分法」＝「内田クレペリン精神検査」のさまざまな臨床データを収集した。旧制中学校生徒，(自動車)事故頻発者，非行少年，知的遅滞児などの集団においてデータ収集を行い，さまざまな貴重な知見を得た。また，検査実施時に被験者の呼吸変化をみたり，薬物摂取，飲酒，喫煙，不眠などによって，被験者に生理的負荷を加えた場合，検査結果にどういう変化が起きるかなど，いわゆる「実験的意志(作業)障碍」の方法に基づくユニークな研究を行い，論文を発表した。

1933年には，過去の研究成果をまとめた「執務・作業ブリノ科学的研究——執務　作業状態ノ健康，不健康ノ診断ニ応用スル心理学的作業実験ノ概要」という論文を発表し，斯界の注目を集めた。

現在，この検査の判定は，「作業量の多少」「誤答の有無と現れ方」「作業曲線の形」などを総合的に見て行われる。それによって，被験者が，①いかなる能力的レベルにあるのか，②仕事や作業において(知らず知らずに)働く心的機能の特性(「心的活動性」とよんでいる)はどういう傾向なのかなどを診断(判定)する。現行の判定の枠組みは，数量的判定なども含めていくつかのものがあり，用途に応じて使い分けられる。

この検査は，およそ70年にもおよぶ利用実績があり，世界的に見ても類を見ない心理検査といってもいいだろう。また，言葉や文化の影響を受けない検査であるため，外国人への適用も問題がない。

さらに，最新の脳科学の研究によると，連続加算作業が脳の活発な活動と深い関係にあることが判明しており，内田クレペリン精神検査の結果が人間の生理活動と結びついていることが改めて実証されたといえよう。　　　　　　　　　　　　　(内田純平)

文献 日本・精神技術研究所（編），1973，1990，1993；Kraepelin, 1902
⇒作業法

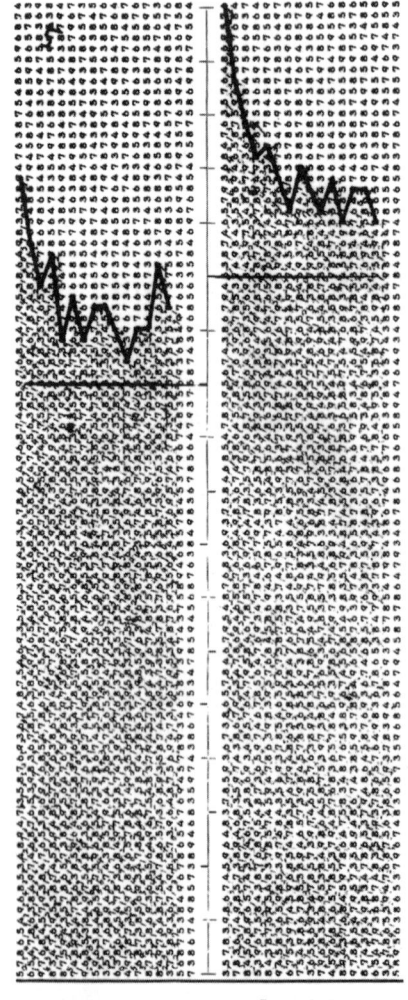

図　内田クレペリン精神検査「健康者常態定型」の実施例

うつ状態　depression
――じょうたい

　うつ状態は，典型的にはうつ病においてよく見られる症状である。しかし，軽いうつ状態であれば日常生活においても時々見られる。うつ状態は，①感情の障害，②思考の障害，③意欲や行為の障害，④身体的な障害，の4つに示される。感情の障害は，悲しみと虚しさが入り交じった悲哀感，気が塞いでしまうような憂うつ気分，喜怒哀楽の感情が薄れてしまう離人症の状態，何事に対しても感じなくなる無感動の状態，また，時には一人で泣いたり，不安や焦燥感を訴えることがある。

　思考の障害では，判断力や決断力が低下し，話のテンポが遅くなる。時には考えが止まってしまうこともある。これを「思考制止」とよんでいる。また，思考内容も貧困になり，欠点や弱点ばかりが見え，取り越し苦労をする。いわゆるこれが「悲観思考」といわれるものである。時には，自責の念をもち，「死んだほうがみんなも喜ぶ」とか「死ぬしかない」といった「自殺念慮」をもつ。

　意欲や行為の障害では，何をするにも億劫でたまらない。これを「精神運動制止」という。軽い場合は，なんとか日常の生活や仕事はできるが，複雑なことや，新しいことは困難になる。そういう場合は自分を怠け者と決めつけ，自己嫌悪に陥る。

　身体的な障害では，まず不眠が続く。食欲もなくなり，体重が減少する。性欲は明らかに低下するが，躁状態になると逆に亢進する。女性では，月経異常をきたす。頭重感，首や肩の痛み，慢性的疲労感，便秘や下痢，嘔吐やめまい，震え，冷や汗などの自律神経機能障害や内分泌機能障害がある。　　　　　　　　　　　（武藤清栄）
⇒うつ病，抑うつ

うつ病　depressive disorder
――びょう

　アメリカ精神医学会の診断基準（DSM-IV-TR）やWHOの国際疾病分類（ICD-10）の中の「精神および行動の障害」では，うつ病を気分（感情）障害と分類している。うつ病は，うつ状態つまり感情の障害，思考の障害，意欲や行為の障害，身体的な障害などが2週間以上続いている場合をいう。

　従来，うつ病は内因性（脳内神経伝達物質の減少など生物学的な原因），心因性（ストレスフルな出来事や環境要因によるもの），さらに外因性（脳血管障害や薬物によるもの）の3つに分類されていた。しかし最近では，生物学的要因と環境のストレス要因の両方が関与するという考え方が有力である。気分障害にはうつ病だけのもの（うつ病性障害），躁とうつが交互に表れる双極性障害，まれに躁病だけのものがある。うつ病の治療は薬物療法，休養，カウンセリング，環境調整の4つが重要である。しかし従来，抑うつ神経症とか神経症性抑うつ状態とよばれ，性格的にひどく執着しやすい人がいる。DSMではこれは気分変調性障害とよばれているが，薬も効きにくく症状が2年以上続くことが多い。過去の出来事にこだわったり，物事を悲観的に見てしまうため，カウンセリングが必要になってくる。特に，認知行動療法が効果を出している。

　最近のうつ病は性格的な特性との関係で軽症化したり身体化したりする場合も多い。身体化する場合は自律神経系の失調症状が出るため，内科に行くことが多く，うつ病が見逃されるケースもある。このように身体症状が前面に出て精神症状が隠されているうつ病を「仮面うつ病」というが，見立てには注意が必要である。　　（武藤清栄）
⇒うつ状態，抑うつ

運動療法　exercise therapy
うんどうりょうほう

　運動には体力の向上，筋力や柔軟性の改善，心理的安定，生活の質の改善などの効果がある。運動療法とは，そうした運動の効果を，慢性疾患の治療，リハビリテーション，さらには予防も含めた健康づくりに応用しようとするものである。

　従来，運動療法というといくつかの身体疾患に対する補完的な治療法という意味合いが強かった。しかし近年，WHOは人間が真に健康であるためには，体力（physical fitness）だけでなく精神力（mental fitness）や社会適応力（social fitness）の3つがそろっていることが望ましいと定義した。運動には，体力増進はもちろん，不安やうつ感情を軽減する精神作用があり，その結果，忍耐性や社会性が養われ集団生活に適応しやすくなるため，この3つの定義を満たすと考えられる。その点からも，身体疾患に対する治療に加え，健康づくりにも運動療法の意義は大きい。運動が果たすメンタルヘルスへの影響は最近注目を集めている。山本（2007）らは，運動習慣の有無と心身状態との関連を検討するために調査を行い，同じストレッサーにさらされても，ストレス症状の出る人と出ない人がいること，定期的に運動を実施することにより，ストレッサーをむしろ積極的にとらえ，前向きに生かしていく生活習慣が形成されることなどが考えられるという結果を得ている。まったく運動をしない人もいるが，オリンピックをはじめとした各種の大会には大概の人が興味と注目を寄せており，一般に運動は人に快ストレスを与えるとみなされる。このことを前提として医療や疾病の予防に応用していくのが望ましい。　　（山本晴義）

文献 浅見，1987；竹宮・下光（編），2003；山本，2007

エゴグラム
egogram

　エゴグラムは交流分析理論に基づいた心理検査法である。交流分析（Transactional Analysis：以下TAと略す）は，バーン（Berne, E.）によって創始された。TAでは，人はみな内部に3つの部分があるとしている。それらは「親の自分（Parent：P）」「大人の自分（Adult：A）」「子どもの自分（Child：C）」で，これを自我状態とよぶ。さらに，Pを批判的なCritical Parent（CP）と，養育的なNurturing Parent（NP）に分ける。また，Cをもって生まれたままの自由なFree Child（FC）と「イイ子ちゃん」のような順応したAdapted Child（AC）に分ける。Aは分けないので合計5つの自我状態への心理的なエネルギーのわりふりなどを分析するのが，構造分析である。エゴグラムとは，上記のTAの構造分析における5つの自我状態をグラフ化して，視覚的に把握できるようにしたものである。

　初めて考案したのは，デュセイ（Dusay, J. M.）である。彼のエゴグラムは直観で書かれたものであった。しかし，わが国では客観的な質問紙法が開発された。いくつかの種類があるが，最も頻用されているのは妥当性と信頼性を十分に検討した東大式エゴグラム（TEG）であろう。何回かの改訂後，現在は新版TEG IIが用いられている。

　エゴグラムは医学，臨床心理などの診療関係のみならず，産業界，教育界あるいは家庭にと広く活用されている。産業界では，被験者の対人関係の改善に，あるいは，配置転換や再就職の際に，適材適所に人を活かす上で，活用できるであろう。この際は，被験者に結果をフィードバックして，ともに考えるのが望ましい。　　（末松弘行）

⇒交流分析，東大式エゴグラム（TEG）

S-R理論

S-R theory：stimulus-response theory
えすあーるりろん

　刺激（S：stimulus）＝反応（R：response）学習説。環境から個体に与えられる何らかの刺激と、それに対して個体が示す反応との結びつきの枠組み、すなわち刺激と反応の連合によって学習は行われるという学習理論である。

　刺激と反応の連合が成立するための条件については、研究者によって主張が異なる。

　学習者の反応に対して報酬や罰などの強化を与えることによって成立し、強固になると主張するのが強化説である。例えば、ソーンダイク（Thorndike, E. L.）は、個体は問題場面でさまざまな解決反応を試み、成功的結果によって刺激と反応の連合が強化されるとした。またハル（Hull, C. L.）は、刺激と反応の連合は、欲求充足または報酬によって起こるとした。

　一方、刺激と反応の時間的、空間的接近によって連合が成立すると主張するのが接近説である。例えば、ワトソン（Watson, J. B.）は刺激と反応の時間的接近によって連合は成立するとした。ガスリー（Guthrie, E. R.）は、学習は刺激と反応の接近にのみ依存し、刺激が反応を1回喚起しただけで学習は起こるのであり、強化は二次的であるとした。

　以上のように、各主張に相違はあるものの、顕在性の行動に力点をおき、複雑な行動の学習を、より単純な刺激と反応の連合という観点から説明しようとする点は共通している。

　なお、S-R理論は、行動療法がその理論的基盤とする学習理論の一つである。

（沢宮容子）

文献　今田, 1996；メイザー／磯ほか（訳), 1996
⇒学習理論

SCT（文章完成法検査）

Sentence Completion Test
えすしーてぃ（ぶんしょうかんせいほうけんさ）

　1．SCTの概要

　SCTは、「子供の頃、私は」といった文章の比較的短い書き出し（刺激文）を示し、その後に、思いつくことを自由に記述してもらう（反応文）形式の投影法心理テストである。1897年、エビングハウス（Ebbinghaus, H.）によって知的統合能力を測定する道具として開発されたものといわれている。その後、アメリカで、1920年代よりペイン（Payne, A. F.）、テンドラー（Tendler, A. D.）らによって開発が進められた。第二次大戦中からのビージョウ（Bijou, S. W.）、ロッター（Rotter, J. B.）、スタイン（Stein, M. I.）らによるアメリカ戦略事務局関連の業績は顕著で、戦後のサックス（Sacks, J. M.）、フォーラー（Forer, B. R.）らの研究がそれに続いている。

　わが国に初めてSCTが紹介されたのは1950年頃のことである。現在、わが国には、われわれが研究している精研式SCTのほか、法務省式文章完成法（MJSCT）、片口安史らによる構成的文章完成法（K-SCT）などがある。

　SCTは、①パーソナリティの全体像や個々の諸側面、適性などを把握するための道具として、②母集団全体の心理・社会的特徴を測定するための道具として、③産業・教育等の領域における教育・訓練プログラムの評価技法として、発展してきた。また、われわれは、④テストバッテリーや面接結果、人事データ等の妥当性を検証する道具として、⑤面接の展開を容易ならしめるための道具として、⑥筆跡によるパーソナリティ把握のための道具としても使用している。

　2．精研式SCTの概要

精研式SCTは，1960年に，佐野勝男・槇田仁（ともに慶應義塾大学名誉教授）によって刊行され，成人用，中学生用，小学生用の3種類がある。刺激文は，一人称の短文式で，60項目あり，パーソナリティの全体像を広くカバーするように工夫されている。成人用SCTの適用範囲は，知的発達障害レベルを除く16歳以上である。施行時間は，早い人で30分，遅い人で90分程度を目安に考えればよい。施行は個人でも集団でも可能である。投影法のなかでは，施行・評価ともに比較的短時間で済ませることのできるテストで，企業，医療，学校，福祉現場など，さまざまな領域で広く活用されている。

精研式SCTは，一般的な心理検査がパーソナリティの特定の領域に焦点をあてて作られているのに対し，より幅広いパーソナリティの全体像の把握をめざしている。1990年代に槇田を中心とするグループが新たに提示した評価方法では，「環境・生活史」「身体」「知的能力」「性格・心の安定性」「指向・意欲・興味・関心・態度・人生観・生活態度」といったパーソナリティを構成す

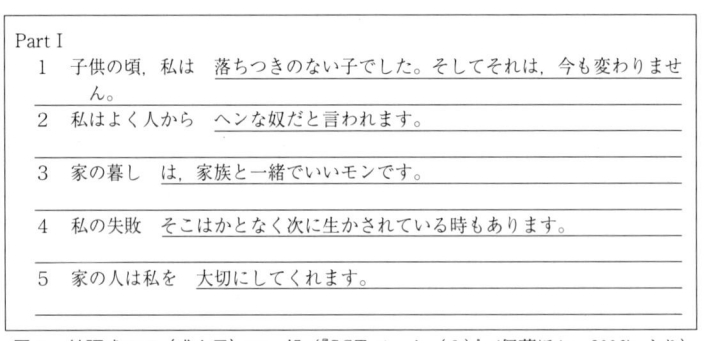

```
Part I
 1  子供の頃，私は　落ちつきのない子でした。そしてそれは，今も変わりません。
 2  私はよく人から　ヘンな奴だと言われます。
 3  家の暮し　は，家族と一緒でいいモンです。
 4  私の失敗　そこはかとなく次に生かされている時もあります。
 5  家の人は私を　大切にしてくれます。
```

図1　精研式SCT（成人用）の一部（『SCTノート（3）』〈伊藤ほか，2006〉より）

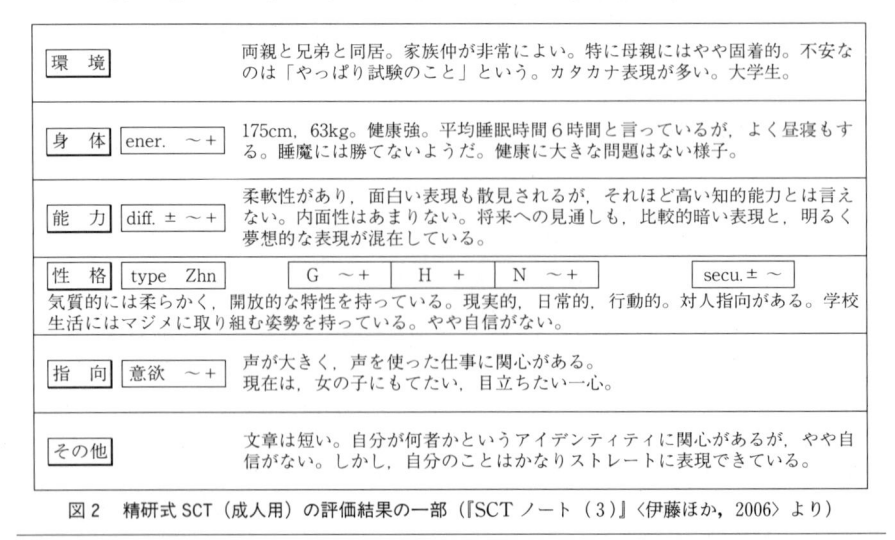

環 境		両親と兄弟と同居。家族仲が非常によい。特に母親にはやや固着的。不安なのは「やっぱり試験のこと」という。カタカナ表現が多い。大学生。
身 体	ener. ～+	175cm，63kg。健康強。平均睡眠時間6時間と言っているが，よく昼寝もする。睡魔には勝てないようだ。健康に大きな問題はない様子。
能 力	diff. ± ～+	柔軟性があり，面白い表現も散見されるが，それほど高い知的能力とは言えない。内面性はあまりない。将来への見通しも，比較的暗い表現と，明るく夢想的な表現が混在している。
性 格	type Zhn　G ～+　H +　N ～+　secu.± ～	気質的には柔らかく，開放的な特性を持っている。現実的，日常的，行動的。対人指向がある。学校生活にはマジメに取り組む姿勢を持っている。やや自信がない。
指 向	意欲 ～+	声が大きく，声を使った仕事に関心がある。現在は，女の子にもてたい，目立ちたい一心。
その他		文章は短い。自分が何者かというアイデンティティに関心があるが，やや自信がない。しかし，自分のことはかなりストレートに表現できている。

図2　精研式SCT（成人用）の評価結果の一部（『SCTノート（3）』〈伊藤ほか，2006〉より）

る諸側面全体を把握できるようになっている（槇田・小林・岩熊，1997；槇田（編），2001）。また，精研式SCTはスコアリング（得点化）や数量的分析を重視しない。パーソナリティの把握にあたっては，刺激文に触発されて記された反応文，被検者の言葉そのものを重視する。しかも，個々の反応文単独ではなく，反応文相互を重層的に重ね合わせながら共感的に了解していくことによって，パーソナリティの全体像を柔らかく再現し，記述する「内容分析・現象学的把握」という手法を用いる。これは，あらかじめ用意された質問項目に返答を求める半構成的面接とほぼ同じ状況を紙上で行っていくことにほかならない。こうした技法は，熟練者のもとで訓練を重ねることによって修得可能な方法であるが，このようにして身につけたパーソナリティ把握の能力は，カウンセリングや面接，OJT（職業内訓練）など，あらゆる場面で他者を理解する際に役立つものになる。

ただし，精研式SCTでも，実際的な利便性とある程度の客観性を保証するために，8つの「符号評価」を取り入れている。「ener.（エネルギー）」「diff.（mental differentiation：精神的分化度：実際的な頭の良さ）」「type（佐野・槇田の精神医学的性格類型）」「G（顕耀性）」「H（ヒステリー）」「N（神経質）」「secu.（security：心の安定性）」「意欲」である（伊藤ほか，2004〜2008）。

図1に20歳の男性のSCTの一部を，図2にその評価結果の一部を載せる（前頁）。
(伊藤隆一)

文献 槇田・小林・岩熊，1997；槇田（編），2001；伊藤ほか，2004〜2008

SDS（自己評価式抑うつ性尺度）
Self-Rating Depression Scale
えすでぃえす（じこひょうかしきよくうつせいしゃくど）

SDSは，ツァン（Zung, 1965）により考案された。この検査は20項目の質問によって構成されており（表，次頁），患者の自己評価による「抑うつ性」の評価尺度である。うつ病患者の評価ばかりでなく，より一般的な教育相談，学生相談にも利用されている。質問紙法による情意テストであり，20項目の質問に対し「ない，たまに」「ときどき」「かなりのあいだ」「ほとんどいつも」のいずれかを選択する。質問は20項目の抑うつ状態像因子のそれぞれに対応させて慣用語句で表現されている。

実施・採点方法：被検者は20項目のすべてについて検査時における状態に最もよくあてはまると考えられるものを4段に分けた応答欄から選択する。この検査は情意テストであり，性格テストとは異なるので本来は健常者を対象としていない。しかし，精神保健上スクリーニングテストとして用いることは可能である。

結果の解釈：一般の健常者においては35点，神経症患者においては46〜51点，そしてうつ患者では60点が得点の平均となっている。図のように粗点によって正常，神経症，うつ病に診断する。　　　（松原達哉）

文献 福田・小林，1983；Zung, 1965

	20　30　40　50　60　70　80
正常	23　35　47
神経症	39　49　59
うつ病	53　60　67

図　3群粗点の平均値と標準偏差（福田・小林，1983）〔三京房 承認済〕

表　20項目の質問例題と抑うつ状態像因子
（福田・小林，1983）

1	気が沈んで，憂うつだ（憂うつ，抑うつ，悲哀）
2	朝方はいちばん気分が良い（日内変動）
3	泣いたり，泣きたくなる（啼泣）
4	夜よく眠れない（睡眠）
5	食欲は普通だ（食欲）
6	まだ性欲がある（性欲）
7	やせてきたことに気がつく（体重減少）
8	便秘している（便秘）
9	ふだんよりも動悸がする（心悸亢進）
10	何となく疲れる（疲労）
11	気持ちはいつもさっぱりしている（混乱）
12	いつも変わりなく仕事をやれる（精神運動性減退）
13	落ち着かず，じっとしていられない（精神運動性興奮）
14	将来に希望がある（希望のなさ）
15	いつもよりいらいらする（焦燥）
16	たやすく決断できる（不決断）
17	役に立つ，働ける人間だと思う（自己過小評価）
18	生活はかなり充実している（空虚）
19	自分は死んだほうが他の者は楽に暮らせると思う（自殺念慮）
20	日頃していることに満足している（不満足）

〔三京房　承認済〕

X理論，Y理論　X-theory, Y-theory
えっくすりろん，わいりろん

　マズロー（Maslow, A.H.）が提唱した欲求5段階説をもとにマグレガー（McGregor, D.）がまとめた組織における人間観である。それまでの伝統的な経営理念上の人間観は，「人間は生来怠け者で，自ら責任をとろうとせず，放っておくと働かないので，厳しく管理する必要がある」というものであり，マグレガーはこれをX理論的人間観とよんだ。そして「人間は本来働くことが好きであり，自己実現のために自ら働こうとするものだ」という新しいY理論的人間観を打ち出した。

　この二つの人間観は性悪説と性善説にたとえられることがあるが，現代の人間に対する考え方はそう単純ではない。一人の人間が状況次第でどちらに振れることも想定される。当然Y理論的な人間のほうが生産性が高く，組織としてはY理論的人間を増やすほうが経営上望ましい。ではどうしたらY理論的な人間が増えるのであろう。マグレガーによれば，X理論的人間観はマズローの欲求の低位のもの，生理的欲求や安全欲求の充足を前提としている。従業員がこのレベルに甘んじることなく，上位欲求（認められることや自己実現）を目指すには意識啓発や能力開発が必要である。言われたことだけをやるのではなく，主体的に業務に取り組む経験がY理論的人間を生む。Y理論的な人々は，X理論的な経営のもとではやる気をなくしてしまう。そのような人々には，業務目標の設定段階から従業員自らが参加できるようにし，自己裁量権を与え，上司は目標到達のための支援をするというマネジメントスタイルが求められる。Y理論は今日の「目標による管理」（MBO）の根拠となっている。　　　（内田恵理子）

文献 今野，2005

NTL National Training Laboratories
えぬてぃえる

　1946年夏，米国コネティカットで開かれた民主的風土づくりのための教育訓練のワークショップでラボラトリーメソッドの中核となるTグループ（Tとはトレーニングの略）の発見があった。翌1947年にメイン州ベセルにて全米教育協会（National Education Association）や大学のいくつかの研究機関の協力のもとで「集団発達に関するナショナル・トレーニング・ラボラトリーズ（National Training Laboratories in Group Development：NTLGD）」を開催したのがNTLのはじまりである。1963年まで全米教育協会の成人教育部門の教育機能を果たすが，1967年にNTL Institute for Applied Behavioral Scienceと名称変更し非営利組織として運営されてきている。現在は，米国バージニア州アレクサンドリアに事務局を置く。

　ラボラトリーメソッドによる体験学習とは，特別に設計された学習環境（ラボラトリー：実験室）の中で参加者自身が主体的に自らの行動や関わり方を素材としながら，社会的感受性，リーダーシップ能力やコミュニケーション能力などの開発を行う。その目的は参加者とファシリテーター相互の協働的なアプローチである。ラボラトリーメソッドの中心的な学習方法であるTグループを用いた研修は，現在もコアプログラムとして年間15回以上全米各地で開催されているとともに，組織開発に関わる多数のプログラムの開催を行っており，数多くの組織開発の専門家を輩出している。

　また，現代的な問題としてディバーシティリーダーシップ（多様性の影響力）を扱うワークショップも多数開催するとともに，種々のグラディエイト（大学院）プログラムなども運営している。　　（津村俊充）

エビデンス・ベイスト
evidence-based practice

　1990年頃から，欧米の医療現場ではエビデンス（実証的な証拠）に基づく実践が重視されるようになり，臨床心理学やカウンセリングにおいてもこの動きがさかんになった。エビデンスに基づく実践とは，最も広い意味では，治療者の経験と勘だけに頼るのではなく，効果が客観的に証明された治療技法を用いるという理念のことである。

　そもそもエビデンスに基づいて臨床活動を行うことは，臨床家の倫理のひとつである。治療効果が証明されない心理療法の技法を用いることは，倫理的に許されない。治療効果を客観的に調べるためには，まず，診断面接基準や症状評価質問紙などを用いて，症状を量的に測る必要がある。また，治療しない対照群を設けて治療群と比べる比較試験や，さらにそれを厳密にした無作為化比較試験を行う必要がある。その結果はデータベースやガイドラインなどの形でまとめられる。

　代表的なのは，1993年にアメリカ心理学会がまとめた心理的治療のガイドラインである。ここでは，一定の基準に基づいて，「十分に確立された治療」18種と「おそらく効果がある治療」7種が選び出された。このリストはその後何回かアップデートされている。こうしたガイドラインに沿って，各クライエントごとに最適の治療技法が選択されれば，クライエントにとって最も望ましいことである。また，クライエントに対して「これから行う心理療法にはこのような効果がある」と明らかにすることは，インフォームド・コンセントの観点からも必須である。こうしたガイドラインは政府の保健政策にも大きな影響を与える。

（丹野義彦）

文献 丹野，2001

MMPI（ミネソタ多面人格目録）
Minnesota Multiphasic Personality Inventory
えむえむぴーあい（——ためんじんかくもくろく）

MMPIとは，ミネソタ大学の心理学者ハサウェイ（Hathaway, S. R.）と精神医学者マッキンレイ（McKinley, J. C.）が1930年代後半から1940年代前半にかけて研究・開発したパーソナリティ検査。世界的観点から見ると，実務上最も多く利用されている心理検査であり，これまでの研究論文数も最も多い検査である。

1．方法

MMPIでは，被検者に対して〔私は〇〇〇〇〇である〕という文章に〔あてはまる（そう）〕あるいは〔あてはまらない（ちがう）〕と答える手続きを採用している。原著者たちによれば，この〇〇〇〇〇は身体的健康・精神的健康・運動・病気・婚姻関係・教育・対人態度・社会的態度・受検態度など26種類の内容に分類されている。こうした文章項目は合計550個あり，これらを被検者に提示するわけである。

この550項目は英語で書かれているので，わが国で使うには日本語に翻訳する必要がある。日本語の翻訳版は，これまで数種類発表されているが，翻訳権に基づいて標準化して公表されているものは，MMPI新日本版だけである（フリードマンほか，1993）。この新日本版は男性550名，女性522名についてその居住地域・年齢・学歴・職業を国勢調査のデータに比例させて割り付ける標準化手続きを採用している。

550項目を被検者に提示する方法は，カード式と冊子式がある。カード式は1項目を1枚のカードに印刷した550枚のカード，冊子式は項目を番号順に並べた十数ページからなる冊子である。カード式・冊子式どちらを使ってもよいが一人を対象とする場面ではカード式が適切である。教示には各項目があてはまるか否かを判断分類することを中心とする。この場合，「どちらとも言えない（？）」という回答も許すがこの「？」回答はあくまで例外であって，10項目を上回らないように指示することが大切である。こうした分類回答作業は普通には50分程度で完了するが，なかには長時間を要するので2回に分けて実施することもある。

被検者は15歳以上で小学校卒業程度の読解力をもっていることが必要である。言葉の意味を質問されたときは，わかりやすく説明するとよい。

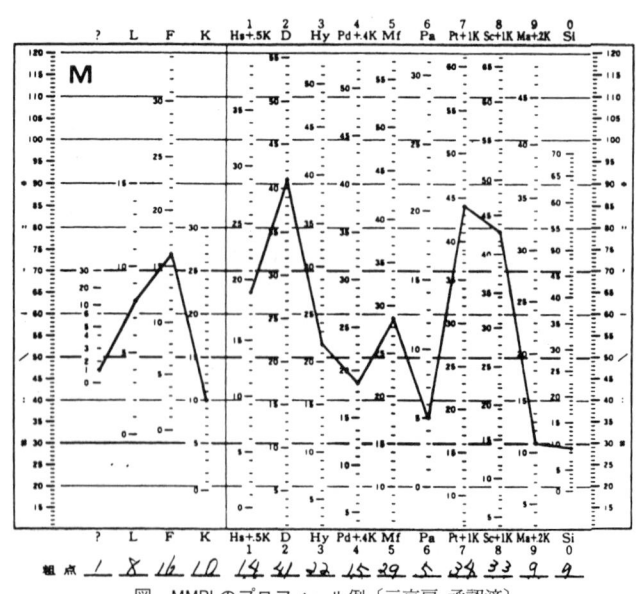

図　MMPIのプロフィール例〔三京房　承認済〕

2．結果の整理

550項目の分類結果は回答用紙に記録し採点盤をあてて尺度ごとに採点する。

尺度は，査定対象の種類別に作られている。MMPIはこの尺度を数多く備えているのが大きな特徴であって，大別して妥当性尺度，臨床尺度および追加尺度から成っている。妥当性尺度は例えばデタラメに答えるとか，好ましい回答を選ぶなどのような検査に対する態度を表す尺度であって？，L，F，Kの4個から成り立っている。

臨床尺度は，第1，第2，第3，第4，第5，第6，第7，第8，第9，および第0尺度の計10尺度から成り立っている。なお第1尺度をHs尺度，第2尺度をD尺度などとして表す方法もある。

妥当性尺度と臨床尺度を合わせて基礎尺度という。

追加尺度は新尺度ともいわれ，MMPIの公刊後に新たに追加された尺度であって現在では数百個以上に及んでいる。有名な不安尺度（MAS）もその一つである。

尺度得点は採点盤から該当項目数を数え上げた粗点よりもT得点で表す場合が多い。T得点とは標準化集団での粗点平均を50，標準偏差を10として各尺度粗点を変換した値である。こうしたT得点を用いれば，例えば第1尺度は第2尺度よりも12点高いといったふうにさまざまな尺度間で直接比較することができる。ただし，第1，第4，第7，第8および第9尺度ではK修正した値を粗点として用いる。K修正とは上記尺度についてそれぞれK得点の0.5, 0.4, 1.0, 1.0, 0.2を掛けた値を元の尺度粗点に加えることである。

臨床尺度の作成方法はMMPIの大きな特徴である。例えば第2尺度（D）は550項目のなかで健常者集団と抑うつ病患者集団との間に「あてはまる」または「あてはまらない」回答数に有意差が認められた60項目から構成されている。重要な点は項目文章の内容は尺度に選ばれるか否かにまったく関係がないことである。またこの60項目に該当することは抑うつ病患者か否かを区別するものではなく抑うつ病患者のパーソナリティ特徴を表していることを意味するものである。臨床尺度では第5，第0尺度を除きすべての基準集団は精神障害者が選ばれているので特に注意が必要である。つまり臨床尺度は精神医学的診断を示唆するものではなく，パーソナリティ特徴を反映しているのである。

MMPIは各尺度得点の高低が示唆するパーソナリティ特徴に加えて尺度得点間の関係を考慮して全体像をまとめ上げる必要がある。

尺度得点間関係は図（前頁）に示されるようなプロフィールで表すとわかりやすい。プロフィールとは横軸に4個の妥当性尺度と10個の臨床尺度を記し，縦軸はT得点で目盛り，妥当性尺度内と臨床尺度内の尺度得点を線でつなぐグラフである。

プロフィールからは，妥当性・臨床尺度の特徴を同時に読みとれるだけでなく複数尺度間の特色ある高低関係も読みとれる。代表的な例として，第1，第3尺度が非常に高く第2尺度がこれより10点ほど低くこれに次ぐ「転換V」パターンが有名である。

結果の解釈とは，臨床尺度の高低と尺度間関係の心理学的意味を読みとり，妥当性尺度から推測される受検態度の偏りを考慮した上で，仮説としてのパーソナリティ像をつくりあげることである。（田中富士夫）

文献 MMPI新日本版研究会（編），1993；フリードマンほか，1999

M字型の就業構造
えむじがたのしゅうぎょうこうぞう

　人口に対する労働力人口（就業者＋失業者）の割合を「労働力率」という。日本の女性の年齢階級別にみた労働力率は，20代後半と40代を2つの山とするアルファベットの「M字」の形状を描く。

　M字型カーブの時系列変化をみると，1960～70年代頃には，学校を卒業して20歳前後に就職し，20代後半くらいには結婚や出産，子育て等のために労働市場から退出し，子育てが一段落する40代頃から再就業するパターンが一般的にみられたため，M字の形状は明瞭な形で認められた。その後，女性の平均初婚年齢の上昇や未婚者の増加，あるいは子どもを産まない女性の増加等を背景に，働く女性が増加し，M字の形状も変化する。1990年頃から25～29歳層の労働力率が上昇して20代前半の労働力率を上回り，M字型カーブの谷にあたる年齢層が，20代後半層から30代前半層に移動した。同時に，M字型カーブも全体に上昇してきている。

　しかし，M字の形状は変化しながらも，出産・育児期を中心に女性が仕事を辞める傾向は続いている。日本の6歳未満の子どもをもつ女性の労働力率は，先進国のなかでも最低水準で，M字型カーブが残る日本の女性の労働力率は，国際的にみても特徴的である。厚生労働省「21世紀出生児縦断調査」によれば，第一子出産を契機に，女性の3人に2人が仕事を辞めている。第一子出産半年後に働いている母親は4人に1人にすぎない。子どもをもちながら働き続けることのできる環境が十分に整っていないことが，わが国のM字型カーブの背景となっているといえる。　　　　（武石恵美子）

MPI（モーズレイ性格検査）
Maudsley Personality Inventory
えむぴーあい（──せいかくけんさ）

　モーズレイ病院の心理学部長を経た後，ロンドン大学精神医学研究所・教授のアイゼンク（Eysenck, H. J.）は1959年，独自の性格理論によって，2つの基本的特性を測定することを目的としたモーズレイ性格検査（以下 MPI）を発表した。日本版 MPI は，ジェンセン（Jensen, A. R.）によって1958年に基本的な資料として発表された，アイゼンクの項目，ミネソタ多面人格目録（MMPI）の虚偽発見尺度項目と，アイゼンクが予備項目として選んだ項目を含めて，全部で80項目から成り立っているものをもとにして作成されたものである。

　検査内容の構成は，「内向性（introversion）－外向性（extroversion）尺度」（E尺度）と「神経症的傾向（neuroticism）尺度」（N尺度）それぞれ24項目，「虚偽発見尺度」（L尺度：Lie Scale）20項目，それに E・N・L の3尺度のほか E・N尺度の項目に似た内容の項目分析の際に採点から除かれる12項目を加え80項目から成る質問紙形式（はい・？・いいえ）の検査である。なお，追加の12項目は，検査の目的をあいまいにする意味の矛盾した回答を検出する役割をもっている。

　採点結果は，性格像として N・E 得点の高低による平均型を含め，9類型に分類される。また，平均型を除いた N・E 得点の偏倚が著しい場合の8類型の解説として N 得点が高い場合は精神障害の頻度が高いこと，E 得点が高く N 得点が比較的低い場合は精神病質や躁状態の可能性が高いこと，E 得点が低すぎる場合は N 得点が低くても高くても問題の事例が多いこと等である。なお，L 得点の高低，不明（？）の回答数も考慮して解釈する必要がある。（末岡一伯）

MBTI® : Myers-Briggs Type Indicator®
えむびーてぃあい

MBTI®は，ブリッグス（Briggs, K.）とマイヤーズ（Myers, I. B.）という米国人の親娘によって，ユング（Jung, C. G.）の心理学的類型論をもとに開発された，世界で最も利用されている性格検査（質問紙法）である。

MBTIには2つの大きな特徴がある。まず，理論背景が，量や程度で比較して人の性格をみる特性論ではなく，受検者個人のみに焦点をあて，その人の強みや成長の課題への理解を深める手法をとることである。その結果，人との比較から生じる評価なしに自分を見つめ，他人との違いを理解する指針を得られる。2つめは，通常の心理検査と異なり，検査結果はきっかけとして用い，受検者自身が一定の訓練を受けた有資格者のもと自分で自分を検証する過程を最も重視していることである。そのため，MBTIは，国際規格で定められた訓練を受けた有資格者のみが購入でき，実施が可能となっており，MBTIの有資格者に対する倫理規程も国際規格で厳しく定められている。このような仕組みは，すべてMBTIが受検者の利益を第一に考えているツールであるからである。

1．MBTIの利用場面

MBTIは，心理・キャリアカウンセリング，ストレスコーピング，リーダーシップ開発，チームビルディング，コンフリクトマネジメントなど広範囲にわたる。特に組織での利用価値については，経営の専門誌"FORTUNE"が選んだベスト100社の7割が研修に導入しているというデータもある。MBTIのフィードバックを適切に受けると，改めて一人ひとりのもって生まれたよさを認識し，他者との違いをそのまま受け入れ，他者を尊重し補い合うことの重要性を実感しやすい。そのため，MBTIの導入で，一人ひとりが生き生きと仕事をする場をつくることが可能となり，個人と組織のパフォーマンス向上につながっているケースは多く紹介されている。

MBTIの日本版は，2000年に質問紙等マテリアル類が園田により翻訳開発されると同時に，アメリカ心理学会（APA）認定のMBTI学会（Association for Psychological Type）と提携した国際規格のMBTI取り扱い資格付与トレーニング（日本MBTI協会主催）とともに倫理的普及が開始されて以来，多くの企業に導入されはじめ，現在全国に急速にその普及は進展している。

2．MBTIの基本的な考え方

ユングは，われわれの心は，自然界にある闇と光，陸と海などのような二律背反の構造をもち，そのどちらか一方の心を優先して自然と用いる（指向がある）という。用いやすいほうの心同士が相互に作用して，一つのパターン（タイプ）を生成するとし，次のようなカテゴリーに分けてとらえた。すなわち，心の働きには情報を集める知覚機能と情報をまとめ何らかの結論を導き出す判断機能があるとした。さらに，知覚には，見たり聞いたり観察したりするいわゆる五感をもとに情報を集める感覚機能（S：Sensing）と，ひらめきや関連性またパターンなどから情報を集める直観機能（N：iNtuition）があり，判断には，対象から距離を置いて原理原則に照らし合わせて結論を導く思考機能（T：Thinking）と，対象のなかに自分を位置づけて自分の思いや価値観，気持ちなどと照らし合わせて結論を導く感情機能（F：Feeling）があるとした。そしてこれらの4つの機能を働かすために存在するエネルギーも二律背反で成立していると考えた。すなわち，エネルギーが個人の外界（その個人の皮膚より外）

に向いて用いられる場合と内界（皮膚より中）に向いて用いられる場合があり，前者を外向（E：Extraversion），後者を内向（I：Introversion）とした（注意：タイプ論で用いられる用語は，通常用いる場合と意味がまったく異なる）。ユングは，いずれの機能もエネルギーも誰もがもっていて全部使えるが，われわれには手に利き手があるように，心にも利き手（指向）があり，その利き手のほうを優先して自然と用いることで，外向思考(Extraverted Thinking)や内向感情（Introverted Feeling）など，タイプ（心のパターン）が生成されるとした。また心がまとまって動くためには，それらの機能に序列があり，個人が最も自然と用いて信頼している心を主機能，それを補佐するために働く心は補助機能，主機能と補助機能をサポートするのが第三機能で，その個人が最も気づきにくく信頼しにくい機能を劣等機能とした。これをタイプダイナミクスという。主機能は，個人の心を先導する心であるため内在化したモチベーションと密接な関係があり，劣等機能は，自分の内なる教師として人生の後半になると個人が成長する上で重要な役割を担う。マイヤーズは，このタイプダイナミクスの考えが，個人が自分のもち味を生かし，成長の過程の羅針盤となることに着目し，この考えを提供する検査にしようと，MBTI独自のもう一つの指標を開発した。それが，外界への接し方という指標である。人は必ず外界と接して生活しているが，外界の情報を集めることを優先して好むため外界に臨機応変に臨んでいる態度を知覚的態度（P：Percieving）とし，もう一つは外界に枠をまず設けて対応することを優先して好むため外界を体系立てて臨んでいる態度を判断的態度（J：Judging）とした。これら4つの指標のうち，利き手同士を組み合わせると2指向の4乗となり16タイプが生成される。さらにJP指標から，知覚と判断のうち外界で使っているほうの機能がわかり，外向指向の場合はそれが主機能，内向指向の場合はそれが補助機能となり，序列をわかるようにした（下線が主機能）。

IS_TJ	IS_FJ	IN_FJ	IN_TJ
IS_TP	IS_FP	IN_FP	IN_TP
ES_TP	ES_FP	EN_FP	EN_TP
ES_TJ	ES_FJ	EN_FJ	EN_TJ

3．MBTIを理解する上での注意点

MBTIは，タイプ論がもとになっているが，個人の性格の類型化やレッテル貼りを目的とはしていない。個人一人ひとりに利き手としている心の働きが16タイプあるとしただけで，そのタイプが個々人のなかでどう表現されるのかは生育歴や教育，文化の背景などで異なる。それにも関わらず，今日，タイプがあたかも固定であるかのように用い，レッテルを貼ったりジョブマッチングやあるいは適性検査のように用いる誤用が後を絶たない。

MBTIは，あくまでも受検者本人が自分の人生をより豊かにしたり，自分の判断により自信をもったり，対人関係をよりよくしたり，自分の心の成長における羅針盤を理解し，活用するためのメソッドである。

（園田由紀）

® MBTI and Myers-Briggs Type Indicators are registered trademarks of Myers-Briggs Type Indicator Trust in the USA and other countries.

文献 マイヤーズ／園田（訳），2000；ペアマン・アルブリットン／園田（訳），2002；園田，2006

円環的因果律（関係）
circular causality
えんかんてきいんがりつ（かんけい）

　ある事柄の生起や道理を把握・説明するための認識的枠組みの一つ。われわれは，さまざまな事象の原因を特定して制御するといった，いわゆる直線的因果律に根ざした科学的合理主義により，今日の豊かな文明を築きあげてきた。しかし，人の悩みや苦しみなどは，さまざまな要因がそこに関与，影響し合っており，特定の原因を同定，制御して治療援助を図るという手法には限界がある。

　例えば，不登校一つをとっても，本人の意志の弱さや親の不和などといった原因を特定してそれを改善させるといった直線的因果律に基づく理解・援助アプローチではらちがあかないことも多い。一方，親の不和は子どもの不登校を招いてもいるが，子どもが学校に行かず家にいることが夫婦葛藤を悪化させてもおり，問題が悪循環化して深刻になってしまっているといった見方ができる。つまり，両者は互いに原因でも結果でもあるという円環的因果律を援用することによって，心理的援助の可能性，有効性が増す。その実践や成果を積み重ねてきたのがシステム療法・家族療法である。

　ただし，円環的因果律も直線的因果律も一つの認識のありように過ぎず，心理的援助に関わる者は，両者を二分法でとらえるのではなく，〜直線〜円環〜さらに複雑な循環〜といった連続線上のどの地点に立った認識であるかを踏まえていることが大切である。その立脚点の相違は，そのまま心理療法諸派の相違に通ずる。円環的因果律は，対人関係のみならず，組織間や国家間の関係調整等にも有効な視点である。

（藤田博康）

文献　ベイトソン／佐藤（訳），2001

エントリーシート
entry sheet

　企業が人材を採用する際に企業側が用意し，応募者が記入，提出する資料。

　新卒者や再就職を希望する応募者が企業説明会や企業のホームページを通じてこのシートを入手し，応募書類として書き込むものであり，インターネットを利用することが多くなっている。

　履歴書のように，氏名，学歴，職歴，賞罰などを書くだけでなく，企業が採用したい人材像がわかるような質問が加えられた様式であることから，「エントリーシート」とよんでいる。

　採用プロセスでは書類選考の手段となるほか，面接の際に本人の人物像を判断する手がかりとして質問する材料にもなる。

　企業によりいろいろな質問項目があるが，典型的なものとしては，以下の3つがある。

①なぜ当社への入社を希望するか。
・なぜこの業種・職種を志望するか。
・この企業のどのようなところに関心をもっているか。

②自己PRをしなさい。
・大学で何を勉強したか。卒論のテーマなど力を注いでしたことは？
・趣味，特技，クラブ活動など。
・自分の性格，特徴は？

③会社へ入ったらどのようなことをしたいか。どのようなところが会社に役立つと思うか。

　キャリア開発の最初の関門である企業入社にあたり，どのような動機で仕事に就こうとするか，この企業が必要としている人材像はどのようなものであるか，を事前に考え，整理することで，自らの目標を知る手がかりともなる。

（堤貞夫）

エンパワメント　empowerment

能力開化，権限付与，力をつけること。人が本来もつ人権，能力や可能性を規制，他者による過剰な管理や命令，暴力等により抑圧・制限を受けて活用できない状態（パワレスネス：無力感）から開放され，力を発揮できるようになる過程をいう。ディスエンパワメント（非力化）に対する語。

エンパワメントは1950〜60年代の米国公民権運動から用いられ，その後，発展途上国の開発，ジェンダー，教育，ソーシャルワーク，保健・医療，組織論，経営学といった多種多様な分野で使用されている。

これらに共通した概念として，「人間尊重，人の可能性を信じ，その最大発揮を実現する」といった価値観が存在する。

エンパワメントには，①人権など人間が本来もつ権利を獲得すること，②本人自らが，自己に制限をかけているものを解除すること，③個人がもつ顕在・潜在の力を発揮できるようにすること，の3つがある。

エンパワメントは，第三者から力を受動的に与えてもらう過程ではなく，能動的に自ら獲得していく過程である。

エンパワメントは，次の4つの過程を経て実現される。①本人がディスエンパワメントの状態にあることを認識する，②自らが力を発揮できること（自己効力感，やればできる感）を部分的に実感する，③ディスエンパワメントされている人が集団化したり，すでにエンパワメントされている人との交流を通じて本人が力を獲得する，④力を獲得した状態が定常化する。

エンパワメントを組織に定着させるための要点として，①情報の共有，②仕事の自主管理領域の創設，③階層型組織を自己統率チームに取り替えることが提唱されている（ブランチャードほか，1996）。（田中信）

文献 ブランチャードほか／瀬戸（訳），1996

エンプロイアビリティ
employability

エンプロイアビリティは，employ（雇用する）とability（能力）が結びついてできた言葉である。

日本経営者団体連盟（現，社団法人日本経済団体連合会）の教育特別委員会・エンプロイヤビリティ検討委員会がまとめた報告書『エンプロイヤビリティの確立をめざして−「従業員自律・企業支援型」の人材育成を』（1999年4月）のなかでは，エンプロイアビリティは，「労働移動を可能にする能力」に「当該企業の中で発揮され，継続的に雇用されることを可能にする能力」を加えた「雇用されうる能力」という広い概念で定義されており，わが国では，この定義で一般に理解されている。

アメリカで，1980年代に入って企業の業績が悪化したので多くの企業は生き残りをかけて，事業の選別とダウンサイジングを進めた。そのため，"長期雇用"という，従来経営者と従業員が共有していた暗黙の了解事項を破棄せざるを得なくなった。ダウンサイジングにより人件費コストは削減され，競争力を回復させたが，一方従業員のモラールの減退による生産性の低下などのマイナス面も出てきた。90年代に入り，アメリカの企業は従業員との良好な関係の回復を求め，雇用保障に代わる労使間の新しい社会契約として考え出されたのがエンプロイアビリティである。

それは，企業が永続的な雇用を保障できない代償として，従業員に対して他社でも通用する技術や能力を身につけられるように教育・訓練の機会などを通じて支援する，というものである。これはこれまで企業が社内の訓練によって行ってきた職業能力の養成について，今後は従業員自身が必要とする職業能力を，従業員が自助努力によっ

て習得することを企業が支援する,という考え方への転換である。従業員が自分の職業生活をいかに選択し,発展・向上させていくかの責任が,今後は企業から従業員自身へ移行するという重要な意味をもっている。

ヨーロッパでは,欧州委員会の「1999年雇用政策指針案」でエンプロイアビリティがとりあげられ,「若年失業者,長期失業者対策としての職業訓練,就労体験の実施」「税制や職業訓練システムを改め,エンプロイアビリティを高め,失業者に就労意欲を与える」「学校から職場への移行を容易にする」「開かれた労働市場を作り出す」などが具体策として提案された。

日本の企業では,これまで終身雇用制あるいは長期継続雇用制を採り,一度入社すると長期の雇用が保障されていた。しかし,景気の動向や世界的な広がりをもつ企業間競争により,企業の統合,倒産や生産拠点の海外移転が珍しくなくなってきている。一方で,情報やサービスの分野では新しい雇用の機会も広がってきており,雇用不安と労働力の流動化が進むと思われる。欧米と同様に,「雇用の長期保障」という企業と従業員の関係に変化が出てきており,エンプロイアビリティの養成が必要となってきたのである。

エンプロイアビリティの養成は,従業員本人が能力開発の目標を立てキャリア開発プランを作成して推進するのを企業が情報や学習機会の提供などにより支援するものである。キャリア研修やキャリア・カウンセリングなど,キャリア形成支援制度の確立とレベルアップが求められる。

(桐村晋次)

文献 桐村,2002;2005

OECD (経済協力開発機構) Organization for Economic Co-operation and Development おーいーしーでぃ(けいざいきょうりょくかいはつきこう)

OECDは第二次世界大戦後の欧州経済の復興を目的とした欧州経済協力機構を前身とし,この加盟国に米国,カナダを加えた20か国が1960年にOECD条約に署名,翌年,世界的視野から国際経済全般について協議することを目的としたOECDが正式に設立された。その後日本(1964年),豪州等が,さらに近年,韓国や東欧諸国の一部が加盟し,30か国となった。

OECDは,①経済成長(財政金融上の安定の維持や雇用の増大も含む),②開発途上国の経済成長への援助,③多角的な自由貿易の拡大,という目標を掲げており,加えて近年は環境,エネルギー,教育,高齢化など広範な分野で活動している。OECDの特色として,①市場経済を原則とする先進国の集まり,②政治・軍事以外の経済社会のあらゆる分野の問題の研究・分析,政策提言,③「クラブ的性格」と称される,意見・情報の交換が主体の,諸問題に関する政策協調を図るための協議の場の提供,の3つがあげられる。

パリに本部が置かれ,最高意思決定機関である理事会(通常理事会と閣僚理事会)と執行委員会,活動分野ごとの約30の委員会(経済政策委員会,雇用労働社会問題委員会等)および事務局から構成されている。

なお,キャリア・ガイダンス・サービスについて,近年その整備の重要性が増しているにもかかわらず,各国での提供の実態と公共政策の目標とのギャップが大きいことを踏まえ,「キャリア・ガイダンス:政策担当者のためのハンドブック」を2004年に欧州委員会(EU)と共同で作成した。

(末廣啓子)

応用心理士　applied psychologist
おうようしんりし

　日本応用心理学会認定の認定「応用心理士」は，個人やグループに対して心理学的活動に努めている人々に，社会的地位を提供する一助として，1995年から認定されている。応用心理士の認定条件の基本は，次のとおりである。

　A．基礎的条件

　日本応用心理学会の会員であって，入会後2年を経過している。

　B．以下のいずれか一つに該当して，応用心理学の専門職としての資質があると認められる。

　(1)学校教育法に定められた大学において，心理学専攻またはこれに準ずる学科を卒業した者。学位授与機構の審査により，学士の学位を授与された者も含む。

　(2)学会の機関誌「応用心理学研究」に，1件以上の論文が掲載されるか，応用心理学会の年次大会で2件以上の発表を行っている。

　(3)応用心理学と関係があると認められた職業の経験が3年以上あり，学会研修委員会が主催する研修会に5回以上出席している。

　応用心理士の資格取得者は，2007年1月現在で245人であり，産業，教育，医療・看護，矯正，福祉の領域に従事している。

　なお日本応用心理学会は，1950年秋の大会で心理学の資格として「指導教諭設置に関する建議」を行った。そして1955年には「心理技術者養成教育課程に関する提案」を行い，国会をはじめ関係機関への働きかけを進め，わが国の心理学の資格設定に先駆的役割を果たしたのである。認定「応用心理士」の資格はこの流れのなかに位置づけられる。　　　　　　　　　　（林潔）

文献 日本応用心理学会，2006

置き換え　displacement
おきかえ

　自我の防衛機制の一つで，ある受け入れがたい感情をより受け入れやすい関連のある対象に振り向けること。憎むことが危険な人への憎しみは，憎んで危険のない人への憎しみに置き換えられる。よく出される例は，父親との葛藤から生じた不安が馬恐怖という形に置き換えられることである。置き換えはどこか似ているものに置き換えられることが多い。

　「お姑さんと同じ癖がある」からと子どもを嫌う母親がいる。話し方やあいづちが似ていると感じることから憎しみを子どもに置き換えてしまう。不幸な結婚の場合には，夫に対する憎しみを子どもに置き換えることになりやすいとフロム・ライヒマン(Fromm-Reichmann, F.)は述べている。

　自分に対する不満を社会に置き換える人もいる。日本の若者は社会や職場や学校や家庭に対する不満が諸外国の若者に比べてきわめて高い。自分に対する不満の置き換えであろう。上司への憎しみを家の者に置き換えることもある。これが神経症的内面の悪さである。いったん結婚するとまったく別人のようになる男性がいる。外の人に対しては卑屈なほど迎合し，言うなりになり，自分の当然の権利を放棄し，する必要のないことをしてあげる。そして一番身近な配偶者などに対しては，凶暴になる。常に一番近い人の犠牲を当然のように要求する。「母親を叩きたい少女は，そのかわりにいつも兄の欠点を見つける」と精神科医のウェインバーグ(Weinberg, G.)は置き換えについて解説している。

　八つ当たりというのは他人から見て八つ当たりなのであって，当の本人は当たっている者に腹を立てている，と思っているのである。　　　　　　　　　　（加藤諦三）

OJT：On the Job Training
おーじぇいてぃ

　OJTとはOn the Job Trainingの頭文字をとったもので，職業内訓練のことをさす。企業内において行われる従業員教育の手法のひとつで，職場の上司が部下や後輩に対し，仕事の現場で実務に携わりながら，業務に必要な知識，技術・技能，態度を習得させるものである。またこれらを計画的・体系的に指導し，習得させることによって，全体的な業務処理能力などを育成する活動である。

　上司が部下の個性や現在の能力レベルを考えながら人材育成に必要なことを見出し，日常の業務を通じて行う個別指導で，日本ではOJTが企業内教育の主柱だといわれてきた。

　OJTは日常の業務のなかで行われるため，訓練のための場所やテキストなどを確保する必要がなく，時間的にも機会が多く，無理なく実行され，コストも安くできるものである。また，仕事に直接役立つ実践的な知識や技能の習得を目的としているので，上司にとっても部下にとっても張り合いをもつことができるという特徴がある。教育は教えられる側の能力の現状，興味や個性を配慮して行われるときに，最も効果を上げることができるが，個別教育であるOJTは，この長所をよく備えているものである。しかし，OJTは仕事中心であるため，当面の課題解決が対象となり，とかく短期指向になりやすく，また上司自身の知識や経験の枠，上司の器によって制約されやすいという限界ももっている。

　OJTは，上司による日常指導，業務の割り当て，面接，業務の拡大，目標管理，研究課題と報告書とりまとめなどによって実施される。　　　　　　　　（国井美江）
⇒OFF-JT

OD（組織開発）
organization development
おーでぃ（そしきかいはつ）

　OD（組織開発）とは，組織が効果的に機能して健全な運営がなされ，また外的環境変化に対応してゆくことをねらいとして，行動科学の手法を用いて組織の変革を図ってゆく諸活動をいう。

　その内容は幅広く，組織構造や制度の改革，グループおよび個人の価値観や態度の変容への介入技法を含み，組織の効果性および組織成員の福祉改善を目指して実施される。主要ターゲットは，「組織の暗黙的な規範や価値観に支えられた文化・風土」である。ODの手法の多くは，心理学・社会学・文化人類学などの行動科学を理論的背景としており，カウンセリング，感受性訓練，プロセス・コンサルテーションなどの手法を用いてシステマティックに行われる。

　組織構造や制度などのハード面への介入のアプローチとしては，組織の各部門やプロジェクトの再編，人事制度の改革，職務再設計などが行われる。組織文化・風土，個人や集団の態度・行動などのソフト面に対しては，カウンセリングや感受性訓練，フィードバックなどが行われる。

　従来の伝統的な変革アプローチからODを区別する特性としては，ワークチームの重視，参加型および協力的マネジメントの重視，組織文化の変革の重視，行動科学の専門家の活用，変革を進行形のプロセスととらえる，などがあげられる。専門家の介入の仕方として大切なことは，コンサルタント主導のやり方ではなく，「ODプロセスの促進者として関わり，クライエントの気づきとそれに基づく行動変容を支援すること」である。　　　　　　　（藤井博）
文献　バーク／吉田（訳），1987；ロビンス／高木（監訳），1997

O*NET による共通言語,共通基準の提供
The Occupational Information NETwork
おーねっとによるきょうつうげんご,きょうつうきじゅんのていきょう

全米の職務分析センターにより情報を収集し,集大成されたのが米国労働省のDOT（職業辞典 Dictionary of Occupational Titles）である。このDOTに代わるものとして,米国労働省が開発し,インターネットを通じて情報提供しているのがO*NETである。

O*NETの役割は,求人,求職,能力開発等において共通言語と共通基準を提供することである。企業が求人を出す際,職業名や必要要件として書かれるスキルや知識等の用語やその定義が共通でなければ,求人者は的確に求人を探すことができない。求職者が職務履歴書を書き,企業に送付する際にも,共通の用語が用いられなければ,求人側は適切な採用が行えない。能力開発におけるスキルや知識等の用語も共通でなければ,必要な訓練コースを選択したり,そのコースで身につくスキルや知識を生かせる職業を選択することができない。

このような職業名や用語の共通化は以前から行われてきたが,O*NETはそれを徹底しようとするものである。共通言語に加えて,共通の基準もO*NETでは提供されている。○○○のスキルといった場合,そのレベルが問題になる。このレベルまでも共通にすることによって,求人－求職－能力開発の間で適切な情報交換が行われ,適切な求人活動,適切な就職活動,適切な教育訓練が行えることになる。共通言語や共通基準の検討や研究開発は,日本においては,厚生労働省,労働政策研究・研修機構によって行われるようになっている（キャリアマトリックス）。　　　　（松本真作）

文献 日本労働研究機構, 2003a

OFF-JT：Off the Job Training
おふじぇいてぃ

OFF-JTとはOff the Job Trainingの頭文字をとったもので,職場外研修,職場外訓練とよばれている。企業内において行われる従業員教育の手法のひとつで,上司が日常の業務を通じて行うOJTと異なり,職場を離れて行われる研修による技術や業務遂行上の能力訓練のことをさす。一定期間研修場所に集めて,業務に必要な技能や知識を身につけさせたり,社外の講習会に参加させたりするものである。

企業内の研修・人材開発担当の部署が考案した教育のメニューや外部の研修機関が作成したプログラムを受講することによって,仕事で必要な技能や知識の習得を図る。

OFF-JTの主なものに集合研修がある。集合研修には,同じ資格をもった人を対象として行われる「階層別教育」,専門的な知識や技術を習得させる「専門別教育」,企業の重点施策に対応して行われる「重点戦略教育」,個人の能力向上だけでなく,部や課の風土を同時に改革することを目的とする「組織開発教育」がある。その他に,通信教育の受講を支援する自己啓発援助制度を含めることもある。

集合研修では,専門家を招いて多くの受講者が一度に,新しい高度な知識や技術,意思決定の進め方などを学んだり,同一の職能,資格あるいは年齢の近い者が一堂に会することによって,情報や体験の交流を通じて相互啓発が進められる。

また,社外の講習会に参加すると,社内での議論や上司の指導によっては得られない知識や発想を習得する機会になる。

集合研修の前後に通信教育を入れたり,上司による指導と連携させると効果的な教育成果が得られると思われる。（国井美江）
⇒ OJT

オープンシステム（開放系）
open system
──（かいほうけい）──

　ベルタランフィ（Bertalanffy, L. von）は，還元主義的，機械論的な科学的アプローチへの懐疑から，事象の関係性や相互作用に着目することにより，生物・無生物・精神過程・社会過程のいずれにも通底する一般原理を究明，定式化し，「一般システム理論」を提唱した。システム（系）とは，「相互に作用しあう要素の集合」であり，開放系と閉鎖系に分類される。閉鎖系は環境から孤立し，環境と何の相互作用も行わないシステムであり，一方，開放系はとりまく環境との間でエネルギーや物質，情報などを相互交換するシステムである。

　当然，人間や家族など生活体に関わるシステムは後者である。ベルタランフィは開放系の特徴として，等結果性，反エントロピー性を重視した。閉鎖系では最終状態は必ず初期条件によって一義的に決められるが，開放系の場合には，例えば，完全な卵からでも半分に割った卵からでも正常なウニが発生し，ビタミン欠乏によってラットの生長を一時期止めても，食餌を正常に戻すと最終的には通常の体重を得るなど，いろいろ異なった初期条件や異なった方法からでも同一の最終状態（動的平衡）に達することができる（等結果性）。また，閉鎖系では，最終的には差異がなく無秩序でエントロピーが最大の平衡状態になるが，開放系では環境との相互作用，フィードバックなどの循環性から，より高い秩序，組織化に向かう推移がなされる（反エントロピー性）。したがって，閉鎖系では因果論的決定論，開放系では循環的認識論，目的論的自己組織性などがその有効な説明原理となる。

　　　　　　　　　　　　　　　（藤田博康）
文献 ベルタランフィ／長野・大田（訳），1968

オペラント条件づけ
operant conditioning
──じょうけん──

　人間や動物の行動の法則を解明する普遍的原理として，条件づけがある。条件づけには，二つのタイプがあり，その一つは古典的条件づけ，もう一つはオペラント条件づけである。オペラント条件づけは，別名，道具的条件づけともよばれ，スキナー（Skinner, B. F.）が体系化したものである。

　スキナーは，スキナー・ボックスを考案し，オペラント条件づけの研究を行った。空腹のネズミをスキナー・ボックスに入れて行動を観察すると，ネズミは餌を求めて探索行動を行った。ネズミの身体の一部がスキナー・ボックス内に突出したレバーに偶然に触れると，餌箱にペレット状の餌が一粒落ちてくるように仕組まれていた。ネズミを何回かスキナー・ボックスに入れると，最終的にネズミは，意図・意志をもっているかのように，自らレバーを押して，餌を摂ることを学習するようになった。このような学習スタイルが，オペラント条件づけ・道具的条件づけである。餌は強化子とよばれ，オペラント条件づけでは重要な役割を果たしている。さまざまな研究より，強化子となり得るものが，人間では，身体接触（頭を軽くなでるなど）・金銭・ほめ言葉・賞などであることがわかっている。

　すなわち，人間や動物が偶然起こした行動や反応に強化子が随伴されると，その行動や反応の生起頻度が高められるというオペラント原理がオペラント条件づけの基礎となっている。オペラント条件づけは，行動療法の中心的な治療技法ともなっており，不適応行動の修正に有効である。

　　　　　　　　　　　　　　　（山口正二）
文献 内山・山口（編），1999

音楽療法　music therapy
おんがくりょうほう

　音楽療法は，約50年の歴史しかない新しい分野であるが，医療，福祉，教育など幅広い領域で活用されている。日本音楽療法学会によれば，「音楽のもつ生理的・心理的・社会的働きを用いて心身の障害の回復，機能の維持改善，生活の質の向上，行動の変容などに向けて，音楽を意図的，計画的に使用すること」と定義されている。

　音楽には，そのままでも人の魂をゆさぶるようなこころの疲れを洗い流すような側面があるが，音楽療法ではこうした音楽のもつ性質を活かしながらも，審美的な芸術音楽とは異なり，援助の必要な人に音楽を意図的に使用し，関わっていくものである。

　音楽療法は，一般の音楽活動に即して，聴く（鑑賞），話す（批評），動く（演奏），作る（作曲）の四種類の区分が考えられる。①受容的音楽療法（聴くことによる音楽療法）：一般的な音楽鑑賞に準じた静的な音楽活動が治療的に用いられる方法である。代表的なものに，アルファ波音楽によるリラクセーションがあげられる。②心理療法的（話す）音楽療法：幼い頃に歌った童謡や時代を思い出すようなメロディを聴くことによって過去の人生を振り返り，過去の出来事を思い出し語る回想法によるものである。特に高齢者の孤独感を和らげる効果があるとされている。③活動的（動く）音楽療法：音楽教育や音楽レクリエーションのような，音楽療法を代表する分野。一般に集団的に行う場合が多い。④創造的（創る）音楽療法：即興的な音楽演奏を媒介にして患者に介入する方法。有名なものにノードフ・ロビンス（Nordoff, P. & Robbins, C.）の音楽療法がある。　　　（山本晴義）

文献 村井，1995；日本バイオミュージック研究会（編），1990

絵画療法　painting therapy
かいがりょうほう

　ケイスとダリー（1997）によると「芸術療法とはさまざまな芸術的な媒介物を使った治療を包括するものである」と定義されている。

　絵画療法は芸術療法（art therapy）の一つであり，その中心を担っているといえる。芸術療法として統合される領域は他にも，音楽，詩歌（俳句・連句），文芸，ダンス，箱庭，コラージュ，心理劇，陶芸，園芸などさまざまである。絵画療法は心理アセスメントで用いられる絵画を用いた心理テストとは異なる。絵画療法は他の芸術療法と同様に，作品を製作する過程で個人の発達状態，能力，性格，興味や葛藤などを表現するため，子どもや老齢者そして言葉で表現をすることが苦手なクライエントに利用される。このように絵画療法はクライエントとコミュニケーションを図る手段，評価，治療などに用いられている。

　さらに，自己への気づき，社会適応能力の学習，問題解決能力，不安の軽減，実際的な行動の仕方，そして，自尊感情を高めるためなどさまざまな場面に応用することができる。このように絵画療法は適応範囲が広いために教育機関，社会的および心理的な問題を抱える者に対して療養施設での適用，リハビリ施設，矯正施設でも利用されている。絵画療法はあらゆる年齢層，教育レベル，さらに個人，グループ，カップルそして家族カウンセリングなど広い範囲で用いることができるのが特長である。適応事例として，地震や津波などの自然災害の被害者のPTSDの発症予防などがある。

　なお，絵画療法はart therapyを訳したものであるため，描画療法と表記されていることもある。　　　　　　　（緒方一子）

文献 ケイス・ダリー／岡（監訳），1997

解雇
dismissal
かいこ

　労働契約の解約のうち，使用者が労働者との労働関係を一方的に打ち切ることをいう。労働者からする解約，両当事者の合意による解約，定年年齢到達や休職期間満了などの解約は解雇ではない。しかし形式上このような形態をとっていてもそれが使用者側の有形無形の圧迫に基づいて行われたものや，有期雇用契約を必要に応じて反復更新していくという場合の契約更新拒否は解雇にあたるとされることもある。

　労働契約法は解雇権の行使について，客観的に合理的な理由を欠き，社会通念上相当であると認められない場合には，その権利を濫用したものとして無効とすることと定めている。また，労働基準法は①業務上災害による休業期間，産前産後休業期間およびその後30日は解雇してはならないこと，②解雇日の30日前までに予告することを原則としつつ，平均賃金の支払いをもって予告に代えることができること，③天災地変などやむをえない事情で事業の継続が不可能になった場合や，労働者に即時解雇されてもやむをえない事情がある場合には，労基準監督署長の認定を受けて，予告せずに解雇することもできる，と定めている。

　なお，①国籍，信条，社会的身分，②労働基準法，安全衛生法，最低賃金法違反を労働基準監督署に申告したこと，③性別，④結婚・妊娠・出産したこと（特に妊娠中・出産後1年以内の解雇は事業主が妊娠等による解雇でないことを証明しない限り無効），⑤育児・介護休暇などを申し出たこと，⑥労働組合員であることなど，⑦個別労働関係紛争等の援助を求めたこと，⑧公益通報したこと，などを理由とする解雇はしてはならない。　　　　　（古山善一）

外国人労働対策
manpower policy for foreigner
がいこくじんろうどうたいさく

　日本政府の外国人労働者受け入れの基本方針は，①日本の経済社会の活性化やいっそうの国際化の観点からの専門的・技術的分野の外国人労働者の積極的な受け入れ，②いわゆる単純労働者について，日本の経済社会や国民生活への多大な影響および送出国や外国人本人への影響もきわめて大きいことが予想されるため，国民のコンセンサスを踏まえつつ十分慎重に対応，という2点で，1960年代から変わっておらず，1988年からは雇用対策基本計画等に明記されている。

　外国人は「出入国管理及び難民認定法」に定める「技術」等の14の在留資格（外交・公用を除く）でその範囲の就労を目的とした在留ができるほか，日系人等を対象とした身分や地位に基づく「日本人の配偶者等」や「定住者」等の在留資格により就労活動の制限なく在留して就労することができる。いずれも期間制限が設けられている（更新は可能）。留学生等は，一定要件での許可によりその範囲内で就労が可能である。

　外国人労働者を雇用する場合，労働基準法をはじめ労働関係法令は日本人と同様に適用され，また，事業主は労働者災害補償保険，健康保険等社会保障制度への加入が義務づけられる。政府は，不法就労対策や事業主に対する雇用管理の改善等についての指導，相談援助を行っている。そのため，2007年より事業主は外国人労働者の雇入れ・離職時に氏名・在留資格等をハローワークに届け出なければならないとされ，より的確な実態の把握が可能となった。また，外国人労働者の職業相談・紹介のための特別のコーナーやセンターがハローワークの内外に設置されている。　　　　（末廣啓子）

χ^2検定　chi-square test
かいじじょうけんてい

　ノンパラメトリック（non parametric）検定法の代表的なもののひとつ。質的変数同士の分布，つまり度数のデータに関して検定を行う。間隔尺度のデータでも，データ数が極端に少ない場合はこの検定を用いることがある。ノンパラメトリック検定法は，いわば分布の型に依存しない検定法ととらえることができる。

　χ^2検定には，適合度の検定（test of goodness of fit），独立性の検定（test of independence），母集団比率の等質性の検定の3つの手法がある。おおむね，まずクロス表づくりをする（クロス集計）。そして，その周辺度数から，各マス目（セル）に対応する期待値（理論値）を算出し，実際のデータ（観測値）と期待値との差から，その差が偶然に生起する確率を求め，クロス表全体に対する有意性を判断する（通常は5％水準か1％水準）。

　ただし，クロス表の中で，どのセルが特異的であるのかを同定するためには，さらに分析（調整済み残差の計算）を行う必要がある。また，データ数が極端に少ない場合は，フィッシャー（Fischer）の直接確率法やイエーツ（Yates'）の連続修正を用いる。

$$\chi^2 = 総和 \frac{(観測値 - 期待値)^2}{期待値}$$

であり，この値の自由度ごとの分布はわかっているので（χ^2分布），有意確率が算出できる。自由度の計算方法は，（行数－1）×（列数－1）である。なお，フィッシャーの直接確率法は，2×2クロス表において，周辺度数に10を下回るものがある場合や，セル内の度数で0に近い値がある場合，これを用いたほうがよいという意見がある。

〈櫻井広幸〉

改善提案制度　kaizen-teian system
かいぜんていあんせいど

　改善提案制度は日本で生まれ，世界でも'kaizen'という固有名詞で通用する活動である。改善活動，提案制度ともよばれている。主に製造現場における作業時間（リードタイム）の短縮や，コスト低減，安全性向上などによる総合的な生産性向上を目的とし，企業競争力をつけると同時に従業員の意識改革やモラール向上につながるものとして，さまざまな事業所で実践されており，今日では，サービス産業，医療機関そして自治体でも顧客満足の観点で導入されている。

　改善提案制度そのものは特別な仕組みや技術があるわけではないが，その基盤には日本の高度成長を支えてきたQC活動（品質管理活動）や小集団活動の思想が受け継がれている。

　従業員一人ひとりの創意工夫をベースに，①現状の不都合やあるべき姿を把握し，②改善したいこと，改善内容，期待効果を書面化し，③組織の提案委員会に提案し，④審査検討されて採否が決まり，⑤実行されるとともに，情報の共有化をして組織内に展開し，⑥発案者（個人またはグループ）に対して表彰・褒賞する。

　改善を導く考え方には，次の4つの大原則がある。
　①排除（eliminate）
　②結合（combine）
　③交換（rearrange）
　④簡素化（simplify）

　副次効果として現場重視の意識づけ，自立心の醸成，チームワークの醸成，経営への参画意識の醸成などがあるが，今日ではこの副次効果を主目的とすることで，経営体質自体の改善をねらうことも増えている。

〈大関義勝〉

回想法
reminiscence
かいそうほう

　アメリカの精神科医バトラー(Butler, R. N.)によって，1963年に提唱された高齢者を対象とする心理療法である。バトラーは，高齢者の回想を，死が近づくことによって自然に起こる心理的過程であり，過去の未解決の課題をとらえ直すことを導く積極的な役割をもつものであると提唱した。多くの国で急速に高齢化が進み，高齢者に対するよりよいケアが求められるようになり，欧米を中心に普及してきた。

　カウンセラーが，「聴くこと」を基本姿勢として，高齢者が自らの人生を紡ぎ直し，その意味や価値を模索してゆくことを援助する方法がとられる。対象は一般の高齢者や，何らかの疾患や障害のある高齢者であり，個人，またはグループで実施する。

　回想法は，治療・セラピーとして行われる場合と，アクティヴィティとして施行される場合があるが，実際には重なり合う部分，相乗効果がある。また，「回想法」は，一般的回想法とライフレヴュー(life review)に区別されることもあるが，明確に分けられるものではなく相互に質的な変化をみせる流動的なものといえる。

　効果として，①人との交流に楽しみを見出す，②快適な気分を抱く，③有用感の自覚，④意欲の回復，生活の活性化，⑤孤独感の軽減，⑥新しい社会的役割の形成等があげられる。

　また，対象の高齢者のみならず，その家族や，携わるスタッフが，高齢者との信頼関係を築き，高齢者の保持する力を再認識し，さらに自身が人生の尊さを実感するなどの効果も期待できる。　　　（渡邉祐子）

文献　野村，2005

快適職場
comfortable workplace, better workplace to work
かいてきしょくば

　近年の職場環境の変化のなかで，労働者が，その生活時間の多くを過ごす職場について，疲労やストレスを感じることが少ない快適な職場環境を形成していくことが，労働者の有する能力の有効な発揮や職場の活性化の面からもきわめて重要となっている。

　労働安全衛生法は，「事業者は，事業場における安全衛生の水準の向上を図るため，作業環境を快適な状態に維持管理するための措置などを，継続的かつ計画的に講ずることにより，快適な職場環境を形成するように努めなければならない」としている。

　そのための措置に関して1992年に「事業者が講ずべき快適な職場環境の形成のための措置に関する指針」が公表されている。

　職場環境には，労働時間，職場の人間関係など，さまざまな要素が含まれていると考えられるが，指針では，①空気環境，温熱条件，視環境，音環境，作業空間等の作業環境管理，②労働者の従事する作業について，心身の負担が軽減されるよう，その方法を改善するための措置，③職場における疲労やストレス等に関して相談に応ずることができるよう相談室等を確保することなど，心身の疲労回復のための施設等の設置・整備，④食堂，洗面所・トイレ等の清潔な維持，が示されている。

　これらを実施する上で考慮すべき事項として，①継続的かつ計画的な取り組みをすること，②労働者の意見を反映すること，③労働者の個人差に配慮すること，④職場に，生活の場としての潤いをもたせ，緊張をほぐすよう配慮すること，としている。
　　　　　　　　　　　　　　（古山善一）

外発的動機づけ　extrinsic motivation
がいはつてきどうきづけ

　ほうびや罰など，外から人を駆り立てるような外的報酬により，行動が起こる過程をいう。「これができたら，ボーナスをアップする」「失敗したら，降格させる」などと提示，あるいはほのめかし，いわゆる「アメとムチ」でやる気を起こそうとするのは，外発的動機づけによって，従業員をやる気にさせようとすることである。
　マグレガー（McGregor, D.）は，『企業の人間的側面』（1970）のなかで，このような「アメとムチ」を用いた手法の背景にある考え方を，X理論と名づけた。X理論とは，「人は生来仕事が嫌いで，できればしたくないと思っている」「強制，統制，命令されたりしなければ，十分な力を出さない」「人は命令されるほうが好きで，責任を回避し，野心をもたず，安全を望む」という人間観のことである。生理的欲求と安全に対する欲求を満たすことが，従業員の主な関心事であるとき，つまり，生きていくためにアクセクしているときには，「アメとムチ」は有効に働く。しかし，彼らが一応の生活水準に達し，高い次元の欲求がやる気の原動力となったときには効き目がなくなる，とマグレガーはいう。また，デシ（Deci, E. L.）は，外的な報酬のプラスの効果に対して，疑問を提示した（1999）。デシの研究では，課題に対して興味をもつ子どもに，外的な報酬を約束すると，その興味が低下した。デシは，外的な報酬は，その与え方によっては，本来もっていた興味や関心といった，内発的な動機づけを侵害する可能性があると警告し，外的報酬を動機づけの手段ではなく，仕事の条件の一側面として位置づけることを提案している。（菊入みゆき）
文献　デシ・フラスト／桜井（監訳），1999；マグレガー／高橋（訳），1970

解離性障害
dissociative disorders
かいりせいしょうがい

　かつてヒステリーと称されていた。解離性健忘，解離性遁走，解離性昏迷，トランスおよび憑依障害，解離性運動障害，解離性けいれん，解離性知覚麻痺，ガンザー症候群，多重人格障害などの種々の障害を包括する。これらの障害の雛形は催眠現象で，催眠下では，暗示された事がらにのみ注意が向けられ，意識の視野の著しい狭まりが生じ，暗示された観念のみに即した心理的活動による異常な意識状態，知覚，行為が現れる。
　ヒステリーにおいては，人格的意識の視野狭窄が生じ，人格的意識の総体の統制下にあった心理的活動の一部が「解離」して自動的に出現している（Janet, P.）。ICD-10では「解離性障害」の用語を用い，上述の諸解離状態をあげている。それらは心因性に生じ，外傷の事件，耐え難い心理困難などと密接な関連がみられる。解離性健忘は外傷的事件などの重要な出来事の記憶喪失で，しかも通常は部分的かつ選択的で，心因を推測させる意味が込められている。重要な点は，器質性精神障害に起因しないことであり，診断にあたって，器質性脳障害や中毒などの可能性を否定しなければならない。
　特に，解離性運動障害や解離性知覚麻痺の診断では，身体的病因の可能性を慎重に検討しなければならない。また，解離状態は心理療法的介入によって変化し，新たな症状が現れる場合もある。医原性に生じてくる多重人格障害は，その例である。
（髙橋徹）

カウンセリング counseling

1．意義

　カウンセリングとは自己成長を目指したり，適応上の悩みや問題を抱えて助力を求めている人（クライエント）およびその家族・環境に対して，助力者としての資質を備え，専門的な訓練を受けた人（カウンセラー）が主に言語的なコミュニケーションと人間関係を通して，心理的な援助を与える営みのことである。

　日本カウンセリング学会の定義によれば，カウンセリングとはカウンセリング心理学等の科学に基づき，クライエント（来談者）が尊重され，意思と感情が自由で豊かに交流する人間関係を基盤として，クライエントが人間的に成長し，自立した人間として充実した社会生活を営むのを援助するとともに，生涯において遭遇する心理的，発達的，健康的，職業的，対人的，対組織的，対社会的問題の予防または解決を援助する，すなわちクライエントの個性や生き方を尊重し，クライエントが自己資源を活用して，自己理解，環境理解，意思決定および行動の自己コントロールなどの環境への適応と対処等の諸能力を向上させることを支援する専門的援助活動である。

2．立場と目標

　カウンセリングには多くの理論的立場があり，めざすところが少しずつ異なっている。心因性の症状の除去や問題行動の変容をめざす立場は治療（問題解決）的カウンセリングとよばれ，行動カウンセリングがその代表である。症状や問題行動を生じさせると考えられる人格の変容をめざす立場は同じく治療（問題解決）的カウンセリングに含まれ，精神分析的カウンセリングがその代表である。さらに，生き方の明確化，自立の促進などをめざそうとする立場は予防・開発的カウンセリングとよばれ，来談者中心カウンセリングがその代表である。

　いずれの立場をとるにせよ，その背景にはカウンセラーとクライエントとの信頼関係（ラポールあるいはリレーション）が成立していることが必須の条件である。そして，カウンセラーの援助を受けながら，クライエント自身が自発的に問題に取り組み，主体的に問題解決に向かって進んでいくことが求められる。それによってクライエントの中に内在する力が発揮され，自己解決がなされていくのである。

　どんな方法を用いるにしろ，その過程では，①自己信頼と受容，②認知の変化と発展，③新しい行動の獲得等がそれぞれ相互に関連をもちながら生じている。そして，それぞれの理論的立場によって何を強調するか，あるいはどこにアプローチするかが異なっていると考えられる。

3．他の諸概念との異同・関連

(1)カウンセリングは実践活動を示す言葉であり，その担い手がカウンセラーである。そのカウンセリングの基礎にある心理学の一つの専門領域がカウンセリング心理学であり，カウンセリング心理学の研究と発展を推進するのがカウンセリング心理学者である。この区別は明確にする必要がある。

　なお，その実践にあたっては，広く人間に関する諸科学の研究とも密接な関連をもたなければならない。カウンセリングは教育，産業，医療，看護，福祉，矯正などの領域で広く活用されており，実践にあたっては，これらの領域に特有な概念，文化，理論等に馴染むことが必要である。

(2)ロジャーズ（Rogers, C. R.）はカウンセリングと心理療法（サイコセラピー）という言葉を区別せずに用いているが，その流れを汲んでわが国の心理臨床家の多くはこの両者をしばしば同義語として扱っている。しかし，教育界，産業界ではこの両者

を区別して用いることが多い。その場合の主要な違いは以下のような観点からなされる。

①対象と問題の違い：カウンセリングが主に健常者の適応上のより軽い悩みや問題の解決を扱うのに対し、心理療法は神経症のような病理をもった人を対象にパーソナリティのより深い部分の変化をめざす。

②方法の違い：カウンセリングは言語による対話が中心で、傾聴を基本として、意識の深層に積極的に介入することはほとんどないが、心理療法は非言語的な手段を用いることもあり、意識の深層に積極的にアプローチすることもある。

③基礎となる学問の違い：カウンセリングがカウンセリング心理学であるのに対し、心理療法は臨床心理学である。

しかし、この両者は明確に区別される部分があるものの、実際にはその境界はそれほどはっきりしていない。

(3)社会福祉の領域でのケースワークとは個人の問題解決に関わるという点では共通であるが、カウンセリングが主に個人の内面にアプローチし、心理的側面の成長や変容を援助するのに対して、ケースワークは福祉行政の視点から、社会的資源の利用、環境調整などの援助を行い、社会的・環境的な側面からの援助が中心となる。

(4)コンサルテーションは、カウンセリングと同様に「相談」と訳されることがあるが、特定の分野についての専門的知識や技術をもつ人が、別の分野の専門家に対して、カウンセリングのように個人の内面に立ち入ることなく、専門的な助言や指導をすることをいう。

4．歴史

カウンセリングという言葉が相談、助言等の言葉で表されるものだとすると、それは非常に古くから行われてきた人間の営みであるが、現在のような意味で用いられるようになったのは比較的新しく、1900年代初めのアメリカにおいてである。その発展に貢献した流れは以下の3つである。

一つは職業指導運動である。職業指導の父とよばれるパーソンズ（Parsons, F.）が職業指導のなかで初めてカウンセリングという言葉を使っている。自己実現の一環としての職業選択を援助するためのカウンセリングである。二つ目は教育測定運動である。多くの知能テストや性格テストが開発され、カウンセリングのなかに導入されていった。三つ目の流れは精神衛生運動である。ビアーズ（Beers, C. W.）が全国精神衛生協会を設立し、精神的健康の維持・増進とその治療的営みの必要性を説いたのである。

その後1920年代には学校教育へ、1930年代には産業界に取り入れられるようになり、カウンセリング活動は拡大されていったが、方法としては指示、助言、情報提供が中心で、現在のカウンセリングとはかなり異なるものであった。それが1940年代のロジャーズの登場によって、人間観や方法論に革命的な変化が起こったのと同時に、心理療法との接近が図られ、それまでの進路・職業問題中心から情緒・適応問題へと適用領域が拡大された。そして、それ以後、さまざまな心理療法がカウンセリング活動のなかに導入されるようになって、現在に至っている。

5．資格

現在、わが国におけるカウンセラーの資格は臨床心理士（㈶日本臨床心理士資格認定協会）を代表として、産業カウンセラー（㈳日本産業カウンセラー協会）、認定カウンセラー（日本カウンセリング学会）等があるが、まだ国家資格はない。（沢崎達夫）

文献 平木, 2004

カウンセリング関係
counseling relationships, relatedness
――かんけい

　カウンセリングにおけるカウンセラーとクライエントの関係は，一般の人間関係とは異なる特殊な専門的信頼関係の上に成り立っており，カウンセリングを進める上でたいへん重要な構成要素となる。そもそもカウンセリングとは，援助を求めるクライエントの内的世界が十分に尊重された関係性のなかで展開されるものである。カウンセリング関係のなかで守られたクライエントが，自己理解を深め，問題解決に向けての自己決定を行ったり，あるいは実存的な問いに向かい合うプロセスを歩むことになる。カウンセラーは，それに寄り添い援助していくことが求められる。

　このようなカウンセリング関係をもつためには，構造化された枠組みのなかでカウンセリングを行うことが重要である。時間・費用・場所・守秘義務・守秘義務適応の例外・カウンセラーが準拠する理論・方法・限界などのインフォームド・コンセントをした上で，面接頻度の取り決めや，面接の目標を設定し，クライエントと合意した上で進められるのが原則である。

　カウンセリング関係は，日常の人間関係とは異なる特殊な専門的関係性を求められるため，転移－逆転移の問題にも敏感であらねばならないし，その対処にも習熟しておく必要がある。また，倫理的には多重関係（カウンセリング以外での関係が存在すること）の禁止が求められることになる。最もクライエントに混乱と不安を与える多重関係には，性的関係と金銭的関係がある（水野，2006）。　　　　　（布柴靖枝）
文献 水野，2006

カウンセリングの限界
limitations of counseling
――げんかい

　カウンセリングとは「時間」の限界，「責任」の限界，「暴力」の限界，「愛情」の限界が前提のなかで展開される専門的な心理援助技術である（友田，1956）。限界や制限があるからこそ専門的カウンセリング関係が成り立ち，その効果が深まるといえる。実際のカウンセリングの限界は，カウンセラー側の要因，クライエント側の要因，そしてカウンセリングを行う組織の要因によって多岐にわたる。

　カウンセラー側の要因には，カウンセラーが準拠する理論，自身の能力，資質，熟練度によっても異なる。組織の要因としては，その組織が公的あるいは私的機関なのか，組織のなかで求められるものや権限，責任の範囲，雇用形態によっても異なってくる。例えば暴力的な交代人格が出やすい解離性同一性障害のクライエントと面接する場合，病院内でのカウンセリングでは，精神科医との連携のもとで可能になる場合もあるが，他の組織では限界が生じる場合もある。雇用形態の観点からいえば，危機介入を要する場合，常勤であれば対応できても非常勤では制限が加わるであろう。

　一方，クライエント側に起因する限界には，問題解決のための動機づけが低い場合にはカウンセリングの効果が少なくなるなどがある。また，幻聴・幻覚，妄想をともなう急性期の精神疾患の場合や神経生理学的病理が重篤な精神状態のときは，言語での表出がかえって精神的混乱を生じさせてしまう可能性もあり，カウンセリングはむしろ禁忌になる。それぞれの限界を十分認識した上で，カウンセリングを実施することが重要となる。　　　（布柴靖枝）
文献 友田，1956

カウンセリングマインド
counseling mind

　カウンセリングマインドとは和製英語である。いつ誰が使い始めたかは定かではないが，1980年代前半に主に教育界で使われ始めたといわれている。現在でも学校カウンセリングの領域で使われることが多い。

　カウンセリングマインドを字義どおり訳せば，「カウンセリングの心」あるいは「カウンセリングの精神」となる。その意味するところはまさに言葉どおり，カウンセリングの技術あるいは技法ではなく，その背後にあって，それを支えるものとしてのカウンセラーの姿勢や態度，そして在り方のことをさしている。したがって，実態がはっきりしない，抽象的であるなどの批判を受けることがある。

　内容としては，ロジャーズ（Rogers, C. R.）のいう必要十分条件をさすという考え方が基本である。すなわち自己一致（純粋），無条件の肯定的配慮（受容あるいは尊重），そして共感的な理解である。より具体的にいえば，自分の心に開かれ，オープンであること，相手を一人のかけがえのない存在として尊重すること，相手の立場に立って理解しようとすることの3点である。さらに広義に解釈すれば，人間を自己実現をめざし成長する存在と見なし，自ら変化しようとする欲求と力を信頼すること，自分と相手との間に良い人間関係（信頼関係）を形成しようとすることが含まれてくる。

　なお，カウンセリングマインドという言葉は，専門家としてのカウンセラーに対してではなく，教師，看護師などの隣接領域の専門職の職務や，上司，管理者等の部下に対する態度やコミュニケーションに対して用いられるのが通常である。（沢崎達夫）

文献 國分，1991

カウンセリングルームの運営
——うんえい

　大企業の場合には社内に健康管理センターや診療所を設け，産業医や保健師，看護師による健康支援がなされているが，メンタルヘルスケアに関しては社外の精神科や心療内科，カウンセラーに委ねることが多く，一般的に精神科専門医のサポートを得られる企業はいまだにわずかである。

　中小企業では診療所さえも設置されていないところも少なくはなく，ましてや社内にカウンセラー等の専門家を雇用しているところは限られ，気楽に相談できる体制は十分とはいえない。加えて，わが国ではカウンセラー（心理職）の国家資格が確立していないのでメンタルヘルス活動でのカウンセラーの役割はあいまいである。現状では，誰でもカウンセラーを名乗って職業に従事することができるのである。

　従来，企業内カウンセリングルームの役割は福利厚生のサービスの一環として健康管理センターや診療所において社員のメンタルヘルスのサポート，不適応者への個別の相談の実施であった。しかし，2000年の電通事件では最高裁の判決により過労自殺の企業責任（安全配慮義務）が問われたことをきっかけに多くの過労自殺裁判が行われるようになり企業側が敗訴することが多くなった。さらに，これらを受けて1999年には労災認定に関して大きい見直しが行われ，精神障害や自殺について新しい労災認定基準が定められるようになり，これらのことから労災申請や認定が多く行われるようになった。したがって安全配慮義務の視点から事業主（管理監督者）に責任があることが明確になったことを受けて，安全配慮義務，労災予防といったリスクマネジメントの一環として位置づけられるようになってきた。

産業保健活動（労働衛生活動）としての企業内カウンセリングでは社員個人だけではなく職場や関係部署にも積極的に関わるため，カウンセリングのゴールの設定，援助方針，援助計画などを明確にすることが重要である。

企業内カウンセリングルームを円滑に運営し問題をもっている社員を援助するためには職場，健康管理センター（カウンセリングルーム），人事・労務・安全担当，研修部門さらに必要があれば健康保険組合，労働組合などとの連携により総合的にサポートすることが重要である。

最近では個人主導のキャリア形成を進める傾向にあり企業内カウンセリングルームにおいてもキャリア・コンサルタントの資格を有する専門家が社員のキャリアについてのサポートをする企業も多くなってきている。運営方法については各企業によって工夫されており，キャリア・カウンセリングを単独で行っている場合もあるが，下図のようにメンタルヘルス・カウンセリング（パーソナル・カウンセリング），ライフ・カウンセリングと並行で行っている場合もある。　　　　　　　　　　（緒方一子）

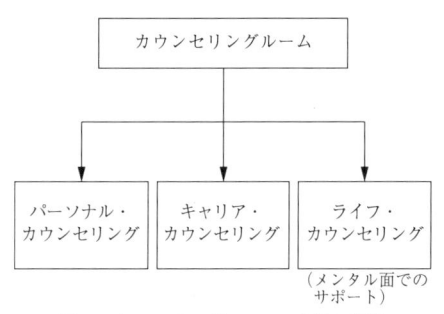

```
           カウンセリングルーム
          ／       │       ＼
   パーソナル・  キャリア・   ライフ・
  カウンセリング カウンセリング カウンセリング
                            （メンタル面での
                              サポート）
```
図　カウンセリングルームの組織と運営

文献 緒方・篠田・上野，1997；渡邊ほか（編），2002

科学的管理法　scientic management
かがくてきかんりほう

1911年にアメリカの経営管理研究の先駆者であるテーラー（Taylor, F.W.）は工場における最大の生産効率を維持するために労働者の遂行する作業を時間研究と動作研究をもとに，一日の作業量を科学的に算定して，「課業（task）」の考え方を生み出した。この手法は「科学的管理」，テーラー・システムまたはその内容から課業管理（task management）ともよばれている。

次の5つの方法から構成されており，これらが管理システムを形成している。①標準作業方法の設定，②標準作業条件の設定，③標準作業時間の設定，④作業者の選択と訓練，⑤奨励給制度。すべての労働者が標準的な作業方法で所定の時間内に作業を遂行すれば課業が達成され，工場全体の能率も高まることになる。

この管理法は，課業の科学的な設定によってこれまでの慣習的な成行管理から労働者の作業遂行上の努力目標を明示し，作業遂行に初めて計画性を与えた。また，効果的な遂行のために計画部門の独立や職能的職長制度の導入，標準以上の出来高の場合には，報償として高い賃率で計算する差別的な出来高給与制の導入，有能な作業者の昇進や伝達の正確性確保のための指図票制度の活用などの提唱がなされた。一方で，労働者の非人間化・機械化を促進する機械人モデル・経済人モデルなどの批判も生じた。

しかし，科学的管理法は作業の効率を改善し近代的な合理的管理を成立させ，生産システムに大きな影響を与えた。この考え方を基礎として，1920年頃に管理機構モデルを軸とした伝統的管理論が形成された。
　　　　　　　　　　　　　　　（木幡日出男）
文献 日本経団連労働政策本部（編），2001

かかわり行動　attending behavior
——こうどう

　カウンセリングはふつう言葉を通して相手との意思疎通を図ることと理解されがちである。しかし，言葉を介さずに相手との交流を図ることもカウンセリングには含まれている。言葉を介さずに，言い換えれば言葉で伝達される意味内容以外の要因によって，相手との意思疎通を図ることをかかわり行動という。実際の会話のなかでは，量的にも質的にも非言語的なかかわり行動のほうが言語的やりとりよりもはるかに大きなウエイトを占めている。人は全身から発せられる手がかりによって相手を理解しようとしているといえる。

　非言語的なかかわり行動としては，視線の合わせ方，声の調子，からだの動き，顔の表情，時間の使い方などさまざまなものをとりあげることができる。視線の合わせ方は特に重要である。昔から「目は口ほどにものを言う」というように，目の動きによって，人は相手がどんな人なのか，何を考えているのかを推測しようとする。あいづちとうなずきもかかわり行動の重要な要因である。どの程度にうなずくか，相手の話のどの部分でうなずくかによって，どの程度真剣に聴いているのかがわかる。

　かかわり行動は，文化によって異なる点についても注意する必要があるだろう。民族や国による違いはもちろんのこと，同じ国のなかでも，地方や性別によって表現の仕方は異なる。例えば，沖縄と大阪では，時間に対する感覚が異なるであろう。その結果として食事をするときの振る舞い方が違ってくるのは当然かもしれない。

　かかわり行動について考える場合，このような文化的背景を考慮して相手の非言語的行動を理解することが重要である。

〈玉瀬耕治〉

学習理論
theory of learning
がくしゅうりろん

　1．学習の意味

　学習（learning）とは経験による行動の変容をいう。この場合，行動とは広義に，不安，怒りなどの情動，歩行，会話などの行為，さらに思考，判断等の認知などの諸機能をさす。厳しい上司に恐怖を覚える（情動），商品の説明をする（行為），仕事の意味を理解する（認知）などはいずれも行動である。

　2．学習理論

　学習理論（theory of learning）には，①連合理論（association theory）または条件づけ理論（conditioning theory）と，②認知理論（cognitive theory）の2つがある。

　3．連合理論

　刺激−反応理論（stimulus-response theory）あるいは行動主義理論（behavioristic theory：theory of behaviorism）ともいう。学習は刺激−反応（S−R）の連合（association）そのものであるとしたワトソン（Watson, 1930）に始まり，スキナー（Skinner, 1938），ハル（Hull, 1951）らによる各種の学習理論がある（行動主義理論の項目を参照）。

　刺激−反応の連合という立場から連合理論は以下の二種類に分類される。

　①レスポンデント学習（レスポンデント条件づけ）（respondent learning：respondent conditioning）あるいは古典的条件づけ（classical conditioning）ともいう。一定刺激に対して反応する（レスポンド）という学習モデルで，パブロフ（Pavlov, 1927）の条件反射はその典型である（図，次頁）。刺激に対し情動（恐怖など），内分泌，免疫など，主として自律神経系の反応の連合が形成される。

②オペラント学習(オペラント条件づけ)(operant learning)あるいは道具的条件づけ(instrumental conditioning)ともいう。自発的反応(例:販売努力)の直後にその個体(例:社員)にとって重要な意味をもつ刺激物(例:努力賞,努力不足指摘等)が随伴すると,自発的反応の生起率が増大ないし低減する学習をいう。

随伴を強化(reinforcement),刺激物を強化子(reinforcer)とよび,①快刺激(報酬)が随伴して反応が増加する正の強化学習,②これが随伴せず反応が低減する除外学習,③不快刺激が随伴して反応が低減する処罰学習,④これが随伴せず反応が増加する負の強化学習の4種類がある。体性神経系に関連する意図的反応が対応する(表)。

4. 認知理論

認知(cognition)とは思考(thought),イメージ(image),自己宣言(self-statement),期待(expectation),想像(imagination),記憶(memory),推理(reasoning)など,広汎な各種知的行動の総称である。認知理論によれば,学習とは認知構造の獲得と分化をいう。歴史的には,コフカ(Koffka, 1935)らのゲシュタルト理論やレヴィン(Lewin, 1938)の場理論,さらにはトールマン(Tolman, 1932)の認知的行動理論などがある。カウンセリング関連では認知療法の基礎となる「個人の感情と行動の大部分はその個人の認知の構造に規定される」というベック(Beck, 1976)の認知理論が特に注目されている。(内山喜久雄)

文献 Beck, 1976;Hull, 1943;Koffka, 1935;Lewin, 1938;Skinner, 1938;Tolman, 1932, 1951;内山, 1988;Watson, 1924, 1930

⇒行動主義理論,スキナー

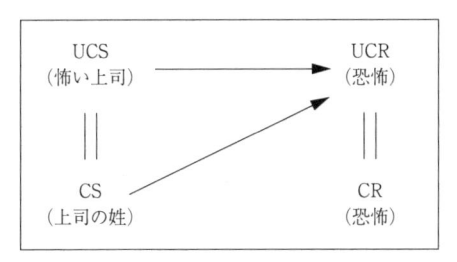

```
UCS ──────────→ UCR
(怖い上司)         (恐怖)
  ‖             ↗  ‖
  ‖           ↗    ‖
  CS  ──────        CR
(上司の姓)          (恐怖)
```

UCS :無条件刺激　　CS :条件刺激
UCR :無条件反応　　CR :条件反応
図　レスポンデント学習(上司の姓を耳にしただけで反射的に恐怖が起こる)

表　オペラント学習の種類
↑:反応増大　↓:反応減少

刺激(強化子) \ 随伴	あり	なし
快	正の強化 ↑	除外 ↓
不快	処罰 ↓	負の強化 ↑

学生職業総合支援センター，学生職業センター comprehensive support center for student employment, student employment centers
がくせいしょくぎょうそうごうしえん――，がくせいしょくぎょう――

　大学，短大，高等専門学校，専修学校の学生・既卒者を対象とした就職支援のためのハローワークの専門窓口である。求人情報を提供するとともに，職業指導，職業相談，自己の適性，職業について理解を図るセミナー等を実施し，大学等の行う職業紹介業務を側面から支援している。平成17年度から，大学就職部に対して学生への就職支援のノウハウを付与する取り組みを推進している。求人者に対する業務としては，主として新卒者対象の求人の受理を行っている。また，インターンシップ受け入れ企業の開拓および受け入れ企業と大学や学生との適合を促進するための事業を経済団体に委託し，インターンシップの推進を図っている。

　学生職業センター・学生職業相談室の一部はジョブカフェに併設しており，概ね30歳未満の若者のための就職支援を行っている。

　学生職業総合支援センターは，平成11年に東京の六本木ジョブパーク内に開設され，全国の学生職業センター・学生職業相談室の中核として位置づけられ上記業務のほか，情報データベースの管理・運用を行っている。なお，学生職業総合支援センタークラブ会員に登録すると，イベントや会社説明会の案内，求人情報をメールで受信することができる。

　学生職業センターは札幌，仙台，愛知，大阪，広島，福岡に設置されており，学生職業相談室はその他の40府県に設置されている。　　　　　　　　　　（大和恵美子）

文献 厚生労働省職業安定局，2007

学卒者の職業紹介業務 job placement services for new graduates
がくそつしゃのしょくぎょうしょうかいぎょうむ

　学校卒業時に進学も就職もしない無業者の増加傾向にあるなかで，学校卒業時点での就職斡旋ばかりでなく，学校在学中の早い段階から，働くことについての意識を高めることが今まで以上に要請されている。このような状況のなかで職業安定機関は，教育機関，事業主等との協力の下，次の業務を展開している。

　１．中学校卒業者向け
　ハローワークが主体となって行われている。職業の内容，働くことの意味等に対する理解の未熟さ，学力不足からやむなく就職するなど，配慮すべき者が多いなかで，ハローワークは，①求職動向の把握，②職業適性検査，③求職受理相談，④求人の確保と求人受理，⑤職業情報の提供，⑥職場適応指導の援助，⑦未就職卒業者に対する支援等きめ細かに実施している。

　２．高校卒業者向け
　中学生と同様にハローワークが主体の学校，大学等と同様に高校が主体となる学校，ハローワーク・学校が応分の分担のなかで支援する学校，の３通りがある。平成14年度からは学校就職担当者にインターネットを活用した求人情報の提供を行っている。

　３．大学卒業者向け
　都道府県労働局が必要に応じ，大学，事業主団体等との連携の下に実施する。平成17年度から，大学就職部に対して，学生への就職支援のノウハウ等を付与するための取り組みを行っている。援助する内容は，①採用実績企業情報の収集と提供，②求人・求職の受理と紹介業務の実施，③未内定者に対する援助の実施，④未就職卒業者に対する支援等である。　　（大和恵美子）

文献 厚生労働省職業安定局，2007

過呼吸症候群
hyperventilation syndrome
かこきゅうしょうこうぐん

　突然，呼吸困難の発作に見舞われ，努力呼吸を続けるうちに，手足が冷たくなり，手指がこわばり，動悸や脱力をともなう不安に駆られる。この過呼吸発作は数分でピークに達し，徐々におさまる。この発作はしばしば再発し，そのたびに救急外来を受診するケースもある。発作中の努力呼吸の繰り返しで，過換気による動脈血中の二酸化炭素分圧に著しい低下が起こる。この分圧低下を是正する目的で，発作時に紙袋などの中で呼吸させる方法（ペーパー・バッグ法）が行われ，発作の軽減に効果がある。

　過呼吸症候群は，特発性パニック発作を繰り返し起こすパニック障害（panic disorder）の一種であり，そのパニック発作が過換気によって増幅される点に特徴がある。特発性パニック発作はその名のように，明白な原因なしに突然生じてくるものであるが，中枢神経系ニューロナルシステムの機能の障害，特に扁桃体や青斑核のニューロナルシステムの機能異常が発作の成因をなしているとみられている。パニック発作の抑制に有効な薬物も知られており，過呼吸症候群の治療にもそれらが用いられている。パニック障害は，20代から40代にかけて好発し，発作を繰り返すうちに発作恐怖から発展する外出・閉所・広場恐怖が生じ，社会生活に由々しい障害を引き起こし，さらに抑うつ状態をともなう慢性化がみられることがあり，職場のメンタルヘルスにとってきわめて重要な精神障害である。

　なお，過呼吸症候群の治療に有効なペーパー・バッグ法は，過呼吸によらずに生ずるパニック発作には，あまり効果はない。

（髙橋徹）

文献 Hill, 1979

家事事件
family affairs
かじじけん

　家庭裁判所が扱う家庭内の民事的なトラブルなどのことを家事事件という。

　家庭裁判所は1949年1月1日に誕生した。家事部と少年部に分かれており，家事部では家庭や家族の問題に関する家事事件および人事訴訟事件を，少年部では非行少年の問題に関する少年事件を，それぞれ取り扱う。非公開の手続きで，紛争や非行の背後にある原因を探り，情理を踏まえた解決を図ろうとするのが特徴である。

　家事事件は，家事審判法という法律によって定められており，家事審判事件と家事調停事件に分かれる。

　家事審判事件は，さらに甲類事件と乙類事件に分かれる。甲類事件には，名の変更の許可，相続放棄，後見開始の審判，養子縁組の許可などがある。近年では高齢者の成年後見が注目されているが，これも甲類審判事件である。

　これらの甲類事件は公益的性格が強いため，家庭裁判所が後見的立場から関与するもので，審判で決定する。

　乙類事件には，親権者の指定・変更，遺産分割，養育費の問題，婚姻費用の分担などがある。これらの事件では，当事者が対立して争う性質があり，調停で解決しない場合には審判を行う。

　家事調停事件は，乙類事件のほかに，婚姻中の夫婦間の離婚調停が代表的なものとしてあげられる。調停で当事者が冷静に話し合えるように，カウンセリング等の援助をすることもある。

　2004年からは，人事訴訟法の施行により，夫婦・親子等の関係をめぐる訴訟も扱うようになった。

（辻村德治）

文献 二宮，2007

過剰適応
over adaption
かじょうてきおう

　他人を気遣い，周囲に合わせることを大切にするあまり，常に周囲の意向に沿う行動をとることを過剰適応という。過剰適応の傾向が強い人は，自らの衝動を抑圧しすぎることから，心身症などを引き起こす可能性がある。つまり，知らず知らずのうちに自らストレスをよび込むような行動を選択しているのである。

　このようなタイプの人は「気配りの人」であり，実務も有能で周囲からの評価も決して低くないことが多い。そのため，その評価を下げまいと懸命に行動し，仕事や役割にのめり込む。その結果，緊張が持続し，肩こりや頭痛に代表される心身症の前駆症状を引き起こす。

　極度の頭痛や肩こりの持続は抑うつ反応を惹起させたり，その他さまざまな心身症を引き起こす可能性がある。また，過剰適応による内的緊張を多量の飲酒で発散させるケースもあるので注意が必要である。

　例えば，心身症のひとつである慢性膵炎の罹患者は，社会的な順応に過度に関心があり，良心的で，完全癖が強く，几帳面で些細なことにとらわれやすくリラックスできないといった強迫的性格傾向をもち，その多くはヘビードリンカーであるとの研究結果がある。

　過剰適応行動は本人が懸命なだけに，情動面も身体症状も自覚されにくい。したがって，臨床現場においては，一日の生活パターンや行動様式の分析などを通じて自らがストレスをよび込む行動をしていることに気づかせ，ライフスタイルや行動パターンの修正を援助することが必要である。

（小川待子）

家族カウンセリング
family counseling
かぞく——

1．家族カウンセリングの発達

　現代の社会的環境は，家族が健康で安定した家庭生活を営み，良好な家族関係を維持していく上で幾多の困難な課題を内包している。

　社会におけるさまざまな歪みが，家族の病理を加速し，幼児虐待，ドメスティック・バイオレンス（DV），ひきこもり，うつ，離婚，自殺などネガティブな現象が蔓延しつつある。こうした状況のなかで近年，家族に対する心理的支援の必要性が注目され，「家族カウンセリング」という専門分野が発展してきた。

　アメリカでは，ソーシャルワーク，精神医学，性科学の影響を受け，また発達心理学，社会心理学，集団力学などの知見も取り入れて，1960年代から「家族療法」の先駆者たちがそれぞれの理論と方法を開発し，心理臨床の分野に家族療法の大きな流れをつくり出した。1970年代に入ると「家族システム論」が台頭し，家族療法の諸理論を輩出するようになった。さらに1980年代になると，諸理論や諸学派がその理論的基盤を再確認すると同時に，理論的，技法的な統合が試みられるようになった。そして1990年代以降には各流派の創始者たちも相次いで亡くなり，アプローチの統合が重要な課題となってきている。

　わが国の家族カウンセリングは，1980年代に入る頃からアメリカの影響を受けて，心理学と精神医学の両分野で活動が始まっている。数年の胎動期を経て，1984年に「日本家族心理学会」および「日本家族研究・家族療法学会」がほとんど同時に設立された。その後アメリカで活躍中のマスター・セラピストたちが続々と来日し，大きな刺

激を与えて今日に至っている。

２．家族カウンセリングの考え方

家族カウンセリングの理論は数十年の間に進化発展しているが，その基本には家族をシステムとみる考え方がある。家族システム論はフォン・ベルタランフィ（Bertalanffy, L. von）の「一般システム理論」に基づいており，その特長は家族全体をひとつのシステムとみて，個人の問題に還元せず，家族間の相互作用や関係性を重視し，物事の原因結果を直線的にではなく円環的・循環的に考えるところにある。したがって症状を呈する家族を「患者」としてではなく，「患者とみなされている人」（IP：identified patient）とみて，家族システムの変化によって問題が解決することを目的としている。

家族カウンセリングの諸理論のなかでは，ボウエン（Bowen, M.）の多世代理論，ミニューチン（Minuchin, S.）の構造派理論，MRIグループのコミュニケーション派理論などが有名であるが，これらの諸派も相互交流のなかからさらに多様な技法を発展させている。

３．家族ライフサイクルと発達課題

個人の成長発達をライフサイクル（人生周期）の観点からみるように，家族の発達段階を「家族ライフサイクル」という視点に立ってみると，その発達的な課題が明確になる。カーターとマクゴールドリック（Carter, E. A. ＆ McGoldrick, M.）は家族ライフサイクルを次の６段階に分けている。

第１段階：独身の若い成人期。ここでは自己のアイデンティティを確立し，出生家族から心理的に分離して自立することが課題となる。

第２段階：新婚期。夫婦間の新しいシステムを形成し，実家の親との関係を再構築することなどが課題となる。

第３段階：子育て期。家事育児の役割分担をどうするか。拡大家族の関係の調整などが課題となる。

第４段階：拡散期。子どもが思春期・青年期になり親離れ子離れが親子双方にとっての課題となる。また夫婦が中高年になり社会的役割の変化にも適応していかなければならない。

第５段階：回帰期。子どもが巣立ち再び夫婦二人の生活に戻ることや，老親介護などが課題となる。

第６段階：老年期。高齢化にともなう問題，配偶者との死別，世代交替の受容などが課題となる。

家族ライフサイクルの発達課題は家族の危機につながるため，予防的な立場からも日常的な配慮が必要である。

４．家族カウンセリングの技法

家族カウンセリングの技法は理論の発展とともに多様な展開を遂げつつある。ここでは代表的な技法として次の５つをあげておく。

①ジョイニング：初回面接における大切な技法で，カウンセラーが家族の仲間入りをし，信頼関係をつくっていくプロセスである。共感，傾聴，調整，模倣，ユーモアなどのスキルが用いられる。

②リフレーミング：フレーム（認知的枠組み）を取り替える技法。状況のなかで固着していた見方に対して肯定的に意味づけていく逆転の発想法である。見方が変わることによってこだわりから解放され，症状や問題行動が消える効果がある。

③ノンバーバル技法：家族のイメージを身体的な表現で造形化していく「家族造形法」や粘土を用いて家族の心を癒す「家族粘土法」などが非言語的方法としてよく用いられる。

④ジェノグラム：三世代以上の家族関係

を図に表す方法で，家族アセスメントの道具としても用いられる。家族を包括的な視点からとらえられるので，世代間伝達を重視する学派でよく用いられる。

⑤心理教育的アプローチ：当初は統合失調症の家族研究から始まった患者と家族へのアプローチであるが，次第に対象と方法が拡大して問題を抱えた家族への援助技法として，その予防的役割が注目されている。

5．家族カウンセラーの養成と資格

家族カウンセリングの専門資格としては，わが国では「家族心理士」と「家族相談士」がある。いずれも「家族心理士・家族相談士資格認定機構」が審査を行い認定している。家族相談士の養成は認定機構の定めるカリキュラムに基づいて実施されており，2007年現在，東京，大阪，仙台で講座が開かれている。家族心理士は家族相談士の専門性をさらに高めた資格で，修士レベルの経歴，臨床心理士などの専門資格またはそれに準ずる臨床経験が求められている。

6．家族カウンセリングと産業カウンセリング

家族援助の必要性は，近年，産業カウンセラーのなかでも認識が高まっている。勤労者のなかには子育ての不安，定年後の生活設計，老親の介護など多様なストレス要因を抱えながら仕事と家庭の両立に悩むケースが少なくない。職場のメンタルヘルスケアのなかには，家族カウンセリングの視点に立ち，その技法を活用できる部分が少なからずある。日本産業カウンセリング学会では，2006年の大会シンポジウムで「ワーク／ライフ・バランス」の問題がとりあげられている。時代のニーズに即した産業カウンセリングの流れは，家族カウンセリングとの交流を視野に入れている。

〔杉溪一言〕

家族間暴力，家庭内暴力
family violence
かぞくかんぼうりょく，かていないぼうりょく

家族間暴力とは家庭のなかの構成員間に起きる暴力の総称をいう。具体的には児童虐待・夫婦間暴力（ドメスティック・バイオレンス：DV）・きょうだい間虐待・高齢者虐待であり，それぞれに，力の強い者から弱い者に対する力と支配の行使をともなう。わが国に特徴的である息子や娘が親に対して行使する家庭内暴力を含めて family violence という。

家族というシステムのなかで起きる暴力は世代間連鎖を含む複合的な視点でとらえる必要があり，その防止のためには人権侵害としてとらえる視点が不可欠である。

1．定義と特徴

家庭という密室のなかで反復される深刻な実態に社会が直面し始めたのは最近のことである。「家庭」という語には愛情や幸福などの肯定的イメージが付着しているため，長いあいだ，暴力は社会的にはないものとされ，その実態は闇に葬られてきた。しつけや愛情の名のもとに女性（DV も高齢者虐待も被害者は女性が多い）や子どもたちが暴力を振るわれ，責任をとらされ，悪者にされ，羞恥心をもたされてきた。殺害に至る例も少なくない。身体的・精神的・性的・経済的暴力，放任や遺棄，子どもによる DV の目撃などのうち，被害が目に見えにくい精神的暴力や性的暴力の発見はさらに遅れる。

2．暴力発見の歴史

児童虐待は1960年代初期に小児科医により発見された。DV は1960年代後半から世界的規模で起こったフェミニズム運動のなかで被害当事者により発見され，続いて高齢者虐待は福祉職や看護職により発見された。わが国で社会的に認知されるようにな

ったのはいずれも1990年代以降である。

3．総合的支援の必要

民間団体を含む多岐にわたる関係者による調整機能のもと，警察や司法・医療・福祉などを含む関係機関の連携，通報と危機介入，長期的展望に立った生活再建支援，アドボカシー，再被害防止，加害者処遇と支援，研究と調査，法的整備などの総合的支援が必要である。

4．法律の制定と施行

「児童虐待防止等に関する法」（2000年に成立し2004年と2007年に改正），「配偶者に対する暴力の防止及び被害者の保護に関する法律」（2001年に成立し2004年と2007年に改正），「高齢者虐待の防止，高齢者の養護者の支援に関する法律」（2005年に成立）がそろった。検討しなおす課題は山積しているが，どの法律も国と地方公共団体の責任が明記され，国の基本方針のもとに施策に関する基本計画が策定され，虐待防止への歩みは前進した。

5．心身への影響と回復

暴力の影響は職場・地域社会・原家族や友人などをまきこみ，次世代など多方面にわたる。ピンボール効果といわれる所以である。被害者の心身への影響は怪我・抑うつ・身体症状・PTSD（心的外傷後ストレス障害）や DESNOS（特定不能のストレス障害），対処法としての薬物やアルコール依存・自傷行為・摂食障害など深刻であり，公衆衛生上の問題となっている。

被害者の安全を保障する危機カウンセリングは徐々に実施されるようになったが，児童虐待と高齢者虐待加害者のケアやDV加害者に対する更生プログラムの開発や実施効果の査定は遅れている。　（平川和子）

文献 平川，2003

家族システム論
family systems theory
かぞく——ろん

家族システム論は，家族療法や家族カウンセリングの基礎をなす理論である。ベイトソン・グループが初期の家族システム論を発表して以来すでに半世紀を経過している。その間の変化を3期に分け，本理論の発展過程の特徴を明示する。

1．初期（1950～70年代）

初期理論を象徴する「二重拘束 double bind」の概念は，ベイトソン（Bateson, G.）らによって1956年に発表された。この概念の提案によって家族システム論が誕生したともいわれている。これは，家族システムの内部で，ある成員と他の成員の間で繰り返される病理的なコミュニケーションの仕組みを解き明かすものである。ある一定の家庭環境のもとでは，コミュニケーションの病理が青年の統合失調症的な反応を誘発するように見えたことが，発端となった。二重拘束は，本質的に複数のレベルでのコミュニケーションを意味し，あるレベルでの明白な要求が他のレベルではひそかに無視され，あるいは否定される状態をさす。

2．中期（1970～80年代）

この理論を理解する上で，一般システム理論の提唱者であるベルタランフィ（Bertalanffy, L. von）の影響を無視することはできない。一般システム論者が終始こだわるポイントは，そのシステムの「開放性」にあるとされている。この観点からは，システムとは「相互作用し合う要素の複合体」と定義される。

一般システム理論は，無生物・生物・精神過程・社会過程のいずれをも貫く一般原理における異質同形性（アイソモルフィズム isomorphism）の根拠を定式化し，特に生態系などの開放システムの特徴を強調し

た。この時期には，理論生物学者のマトゥラーナ（Maturana, H.）やヴァレラ（Varela, F.）による「オートポイエーシス autopoiesis」の発想が，多くの家族療法家や家族研究者の注目を集めた。オートポイエーシスとは，連続的に自らを生み出し続ける産出過程のネットワークのことである。それは，システムの産出的作動を継続することだけを唯一の必要・十分条件としているので，その作動が止まれば，システムが消滅することを前提としている。

　3．後期（1990年代～現在）

　最新の家族システム論は，初期段階の特徴であった閉鎖システム内でのコントロール重視から，中期の開放性重視を経て，現在では，ポストモダンとも評される要素を加えつつある。つまり，異種混交あるいは雑種的なハイブリッド・システムを重視する方向に変化している。

　その特徴のひとつが東洋思想的発想である。家族関係の絶え間ない動きや変化を単なる「混沌」や「無秩序」とはみなさず，自然界を含む大きなシステムの原理として受け入れつつある。欧米の家族療法家のなかには，このような発想法を積極的に家族システムの理論形成に取り入れようとする者も現れ始めている。

　そこに通底しているのは，家族システムを単なる自己修正的なシステムではなく，変動社会を生き抜く自己組織的な関係系，あるいは「心の集合体」とみなす発想である。初期の機械的モデルや中期の生物的モデルに対比すれば，後期のモデルの特徴は物語的だといえる。家族システム論に人の温かみが加わりつつある。　　（亀口憲治）

文献 亀口（編），2006

家族心理士　family psychologist
かぞくしんりし

　家族心理士は，家族心理学臨床の理論・技法に基づき，家族関係において葛藤・緊張などの問題に直面している家族を支援する高度の専門家である。日本家族心理学会と日本家族カウンセリング協会は，1999（平成11）年に「家族心理士・家族相談士資格認定機構」を創設し，2000年から年1回，家族心理士の資格審査を実施している。

　家族心理士資格認定の申請には，以下の条件のうちいずれか一つに該当しなければならない。

　1．大学院博士前期課程（修士課程）において家族に関する心理・臨床領域に関する研究により修士号を取得し，かつ，1,000時間以上の家族援助の臨床経験がある者。

　2．臨床心理士（財団法人日本臨床心理士資格認定協会により認定），認定カウンセラー（日本カウンセリング学会により認定），シニア産業カウンセラー（社団法人日本産業カウンセリング協会により認定），学校心理士（学校心理士資格認定機構により認定），臨床発達心理士（臨床発達心理士資格認定機構により認定）のいずれかの資格を有し，その資格を取得した後，1年以上1,000時間以上の家族援助の臨床経験がある者。

　3．「家族相談士」の資格を取得した後，家族に関する心理・臨床領域について研究し，2年以上1,000時間以上の家族援助の臨床経験がある者。

　4．上記1～3のいずれかと同等の資格条件を有する者。

　上記の「家族援助の臨床経験」には，臨床的支援についてスーパーヴィジョンを受けた経験が含まれる。　　（岡堂哲雄）

文献 岡堂，2006

⇨家族カウンセリング

家族神話　family myths
かぞくしんわ

　家族にはその役割や立場についての暗黙の了解がある。そしてそれは，家族外の人間からみると不合理な信念に思われるものであっても，その家族成員にとっては信じて疑わない重要な信念である場合もありうる。例えば，「妻はいつも夫に従っていれば幸せだ」「離婚する夫婦は人格的な欠陥がある」「父親に逆らうと不幸になる」というような思い込みが，家族のなかで疑いの余地なく信奉されているようなとき，それを家族神話という。その家族のなかで正しいと信じられている家族の関係性についての言説ともいえるだろう。

　家族神話が問題になるのは，なんらかの「問題」が生じたときである。例えば，思春期の子どもがかっとしてドアを蹴破ったときに，その行為に家族神話は意味づけを与える。「家族は仲良くすべきものだから不快感情は出してはいけない」という考えの家族と，「子どもは反抗しながら大きくなるものだ」という考えの家族とでは，その行為に対する意味づけがまったく異なることになる。不快感情を出してはいけないという家族であれば，ドアを蹴破ったことはとても悪いことで，家族に対する裏切りであるという意味づけがなされ，子ども自身も大きな罪悪感を背負うことになる。一方で，子どもの思春期の反抗を肯定的に考えている家族であれば「とうとう思春期だねえ」と寛大に受けとめられ，一過性のものとして見守られることになる。

　このように，同じ行為であっても，家族神話は目に見えない形で，その行為に対する意味づけに影響を与え，時に家族システムの悪循環の温床になるのである。（大河原美以）
文献　バーカー／中村・信国（監訳），1993；平木・中釜，2006

家族ライフサイクル
family life cycle
かぞく——

1．歴史と発展
　ライフサイクルは，生命あるものの一生の生活に見られる繰り返し現象をいう。多くの人にとって，真っ先に思い浮かぶのは，個人のライフサイクルだろう。家族もまた個人の一生と同様に誕生から死に至るまでの経過を辿り，それぞれの段階で達成すべき発達課題を抱えるという家族ライフサイクルの考え方が，20世紀に入って間もなく，家族社会学のなかで生まれた。

　1950～60年代に入ると，家族をひとまとまりのシステムととらえる家族システム論の発展のなかで，家族ライフサイクルはますます注目されるようになった。発達体であり，一つひとつがユニークな存在である家族が，ライフコースの出発点で何を経験したか，発達課題をいかに達成し，いま，どのあたりの発達段階にいるかを理解することが家族の心理援助に欠かせないという理解が一般的になった。

2．その特徴と構成概念
　変化・発達する家族の内側で，複数の家族メンバーが個人発達を遂げていること，つまり容れ物と中身が相互影響を及ぼし合いながら進む変化であることが，家族発達の大きな特徴である。

　家族は，内外の諸変化をものとせず日々の安定を図るための形態維持の力と，個々のメンバーの成長に即して柔軟に変わってゆくための形態発生の力の二つを内在している。発達段階の移行期には，形態発生の力が形態維持の力をいっとき上回って，不安定な不均衡状態を生み出す。不均衡がばねとなり，家族システムの再体制化が図られることで，新たな段階への移行が成し遂げられてゆくが，その途上でメンバーの誰

かが傷ついたり，何らかの犠牲が生じるといった事態は珍しくない。発達段階の移行期が家族の不適応や症状，関係の問題を抱える発達的危機と称せられるゆえんである。

家族の成立から解消までのいわば一生を，どのあたりで何段階に区切るか，それぞれの発達段階にどんな発達課題を想定するかについての意見の違いを反映して，6段階説や7段階説など，複数の家族ライフサイクル論が存在する。また，批判として後述することでもあるが，結婚しない男女や子どもをもたない夫婦，離婚・再婚を経験する家族など，ライフコースがますます多様化した現代にあっては，多くの家族がたどる標準的ライフサイクルを想定すること自体に無理がある。

あくまで「一組の男女からなる子どものいる家族」に限ったものと断った上で，7つの発達段階を想定した家族ライフサイクルを表に示す。7段階とするには，①若い成人期を独立させ出発点に据えることで，家族形成の準備段階に注目する，②子育て期を二分してとらえることで，第二世代の発達・成長の様態に細やかな目を向けるというねらいがある。

3．家族の形成期・拡大期・収束期

7つの発達段階は，「家族の形成期」「家族の拡大期」「家族の収束期」という3つのステージに大別される。

まず「形成期」は，男女が生まれ育った家族から巣立って新たな家族づくりのパートナーを選び出す「独身の若い成人期」と，結婚したカップルが試行錯誤のなかで二人のルールや文化・価値観をつくりあげる「新婚期：家族の成立期」の2つに分かれる。個人発達になぞらえれば，長きにわたって生き残る関係の資源を培う大切な出発点にあたる。他者との関係に自分を開きつつなお自分らしさを失わない自己分化とよばれる資質を獲得することが折に触れ求められ

表　家族ライフサイクル

	発達段階	家族システムの発達課題
形成期	1．家からの巣立ち （独身の若い成人期）	・源家族からの自己分化
	2．結婚による両家族の結合 （新婚期・家族の成立期）	・夫婦システムの形成 ・実家の親とのつきあい ・子どもをもつ決心
拡大期	3．子どもの出生から末子の小学校入学までの時期	・親役割への適応 ・養育のためのシステムづくり ・実家との新しい関係の確立
	4．子どもが小学校に通う時期	・親役割への適応 ・子どもを包んだシステムの再調整 ・成員の個性化
	5．思春期・青年期の子どものいる時期	・柔軟な家族境界 ・中年期の課題達成 ・祖父母世代の世話
収束期	6．子どもの巣立ちとそれに続く時期：家族の回帰期	・夫婦システムの再編成 ・成人した子どもとの関係 ・祖父母世代の老化・死への対処
	7．老年期の家族の時期 ：家族の交替期	・第2世代に中心的な役割を譲る ・老年期の知恵と経験を包含

続く「拡大期」は、「子どもの出生から末子の小学校入学まで」「子どもが小学校に通う時期」「思春期・青年期の子どもがいる家族」の3つからなる。二世の誕生と成長を契機に家族が拡大・発展する時期である。家庭人としても職業人としてもまだまだ経験も自信もない男女が子育てという協働作業に乗り出すところから、自分たちに見合った養育システムをつくりあげ、やがて子育てエネルギーに余力を残すようになって、子どもを送り出す準備を整えるまでを網羅する。

最後の「収束期」は最も成熟した家族の発達段階で、「子どもの巣立ち期」と「老年期の家族」の2つからなる。祖父母世代を看取りながら、次第に自分たちの老いや喪失というテーマと本格的に向き合う。ますます本格化する超高齢化社会にあって、このステージの家族の支援は、臨床心理学が取り組むべき急務である。

4．批判と展望

ライフコースの多様化に加えて、家族療法が欧米以外の異なる文化圏へと浸透していったことも、家族ライフサイクル論の批判が生じるきっかけとなった。1990年代には、ポストモダニズムや多文化主義の観点から、欧米の中産階級の生活様式の礼賛や現状維持的介入になりかねないのではという声があがるようになった。

これらの批判を受けて、現代では、離婚や再婚を経験した家族のライフサイクルなど、多様なルートを含みこむ努力が展開している。　　　　　　　　　　（中釜洋子）

文献 中釜, 2001；Carter & McGoldrick, 1999

カタルシス catharsis

精神の浄化作用をさしていう。私たちは普段の生活のなかでさまざまな事情で感情を少なからず抑圧して生きている。抑えられた感情が発散、開放されると「気持ちが楽になった」とか、「すっきりした」という感じを抱く。このような気持ちの変化を「カタルシスを得る」、または「カタルシス効果」という。カタルシスは精神的な余裕をもたらし、生きる力になっていくともいわれている。

カウンセリングの場においては、クライエントは不満や愚痴を語ることが多いが、そうした話（訴え）を評価的にとらえるのではなく、カウンセラーは理解と共感性を示した対応をすることが求められる。なぜならそうした体験を通して、クライエントは「わかってもらえた」と感じ「気持ちが楽になる（＝カタルシス効果）」と同時に、カウンセリングの場に対する安心、安全感を強め、それがさらにクライエントの自己開示をもたらすということを可能にさせるからである。こうした心理的な安全感を感じることで、クライエントが時に激しく（または強く）感情を表出することにつながりカウンセリングの目的の一つである感情の再体験を可能にする。

カタルシスそのものは一時的なものである。しかし、カウンセリング場面における深い感情表現に対してカウンセラーの理解的対応と情緒的な共有がなされるのなら、クライエントの内的世界に大きな変化をもたらし、生き方や対人関係における認知のあり方にまで影響を及ぼす。つまり、その情動体験のあり方によっては永続的な変化につながることも考えられるので、カウンセリング場面におけるカタルシスを軽視してはならない。　　　　　　　　　（八巻甲一）

文献 福山, 2006

学校カウンセラー　school counselor
がっこう――

　学校カウンセラーは，日本学校教育相談学会が認定する資格で，いじめ，不登校，非行，無気力，自傷行為など子どものさまざまな問題行動に関して，学校現場で先生や保護者などと協働しながら，子どもの援助を担う心の専門家である。具体的な仕事は，次の5つがあげられる。

　①子どものカウンセリング（個人，グループ）：友人関係，学習，進路のこと，学校生活や家庭で起こった問題に対して相談に応ずる。また，必要に応じて先生や保護者とチーム援助することも大切な視点である。

　②コンサルテーション（先生・保護者）：先生や保護者など子どもに直接関わって援助する人に対して，子どもの理解や対応に関する助言や指導を行う。

　③心理教育の啓発：保護者向けの講演会や，先生への研修会などを行う。また，学級で活用できる人間関係づくりのプログラムや，子ども同士が助け合えるような関わり方（ピア・サポート）などを先生や生徒に指導，助言する場合もある。これらは，予防的関わりといえる。

　④危機介入やその後のフォロー：危機介入とは，自傷や他害の恐れのある場合などに緊急的に対応することをいう。介入に際し，基本的には校長が判断や指示を行うものであるが，必要に応じて助言を求められる場合もある。また危機介入後のフォローとして，子どもや保護者および先生への心のケアが求められることもある。

　⑤教育相談システムの構築など：個別の相談に応じるだけでなく，資源のコーディネートや学校の教育相談体制が有効に機能できるよう，管理職や先生と話し合ったり，助言が求められる場合もある。（青戸泰子）

文献 松原，2006

学校心理士
がっこうしんりし

　学校心理士は，子どもの「学校生活の質」の向上をめざす心理教育的援助サービスの専門家の資格である。心理教育的援助サービスとは，一人ひとりの子どもが学習面，心理・社会面，進路面，健康面など学校生活を通して出会う問題状況や危機状況の解決を援助し，子どもの成長を促進する教育活動である。

　学校心理士資格取得者には，生徒指導・教育相談担当，特別支援教育担当，特別支援教育コーディネーター，養護教諭，スクールカウンセラーなどがおり，平成19年4月現在約3,500名である。学校心理士は1997年に日本教育心理学会により認定が始まり，2001年度からは学会連合資格「学校心理士」認定運営機構で認定されている。学校心理士の申請条件には，「大学院で学校心理学に関する所定の領域の単位を取得し，専門的実務経験が1年以上ある」「教員，養護教諭，または相談員などとして教育活動に従事するとともに，専門的実務経験が2～5年以上ある人」などがある。

　学校心理士の主な活動には，①子どもの発達の状態や苦戦している状況，そしてそれを援助する環境（例：学級，学校）に関する専門的なアセスメント：WISC-III・K-ABCの実施，チームによる情報収集の結果のまとめなど，②子どもへの直接的援助サービス：学習援助，「カウンセリング」など，③コンサルテーション・コーディネーション：学級担任・保護者へのコンサルテーション，学級組織へのコンサルテーションがある。学校心理士は，学級担任，保護者，多様な専門家と援助チームを組んで子どもの援助にあたることを重視する。

（石隈利紀）

学校と職業安定機関の連携
がっこうとしょくぎょうあんていきかんのれんけい

　高等学校は，職業安定法第26条，27条，28条，および33条の2の規定により，公共職業安定所の業務である「求職の申込みを受理」「求職者を求人者へ紹介」「職業指導」「就職後の指導」「公共職業能力開発施設への入所のあっせん」を分担できる。求職者である生徒を十分に知る学校と求人や職業に関する情報，マッチングの方法を備えているハローワークとが連携し，効率的で効果的に高校生を職業生活へと導いている。また，高等学校卒業後すぐに就職せずとも，やがて職業人になっていく生徒に，望ましい職業観を身につけさせるために啓発する活動も連携しながら展開されている。

　ハローワークが主に高校生を対象に実施する若年者就職支援関係事業には，生徒の応募・推薦前に求人事業所への理解を深めるための説明を受ける機会である「合同企業説明会」，未内定者向けに面接の受け方やパソコン実習などの実践的講習会である「就職準備講習会」，生徒が就職のために求人事業所から説明を受け応募する機会となる「就職面接会」，企業人等働く人やハローワークの職員が学校に出向き講話する「キャリア探索プログラム」「職業適性検査や職業レディネステストなどの実施」，ハローワークが受け入れ先企業を開拓し実施する「ジュニア・インターンシップ」，求人の探し方やハローワークの利用方法などの理解を深めるための「ハローワーク体験ツアー」などがあり，学校からの要望や協力によって実施されている。学校ができない事業主指導や，求人開拓などのハローワークの活動が，事業所に対し，公正で適正な選考の実施や労働関係法令の遵守などの促し，学校の就職指導を援助する活動となっている。

〔千葉吉裕〕

葛藤　conflict
かっとう

　人が生活していくなかでは絶えずものごとについて大なり小なりの選択が必要となる。例えばメニューから料理を決めるといった日常の些細なことから，進学，就職，転職，結婚など人生の進むべき道の決定まで，生きていくことは選択の連続ともいえる。そうした際に，2つ以上の対象のうちいずれを選ぶかの判断・決定ができず逡巡している状態を葛藤とよぶ。多くの場合，そこでは焦りや不安，緊張などを感じている。

　葛藤は力学的なモデルで説明されている。レヴィン(Lewin, K.)は，対象がいずれも①プラスの価値をもつ，②マイナスの価値をもつ，③プラス・マイナスの両価値をもつなどにより，それらの誘引力が拮抗して選択ができず葛藤が生じると考える。精神分析では，衝動の力と抑圧する力の相剋を考えて，葛藤を力動的に理解する。

　カウンセリングの多くは何らかの葛藤を解くことであるといえる。葛藤には，例えば転職先のA社とB社の選択の際に，両社のプラス面・マイナス面，それらを選択した結果の損得などをクライエントが言葉で表わして意識化することで解けるといった容易な場合もあるが，葛藤の内実をクライエントが（またカウンセラーとしても）意識化することがむずかしい場合もある。

　葛藤はクライエントだけの問題ではない。カウンセラーも面接を進めるなかでさまざまな葛藤状態に置かれる。クライエントに語る言葉の選び方，問題の焦点の合わせ方，コメントの仕方など，さまざまな選択肢のなかのいずれをとるかで葛藤を抱くのである。選択するには経験に基づいた勇気が必要であり，カウンセラーには「葛藤を生きる心」が求められる。

〔村瀬旻〕

家庭裁判所
family court
かていさいばんしょ

　家庭裁判所は，家庭に関する法的問題や非行少年の処遇決定などを取り扱う裁判所である。都道府県庁所在地および旭川，釧路および函館の50か所に本庁が設置されており，その各管内に合計200か所あまりの支部が置かれている。家庭裁判所で取り扱う事件は次のとおりである。

　①離婚調停，遺産分割，成年後見などの家庭に関する事件の審判および調停
　②離婚訴訟などの人事訴訟の第一審裁判
　③非行少年の処遇決定などの少年保護事件の審判
　④児童に淫行をさせるなどの少年法37条1項に掲げる罪に係る訴訟の第一審裁判
　⑤戸籍の訂正などその他の法律において特に定める権限

　これらの事件は，その背景に家庭のさまざまな問題が関わっており，専ら法律に則って一刀両断的に処理するのでは解決が難しいと考えられる。このため，家庭の平和と少年の健全育成の理念のもとに，心理学，社会福祉学，教育学などの人間関係諸科学を活用しながら，非公開の手続の中で各事案に即した妥当な解決を図ることを目的に，戦後新たに家庭裁判所が設置された。

　家庭裁判所には，裁判官，裁判所書記官，家庭裁判所調査官，医務室技官(医師)，裁判所事務官，民間から選任される参与員や家事調停委員などの職員が配置されている。このうち，家庭裁判所調査官は，上述のような家庭裁判所の機能を実現するため，人間関係諸科学の専門職として特に置かれているものであり，さまざまな調査や調整，非行少年の試験観察等の職務に従事している。
　　　　　　　　　　　　　　　　(藤川浩)
文献 藤川・村瀬，2008

家庭・地域の教育力
educational functions of families and communities
かていちいきのきょういくりょく

　社会の激しい変化と，児童生徒の多様な興味・関心に対応するため，教育は学校に限定することはもはや不可能であり，家庭や地域の教育力の活用がこれからの学校教育の成否を担う大きな鍵となっている。一方では，家庭の教育力の低下や子どもとの接し方に自信がもてない親が増えており，学校は，地域や家庭の教育力をどのように引き出すかという課題も抱えることになった。2005年から中央教育審議会に「家庭・学校の教育力向上に関する特別委員会」を設置し，教育力向上への検討に入っている。

　青少年の職業意識の問題から，児童生徒の勤労観，職業観の育成が求められ，学校教育にはキャリア教育が導入された。日常生活における役割取得から，興味・関心や能力・適性を理解し職業生活を営む能力・態度の育成には，町たんけん，ボランティア活動，職場見学，職業人インタビュー，職場体験など，地域や家庭の教育力に依存せざるをえない活動が多く求められてきている。

　地域や家庭の教育力と学校教育の連携には教師に依存するところが大きい。教師の社会性育成のため，民間企業，社会福祉施設・社会教育施設等学校以外の施設等へ派遣する事業も開始されているが，その数は限られている。重要なことは，学校が地域や家庭との敷居を低くする一方で，地域や家庭にお願いする姿勢ではなく，児童生徒の教育に協働してあたる基本的な姿勢をもつ必要がある。
　　　　　　　　　　　　　　　　(三村隆男)
文献 労働政策研究・研修機構，2007

過労死

death from overwork, fatigue death

かろうし

　この言葉が登場してくるのは1980年代になってからである。最初は突然死，ポックリ病などとよばれていた。しかし，死亡した人の背景に過重労働があり，1984年に関西の弁護士や産業医から，これは過労死であると指摘され，過労死110番が発足した。過労死する労働者の多くの例は高血圧や虚血性心疾患，脳血管障害等の，いわゆる私病があった。この私病と過重な労働負荷が存在する場合の業務起因性をどう考えるかが問題となっていた。私病の自己管理責任と過重労働が存在する場合の事業者責任をどう判断するか，医学的には「業務に直接起因しているとはいえないが，業務と密接な関係を有する健康障害」の管理責任をどうするかの問題であった。

　1985年になると世界保健機関（WHO）はこの問題について「作業関連疾病」という概念を提唱し，先進国においてはこの考えを産業保健活動の新たな対象として合意されるようになった。日本では，1996年に労働安全衛生法の一部が改正になり，「健康診断実施後の措置」としての「就業上の措置」の決定（第66条の5）は法定の健康診断で把握できる作業関連疾病の管理にも，事業者に従来よりもきめ細かな配慮をすることを求めるようになった。

　その後，電通事件の最高裁判決は，私病について，事業者は労働者の健康状態について常に把握し，問題がある場合には業務の負荷による健康状態の増悪を防ぐための措置をとらなければならないという考えを示した。今後，事業者は過労死について，民事上の責任を問われる可能性が出てきたのである。
　　　　　　　　　　　　　（菊地章彦）

文献 河野，2002

観察技法（クライエント観察技法）

client observation skills

かんさつぎほう（――かんさつぎほう）

　クライエントの表情，姿勢，しぐさなどの非言語的なメッセージを，カウンセラーが観察する技法。アイビイ（Ivey, A. E.）の提唱したマイクロカウンセリング技法の分類に従えば，かかわり行動の次に学習すべき技法である。

　カウンセラーとクライエントの間で取り交わされるコミュニケーション情報は，大きく分けて非言語的メッセージと言語的メッセージに分かれる。後者を情報のテクスト（内容）とするならば，前者は情報のコンテクスト（文脈）を形成する。したがって，非言語的メッセージの適切な把握なしには，取り交わされる言語情報の意味を決定することはできない。

　カウンセリングの実践において，特に重要なことは，クライエントの発する非言語的メッセージと言語的メッセージの間にみられる不一致に気づくことである。例えば，落ち着かないそぶりや表情を示しながら，「大丈夫です」とクライエントが発言しているような場合である。

　積極技法によって，カウンセラーからクライエントに何らかのメッセージを伝えるときにも，観察技法は重要な役割を発揮する。カウンセラーの指示や説明を，クライエントが受け入れているか反発しているかといったことを把握するためにはクライエントのことばそのものよりも，表情やしぐさや姿勢などの非言語的メッセージを的確に把握するほうが重要であり，それによってカウンセラーが次にどのような技法を選択するかを判断することができる。

　　　　　　　　　　　　　（斎藤清二）

患者-医療者関係
Patient-Practitioner Relationship
かんじゃいりょうしゃかんけい

　患者-医療者関係は，歴史的に患者医師関係を中心に論じられることが多い。

　パーソンズ（Parsons, T.）は医師役割として，①高度の技術的能力，②普遍主義，③感情的中立性，④機能的限定性，⑤社会指向性という義務と，①治療的なプライバシーの侵犯，②専門職としての自律性，③治療関係における権威，の3つを示した。また患者役割として，①病気に対する責任免除，②通常の社会的役割免除の2特権，③回復努力義務，④専門的援助を受容・協力する義務の2つの義務をもつもの，としている。この規定は専門職側からの規範が強く患者の主体性が乏しく，疾病構造が変化して単一モデルでは論じ難いことから，サズとホランダー（Szasz, T. & Hollender, M.）は患者医師関係を3タイプに分類した。①能動性-受動性：医師が一方的に提供し患者は受動的に受容（重病や事故等の緊急な病気，麻酔中や昏睡時などの意識のない場合等），②指導性-協力：医師が与えた指導を患者が遵守（急性感染症等で短期間指示どおりに服薬や絶食をする場合），③相互参加：医師と患者が対等に治療参加（生活習慣病や慢性疾患で患者自身が主体となって治療する場合）。

　さらにフリードソン（Freidson, E.）は，患者医師関係は相互の期待が衝突し合う構造でそこには葛藤が必然的に生じ，患者は素人仲間間の参照システムを重視して，患者にとっては医師も多様な相談相手の一人に過ぎず，一方で医師はこの葛藤を乗り切るためにさまざまな政治力学を展開するとした。
　　　　　　　　　　　　　　（藤崎和彦）
文献 進藤，1990

感情障害
affective disorders
かんじょうしょうがい

　感情障害（あるいは気分障害 mood disorder）は，大うつ病性障害，双極性障害，気分変調性障害，気分循環性障害より成り立つ（DSM-IV-TR）。主に感情が障害されるのが特徴である。

　大うつ病性障害では，2週間以上継続する抑うつ気分か興味または喜びの喪失とともに，著しい体重減少や不眠または過眠，思考力や集中力の減退，希死念慮などの症状が認められる。双極性障害は，このような大うつ病性エピソードに加えて1回以上の躁病または混合性エピソード（双極II型障害の場合は軽躁病エピソード）によって特徴づけられる。気分変調性障害では，大うつ病性障害の診断基準を満たすほど重篤ではない抑うつ気分の日が，そうでない日よりも多く，それが少なくとも2年間持続する。気分循環性障害は，躁病エピソードの基準を満たさない軽躁病症状と大うつ病性エピソードの基準を満たさない抑うつ気分が，少なくとも2年間持続する状態である。

　最近の報告（精神保健福祉白書2006年版）によると日本におけるうつ病の生涯有病率は6.5％である。200万人程度のうつ病患者が存在し，その3分の1の約70万人が通院治療をしている。また毎年3万人以上の自殺者の70〜90％が何らかの精神疾患に罹患しており，そのうちの60〜70％がうつ病であるといわれている。現在，うつ病の薬物治療においては，副作用が従来の三環系抗うつ剤よりも少ない SSRI や SNRI が第一選択薬になりつつある。躁病では炭酸リチウムやバルプロ酸ナトリウムなどの気分安定薬が用いられる。心理療法では実証的研究の結果，認知療法が有効であるとされている。
　　　　　　　　　　　　　　（齋藤卓弥）

感情の反映
reflection of feeling
かんじょうのはんえい

　アイビイ（Ivey, A. E.）のマイクロカウンセリングのなかの技法の一つ。カウンセラーがクライエント発言の感情部分を受けとめて，鏡映的に返す応答技法である。

　1940年代にロジャーズ（Rogers, C. R.）は非指示的療法の4つの技法が重要であるとしたが，そのなかで「感情の反射」は最も大切な技法とした。この技法は，クライエントが「私はあの人と一緒にいるとイライラするのです」と発言したときに，カウンセラーはすかさず「イライラする」と感情に応答することをいう。つまり，発言した感情表現をそのまま反射的に繰り返す技法である。これに対して4技法のうちの「（感情の）明確化」とよばれる技法は，まだクライエントが表現していない感情を察することである。例えば，「いろいろ聴きましたが，結局お仕事が合わないと感じているのですね」と応答したとき，「ええ，そうです」と言われたら，明確化は成功である。しかしこの明確化技法はまだクライエントが述べていない感情をあてるのであるからはずれることもある。前述のようにカウンセラーが応答したときに，「それよりくやしいのです」と言われたら，応答は失敗で，「先取り」ということになる。

　1960～70年代のマイクロカウンセリングのなかの「感情の反映」では，非指示療法の「感情の反射」と「明確化」を含み，それより広範囲に技法を定義している。この技法は質問法と技法の連鎖を用いて，クライエントの気持ちの奥に潜在している感情を言語化して取り出す応答の総称である。

（楡木満生）

文献 アイビイ／福原ほか（訳編），1985
⇒言い換え

感情労働
emotional labor
かんじょうろうどう

　感情労働という概念は，カリフォルニア大学バークレー校社会学部教授ホックシールド（Hochschild, A. R.）によって1983年に発表された。

　その後2000年に日本でホックシールド著"The Managed Heart"の全訳『管理される心――感情が商品になるとき』が紹介された。

　感情労働とは，自分の感情を誘発したり抑圧したりしながら，相手のなかに適切な精神状態をつくり出すために，自分の外見を維持する努力を必要とする労働をいう。

　感情労働には表層演技と深層演技がある。表層演技とは「置かれた状況から喚起される本来の感情は相手に隠すことが要求され，相手は騙すが自分自身を騙すことにはならない」ことをいう。

　深層演技とは「自分の感情に直接働きかけることや，間接的には想像力の動員によって，相手だけでなく自分自身をも騙すことが要求される」ことをいう。

　感情労働が求められる職業の特徴として以下の3点があげられる。

①対面あるいは声により顧客と接触する。
②従事者は，他人のなかに何らかの感情変化（感謝の念や恐怖心等）を起こさせなければならない。
③そのような職種における雇用者は，研修や管理体制を通じて労働者の感情活動をある程度支配する。

　感情労働に相当する職種としては，看護職などがあげられ，航空機の客室乗務員などのサービス業も感情労働にあてはまる。

（石川邦子）

文献 ホックシールド／石川・室伏（訳），2000

寛大化傾向
かんだいかけいこう

人事評価の場面などでよくとりあげられる問題であり，全体的に実際よりも相手を好意的に評価する傾向（バイアス）のこと。

他者の望ましい面は強調され，望ましくない面は控えめに評価される。実際場面ではいわゆる人情とくくられることもあるが，分析的にいうと，生じやすい原因としては，評価対象分野に自分があまり詳しくない，自信がない，十分な相手の観察が欠けている，厳しい評価をして相手に嫌われたくない（自分に対する周囲からの評価を下げたくない）という気持ち，などがあげられる。

対処法はちょうどこの逆で，評価対象分野に対する十分な学習・理解，客観的な観察態度を養う，などがあげられる。

なお，これと反対方向の傾向（バイアス）を，厳格化傾向という。これは，必要以上に相手への評価が厳しくなる傾向のことをいう。自分が，その評価対象分野に非常に精通している場合や，自負がある場合などに起こりやすい。ただし，寛大化傾向と比べると，問題とすべき行動としてとりあげられることは少ないようである。

よく例としてあげられるのが，上司が気に入った部下を評定する際に，意識的，無意識的に寛大化傾向が起きるというケースであるが，上記の対処法のほかに，多面評定法，すなわち，複数の人間が評定を行って各人の評定の甘辛をフィードバックする方法も効果があるといわれている。

なお，「寛容効果」が「寛大化傾向」の同義としてあげられることもあるが,「寛容効果」は「相手にポジティブな感情をもっている場合に評価全体が肯定的になり，相手にネガティブな感情をもっている場合に評価全体が否定的になる傾向」をさす場合があるので，注意が必要である。（櫻井広幸）

カンパニー制
——せい

従来からあった事業部制の独立性を一段と強めた企業統治（コーポレート・ガバナンス）の手法の一つで，資本金をそれぞれのカンパニーに分与する形を取り，資本に対する収益力の向上に責任をもたせる経営システムのことをいう。社内分社制の一つの手法でもあり，各事業部門をあたかも独立した会社のように分けて事業を運営する制度である。ヒト，モノ，カネの経営資源を分配し独立採算を徹底する。代表的な例としては，ソニーやパナソニック，日立製作所，三菱化学などがあげられる。

アメリカでは，デュポンやゼネラル・モータースなどが1920年代に職能制組織から事業部制組織に変更している。わが国でも1960年代から，複数の事業を営む企業は基本的には事業部制を採用している。

しかし，事業部制においては，トップマネジメントが複数の事業部の戦略を総合的に立案し全社的な経営資源の配分を行い，企業活動を調整，監督，評価する役割を果たしている。そのため，事業部の権限と責任が曖昧になり，ダイナミックな経営を展開するには限界がある。

総合型の事業展開をしてきた大企業において事業部制からカンパニー制への移行が増えている理由としては，経営に関するさまざまな権限を大幅に委譲することによる組織活力の向上と，市場の動向に合わせた経営スピードの向上などがあげられる。しかし，1997年の独占禁止法改正により純粋持株会社制が認められたため，今日では，持株会社へ移行するための過渡的な経営システムであると位置づける企業も増えてきている。　　　　　　　　　　（大橋仁）

文献 伊丹・加護野，2003；村山・地主，2004

管理・監督者教育
かんりかんとくしゃきょういく

企業教育はまず3つの種類に分けられる。
①職場内教育（OJT）
②職場外教育（Off-JT）
③自己啓発（SD）

このうちの職場外教育は職場から離れて行われる教育であるが、職場外には企業の研修所など企業内のものと、教育機関などが行う企業外のものとがある。

職場外教育の内容は基本的には3種に分けられる。それは階層別教育，専門別教育，自己啓発教育である。階層別教育は、新入社員教育から役員教育までに分かれ、専門別教育は総務関連の教育などから技術者の教育など職種別の専門的な研修といえる。自己啓発教育は、英会話研修など個人の希望に基づき行われるものが多い。

管理・監督者教育は、階層別教育で管理者，監督者に対して行われる教育をさす。

企業で管理者とは、部長職・課長職などをさすことが多い。また監督者は工場などでは職長，事務所では係長・主任などをさす。しかし近年，職名のカタカナ化が進み、その区別はたいへんつきにくくなった。

管理・監督者教育の内容は、管理の基本研修，人事考課研修，リーダーシップ研修，コーチング研修，問題解決研修など彼らに必要な知識や技術を習得させるものが多い。近年は企業の国際化に向け海外の大学でMBAコースを受講させたり、企業提携の動きを反映し他企業と合同で交流研修をしたりなど、多様な展開がみられる。また管理者の早期養成や、少数の管理者を選抜して行う、選抜型の研修も増加している。

企業が激しい競争を生き延びるためにも、管理・監督者教育は今後とも重視されよう。

(髙橋誠)

⇒ OJT, Off-JT

記憶障害
disorder of memory
きおくしょうがい

記憶障害には、次の3つの分類がある。
①原因により器質健忘と心因健忘
②期間により一過性健忘と持続性健忘
③症状論的に記銘障害と追想障害

記憶は、記銘・保持・追想・再認という過程で行われる。記銘とは覚えること、保持とは記銘したことを維持すること、追想とは保持していたものを思い出すこと、再認とは追想したものが記銘したものと同じであると確認することである。これらの過程のどこかで障害が起これば記憶障害となるが、一般的には記銘と追想の障害が臨床的に問題となる。

(1)記銘障害は短期記憶の障害で、新しいことを覚えこめない状態であり、認知症などでよく見られる。古いことは思い出せるのに最近の記憶が出てこないことも多い。また、正常な人でも疲労がたまり集中力が低下すると記銘力は低下する。

(2)追想障害は長期記憶の障害で、量的なものと質的なものがある。

量的追想障害として、①記憶減退は一般的な物忘れであり、②健忘は一定期間あるいは一定の事柄に限定した忘却である。臨床的に問題となるのは健忘である。心理的原因から起こる心因性健忘は、恐ろしい体験や不快な体験をした後、そのことを思い出せない現象である。このうち全生活史健忘とは意味記憶（知識や言葉など）は保たれているが、エピソード記憶（自分の氏名，両親，家族など自分の生活史）を、思い出すことができないものである。

質的追想障害としては、事実と内容の異なる誤記憶と、作話などのように実在しないことを存在したとする偽記憶とがある。

(髙野謙二)

企業内カウンセラーと企業外カウンセラー
きぎょうない――きぎょうがい――

　企業に関わるカウンセラーには，企業の中で相談業務を行う企業内カウンセラー（以下企業内 Co）と企業の外で相談業務を行う企業外カウンセラー（以下企業外 Co）がある。企業内 Co は事業場内産業保健スタッフとして位置づけられ，労働安全衛生活動のなかで相談業務を行う。具体的な働きとしては，近年問題となっているコミュニケーションロスに対する働きかけやメンタル疾患の発病予防に対する取り組み，相談室の活用を促す PR や教育など，個人のケアだけにとどまらず，メンタル対策における組織づくりや企業の生産性向上を視野に入れた積極的な活動が期待されている。

　一方，企業外 Co は事業場外資源に位置づけられ，外部 EAP（employee assistance programs＝従業員援助活動を担当する企業や機関）・カウンセラーや公的機関（保健所・福祉センター・いのちの電話等）の相談窓口カウンセラー，医療機関などに常駐するカウンセラーなどをさし，個人や企業の希望やニーズに応じて相談業務を行っていく。

　近年では企業側からのコンサルタント業務や教育研修のニーズも増加している。企業内 Co では秘密の漏洩や，昇進に影響する等の不安が生じるディメリットが，企業外 Co は企業内のネットワークが弱くなるディメリットを抱えている。そのため企業内 Co と企業外 Co は必要に応じて連携を図ることが不可欠であるし，利用者は企業内 Co，企業外 Co のメリット・ディメリットを理解した上で，自身のニーズに合ったカウンセラーを選んでいく自主性を身につけることが必要である。　　　（伊藤美季）

文献　大西ほか，1998；渡邊ほか（編），2002

企業内人材育成
human resourse development of an enterprise
きぎょうないじんざいいくせい

　企業は存続し発展していくためにさまざまな努力を続けている。「組織は人なり」といわれるように企業内人材育成は企業が最も力を注いでいるテーマである。

　企業内人材育成は，経営のニーズに基づいて進められる。人材育成と企業経営の関係を考えてみよう。まず，企業は経営活動の指針となる企業目的・経営理念や事業の領域を設定する。次にその目的を達成するために，環境の変化と自社の保有能力（人，もの，金などの経営資源）を勘案して，経営戦略を立案する。

　こうした経営戦略の推進に必要な機能が効果的に組み合わされて経営組織が編成される。その組織に配属されて仕事の実際の担い手となる人には，任務の遂行に必要な能力が求められる。終身雇用制が原則で，必要に応じて社外から専門能力をもった人をその都度雇用するやり方を採っていないわが国の企業では，新しい経営戦略が立案されると，それに必要な要員をまず社内で教育して養成することになる。しかし，変化が激しい今日では，社内で養成するだけでなく専門性をもった人を社外から採用することも増えてきている。新規事業の開発や海外事業の拡大を進める際には，その分野の専門性をもった経験者が広く国内外から求められている。

　経営戦略は伸ばす事業，縮小撤退する事業や新規開発を進める事業を決めて，人材や資金などの経営資源を重点的に配分しようとするものなので，事業構造の再構築（リストラクチャリング）によって配属先が見つからない人も出てくる。この人たちに離転職できる能力を習得させることも企業内人材育成の重要な課題となってきている。

企業内の人材育成を図示すると，下図のとおりとなる。

社員の能力開発は，経営戦略の一翼を担うものとして企業の人材育成方針に基づいて，計画的にかつ個々の研修を有機的に関連づけて体系化しておくことが大切である。

能力開発の対象はまず，階層と職能の2つの面から分類することができる。階層別の分類は，経営者から新入社員に至る階層組織を，各階層ごとに「ヨコ割り」にしたものである。職能別の分類は，営業や製造などの職能部門別に組織を「タテ割り」にしたものである。階層と職能に分類するのとは別に，能力開発の主体によって，OJT (on the job training) と集合研修と自己研修の3つのカテゴリーに分けることもできる。階層と職能の分類は相互に補い合う関係にある。

新しく管理者に選ばれた新任管理者を対象とする階層別教育は，教育スタッフが主催する集合研修によって実施されるが，あわせて上司による指導（OJT）もあり，また通信教育の自主的受講による自己啓発も行われることがある。職能別の販売員教育についても，販売員研修（集合研修），OJT，自己啓発のいくつかを効率的に組み合わせて行われる。

能力開発の分類の基準をどこにおくかによって人材育成の体系も異なってくるが，OJTと集合研修と自己啓発に分ける考え方が広く採られている。OJTは上司が部下の個性や現在の能力レベルを考えながら，日常の業務を通じて行う個別指導で，日本的な人材育成の柱である。小僧で弟子入りして職人の親方について技能を習得する徒弟制度は，OJTの原型ともいえる。管理者や監督者にOJTの重要性を理解させ，部下の指導の仕方や仕事の教え方を習得させたり面接制度やキャリア支援制度などの部下育成の新しい方法を教えたりするのは，教育スタッフの重要な任務である。

集合研修には，教育部門が中心となって進める研修と，営業部門や生産部門や事業部門が主催する「部門別研修」がある。

教育部門が主催する研修は，次の4種類に分けることができる。

第一は，新入社員や新任課長のように，共通の資格をもつ人を対象に行う「階層別教育」である。その資格に必要な知識・技能を習得させるとともに，資格に対する誇りと意欲をもたせることを目的としている。階層があがるごとに必要な教育をタイムリーに受けられるように，資格順に体系立てておくことが望ましい。

第二は，販売員や品質管理担当者などの共通の専門性をもつ人を対象とした「専門別教育」で，特定の職能や技法の習得を目的としている。部門を超えて全社の組織から同じ職能や課題をもった人が集まるので，一時にたくさんの人の研修ができ，知識や技法の交流や共有化も進めやすく，相互啓発の機会もつくれるという利点がある。

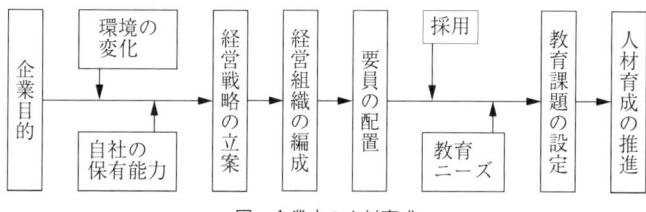

図　企業内の人材育成

第三は，新製品開発や海外プロジェクトなど，企業の新しい経営戦略に対応して行われる「重点戦略教育」で，教育スタッフの力量にかかっている。

第四は組織開発教育で，社員個人の能力開発だけでなく，部や課などの組織全体の能力向上を図ろうとするもので，近年，アセスメントや組織活性化に関する研究成果が活用されている。

OJT，集合研修と並ぶもう一つの柱が自己啓発である。社会人の能力開発は「自己啓発が基本」であり，どうすれば本人のやる気を引き出すことができるか，自己啓発支援制度の充実が課題となっている。

人事制度との連携もいろいろな工夫が進められている。人事部門による面接，相談や育成計画に基づいたジョブ・ローテーションは今後ますます重要になってくると考えられる。社外の講習会への派遣，国内外の大学・研究機関への留学や通学支援なども人材育成には有効な方法である。

人材育成に関する企業の考え方が「企業による社員教育」から「従業員自立・企業支援型」に移行し，また，労働環境の変化に対応して働き方が多様化してきたことから人材育成に新しい問題が出てきている。第一はキャリア・カウンセリング，自己申告制度やFA（フリー・エージェント）制などのキャリア形成支援制度の確立と充実である。第二はパート，アルバイトなどの非正規労働者が就業者の約3割に達し，それらの人々の能力開発施策が不可欠になってきたことである。第三はカウンセリングやアセスメントなどの心理学的な側面からの研究成果を企業内人材育成に生かす工夫が求められていることである。　（桐村晋次）

文献 桐村，2002；2005

⇒ OJT, Off-JT

企業の従業員に対するアカウンタビリティ
accountability
きぎょうのじゅうぎょういんにたいする——

日本では1990年代の長期不況期を通じて，雇用関係が不安定化し，企業内では成果主義のかけ声による競争的な処遇が強化されるようになった。このことから企業と個人の関係も次第にドライな関係に変質してきている。企業と個人の関係は，かつてのような共同体的な信頼関係というよりは，合理的な契約関係に近づいてきている。こうした変化に対応して，企業の人事部門では，従業員に対するアカウンタビリティ（説明責任）をこれまで以上に強く意識するようになっている。アカウンタビリティ（説明責任）という考え方は，ライアビリティ（法令遵守責任）という考え方と表裏一体の関係にある。企業が実施する産業カウンセリングに関しても，かつては企業の恣意に基づく従業員に対する恩恵的な施策という面も見られたが，今日の日本の状況では，企業が産業カウンセリングを実施するにあたって，企業が従業員に対して法律的・社会的な責任を果たしているのだ，ということを説明していく姿勢が重要である。

産業カウンセリングに関連して企業が従業員に対して果たさなければならないアカウンタビリティ（説明責任）の具体的な事項として，以下のような点を指摘することができる。

①企業が安全衛生法などで規定されている健全な職場環境を従業員に提供する義務をもつことを説明する。

②企業が賃金等の労働条件，福利厚生，その他のサービスに関して従業員に対して果たすべき義務を説明する。

③従業員のキャリア形成の可能性とそのために企業が提供できる支援策に関して説明する。
　　　　　　　　　　　　（倉田良樹）

企業分析，経営分析
analysis of management
きぎょうぶんせき，けいえいぶんせき

　企業が展開している事業の動向や売り上げ・利益などの業績動向は，従業員の就労意欲や職場の人間関係に対してさまざまな影響をもたらす要因であり，産業カウンセラーはこうした要因に対してしっかりとした認識をもつことが大切である。産業カウンセラーは働く人たちのキャリア管理，人間関係，メンタルヘルスに関する専門家であるが，それだけにとどまることなく，経営学や会計学の基礎知識を幅広く身につけて企業や経営の現状についても的確に分析できることが望ましい。

　産業カウンセラーが企業分析，経営分析に関してしっかりとした知見を養うことで発揮されるべき効能として，次の2点をあげることができる。第一には，従業員との相談業務に際して，組織内のさまざまな部署や職種に関して，企業の経営方針や経営戦略の上で期待されている役割や将来展望に関する正確な情報を来談者に伝達することが可能になる。産業カウンセラーは従業員から，ともすればメンタルヘルスのみの専門家と受けとられる傾向があるが，企業分析，経営分析の面でも来談者と応答できることが望ましい。第二には，産業カウンセラーが的確な企業分析，経営分析の能力を備えている場合，カウンセラーから企業経営者に向けて労務診断的な提言を行うことが可能になる。職場ごとの従業員の心理状態などに関して，産業カウンセラーが経営者とは異なる視点から情報発信することは，経営にとっても有益であると考えられる。　　　　　　　　　　（倉田良樹）

⇨経営戦略

危機理論　crisis theory
ききりろん

　危機（crisis）の語源はギリシア語のクリシス（krisis）で，重大な事態によって，個人が良い方向へ向かうか，悪い方向へ向かうかの「分岐点」を意味している。

　重大な事態には，入学，就職，結婚などといったエリクソン（Erikson, E. H.）が唱えた発達課題と，事故や災害といった突発的な出来事がある。危機をうまく乗り切るために，他者が積極的に関与することを危機介入（crisis intervention）という。危機介入とは，通常のやり方では対処しがたい出来事に対して，コミュニティのキーパーソンが，その後生じるであろう心理的問題を未然に防止する活動である。

　危機介入の発端は，リンデマン（Lindemann, E.）らによるココナッツ・グローブ大火災（1942年11月28日，ボストンのナイトクラブで493名が死亡）後の臨床研究といわれている。リンデマンらは，愛する人を亡くした人の心理的反応を報告するとともに，牧師やコミュニティの世話人が，悲しみの過程をうまく通過していけるように援助していることを見出した。そして，彼らは，その関わりによって，後に生じる可能性がある心理的問題を防ぐことができると確信した。これを理論化したものが危機理論であり，その理論を背景に，リンデマンと共同研究者キャプラン（Caplan, G.）は，コミュニティ規模の精神健康プログラム，いわゆるウェルズレイ計画（Wellesley Project）を発足させ，地域精神保健センターの原型となった。その後，ボランティアを活用した電話相談による自殺予防運動などに影響を与えていった。

　危機介入の目標は，人格の変化や成長ではなく，その事態をうまく乗り切ることをめざすことである。また，危機介入の要点

は，①電話相談，②コミュニティ資源の活用，③心理教育，④アウトリーチである。

①電話相談：危機事態では，匿名で相談できる電話相談は有効である。利用者が少なくとも，自分が深刻な事態になったら，サポートしてもらえるという安心感を与える。

②コミュニティ資源の活用：メンタルヘルスの専門家でなくても，地域の世話役といった人的資源や，その地域の文化・宗教など，危機を乗り越えるために，望ましい対処を十分に引き出す。

③心理教育：危機事態によって生じる心身反応が「異常事態での正常な反応」であることを伝え，望ましい対処行動についての知識を伝える。重大事態で引き起こる心身反応のチェックリストやリーフレットを用意し，心身反応に圧倒されずに対処する方法があることを伝える。小さな集会を企画し，呼吸法などの落ち着く方法を体験したり，望ましい対処や工夫を話し合う。

④アウトリーチ：アウトリーチとは訪問相談である。危機での心身反応の特徴の一つが，回避（出来事に関連することを避ける）であるため，危機に直面している人は，積極的な相談行動を起こしがたい。そのため，重大事態が発生したときは，メンタルヘルスに重要な役割を果たす人が，でかけていって相談を受ける。

危機に直面している人の回復には，問題解決能力やストレス対処能力およびソーシャルサポート資源が寄与するが，反応が深刻なときは，医療機関につなぐ必要がある。また，危機が生じて対応するのではなく，日頃から危機を想定しての危機対応訓練や，危機が発生するリスクをモニターして管理するリスクマネジメントも発展している。

〔冨永良喜〕

文献 山本ほか（編），1995

気質 temperament
きしつ

性格の基礎となる遺伝的，素質的，体質的，生化学的に規定された，生得的な個人の感情的特質のことをさす。temperamentの語源は，「混ぜ合わす」（ラテン語）という意味である。ギリシア時代のヒポクラテスの4気質説（多血質，粘液質，胆汁質，黒胆汁質）に始まって，数多くの体質に注目した気質類型論がある。ヒポクラテスは，血液，粘液，胆汁，黒胆汁の4つの体液がどのように混ぜ合わされるかによって気質の違いが生じると考えた。

ドイツの精神医学者クレッチマー（Kretschmer, E.）の体格-気質類型は有名である。クレッチマーは内因性精神病性障害とその患者の体型に対応的な関係があることを見出した。各患者の気質特徴に，分裂気質，躁うつ気質，粘着気質の3タイプ（類型）を指摘した。この3気質を健常人にも適応できると考えた。分裂気質の人は，細長型の体型で，非社交的，静か，用心深い，きまじめ，自分の観念的世界に閉じこもりやすく非現実的。一方で鈍感，従順といった相反する特徴が同時に見られる。学者や芸術家に多いといわれている。躁うつ気質の人は，肥満型の体型である。社交的，親切，明るい，熱しやすく冷めやすい，活発，静か，落ち着いているといった相反する特徴が循環する。粘着気質の人は，筋骨型である。物事に凝る，粘り強い，頑固，融通性のなさ，突然爆発することがある，といわれる。しかし，その後の実証的研究で，このクレッチマーの理論は必ずしも妥当性のあるものではないことがわかっている。いずれにしろ，気質とは比較的生得的な行動の特徴を示すものと，広くとらえられている。

〔宮崎圭子〕

文献 松原（編），2002；高木（編），1977

帰属意識
commitment
きぞくいしき

　従業員たちはそれぞれに企業にどのようなイメージをもち，参加しているのであろうか。企業組織に参加している所属感を帰属意識という。従業員の「会社離れ」や「仕事離れ」が進んでいる現在，この帰属意識とはどのように形成されるか知りたいところである。企業帰属意識の研究については，関本・花田（1985）の実証的研究がある。それによると，①価値内在化：組織の目標・規範・価値観を受け入れて，それにあった行動をしている，②積極的意欲：組織と自分とは一体であり，いったん組織の決めたことには積極的に従う，③残留希望：この企業には人間関係ができているのでこの組織に残りたい，④功利的帰属：この組織は処遇をよくしてくれるなど利するものがある限りは所属したい，などの因子が見られた。

　この研究はさらにPM型リーダーシップ論と結びつけて追試した研究（吉山ほか，1996）でもほぼ同様の因子を見出している。これを実際の従業員の行動にあてはめると，①希薄型：企業への帰属意識に薄いタイプ15.8％，②安住型：企業価値は受け入れるが貢献意欲は高くないタイプ18.6％，③自己主体型：自分の目標と組織の目標が一致している限りはいるタイプ18.9％，④功利型：自分の利益を優先しているタイプ11.1％，⑤企業従属型：企業の目標や価値観は受け入れないが企業の命令には従うタイプ35.6％という結果が出ている。　（楡木満生）

文献　関本・花田，1985；吉山ほか，1996

機能回復訓練　social skills training
きのうかいふくくんれん

　精神障害によって精神・心理機能や社会適応が低下した場合に，精神科リハビリテーションによって回復を図り，社会復帰をめざすことである。

　統合失調症患者への治療技法として，1970年代に生活技能訓練（social skills training：SST）が，アメリカのリバーマン（Liberman, R. L.）らによって体系化された。わが国では1994年に「入院生活技能訓練療法」が保険点数化されたことにより，SSTは精神病院やデイ・ケア施設に普及し始めた。

　SSTは集団療法的に行われ，メンバー各自が目標を設定して練習する「基本訓練モデル」と技能領域別にカリキュラムに従って学習する「モジュール」から構成されている。基本訓練はメンバー数名と治療者から構成され，設定された課題によってロールプレイが行われる。適切に行動できた場合は賞賛という正の強化が与えられ，うまくいかなかった場合は他のメンバーや治療者のロールプレイを見てモデリングを行う。モジュールには服薬自己管理，基本会話，症状自己管理，余暇活動，問題解決，金銭管理，職業技能などがある。このようにして，生活場面において予想されるストレスに対し，有効なコーピングも学ぶことができる。統合失調症患者はストレスに直面した場合に症状が再燃しやすいため，SSTは再発防止の効果もある。

　慢性の精神障害者は，薬物療法によって症状が改善しても，対人関係や職業生活がうまくいかず，なかなか社会復帰が難しい場合が多い。そのためSSTによって生活技能を向上させ，社会参加の促進とQOLの向上を図ることが治療として実際的である。　（西松能子）

技能検定
trade skill test
ぎのうけんてい

技能検定は，労働者の有する技能の程度を検定し，これを公証する国家検定であり，労働者の技能と地位の向上を図ることを目的に，職業能力開発促進法（昭和44年法律第64号）に基づき行われているもので，制度としては，昭和34年度から実施されている。

技能検定は，厚生労働大臣が，政令で定める職種ごとに，厚生労働省令で定める等級に区分して，実技試験および学科試験を行っている。職種は，平成19年現在137職種である。等級区分は，職種により，①等級に区分するもの（特級，1級，2級および3級）と，②等級に区分しないもの（単一等級）とがある。なお，職種，試験基準等の見直しが毎年行われている。

技能検定は，厚生労働大臣が行うこととなっているが，都道府県知事は実施計画に従い，技能検定試験の実施等の業務を行い，また，技能検定受験申請書の受け付け，試験の実施等の業務を都道府県職業能力開発協会に行わせている。なお，ファイナンシャル・プランニング技能士等10職種については，当該職種に関連する民間機関が指定試験機関として指定を受け，技能検定の試験業務を行っている。

技能検定に合格した者は，技能士と称することができ，特級，1級および単一等級の技能検定合格者に対しては厚生労働大臣の，2級および3級の技能検定の合格者に対しては都道府県知事名または指定試験機関名の合格証書が交付される。

厚生労働省の統計によると，制度発足の昭和34年度から平成18年度までの受検者は累計で述べ約809万人，うち延べ約352万人が合格して技能士となっている。(渡邉勝彦)

基本的欲求
basic urge
きほんてきよっきゅう

人間を動機づけている，人類に普遍かつ不変で，発生的あるいは本能的な起源をもつ無数の基本的な欲求。マズロー(Maslow, A. H.)が提唱した基本的欲求理論における基本概念である。

マズローは，従来の心理学的伝統であった人間の病理的な側面や動物実験に焦点をあてるだけでは人の本質はわかり得ないとして，健康で成熟しつつある人，しかも，最上の人に着目した。可能性や理想を重要視し，健康な人は働く欲求，成長欲求，達成欲求，役立ちたいという欲求をもつという基本的欲求の理論を提唱した。また，欲求とは，善か中立的なものであって，邪悪なもの，罪深いものではなく，欲求を述べることが人生の本質を語ることだと言明している。

マズローは基本的欲求について，相対的優勢さの原理に基づいて，公正なはっきり定まった階層を構成し，その階層の選択，または優先には順序があるという欲求の階層理論を展開した。欲求の階層とは次の5段階であり，一般には列挙された順序に現れ，願望されるが，例外もあるとされている。

①生理的欲求：すべての欲求のなかで最も基礎的で優勢なもので，生命維持に関する欲求。②安全の欲求：安全や保護を求める欲求。③所属と愛の欲求：集団や家族においての位置を切望する帰属の欲求。④承認の欲求：自己尊敬（自尊心）と他者からの承認欲求。⑤自己実現の欲求：自分がなりうるものになりたいという欲求。

(渡邉祐子)

文献 マズロー／小口（訳），1987
⇨マズローの欲求5段階説

キャリア
career

　キャリア（career）という言葉は定義がさまざまになされているが、キャリア研究者の第一人者であるスーパー（Super, D. E.）は次のように定義している。「キャリアとは人が生涯において追求し、占めている地位、職務、業績の系列である」として、キャリアを仕事、職業以外の社会的役割も含めて総合的にとらえている。つまり、キャリアは、職業生活に限定されるものではなく、人間の長い生涯を視野においた生き方や社会的役割との関連のなかでとらえられている。職業以外にも人生のなかで果たす役割は多様に存在するとし、スーパーはこうした人生における役割を生涯の各時期でいかに果たしていくかというプロセス全体がキャリアであるとしている。

　また、ホール（Hall, D. T.）は、「キャリアとは個人の生涯を通じて仕事に関わる諸体験や諸活動に関連した態度や行動の個人的に知覚された連鎖である」とし、仕事を主体にキャリアを概念化した。

　シャイン（Schein, E. H.）は、キャリアについて仕事を経験する職場生活の領域を機軸に、さらにこれに加えて自己成長の領域と家庭生活の領域を重ね、包括的なキャリア構造を述べている。そして、シャインは働くことは自己成長、家庭生活と密着して関連しており、キャリアはこれらの3領域の複合体であるとしている。また、これらの3領域で構成される生活構造は、個人の加齢とともに変化するものであると述べている。

　ハンセン（Hansen, L. S.）は、キャリアを「相互に作用し合い、影響し合う人生のさまざまな役割を包括する概念」と定義して、キャリアは家庭、学習、余暇活動などから切り離して考えることは不可能であるとし、ワーク／ライフ・バランスの大切さを述べている。

　このように、近年では次第にキャリアは「個人の人生・生き方とその自己表現の仕方である」とされ、人生と深く関わる幅広い包括的、統合的概念に発展している。また、キャリア発達に関して、スーパーは「キャリアは必ずしも青年期に形成されるとは限らない。人の生涯を通して、変化し発達するものである」とし、生涯にわたって展開するキャリア発達の視点をもつことの大切さを強調している。上記のように、キャリアは人々のライフステージ、キャリアステージとともに個人と環境との相互作用のなかで変化する動態的なダイナミックスにおいて発達し、形成されると考えられている。

　日本ではこれまでキャリアの問題は組織側の経営戦略の一つであったが、いまやキャリアの課題は個人の側から自分自身の問題として考えられるようになった。終身雇用時代には組織に依存し、自分のキャリアについて主体的に考え、キャリア開発、キャリア形成を自律的に行うことなどを求められていなかった人々も、いまや生涯を通して自分はどのような生き方をしたいのか、一生を通してどのような仕事、職場を選択し決定しながら、どのような働き方をし、どのようなキャリアを通して自分の人生を表現していきたいのかという重要な課題に直面している。

　自己成長や生きがい働きがいの追求だけではなく、自分自身の雇用の確保の意味からも、自ら主体的にキャリア開発を行い、自己に付加価値をつけ人材としての市場価値を高める努力が必要とされている。

（宮城まり子）

キャリア・アンカー
career anchors

　キャリア・アンカーは米国の組織心理学者シャイン（Schein, E. H.）によって提唱されたキャリアの自己イメージに関する概念である。もともとアンカー（anchor）は船の錨から転じて，「支え」や「拠り所」となるものをさす語である。シャインによれば自分のキャリアを考える際，人には「これだけは譲れない，あきらめたくない」という価値的な領域があり，それがその人の仕事生活の拠り所となる。これを船の錨（アンカー）にたとえ，キャリア・アンカーという。

　キャリア・アンカーは人の自己概念の一要素である。シャインはその人が特に関心をもつ領域として，①専門・職能別コンピタンス，②全般管理コンピタンス，③自立・独立，④保障・安定，⑤起業家的創造性，⑥奉仕・社会貢献，⑦純粋な挑戦，⑧生活様式の8つのカテゴリーをあげている。コンピタンスとは，有能さや成果を生み出す能力をいう。

　ここでいうキャリアとは，リアリティショックを経て，各個人が仕事を通して培ってきた内面的な自己イメージ（internal picture）による内面的なキャリアをさす。キャリアの選択を積み重ねるなかで，キャリア決定の際に自身が参照すべき基盤ができあがる。このキャリア・アンカーは自己イメージであるので，すぐに発揮する機会がなくても安定した拠り所となる。キャリアに関する意思決定の際には，自身のアンカーをしっかりと把握することが大切であろう。

（小川待子）

文献 シャイン／二村・三善（訳），1991；シャイン／金井（訳），2003
⇨コンピテンシー

キャリア・インサイト
career in ★ sites

　キャリア・インサイトとは，コンピュータを使って利用者自身が適性の評価，職業情報の検索，適性と職業との照合，キャリア・プランニング等の職業選択に向けた一連のプロセスを経験できるシステムである。このようなシステムは CACGs (Computer Assisted Careers Guidance System) といい，欧米では早くから開発され実用化されてきた。日本では2001年に最初の本格的な CACGs として，独立行政法人労働政策研究・研修機構により「In ★ Sites 2000」が開発され，その改訂版として2004年に「キャリア・インサイト Ver. 2.10」が公表された。

　システムのねらいは，学卒後初めて就職する者，あるいは最初の転職を考える者等の若年者を利用者として想定し（18～34歳程度），自己理解，職業理解を促し，職業選択に対する意識を高めることである。公表以来，若者向けの職業相談機関や，大学，短大，専門学校等の教育機関で利用されている。

　システムは「適性診断コーナー」「職業情報コーナー」「総合評価コーナー」「キャリア・プランニングコーナー」という4つのコーナーで構成されている。このうち「適性診断コーナー」はシステムの中心機能であり，「能力」「興味」「価値観」「行動特性」という4つのツールを使い，個人の特徴を評価する。画面を見ながら質問に回答すると即座に採点，プロフィールの作成が行われ，結果に合致した職業リストが表示される。コンピュータのもつ即時的，応答的な機能を生かしたガイダンスが実施できる点が特徴である。

（室山晴美）

文献 室山，2002；2006

キャリア・ガイダンス　career guidance

キャリア・ガイダンスとは，キャリアに関するガイダンスである。

ガイダンスが発達したアメリカで職業指導といわれた時代における定義は「個人が一つの職業を選び，それに向かう準備をし，その生活に入り，かつその生活で進歩するように個人を援助する過程」であった。1950年代以降，職業からキャリアへと概念の拡大を受けて，今日では次のような概念として定着している。「個人が自分自身と職業の世界における自分の役割について統合され，かつ妥当な映像を発展させ，また受容すること，この概念を現実に照らして吟味すること，および自分自身にとっても満足であり，社会にとっても利益あるように自己概念を現実に転ずることを援助する過程である」。

キャリア・ガイダンスは一般に次の全部または一部についてクライエントを支援する援助活動である。これを「キャリア・ガイダンスの6分野」といい，次のものがある。①自己理解，②職業理解，③啓発的経験，④カウンセリング，⑤方策の実行，⑥職業適応への援助・フォローアップ。わが国においてこの理念や原則に従って実際にキャリア・ガイダンスが行われている分野は，学校教育における進路指導，雇用政策における職業指導，能力開発におけるキャリア・コンサルティングの3分野であり，それぞれ関係法律等にその定義，実施する具体的内容等が明示されている。キャリア・ガイダンスとカウンセリングは，今日，若年期，中年期，高齢期の人生全般にわたり，障害者，就職困難な若者，生活困難者，外国人労働者などの特別に支援を必要とする人々へその対象を広げている。（木村周）

文献 木村，2003
⇒キャリア・カウンセリング

キャリア開発
career development
——かいはつ

キャリア開発とは career development の実務上の日本語訳である。学術上では，「キャリア発達」と訳されている。実務上でキャリア開発という場合には，development の本来の意味である「成長，気づき，変化，発達」を強調する。しかも，development は過去を意味しないので，「職歴開発」などという日本語訳は妥当ではない。キャリア開発と同義語として「キャリア形成」という場合がある。

自己のキャリアをどのように認識し，それをどのようなものにしようとするのかを考えるプロセスであり，同時に具体的な取り組みでもある。内的キャリアと外的キャリアを統合し，働くこと（仕事）を通してなりたい自分になろうとすること（自己実現）ととらえることもできる。

自己の人生(life)のなかで何らかのかたちで働くこと(work)に関わっている部分，すなわち working life（ワーキング・ライフ）がキャリアであるという概念を前提とし，自己の working life についての自覚および展開のプロセスが個人にとってのキャリア開発である。したがって，個人にとってのキャリア開発とは内的キャリアと外的キャリアの最適化，すなわち働くこと(仕事)を通して具体的に自己実現をめざすことでもある。

キャリア自覚度が比較的低い日本におけるキャリア開発では，まずは内的キャリアを重視しなければならない。本来，キャリア開発とは，内的なプロセスを重視しながら，内的キャリアと外的キャリアを統合するプロセスを意味するからである。

内的な自己理解の深まりによって得られる自分自身への気づき，働くことへの自覚，

仕事の意味・価値・意義の発見，あるいはキャリア自覚の変化や人生観・価値観の変化などもキャリア開発である。

また，就学状態から就業状態へ移行すること (school-to-work transition) や結婚・離婚・出産など，ライフサイクルにおけるライフステージの変化もキャリア開発の重要な要素としてとらえることができる。

外的キャリアとしての具体的な仕事や会社を考える際，その背景には「なぜ？」という理由がある。この「なぜ？」が内的キャリアである。なぜ働くのか，なぜ仕事をするのか，自分にとって働くこと（仕事）の意味，自分にとって何が大切なのか（キャリア・アンカー），などという内的キャリアが不明なままでは外的キャリアを具体化することが難しい。キャリア開発の支援は内的プロセスに関わる比重が高くなるので，キャリア・カウンセリングの必要性が高まる。

キャリア開発は，組織に所属している人のみを対象としているのではない。組織で働く人が多いために組織との関係を前提に述べられることが多いが，組織に所属せずに働いている人にとっても，働くこと（仕事）を通してなりたい自分になろうとすることがキャリア開発である。家事に専従している人，漁業・農業あるいは林業などに従事している人，個人商店や飲食業などの自営業を営んでいる人，ボランティア活動を仕事としている人，プロ・スポーツに従事している人など，働いているすべての人にとって，仕事を通してなりたい自分になろうとすることがキャリア開発である。

組織に属していない場合には個人の問題としてとらえられるが，組織と個人との関係のなかで考えるキャリア開発は，個人にとってのキャリア開発と組織にとってのキャリア開発という2つの側面からとらえなければならない。いずれにおいても，基本は個人主導である。

組織にとってのキャリア開発とは，組織構成員一人ひとりのキャリア開発を組織として支援すること，つまり人材育成（人的資源管理および人的資源開発）ということができる。あるいは，長期的な組織戦略に基づく人事戦略であり，適材適所の追求であり，人と仕事の最適化を図ることであり，あるいは一人ひとりのキャリア開発を支援するための制度やプログラム（キャリア開発プログラム：CDP）を実践することであるなど，包括的な意味をもつ。後継者育成も，組織にとっては重要なキャリア開発である。また，能力開発もキャリア開発である。組織として期待する個人の成長と，個人が望む自己の成長との最適化ということもできる。

組織との関係のなかでキャリア開発を考える場合，組織の成長は組織構成員一人ひとりの成長にかかっているという観点からとらえるならば，個人と組織の共生関係を構築することと考えるべきである。個人も組織もお互いをイコール・パートナーとして認識できる関係を構築することである。

健全な共生関係が構築されるためには4つの前提がある。一つ目の前提は相互尊重である。組織は一人ひとりに目を向け，一人ひとりをかけがえのない存在として尊重しなければならない。一方，個人は組織の考え，方向，期待をしっかりと受けとめなければならない。その上で個人のめざす方向と組織のめざす方向のすり合わせをする必要がある。

二つ目の前提は相互依存である。組織は個人に依存しており，個人は組織に依存していることは明らかである。組織の成長は一人ひとりの成長に頼らなければならず，個人が成長するためには組織に頼らざるを

得ない面がある。互いが互いを必要としていることを認め合うことであり，いい意味で互いが利用し合うことが相互依存である。

　三つ目の前提は相互選択である。個人は組織を選び，組織は個人を選ぶ。小規模な選択は個人による職務・業務や部署の選択であり，組織による該当者の選択である。大規模な選択は応募／採用という選択である。規模の大小を問わず，いずれの場合も互いに緊張関係がともなう。

　四つ目の前提は自己決定・自己責任である。キャリアは個人の working life であり自分の生き方・働き方でもあるので，自分で決めなければならないし，自分で決めてよい。自分で決めたことであるがゆえに自分で結果を引き受けなければならず，自分で結果を引き受ければよいのである。自己責任とは自己決定が前提となっていなければならない。ちなみに，ワーク／ライフ・バランスとは，自己の life と working life とのバランスをいう。このバランスをどうするかは自己の決定に委ねられる。

　なお，アメリカでは幼稚園から高校卒業までの13年間にキャリア教育を行うことになっている(略称K-12)。そこでは，"Who am I ?"，"Where am I going ?"，"How do I get there ?" という問いかけを自分に対して行い，自分でその答えを出していくプロセスが個人にとってのキャリア開発であるとし，年齢層に応じたカリキュラムが構成されている。この教育を担当しているのがキャリア・カウンセラーである。

（今野能志）

⇒キャリア，内的キャリア，キャリア・カウンセリング，事業主が行うキャリア開発支援，CDP

キャリア・カウンセリング
career counseling

　キャリア・カウンセリングとは，「職業，キャリア，生涯にわたるライフキャリアの方向づけや選択，決定を個人または集団に働きかけることによって援助し，その発達を促進することを専門領域とするカウンセリング」である。

　キャリア・カウンセリングもカウンセリングである以上，①大部分は，言語によるプロセスによる，②カウンセラーとクライエントはダイナミックな相互作用を行う，③カウンセラーはさまざまな認知的行動的手段を使用する，④自分の行動に責任をもつクライエントが自己理解を深め，よい意思決定というかたちで行動がとれるように援助する，という点では，他のカウンセリングと理論的にも実践的にも同じである。

　しかし，キャリア・カウンセリングは次の点で他のカウンセリングと異なる。①問題行動の除去または治療よりは，よりよい適応と成長，個人の発達の援助に重点をおく。②職業選択，キャリア形成など具体的な目標達成を重視する。③カウンセリングの理論や手法は折衷的でありシステマティック・アプローチをとる。④カウンセリングとキャリア・ガイダンスが一体となって行われる。⑤カウンセリングのほかにコンサルテーション，他の資源との協働，教育を重視する。学校進路指導，職業紹介における職業指導，企業におけるキャリア・コンサルティングで行うカウンセリングは，すべてキャリア・カウンセリングである。

　カウンセリングには感情的，認知的および行動的なアプローチとその理論があるが，キャリア・カウンセリングはそのすべてを含み，治療よりは開発的な理論とアプローチをとることが特徴である。　（木村周）

文献 木村，2003

キャリア教育　career education
——きょういく

　キャリア教育は幅広い対象に対する教育に使用されている言葉である。社会人の人生設計に関する教育、大学生の卒業後の就職準備のための教育、また小中高生の社会的自立を図るための教育などである。以下、最も一般的な学校教育に特化し、解説する。

　キャリア教育が公の文書で初めて登場したのは、1999年の中央教育審議会答申「初等中等教育と高等教育との接続の改善について」においてである。答申には「キャリア教育（望ましい職業観・勤労観及び職業に対する知識や技能を身に付けさせるとともに、自己の個性を理解し、主体的に進路を選択する能力・態度を育てる教育）を小学校段階から発達段階に応じて実施する必要がある」とあり、職業観・勤労観という価値観を育成し、主体的に選択できる能力や態度の育成を小学校段階から始めることを求めた。

　2002年、国立教育政策研究所生徒指導研究センター『児童生徒の職業観・勤労観を育む学習プログラムの推進について（研究報告書）』にて、「職業観・勤労観を育む学習プログラムの枠組み（例）——職業的（進路）発達にかかわる諸能力の育成の視点から」が示された。本プログラムは、「人間関係形成能力」「情報活用能力」「将来設計能力」「意思決定能力」の4能力領域と8つの能力を育成する諸項目を発達段階に応じて示し、「望ましい職業観・勤労観及び職業に対する知識や技能を身に付けさせること」を主目的とし、その後のキャリア教育実践の基準となっている。

　2004年、文部科学省から『キャリア教育の推進に関する総合的調査研究協力者会議報告書——児童生徒一人一人の勤労観、職業観を育てるために』が出され、キャリア教育実践において、5つの点で重要な基盤整備を行った。

　一つ目はキャリアを「個々人が生涯にわたって遂行するさまざまな立場や役割の連鎖及びその過程における自己と働くこととの関係付けや価値付けの累積」と定義したことである。

　二つ目は、キャリア教育を「児童生徒一人一人のキャリア発達を支援し、それぞれにふさわしいキャリアを形成していくために必要な意欲・態度や能力を育てる教育」と、新たに定義したことである。

　三つ目は、キャリア教育を推進する方策として「職業観・勤労観を育む学習プログラムの枠組み（例）——職業的（進路）発達にかかわる諸能力の育成の視点から」を明確に位置づけたことである。

　四つ目は、これまでのキャリア教育と進路指導の関係を「進路指導の取組は、キャリア教育の中核をなすものである」と明確に関係づけたことである。

　最後に、最も重要なことであるが、キャリア教育の意義を「従来の教育の在り方を幅広く見直し、改革していくための理念と方向性を示す」としたことである。

　キャリア教育は、単なるニート、フリーターなど、青少年の就業意識対策として登場したのではなく、教育を見直し、改革するための方策として、本来の進路指導の流れから生まれたものである。小・中・高等学校の3学校種にわたり、現在その推進が急激に進展している。

　なお、アメリカ合衆国において1970年代に登場したキャリア・エデュケーション運動は、質的にはわが国のキャリア教育との共通性は見られるが、わが国のキャリア教育登場がその影響を直接受けているとはいえない。　　　　　　　　　（三村隆男）

文献 三村, 2004

キャリア交流プラザ
Career Exchange Plaza Project
——こうりゅう——

　中高年求職者の再就職を支援するため，求職活動をする上で必要な知識等の付与，同じ仲間との経験交流，キャリア・コンサルティング等を3か月間集中的に実施する場で，平成11年度から，全国15か所で展開されている。対象者は下記に該当する者で，対象者ごとにコースが設定されている。

　①概ね45歳以上60歳未満でホワイトカラーの職種への再就職を希望する者：ホワイトカラーコース

　②概ね30歳以上45歳未満の技術者：壮年技術者コース

　③概ね45歳以上60歳未満で1年以上の長期失業者：長期失業者コース

　各コースには，ハローワークが求職者のなかから，次の用件に該当する者を選定することとしている。

　イ　キャリア交流プラザ事業への積極的な参加を希望していること

　ロ　熱心に求職活動を行っているが再就職が決まっていないこと

　ハ　安定的な就職を希望していること
　代表的なメニューを以下に紹介する。

　①セミナー・ガイダンス：就職に向けた意欲の喚起，職務経歴の棚卸

　②経験交流：求職活動の経験，労働市場に関する情報等，利用者相互の情報交換，相互の心理的なサポート等

　③キャリア・コンサルティング：職務経歴の棚卸，それを活かした職業分野の探索等についての個別相談

　④職業紹介その他の就職支援：求人情報の検索，応募先企業の情報収集，職務経歴書等の作成　　　　　　（大和恵美子）

文献 厚生労働省職業安定局，2007

キャリア・コンサルタント能力評価試験
qualifying examination for career consultation
——のうりょくひょうかしけん——

　厚生労働省は，労働者個人の主体的なキャリア形成や求人と求職の効果的なマッチングを支援するために，職業能力開発促進法に基づきそれを担う人材すなわちキャリア・コンサルタントの養成を行っている。キャリア・コンサルタント能力評価試験は，厚生労働省の指定を受けた試験機関が行う試験のことをいう。指定を希望する試験機関は，指定手続きに従って国に申請し，指定基準細目を満たすと判断されれば指定を受け，キャリア形成助成金の対象となる。試験機関等による養成講座を受けるか，または一定の条件により直接受験して合格すればキャリア・コンサルタントの資格を得る。

　試験に係る能力基準項目は，厚生労働省が定める指針によって，①キャリア・コンサルティングの社会的な意義に対する理解，②キャリア・コンサルティングの基本的知識・スキル，③キャリア・コンサルティングの実施過程において必要なスキル，④キャリア・コンサルティングの効果的実施に係る能力の4分野について，その試験内容，講義と演習時間，試験問題内容と形式，試験の実施体制，訓練方法，講師の条件などが詳細に定められている。平成18年現在，民間の11試験機関が指定されている。また，能力評価試験実施機関連絡協議会が設置され，普及啓発活動，キャリア・コンサルタントの資質の確保・向上などの活発な活動を行っている。平成20年現在，豊富な実践経験を有し，厚みと広がりをもった熟練したキャリア・コンサルタントを技能検定により評価し，格づけする制度が検討されている。　　　　　　　　　　（木村周）

文献 厚生労働省，各年a
⇒キャリア・コンサルティング

キャリア・コンサルティング
career consulting

1．定義と法的根拠

産業構造の急激な変化や労働者の意識の変化などにより，これまでの企業主導の能力開発に加え，個人が自らのキャリア形成を考え，より主体的に能力開発に取り組む必要が高まっている。一方労働者側にも企業の内外を問わず通用する能力が求められるようになった。

このような状況を踏まえ労働者の自発的な能力開発（キャリア形成）の促進と，職業能力の適正な評価の整備を重点として平成13年職業能力開発促進法が改正された。このため，新たに第7次職業能力開発基本計画が策定され，そのなかでキャリア・コンサルティングは次のように定義されている。「キャリア・コンサルティングとは，労働者が，その適性や職業経験等に応じて自ら職業生活設計を行い，これに即した職業選択や職業訓練の受講等の職業能力開発を効果的にできるよう，労働者の希望に応じて実施される相談その他の支援をいう」

では，事業主は労働者のキャリア形成支援のために何を行うのか。その内容は「事業主が講ずる措置に関する指針」に次のように示されている。

①業務に必要な職業能力等に関する情報の提供，その他の援助。
②実務経験を通じた能力開発のための配置その他の雇用管理についての配慮。
③有給教育訓練休暇等の休暇の付与とその効果的活用への配慮。
④始業および就業時間の変更など教育訓練または職業能力訓練を受ける時間の確保への配慮。
⑤職業能力開発推進者の適正配置と活用。

2．具体的内容（キャリア・コンサルタントに求められる知識・スキル）

キャリア・コンサルティングとは，具体的に何をするのか。厚生労働省の「キャリア・コンサルタント能力基準項目」は，それをキャリア・コンサルタントがもつべき知識・スキルというかたちで，大要次のように規定している。

①キャリア・コンサルティングの社会的な意義に関する理解。

社会・経済的動向，キャリア形成支援の必要性，キャリア・コンサルティングの役割と位置づけ，任務の範囲の理解。

②キャリア・コンサルティングの基本的知識・スキル。

基本的知識（関連理論，個人理解，仕事理解，情報収集，労働市場情報，関係法規，メンタルヘルス，ライフステージと発達課題，転機への対応）。

基本的スキル（その必要性，キャリア・シートの書き方，カウンセリング・スキル，グループカウンセリング・スキル，相談過程のマネジメント）。

③キャリア・コンサルティングの実施過程において必要なスキル。

相談場面の設定，自己理解，仕事理解，啓発的経験，意思決定，方策の実行，新たな仕事への適応，相談過程の総括への支援。

④キャリア・コンサルティングの効果的実施に係る能力。

その重要性の社会への普及。

ネットワークの認識（ネットワークの重要性，ネットワークの形成，リファー，コンサルテーション）。

自己研鑽・スーパーヴィジョン。

3．キャリア・カウンセリングとの違い

キャリア・カウンセリングは，一般にキャリア形成を支援する相談である。学校教育における進路相談，職を求めている人に対する職業相談などは典型的なキャリア・カウンセリングである。しかし，キャリア

支援は学校教育や就職時だけの問題ではなく，いったん就職してからも人生を通じて必要になってきた。いったん就職した労働者に対して主として事業主が行うキャリア形成支援の中心がキャリア・コンサルティングである。その法的根拠，具体的内容等はすでに述べた。そこで行われる相談は，理論的にも実践的にも学校の進路相談，職業紹介における職業相談と同じである。その意味では，キャリア・コンサルティングは広い意味でのキャリア・カウンセリングそのものである。

しかし，キャリア・コンサルティングは相談だけではない。定義や具体的内容に明記されているように，相談のほかに実習，講習，指示・助言，情報の提供，環境への配慮など多様な支援が含まれる。このような側面は従来キャリア・ガイダンスとよばれてきた。一般に，キャリア・ガイダンスは，自己理解，職業理解，啓発的経験，カウンセリング，方策の実行，フォローアップの6つの分野に対する支援である。これは「キャリア・ガイダンスの6分野」といわれてきた。そのような観点に立てば，キャリア・コンサルティングは，働く労働者に対するキャリア・ガイダンスとカウンセリングであるといえる。6つの分野における支援の中核はカウンセリングであることには，間違いない。

4．現状と課題

厚生労働省は，以上のような状勢を受けて「キャリア・コンサルタント能力評価試験の指定」制度を実施している。能力基準項目に従って適正に職業能力の養成と評価を行う民間等の試験機関を指定し，キャリア形成促進助成金を支給する制度である。平成18年現在11機関が指定され資格認定が行われている。

しかし，資格をとればすべての人が産業の現場で的確にキャリア・コンサルティングができるわけではない。コンサルタントとしての倫理の遵守，資質の向上，活動範囲ごとの専門性の確保など，自己研鑽を進めなければならない。そのための学習の場の確保，方法の充実などが求められている。現在，実施試験機関連絡協議会が自主的に設置され活発な活動が行われている。

また，「能力評価基準」そのものについても想定レベル，養成カリキュラム，能力水準の維持・向上，資格更新，評価者の講習などの見直しが継続的に進められている。

フリーター，ニートなど若年者の勤労意識の形成，キャリア教育，また，離転職者の増加，中高年齢者の再就職支援など，キャリア形成支援における学校教育，職業紹介，産業界の相互連携，さらには家庭や地域活動との連携が，今日社会問題にまでなっている。キャリア・コンサルティングは，その具体的橋渡しの役割を担っている。産業カウンセラー，キャリア・カウンセラー，教育カウンセラー，心理相談担当者，臨床心理士など名称のいかんに関係なく関係者の密接な連携が最も求められている。

平成20年現在，①熟練レベルのキャリア・コンサルタントを中級の技能検定試験により国家資格とすること，②「成長力底上げ戦略」のなかにおける「職業能力形成システム（通称ジョブ・カード制度）」の参加者に対し実施されるキャリア・コンサルティングの担い手とすることの制度改革が進められている。キャリア・コンサルタントの資質の向上，活躍の場の拡大，働く人の格差是正などの効果が期待されている。

（木村周）

文献 厚生労働省，各年a；木村，2003

キャリア支援グループ・ワーク
career support group work
――しえん――
- 自分は何が好きか（嫌いか）
- 何がしたいか（したくないか）
- 何が拠り所なのか
- どう働きたいのか
- どう暮らしたいのか

　キャリア形成や進路設計を考えるときに重要なこれらのことを自己洞察させ，啓発的な経験を促すグループ・ワークで，次のような効果が期待できる。

　①なんとなく感じていたことを書いたり話したりすることで「実感」できるようになる（感情的・知的気づき）。
　②他者からのフィードバックが新しい視点や可能性を提供してくれる。
　③癒され，がまん強くなる。
　④模倣の相手を見つけることができる。

　近年，日本ではニート対策や学校教育にキャリアの視点を導入するための有効な方法として注目されている。具体的な例としては次のような活動が考えられる。

- 「10年後の自分」を箇条書きにして紹介し，意見交換する。
- 職業名が書かれた，たくさんのカードから好きなカードを画用紙に貼りつけ，絵や言葉で「思い」を表現し，それをグループのなかで紹介し質問する。
- 入社試験の複数の応募者から1名だけ採用するための会議プロセスを体験し，働くことの意味や現実社会と自己概念の違いに気づかせる。
- 学園祭の実行委員になるとして，何を担当したいかによって小グループに分かれ，選択理由の違いを紹介し，受けとめ合う。

　　　　　　　　　　　　　（大関義勝）
文献　片野ほか，2001；國分・國分，2004；小野田，2005

キャリア・シート
career sheet

　求職者や従業員がキャリアについて考えたり，意思決定をする際，さまざまなことを検討する必要がある。例えば，職業経験，教育訓練歴，職業への興味・関心，キャリア・プランなどがあげられる。心の中だけでこれらを整理することは難しい。経験，興味・関心，計画などを紙の上に書き出し，文字にして目に見えるものにすると，キャリアの全体像，職業経験とキャリア・プランの関係などが容易に把握できるようになる。キャリア・シートとは，こういったことを効率的に行うために，キャリアを考える上で検討しなければならないことを項目にし，それらの項目に沿って自分自身のことについて記入できるように作成されたものである。

　厚生労働省はキャリア・シートを開発しており，それを公表している。その項目は以下のとおりである。

Ⅰ：氏名，性別，生年月日・年齢，現住所，
　　最終学歴，勤務先
Ⅱ：キャリア志向性・自己認識
Ⅲ－A：職務歴・その他特記すべき事項
Ⅲ－B：代表的職務
Ⅳ：学習歴・その他特記すべき事項
Ⅴ：資格・免許，著作権・特許
Ⅵ：職業能力のまとめ
Ⅶ：今後の目標
Ⅷ：その他（自由記述）

　これらの項目に定まったものはない。再就職支援会社，大学・高校等の教育機関の就職支援部門，企業のキャリア形成支援部門といったさまざまな組織で，年齢層，業種や職種などの対象別にさまざまなキャリア・シートが開発されている。　（榧野潤）
文献　厚生労働省，2001
⇒職務経歴書

キャリアの期待理論
expectancy theory in career development
──きたいりろん

　キャリアの期待理論は，人のキャリア行動を「期待×価値」の図式で説明する考え方である。例えば，ヴルーム（Vroom, V. H.）の期待理論などがよく知られている。

　人は，自分のキャリアを考えるにあたって，この職業に就きたい，あのポストには就きたくないといった何らかの主観的な価値づけを行う。キャリアの期待理論では，この主観的な価値づけだけでは，具体的なキャリア行動に結びつかないと考える。自分にとって主観的な価値の高いキャリアに進むことを，自分はどのくらい期待しうるのかということも重要になるとする。

　このようにキャリア行動を，ある選択肢に対してどの程度価値を感じているのかと，それをどの程度期待しうるのかの「かけ算」としてとらえるのが，キャリアの期待理論の特徴である。

　キャリアの期待理論は，意思決定理論とも関連が深く，最近の進路意思決定理論の多くが，この期待理論を取り込んでいる。

　また，現在，盛んに研究が行われている自己効力感の考え方とも関連が深い。例えば，自己効力感は「期待×価値」の図式に加えて，さらに，自分はその期待をどの程度，実現させることができるのかといった見込み（自信）のような感覚も重要であると説く。

　このようにキャリアの期待理論そのものは素朴な考え方であるが，最新のキャリア理論の基礎理論として，組織論や動機づけ論などほかの多くの理論に脈々と受け継がれている。　　　　　　　　（下村英雄）
文献 Vroom, 1964
⇒意思決定理論

キャリア・パス
career path

　キャリア・パスとは，「企業などの組織内において，職務や職級に応じて歴任する職務を標準化し，一定の基準で職務経験を計画的に付与する道筋」である。キャリア・パスは組織における個人のキャリア開発プログラム（CDP：Career Development Program）の構成要素の一つである。

　CDPの構成要素としては，①労働者個々人の進路設計の基準となるキャリア・パス，②労働者個々人の能力の把握と個人情報の管理，③労働者自らのキャリア形成の実行，④キャリア形成支援のための教育訓練・能力開発，⑤キャリア形成支援を組み込んだ人事・労務管理，である。

　従業員のキャリア形成は，キャリア・パスの有無や内容によって影響を受ける。組織はキャリア・パスについて，①仕事の内容，重要性，時間配分等のデータの収集，②必要なスキル，知識その他の資質の決定，③類似した職位の分類，類似性のパターンの決定，④合理的にあり得る昇進等の道筋すなわちキャリア・パスの決定と従業員に対する周知，⑤個々のキャリア・パスを包括的なネットワークに統合，といったことを行う。キャリア・パスは，組織における上昇異動だけではなく水平異動を含むcareer latice，個人の職業や人生目標に関わる内的キャリアなどいろいろな概念を含む。

　組織は，人事・労務管理の一環として従業員のキャリア・パスを構築し，それを知らしめ，それに即した採用・配置，異動，能力開発，退職などに関する雇用管理を行わなければならない。　　　　（木村周）
文献 ルイス・ルイス／中澤（訳編），1997
⇒キャリア，キャリア・コンサルティング，CDP

キャリア・ビジョン
career vision

　キャリア・ビジョンとは，個人の職業人生に対する中長期的展望のことをいう。人がキャリアのデザインを行おうというときに，キャリアの到達点のイメージとその過程が生き生きと描き出されたものが，ビジョンである。キャリア・プランが，キャリアに関する具体的な計画を表すのに対して，キャリア・ビジョンは，大まかな方向性やイメージを表す。

　キャリア・ビジョンを描く方法としては，これまでの職業経歴やスキルをもとに将来どのような職業人生を歩みたいのかを積み上げながら描き出してゆく方法（帰納法）と，過去にとらわれずに望ましいキャリア像をまず描き，そこまでの歩みを描いてゆく方法（演繹法）とがある。キャリア・ビジョンを描くことは，同じ職場で同じ仕事をし続けるというような職業人生の展望を立てにくくなっている今日の不確実な就労環境のもとでのキャリア・デザインにとって，有効な方法である。

　明確なキャリア像をもつことが，むしろそのときどきの機会対応への足かせになることを危惧する考えがある。しかし，キャリア・デザインを放棄する根拠にはならない。むしろ，望ましい職業人生のための方向づけとしてキャリア・ビジョンを描き，偶発的な出来事に対処することで軌道修正しつつ，新たなビジョンを再構築してゆくことが望ましい。金井壽宏（2002）はこのようなキャリア・デザインの方法を「節目のデザイン」とよんでいる。固定されたビジョンにとらわれすぎず，キャリアの見通し（career perspective）としてのビジョンをもつことが重要である。　　（藤井博）

文献 金井，2002

キャリアマトリックス
career matrix

　キャリアマトリックスとは，労働政策研究・研修機構がインターネットで提供する総合的職業情報システムのことで，職業情報データベースと職業の探索や診断機能を統合した画期的な職業情報システムのことである。

　本システムは大学生以上の若年者や中高年者を主な利用対象とし，さらに職業紹介・相談や進路指導の担当者，キャリア・カウンセラーなどの専門家への支援を行う総合的な職業情報サイトとしても設計されている。

　職業情報データベースは，約500職業を掲載し，職業解説が「どんな職業か」「就くには」「労働条件の特徴」の3章構成，約2500字で記述され，関連の統計情報や図表なども充実している。さらに「職業プロフィール」では，職業興味，ワークスタイル，スキルなどその職業の諸特性を表示し，「参考情報」では，関連団体の情報，関連の資格や職業の動画映像などが，ほかのウエッブサイトとのリンクにより参照できる。

　職業探索システムでは，職業の分類，職業に関するフリーワード，主要な活動テーマ，厚生労働省編職業分類が，50音から検索できる。「適職探索ナビ」は主に若年者向けの職業探索システムで，職業興味検査，ワークスタイル検査を実施し，その結果と適職を表示できる。「キャリア分析ナビ」は，職業経験のある社会人向けに新たに開発されたスキル評価システムで，経験した職業から保有するスキル等を分析・表示し，それと関連する職業を表示する機能をもつ。いずれの探索や診断結果からも職業情報とリンクし，情報を参照できる。　（石井徹）

文献 木村，2003；吉田・松本・石井，2007

キャリア・レインボウ
career rainbow

　スーパー（Super, 1990）は，キャリアを「生涯にわたる人生コースの中で，個人によって演じられる役割の連鎖と組み合わせである」と生涯発達の視点から包括的に定義し，キャリアの概念を視覚的に表現するキャリア・レインボウのモデルを提示した（下図）。このモデルには，子ども，学生，余暇人，市民，労働者，家庭人といった6つの役割が虹のなかの弧として描かれており，各役割にはそれに投入される時間量（範囲・長さ）と関与の程度が影で表現されている。

　また，彼は，人生上の役割を演じる劇場（舞台）として，家庭・地域・学校・職場をあげ，個人は数個の役割を同時にいくつかの劇場で演じることがあるとした。そして，人生上の役割は生涯のなかで変化し，その役割に費やす時間とエネルギーは個人の生活段階によって異なるとした。

　キャリア・レインボウのモデルは，個人のキャリアの方向性や役割バランスをデザインするのに役立てることができる。また，個人の各生活段階における役割はキャリアの選択・意思決定に関して重要な意味をもっており，キャリア・ガイダンスやキャリア・カウンセリングにおけるその意義は大きい。
　　　　　　　　　　　　　　（坂柳恒夫）

文献 宮城，2002；Super, 1990

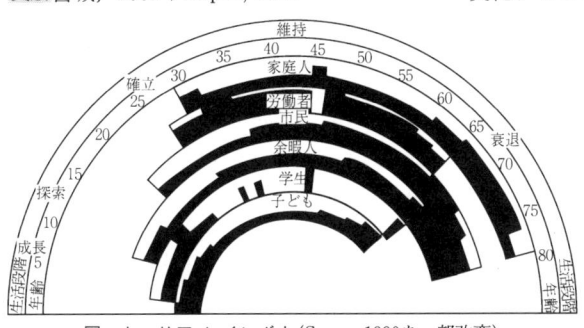

図　キャリア・レインボウ（Super, 1990を一部改変）

QOL
quality of life
きゅうおーえる

　「人生の質」とか「生活の質」などと訳されており，明確な概念定義はいまだなされていないが，概ね「人が充実感や満足感をもって，日常生活を送ることができること」を意味する。

　元来QOLは，経済学や社会学の分野から生まれた概念で，1960年代末から米国において経済的発展だけでなく国民の福祉を熟考する必要性が叫ばれるようになって用いられるようになった。

　従来は，検査値や死亡率，罹患率，合併症発生率などの客観的な評価指標がその普遍性，定義の明確さ，個人・社会にとっての重大性などの理由から，保健・医療・福祉の質を評価する指標として重視されてきた。しかし近年は，保健・医療・福祉の質を評価する上での重要な指標としてQOLが明確に位置づけられている。

　このような変化の背景には，患者の権利意識の高まり，慢性疾患の増加による医療者主体から患者主体へのパラダイムの転換などがある。

　QOLの特性には，①住民や患者自身の評価に基づく，②主観的である，③多因子的である，④QOLの測定値は時間とともに変化するものであることの4つがある。

　QOL評価尺度には，『WHO QOL』をはじめとする一般的な健康状態を測るためのものと，ある疾患患者用に特異的に用いられるものとがあり，さまざまな分野で開発が進んでいる。　　　　　（松下由美子）

求職票，求人票
job-application card, job-order card
きゅうしょくひょう，きゅうじんひょう

　公共職業安定所や職業紹介事業者が職業紹介の基礎的資料として作成する所定の様式であって，求職申し込みの受理の際に作成するものを求職票，求人の受理の際に作成するものを求人票という。公共職業安定所においては，求職者が記入した「求職申込書」を受理して求職票を作成し，求人者が記入した「求人申込書」を受理して求人票をそれぞれ作成する。

　職業安定法では，求人者は，求人の申し込みにあたり労働条件等を明示しなければならないとされ，また，公共職業安定所等は，求職者に対しては，その能力に適合する職業を紹介し，求人者に対しては，その雇用条件に適合する求職者を紹介するように努めなければならないとされている。労働条件等の明示や求職者の能力，求人者の雇用条件等の把握のために，求職票や求人票は欠くことのできないものである。

　具体的に求職票に記載されている項目は，求職者の①氏名，現住所，②希望する職業，勤務地，収入，勤務時間，休日，③経験した主な仕事，④学歴，免許資格などである。

　また，求人票に記載されている項目は，求人者の①事業所名，所在地，事業内容，②従業員数，加入保険，③求人職種，求人数，就業場所，雇用形態，④仕事の内容，就業時間，賃金，必要な経験・免許資格，⑤選考方法などである。

　最近では，インターネットなどで多くの求人が公開されているが，求職と求人のマッチング効率を高めるために，正確で，かつ求職者にわかりやすい求人票の重要性がますます高まってきている。　　（上市貞満）

文献 厚生労働省，2004b

求人開拓　job-order cultivation
きゅうじんかいたく

　求職者に適合する求人を確保するために，求人の申し込みを事業主に積極的に働きかけることをいう。職業安定法第18条には，公共職業安定所は，求職者に対しその能力に適合する職業に就く機会を与えるため，必要な求人の開拓を行うものとする旨の規定がある。求人開拓には，高年齢者や障害者など特定の求職者を念頭に採用が見込まれる事業所を選定して働きかける個別求人開拓と，特定の求職者を対象とせず応募者が見込まれる分野を定めて実施する一般の求人開拓とがある。一般の求人開拓は，雇用失業情勢が厳しい地域において重点的に行われることが多い。

　求人開拓を始める前に，まず，開拓対象の職種，求人数，開拓の方法，対象とする地域や事業所，実施時期，担当者などを定めた求人開拓の計画を作成する。開拓対象の事業所の選定にあたって，事前に事業所に対して採用見込（意向）アンケート調査を実施することも効果的である。

　求人開拓の方法としては，事業所訪問，電話，文書による働きかけのほか，雇用主との会合の利用，新聞・広報誌などの広報手段を活用した働きかけ等がある。

　開拓した求人に対して，その充足の努力を怠れば，求人者からの信頼を失い，以降の求人の確保も困難になってしまうおそれがある。このため，求人受理から一定期間（公共職業安定所の場合は3週間程度）経過するまでに，紹介実績のない求人に対しては，何らかのフォローアップを行うことが重要である。一般的には，今後の紹介見込みの情報提供や，未充足原因の分析に基づいた求人条件の見直しの提案・助言などが行われている。　　（上市貞満）

文献 厚生労働省，2004b

求人倍率
new or active opening rate
きゅうじんばいりつ

　全国の公共職業安定所における求人数を求職者数で除したものを求人倍率といい，求職者一人あたりの求人数を表す。

　求人倍率には，新規求人倍率と有効求人倍率の二種類がある。新規求人倍率はその月に公共職業安定所に申し込まれた新規求人数に対する新規求職者数の比率を示す。一方，有効求人倍率は，それらに加えて，前月から繰り越された求人数，求職者数も含めて算出される。有効求人倍率0.92倍という場合は，求職者一人に対して，0.92の求人があることを表している。単に求人倍率という場合は，有効求人倍率を指すことが多い。

　また，求人倍率には，原数値と季節的要因を除去した季節調整値があり，ふつう季節調整値のほうが多く用いられる。

　求人倍率をもとに労働力需給の動向を詳しくみることができるように，全数の求人倍率に加えて，常用の求人倍率，パートタイムの求人倍率，地域別・職業別の求人倍率，正社員求人倍率（正社員有効求人数／常用フルタイム有効求職者数）が公表されている。なお，産業別，年齢別，男女別の求人倍率は把握されていない。

　求人倍率は，先に述べたように公共職業安定所に申し込まれた求人数や求職者数をもとに算出されており，わが国の求人・求職活動のすべてをカバーしているわけではない。しかしながら，過去からの推移をみると，景気の動向とよく対応しており，労働力需給の変化をかなり忠実に反映する指標の一つとして，最も一般的に用いられている。
　　　　　　　　　　　　　　（上市貞満）

文献 厚生労働省，各年 e

QWL：Quality of Working Life
きゅうだぶりゅうえる

　仕事や職場のあり方を見直して，人間がいきいきと働くための環境を確保しようという考え方から生まれた概念である。

　QWL運動は20世紀の後半に，徹底した生産性向上を追求するテーラー（Taylor, F. W.）の科学的管理法以来の労働システムを人間尊重の立場から見直そうとする運動として生まれた。働きがいなどのその人にとっての職業の意義を重視することや，職場の良好な人間関係を維持できるようなチームづくり，作業者の立場に立った設備整備などによって，労働生活の質を高めながら，生産性を向上させようとする考えに立つものである。個人と組織のあり方，人間の働き方のあり方を人間尊重の見地から整理したともいえる。

　近年，EU（欧州連合）では，個人の生活全体に対して労働生活が及ぼす影響に注目し，労働者の生産性向上を実現しながら質の高い市民生活を送るためのワーク／ライフ・バランス（仕事と生活の調和）について検討している。「労働密度」「身体的または心理的労働条件」「労働での自律性」「内部昇進の機会」「失業のおそれ」「労働時間」と生活満足度の関係を分析して，個人が失業せずに，心身ともに快適な条件のもとに，積極的で自律的に労働に従事することが生活満足度を向上させることを明らかにしている。

　日本でも少子化現象を背景にワーク／ライフ・バランスの重要性が強く意識されるようになっている。国民が安心して次世代を育成しつつ働ける社会を実現するための取り組みが国の政策としてまとめられている。
　　　　　　　　　　　　　　（奥津眞里）

文献 EU, 2005；内閣府，2007
⇨ワーク／ライフ・バランス

教育カウンセラー
educational counselor
きょういく——

　教育カウンセラーとはNPO法人日本教育カウンセラー協会の認定を受けた「教育の専門家（certified professional educator)」のことである。

　すなわち教育カウンセラーとは心理臨床家ではなく「教育とカウンセリングの両方になじみのある教育者」である。アメリカのスクールカウンセラーはサイコロジスト（心理士）というアイデンティティではなく，教育者（educator）というアイデンティティをもっている。教育カウンセラーも同じアイデンティティをもっている。

　治療者志向のスクールカウンセラーと教育者志向の教育カウンセラーとは職務範囲が異なる。後者の職務範囲は次のように列挙できる。

　1．〈学級経営〉　①構成的グループエンカウンターやグループワークなどを用いて仲間づくりをする，②グループづくりのために役割関係を育てる，③柔軟性のあるリーダーになるためにイラショナル・ビリーフにふりまわされないよう自己点検する。

　2．〈キャリア教育〉　①折あるごとに，人はどんな仕事をどんな思いでしているかに触れさせる。②折あるごとに，教育カウンセラーは自分のアイデンティティと体験を語る。③折あるごとに，自分の「したいこと」（興味）と「できそうなこと」（能力）を発見する機会を提供する。

　3．〈対話のある授業〉　①おもしろくて，ためになり，かつ学問的背景のある授業を工夫する。②子ども同士のシェアリングを取り入れる。③インフォームド・コンセントを導入する。④体験学習を取り入れる。⑤子どもから授業の内容・方法についてフィードバックをとる。

　4．〈特別活動〉　①目標達成のためには，異年齢集団が適切か，同年齢集団が適切かを検討する。②目標達成のためには，グループサイズはどのくらいが適切かを検討する。③リーダーの介入の度合を状況に応じて判断する。④プログラムの内容を動機づけと効果の二点から検討する。

　5．〈サイコエデュケーション〉　①スキルの教育をする（コミュニケーションスキル，アサーションスキル，ソーシャルスキル，スタディスキルなど）。②思考の教育をする（人権教育，敬老教育，薬物依存防止教育，非行防止教育など）。③感情の教育をする（合唱，ユーモア，ダンスなど）。

　6．〈個別面談〉　①子どもの元気のもとになるようなチャンス面接をする（廊下や駅での立ち話）。②子どもの元気のもとになるような出前相談をする（家庭訪問，雑談への仲間入り）。③子どもの元気のもとになるような呼びかけ面接をする（元気がないようだが……，遅刻が多いようだが……，家に帰りたくないようだが……，身体に傷があるようだが……）。④子どもや保護者の自主来談（進路・学業・適応）にはきちんと応じる。⑤他の教師からリファーされた子どもの依頼面談に応じる。

　7．〈ガイダンスの年間計画づくり〉　学年単位または学校単位で次の領域のいずれかで年間計画を立てる。①進路指導。②特別活動。③学級づくり。④サイコエデュケーション。⑤保健指導。⑥ピアヘルピング。

　8．〈ガイダンスカリキュラムの開発〉教育カウンセラーはアメリカのスクールカウンセラーと同じでプログラムを教示する仕事が主になるので，プログラムの開発またはリサーチが必要である。

　9．〈生活環境の変化に起因するストレスを予防するためのカウンセリングを行う〉　親の失業，親の不和・離婚，転居，転

校，異文化間の移動などに由来するストレスに対応する個別面接や集団カウンセリングを行う。

10.〈コンサルテーション〉 保護者，教師，スクールカウンセラー，地域の機関に対してコンサルテーションを行いつつ援助チームをつくる。

11.〈コーディネーション〉 研修会の企画・実施（例えば，プログラムの作成，講師との打ち合わせ），ガイダンスプログラム実施に関する助言・調整役，校内外の連携の窓口。

12.〈地域・家庭支援〉 ①地域の人々が連帯感を感じられるようなグループワークを用いて，地域のリレーションづくりをする。②学校・家庭・地域のつなぎ手になり，健全育成に関わる活動の組織化のリーダーの役割を果たす。③地域の教育関係者のサポートグループの世話役をつとめる。

13.〈調査研究〉 ①ガイダンスプログラムをつくるための事前の実態調査。②ガイダンスプログラムの効果のアセスメント。

14.〈指導〉 ①以上の13領域のいずれかについて講義と指導助言（スーパーヴィジョン，コンサルテーション）ができる。②カウンセリングの主要理論について講義できる。③カウンセリングスキルの講義と実習指導ができる。④グループアプローチの講義と実習指導ができる。⑤教育カウンセリング概論の講義ができる。

産業カウンセラーの職務範囲を定める場合の参照になるであろうか。教育カウンセラーも産業カウンセラーもともに，臨床心理学志向のカウンセラーの及び得ない職務範囲を明示し，治療者やサイコロジストと識別されたアイデンティティを確立しなければならない。

教育カウンセラーの社会的評価については2つの調査がある。ひとつは財務省の調査（2005年）である。スクールカウンセラー（臨床心理士）のみを配置した学校は問題行動は10％減少したが，非臨床心理士（教育カウンセラー，学校心理士，学校カウンセラーなどスクールカウンセラーに準ずる者）を配置した学校は問題行動が30％減少した。それゆえ財務省は文科省に準スクールカウンセラーの採用枠30％の撤廃を提唱した（2005年）。

教育カウンセラーの貢献度を示唆するもうひとつの調査は河村茂雄らによる全国47都道府県の計1万1千人の現職教師のスクールカウンセラーへの期待の調査である。結論としては，現職教師の満足度の第1位は「臨床心理士以外の資格を有する方」であり，臨床心理士への満足度は第3位であった。というのは学校教育になじみのない臨床心理士は，教師のニーズの高い問題にはいずれも十分に応えられないからである。すなわち，学校組織へのコンサルテーション，反社会的な子どもへの対応，外部への窓口機能，子ども・保護者への講話，学級集団づくり，特別教育支援など教師がヘルプを求めている事柄に対しては臨床心理士よりも教育になじみと経験のある教育カウンセラーのほうが適していると思われる。

最後に教育カウンセラーの認定には，筆記，実技，口述の各試験が課せられるが，初級・中級・上級によって内容・方法に若干の違いがある。詳しくは教育カウンセラー標準テキスト全3巻（図書文化社，2004年）参照。　　　　　　　　　（國分康孝）

文献 日本教育カウンセラー協会(編)，2004

教育カウンセリング
educational counseling
きょういく——

　教育カウンセリングとは教育の役に立つカウンセリングという意味である。アメリカではスクールカウンセリングと称しているが，日本では教育カウンセリングとの名称で普及，定着しつつある。

　なぜスクールカウンセリングと称しないのか。それは日本の現在のスクールカウンセリングは臨床心理学に偏向しているので，それと識別したいからである。すなわち，心理療法志向のカウンセリングは教育の役に立たないという主張をこめて，NPO法人日本教育カウンセラー協会が提唱し始めた概念である。

　教育の役に立つカウンセリングとは何か。子どもを社会化するのに有用なカウンセリングという意味である。社会化するとは何か。発達課題を解きつつ成長するという意味である。日本の現在のスクールカウンセリングは病理的問題の治療が主たるテーマであるが，教育カウンセリングは発達課題の解決とそれによる人間的成長がキーコンセプトになる。

　では教育カウンセリングの中心テーマである発達課題とは具体的には何をさすのか。主要な発達課題が5つある。

　①学業発達（academic development）
　②人生計画（career development）
　③性格形成（personal development）
　④人間関係（social development）
　⑤健康・生活習慣（health development）

　これらの発達課題に対応するカウンセリングは心理療法志向のカウンセリングに比して次のような特長がある。

　まず第一に，グループアプローチの比重が大である。それは発達課題は同年齢集団には共通しているので個別面接よりはグループアプローチのほうが効率的・効果的（efficient & effective）だからである。個別面接志向の心理療法的カウンセリングは特定個人の福祉には有用であろうが，特別な個人的問題を有さない大多数の子どもには無縁になりがちである。教育カウンセリングはアメリカのスクールカウンセリングと同じように「すべての子ども」の役に立つことをモットーにしている。

　第二の特長は治療ではなく，①問題の修正（例，いじめへの対応），②問題発生の予防（例，性教育），③成長・開発（例，キャリア教育）をねらいとしていることである。したがって治療的カウンセリングよりも能動的である。共感や傾聴だけにとどまらない。すなわち，プログラム（ガイダンスカリキュラムともいう）を展開するのが教育カウンセリングの標準形態である。したがって，方法はインタビューよりインストラクションが多いといえる。

　以上の主張と特長をもつ教育カウンセリングが産業カウンセリングに示唆するものは何か。次の3つを話題にしたい。

　まず第一は産業分野における発達課題を解明し，その課題を解くのに有用な方法を開発することである。メンタルヘルス志向の産業カウンセリングにとどまってはならない。臨床心理学志向の産業カウンセリングであってはならない。この点をはっきりさせることは産業カウンセラーのプロフェッショナル・アイデンティティを育てるために必要なことだと思われる。教育カウンセリングの立場からは予防・開発志向の産業カウンセリングを提唱したい。

　第二は産業カウンセリングも教育カウンセリングと同じようにグループアプローチを導入することである。面接室がなければ展開できない面接偏向のカウンセリングに固執しないほうが従業員の利益になる。産

業分野におけるガイダンス・カリキュラムを開発することを提唱したい。

教育カウンセリングでは，ガイダンス・カリキュラムの領域として，構成的グループエンカウンター(SGE)，ソーシャルスキル教育，キャリア教育，サイコエデュケーション，グループワーク，シェアリングを取り入れた授業などがあげられる。産業カウンセリングでもこれらに相当するプログラム（またはカリキュラム）が開発され得ると思われる。

第三に教育カウンセリングはすべての子どもを対象とするので，特定の理論や方法に固執しないのが特長である。ロジャーズ(Rogers, C. R.)には学ぶがロジャーズに傾倒はしない。条件づけ理論に学ぶがそれのみが万能だとは解さない。ビリーフの修正に関心はつよいが，環境修正も無視しない。すなわち教育カウンセリングは折衷主義(eclecticism)に立っている。この立場を産業カウンセリングにも導入することを提唱したい。

最後にふれておきたいのは教育カウンセリングの今後の課題である。主な課題が3つある。

第一の課題は教育カウンセリングによって代表される「育てるカウンセリング（発達課題を中心テーマにしたカウンセリングの意）」を教育現場に普及定着させることである。そのためには「教育現場と育てるカウンセリングの両方になじみのある指導者」を養成することである。いま緒についたばかりの教職大学院がそのような発想で現職教員を教育すること，民間研修機関が全国に教育カウンセリングの研修会（講習会，SGEワークショップ，サポートグループ，グループスーパーヴィジョン，事例研究会）を展開することを提唱したい。

産業カウンセリングの普及定着に関する(社)日本産業カウンセラー協会の活動は教育カウンセリングにとっては示唆に富むところが大である。

教育カウンセリングの第二の課題は教育カウンセリングに関する研究を進めることである。すなわち，教育カウンセリング分野での①新事実の発見，②新概念の開発，③新しい解釈の提唱，④新しい方法や技法の開発，⑤効果の測定，⑥個人やグループの変容プロセスの解明，が今後の課題である。日本の教育学は教育思想や教育の歴史に偏向していたので数量的・実証的研究には疎い。一方，心理学は基礎研究の歴史が長く，現実的問題の解決には有用とはいえない。日本で最近興隆してきた臨床心理学は特定個人に焦点を合わせた事例研究法に偏向しているので，学校や学級やグループへの対応に有用とはいえない。それゆえ教育実践の役に立つリサーチが教育カウンセリングの今後の課題になる。

教育カウンセリングのこれからの課題として第三にあげたいのが，関連分野との連携である。すなわち教育現場に関わっているカウンセリングが教育カウンセリングのほかにもいくつかある。学校カウンセラー，キャリアカウンセラー，学校心理士などがその例である。それぞれの特色を生かしたままの連携の仕方を協議すべき時代が来つつあると思われる。それは臨床心理士でなければ正規のスクールカウンセラーに起用されないという日本の現状を改革するためである。

（國分康孝）

文献 NPO日本教育カウンセラー協会（編），2004

教育測定運動

educational measurement movement
きょういくそくていうんどう

　教育測定運動は，職業指導運動，精神衛生運動と並んで20世紀初頭に始まったカウンセリングの三大源流の一つである。

　子ども達の教育には，多くの資金が投じられていながら，その教育成果は子ども達が大人にならないとわからないという問題がある。そこで教育の効果を短期に測定し，その教育評価を次世代の教育政策に生かそうという方法が模索されている。

　伝統的な教育評価方法として口頭試問と論述式の試験問題が用いられてきた。しかしこれだと評価するときに審査者の主観が入り教育評価に対する信頼性を低いものにしていた。そこで米国のソーンダイク(Thorndike, E. L.)は「精神的社会的測定学序説」(1904年)のなかで，学習心理学の立場から，多肢選択肢式試験問題(multiple choice test)を用いることにより，教育評価がより客観的に可能になると主張した。彼はコロンビア大学教育学部に勤務中「すべてこの世に存在するものは量として存在している。量として存在しているものは，測定することができる」という名言を残している。この場合に「量」として存在するものには，性格特性や知能なども含まれる。彼の意見は20世紀初めのアメリカで各種の教育改革に取り入れられ，人材が効果的に起用できるようになった結果，米国は1930年頃にはヨーロッパをしのぐ国力をもつまでになった。そこで彼は「教育心理学の父」ともよばれている。

　ソーンダイクはまた，ネコを用いた試行錯誤学習説の創始者としても有名である。

(楡木満生)

⇨ソーンダイク

教育分析

didactic analysis
きょういくぶんせき

　もとは精神分析家になるための訓練課程の一つとされたものである。フロイト(Freud, S.)以来，精神分析家志願者は精神分析協会の定める規定に従って精神分析の理論についての学習，スーパーヴァイザーの指導のもとでの技法の修得，そして協会認定の精神分析家による精神分析を受けねばならないとされてきた。この精神分析家訓練課程に必須とされた実際に精神分析を受ける経験をもつことを教育分析とよぶのである。

　この経験を通じて精神分析家志願者自身が自分の内的力動性の諸特性を自覚的に認識するということが第一の目標である。加えて，実際に精神分析を受ける経験をとおして，精神分析家志願者が治療的人間関係の確立，維持，発展のためにはクライエントの側の問題状況だけでなく治療者の側のさまざまな特性も深く影響するという事実を生々しく知る機会にもなると考えられたものである。

　現代では精神分析の領域だけでなく，広く心理療法家をめざす者は教育分析ないしは教育カウンセリングを経験することが望ましいといわれてきている。治療者とクライエントの間の相互的人間関係が治療推進の大きな要因になると考える学派が多くなってきていることから，心理療法家をめざす者が実際にクライエントの立場になって治療場面に展開するさまざまな事象について経験的に知ること，さらには自分の内面に生起するさまざまな心的変容現象について体験的に理解しておくことは職業的専門性の学習プロセスとして重要な方法とみなされるようになってきている。(川上範夫)

⇨スーパーヴィジョン，精神分析療法

共依存

co-dependents

きょういぞん

　共依存とは，もともと1970年代のアメリカにおいて，アルコール依存症の治療専門施設に従事していたセラピストやケースワーカーによって用いられた臨床的観察用語から発展している。当時は，アルコール依存症者である夫との間で，特殊な関係性をもつその妻をさす言葉として「共棲的アルコホリクス（para-alcoholics）」「コアルコホリクス（co-alcoholics）」「イネーブラー（enabler）：依存症を維持させてしまう人」などとよばれていた。その特殊な関係性とは，アルコール依存症である夫の飲酒行動（飲酒問題によって妻はふりまわされる＝夫が妻をコントロールする）を止めさせようとする妻の働きかけが，結果として夫の飲酒行動を促している（夫の飲酒行動によって生じた問題の尻拭いを妻がすることで，夫は飲酒問題による責任が回避され，飲酒行動が持続する＝妻が夫をコントロールする）というものである。

　このように，アルコール依存症家族の夫婦を中心に観察されてきた共依存概念は，次第にアルコール問題以外にも広く用いられるようになっており，夫婦関係に限らず，他者のコントロールを必要とする人と，コントロールされることで相手をコントロールする人との間にみられる特殊な人間関係のパターンとして定義されている。

　現在の臨床現場では，共依存という言葉が広く用いられるようになっているが，留意すべきは，共依存が個人を対象とした診断名という医学的専門用語ではなく，他者との関係性の病理をさす言葉として用いられるものである，という点である。

（水國照充）

文献 清水（編），2001

共感的理解

empathic understanding

きょうかんてきりかい

　ロジャーズ（Rogers, C. R.）は1957年に「治療的人格変化の必要にして十分な条件」という論文で自らの基本的仮説を提示した。そこで，受容（無条件の積極的関心）や一致（純粋性）と並んで提示された最も重要な概念がこの「共感的理解」である。ロジャーズの「人格変化の中核条件」は6項から成っているが，共感的理解が関わるのは次の第5条件である。「セラピストはクライエントの内的準拠枠（internal frame of reference）を共感的に理解し，その経験をクライエントに伝えようとしていること」。

　共感的理解のポイントは，クライエントの経験をあたかも自分自身が経験しているかのように，クライエントの視点に立ち，クライエントの「内側から」理解するということである。単にクライエントの視点から，というのではなく，「内的準拠枠」という言葉が示すように，クライエントがどのように自分や世界を見ているのか，このものの見方や受けとめ方の枠組みそのものを分かちあおうとする姿勢が重要である。

　しかしその際，セラピストがクライエントと同一化してしまい，怒ったり泣いたりしてしまうと「同情」になってしまう。セラピストはクライエントとの間に一定の心理的距離を保ちつつ「あたかも（as if）」クライエント自身であるかのようにクライエントの話を聴いていくのである。それは単なる情緒的な行為ではなく，認知的な枠組みの追体験という側面が強い営みである。

　セラピストの心の深いところから伝わってくるような「深い共感的理解」を可能とする最新の方法として，インタラクティヴ・フォーカシングを体験してみることをお勧めしたい。

（諸富祥彦）

強迫神経症

obsessive-compulsive neurosis
きょうはくしんけいしょう

　強迫神経症は DSM-IV-TR では強迫性障害とよばれ，不安障害の下位分類である。不合理だと自覚されているにもかかわらず，強迫行為や強迫観念が反復して出現する。時間を浪費し，強い苦悩を生じさせる強迫観念や強迫行為は，侵入的・自我異和的であり，この障害をもつ者は不安を軽減するために，しばしばその人特有の魔術的な行為（儀式的行為）を行うことがある。

　頻回に認められる強迫観念として，汚染や感染に対する反復思考や，反復する疑念がある。しばしば患者は精神的苦痛を緩和するために，手の皮がむけるまで手を洗ったり(洗手強迫)，ドアの鍵が閉まっているかを何度も確認したりする(確認強迫)。強迫神経症では複数の強迫観念や強迫行為をともなうことが多い。

　発症は通常青年期か成人早期である。経過は慢性化することが多く，この障害をもつ者の3分の1に，大うつ病性障害も併発すると報告されている。

　強迫の精神力動的な理解としてフロイト(Freud, S.)は，愛と憎悪が脱融合し両価性へと退行すると仮説した。これは前の発達段階である加虐的肛門期への退行に基づいている。強迫神経症者は不安を喚起する無意識的表象を，自我が許容できる表象へと置き換える。また反動形成，隔離，打消しなどの防衛機制を力動として仮説した。

　薬物治療は，高用量のSSRIが第1選択である。また三環系抗うつ剤のうちではクロミプラミンなどが有効とされている。心理療法としては，脱感作やフラッディングの技法を用いる行動療法や認知療法が有効である。薬物療法と心理療法の併用が有効なことが多い。　　　　　　（齋藤卓弥）

恐怖症　phobia

きょうふしょう

　恐怖症は，特定の物や環境，状況に対する持続的な恐怖を主症状とし，そのために適応が著しく低下していることをいう。恐怖刺激によって不安が誘発され，時にはパニック発作を呈する。この障害においては，恐怖が不合理なことは認識されているが（子どもの場合はそうではないこともある)，恐怖刺激は回避されることがほとんどである。恐怖性障害は，不安障害の下位分類であり，さらに恐怖の対象により病型が分けられる。

　恥ずかしい思いや当惑させられるような社会状況や行為（人前での発表など）に対する持続的な恐怖症は，特に社会恐怖（社会不安障害）とよばれる。社会恐怖は従来対人恐怖とよばれ，日本人に特異的な精神疾患とされていたが，近年欧米でも注目されている。この障害をもつ者は，特定の社会状況下で他者に「不安が強い，弱々しい人間」と思われることを恐れており，その状況ではほとんどいつも不安症状（動悸，震戦，顔面紅潮，発汗，下痢など）を経験する。

　恐怖症の心理学的解釈として行動主義者のワトソン（Watson, J. B.）は，恐怖刺激に中立刺激を随伴させることによって，本来中立の刺激が条件刺激（つまり恐怖刺激）となることを立証した。対してフロイト(Freud, S.)は，無意識の欲動が意識化されそうになったときに生じる不安が，他の対象へと置き換えられたと解釈した。

　恐怖症には薬物療法，心理療法がともに有効である。SSRIやベンゾジアゼピン系の抗不安薬やMAO阻害薬などの薬物療法が有効である。また心理療法では，行動療法や認知療法，自律訓練法などのリラクセーション法が選択される。　（齋藤卓弥）

勤労青少年福祉法

The Welfare of Young Workers Promotion Law
きんろうせいしょうねんふくしほう

　働く青少年が健全な職業生活を過ごし，有意な職業人として成長することを促進するために，国，都道府県，事業主等の役割を明らかにした法律（昭和45年法律第98号）。勤労青少年の福祉に関する原理を明示している。勤労青少年福祉の増進について事業主，国，地方公共団体が取り組まねばならないことを規定（第4条）するとともに，国（厚生労働大臣）は，勤労青少年福祉の施策の基本となる方針（勤労青少年福祉対策基本方針）を定めることとされている（第6条）。さらに，都道府県知事は，大臣の定めた勤労青少年福祉対策基本方針を斟酌して，当該都道府県における勤労青少年の福祉に関する事業の基本となるべき計画（都道府県勤労青少年福祉事業計画）を定めることとされている（第7条）。

　勤労青少年福祉事業計画福祉の措置として，国等による職業指導や職業訓練の実施，事業主による勤労青少年福祉推進者の選任等が行われるように求めている（第8条から第14条）。勤労青少年福祉推進者とは，事業主が選任し，勤労青少年が円滑に職場適応できるように必要な指導，相談，レクリエーション等の事項を担当する者である。

　また，地方公共団体は，必要に応じ，勤労青少年ホームを設置するように努めなければならないとされている（第15条）。勤労青少年ホームは，勤労青少年指導員が各種相談・指導を行うほか，レクリエーションなど余暇活動のための便宜を供与して，勤労青少年の福祉に関する事業を総合的に行う施設である。勤労青少年指導員の資格は大臣告示により定められている。

（奥津眞里）

勤労体験学習，社会体験学習

experience-based learning about work
きんろうたいけんがくしゅう，しゃかいたいけんがくしゅう

　勤労体験学習，社会体験学習は，自然体験やボランティア活動，ものづくりや生産活動など多様な活動を含めた体験学習の一形態である。本来は，児童・生徒が何らかの体験から五感全体を働かせて得たものを通じて，自主性や問題解決能力などさまざまな能力を形成することをねらいとしている。

　ただし現在は，学校近隣の職場を短期間体験する学習プログラムのことをいう場合が多い。特に，キャリア教育の枠組みのなかで，現実の職場を体験することで職業観・勤労観を育て，将来に向けた進路意識を高めることを目的としている。

　キャリア教育における勤労体験学習については，例えば，平成15年に出された「若者自立・挑戦プラン」も参考になる。このなかで，勤労体験学習，社会体験学習に関連する記述として，「学校，企業等の地域の関係者の連携・協力の下に，職業に関する体験学習のための多様なプログラムを推進することなどにより，小学校段階からの各種仕事との触れあいの機会を充実する」という箇所がある。

　勤労体験学習を行うにあたっては，事前・事後の学習プログラムや職場体験先での具体的な活動内容など，きめ細かい配慮が必要となる。また，学校の近隣で生徒が希望する体験先を確保することが最も難しいとされ，地域の協力が不可欠となる。さらに，職場で行った体験をどのように教科等への学習に結びつけるのかも，ひとつの大きな鍵となる。

（下村英雄）

文献 三村，2004

苦情処理制度
system of grievance procedure
くじょうしょりせいど

内外情勢が大きく変化し，終身雇用，年功序列等の日本的雇用慣行は変質しつつあり，人事や処遇の管理方式は一括的管理から，個別化へと大きく切り替わろうとしている。実力主義，成果主義の浸透のなかで，処遇の個別化の根拠となる人事考課や査定に対する苦情や不満も増えてくるとみられている。また，労働時間の裁量労働制が普及するなかでの不満も増えている。従来，職場の問題は，職場の上司や同僚との相談が多かったが，上司や管理者が従来以上に管理的立場で部下を評価するところが増えるにつれ，こうした相談は困難になってきた。いろんな苦情をどこかに相談し，解決できる場とそれらを可能にする苦情処理手続きが必要になっている。現在，会社側と労働組合側に窓口が設けられているケースがあるが，利用しやすさでの問題がある。このほか，制度的には，男女雇用機会均等法に基づく指針のなかで，事業主へ雇用管理上の配慮事項を示しており，職場におけるセクシュアル・ハラスメントに関する相談・苦情へ対応するための窓口を設置するよう求めている。事業主の方針の明確化およびその周知・啓発，気軽な相談や申し出を容易にし，未然防止に役立てるための相談・苦情窓口の明確化，迅速・適切な対応等への配慮が特に求められている。また，平成13年から「個別労働関係紛争の解決の促進に関する法律」が施行され，当事者同士では進展が望めないような場合，都道府県労働局の総合労働相談コーナーでの相談が可能となり，解決のための助言・援助を受けたり，紛争調整委員会のあっせんを受けることも可能となった。　　　（渡邉勝彦）

グラウンデッドセオリー
grounded theory

グラウンデッドセオリーは社会学者であるグレイザー（Glaser, B.）とストラウス（Strauss, A.）が提唱した質的研究法であり，データに基づいた新たな理論を生成するための手段である。既存の理論では説明が不十分である現象を研究対象にして，集めたデータと繰り返し対話しながら新たな理論を発見・生成していくことから「データ対話型理論」ともよばれている。グラウンデッドセオリーは「データ収集と分析の繰り返し」を強調し，データから新しい理論や仮説をつくり出し，合致する理論が完成するまで繰り返し続けられる"仮説発見的"特徴をもっている。

グラウンデッドセオリーは①リサーチ・クエスチョンの設定，②データ収集，③データ分析（コーディングとカテゴリー化），④理論的飽和という4つの特徴的なプロセスが相互に密接な関連をもっている。

(1)リサーチ・クエスチョン：グラウンデッドセオリーでは，研究対象に注目するためのリサーチ・クエスチョンを設定する必要がある。最初に設定するリサーチ・クエスチョンは既存の理論から取り出された仮説を検証するものではなく，理論生成につながる仮説発見的な問いになる。質的研究ではリサーチ・クエスチョンとデータは常にやりとりをしており，データに問いを投げかけ，それに対する答えによって問いはさらに修正される。

(2)データ収集：データ収集に適切と思われるフィールドとサンプルを選び，リサーチ・クエスチョンに基づいたデータを次々に収集していく。面接法や観察法など，グラウンデッドセオリーではさまざまなデータ収集のテクニックを使うことができる。収集したデータはコーディングをしながら

洗い出し，カテゴリー間の関係に注目しながら，さらにデータを収集するためのフィールドへ戻る。

(3)データ分析：コーディングはカテゴリーを発見するための最も基本的なプロセスである。収集されたデータがコード化されたものを繰り返し眺め，並べ替え，比較することによって，存在している特徴やパターンを確認したり，それらをまとめるカテゴリーを求めたりすることができる。分析を次々と繰り返していき，得られたパターンを確定し，各カテゴリー間の関係を求めるうちにカテゴリーはより包括的なカテゴリーへと変わってゆく。さまざまなカテゴリーを絶えず比較分析して，「中核的カテゴリー」を見つける必要がある。

中核的カテゴリーを見つけ，絶え間ない比較分析を行う最終的な目的は，さまざまな現象を生成した理論で理解できるようにカテゴリーを結びつけ，統合することである。理論的サンプリングはデータ分析で生成した理論と照合しつつ，さらにデータを集めることである。生成した理論の主張を疑ったり精緻化したりする負のケースを集めることによって，生成した理論を現実と照らし合わせ，さらに発展させることができる。

(4)理論的飽和；データ収集とデータ分析のプロセスは，理論的飽和が達成されるまで繰り返し続けられる。言い換えると，もはや新しいカテゴリーを見つけられなくなり，既存のカテゴリーに関する新しい例が出てこなくなるまでデータを集め，コーディングし続ける。どのようなケースをもってきても新しくカテゴリーを設定することなく十分説明できるようになれば，「理論的飽和」が達成されたことになる。

（佐藤哲康）

⇨行動カテゴリー別分類

クラスター分析　cluster analysis
——ぶんせき

分析対象間の類似度に基づいて，分析対象を意味のあるまとまりのよいいくつかの群（これをクラスターとよぶ）にグループ化する手法の総称。グループ化される対象は個体（ケース）であっても変数であってもよく，また，量的なデータ分析にも質的なデータ分析にも使用できる。クラスター分析には，①分析のアルゴリズムが階層的か非階層的かによって，②分類のやり方が集合型か分割型かによって，あるいは③類似度の定義の仕方によって多くの種類がある。

クラスター分析には大きく分けて階層的方法と非階層的方法がある。階層的方法では，結果としてデンドグラム（樹形図）とよばれる系統図が得られ，この図によって対象間の階層的構造を視覚的に把握することができる。この方法では，ア・プリオリにクラスター数を定めず，対象の階層構造を求め，分析目的に応じて大分類から小分類までいろいろなレベルで結果を利用できる。非階層的方法は，あらかじめ，クラスターの数を定めたり，クラスターにする基準を設定したりして，対象をクラスター化する方法である。

分析対象がn個であるとすると，対象ひとつひとつが1クラスターであるという前提（したがってはじめはn個のクラスターがあるという前提）から出発して，類似度の最も近いクラスターを順次統合して，大きなクラスターにまとめあげていく方法を集合型の方法という。逆に，全体を大きなひとつのクラスターとみなして，次第に小さなクラスターに分け，最終的にn個のクラスターへと分割していく方法を分割型の方法という。

クラスター分析では対象をグループ化す

るために類似度が使用される。この類似度は，数値的には，①対象間の距離，②対象－クラスター間の距離，③クラスター相互間の距離によって表される。距離が近ければ類似度は高くなる。対象間の類似度を測る手法としては，ユークリッド距離・平方ユークリッド距離・マハラノビスの距離・ピアソンの相関係数・一致係数・連合係数などが用いられる。さらに，クラスター間の距離（類似度）の定義の仕方にはいくつかの考え方があり，それぞれがクラスター分析の方法に対応している。主なものとして次のようなものがある。①クラスター間の距離を各クラスター内で最も近い個体間の距離であるとする最近隣法，②クラスター間の距離を各クラスター内の最も遠い個体間の距離とする最遠隣法，③クラスター間の距離をクラスター内のすべての個体間の距離の平均値として定義する群平均法，④クラスター間の距離を各クラスターの代表点間の距離として定義し，代表点として重心を採用する重心法，⑤クラスター間の距離を各クラスターの代表点間の距離として定義し，代表点として中央値を用いるメディアン法，さらに⑥各クラスター内の残差が最小になるように残差の増分の最も小さいクラスターを結合していくウォード（Ward）法，など。

クラスター分析は，対象の数が少なければ手計算でも分析可能だが，データ数が多くなれば，実際的にはコンピュータおよび統計パッケージを利用することになる。統計パッケージには上述したさまざまな分析方法がオプションとして用意されており，また，デンドグラムまで描いてくれる。最適な結果を得るためには，オプションの選択をし直したり，オプションの組み合わせを変えたりして再計算をし，探索的に分析する必要がある。　　　　（井田政則）

繰り返し　reflection
くりかえし

繰り返しとは，クライエントが述べた話の重要部分に焦点をあてて受けとめ，カウンセラーがそれを鏡映的に返す技法をいう。例えばロジャーズ（Rogers, C. R.）の非指示的療法では，次の4技法の繰り返しが重要であるとした。

①簡単受容：クライエント発言を受容的に受けて，「ハイ」「ええ」「ウン」などのあいづちを入れること。

②内容の再陳述：クライエント発言が一段落したときに，受けとめた客観的事実をクライエントに繰り返すこと。

③感情の反射：クライエント発言が一段落したときに，発言のなかに出てきた感情表現の語句を繰り返すこと。

④（感情の）明確化：クライエント発言が一段落したときに，発言のなかに出てこない潜在感情を受けとめ繰り返すこと。このほか，「繰り返し」を技法的に用いたのを繰り返し技法とするとさまざまな定義域で用いられている。

ちなみに國分康孝著『カウンセリングの技法』（1979年）では繰り返しは「言い換え」「感情の反映」の意味で用いている。また，繰り返しにマイクロカウンセリングの反映技法を全部含むとすると，「意味の反映」も含まれることになる。いずれにしてもクライエントのさまざまな側面をもつ発言内容を，カウンセラーがある部分に焦点をあてて，繰り返すとその部分を強化して返す応答となる。すると，クライエントは自分の発言内容がより整理され，さらに深い内面的自己を見つめるようになる。これが「繰り返し」の効果である。　（楡木満生）

文献 アイビイ／福原ほか（訳編），1985；國分，1979

⇒言い換え，感情の反映

グリーフカウンセリング
grief counseling

　グリーフ (grief) とは，日本語では悲嘆と訳され，喪失によって生ずる情緒的症状や反応と定義される。グリーフと対比してよく用いられるモーニング (mourning) とは，日本語で悲哀と訳され，死別を含む喪失によって生ずる心理的過程をさす。

　グリーフにともなう情緒的症状や反応とは，感情麻痺，ショック（衝撃），否認，怒り，絶望感，孤独感，不安，抑うつ，罪責感，自尊心の低下，無関心，無気力，集中力困難，希死念慮，悔いや償いの気持ちなどがある。また，グリーフにともなう身体的反応として，口渇，不眠，動悸，頭痛，嘔気，体重減少，喫煙本数や飲酒量の増加などが認められることがある。

　グリーフカウンセリングの役割としては，悲しみのなかにある人に対して，その悲しみを表現させ，その感情を処理させたり，喪失にともなう混乱のなかにある心の整理をするための手伝いをしたり，現実認識を深めるために助言をしたりする。そして，新たな目標をめざして再出発する援助を行う。

　グリーフカウンセリングを受けるべき対象としては，自殺で大切な人を失った遺族，犯罪被害者，交通事故被害者やその遺族，離別や死別体験者，障害をもった人や末期患者およびその家族，奇型，遺伝病，難病などをかかえた当事者や家族などが考えられる。グリーフカウンセリングを行うことのできる人としては，臨床心理士，精神科医，看護師，保健師，ソーシャルケースワーカー，教師，保育師，助産師などが考えられる。なお，悲しみをかかえる人々の自助グループも数多くあり，そのようなグループのリーダーも教育，研修を受ければ，このような援助を行うことも可能である。

〔平山正実〕

グループサイコセラピー
group psychotherapy

　グループ（集団）がもつ成長促進的な力を使って個々のメンバーの精神的健康，社会的回復を増進させるのが目的の精神療法。メンバー間やメンバーとセラピストの相互作用が，グループメンバーの不適応行動を変化させるのに効果をもたらす。構成するグループの人数や場の設定，また達成できる目標を選択することや目標達成に適切な時間の枠組を計画すること等を熟慮した実践が必要である。集団精神療法ともいう。

　グループは，精神的な入院患者等を対象として適切な心理・社会的機能を維持するためのクローズドなグループから，社会生活技能訓練などの行動変化を目標とすることが必要である人たちのオープンなグループ等がある。メンバーのグループでの存在期間は目標によって期間を定めないものと計画的に時間制限を設けるものがある。確実で効果的，コスト面からも効率的であるという多くの研究があり，経済的実践的アプローチであるとされる。現在の相互作用のプロセスに焦点をあわせ，「今，ここで」の体験に注目する。共感的，受容的に，対人的相互作用を体験することで，個人が他者との協力的な関係をもてるようになり，相互に満足が得られる関係のなかで現実の世界を生きることができるようになる。メンバーの相互作用には意味や効果があり，グループ設定自体が具体的な治療や予防の重要な手段となる。「悪い部分を取り除く」という発想ではなく，グループサイコセラピーで効果的に変化をもたらす因子とメカニズムを理解し，活用できる訓練されたセラピストが目標の達成を可能とする。

〔寺田正美〕

文献 近藤・鈴木，1999；Yalom & Vinogradov, 1989

グループ・ダイナミックス　group dynamics

　グループ・ダイナミックスという用語は二つの意味に使われている。一つは小集団に関する科学的研究を意味し、特にゲシュタルト心理学者レヴィン（Lewin, K.）によって創始された実験的な方法論をもった社会心理学の一領域を表し「集団力学」と訳される。

　集団力学は、集団の性質、集団発達の法則、集団と個人の関係、集団と集団との関係、集団とそれより大きな諸制度との関係に関する知識の増進をめざし、理論に基づいた実証的研究を重視する。特に集団生活の力動的側面に光をあて、集団凝集性、集団規範、集団圧力、変化への抵抗、集団目標、社会的勢力、コミュニケーションの構造などの多数の有力な概念を生み出した。

　もう一つは、グループ・ワークやグループセラピーなどで用いられる社会工学としての小集団内での相互影響関係のことをさし「集団力動」と訳されることもある。

　1933年にドイツからアメリカに亡命したレヴィンは、アイオワ州立大学の児童福祉研究所でアメリカでの研究生活を開始し、1936年に発表した論文において「生活空間」や「場理論」といった彼独自の概念を使って、ドイツとアメリカの文化差が社会心理学的に実証可能であることを論じた。

　このレヴィンの着想は民主的リーダーシップの研究へと発展し、リピット（Lippit, R.）とホワイト（White, W.）による3種のリーダーシップ（民主的・専制的・放任的）に関する実験的な集団研究を生み出し、さらにアクションリサーチという社会科学における実証的な研究手法を生み出した。

　レヴィンの提唱したアクションリサーチは、研究者と実践家とが協力し、社会における実際的な問題解決への取り組みを通して科学的法則を得ると同時に科学的法則を現場の問題解決に生かしていく方法である。

　第二次世界大戦中に米国農務省からの依頼によって行われた食習慣の変更に関する研究では、変化の受容に影響を及ぼす「集団決定」という要因を発見した。また、ハーウッド製造会社での一連の大規模なアクションリサーチを通して、職場集団の規範が個々の作業員に及ぼす影響力の大きさを検証し、意思決定への参加が変化に対する抵抗を低減することを発見した。

　レヴィンは約10年間のアイオワ州立大学での研究を通して集団生活に関する力学的研究の可能性を見出し、1939年の論文でこの新しい研究領域をグループ・ダイナミックスと名づけた。その特徴は実験室実験や現場実験という実証的な方法であり、1944年にはマサチューセッツ工科大学（MIT）に集団力学研究センターが設立された。1947年にレヴィンが急逝し、その後集団力学研究センターはミシガン大学に移され、現在も活動を続けている。日本では1949年に九州大学に日本グループ・ダイナミックス学会が設立された。

　社会工学としてのグループ・ダイナミックスの利用は、産業、教育、医療、福祉など社会生活のあらゆる領域に及んでいる。その根底には、集団の効果性は、個々の成員の能力の単なる寄せ集めではなく、集団内での相互作用の成果として総合的に現れるきわめて集団的な現象であるという考えがある。それゆえ集団の指導者やリーダーに必要とされる能力は、仕事内容に関する知識だけではなく、グループ・プロセスへの感受性と、相互作用を促進しグループ・ダイナミックスを活性化するファシリテーション能力であるといわれる。それらの能力の育成のためにセンシティビティ・トレーニング（Tグループ）が生み出された。

（山口真人）

グループ・ワーク
group work

　集団（グループ）で活動することによる効果を期待する対人援助技法で，仕事や作業，エクササイズ，ゲーム，アクティビティなどと称される運営技法の研究が目的や適用分野によって各々に発展している。

　基本的には自己洞察の促進や気づきによって，考え方や態度・行動の変容を期待するもので，背景となる理論や概念は心理学，行動科学，ラボラトリートレーニング，グループエンカウンターなどである。広義のグループ・ワークを日常的に教室や職場などで体験しているからといって安易に運営すると，深い心の傷を負わせることもあるため，専門的な立場でグループワークを運営するには，勉強や訓練を怠ってはいけない。

　運営方法は概ね次のとおりである。
①ワークのねらいと，やり方の説明やデモンストレーション
　②実習
　③振り返り（個人，グループ）
　④まとめや整理

　グループ・ワークを体験する過程で，自分にとって意外な出来事や思いもよらなかった概念と出会い，まるで氷が解けるような状態になる。それをグループの支持的・許容的であたたかく安全な環境によって，他人から見た自分の姿に気づき，ありたい自分をイメージしたり，誰かをモデルにして新しい考え方や態度・行動をとるように再結氷していくプロセスである。グループ・ワークには人を癒す，個人を育てる，欲求不満耐性がつくなどの副次効果がある。

　農作業，製作業，室内ゲーム，討議などの方法で学校，企業，地域など，応用分野は広い。
　　　　　　　　　　　　　（大関義勝）

文献 國分，1992；野村，2000

グローバリゼーション
globalisation

　グローバリゼーションとは現代の世界において，情報通信インフラの発達や各国の規制緩和・撤廃によって人々の経済的・社会的な相互依存関係が地球規模に拡大している現象のことをいう。グローバリゼーションに関連して，日本で産業カウンセリングに携わる実務家が知っておくべき最も重要な課題は以下の3点である。

　第一には，ともすれば海外不適応を起こしやすい海外現地法人勤務の駐在員やその家族に対して心理的な支援を行うにあたって，産業カウンセリングの諸手法が有効である。この場合，支援の主体は海外現地法人であるが，本社人事部門の海外人事担当者もまた，駐在員の心理面での適応支援に間接的に関わることが望ましい。

　第二には，日本国内のさまざまな業種・職種において増大しつつある外国人労働者の職場への適応を支援する活動が産業カウンセリングの課題として重要性を増している。日系ブラジル人が働いている職場の実態を見ると，日本人の職場と日系人の職場を分離したマネジメントが行われているのが現状である。従業員に異文化への理解を促進し，外国人労働者の職場集団への統合を図るために，産業カウンセリングの手法を積極的に活用していく必要がある。

　第三には，職場における男女平等に関して，日本企業の慣行はグローバルに受け入れられている標準に照らしてまだ改善されるべき課題を残している。男女平等に関するグローバルな標準を職場で実現していくために，従業員意識を啓蒙していくことも産業カウンセリングの現代的な課題のひとつである。
　　　　　　　　　　　　　（倉田良樹）

経営管理
けいえいかんり

　経営管理とは，人に働きかけて，協働的な活動を発展させ，経営資源の転換効率や環境適応の能力と創造性を高めて，企業の目的を実現しようとする活動である。ヒト，モノ，カネ，情報といった経営資源の無機的機能の目的合理性を高めることを意図した人事労務管理，生産管理，財務管理などとは区別して，主体性をもつ人間を協働システムとして組織化することが経営管理の第一義的な課題である。

　経営管理は，資本主義の発展と企業の大規模化を背景として，20世紀の初頭に，ファイヨール（Fayol, H.）の「管理過程論」やテーラー（Taylor, F. W.）の「科学的管理法」として誕生した。

　科学的管理法はフォードシステムとして生産管理に展開する一方でそれと対照的な「人間関係論」を生み出し，それは行動科学のリーダーシップやモチベーション等についての実証研究の影響を受け，1980年代には，人の総合的な能力を人的資源としてとらえ，それを全社的な戦略展開に関連づけた戦略的人的資源管理論へと進化した。

　経営過程論は，サイモンの「意思決定論」に代表される近代管理論として発展した。1960年代に組織が直面する条件により適合的管理は変わるという受動的なコンティジェンシー理論が登場したが，1980年代に入り，組織の主体的な環境適応プロセスに焦点をあてた実証研究が展開され，現在は経営戦略に企業間関係やネットワーク関係を，また経営体としての経営組織については，企業文化論，組織の活性化論，リーダシップ論，経営組織の学習理論など，自立的に環境行動を展開する主体の理論的な展開が進められている。
〔立川直臣〕

経営戦略
corporate strategy
けいえいせんりゃく

　経営戦略とは「市場の中の組織としての活動の長期的な基本設計」と定義できる（伊丹，2003）。この伊丹氏の定義に入っている5つのキーワードを用いて，戦略が経営のなかで果たすべき役割を次のように説明することができる。

　第一のキーワードは「市場の中の」である。経営戦略とは，市場の中での企業の行動や意思決定の基本的指針となるべきものである。戦略のよしあしは市場競争の中で識別されてくる。第二のキーワードは「組織としての」である。企業の行動は組織という人間集団によって実行されるのであり，経営戦略とはその集団を率いるための構想あるいは基本方針である。戦略という設計図が組織の人々に共有されていることで，組織全体のポテンシャルが結集されるようになる。第三のキーワードは「活動」である。戦略は現実の活動の指針となるべきものであって，実行可能なアクションがきちんと入っている基本方針でなければならない。資源的な裏づけのない単なるスローガンは戦略ではない。第四のキーワードは「長期的」ということである。戦略は短期のその場しのぎの構想であってはならない。今何をして，それが将来にどうつながるかという長期的な絵を与えることで，今の活動を確かなものにする指針が戦略である。第五のキーワードは「基本設計図」である。戦略とは大きな構想を語ることであって，詳細を設計することではない。詳細部分の設計は，現実の動きに合わせて柔軟に決めていくべきものである。

　以上で示した伊丹氏の経営戦略論は，日本の企業で行われている経営戦略の現実を説明するものではない。現実の日本の経営

においては，戦略は市場の現実と遊離しているかもしれない。戦略といっても，組織成員から受け入れられない経営者の独善にすぎなかったり，実行可能性を無視したスローガンに終わっていたりすることもまれではない。目先のことにしか目が向いていなかったり，その反対に戦略といいながらも詳細設計だけの袋小路に陥っていたりすることもあるだろう。

産業カウンセリングの立場から見た経営戦略の第一の意義は，明確な経営戦略が貫かれている組織においては，従業員意識の統合が達成されやすく，健全な組織風土が醸成されやすい，という点にある。従来，日本企業では，従業員意識の統合は，経営者の明確な戦略的リーダーシップによるというよりは，会社と従業員との間の心情的な信頼関係に基づいて達成されることが一般的であった。だが平成不況が長期化するなか，会社と従業員の心情的な信頼関係は大きく損なわれるようになっている。このような状況においては，産業カウンセリングのさまざまな実務を実行していく上で，経営者が明確な経営戦略を示すことで従業員意識の統合がもたらされることの意義は，かつて以上に大きくなっている。

産業カウンセリングの立場から見た経営戦略の第二の意義は，良い経営戦略には，経営資源の一要素としての人材育成を重視し，人材育成に関する長期的な見取り図を設計することが含まれていなければならない，ということである。組織として人材育成に関する戦略が明確な方針が定まっていることは，産業カウンセリングの活動を効果的なものにするための前提条件となる。

(倉田良樹)

文献 伊丹，2003
⇒人材育成

経営トップへの働きかけ
けいえい――はたらきかけ

産業カウンセリングは，組織の中で働いている個人の生涯にわたる人間的成長を援助することを目的としている。すなわち，単に一時的な不適応を解決したり，不平不満を処理することではなく，働く人が生涯の成長過程を通して問題発見や問題解決の能力を発達させ，組織の中で効果的に能力を発揮することができるように援助する過程である。

産業カウンセリングは人間尊重の考え方によって，福利厚生施策の一環として発展してきた。経営目的に直接に役立つ機能，言い換えると，その職能なしには組織活動の目的が達成されない，調達，製造，販売という基幹職能とは異なるものである。それだけに，景気の低迷期には予算削減の対象になりやすい。また，環境の変化に対処するための人事制度の改革の影響を強く受けることになる。

しかし，先行き不透明な時代だからこそ，組織の構成員一人ひとりの能力を引き出し，成長させる産業カウンセリングの役割は，ますます重要になっているのである。産業カウンセリングに携わるスタッフが十分に力を発揮し，組織の発展に寄与するためには，経営トップの認識と支援が欠かせない。経営トップが産業カウンセリングの重要性について深い理解をもてるように，産業カウンセリング関連のスタッフは他の部門と協力しつつ経営トップに，計画的かつ継続的に働きかけていくことが重要である。

経営トップへの働きかけの第一歩は，常日頃からトップの信頼を確保していくことである。トップからの信頼は，スタッフの心の支えとなり，励みになるものである。信頼の基本は，トップとスタッフの間の意思疎通による相互理解である。

トップの信頼を得るには，トップの経営方針や人間に関する考え方を知っておかなければならない。新年，春の入社式，予算や中期計画策定時のトップの所信や示達のなかから，人間や産業カウンセリングに関するトップの方針を知ることができる。

しかし，産業カウンセリングに関するトップの考えを直接に聞きたくなることもある。多忙なトップにその都度時間をさいてもらうのは難しいので，予算の作成時期や中期計画の方針策定の時にタイミングを図って時間をとってミーティングをもつことも大切である。会議用の資料と質問を予め提出しておくと，ミーティングの効果が高まる。

経営トップや管理者層を対象に，年に一，二度，産業カウンセリングに関する研修会を開くことも考えられる。外部講師を招いたり，社内の産業カウンセリングの状況を報告することも啓蒙活動としては重要である。日頃，業務目標の達成に追われているトップや管理者層に，産業カウンセリングの問題を認識させるだけでも意義はある。

さらに，年に数回，各回は30分〜1時間程度であれ，産業カウンセリングのスタッフは産業医や人事部長など関係者とともに経営トップと定例ミーティングがもてるようになると，トップは継続的に産業カウンセリングの問題に触れるようになり，人間に関する理解を深めるようになろう。今日，優れた業績を上げている企業のトップのなかには，産業カウンセリングに対する関心を強くもち，人間理解を深め，経営方針や所信表明にカウンセリングという言葉を入れる人も出てきている。産業カウンセリング関係のスタッフは，トップの理解を深めるだけでなく，トップに頼られる存在になることが望まれる。　　　　（桐村晋次）

文献 桐村，2002

経営倫理 business ethics
けいえいりんり

企業は，社会に存在している人材や資金や資源を活用して経営活動を行い，成果を生み出している。企業は，社会の資源を利用して活動を続けている社会の一員であり，社会との関係において摩擦を起こさず迷惑をかけず，社会の進歩に積極的に役立ち貢献することを期待されている。人間が社会生活を営んでいく上で倫理観を必要とするように，企業のみならず，官庁，学校，NPOなどの非営利の団体も，組織体運営のあらゆる場面で，組織体としての倫理観を求められる。企業倫理は，企業などの組織体が守るべき使命感や行動規範を包含したものである。

今日，経済活動の中心をなす企業では，利益第一，会社中心の考え方が根強く，談合，脱税，インサイダー取引，不良品隠しなど不祥事が続いており，産業界としての取り組みを進めるために，(社)日本経団連は2004年に企業行動憲章を改訂し，前文に「企業は，公正な競争を通じて利潤を追求するという経済的主体であると同時に，広く社会にとって有用な存在でなければならない」と述べ，10の原則を掲げた。企業にも，人間性や社会性の視点を経営活動に取り込もうという動きが出てきている。

産業界では，経営倫理実現のために，次のような制度が導入されてきている。

①経営倫理を重視した経営理念や事業方針の制定。

②企業行動憲章（具体的基準規範，code of conduct）の制定と推進。

③経営倫理遵守の監査機関（憲章に基づく倫理審査委員会や倫理審査室など）の設置。

④経営倫理を周知徹底するための社内教育の推進。　　　　　　　　（桐村晋次）

文献 水谷，1995

K-ABC（K-ABC 心理・教育アセスメントバッテリー）

Kaufman Assessment Battery for Children
けいえーびーしー（けいえーびーしーしんり・きょういく——）

カウフマンら（Kaufman & Kaufman, 1983）によって作成され，日本では，松原・藤田・前川・石隈（1993）により標準化された。

K-ABC 心理・教育アセスメントバッテリーは，検査結果を教育・指導のプログラム作成に活かすことに重点を置き，開発された。現在，主に教育機関をはじめとする臨床現場で広く利用されている。

その開発の基本的理念として，4つがあげられる。第一に，認知心理学や神経心理学の研究成果として，ルリア（Luria, A. R.）のモデルを採り入れたことである。第二に，検査時の刺激入力や反応出力でなく，情報処理のプロセスを重視したことである。第三に，認知処理過程尺度と習得度尺度を設け，新規の問題を解決する能力とすでに習得した知識を分けて測定することである。第四に，認知処理過程尺度は継次処理尺度と同時処理尺度から構成されており，その子どもが得意な認知スタイルを特定し，それを踏まえた教育指導に直結させることができる。

継次処理尺度は，情報を連続的かつ逐次的に分析し問題を解決する能力を評価する。同時処理尺度は，複数の情報を概観可能な全体に統合し全体から関係性を抽出し問題を解決する能力を評価する。検査の構成として，図のように，4つの総合尺度と14の下位検査から成る。また，これらのなかの下位検査いくつかを組み合わせ，聴覚障害や言語障害のある子どもの認知処理過程を適切に評価できるように，非言語性尺度が設けられている。実施に関する特徴として，①「例題」や「ティーチングアイテム」が設けられており，各下位検査が要求していることを，子どもに十分に理解させることができる。②イーゼル（問題掲示板）の使用により，検査者がマニュアルなしで簡単に実施できる。③すべての問題が1点か0点で，採点がやさしく客観的にできる。

検査結果は，①総合尺度4つの成績とそのディスクレパンシー，②プロフィール分析表を用いた2つ以上の下位検査に共通する能力と影響因，③下位検査固有の能力と影響因，項目レベルの特異反応といった3つのレベルから解釈ができる。

（松山光生，藤田和弘）

文献 Kaufman & Kaufman, 1983；松原ほか, 1993

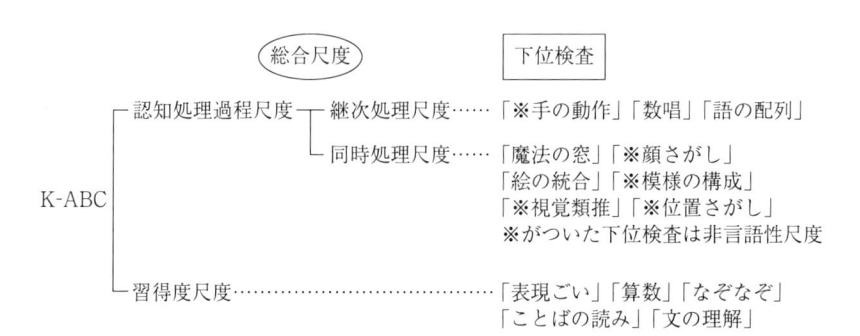

```
                  ┌総合尺度┐          ┌下位検査┐
                  
         ┌認知処理過程尺度─┬継次処理尺度……「※手の動作」「数唱」「語の配列」
         │                  │
K-ABC ───┤                  └同時処理尺度……「魔法の窓」「※顔さがし」
         │                                    「絵の統合」「※模様の構成」
         │                                    「※視覚類推」「※位置さがし」
         │                                    ※がついた下位検査は非言語性尺度
         │
         └習得度尺度……………………………………「表現ごい」「算数」「なぞなぞ」
                                                「ことばの読み」「文の理解」
```

図　K-ABC の総合尺度と下位検査の構成

傾聴技法
listening skill
けいちょうぎほう

　傾聴とは単に聞く（聞き流す）ことではなく，クライエントが自由に自分を表現することを促進するような，言語的，非言語的なメッセージを送りながら聴くことである。傾聴の基本的態度は「相手の話を決してさえぎらずに，常に肯定的関心をもって耳を傾け続ける」ことである。この背後には，クライエントのそばに居続けること，注意深い関心を向け続けること，自分のほうから動くのではなく，話者が表現することを待ち，それについていこうとする態度がある。傾聴は単なる情報を得るための手段ではなく，その過程自体が心理療法的である。傾聴される体験は，クライエントの悩みや苦しみを解放，発散させ，ともに歩んでくれる援助者の存在を実感させ，クライエントが自分自身で問題を解決し，自己治癒力を発揮するための強力な援助となる。

　技法的観点から傾聴を分類すると，次の4点にまとめられる。①沈黙：相手に関心をもち続けていることを態度で示しながら，沈黙を守っていることはクライエントの発言を促す。②うなずき／あいづち／最小限のはげまし：「うんうん」「そうですか」「なるほど」「それで？」など。話に対する反応があると，クライエントはとても話しやすくなる。③繰り返し：相手の言葉のうち大事な言葉（多くは最後のほうの言葉）を1，2語そのまま繰り返す。④言い換え／明確化／要約：相手の話した内容を，違う言葉で，または相手が表現したがっていると思われる内容を，より明確にした形で表現して返す。質問や，感情の反映などの技法は，厳密には傾聴の技法とは区別されるが，一連のシークエンスとして用いられることが多い。

〔斎藤清二〕

系統的脱感作法
systematic desensitization
けいとうてきだつかんさほう

　ウォルピ（Wolpe, J.）は，恐怖反応や不安反応を制止したり，軽減する方法として，拮抗制止の考えを提唱した。この原理は，恐怖心と拮抗し両立しない反応（拮抗反応）を生起させ，その後恐怖心を引き起こす刺激を提示する。この時，本来なら生起する恐怖心が拮抗する反応によって抑制される（図）。この手続きを繰り返すことで，恐怖刺激と恐怖反応の結びつきが弱まるとされる。恐怖や不安を制止する拮抗反応には，弛緩反応，主張反応，運動反応などがある。

　系統的脱感作法は，この拮抗制止の考えをもとに，不安反応の低い刺激から段階的に高い刺激に対しても不安が生じないよう訓練する方法で，次の手続きをとる。①不安制止反応の習得：漸進的筋弛緩法や自律訓練法などによってリラックス反応を習得する。②不安階層表の作成：不安や恐怖を感じる場面を不安・恐怖の低いものから高いものへと配置した一覧表を作成する。③不安階層表に従い，最も低いレベルの場面をイメージし，それによって生じた不安・恐怖を不安制止反応で制止する。④脱感作：不安・恐怖の低いレベルから開始し，目標とする高い場面まで順次達成してゆく。イメージでの脱感作ができたら，現実場面での脱感作を実施する。現実場面だけでの脱感作は，現実脱感作とよばれる。

〔小澤康司〕

文献 Wolpe, 1958

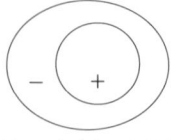

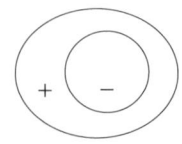

(a) 不安が安心を制止　　(b) 安心が不安を制止
図　逆制止の原理

啓発的経験　exploratory experience
けいはつてきけいけん

　啓発的経験とは「生徒がいろいろの経験を通して、自己の適性や興味などを確かめたり、具体的な進路情報の獲得に役立つ諸経験の総称」（文部科学省）として、その意義についても「生徒の観念的・抽象的な自己理解や進路情報の理解に、具体性や現実性を与えるもの」として学校教育においては定義している。職業経験の少ない若年者にとって職業体験は重要な啓発的経験である。現在では、中学校において5日間以上の職場体験を行う学習活動として、キャリア・スタート・ウィークが進められ、専門高校生等においても企業での実習と学校での教育を組み合わせて実施することにより実践的な技能・技術を身につける実務・教育連結型人材育成システム（日本版デュアルシステム）やインターンシップ、トライアル雇用などが行われている。

　それ以外にも、ボランティア活動の経験なども啓発的経験として意識化させ、それを自己の職業適性の理解や職業選択に活用させることができる。特にボランティア活動は、働くことによる社会貢献の意識を育てることからも重要な職業体験として位置づけることができる。また、働く経験をとおして、うまく働くことができるようになることへの喜びがある。自己成長への欲求が働くことへの喜びになっている。働く経験をとおして自己の職業興味や適性に気づくことも期待できる。

　このように啓発的経験は、具体的な経験をとおして、自己理解や職業情報の理解に現実性や具体性をもたせることにより、職業意識の啓発や職業選択決定などの適切化を図ることをねらったものである。
　　　　　　　　　　　　　　　（本間啓二）
文献 文部省，1983；1998

ゲシュタルト療法
gestalt therapy
――りょうほう

　医師であり精神分析家のパールズ（Perls, F. S.）により提唱された療法。実存主義的現象学に属し、「それが、他ならぬあなたご自身なのですね」とクライエントの生きざまに介入し、「父親の話をされていますが、拳骨をつくっていますね。ご自分では気づいていますか？」などと、「今、ここ」での現象に関わる。

　この療法は非分析的なものであり、セラピストの解釈は行われない。その理論的・臨床的な理由は、解釈が自分で自分を発見する機会をクライエントから奪うと考えるからである。

　主な概念には、①気づき、②「図」と「地」とその反転、③「今、ここ」、④コンタクトなどがある。

　介入とその技法には、①解釈を避ける、②自明な現象に関わる、③第一人称の現在形、④未来や過去へ逃避させない、⑤セルフ・サポートを志向、⑥自己対決、⑦非言語への注目、⑧「実験」による気づき、⑨「図」の言語化、⑩未完結（心残り）の経験の完結、がある。

　また技法では、「ホット・シート」「ドリーム・ワーク」「ボディ・ワーク」などがある。

　「今、ここ」で関わるゲシュタルト療法は、最近とみに注目されている境界性人格障害や産業界でのうつ、意欲喪失、ストレスなど現代人の問題にも効果をあげている。
　　　　　　　　　　　　　　　（倉戸ヨシヤ）
文献 倉戸（編），1998，2006；パールズ／倉戸（監訳），1990

ケース・スタディ
case study

　事例研究ともよばれ，カウンセリングのプロセスを距離をおいて振り返り，問題解決の工夫や方策を学ぶ作業である。

　ケース・スタディの方法は，大別して自らがカウンセリングを行ったケースを教材にする場合と，古典的事例（ケース）や公にされている論文等を参考にして行う場合があり，後者の場合には出典を明らかにすることが必要である。

　古典的事例の場合は別として，個人発表の学会抄録集や学会誌，個人研究の文献，書籍などの場合は，ケース利用の目的などを明示して，筆者の許可を得ておくことと，クライエントとケース提供者（あるいは筆者）への敬意と感謝を表すことが肝要である。

　ケース・スタディの目的が歪められない範囲で必要な加筆を施すことが必要であり，とりわけ本人が特定されないように配慮することが，倫理として求められる。

　ケース・スタディとカウンセリングのプロセスは，異質同型性（isomorphism）をもつといわれ，カウンセリングがクライエントの問題解決を援助するのと同じく，コンサルタント（あるいは指導者）と参加者はカウンセラーがケースを理解し，促進するための支援をしながら，共同の学びをするという意味で，エッセンスは共通である。

（井本惠章）

⇒臨床心理士倫理綱領，守秘義務，著作権法

嫌悪療法
aversion therapy
けんおりょうほう

　行動療法の一技法である嫌悪療法は，古典的条件づけならびにオペラント条件づけの原理を応用したものである。さまざまな問題行動や不適応行動の修正・消去に嫌悪療法は，効果を発揮している。

　古典的条件づけを理論的な背景とする嫌悪療法では，条件刺激（例えば，アルコール飲料や同性の裸体スライド）と嫌悪刺激（無条件刺激：例えば，電気ショック，嘔吐剤，悪臭）を反復対提示する。その結果，刺激置換が起こり，条件刺激が嫌悪的で不快な刺激へと変化する。このような嫌悪療法は，アルコール中毒患者や同性愛者の治療に用いられている。

　また，オペラント条件づけを理論的な背景にもつ嫌悪療法には，3つのタイプがある。その一つは，罰を随伴させる方法である。問題行動や不適応行動が生じた直後に嫌悪刺激（嘔吐剤，悪臭など）を与えたり，アルコール中毒患者を入院させ，アルコール飲料を飲ませた直後に嘔吐剤を投与したりするなどがあげられる。

　二つ目のものは，道具的回避条件づけの原理を応用したものである。手続きは，条件刺激（例えば，アルコール飲料や同性愛現場のスライド）を提示する。次に，適応的な行動を行ったときに，嫌悪刺激（電気ショック）が回避できるようにする。

　さらにアルコール中毒患者の治療に用いられている方法として，①アルコールを口に含ませる，②電気ショックを与える，③アルコールを吐き出したら，電気ショックを切る（負の強化法）という第三の方法もある。

（山口正二）

研究発表の意味
meaning of paper presentation
けんきゅうはっぴょうのいみ

　カウンセリングは，カウンセリング実践とカウンセリング理論から成り立っている。どちらかというと，カウンセリングは，実践に重きがおかれているといっても過言ではあるまい。カウンセリングの理論体系は，実践をとおして蓄積されてきている。しかし，カウンセリングは，他の学問と同様に，科学・学問である必要がある。科学・学問とは，独自の方法論が確立し，客観性が保証されていることである。あらゆる実践は，その背景に確固たる理論的裏づけをもつ必要があり，理論的に裏打ちされていない実践は，砂上の楼閣のようなものである。

　カウンセリングを行う人，すなわちカウンセラーのなかには，カウンセリングの理論的な背景や学問としてのカウンセリングにまったく興味・関心を示さない人も多くいる。すなわち，カウンセリングは，学術的背景をもたなくてもできるもの，否，素人でも可能な部分を多く含んでいるからである。ちょうど，医師でもない母親が子どもの病気やけがの手当てができることと似たところがあるかもしれない。

　しかし，効率のよい，満足のいくカウンセリングとなると，そこにはやはり学問的な理論体系が要求される。カウンセリングに関する研究は，カウンセリングの実践に役立つもので，カウンセリング心理学に貢献できる知見でなければならない。言い換えるならば，evidence-based counseling が求められている。evidence-based counseling を無視したカリスマ性を帯びたカウンセラーが登場することのないよう，研究成果を踏まえたカウンセリング実践を心がけたいものである。
　　　　　　　　　　　　　　（山口正二）

研究論文の書き方
けんきゅうろんぶんのかきかた

　研究論文を書くにあたっての大原則は，まず第一に正確に記述されていること。第二にわかりやすく簡潔に記述されていること。そして研究論文の場合，当然のことながら，独創性や適用可能性がなければならない。文章はできるだけ短く簡潔にわかりやすく書くことが必要になる。読む人が理解しやすいように書かなければならない。

　研究のタイプには，文献研究，事例研究，実証研究，開発研究，実践研究などがある。論文の一般的構成は，〔題目〕〔氏名と所属〕〔序文〕（または〔研究目的〕〔問題意識〕）〔研究方法〕〔結果〕〔考察〕（または〔討論〕）〔結論〕〔要約〕〔引用文献〕〔参考文献〕〔謝辞〕である。最近の機関誌・学会誌は，〔要約〕〔キーワード〕を〔序文〕の前に書くことも多くなってきている。

　論文の構成や書く順序は，各機関誌によって多少異なることがあるので，その執筆規定を見ることが大切である。

　各項目についての主な注意点をあげておこう。

　(1)〔序文〕：研究しようとしている問題の背景や性質，この研究がどんな一般的意味をもつかについて先行研究をレビューしながら述べる。この導入部分は専門用語を用いるのではなく，日常事例や関心事から入り，次第に，具体的な研究内容を示すのがよい。

　研究の具体的目標として，次の点を記述する。①先行研究とどのような関係・意味があるのか，②どのような新しい観点があるのか，③どの特定領域を研究目標としているのか，④ここで用いられる概念的定義はどのようなものか，⑤ここで考えている仮説はどのようなものか（仮説検証タイプの研究の場合に必要）。

次に，先行研究のレビューを書く。先人の研究をレビューするにあたって，自分が研究しようとしている立場を支持する研究と支持しない研究に分けてみることが大切である。レビューをする場合，すべての研究を記述する必要はない。研究しようとしている特定の問題に関連するものだけを検討し，その問題，方法，結果，主要な解釈と結論だけを要約する。内容は，正しくまとめることが大切で，内容を間違えたり歪めたりしないように注意する。

先行研究のための文献の検索は，まず，関心の高い研究論文の著書の引用文献のなかから研究課題に関係の深そうなものを集めることである。そうして集めた文献の引用文献のなかで，また研究課題と関係の深そうなものを集める。文献から文献を検索することによって，かなりの文献がリストアップできる。

また，現在では多くの大学の図書館がオンライン情報検索サービスを行っているので，これを活用したり，学術情報センターが作成した「学術雑誌総合目録和文編」「同欧文編」や国立国会図書館が作成した「国立国会図書館所蔵国内逐次刊行物目録」「国立国会図書館所蔵欧文雑誌目録」等を見ればよい。

こうして集めた文献は，文献カードに記録するかパソコンに入力しておくとよい。少なくとも，論文の場合は，著者名，題目，掲載誌名，刊行年次，巻（号），ページ。書籍の場合は，著者名，表題，版数，刊行年，（出版地名），出版社名を書いておくことである。

(2)〔研究方法〕：研究方法の記述の意味は，①研究課題が適切に研究されたかどうかを評価する基礎になる。②研究結果の一般化の程度を決める基準になる。③他の研究者の研究の発展に寄与するなどである。

研究方法を書く上での最大の留意点は，原則として，これを読んだ人が，同一条件でこの研究を再現することが可能になることである。

次に重要なことは，プライバシーの保護，倫理の問題である。被験者・被調査者の人格が尊重され，プライバシーが保護されなければならない。特に，事例研究の場合は慎重にデータを扱い，承諾を得ることが欠かせない。

アンケート調査の場合には，統計的な処理により，個人に迷惑がかからないことを約束し，守ることが大切である。

(3)〔結果〕：論文やレポートのなかで最も重要な部分であり，正確に，わかりやすく，しかも簡潔に記述することである。そのために，図や表を用いる。

表題のつけ方に注意しなければならない。一般に，図の表題は図の下に，表の表題は表の上に簡潔な文で書く。結果には，結果に対する研究者の主観や解釈を入れないようにする。

データを数値で表すとき，有効数字についても考慮する必要がある。また，統計的検定は，あまり用いられない方法を用いた場合には，なぜこの方法を使用したか，その理由を書くことも大切である。

(4)〔考察〕：考察は問題と結果とを関連づけて検討することが中心になる。

①研究で立てられた課題についての仮説が検証されたか否か，②得られた結果の意味づけと一般化の程度を示すなどである。考察するにあたっては，自分の仮説に不都合な結果を除外したり，研究結果に基づかない推論をしないことである。そして，結果を過大に一般化しないよう気をつけ，明らかになったことと，ならなかったことを明確にする。また，今後に残された問題点，あるいは発展的に生じてくる新たな問題点，

今後の研究への示唆などについても，述べておく必要がある。最後にこの研究で明らかになったことを結論としてまとめる。

(5)〔要約〕：先に述べたように，最近の学会誌の多くは序文の前に要約とキーワードを記述することが多くなっている。要約には，問題・研究方法，主要な結果，結論の要点を簡潔に記述する。結果などは箇条書にするほうがよい。キーワードは5〜7語あげるが，検索用のキーになるので，重要な意味をもっている。

次のような視点から選ぶとよい。①特異な現象や注目されている事象など。②研究対象になっているひと。③操作する行為がある場合の行為（実験研究など）。④研究内容（使用した尺度・測定用具など）。⑤研究対象になっている症状。⑥業務・業務改善や新たな取り組みなど，等である。

(6)〔文献〕：最後にページをあらためて，論文・レポート中に引用したすべての論文・著書をまとめて〔引用文献〕として載せる。また，参考にした論文・著書を〔参考文献〕として載せる。

引用文献は引用箇所の順番にその内容を示し，参考文献は発表年順か筆者の五十音別などの順に載せる。内容については，前述した文献カード作成と同じになるが，学会誌に投稿する場合は，学会誌の指定している記述方法に従うのがよい。

(7)〔謝辞〕：この論文を書くのに，指導していただいた方々，協力していただいた方々に謝辞を述べることが多い。

最後に，論文が評価される視点をあげておこう。①先行研究の適切なレビューがされているか，②オリジナリティがあるか，③研究方法が適切か，④論文の構成と体裁，⑤論理に一貫性があるか，⑥研究成果の実用性・適用可能性，⑦引用・参考文献の適切さなど，が評価される。　　（森田一寿）

健康教育　health education
けんこうきょういく

健康教育には健康の概念を理解し定義する必要がある。広く引用され国際的にも認められ定着しているものに1940年，WHO（世界保健機関）の定義がある。「健康とは，身体的，精神的，社会的に完全に良好な状態であって，単に疾病がないとか虚弱でないというだけでない」と述べられている。健康教育とは，個人と集団が健康を保持増進し，あるいは回復することを学び，健康に対する価値意識を高めていく過程であるが，WHO専門委員会は1969年，健康教育は，健康に関する個人，集団，地域社会等のもつ考え方，取り組み姿勢，行動等，過去の経験およびさらに必要な場合にはこれらの変化過程を研究して，動機づけを与えて変化を起こさせる教育活動であるとした。健康教育には保健活動の各段階における専門家による教育的な支援活動のすべてが含まれるとしている。

また，1986年「健康増進（ヘルス・プロモーション）のためのオタワ憲章」を提唱し，適切な健康増進の推進を述べている。労働衛生の分野では，労働安全衛生法により「労働者に対する健康教育及び健康相談その他労働者の健康の保持増進を図るため必要な措置を継続的かつ計画的に講ずる」ことが事業者の努力義務とされている。具体的には「事業場における労働者の健康保持増進のための指針」に基づいて健康教育の推進が図られている。

中小企業の労働者については，地域産業保健センターが健康教育その他の産業保健活動の相談に応じる等の支援活動をしており，企業外労働衛生機関である健診機関では健康診断の事後措置の一環として健康教育が行われている。　　　　　　（髙田勖）

文献 髙田ほか，2005

健康診断
medical examination
けんこうしんだん

　疾病の早期発見と予防を目的として既往歴，問診，胸部エックス線，血圧，血液，尿などの検査を行い健康状態を調べる。労働安全衛生法では，事業者に常時使用する労働者を対象とする健康診断の実施を義務づけている。健康診断の結果は労働者へ通知し，異常の所見がある場合は，医師等の意見を求め，労働者の健康を保持するため必要があると認められるときは，その労働者の実情を考慮して，就業場所の変更，作業の転換，労働時間の短縮，深夜業回数の減少，昼間勤務への転換等の措置を講ずるほか，作業環境測定の実施，施設または設備の整備その他の適切な措置を講じなければならない。

　法定の健康診断は一般的な健康状態を調べる一般健康診断と労働衛生対策上特に有害であるとされている業務に従事している者に対する特殊健康診断に分けられる。

　一般健康診断には，雇入れ時の健康診断，定期健康診断，深夜業を含む業務など衛生上有害な特定業務に従事する者に対する健康診断，海外派遣労働者の健康診断，結核健康診断，給食従業員の検便がある。

　特殊健康診断には，じん肺，高気圧，電離放射線，鉛，有機溶剤，特定化学物質，石綿などがそれぞれの省令に規定されている。

　行政指導により指導勧奨されている健康診断として，VDT，重量物取扱，引き金付工具，騒音，紫外線，赤外線，レーザー光線，など作業の内容に応じて，30種類がある。

　この他，企業が必要に応じて行う健康診断がある。　　　　　　　　（古山善一）

言語性検査　verbal test
げんごせいけんさ

　広義には，知能検査のなかで，文字や音声の使用を介した検査全般を示す。知能検査は，刺激材料の入力に着目すると，聴覚的刺激と視覚的刺激に大別できる。また，被験者の反応様式に着目すると，言語による応答と動作による応答に大別できる。言語性検査は，聴覚的刺激を用いて，言語による応答を求める検査である。これに対して，視覚的刺激を用いて，動作による応答を求める検査を動作性検査（非言語性検査）という。

　集団知能検査のなかで，言語性検査をA式（またはα式）知能検査という。これに対して，非言語性検査をB式（またはβ式）知能検査という。A式は言語を使用するため，教育や文化的環境の影響を受けやすい。

　狭義には，ウェクスラー式知能検査（WPPSI, WISC-III, WAIS-III）は言語性検査と動作性検査の両検査から構成されるが，この言語性検査をさす。言語性検査および動作性検査を構成する下位検査は，次の表に示すとおりである。

　　　　　　　　　　　（松山光生・藤田和弘）

表　ウェクスラー式知能検査の下位検査

	WPPSI	WISC-III	WAIS-III
言語性検査	知識 類似 算数 単語 理解 文章	知識 類似 算数 単語 理解 数唱	知識 類似 算数 単語 理解 数唱 語音整列
動作性検査	絵画完成 積木模様 動物の家 迷路 幾何図形	絵画完成 絵画配列 積木模様 組合せ 符号 迷路 記号探し	絵画完成 絵画配列 積木模様 組合せ 符号 行列推理 記号探し

言語聴覚士
speech therapist, language therapist
げんごちょうかくし

　言語聴覚士とは，平成9年12月に制定された言語聴覚士法により国家資格となった医療職の一つである。それ以前には「言語療法士」「言語治療士」などの名称が用いられていた。法律では「厚生労働大臣の免許を受けて，言語聴覚士の名称を用いて，音声機能，言語機能または聴覚に障害のある者についてその機能の維持向上を図るため，言語訓練その他の訓練，これに必要な検査及び助言，指導その他の援助を行うことを業とする者」と定義がなされている。医師・歯科医師・看護師・理学療法士・作業療法士などの医療従事者，ケースワーカー・介護福祉士などの保健福祉専門職，教師・保育士・カウンセラーなどの教育・心理専門職者等と連携をはかりながら，幅広い分野で活躍している。

　具体的には，音声機能，言語機能，聴覚，摂食・嚥下機能に障害をもつ人に対して，その機能を伸ばしたり維持したりするための訓練にあたる。

　言語の障害は乳幼児期の言語発達障害から成人期・老年期の認知障害によるものまで多岐にわたる。言語発達の遅延ひとつをみても，言語表出だけでなく，インプット，概念化，発達全体の遅れ，音声器官の障害，発達の環境など複数の要因が背景にあり，適切な指導や治療は一人ひとり異なってくる。成人期以降には，脳障害による失語・失読などの言語障害が主であり，リハビリテーションによる治療が行われる。言語は人が社会生活を営むための基本的な能力であり，思考とコミュニケーションという大切な役割を担う。言語面での障害をもつ人の支援に関わる言語聴覚士には高度な専門性が求められる。

　　　　　　　　　　　　　　（森永良子）

言語的コミュニケーション
verbal communication
げんごてき——

　コミュニケーションの語源はラテン語のcommunicatioであり，「共通するものを分かち合う」という意味である。すなわち，コミュニケーションは，送り手と受け手が存在し，さまざまな記号を使った伝達，交換手段を用いることにより，はじめて成立する。その際，手段として言語を用いる言語的コミュニケーション（バーバルコミュニケーション），言語を用いない非言語的コミュニケーション（ノンバーバルコミュニケーション）の2つに分類される。

　言語的コミュニケーションは，①形式，②内容，③使用の3側面からとらえることができる。さらに，形式的側面は，a．音韻論（音と意味の対応や音の連鎖に関する規則），b．形態論（単語の構成規則），c．統語論（語と語の結合関係，句や文をつくる際の文法的規則）から構成される。また，内容的側面は意味論といい，単語の意味，概念や文の意味に注目するものである。使用的側面は語用論といい，発信行為と文脈に着目するものである。すなわち，送り手が受け手にどのような意図で言葉を発信して，受け手がその発信をどのように解釈するかを扱う。

　他方，非言語的コミュニケーションには主に，①身振り，②随伴運動，③生理的要素の3種類がある。身振りとは「うなずく」「首を振る」などのように意図的なものをさし，それ自体に表象機能がある場合と，話し言葉を補完，強調する場合がある。随伴運動とは，「顔を覆う」「鼻を摘む」などの無意識的に出現するものである。生理的要素は「顔が赤くなる」「震える」などの生理反応を示し，感情の表出を無意識的に行うものである。

　　　　　　　　　　（松山光生・藤田和弘）

顕在性不安検査：MAS
Manifest Anxiety Scale：MAS
けんざいせいふあんけんさ

　1953年，テーラー（Tailor, J. A.）は，MMPIの質問項目から精神，身体に表出される慢性不安反応を測定するための50項目を選出し，妥当性尺度であるL，F，Kなどを加えた計225項目から成る不安尺度を発表した。これが，MAS (Manifest Anxiety Scale) の原版である。現在では，簡略版が使用されることが多く，日本版MASも不安項目にMMPIのL尺度15項目（虚構点）を加えた65項目から構成されている。日本版MASは，その臨床的有用性と簡便さから，精神医学や心身医学の臨床に広く用いられる不安尺度である。

　MASが測定しているのは，ある状況下における一時的な情動反応である「状態不安」よりも，状況を脅威的だと認知して不安な態度で反応する傾向の個人差である「特性不安」であるとされる。高得点者は，ストレス状況下で，不安感，緊張感，不幸感，無能感などを自覚しやすく，精神的問題をかかえている可能性がある。そして，その得点分布，平均得点は健常者と神経症患者で著しく異なる。したがって，①MASは集団の中から不安を中心とした精神的問題をかかえる人を見つけ出す際のスクリーニング検査に有用である。また，②MAS得点の推移を治療経過の一指標として用いることができる。MAS得点の低下は臨床的改善を意味すると考えてよい。この場合，再検査までの間隔は1か月程度空けるのが望ましい。

　MASの適応年齢は，16歳以上であり，所要時間は約15分である。　　　（高石穰）

文献 阿部・高石，1985

現実療法　reality therapy
げんじつりょうほう

　グラッサー（Glasser, W.）が提唱したカウンセリング手法。1965年に『現実療法』が出版された。グラッサーは精神分析に疑問を抱き，ハリントン（Harrington, G. L.）の同意とはげましを得て，過去ではなく現在に，症状ではなくどうなりたいかに焦点をあてるようになった。彼の療法は犯罪矯正施設，公教育の現場，そして精神医療の分野で実践され，大きな効果をあげてきた。「愛し愛される欲求」と「自分に価値があると感じる欲求」は拡大され，生存，愛・所属，力，自由，楽しみの5つの欲求があるとされた。脳の働きについてはパワーズ（Powers, W.）から学び，コントロール理論と名づけたが，パワーズの考えと重要な点で相違することから，自らの理論を「選択理論」とよぶことになる。グラッサーの理論に触れたデミング（Deming, E.）は，自分が取り組んできた品質管理の手法が選択理論そのものであったことを知り，それを知ったグラッサーは「上質」の追求を企業で実践して，成功したのであるなら，教育現場で「上質」を追求して成功しないはずはないと考えるようになり，グラッサー・クォリティ・スクールの概念を教育界に広めて行った。現実療法はいまや立派な理論に根ざしたカウンセリング手法となっており，人間関係の存在する領域ではどんな分野でも有効なカウンセリング手法として知られている。現実療法を使ったマネジメントはリードマネジメントとよばれ，強制のあるボスマネジメントと対比されている。現実療法はロールプレイをふんだんに取り入れて学習されるが，ロールプレイを見て初めて現実療法がどのようなものかを理解することができる。　　（柿谷正期）

文献 グラッサー／柿谷（訳），2000

現象学
phenomenology
げんしょうがく

　ドイツの学者フッサール（Husserl, E.）により創始された哲学で，現象学的哲学ともよばれる。19世紀より力をもたげてきた，人間を諸要素へと分解・還元していく自然科学的方法に対し，その行き過ぎと越権に異議を唱え，人間をトータルに理解することをめざす。この観点は現象学運動（phenomenological movement）として哲学だけでなくさまざまな学問領域に大きな影響をもたらした。

　その要となるのは，人間を，世界のうちに他者とともに住み込んでいるあり方へとおき戻してとらえようとする観点で，いつもすでに他者とともにあり，他者と側面的に交流し，また，いつもすでに世界と交流している，という前述語的かつ前反省的な人間のあり方が重視される。精神医学では，ビンスワンガー（Binswanger, L.）やミンコフスキー（Minkowski, E.）などにより現象学的精神医学，ないし人間学的精神医学が創始され，統合失調症や躁うつ病，神経症患者の生きる世界の理解が深められた。例えばビンスワンガーは，統合失調の患者において，本来，非反省的かつ非主題的に進む自然な経験が障害され，事物のもとに逗留し，他者とともにある可能性が奪われる事態を病者の時間，空間構造に注目しながら明らかにした。また母親から愛する青年との交際を禁じられた少女のしゃっくりと失声について，しゃっくりは母親の禁止をのみ込むことができない身体的な表現であり，失声は他者との実存的拒否を表すと理解し，この種のヒステリー症状を実存的行き詰まりの身体言語とみなした。また，こうした現象学的理解に基づき人間学的精神療法が提唱された。　　　（加藤敏）

現存在分析
existential analysis
げんそんざいぶんせき

　ハイデガー（Heidegger, M.）が『存在と時間』（1926年）において示した「現存在分析学 Daseinsanalytik」を端緒とする人間学的研究方向の一つで，人間に固有なあり方を世界，他者，時間性との関係のなかで明らかにすることをめざす。

　ビンスワンガー（Binswanger, L.）は『精神分裂病』（1957年）において現存在分析を初めて精神医学に導入し，統合失調症者が例えば妄想など代償的な理想形成によって理想と現実とを協調させようとするが果せず，自分自身の存在可能性そのものから脱落してしまう事態を考察した。

　他方，ボス（Boss, M.）は『精神分析と現存在分析』（1957年）において，固有の対象を治療者と患者との関わりの状況に据え，両者のそのつどの実存的交流の克服をとらえようとした。精神分析と現存在分析の関係に関し，ビンスワンガーは，「精神分析は発見の新しい方法をわれわれに示した」が，現存在分析は「人間存在の世界内存在という現象を研究するもの」であり，「自然人（homo natura）という感覚論的・快楽主義的観念をもって人間に接近するフロイト（Freud, S.）の精神分析は，現存在分析によってその基礎概念と知見を広げ，深めることができる」と述べた。

　一方，ボスは，被分析者がすべてを差し控えることなく，抑圧していたさまざまな可能性を連想のなかで言葉に出しつくすことを重視したフロイトと，言葉を「存在の家（Haus das Sein）」とよんだハイデガーがともに，「言葉のなかでしか人間の現存も事物の現存も定着されない」と考えた点に共通性をみた。　　　　　　（日野原圭）

文献 ハイデガー／桑木（訳），1960

幻聴　auditory hallucination
げんちょう

聴覚領域の幻覚で，主に要素幻聴と言語性幻聴がある。要素幻聴とは単なる音の連なりが聞える幻聴であり，ベルの音，水が流れる音，機械音，動物が鳴くような音などさまざまな形をとる。要素幻聴はせん妄，てんかん，ほかの脳器質性疾患で主にみられるが，統合失調症の初期にみられることもある。言語性幻聴は統合失調症に多くみられる幻覚である。統合失調症では意識清明時に自分の考えが声になって聞える幻聴，対話形式の幻聴，自分の行為を批評する声の幻聴といった言語性幻聴がみられ，診断の指標にもなる。その他統合失調症では無意味な内容の言葉も含めてさまざまな言語性幻聴が現れる。

統合失調症における幻聴は，声が外から「頭の中に響く」と訴えられることが多い。しかし，本人によくきくと，どこから聞こえているか答えられなかったり，「自分が考えているのか，声が言っているのかわからない」と説明されることも多く，声の由来があいまいである特徴がある。一方，ほかの疾患では，単純に外から耳に声が聞こえるというかたちをとることが多い。自分に語りかけてくる幻聴に反応して，言い返したり，笑ったりすると独語や空笑となる。統合失調症では独語や空笑がよくみられ，その背景に幻聴の存在があることが多い。アルコール精神病や覚せい剤精神病などの中毒性精神病でも意識清明時に言語性幻聴がみられ，大勢の人に包囲され，攻撃を浴びせられる内容の幻聴であることが多い。

その他，うつ病，解離性障害でも言語性幻聴が現れることがあり，悪口を噂される幻聴，名前を呼ぶ幻聴，心的葛藤に関係した内容の幻聴などの形でみられる。

（宮田善文）

公共職業安定所（ハローワーク）
public employment security office
こうきょうしょくぎょうあんていしょ

厚生労働省の地方支分部局（地方出先機関）の一つとして設置され，職業安定法に基づき，都道府県労働局長の指揮監督のもと，求職者に対する職業指導，職業紹介，雇用保険等の業務を無料で行う。全国に約460か所設置されている。現在の公共職業安定所の名称になったのは1947年であり，略して職安，職業安定所ともよばれる。1990年からは，一般公募による「ハローワーク」という愛称でよばれている。子育て女性等の再就職を支援するための「マザーズハローワーク」も公共職業安定所の一部である。

公共職業安定所は，国の機関として，憲法が保障する職業選択の自由や勤労権を具体的に実現するための責務が課されている。このため，公共職業安定所は，すべての求職者が公正な職業紹介を受けることが可能となるよう，その能力や適性にふさわしい求人を紹介するように努め，高年齢者や障害者等の就職困難な者などに対しては，必要に応じて求人開拓や適性検査，カウンセリングなどの職業指導を行うこととしている。また，失業中の労働者に対しては，雇用保険制度を通じて生活の保障を行いながら再就職活動の支援を行っている。

加えて，公共職業安定所は，国の雇用政策を実施する第一線機関として，事業主に対して，65歳までの雇用確保や障害者の雇用率達成などのさまざまな指導や援助を行っている。

さらに，全国の公共職業安定所で受理された求人の情報等が，「ハローワーク・インターネット・サービス」や「しごと情報ネット」というインターネットのサイトを通じて幅広く提供され，求人・求職の結合の促進に活用されている。

（上市貞満）

公共職業訓練

public vocational training
こうきょうしょくぎょうくんれん

　職業訓練は労働者や求職者に対して職業に必要な技能を身につけさせるものであり，公共職業訓練と事業内職業訓練がある。事業内職業訓練が現在就業中の人を対象にしているのに対し，公共職業訓練は主に未就業者や失業者を対象にして行われる。

　国および都道府県は，職業能力開発促進法第4条第2項により，「職業を転換しようとする労働者その他職業能力の開発及び向上について特に援助を必要とする者に対する職業訓練の実施」に努めなければならないこととなっており，この規定を受け，国（雇用・能力開発機構）および都道府県（地方自治体）によって行われている離・転職者等を対象とする普通職業訓練，高度職業訓練，その他多様な職業訓練が公共職業訓練である。

　なお，訓練内容によっては公共の施設で対応できない場合があり，その場合に，民間の教育訓練施設，事業主等に公共の訓練として，その実施を委託して行う訓練（委託訓練）があり，近年かなり増えている。

　公共職業訓練の受講料は，原則無料となっており，雇用保険受給者には，訓練延長給付という措置（訓練待機期間中，訓練期間中などにおいて，本来の所定給付日数を超えて手当を支給してもらえる）もある。雇用保険受給者のうち，適職に就くために公共職業訓練の受講が特に必要な場合として，公共職業安定所長の受講指示を受けて受講する者には，一定の要件を満たせば，訓練受講中に基本手当，受講手当および通所手当が支給される。　　　　　（渡邉勝彦）

文献 厚生労働省，各年b

公共職業能力開発施設

public vocational training facilities
こうきょうしょくぎょうのうりょくかいはつしせつ

　公共職業能力開発施設には，職業能力開発大学校，職業能力開発短期大学校，職業能力開発促進センター，職業能力開発校および障害者職業能力開発校の五種類がある。

　①職業能力開発大学校（独立行政法人雇用・能力開発機構）10校

　高卒者等向け（2年）の高度職業訓練ならびに離・転職者向けの普通および高度の訓練（6か月以下，1年以下）の実施。

　②職業能力開発短期大学校（独立行政法人雇用・能力開発機構1校，都道府県9校）10校

　在職労働者・離・転職者向け普通職業訓練（6か月以内）および在職労働者等向け高度職業訓練（6か月以下）の実施。

　③職業能力開発促進センター（独立行政法人雇用・能力開発機構）62か所

　離職者，在職者に対する短期間（6か月以下）の職業訓練を，次のセンターで実施。（ア）高度職業能力開発促進センター（ポリテクセンター）技術関連職種，（イ）生涯職業能力開発促進センター（アビリティガーデン）ホワイトカラー関連職種

　④職業能力開発校(都道府県179校，市町村1校)

　新規就業希望者向け（中卒等2年，高卒等1年)および失業者，転職希望者向け（6か月以下）の普通職業訓練の実施。

　⑤障害者職業能力開発校（国13校，都道府県6校）19校

　障害者に特化しての各種訓練の実施。
　　　　　　　　　　　　　（渡邉勝彦）

文献 厚生労働省，各年b

高校中途退学　high school dropout
こうこうちゅうとたいがく

　文部科学省の学校を通じた調査によれば，公立および私立の高等学校の中途退学者数は，2006年度には約7万7千人と，2001年度までほぼ10万人を越える水準で推移してきたものが減少傾向にある。中途退学率（年度当初の在籍者に占める比率）は，およそ2.2％で，これも近年低下傾向にある。

　中途退学が多いのは第1学年で，中退者全体の半数を超えている。中退事由については，「学校生活・学業不適応」が38.9％で最も多く，次いで「進路変更」が33.4％，「学業不振」が7.3％の順となっている。「学校生活・学業不適応」の内訳は，「もともと高校生活に熱意がない」の割合が高い。「進路変更」の内訳は，「就職を希望」や「別の高校への入学を希望」の割合が高い（文部科学省，2007：「児童生徒の問題行動等生徒指導上の諸問題に関する調査」）。

　中途退学後の実際の進路についての調査はほとんどない。また，労働統計では，学歴に中途退学は含めないため，統計上高校中退者は中学卒業者に含まれる。

　フリーター（不安定就労者）やニート（非在学で求職活動をしていない無業状態）の統計分析からは，中学卒業学歴の者がフリーターの約1.5割，ニートの約3割を占めることがわかっており，高校中退者がフリーターやニートになりやすいことが指摘されている。

　日本には新規学校卒業予定者を正社員として一括採用する雇用慣行があるが，逆に言えば，この慣行ゆえに高校中途退学者が，正社員になる機会は限られている。中途退学がその後のキャリアに与える影響は大きく，キャリア形成支援の視点からの中途退学への対応が必要である。　　　　（小杉礼子）

文献 小杉・堀，2006；文部科学省，2007

向性検査　version test
こうせいけんさ

　性格検査の一種。外向性と内向性。ユング（Jung, C. G.）はフロイト（Freud, S.）のリビドー（心的エネルギー）が向けられる二つの方向を考えた。外界（環境）へ向けられるときに外向性，内界（自我）へ向けられるときに内向性という。向性検査は主としてこの二つの傾向を測定しようとするものである。わが国には田中式（田中寛一），淡路式（淡路円次郎）がある。また下位検査として知的向性，社会的向性，神経質，劣等感なども測れる。所要時間は約30～40分である。淡路式は前半は個人内向性，後半は社会的向性を測定する問題で25問ずつ計50問で構成されている。質問文に対して「はい」「いいえ」「？」で答え，結果を点数化し，指数によって，他人との相対的な位置で内向か外向かを知るようになっている。指数は下記のように求める。

$$向性指数（VQ）=\frac{外向点+1/2×無応答}{25}×100$$

　一般的に大多数の人は外向的でもなく内向的でもない（両向性）。発達的にみると，12歳頃から外向的になり，17歳で最も外向的傾向を示し，その後次第に内向的になる。幼児や小学校低学年は文章を読んだり，それを理解する能力がないので，母親が子どもの平素の行動を観察して回答することによって診断することができる。（松原達哉）

向性検査の一部

1．些細なことでも気になりますか。	はい　いいえ　？
2．すぐ決心がつきますか	はい　いいえ　？
3．大事をとって実行に手間取りますか	はい　いいえ　？
4．決心を後から変えることができますか	はい　いいえ　？

向精神薬
psychotropic drug
こうせいしんやく

　向精神薬とは，脳に作用して，精神機能になんらかの影響を及ぼす薬物の総称である。抗精神病薬，抗不安薬，抗うつ薬，抗躁薬および気分安定薬，睡眠薬，睡眠導入剤，抗てんかん薬などがある。

　抗精神病薬は神経遮断薬ともよばれ，特に幻覚妄想や精神運動興奮などの精神病的状態に効果をもつ薬である。長期服用により，副作用として錐体外路症状（パーキンソン様症状，遅発性ジスキネジア，アカシジアなど）を呈することがある。抗不安薬は，不安や緊張・抑うつ・心身症など神経症圏内の疾患に広く用いられ，筋弛緩作用や抗けいれん作用もある。近年はベンゾジアゼピン系の薬物が主流である。これらには依存形成の問題があり，欧米では12週以内の使用を推奨している国が多い。抗不安薬のなかでも鎮静催眠作用の強いものは，睡眠導入剤として使用される（例：エチゾラム）。抗うつ薬はうつ病，抑うつ状態の改善に用いられ，従来は三環系抗うつ剤が主流であったが，現在はSSRI（フルボキサミン，パロキセチン）やSNRI（ミルナシプラン）など，セロトニンやノルアドレナリンの濃度を選択的に上昇させ，副作用の少ない薬剤が用いられることが多くなっている。抗躁薬・気分安定薬としては，炭酸リチウムやバルプロ酸ナトリウム，カルバマゼピンなどがある。

　精神薬理学の進歩は日進月歩で，過去には治療できなかった疾患に適応する薬剤も次々と開発されつつあるが，副作用が常に問題となる。そのため薬物療法を最小限とし，有効な心理療法，例えば認知行動療法などを併用することが推奨されている。
　　　　　　　　　　　　　　（西松能子）

構成的グループエンカウンター
structured group encounter：SGE
こうせいてき——

　構成的グループエンカウンター（SGE）とは，「ふれあい」と「自他発見」をねらいとした予防・開発的カウンセリングのひとつである。理論的根拠はゲシュタルト療法理論であり，思想的背景は実存主義である。

　エンカウンターとは防衛機制の少ない人間関係のことである。現代人の問題（自己疎外，組織人，孤立感）に対応するために開発された概念である。この概念を具象化すると「自己理論の流れを汲むベーシック・エンカウンター」と「ゲシュタルト療法の流れを汲む構成的グループエンカウンター」になる。

　構成的とは「枠組を与える」という意味である。すなわち，グループサイズ，時間制限，プログラム（エクササイズの束），ルールなどの枠の中でのエンカウンターである。枠を与える利点が3つある。

①自己表現しやすくなる。
②心的外傷を予防しやすい。
③限られた時間内でも実施できる。

　ただしリーダーはSGEを受ける体験と実施するための訓練を受けておく必要がある。NPO日本教育カウンセラー協会が，SGEリーダーの認定を行っている。

　産業カウンセリングが組織のヒューマナイゼーションに貢献する方法としてSGEは有用と思われる。また従業員のセルフヘルプグループ（サポートグループ）を運営するのにSGEのシェアリング方式は応用できる。
　　　　　　　　　　　　　　（國分康孝）
文献 國分・片野，2001；國分・國分・片野，2006

高等学校の進路指導
こうとうがっこうのしんろしどう

　高等学校における進路指導は,「生徒が自己の在り方生き方を考え,主体的に進路を選択することができるよう,学校の教育活動全体を通じ,計画的,組織的な進路指導を行うこと」と『高等学校学習指導要領』第1章総則第6款の5の(4)で位置づけられている。学校が行う進路指導は在り方生き方指導であり,生徒が主体的に進路を選択決定する能力・態度を育むことが,そのねらいである。進路指導という文言が,職業指導に代わって登場した経緯もあり,高等学校における進路指導は就職先や進学先を紹介斡旋する,いわゆる出口指導に偏重していると指摘されることが少なくない。平成11年の学習指導要領の改訂では,社会の状況の急速な変化に対応すべく,将来の生き方を考える態度や主体的に適切な選択を行う能力を育成することがいっそう重要になっていると言及し,ガイダンスの機能の充実を重視することが示された。これにより,キャリア・ガイダンスとしての進路指導の強化が求められ,その後のキャリア教育を推進する高まりから,その中核に位置づけられる進路指導は注目を集めることとなった。

　高等学校における進路指導については,『高等学校学習指導要領』第4章特別活動第2のAの(3)に,ホームルーム活動でとりあげるべきこととして,「学業生活の充実,将来の生き方と進路の適切な選択決定に関すること」が示され,具体的な内容として「学ぶことの意義の理解,主体的な学習態度の確立と学校図書館の利用,教科・科目の適切な選択,進路適性の理解と進路情報の活用,望ましい職業観・勤労観の確立,主体的な進路の選択決定と将来設計など」が例示されている。　　（千葉吉裕）

行動カテゴリー別分類
behavior-classified category
こうどう――べつぶんるい

　質的研究において,収集されたデータを分析する際には,まずデータを"意味のある文章のまとまり"に分解し,特徴を整理しながら,それをカテゴリーにまとめる。この分析手続きを「行動カテゴリー別分類」とよぶ。このような分析を繰り返しながら,各カテゴリー間の関係,より包括的な中核となるカテゴリーを見つける。データに基づいた理論の構築を目的とする質的研究では,カテゴリーの分類が体系的かつ創造的に理論の基礎となる概念を明らかにして,相互に関係づける分析の道具を提供する。

　分類されたカテゴリーは,内容の特性や特徴の類似した現象同士をまとめたものである。類似性と差異性を深く解釈しつつ分析を進めると抽象度の低いカテゴリーはより抽象度の高いものへとまとめられる。

　具体的な分類方法としては似たものを探し,最初は小さなカテゴリーをつくっていく。一度カテゴリー分類が終わったら,同じカテゴリーとしてまとめられたカードを改めて見直し,共通点を探し,簡潔な言葉でラベルをつける。一通りラベルをつけ終わると再び全体を見渡してカテゴリー分類に戻る。今度は小カテゴリーのいくつかを統合してもう少し大きなカテゴリーにまとめることができるか考える。こうして,これ以上はまとめられないというところまでカテゴリー分類とラベルづけを繰り返す。

　カテゴリー分類とラベルづけが終わったら,カテゴリー間の関連を考え,関連がある場合には矢印などの記号を用いて図示する。質的分析はボトムアップ式の分類法であり,既成概念や予想と異なる意外な構造が明らかになることがよくある。

（佐藤哲康）

行動主義理論
theory of behaviorism
こうどうしゅぎりろん

　行動主義は米ジョンズ・ホプキンズ大学のワトソン（Watson, J. B.）に始まる。ワトソンは心理学を心（mind）の科学ではなく，行動の科学としてとらえるとともに，行動は刺激と反応（stimulus-response：S-R）の結合であるとし，パブロフ（Pavlov, I. P.）の条件反射の原理を取り入れて，行動の本質は感覚的刺激に対する筋肉および腺の反応から成り，究極の要素は反射であると規定した。

　このワトソンの唱導した行動主義は心理学に科学的な客観主義の地位を与える重要な契機となったが，他方，これを行き過ぎとして是正する方向で2つの新行動主義が生まれた。一つはゲシュタルト的学習論の流れを汲んだトールマン（Tolman, E. C.）の認知論的・目的論的行動主義であり，他の一つはワトソン流の正統派ともいうべきハル（Hull, C. L.），スキナー（Skinner, B. F.）らによる新行動主義である。ハルによれば，生体が要求の状態にあるとき，反応によってその要求の低減が生ずれば，そこに強化（reinforcement）が発生し，「習慣」（habit：sHr）が形成され，学習が成立する。

　スキナーも行動論的アプローチを主張する点ではワトソンと共通するが，ワトソンと異なり，感情，思考等の内的出来事や発生的素因（遺伝），さらには自己認識，創造性の重要性を（行動の原因としてではないが）認めている。　　　　　（内山喜久雄）

文献　Hull, 1943；Pavlov, 1927；Skinner, 1938；内山，1972；内山，1980；Watson, 1924

⇨学習理論，スキナー

高度専門職業人の養成
training of high specialist in work place
こうどせんもんしょくぎょうじんのようせい

　高度専門職業人とは，政治，経済，産業，科学技術，法務，福祉，医療などわが国社会の各分野で高い専門性と識見・教養をもったリーダーである職業人をいう。

　産業構造の変化，グローバル化，技術革新，サービス経済化，規制改革の推進，一方では人口の減少，少子・高齢化などわが国社会の構造的変化に対応するために，今日高度専門職業人の養成が求められている。

　高度専門職業人の養成は教育，雇用，産業政策など多岐にわたるが，基本である教育分野では2000年内閣総理大臣の下におかれた「教育改革国民会議答申」に基づいた「21世紀教育新生プラン」として順次進められている。国民会議の提言の要点は，次のとおりである。

①大学学部では教養教育と専門教育を中心に行う。大学院へは学部3年終了から進学することを大幅に促進する。学部で卒業するものは専門的学習をし，社会に出てすぐ活躍できるよう産業界と交流するインターンシップなどを積極的に行う。

②大学院には，社会で必要とされる実践的な専門能力を身につけるためのプロフェッショナル・スクール（高度専門職業人型大学院）と，研究者養成のための大学院(研究者養成型大学院)とを多様な形態で設ける。大学院選抜にあたっては，他大学出身者，社会人を公平に受け入れられるよう完全に開かれたものとする。また，優れたものは修士号は最短1年で，博士号は最短3年で取得させる。社会人が大学・大学院に入学して学ぶ機会を拡大する。

③企業と共同で高度な技術的能力を有するエンジニアの育成，ビジネス・スクール，ロー・スクールなどの経営管理，法律実務，

金融，教育，公共政策などの分野の専門家を養成するプロフェッショナル・スクールを多様な形態で整備する。国家公務員や教員については，修士号取得を原則とし，特に文科系大学院の需要の増大を図る。

④厳格な評価に基づき研究機関に対する重点的な資源の投資と基盤整備を行う。大学院生の修了生を研究に参加させるリサーチ・アシスタント制度，ポストドクトラル制度，奨学金制度の充実などを図る。

また，雇用政策では経済社会の発展を担う人材の育成のなかで，特に次の施策を重点に行っている。

①産業発展の基盤である高度熟練技能の維持・継承。卓越した技能者の社会的評価の向上，技能尊重の醸成。高度熟練技能，高度熟練技能者の選定とそれらに関する情報の提供，技能継承への支援体制の整備。

②技術者・研究者の育成。産学連携による大学等の技術者教育に対する外部認定制度への支援，国際的に整合性のとれた技術士制度の構築，試験研究機関等の研究者情報のデータベース化等。

具体的には民間，公共職業訓練，技能評価制度，キャリア形成支援，ビジネス・キャリア制度などの展開のなかで行われている。

働く人はなぜ学ぼうとするのか。大学や大学院で学ぶ高度専門職業人の調査などによると，①学ぶこと自体が人生の遍歴である，②高度専門職業人としてキャリアの再チャレンジのため，③職場，家庭との両立，学習を支えてくれる人への感謝，の3点に要約される。

今日，「いつでも，どこでも，誰でもが学べ，やり直しのきく社会」の実現こそ，喫緊課題である。高度専門職業人の養成はその中核をなす課題である。　　　（木村周）

文献 木村，2006；厚生労働省編，各年c；内閣府，2000

更年期障害
climacteric disturbance
こうねんきしょうがい

女性の加齢にともなう過程において，生殖期から非生殖期への移行期を更年期といい，その更年期においてしばしば見られる不定愁訴を総括した症候群を更年期障害という。更年期は，一般的には，卵巣の排卵機能や内分泌機能が低下し始めるころから，排卵機能の停止する閉経までの期間を指し，日本では年齢的に45～55歳ぐらいが更年期に相当するとされている。

更年期障害は基本的には，加齢により急速に性腺機能が低下し，特に卵巣では卵胞発育・排卵・黄体形成の一連の機能が停止することが原因で，さまざまな自律神経失調症状（のぼせ，発汗，不眠など）が引き起こされるが，この時期は，女性のライフステージにおいて心理・社会的にも不安定な時期であるため，その発現には心理的要因も大いに関係している。子どもの巣立ち，夫の定年など環境面での大きな変化がストレスとして強く作用する。また，老化による容貌・容姿の変化にともなう若さの喪失感や悲哀感を感知しやすい時期でもある。

治療としては，卵巣機能低下による障害に対してはホルモン補充療法（HRT）が効果的である。しかし，HRTのみでは軽快しない更年期障害患者も多く，その場合には抗うつ薬や抗不安薬，自律神経調整薬や漢方薬などを用いることもある。また，更年期女性に特有な心理・社会的背景をふまえた上で，支持的な心理カウンセリングが有効である。

更年期をスムーズに過ごすためには，運動習慣や食生活など規則正しい生活習慣をもち，生きがいをもって生きる精神の健康性も重要である。　　　（山本晴義）

文献 筒井，1989；筒井・白倉・山本，1995

高年齢者雇用安定法
The Law to Secure Employment for the Aged
こうねんれいしゃこようあんていほう

　昭和45年（1970年）の国勢調査で65歳以上人口が総人口の7.1％となり，わが国は高齢化社会の仲間入りをした。ここから今日の高齢者の雇用問題がスタートした。

　昭和46年に中高年齢者の雇用の促進等に関する特別措置法（今日の高年齢者雇用安定法の前身となる）が制定された。この法律では，45歳から55歳までを中年，55歳から65歳までを高齢者と定義した。当時，55歳定年制が一般的であった産業社会で，定年後の高齢者を再雇用制度や勤務延長制度によって，少しでも長く雇用の場を確保し，最終的には60歳定年制を広く産業界に定着させようとするものであった。

　昭和61年に高年齢者雇用安定法として改正され，そこでは60歳定年制が努力義務として課せられることとなった。

　その後，高齢化はますます進行するとともに，少子化という現象が大きくクローズアップされることとなった。いわゆる，少子・高齢社会の出現であり，高齢者雇用対策も新たな局面を迎えることとなった。平成2年の法改正により60歳代前半層の継続雇用が努力義務となり，平成6年の改正では定年制を定める場合は60歳を下回ってはならないと定められ，いわゆる60歳定年制が確立することとなった。

　さらに，公的年金制度の破綻が懸念されるようになり，年金の支給開始年齢の引き上げ措置が講じられることとあいまって，平成16年に高年齢者雇用安定法が改正された。この改正は，高年齢者の65歳までの安定した雇用機会を確保するために，高年齢者雇用確保措置を講じることを事業主に義務づける等を主要な柱とするものである。

　　　　　　　　　　　　　（宮崎利行）

交流分析：TA　transactional analysis
こうりゅうぶんせき

　交流分析（以下TAと略す）は，アメリカの精神科医バーン（Berne, E.）が開発した人格心理学であり，また心理療法の理論と技法である。TAの哲学は「人はみなOKな存在である」というもので，「自律した人間になる」ことをその目標とした。自律した人間とは，気づき，自発性，親密さをもった人をさす。互いにOKな存在である，という前提から，契約の概念を尊重し，双方の合意によって，すべてを進めていくことが基本とされる。TA理論は4つの基本理論と少数の周辺理論から成り立っている。

　基本理論は，次のとおりである。①自我状態分析：個人の心の構造とその働きを分析する方法で，自我とよばれる心には，「親」「成人」「子ども」（P，A，Cで表される）の3つの自我状態がある。②やりとり分析：2人またはそれ以上の人との間で行っている交流を分析し，コミュニケーションを理解する方法。交流の仕方として相補交流（コミュニケーションがずっと続く），交差交流（コミュニケーションが一瞬途切れる），裏面交流（表面的やりとりの裏に心理的メッセージが隠されている）があげられる。③ゲーム分析：常にイヤな感じの後味を残して終わる特定な交流をゲームとよびそのやりとりを理解し，改善する方法。④脚本分析：個人が子どもの頃に親からもらったメッセージをもとにつくった自分自身の生き方の台本を理解する方法。これらに加えて，バーンは刺激欲求，承認欲求，構造欲求という人間の欲求に注目し，ストローク，時間の構造化，人生の基本的立場という3つの理論をつくり出し，基本理論との関連づけを行った。

　　　　　　　　　　　　　（繁田千恵）
文献 スチュワート・ジョインズ／深沢（監訳），1991

綱領
こうりょう

　綱領とは，組織や団体の目的に沿った眼目，あるいは方針・方向を定めたものである。例えば，日本心理学会は会員に対して「すべての人間の基本的人権をみとめ，これを侵さず，人間の自由と幸福の追求の営みを尊重し，また，人間以外の動物についてもその福祉と保護に留意し，心理学における学術的活動とそれに関連する諸活動にたずさわる。このため，日本心理学会会員は，心理学の専門家としての自覚をもち，自らの行為に対する責任をもたなければならない。そして他者がこのような基準を侵したり，また自らの行為が他者によって悪用されることを黙認してはならない」(倫理綱領前文)とあり，以下の条項を定めている。責任と自覚（人間の幸福と福祉，社会への貢献，そのための自己研鑽），人権の尊重（個人のプライバシーや社会的規範を侵す行為の禁止。動物研究も同様），説明と同意（対象者に十分な説明をして同意を得ること），情報の管理（得られた情報はみだりにほかに漏らさないこと，目的以外には使用しないこと），公表にともなう責任（個人のプライバシーを侵さないこと。資料には出典を明記する。社会に向けて公表する場合は心理学的根拠に基づいて行い，虚偽や誇張がないこと）。

　綱領は最近，各学会・組織・団体で制定される動きにあり，職業倫理の確立に不可欠なものとなっている。これは不祥事や倫理にもとる事件が発生しているからとも思われるが，日本科学者会議においても，研究者の「権利・地位宣言」と「倫理綱領」を制定すべく，検討中である。

（倉戸ヨシヤ）

文献 倉戸，1989；1990

高齢者雇用　employment of the elderly
こうれいしゃこよう

　平成16年に改正された高年齢者雇用安定法の主な内容は，以下のとおりである。

　①高年齢者の65歳までの安定した雇用機会を確保するために，高年齢者雇用確保措置を講じることを事業主に義務づけたこと。

　②事業主都合の解雇等による高年齢離職予定者に対する求職活動支援書の作成・交付を事業主に義務づけたこと。

　③労働者の募集・採用にあたって，事業主が上限年齢を設定する際に，その理由の明示を義務づけたこと。

　④シルバー人材センター等が臨時的かつ短期的なまたは軽易な業務に係る労働者は派遣事業を行う場合について，一般労働者派遣事業の手続きの特例（許可を届出とする）を設けたこと。

　上記のうち，①は平成18年4月から，②，③，④については平成16年12月から施行されている。

　高年齢者雇用確保措置の実施の義務化の内容をみると，平成18年4月1日以降，定年（65歳未満のものに限る）の定めをしている事業主は，その雇用する高年齢者の65歳までの安定した雇用を確保するため，次のいずれかの措置を講じなければならないこととされた。

　①定年の引き上げ
　②継続雇用制度の導入
　③定年の定めの廃止

　ここで「65歳」というのは，男性の年金（定額部分）の支給開始年齢の引き上げに合わせて，男女とも平成25年4月1日までに段階的に引き上げていくこととされている。したがって，当該期間中に定年に達した者の雇用終了年齢を定めたものではない。

（宮崎利行）

国内総生産

GDP：Gross Domestic Product
こくないそうせいさん

　国内総生産（GDP）とは，一国の経済活動の規模を示すものであり，一定期間内に，その国で新たに生み出されたモノとサービスの総計から中間投入の合計を差し引いたもの（総付加価値額）をいう。

　GDPには時価による総計である名目国内総生産（名目GDP）と，そこから物価の変動による影響を補正した実質国内総生産（実質GDP）とがある。

　GDPでは，日本にある外国企業の生産活動は含まれるが海外日本企業のそれは含まれない。このため，国内における経済活動の実態を反映する指標として用いられ，一般に報道される経済成長○％（通常は実質GDP）という数値はこれに基づいている。

　GDPの推計にはかなりの時日を要するため，一般には四半期ごとの速報値により2か月遅れでその動向を知ることになる。

　キャリア・カウンセリングの観点からは，労働需要が産業活動から派生することから，GDPの動向は労働市場の動き方を理解する手がかりとして重要である。すなわち労働の需要は，産業活動の増加には少し遅れて反応（増加）する一方，産業活動の減少には敏感に反応（減少）する傾向をもつ。またGDPを支出面からみて，その変動が，消費支出，住宅投資・民間設備投資・公共投資，輸出などのどれによるものかを分析し，商業，自動車・電機等輸出産業，建設業など各産業分野の動向を把握することができる。

　このように労働需要の現状と先行きを判断する総合指標としてGDPは重要な意味をもっている。
　　　　　　　　　　　　　　（吉田修）

資料 国民経済計算（内閣府）http://www.esri.cao.go.jp/jp/sna/

個人情報の保護

こじんじょうほうのほご

　個人情報とは，「個人に関する情報であって，当該情報に含まれる氏名，生年月日その他の記述，または個人別につけられた番号，記号その他の符号，画像もしくは音声によって当該個人を識別できるもの（当該情報だけでは識別できないが，他の情報と容易に照合することができ，それによって当該個人を識別できるものを含む）」と定義されている。

　2005年4月1日に，「個人情報の保護に関する法律（個人情報保護法）」が施行された。情報通信社会の進展にともない個人情報の利用が著しく拡大しているため，個人情報の適正な取り扱いに関し，個人情報を取り扱う事業者が遵守すべき義務等を定めることによって，個人情報の有用性に配慮しつつ個人の権利・利益を保護することを目的としたもので5,000名以上の個人情報をもつすべての事業者に適用される。

　個人情報保護法は，次の5つの原則をもっている。①利用方法による制限（利用目的を本人に明示），②適正な取得（利用目的の明示と本人の了解を得て取得），③正確性の確保（常に正確な個人情報に保つ），④安全性の確保（流出や盗難，紛失を防止する），⑤透明性の確保（本人が閲覧可能なこと，本人に開示可能であること，本人の申し出により訂正を加えること，同意なき目的外利用は本人の申し出により停止できる）。こうした責務を怠り，法規を守らない場合は，本人の申し出により停止できることなどを義務づけている。反した場合は6か月以下の懲役，または30万円以下の罰金が科せられる。加えて，漏洩による被害に対しての損害賠償民事訴訟の発生や，大規模漏洩事件の場合は，巨額の賠償金支払いに直面する。
　　　　　　　　　　　　（柿井俊昭）

個人と組織の共生
こじんとそしきのきょうせい

　軍隊のように全体の統制を重視する集団においては，個々の構成員より組織の論理が優先される。芸術家の集まりのような構成員の個性や特徴を重視する集団では，組織よりも個人の生き方や判断が大切にされる。個人と組織の関係は，集団，その構成員，社会的・歴史的背景，集団をとりまく環境要因によって影響されながら形成される。

　産業界における個人と組織の関係に関する理論や考え方は，産業の歴史とともに発展した。18世紀後半から19世紀前半にかけて，イギリスで産業革命が進み，機械性生産によって数百名におよぶ労働者を雇用する工場が現れたが，当時は，児童の労働もあり，労働も長時間にわたるもので，資本家による組織の論理は専制的で非科学的なものであった。

　19世紀から20世紀初めにかけて，アメリカ東部の機械工業を中心に，工場管理の合理化運動が起こった。その代表的な推進者であるテーラー（Taylor, F.W.）は，標準的な作業方法や作業時間を研究して，1日の作業量を科学的に算定して，課業（task）の考え方を生み出した。この方法は「科学的管理」とよばれて広まっていった。

　ハーバード大学のメイヨー（Mayo, G. E.）やレスリスバーガー（Roethlisberger, F. J.）らの調査団は，ウエスタン・エレクトリック社のホーソン工場において，作業条件と作業能率の関係についての実験（1927～32年）を行った。実験は当初，職場の照明度と生産能率の関係を調べるために実施されたが，照明の明るさと能率の関係は理論的に説明しえない結果となり，それまでの産業心理学における「生産能率は，賃金，作業時間，労働環境といった物的条件の関数である」という理論だけでは説明できないことがわかった。そして，職場には課や係といった公式組織とは別に，インフォーマル（非公式）な組織が重なって存在しており作業効率に大きな力を及ぼしていることと，集団の構成員個人の感情が重要な影響をもっていることを発見した。これにより，人間は経済合理性だけで動くものではないという組織における人間的側面の大切さが認識され，「人間関係論」がスタートした。

　1950年代から60年代にかけて，人間関係論が主張する組織の人間的側面を考慮しつつも，組織の構成員の動機づけを重視し，個人と仕事や職場集団との関係に注目する動きが出てきた。これが動機づけ理論で，リッカート（Likert, R.）を中心とするミシガン大学のグループは動機とリーダーシップについての研究を進めて，集団参画型のマネジメント「システム4」を提唱した。個人と組織の共生について，構成員の要求を充たし，動機づけるように職務を編成すべきである，という考え方を導き，テーラーの理論を基礎とした管理機構モデル－組織をつくって構成員をあてはめていく方法と異なる発想を主張した。

　マグレガー（McGregor, D.）は，人間の欲求を尊重する新しい人間観による理論を提唱し，人間同士の信頼の上に立って構成員の能力を引き出すことを考えた。

　テーラー以来の伝統的管理論は，人間不信に基づくもので，経営者は従業員に対して次のような伝統的な先入観をもっているとして，これをX理論とよんだ。

・従業員は本質的に仕事が嫌いであり，できることならやりたくないと考えている。
・ほとんどの人間は強制され，命令されなければ，目標を達成する力を発揮しない。
・意欲や野心をもたず，命令によって動くことを望んでいる。

マグレガーは，このX理論は子どものしつけには役立つが，成長意欲をもつ人間には適用すべきではないとして，人間の欲求を尊重する，次のようなY理論を提唱した。
・人間が働こうとするのは，人間の本性のひとつである。
・人間は納得のいく目標に対しては積極的に行動する。
・創意工夫する力は，ほとんどの人間に備わっている。

この考えに基づいて，業務目標の設定段階から部下が参加する「目標による管理（management by objectives：MBO）」がつくられた。

マズロー（Maslow, A. H.）は，人間にはいろいろな欲求があり，ある欲求が適度に満たされると次の欲求が生じ，それを得るために努力するとし，欲求は基本的なものから高度で複雑なものまで5つの段階をなしているとし，「欲求階層説」とよんだ。

第1段階：生存欲求…飲食，睡眠，性などに関するもの。

第2段階：安全欲求…秩序，安定，危険の回避などに関するもの。

第3段階：社会的欲求…所属する集団のなかで理解されたい，理解したいというもの。

第4段階：自尊欲求…自分が他人に対してもつ重要性を自分で認識することや，他人から承認，尊敬されたいというもの。

第5段階：自己実現欲求…自己の潜在能力を最大限に引き出して，自分のあらゆる可能性を発揮したい，というもの。

1990年代に入って，アメリカの企業で，次いでヨーロッパの企業や日本の企業で個人と組織の新しい関係として考え出されたのがエンプロイアビリティ，すなわち「従業員自律・企業支援型能力開発」である。こうした動きは，これまで日本の企業が社内の教育訓練によって行ってきた職業能力の養成について，今後は従業員自身が必要とする職業能力を，従業員が自助努力によって習得することを企業が支援する，という考え方への転換である。すなわち，キャリア形成の責任が，企業から従業員自身へ移行するという重要な意味をもっている。それはまた，企業間競争の激化や人事考課における成果主義の導入とも関連して，サービス残業，働き過ぎとストレスによるうつの増加，過労死などの原因のひとつになっていると考えられている。

個人と組織の関係は，個人を経済人，機能人としてとらえる伝統的な考え方に始まり，人間関係論，動機づけ理論や行動科学的アプローチとして展開されてきた。人を効率的に働かせるには，アメとムチを使い分け厳しく管理するという方法から，人は本来働いて成果を上げることに喜びを感じるものだから，長所を見出し，励ますことによって，自律的に能力を開発し，成長していくものである，という考え方に高められ，さらに人を，人という抽象的な存在ではなく，豊かな個性と可能性をもつ，かけがえのない存在とみる動きも出てきている。

しかし，一方でグローバリゼーションや激しい企業間競争に対応して，労働時間，ホワイトカラー・エグゼンプション制，労働契約をめぐる法改正の検討も始まっており，個人と組織のかかわり方についても伝統的管理論からキャリア形成支援，カウンセリングへの取り組みまで，企業によって多様な広がりがある。人事評価についても成果重視の傾向が強まるなかで，部下・後輩の育成や職場の良好な人間関係の維持・向上への貢献に注目すべきであるという考え方も根強く，個人と組織の関係について新しいコンセプトの模索が続いている。

(桐村晋次)

文献 桐村，2005

個性記述的研究，法則定立的研究
ideographic study, nomothetic study
こせいきじゅつてきけんきゅう，ほうそくていりつてきけんきゅう

　心理学の研究では，多くの人々に共通する普遍的な法則を発見しようとする法則定立的（nomothetic）な方法が重んじられてきた。一方，特定の個人の個性的な特徴に目を向け，その人を詳しく観察して記述しようとする方法を個性記述的（ideographic）な方法という。臨床心理学や個人差心理学の「事例研究」においては後者が重視されてきた。確かに，クライエントの個人史や病理性を理解し，独自性をもった一人の人間として理解する個性記述的な方法が大切である。しかし，事例性を重視するあまりに，法則定立的な方法を無視することはできない。個性記述的な方法と法則定立的な方法は一見すると相対立するようにみえるが，普遍的な法則を理解した上で個性記述的な見方をすると，クライエントの特徴がより明確になってくる。普遍性のなかにある個人差の特徴がより明確になるのである。

　また，心理療法の効果を調べるには，事例研究だけでは限界がある。その治療が他の事例にもあてはまるかは判定できないからである。治療効果を調べるには，その治療法が多数の事例にも効果があるかを調べる多数例研究が必要である。さらに確実な結論を得るためには，治療しない対照群を設けて治療群と比べる比較試験や，さらにそれを厳密にした無作為化比較試験を行う必要がある。こうした法則定立的な方法を用いないと，その治療法が効果があるという確実な結論を下すことはできない。このように，臨床心理学やカウンセリングにおいては，個性記述的な方法と法則定立的な方法は同じくらい大切である。（丹野義彦）

5W1H
ごだぶりゅういちえいち

　職業情報を作成するためには，その職業に関するデータを収集し，調査分析しなければならない。さまざまな分析手法があるが，最も基本となる方法が職務分析である。職務分析は，戦後わが国の経済社会が今日の基盤をつくった時代から，採用，配置，異動，賃金制度，職能資格制度，業績評価システムなどの分野で広く実施されてきた。

　職務分析とは，特定の職務について観察と面接により，その職務の作業内容と職務遂行要件を調査・分析して，その結果を一定の様式に記述することである。分析の方法は，「作業中の職務在籍者を観察し，その労働者，監督者，その職務に詳しい関係者に面接して，それを一定の法則に従って記述すること」であり，記述は「5W1H＋Sの法則」によって行う。

　①What（何を）：作業者は何をしているか。②Why（なぜ）：何のためにそれをするのかを上位の目的がわかるように記述する。③Who（誰が）：作業者自身である。作業者の職務と混同しないように記述する。④Where（どこで）：作業場所や環境など。⑤When（いつ）：作業の時間配分，勤務時間の構成，1日，1週間，1か月ごとの作業サイクルや変化などを記述する。⑥How（いかに）：その仕事のやり方はどうするのかを記述する。時間分析や動作分析などのように，一つひとつの動作について細かく記述するのではない。⑦Skill（技能度）：その作業の難易度を評価する。職務全体のなかで，各課業について相対評価を行う。これらの5W1H＋1Sにより，職務分析を行う。　　　　　　　　　　（大橋仁）
文献 木村，2003

コーチング
coaching

　コーチングには，さまざまな定義があるが，一人ひとりの能力をケースバイケースで引き出すコミュニケーションといえる。米国で1950年代に登場し，80年代に専門書が多く出版され，96年に国際コーチ連盟が設立された。

　コーチングの中身は，カウンセリングから学んだことが少なくないが，カウンセリングとの違いは，①カウンセリングが医療，教育，企業等の幅広い分野を対象としてきたのに比し，企業やマネジメントに重点を置いてきた，②カウンセリングよりも成果，業績によりウェイトを置いている，等である。

　コーチングスキルとしては，①自分のやり方を相手に押しつけない，②相手の話をよく聴く，③相手を尊重する，が核となる。

　このスキルを使う分野は，企業，学校，コミュニティ，家庭，個人向等である。

　形態としては，①プロフェッショナルコーチング：プロのコーチが個人や企業幹部等から有償でサポートする，②ビジネスコーチング：企業管理職が部下の可能性を信じ個性を尊重しながら部下を育てていくための指導，に大別できる。企業では管理職のコーチング能力が高まると，a. 社内のコミュニケーションが活性化する，b. 部下のやる気が高まる，c. 部下の能力が高まる等の効果がある。

　ただし，a. b. については長年企業研修で使われているカウンセリングマインドとの相違が不明確であるとの指摘もある。

　米国等での普及から始まり，日本でもコーチングが広がり企業研修ではコーチングのメニューが定着した等から今後の企業業績への貢献が期待される。　　（佐久間万夫）

コーネル・メディカル・インデックス：CMI
Cornell Medical Index

　CMIは1949年コーネル大学のブロードマン（Brodman, K. W.）らによって開発された。その日本版は1956年，金久卓也，深町健らによって導入され，作成された。本テストの名称は健康調査表と書かれ，内容は身体面の質問から始まって心理面の質問に移るので抵抗がなく，職場における健康管理や臨床，特に心療内科系において初診時のスクリーニング・テストとして利用されている。質問項目は患者の身体的自覚症（男子160，女子162項目）と精神的自覚症（51項目）からなる。検査の所要時間は約20分。結果は，両自覚症ごとに採点されⅠ～Ⅳ領域のいずれかにプロットする。Ⅰ領域は「心理的正常」，Ⅱ領域は「ほぼ正常」，Ⅲ領域は「神経症の傾向」，Ⅳ領域は「神経症」と判定される。ただしこの分類に関しては，テストに対して防衛的な場合や器質的疾患を否定できない場合があり，面接の結果とあわせて判定する必要がある。

　活用の仕方は，まず両自覚のプロフィールを見ることが大切である。それは自覚点の高さは，その部位の固執傾向を示していたり，また精神的状態が身体的自覚に無意識的に転換されて身体的自覚の得点を高くしている場合もあるからである。

　特定の精神的項目の訴えがあるかないか注目すべきである。それはテスト用紙の5ページにある。2本線の欄を裏返して，本文左行と数字の1，2，3，4，5，6，7，8，9と対応する部分を見る。1，2，3に"はい"があればうつ傾向，同じく4は神経症の既往，5，6は性格異常や精神病質傾向，7，8，9は恐怖症や強迫傾向が疑われる。Ⅰ，Ⅱ領域でも面接を要する。

（野添新一）

コーポレートガバナンス
corporate governance

　コーポレートガバナンスとは，企業統治のことである。その目的は，長期的観点から健全な企業業績を確保するために，経営者が企業業績に責任をもつ経営体制を確立し機能させることである。具体的には，企業経営を実際に行う経営者の任免や，牽制に関する制度である。株式会社制度の発展にともない，株式会社制度のもつ企業統治に関する欠陥を解決するための方策が採られてきた。企業統治の制度や慣行は，各国の資本主義の進化の状況によってまちまちである。日本の場合，さまざまな企業不祥事が発生する状況から，1980年代後半から企業統治の制度や慣行が問題視された。

　企業経営が企業目的を達成するための戦略や戦術を実行するのに対し，企業ガバナンスは，企業目的そのものに照らし経営が適切に行われているかチェックする制度や慣行である。ガバナンスとは，マネジメントより上位の概念といえる。こうしたチェックをするための制度や慣行をつくり，企業の健全な発展を図っていくことが，企業統治の究極の目的である。

　具体的にどういう活動をガバナンスというかについては，必ずしも定説があるわけではない。一般的に企業ガバナンスとは，次のような基本的問題に関するものである。つまり，①経営者の任免は誰がどのようにして行うのか，②任免権をもつ人々は，どのような責任を負うか，③経営者が適切な経営を行うようにいかに牽制するのかという3点である。また，21世紀に入り「ガバナンス（監督）とマネジメント（執行）の分離」が，厳しいグローバル競争と急速な技術革新という企業環境の下，望ましい姿とされ，国際企業を中心に実施されてきている。　　　　　　　　　　（杉忠重）

コーポレートユニバーシティ
corporate university

　直訳すると企業内大学となるが，実際には特定の施設をさすものではなく，むしろ，企業が経営戦略のなかで従業員個々人の能力開発を行うプログラムや教育機能あるいはシステムをいうのが一般的である。

　近年，欧米では，技術革新の進展，ビジネスの国際化，高度化等による経営環境の変化に対応して，経営の成長，発展を支える人材を育成することが企業の生き残りをかけたきわめて重要な課題となってきている。それを背景として，人材育成を人事や教育訓練という観点でなく，企業価値を高めて企業の競争力を向上させるための戦略として，その目的にあった人材に投資をして育成するという考え方が，重視されるようになってきた。コーポレートユニバーシティとは，こうした考え方に基づいて企業が行う施策であり，「企業の経営戦略の一環として行われる教育訓練の形態を取った事業であり，機能である」（労働政策研究・研修機構，2004）。その施策の決定から実行までに，経営者が直接関与することが多く，また，大学や研究機関と連携しながら，企業の知的資産を生み出すという機能や積極的な事業プランの策定などによる経営への参画機能が期待されている場合もある。

　今では，実施形態も内容もさまざまなものがあり，一般的に決まった形ややり方はないといってよい。むしろ，それが経営戦略の一つとして位置づけられるコーポレートユニバーシティの特徴である。時代により企業により，柔軟に変化してこそ効果的な面がある。歴史的には，ゼネラル・エレクトリック社（1955年），マクドナルド社（1961年），モトローラ社（1976年）の取り組みが有名である。　　　（奥津眞里）

文献 労働政策研究・研修機構，2004

コミュニケーションスキル
communication skill

　スキルは「技能」のこと。対人関係の問題は性格や発達の問題ではなく，技能としてのコミュニケーション技法を学んでいないだけであるとする認知－行動療法や短期療法的な見方から導かれる術語。この技能に関する研究は，コミュニケーション研究の一領域として学際的になされている。さまざまな分野でその重要性がとりあげられているが，それらは実用的な面で扱われることが多く，系統的な知識としては未整理な点が少なくない。

　コミュニケーションスキルを大別すると，「話し手の技能」「聞き手の技能」「話し合いのルールを守る技能」の3つがあり，それぞれの技能の手段として言語と非言語の両方を含んでいる。ほかにも「働きかけスキル」と「応答スキル」に分類するなど諸説があるが，特徴としては，相互作用の視点から，一方的なやりとりではなく，双方向的なやりとりを志向する点が共通している。

　「話し手の技能」としては，アサーション，自己開示，明確な表現などがあげられる。一方，「聞き手の技能」としては，傾聴，共感，カウンセリングマインドなどがあげられる。

　また，「話し合いのルールを守る技能」としては，無条件の肯定的関心，トピックの一貫性などがあげられる。これらの技能向上プログラムとして，SST（ソーシャル・スキル・トレーニング）が，まず注目をあび，現在ではアサーション・トレーニングそしてブリーフコーチングが注目されている。　　　　　　　　（長谷川啓三・小松由）

コミュニティ・アプローチ
community approach

　レヴィン（Lewin, K.）の有名な公式，B＝f(P, E)が示すように，人間の行動（behavior）は，その人の個性（personality）とその人をとりまく環境（environment）との相互作用によって決定される。ところが1960年代までのカウンセリングや臨床心理学の主要学派は，個人の行動はその人の内的要因によって決定されるという心的内界至上主義（intrapsychic supremacy）に基づき，問題行動や異常行動の原因を個人の内面のみに求め，個人（クライエント）のパーソナリティの再構築や行動の修正に関心を向けてきた。

　この考え方に対抗する形で登場したコミュニティ心理学では，個人内の諸特性よりも，その個人が関与する社会システムや社会環境的要因のほうが個人の行動により重大な影響を及ぼすと考える。従来のカウンセリングや心理療法のように，個人を変えて環境に適応させようとするのではなく，個人にも環境にも働きかけて，両者がうまく適合する状態になれば，問題は解決すると考える。

　このようなコミュニティ心理学的発想を基本とするコミュニティ・アプローチとは，個人内部の諸要因の改善だけでなく，個人をとりまく環境的諸要因の意図的な操作や変革を通して，個人と環境の適合性（person-environment fit）を高めることによって，人々の健康や福祉を増進させようとする組織的な研究とそれに基づく実践であると定義することができる。

　この発想に立てば，学校や企業あるいは地域社会といったコミュニティで発生するさまざまな心理・社会的問題の解決には，個人をとりまく環境的諸要因への計画的な介入が重要となる。

例えば，ある従業員の精神的不健康は，その人の内面的な問題というより，その人の個性と職場という環境との適合性が低い状態であると仮定する。薬物療法や心理療法などによって，その人を変えることも有効ではあるが，コミュニティ・アプローチではむしろ環境，例えば社内の人間関係や職場風土といった心理社会的環境の永続的な変革をめざす。

このような基本的発想をもつコミュニティ・アプローチでは，主役は従業員や地域住民などのコミュニティ・メンバーであって，専門家はコンサルタントやコーディネーターといった黒子的役割を担うことが多い。困ったことは専門家にお任せする（専門家中心主義）のではなく，自分たちの問題は自分たちで解決するという精神（コミュニティ中心主義）を尊重するからである。また，活動の場は，医療機関や福祉施設といった隔離された非日常的なところではなく，実際に日々身をおいている生活環境としてのコミュニティ（企業や地域社会など）となる。さらに，予防的かつ成長促進的であることも，コミュニティ・アプローチの大きな特徴である。　　　　　（久田満）
⇒ネットワーキング，ネットワークづくり

コミュニティスクール
community school

コミュニティスクールは，自治体が設置する公立学校である。しかし，通常の公立学校とは，学校運営への住民参加という点で異なる。これまでの公立学校システムのなかに，学校運営という観点からもうひとつの学校が誕生するということである。

2000年3月に設置された首相の私的諮問機関である教育改革国民会議で公式に検討が始まり，2004年6月の通常国会で「地方教育行政の組織及び運営に関する法律」の一部が改正されて学校運営協議会制度に基づく学校の実現が可能となり，2005年4月から地域が一定の手続きを踏むことによって実現可能なものとなった。

コミュニティスクールには，学校運営協議会とよばれる組織が設置される。これには，地域住民や保護者がメンバーとして入ることになっているが，具体的なメンバーの構成や人選については所轄の教育委員会が決める。協議会の運営の特徴は，校長が学校の教育方針を作成し，協議会の承認を受ける。協議会は，学校の教職員の採用について，任命権者に意見を言うことができる。任命権者は，合理的理由がない限り，協議会の意見を採用する。もし採用できない場合，任命権者は，協議会に対して説明責任を有する。つまり，協議会は校長に対して一定の権限をもつ。したがって，住民や保護者の代表が，協議会を通じて教職員人事に直接的に関われることが，最大の特徴である。

コミュニティスクールは，「与えられた学校」ではなく「皆でつくる学校」であるため，これを計画し運営することによって，地域コミュニティを育てるという効果も期待されている。　　　　　　　（畠中宗一）

雇用管理
employment management
こようかんり

1．雇用管理とは

企業をはじめ，学校や病院，行政機関などの組織は，それぞれの経営目的達成のために必要な人材を獲得し，育成し，活用しなければならない。雇用管理は，人事労務管理における労働力の確保と調整に関わるものである。それは，採用，配置，人材開発，雇用調整などからなる。必要とする人材を外部労働市場から募集し，選考を通じて確保するための諸活動が採用である。配置は，人材を，その能力や経験に応じて組織が構成するさまざまな部署や課などの職場やプロジェクトに配属することをいう。

人材開発は，教育訓練，配置，仕事の割り振り，人事考課などを通じて，人材の知識や技能，態度や行動，さらに個人のキャリアを開発することをいう。雇用調整は，外部環境の変化にともなって採用する人員数を減らしたり，すでに雇用している労働者に退職を促したり，子会社などへの出向や転籍をさせることによって組織内労働市場の需給バランスを調整するために行われる。

これらの雇用管理の諸施策が，バラバラで機能するのではなく，組織の経営戦略と人事労務管理の過程のなかに位置づけられていることが重要である。

2．雇用管理の諸問題

雇用管理諸活動がうまく機能しないと，雇用者側にとっては必要な労働力の確保や活用が困難となり，また個人にとっても仕事や職場への不適応という形で問題が顕在化してくる。採用と配置で起こり得る問題が雇用のミスマッチの問題である。これを防ぐためには，まず採用過程において，できる限り雇用者側の情報を正確に伝達する必要がある。組織の良いところだけでなく課題なども先輩社員やOB社員がホームページや説明会のなかでよりリアルに積極的に開示する採用方法（realistic job preview）は，雇用のミスマッチを防ぐために有用な方策である。また学生に対して企業が就業体験を行う機会と場を提供するインターンシップ制度も，双方の理解を促す有効な手段である。雇用管理上の問題はいつでも起こり得る。職場の人間関係や組織のコミュニケーションの問題に起因する場合も少なくない。内部者には対応しにくい問題に対しては，人事コンサルタントや産業カウンセラーなどの外部の専門家を活用することもその解決の有効な手段となりうる。

3．雇用管理の新しい課題

これまで多くの組織では正規雇用された労働者を主たる雇用管理の対象としてきた。しかし，パートや契約社員，さらに人材派遣会社からの派遣社員などが，重要な役割を担うようになった今日においては，このような非正規雇用の労働者も正規雇用の場合と同様に戦略的な雇用管理の対象として組み入れることが必要である。正規雇用と非正規雇用を柔軟に組み合わせて行う雇用管理の方法として，組織が活用する雇用層を，長期蓄積能力活用型，高度専門能力活用型，雇用柔軟型の3つのグループに分け，それらを組み合わせた雇用管理を行う「雇用ポートフォリオ」や，仕事の特性，職責，雇用契約形態に応じて人材をタイプ分けして雇用管理を行う「人材ポートフォリオ」といった考え方が提唱されている。

既存の雇用管理のあり方が新しい現実に適合しているのかを見極めながら，より望ましい方法が模索されるべきである。

（藤井博）

文献 守島，2004；佐藤ほか，2003

雇用契約

employment contract

　労働者が，使用者の指揮命令に従って労務を提供し，それに対して賃金が支払われる契約であり，労働契約ともいう。使用者の指揮命令を受けるという点で，自らの判断により仕事を行い，その完成を約する建築などの「請負」や同じく訴訟や診療などの処理を約する「委任」と異なる。

　雇用契約は，民法の契約自由の原則に立ち，契約の締結とその内容については当事者間の自由にまかされているが，企業に対して個々の労働者の立場は弱くなりがちであり，社会的な介入によりバランスを保つ必要がある。このため，労働基準法等の労働法令によってほとんどの雇用契約は，労働者保護のため一定の規制（賃金，労働時間・休日，長期契約禁止，解雇制限，年少者等の就業制限等）を受けている。

　契約の締結にあたっては，「契約書」として書面化されなくとも，口頭でも契約は成立する。ただし労働基準法は，労働契約の締結に際し賃金・労働時間その他の労働条件を明示しなければならない（第15条）と規定しており，その主要な事項については書面で明示（就業規則の交付でも可）することが求められている。

　最近では，雇用形態の多様化により，職場に派遣・契約社員，請負，パート等，さまざまな形態の労働者が混在したり，中途採用，出向・転籍の実施も日常化しており，個人対会社の個別労使紛争も増加している。このため契約の成立・変更・終了に至るルールの明確化を図るため，2008年に「労働契約法」が制定され，一方的な契約の不利益変更や解雇の濫用への規制が強化されたが，ルールとしては不完全なものにとどまっている。
　　　　　　　　　　　　　　（吉田修）

雇用対策法

Employment Measures Law
こようたいさくほう

　雇用対策法は，職業安定法，雇用保険法，職業能力開発促進法等の雇用・職業関係法令の中核となる基本法である。

　同法は，高度経済成長を通じてわが国の労働力需給がほぼ均衡するに至った1966年に制定された。近代福祉国家の基本的な政策理念である「完全雇用の達成」をめざして，国はこの法律を中心に雇用関係の諸施策を総合的に推進している。

　1．目的：国が雇用に関する施策を総合的に講ずることにより，労働者の職業の安定と経済的社会的地位の向上を図るとともに，経済・社会の発展と完全雇用の達成とに資する。

　2．国の施策等：国の施策，事業主の責務が規定されている。

　3．雇用対策の基本的方向：国は「雇用対策基本計画」を策定することとされ法制定以来9次にわたる計画が策定されてきたが，2007年の法改正によりこの制度は廃止され，人口減少下における青少年，女性，高齢者，障害者等の就業促進対策が国の実施施策として明記された。

　4．離職者に対する事業主の援助：相当数の離職者を発生させる事業主は，「再就職援助計画」を作成しなければならない。

　5．年齢制限の禁止：2001年の改正により，労働者の募集・採用における年齢制限緩和の努力義務が規定されたが，少子高齢化のいっそうの進展に対応し，2007年改正により年齢制限が禁止された。

　6．その他：求人者・求職者に対する指導（雇用情報の提供等），大量雇用変動の届出，職業転換給付金についても規定されているほか，2007年改正で外国人労働者の届出義務も規定された。　　　　（城哲也）

雇用調整
employment adjustment
こようちょうせい

　一般的には，不況や事業再編等により企業内に発生した過剰労働力をさまざまな形で削減することをいう。

　その際，調整の対象としては，調整が相対的に容易な周辺的な労働力である臨時・派遣・パート等がまず第一陣となる。そして，企業活動の中核であり，労働組合や労働法令等によって雇用保護の度合いが高い正規雇用従業員がそれに続くという傾向がみられる。

　不況や再編の深刻さの程度等によって調整は段階的に多様な形態をとって行われる。すなわち，まず外注・請負の削減，残業規制等から始まり，配置転換，ワーク・シェアリング（仕事の分け合い），出向・転籍，派遣・契約社員・パートの契約更改停止・解雇，新規採用停止等を経て，レイオフ（一時帰休），希望退職募集，さらには解雇にいたる。

　最近では，バブル崩壊不況の1993年末で雇用調整を実施した企業が50％にのぼり，2002年初めには特に厳しい希望退職・解雇を行った企業が7％に達し，新規学卒者の就職にも「氷河期」として悪影響を与えた（労働経済動向調査）。

　出向・転籍や契約停止・解雇などの雇用調整は，個々人の職業生活に大きな影響を及ぼす。職業キャリアの転換さらには人生設計の見直しを迫られることも多く，キャリア・カウンセリング等の専門家によるサポートが求められる。　　　　　　（吉田修）

文献 樋口，2001；厚生労働省労働経済動向調査　http://www.mhlw.go.jp/toukei/

雇用保険トータル・システム
computer systems of employment insurance
こようほけん――

　厚生労働省の内部組織である労働市場センターは，全国の職業安定機関をネットワークで網羅することにより，業務処理の合理化，迅速化を図り，増大かつ多様化する行政需要に対処するとともに，近代的労働市場の育成を図ることを目的として，1964年に設置された。同センターのオンライン・システムは，「雇用保険トータル・システム」と「総合的雇用情報システム」の2大システムから成っている。

　雇用保険トータル・システムは，全国の公共職業安定所（ハローワーク）が行う雇用保険の適用・給付に関する事務処理を機械処理化したものであり，窓口業務の合理化・迅速化を推進することにより利用者サービスの向上を図ること等を目的として1981年に運用を開始したものである。

　雇用保険の被保険者数は3,615万人，受給者実人員は月平均58万人（いずれも一般被保険者，2006年度）と膨大な数にのぼり，しかも年々増加の傾向にある。

　雇用保険に関する具体的な業務としては，適用事業所の設置・廃止業務，被保険者資格取得・喪失業務，受給資格決定業務，求職者給付支給業務等があるが，雇用保険トータル・システムでは，これら一連の業務を，安定所の端末装置からのデータ入力に対し即時応答の形で処理している。例えば，労働者が転職した場合，その被保険者期間はこのシステムにより自動的に通算される。

　端末装置としては，OCR（光学的文字読取装置：手書き数字・カタカナの読取装置）などの開発により，入出力の簡略化が図られている。　　　　　　　　　　（城哲也）

⇒雇用保険法

雇用保険法

Employment Insurance Law

こようほけんほう

　雇用保険法は，労働者が失業した場合の失業等給付を行うほか，失業の予防，能力の開発向上等のためのいわゆる雇用保険二事業を行うこと等を定めた法律である。

　同法の前身である失業保険法は，1947年に制定され，戦後の失業者の生活の安定等に大きな役割を果たしてきた。その後のわが国の経済社会の変動に対応し，失業者に対する給付にとどまらず，雇用の質量両面にわたる諸機能を総合的に備えた制度とすべく，1974年に雇用保険法が制定された。

　制度の概要は次のとおりである。

　1．適用

　雇用保険制度は，原則として労働者を雇用するすべての事業に適用され，適用事業に雇用される労働者は原則としてすべて被保険者となる。

　2．給付

　失業等給付には求職者給付等4種類の給付がある。中心となる一般被保険者の求職者給付の基本手当の日額は，離職前の賃金日額の50～80％の範囲で定められている。給付日数は，年齢，被保険者期間，離職理由などに応じ90～360日である。

　3．雇用保険二事業

　雇用調整助成金などの雇用改善事業および職業訓練などの能力開発事業の二つの事業は廃止された。

　4．費用の負担

　保険料は，原則として事業主と労働者が折半して負担するが，二事業に要する保険料は事業主のみの負担となる。このほか，雇用保険事業の運営のため国庫からも一定の負担がある。　　　　　　　　（城哲也）

雇用ポートフォリオ

こよう——

　日経連（現日本経団連）が1995年5月に発表した『新時代の「日本的経営」』のなかで，経営環境の変化や従業員の働く意識の多様化に応じ，従来の長期雇用だけでなく，各企業の実情に合致したさまざまな雇用形態を組み合わせることにより，企業の活力向上と従業員の能力発揮を促すべきである，と提唱した考え方。

　金融用語としてのポートフォリオ（portfolio）とは「（銀行や個人が所有する）資産の分散や組み合わせ」のこと。雇用ポートフォリオは，企業にとって最も効果的な雇用の組み合わせを意味する。

　『新時代の「日本的経営」』では，企業側と従業員側の考え方の組み合わせにより，今後の雇用形態は，①長期継続雇用を前提とした「長期蓄積能力活用型グループ」，②専門的熟練・能力を具え長期雇用を前提としない「高度専門能力活用型グループ」，③働く意識の多様化に対応した「雇用柔軟型グループ」，の3つのグループに分かれるとした。これらの雇用形態を企業の経営実態に合わせて最適に編成する考え方が雇用ポートフォリオである（次頁の図を参照）。

　長期安定雇用のメリットを活かす一方，短時間就労，在宅勤務，有期雇用等々，多様な働き方を工夫し，適切に組み合わせることで景気変動にも柔軟に対処し，過剰な雇用をかかえ込むリスクも回避できる。なお，3つのグループは固定したものではなく，企業と従業員の希望や意思の変化によって，グループ相互間の移動も当然発生する。

　企業と働く人双方のニーズを合致させて多様な人材の活用を図り，企業の新たな活力を引き出す取り組みは，ダイバーシティ・マネジメントの推進を促し，従業員の

働く満足度を高めることにもつながっていく。また,仕事と生活の調和を図るワーク／ライフ・バランスの考え方にも合致する。

雇用ポートフォリオの実現には,経営トップの人材戦略が明確化されていなければならない。人材戦略は経営戦略そのものと密接不可分であり,人材の質・量,レベルによって企業の競争力は左右されることになる。各企業には,経営環境の変化に柔軟に対応できる「自社型雇用ポートフォリオ」の構築とその高度化が望まれる。

(鈴木正人)

⇨ダイバーシティ,ワーク／ライフ・バランス

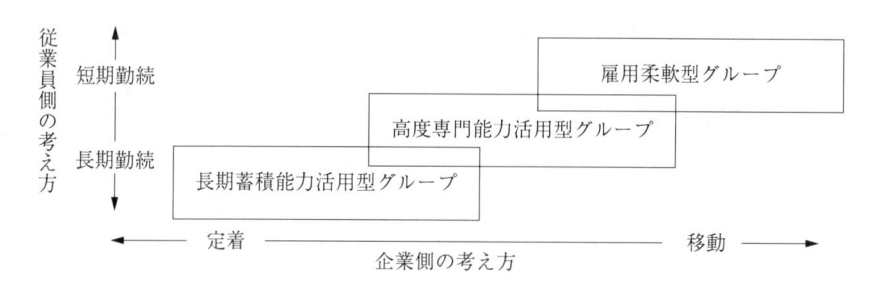

	雇用形態	対象	賃金	賞与	退職金・年金	昇進・昇格	福祉施策
長期蓄積能力活用型グループ	期間の定めのない雇用契約	管理職,総合職,技術部門の基幹職	月例給か年俸制,職能給,昇格制度	定率+業績スライド	ポイント制	役職昇進,職能資格昇格	生涯総合施策
高度専門能力活用型グループ	有期雇用契約	専門部門(企画,営業,研究開発など)	年俸制,業績給,昇給なし	成果配分	なし	業績評価	生涯援護施策
雇用柔軟型グループ	有期雇用契約	一般職,技能部門,販売部門	時間給制,職務給,昇給なし	定率	なし	上位職務への転換	生涯援護施策

資料:日経連(現日本経団連)「新時代の「日本的経営」」(1995年5月)
注:1)雇用形態の典型的な分類
　　2)各グループ間の移動は可

図　企業／従業員の雇用・勤続に対する関係

コラージュ療法
collage therapy
——りょうほう

　箱庭療法の臨床実践と基礎研究を経て、1990年前後、森谷寛之、杉浦京子らの箱庭の平面的活用という発想から生じたのがコラージュ療法である。「持ち運べる箱庭」「箱庭の普及版」ともいわれ、台紙・糊・ハサミがあれば場所を選ばず実践できる簡便さ、作品の保存が可能なことから、後に被験者の理解を深めるのに役立つ面などが注目されることとなった。現在では、主に1対1の面接場面のみならず、心の健康、人間的理解に役立つ開発的カウンセリングへと活用領域を広げている。対象者も健常者から精神疾患、痴呆性高齢者に至るまで幅広い。

　作成のスタイルについて特に定まった方法はなく、クライエントの表現の自由を保障することが重視され、教示方法は実施者によりあいまいになる傾向がある。一般的な手順としては「コラージュを作ってみませんか。自分の気に入った写真（イラスト）や気になる写真（イラスト）を、自由に切り抜いて台紙の上に好きなように置いて、糊づけして作るものです」と提示する。この際、4つ切り・8つ切り画用紙に、雑誌等からクライエント自身が写真等を切り貼りするマガジン・ピクチャー・コラージュ法、セラピストが用意した切り抜きを入れた箱の中から、切片を選んで作成するコラージュ・ボックス法のいずれかが用いられることが多い。制作技法も母親と子ども、家族が同時に各自の作品を作成する家族コラージュ法、グループでの合同法など多岐にわたる。完成した作品の理解・分析・考え方に関しては、研究が継続されているこの療法独自の解釈等に加え、箱庭療法の方法に準ずる点が多いとされる。（青木智子）

コラボレーション
collaboration

　原義には、co＝'共同の' と labor＝'働く' の意味が含まれており、「協働」と訳されている。分野を超えた対話や意見交換、共同による思考・計画・決定・行動、また、対等に責任を負った問題解決などを意味し、例えば、カウンセリングでは、同業者同士、あるいは異なった専門領域の者が、問題や症状をもつ人々と相互交流して問題を共有し、共通の目的に向かって相互の資源を出し合い、活用し合って問題解決を図ることとなる。

　重要な要素は、目標とリソース（資源）の共有、多角的な視野からの支援の拡大、相互性と対話の促進である。

　コラボレーションの中心は対話であるとされ、一人のクライエントを支援するためには、クライエント自身の潜在能力を引き出すために、カウンセラーや上司、家族など異なった立場の人々が作業を継いでゆく対話を通じて、互いの専門性の向上と、連携を必要とする。

　例えば、うつのクライエントは症状のある日常を体験している自分の専門家であり、家族も生活を分かち合っている専門家である。勤務先の上司、人事担当者などは、経過に応じた職務や職場の人間関係について考え、対応する専門家であり、そこにカウンセラーや精神科医が情報や支援を共有して、相互につながりのある支援のネットワークづくりをする。コラボレーションは、分担された働きをつなぎ、統合する機能を有する。　　　　　　　（平木典子）

文献 亀口（編）, 2002
⇒コンサルテーション, ソーシャルサポート・ネットワーク

コンサルテーション　consultation

　コンサルテーションとは，特定分野の専門家（コンサルタント）が，その分野においては専門能力が低い別の分野の専門家（コンサルティ）の相談に応じることである。会計士が経営者に対して，会計の専門家として相談にのること，学校カウンセラーが，教員に対し精神衛生の専門家として相談に応じることが，コンサルテーションの例である。産業カウンセリングにおいては，産業カウンセラーが産業カウンセリングの専門家として，組織の管理者，人事部門の担当者や労働組合の代表者などに対し，コンサルテーションを実施する。

　コンサルテーションの前提は，問題解決の主体は，問題が発生している場所の責任者である，という点にある。よって，コンサルタントは，現場の責任者が自ら問題解決できるよう，支援する役割に徹する。

　コンサルテーションには3つのモデルがある。「情報－購入モデル」では，コンサルティはコンサルタントから有益な情報や専門的なサービスを期待し，コンサルタントはその期待に応えようとする。「医師－患者モデル」においては，問題点を発見し診断することが期待される。対して「プロセスコンサルテーションモデル」におけるコンサルタントは，コンサルティが出来事のプロセスに気づき理解し，問題の原因を洞察した上で適切な行動がとれるように支援する。コンサルティが自ら問題点を理解しないと，解決策が効果をもたらすのは難しい。ここでの目標は，コンサルティが問題解決の方法を学ぶことである。コンサルタントは，どのモデルに基づく役割をとるべきか意識しながら，ケースに応じて一つの役割を選択する必要がある。　　　（髙嶋成豪）

文献 山本，2000；シャイン／稲葉・尾川（訳），1998

コンピテンシー
competency

　コンピテンシーとは，職務における人間の有能さを業績差別化要因として総合的かつ実践的にとらえる概念の一つである。率先行動力，顧客指向性，達成指向性等はコンピテンシーの代表例であるが，これらからコンピテンシーとは，職務遂行時における人間の行動や思考に係る知識，スキル，動機，性格，態度などの要素を使って成果として実現化していく発揮能力と概括できる。

　コンピテンシーの起源は，1950年代，米国のホワイト（White, R.W.）にまで遡ることができるが，業績差別化要因として実際の人事アセスメントに利用されるようになったのは1970年代の米国政府とマクレランド（McClelland, D. C.）による外交官における高業績者の成果達成の行動特性に関する調査研究以降である。その後，米国においてコンピテンシーは，ボヤッチス（Boyatzis, R. E.）による1980年代前半の基礎的研究，スペンサー（Spencer, L. M.）らによる1990年代前半の応用研究を経て，人事アセスメントのみならず人事管理全般にわたって普及するようになった。

　さて，日本の企業においてコンピテンシーの導入が始まったのは，1990年代後半からであり，採用，昇進昇格，人事考課，能力開発における個人情報として活用されるようになってきた。これは，当時，労働コスト上昇の要因としてとらえられるようになった職能資格制度に代わる人事管理基準としてのニーズが急速に高まったことによる。しかし，公表された導入後の実証事例が少ないため，コンピテンシーに対する日本の企業の評価は，確立していないのが現状である。　　　　　　　　　　（上脇貴）

文献 二村，2001

コンピュータ支援ガイダンス・システム
computer assisted careers guidance system
——しえん——

　コンピュータ支援ガイダンス・システムとは，コンピュータを使ってキャリア・ガイダンスのさまざまな機能を提供するシステムの総称である。狭義には，いわゆるCACGs (Computer Assisted Careers Guidance System) のように，適性評価，職業情報の検索，適性と職業との照合，キャリア・プランニング等，職業選択に向けた一連のステップがコンピュータのプログラムとして統合的に組み込まれ，利用者に提供されるシステムをさす。しかし，近年，情報化社会の発展とともに，コンピュータをキャリア・ガイダンスのツールとして活用する試みは多様化し，拡大している。そこで，コンピュータ支援ガイダンス・システムという定義のなかには，統合的な機能を備えたCACGsだけでなく，職業情報の提供を中心とするシステムや，年金の計算，職務履歴書等の作成支援などを行うシステム等，職業選択やキャリアプランの作成に役立つさまざまな情報を提供するシステムも含めて考えるべきであろう。

　また，アメリカでは，職業情報の基礎データをデータベース化し，インターネット上に広く公開するシステム (O*NET) が開発されており，これを核としてさまざまなキャリア形成支援システムがリンクするというネットワークが構築されている。このように，インターネットの発展を背景として，CACGsのようにスタンドアロンタイプのコンピュータで使うシステムだけでなく，ウェブ上で公開され，利用されるようなさまざまなガイダンス・ツールや情報提供ツールも増えている。　　　（室山晴美）

⇒ O*NETによる共通言語，共通基準の提供

コンプライアンス　compliance

　法令遵守と訳される。日本においては，20世紀末に企業経営においてさまざまな不祥事が多発した。その一つが「総会屋事件」である。それは企業が株主総会を議論なく短時間に執り行うために，いわゆる総会屋（特殊株主）に対してさまざまな便宜供与を与えていたという違法な事件である。そのほかにも，企業経営上生じるさまざまな問題を暴力団等を利用して解決するとか，隠蔽するといった事件が起こった。こうしたことを契機に，経営者団体等が中心になってコンプライアンス重視が広くいわれるようになり，コンプライアンスという言葉が一般化した。そして，大企業においては，コンプライアンスを担当する部署がつくられ，社員に対するコンプライアンス教育が行われるようになった。

　しかし，コンプライアンス重視が企業や経済団体によって叫ばれても，さまざまな不祥事は後を絶たない。そのことの反省から，「法令遵守」はもとより，より広い意味でコンプライアンスをとらえる考え方が主張されるようになった。特に社会変化が激しく，個人の意識も大きく変化する時代にあっては，単に法令を遵守するというだけでなく，社会的な要請に応えていくという積極的な役割が重要になっている。そうした変化を受けて，企業も単にコンプライアンス担当部署が専門家として事件対応的あるいは予防的に活動するという段階から，担当部署を越え，企業活動や社員そのものに関わるより大きな概念としてとらえられるようになってきている。したがって，社員教育全般のなかでコンプライアンスは重要な位置を占めることとなった。企業防衛的なコンプライアンスから，積極的に社会をよりよくしようとする前向きな意味が付与されてきている。　　　　（杉忠重）

コンプレックス
complex

　本人にとって意識されていないところで一定の情動を中心に複合的に集合して実際の心理や行動に強い影響力をもつ一群の観念や記憶の集合体という意味で「観念複合体」と訳された概念である。

　ユング（Jung, C. G.）が言語連想場面で無意識的な要因によって連想がゆがめられることがあることに着目し，刺激語への反応に影響を与えるような隠された心的内容の集合の存在をコンプレックスとよんだのがはじめとされる。ユングはコンプレックスは中核となる欲求と二次的に連想される観念との連鎖からなるとした。その後，コンプレックス概念は一定の共通性をもった条件や状況から生み出され個人間で共通に働く心理的葛藤内容のタイプを意味する用語として使われるようになった。例えば母親にまつわる観念複合をマザー・コンプレックス，比較感情にまつわる観念複合を劣等コンプレックスなどということはよく知られている。

　フロイト（Freud, S.）が神経症の症状，夢の顕在内容，失錯行為などはコンプレックスが形を変えて現れたものとしたように，現代では無意識内容を構成するものとしてこのコンプレックス概念が広く活用されている。フロイトは人類普遍の中核的コンプレックスとしてエディプス・コンプレックスの存在をあげて広く人格形成を論じたが，のちにほかにも阿闍世コンプレックス（小此木，1982），カイン・コンプレックスなども使われている。

　いずれも特定の問題症状発現の無意識事情を理解するために有用とされてとりあげられてきたものである。　　　（川上範夫）

文献 河合，1967；小此木，1982
⇒無意識

再検査法，再テスト法
test-retest method
さいけんさほう，さい──ほう

　心理テストにおいて重要な概念が2つある。信頼性（reliability）と妥当性（validity）である。このうち，信頼性を測る方法の一つとして，再検査法もしくは再テスト法があげられる。同じテストを同一の被検者群に，時期を変えて2回施行する。1回目のテストで得られた得点，2回目の得点，この二つの得点の相関を見る方法である。この得点間の相関係数が，信頼性係数の推定値となる。この再検査法による推定値は，特に再検査信頼性とよばれている。

　この再検査法での重要な点は，安定性である。この方法によって，高い信頼性が得られたということは，このテストで測定しているものが，時間が経過してもさほど変化しないことを意味している。

　この方法の長所はわかりやすいこと，速度テスト（テストを構成する各問題が同一または類似の内容で難易度の同じものから構成されており，テスト得点は一定時間内における正答の数によって示される）に利用できることがあげられる。

　短所としては，コストがかかること，手間がかかること，被検者の学習（1回，そのテストを経験している）が2回目のテストに影響を与えてしまうことがあげられよう。さらに，時間の経過による発達が若干の変化を起こしてしまう可能性があることなども注意しておく必要がある。また，1回目と2回目の期間をどのぐらいにすれば適切かという判断基準が，まだ明確には示されていない。間隔が長くなれば，通常，相関は低くなると予想される。一般的には，1週間間隔，1か月間隔で行われていることが多いようである。　　　（宮崎圭子）
⇒信頼性

サイコドラマ
psychodrama

　サイコドラマとは，即興劇の形式を用いた集団心理療法である。特徴は既成のシナリオは用いず，心の内面を即興劇の形式で表現する。ドラマによる表現は言葉だけでなくアクションも加わり体験的，具体的で理解しやすい。サイコドラマの創始者はウィーンの精神科医モレノ（Moreno, J. L.）である。

　わが国では1951年外林大作，松村康平によって「心理劇」という名称で紹介された。1981年にモレノの妻ザーカ・モレノ（Moreno, Z. T.）が来日し，古典的サイコドラマを紹介，この影響で広く普及するようになりサイコドラマとよばれるようになった。人間は社会的な役割（social role）に縛られマンネリズムに陥っている。舞台という安全で自由な空間，余剰現実（surplus reality）においてさまざまな役割を演ずることによって新しい行動や役割を身につけてゆき，本来の自分を取り戻し，自発性（spontaneity）の発揮や問題解決の力をつけようとするものである。

　サイコドラマを行うにおいてはまずウォーミングアップをし，監督（director）とよばれる治療者が主役とよばれる被治療者と相談しながら自発性の発揮できる場を創造してゆく。補助治療者である，補助自我（auxiliary ego）やグループメンバーも加わる。最後にシェアリング，レビューを行う。

　サイコドラマの種類としては下記のものがある。古典的サイコドラマ，構成的サイコドラマ，オムニバスサイコドラマ，分析的サイコドラマ，ソシオドラマ，ロール・プレイング，プレイバック・シアター。

〈鈴木勝夫〉

文献 乾ほか，2005

再就職援助計画制度
The Aid Schemes for re-employment
さいしゅうしょくえんじょけいかくせいど

　事業主は，定年，解雇等により離職を余儀なくされる高年齢者等が再就職を希望するときは，その者が可能な限り失業を経ることなく再就職することが可能となるよう，その者の主体的な意思に基づく在職中からの求職活動や職業能力開発について，積極的に支援すること等により，その再就職の援助に努めることが義務づけられている。

(1)再就職援助計画の作成等

　離職予定高年齢者等の計画的な再就職の援助に資するため，再就職援助計画を作成し，再就職援助計画書を交付する。

　定年等による離職予定高年齢者の場合には，少なくとも半年程度前までに，解雇等による場合には，離職することが決定した後速やかに作成し，交付しなければならない。

　再就職援助計画を作成するときは，再就職援助に係る基本事項について，あらかじめ，労働組合（ない場合は，労働者の過半数を代表するもの）と十分な協議を行うとともに，離職予定高年齢者等本人からも希望を十分に聴取することが求められている。

(2)再就職援助計画の記載事項

　①離職予定高年齢者等の氏名，年齢，性別，②離職することとなる日，③離職予定高年齢者等の職歴その他の経歴，④離職予定高年齢者等が有する資格および職業能力に関する事項，⑤③や④のほか，離職予定高年齢者等の採否の決定または採用時の労働条件の決定の際に参考となるべき事項，⑥再就職および在職中の求職活動に関する本人の希望の内容，⑦事業主が講じようとする援助等に関する措置の内容。

〈宮崎利行〉

在宅勤務
telecommuting
ざいたくきんむ

　在宅勤務とは，ITなどを利用して自宅などから企業の仕事に携わる勤務形態である。大手企業を中心に導入する動きが広がっている。

　在宅勤務が広く普及する条件としては，情報通信環境の向上が必要不可欠である。パソコンの普及，インターネットなどのマルチメディア化の進展，ブロードバンドや光ファイバーなどの通信環境の向上などによって在宅勤務の普及を促進している。

　在宅勤務が普及することによる，個人，企業，社会のそれぞれの効果と課題を以下にまとめる。

１．効果

　個人にとって：勤務者のゆとりの創出，通勤困難の解消，また，主婦・高齢者・障害者など通常の勤務が困難な人たちへの就労機会の確保。また，介護や育児のために在宅勤務を希望する個人への対応策として有効である。

　企業にとって：生産性の向上，優秀な人材の確保，オフィスコストの削減，危機管理への対応策，多様な労働条件整備への対策。

　社会にとって：大都市圏の一極集中の是正，地域の活性化，交通混雑の緩和，通勤が困難な障害者，高齢者，出産育児中の女性などの雇用創出，大気汚染などの環境問題への対応策。

２．課題

　個人にとって：仕事とプライベートの区別が難しく，孤独感や疎外感を感じる。賃金の低下など処遇面での不安。

　企業にとって：顧客等の外部への対応に支障，ほかの社員とのコミュニケーションでの支障，勤務評価が困難。　　（石川邦子）

最低賃金法　Minimum Wage Law
さいていちんぎんほう

　最低賃金法は，労働者に支払われる賃金に関して最低限の保障をするために，国が使用者に対して義務を課す法律である。法定の最低賃金を下回る賃金しか支払わなかった使用者は，違法とされ処罰される。労働協約で定めたり，個別の交渉を行うことで最低賃金を超える賃金を獲得することは，労使の自治に委ねられている。だが反対に，労働協約や就業規則などのなかで最低賃金に達しない賃金の規定を行っても，その部分は法的に無効とされる。

　最低賃金は労働者の生計費，類似の労働者の賃金，通常の事業の支払い能力を考慮して定められる。その決定方式には，当事者の合意に基づいて労働協約の最低賃金条項を法定最低賃金として認定する方式と，最低賃金審議会の調査・審議に基づいて定める方式とがあるが，前者の方式がとられるケースは非常にまれである。後者には，各都道府県の最低賃金審議会での審議に基づいて地域別最低賃金を定める方式と，当事者の合意や申し出に基づいて産業別の最低賃金を審議・決定する方式とがある。地域別最低賃金は，中央最低賃金審議会が地域ごとの生計費等の違いを考慮して全国の都道府県を４つのランクに分けて各年度ごとの目安を示し，それを参考に各都道府県の審議会の場で決定されている。最低賃金の水準は，非正規雇用の人たちには特に大きな意味をもつ。地域別最低賃金が定める時間給に関する規定は，非正社員を多く雇用する使用者にも重要な関心事である。なお，2007年の同法の改正では，生活保護との整合性を配慮することでそのレベルの引き上げを促すとともに，違反企業への罰金額も大幅に引き上げられた。　　（倉田良樹）

文献 山川，2003

採用面接
さいようめんせつ

　企業の求人募集に応募してきた者を対象に行う面接のこと。採用選考は基礎学力や専門知識を問う学科試験，論理性などをみる論文，積極性や人間性をみる面接などによって進められるが，そのなかでも面接は最も重要なものである。

　企業・団体の経営戦略にとって，人的資源の確保はきわめて重要な役割を占めている。優れた人材を採用し活用することが発展のための重大な要因となるからである。しかし1枚の履歴書と20～30分の面接で応募者の素質を見抜くということは容易な技ではない。そこには面接官の質問力，応募者の本音を引き出す会話力といったコミュニケーション技術が必要となる。従来日本的面接では，志望動機や自社に向く職能・適性の所持か否かを見極めることが重視されてきたが，最近では「常に高い業績をあげるような行動特性」をもち得るかどうかを見ようとする，コンピテンシー面接という手法に重点が置かれることもある。

　中途採用者にあっては，過去の職務において「どのような目標を立て，いかにチャレンジし，目標達成を実現したか」を見定める。新卒者の場合は「学生生活の中で何か苦難を乗り越えた実績があるか，そこから本人が何を学習したか，他人からいかに評価されたか」等をつかむ。

　コンピテンシー面接はいま採用面接の主流となった感があるが，これには他社あるいはセミナー等で得たコンピテンシーに関する知識をそのまま導入するのではなく，それぞれの企業・団体における経営方針・企業風土等に根ざしたものを構築して，そこに立脚して面接を実施することが肝要である。
　　　　　　　　　　　　（坂巻美和子）

文献 荻原，2005

裁量労働制
さいりょうろうどうせい

　研究開発などのように，業務の具体的遂行方法はその性質から労働者の裁量に委ねる必要がある業務がある。そのような業務については，使用者の具体的な指揮監督はなじまず，通常の方法による労働時間の算定が適切でない場合がある。

　そのため，業務を処理するためにどの程度の時間を労働とするのが適当であるかを労使で協議し，その時間は労働したものとみなす，という制度が「裁量労働制」または「裁量労働によるみなし労働制」という。

　裁量労働制には，研究開発，システム開発，デザインなどの業務を対象とする「専門業務型裁量労働制」と，企業などの経営企画，人事・労務，財務・経理などの業務を対象とする「企画業務型裁量労働制」がある。

　専門業務型裁量労働制を導入するためには，使用者は当該事業場の労働者の過半数を代表するもの（労働組合など）と法に定める内容について労使協定を結ばなければならず，この労使協定は，所轄の労働基準監督署長に届け出なければならない。

　企画業務型裁量労働制を導入するためには，当該事業場に労働者と使用者とで結成する労使委員会を設置し，その委員全員の一致で，法に定める事項について決議しなければならない。この労使委員会を設置したときおよび決議については，所轄の労働基準監督署長に届け出なければならない。

　また，いずれの制度も，制度がスタートした後は定期的に所轄の労働基準監督署に実施状況を報告しなければならない（参照：労基法第38条の3，第38条の4）。
　　　　　　　　　　　　（今野能志）

作業環境測定

working environment measurement
さぎょうかんきょうそくてい

「作業環境の実態を把握するため空気環境その他の作業環境について行うデザイン，サンプリング，及び分析（解析を含む）をいう」（労働安全衛生法第2条第4号）と定義されている。特に必要な10種類の作業場について，定期的な測定を事業者に義務づけ，厚生労働大臣の定める作業環境測定基準に従って行わなければならないこととし，測定対象物質等ごとの測定単位作業場所の設定，測定点の設定，サンプリング時刻・時間，分析方法などが示されている。

この測定等を適正に実施するため作業環境測定法は，作業環境測定士の資格・登録試験・受験資格，作業環境測定機関などを定めている。また，粉じん，特定化学物質等，鉛，有機溶剤，石綿，放射性物質取扱い作業場に関しては，作業環境評価基準が告示されている。

測定結果の評価に基づいて管理区分を決定し，必要があると認められるときは，施設または設備の設置・整備，健康診断の実施，その他の適切な措置を講じなければならない。

労働衛生分野では，①新規の設備，原材料，生産方式，作業方法などの有害性の予測や，作業環境管理対策の効果の評価などの目的で随時行うもの，②健康診断の結果などから作業環境の実態や労働者の曝露量を再検討するためのもの，③危険・有害場所への立ち入り禁止などの危険防止措置を定めるためのもの，④危険・有害物を取り扱う作業で，局所排気装置の性能を点検するために行うもの，など目的も方法も異なるさまざまな作業環境測定がある。

（古山善一）

作業関連疾患 work related diseases
さぎょうかんれんしっかん

近年，わが国の働く人たちの仕事が多様化し，職場ストレスの疾患，例えば反応性うつ病，高血圧症，胃潰瘍，十二指腸潰瘍，虚血性心疾患などの有病率の増加がみられるようになった。そこでこれらの病気は作業関連疾患とよばれている。これらの疾患は従来の「職業病」とよばれたケイ肺，有機溶剤中毒のように原因を特定することが困難であることが特徴である。

作業関連疾患が増加してきた原因には，従来の日本の産業構造が変化し，OA機器の導入による生産技術が進歩したこと，作業様態が筋肉労働的仕事から精神的にストレスフルな長時間労働へ移行したこと，さらにこれに，労働者人口の高齢化などが関係しているものとみられる。これらのストレスは，因果論的に一対一の対応で考えても疾患は特定できず，因子が複合的に組み合って疾患形成がなされていると考えられる。

実際，働く人たちを対象にアンケート調査を実施すると実質労働時間が増加するほど職業性ストレスを感じる人たちは増加する関係にある。ここで職業ストレスとはどのようなものかを調査すると，「職場の人間関係」が1位であり，続いて「仕事の質の問題」「仕事の量の問題」「仕事への適性の問題」「昇進，昇級の問題」などと続いている（労働者健康状態調査，1997年）。

5大作業関連疾患としては，①メンタルヘルス不全状態からの心身症（例，糖尿病など），②高血圧，③虚血性心疾患，④呼吸器疾患，⑤腰痛，頸肩部の痛みなどがあげられる。その他に，VDT作業関連に付随する眼疾患や，疲労や多忙時には歯科疾患で「う蝕」や歯周疾患などもあげられている。

（楡木満生）

⇒職業病，ストレス

作業法

performance test

さぎょうほう

　作業法とは，簡単な知的課題についての作業を行わせ，その経過から性格や作業適性をみようとする心理検査の方法である。現在よく用いられているものとしては，内田クレペリン精神検査がある。この「内田」は心理学者内田勇三郎であり，「クレペリン」はドイツの精神医学者クレペリン (Kraepelin, E.) であるが，クレペリンが性格検査としてこの検査を作ったものではない。クレペリンは作業障害の研究に，1桁の数を連続的に加算し答えを書かせるという連続加算法を用いた。内田はその追試をしているうちに，精神的に健康な人の作業経過に一定の傾向があることを見出し，作業時間や休憩時間などに工夫を加え，性格検査法としての内田クレペリン精神検査を確立した。

　検査は1桁の数を2つ加算して答えを書く作業を，5分の休憩をはさんで，その前後15分間ずつ行う，30分作業法が用いられており，1分ごとの作業量を縦軸に，時間を横軸にとってグラフ化する。この作業曲線を健常者1万人余についてとった平均曲線（健康者常態定型曲線）と対比し，定型曲線との類似の程度と作業量から，24の類型に分類する。定型に近い人ほど心的活動の調和がとれており，定型から離れるほどその人独自の特徴的な心的活動がみられるとされている。この検査は性格検査として，また，職業適性や職場配置の面などで広く使われているが類型判定やそれを通じての性格特徴や仕事ぶりの把握には十分な訓練と経験が必要とされる。　　　　（大川力）

文献 日本・精神技術研究所（編），1973

⇨内田クレペリン精神検査

産業医学　occupational medicine

さんぎょういがく

　産業社会は，産業の発展と技術進歩により，工業社会から情報社会に転換しつつある一方，労働人口の高齢化等を背景として，作業形態，作業方法，職場環境および職業生活は変貌している。人間は社会でそれぞれ職能をもって職業労働に従事して生活基盤を構築している。その生活基盤は生来，人間が有する健康資源への保健投資を通じて職業生活の質（quality of working life）の向上により人間的労働を達成することで維持・発展することが求められている。産業医学 (occupational or industrial medicine) は，産業社会における人間の健康と疾病を対象とする医学分野であり，基礎医学・臨床医学および社会医学の分野にわたって，解決すべき具体的な課題を有する医学の一領域としてその重要性が認識され，産業医学の産業社会への適用と評価がその使命といえる。産業は，生産原材料と設備・工程および情報処理技術とこれに従事する人間労働とから構成されている生産活動であって，その構造は，経済や社会システムとともにダイナミックに動いている。したがって，産業労働は働く人間の生物学的秩序，社会経済的秩序および精神生活秩序を基盤とした労働の場として把握し，働く人間の健康および疾病について職場の人間－機械－環境系の事象として認識・評価するとともに，企業組織の健康文化・労働文化としてとらえる必要がある。

　国際的には，1950年に ILO／WHO の合同委員会は，occupational health（日本では労働衛生と訳している）の目的，活動の原則，方向づけを包括して記述した定義を定めた。次いで1995年に同委員会第12回会議で実践目的を追加した新しい定義を採択した。「occupational health の目的：あら

ゆる職業に従事する労働者の肉体的・精神的および社会的福祉を最高度に維持し，増進させること。労働条件に起因する労働者の健康障害を予防すること。健康に不利な諸条件から雇用中の労働者を保護すること。労働者の生理的・心理的特性に適応した職場環境に労働者を配置すること。以上を要約すれば人間に対し労働を適応させること。各人をして各自の仕事に対し適応させるようにすること。」，「occupational health における重要な3つの異なる目的：①労働者の健康と作業能力を維持・増進すること。②作業の安全と健康を確保するため作業環境と作業方法を改善すること。③職場における健康と安全を支援し，積極的に取り組む企業風土（social climate）を醸成し，生産性を高める企業組織と労働文化（working culture）を発展させること。労働文化は，当該企業で採用される不可欠な価値体系である企業の経営体制，人事方針，参加の原則，教育訓練方針及び品質管理に反映される。」

この国際的に承認された定義から occupational health は，職業性疾病と災害のない健康な職場をつくり，労働者の身体的，精神的能力を十分に発揮できる労働のあり方を目標とする積極的な対策と，労働の過程や作業環境条件，使用する原材料等の労働者に及ぼすリスク要因を測定・評価・管理するリスクアセスメント・マネジメント・コミュニケーションを行ってよりよい労働条件，良好な健康の維持，増進，労働能力の向上を図ることが必要となる。産業医学は，医学を軸とした生態学，環境科学を包摂しつつ工学，経済学，法学等の関連諸科学との協力によって推進される学際的・総合的な学問領域で，基礎医学，臨床医学と関連諸科学分野を表すと次頁のとおりである。

①産業医学に関する人的資源の中心的存在として産業医が存在する。労働者の健康診断の実施，健康障害の原因調査と再発防止対策の樹立および労働者の健康管理等を効果的に行うためには医師による産業医学的な活動が不可欠である。労働安全衛生法では労働者数50人以上の事業場では厚生労働省令で定める要件を満たした医師のうちから産業医を選任することを規定している。日本医師会または産業医科大学の産業医学基礎研修（基本講座）を修了した者等が定められている。常時1,000人以上の労働者または労働安全衛生規則に定める有害な業務に常時500人以上の労働者を従事させる事業場では，その事業場に専属の産業医を選任し，常時3,000人を超える労働者を使用する事業場では2人以上を選任しなければならない。産業医の職務は，健康診断の実施およびその結果に基づく労働者の面接指導等健康の保持，作業環境の維持管理，作業の管理，健康教育・健康相談その他労働者の健康の保持増進，労働衛生教育，健康障害の原因の調査および再発防止，衛生管理者に対する指導助言，事業者または総括安全衛生管理者に対する勧告・衛生委員会の構成員としての活動，毎月1回の作業場の巡視等である。また，特定化学物質の業務従事者の健康診断等を担当する歯科医師に日本歯科医師会では研修を実施し，産業歯科医と称している。②産業医学の学術資源として，日本産業衛生学会（専門医制度），日本職業・災害医学会（労災補償指導医制度），産業医学総合研究所(1976年設置，現在独立行政法人として運営)，産業医学の分野に就業する医師を養成することを目的とした産業医科大学（1978年北九州市に設置），勤労者医療，リハビリテーションを担当する労災病院，都道府県および労働基準監督署単位に設置された産業保健センター等がある。

（髙田勗）

表1　産業医学と基礎医学

基礎医学分野	産業医学との関連
病理学	中毒・外傷・がんなど
細菌学	職域感染症など
薬理学	中毒・毒物代謝など
免疫学	中毒・耐性など
分子生物学	年齢・中毒・がんなど
生理学	年齢・性・栄養・労働生理・腰痛・振動など
生化学	中毒・毒物代謝など
法医学	業務上外認定など
衛生学・公衆衛生学	環境保健・地域・職域保健・健康管理・疫学など
解剖学	人類生態学など
生理・物理・化学など	環境生態学など
ライフサイエンス	上記基礎医学の結合

表2　産業医学と臨床各科

臨床各科	産業医学と内容の例
内科	中毒・じん肺・がん・アレルギー・放射線・異常温度・異常圧・年齢など
外科	産業災害・外傷など
整形外科	頸肩腕障害・腰痛・振動など
リハビリテーション科	機能回復訓練など
皮膚科	中毒・化学物質・アレルギー・赤外線・紫外線など
眼科	中毒・外傷・異物・赤外線・紫外線など
耳鼻科	騒音・振動・異常圧・中毒など
口腔外科	中毒・外傷・歯牙酸蝕症など歯科領域を含む
精神医学（臨床心理）	自動化・人間関係・監視作業・単独作業・メンタルヘルスなど
泌尿器科	外傷・異常圧・膀胱がんなど
産婦人科	中毒・栄養・性差など
小児科	中毒など
放射線科	診断・治療など
全般	プライマリー・ケア，労災疾病医療，リハビリテーション，臨床疫学，産業保健，健康増進（THP），放射線衛生，医療社会学など

表3　産業医学と他の科学分野

科学分野など	産業医学との関連
工学	衛生工学・人間工学・生産工学（オートメーションなど）など
経済学	産業構造・医療体制・産業立地・医療経済など
法学	法的・行政的措置（予防・治療・業務上外など）
情報科学	情報処理・産業生態・産業構造・衛生管理
環境科学	動・植物生態の変化・環境アセスメントなど
教育・心理学	保健教育・産業心理・行動心理など
社会福祉学	勤労福祉など

（表1～3　土屋健三郎，産業医科大学雑誌，2：7-8, 1980より）

産業カウンセラー
industrial counselor
さんぎょう——

1．産業カウンセラーとは
　産業カウンセラーとは企業や組織で働く経営者を含む勤労者（とその家族）を対象にカウンセリングや組織へのコンサルテーション活動を通して，個人とともに組織が抱える多様な問題解決支援を行うカウンセラーをいう。対象は経営トップ，管理監督者から新入社員に至るすべての働く人を対象とする。また，正規に雇用されていない非正規雇用の勤労者（フリーターも含む），ニートなどもその対象に含む。産業カウンセラーとしては，産業カウンセラーの資格を有しているカウンセラー，臨床心理士，認定カウンセラーなどが主に担当しているが，社内の社員を独自に養成しカウンセラーとして活用している場合も多くある。2007年現在，29,947名の有資格者がいる。

2．産業カウンセラーの職務内容
　産業カウンセラーの職務内容は多岐にわたるが，主たる個人相談の例としては，①勤労者個人の職務に関わる問題に関する相談，職場の人間関係に関する相談，②メンタルヘルス不全，職場不適応の相談，③管理監督者の部下指導の相談，④休職，復職の相談，⑤キャリア開発，キャリア転換，キャリア・デザイン，⑥定年後の人生設計，⑦家族に関わる問題などの相談がある。こうした個人が抱える問題解決支援とともに，メンタルヘルスの予防機能を果たすことも重要な役割である。管理者のメンタルヘルス教育・研修，一般社員のメンタルヘルス，ストレス管理研修，管理者のコミュニケーションや面談スキルの研修・教育などを通して職場環境を調整し人々にとってよりよい環境づくりを行い，メンタルヘルス不全の予防を行うことである。また，経営サイドに対するフィードバックを行い，経営上の課題や問題点を明らかにし，働く人々の労働環境をよりよいものに向けて調整することも産業カウンセラーの重要な役割である。

3．産業カウンセラーの活動と連携
　組織内におけるカウンセリングでは，カウンセラーだけの力にはおのずと限界が生じる。最近では組織内での面談は短期とし，ケースの見立てを十分に行った上で，社外の専門機関へと紹介（リファー）する傾向にある。カウンセラーは社外との連携を上手にとることが求められ，そのためには日頃から社外の専門機関とのネットワーキングが重要な役割を果たすことになる。また，個人の相談内容に応じて，経営者，職場の上司や先輩，人事部，家族との連携，産業医・主治医・看護職との連携などが求められる。こうした場合には，産業カウンセラーが関係者や関係機関との連携を上手にとれるかどうかが問題解決の鍵を握る。また，守秘義務は重要であるが相談内容によっては本人に了解を得た上で，臨機応変に関係者と効果的な連携をとることがカウンセラーの役割として求められる。

4．産業カウンセラーの質的向上
　産業カウンセラーは臨床心理学，カウンセリングの知識とスキルだけではなく，産業・組織の知識も同時に求められる。したがって，経営方針・経営戦略，人事・労務についての知識など経営学に関する知識や情報が重要である。そのためには，産業カウンセラー自身が絶えず自らのキャリア開発努力を行うと同時に，ケース・スーパーヴィジョンを受け自己研鑽を行うことが必要である。

〈宮城まり子〉

産業カウンセラーの倫理
ethical of industrial counselor
さんぎょう——りんり

　カウンセリング・サービスを受ける人々の利益を守るために，またカウンセラー自身が一般の社会人から信頼されるために，自身を守るために倫理綱領を尊重する。

　産業カウンセラーは社会的に期待される，働く人への援助専門家として社会的識見とカウンセリング等の専門的技能を保持しあわせて人格の養成に努める。具体的には，以下のような責任と行動が求められる。

(1)産業カウンセラーの資格

　カウンセラーは，誰でも簡単になれるものではない。カウンセリングについての諸理論・諸技法の習得や実習をし，経験を積み，資格試験にパスするための実力が必要である。産業カウンセラーの資格には，「産業カウンセラー」「シニア産業カウンセラー」「上級産業カウンセラー」の3種類があるが，クライエントの要求があれば，資格を明示する必要がある。

(2)責任の明確化

　カウンセラーとして，実力，立場，勤務時間などから自分がどこまで責任をとれるかどうか，責任範囲を明確にしておく。自殺念慮や殺傷事件など危機場面に対しては，企業内や関係機関と連携を取り，最善の努力をする。

(3)できること，できないことの明確化

　カウンセラーとして，自分ができることとできないことを明確にする。人事労務担当ではないので，クライエントの転勤，昇給の決定などはできないし，医師ではないので投薬はできない。助言や援助，指導など自らの専門分野でできることを明示する。

(4)守秘義務とその限界

　職業上知りえた秘密を正当な理由なしに他人に漏らしたり利用したりはしない。事例の研究発表もクライエントの了解を得た上で発表する。しかし，自殺行為，殺傷行為など明らかに人命に関する危険が予測される場合は，危機介入として秘密を守ることなく，家族や医師や警察などに内報して人命を保護しなくてはならない。

(5)カウンセリングは相談室内で

　カウンセリングを行うときは，公的な相談室内で行うことが基本である。自宅の応接間や喫茶店やホテルのロビーなどでは行わない。暗い場所，深夜などにも行わない。

(6)カウンセラーは，誰とでも相談する

　カウンセラーは，職務を行うにあたり，人種，国籍，信条，年齢，性別，社会的身分または出身地等により，差別しない。

(7)たゆまず研鑽を積む

　カウンセラーは，専門家としての責任を全うするため，研修会，講習会等に出席してたゆまず研鑽を積み，能力の向上に努める。新しい有効な技法なども学習する。

(8)個別面接と組織への働きかけ

　個人カウンセリングに加え，必要に応じて組織に働きかけ環境の改善に努める。

(9)二重関係の回避

　クライエントとの間で，家族的，社会的，金銭的などの個人的関係およびビジネス的関係などの二重関係を避けるように努める。

(10)クライエントとの性的関係の禁止

　カウンセラーはクライエントと性的関係をもってはならない。

(11)心理査定・心理検査の技能の習熟

　心理査定のうち，心理検査については手引を熟読し，検査方法に習熟しておく。診断の仕方にはスーパーヴィジョンを受けてから実施する。

(12)面接記録とその保管

　面接記録は，厳重に保管し，決してもれないように留意する。　　　（松原達哉）

文献 松原，2006

産業カウンセリング
industrial counseling

さんぎょう——

1．産業カウンセリングのニーズ

日本における労働環境の大きな激しい変化は，企業組織で働く人々に対し多様な影響と圧力を与えている。殊に，経済状況の悪化，国際化，情報化の大きな波は企業間競争を激化させた。その結果，倒産や雇用調整により突然失業する人々の増加，人件費削減を目的とした正規雇用の大幅な抑制，組織の構造改革，成果主義に基づく厳しい業績評価，勤労者に対するキャリア自立への急激な要求など，こうした労働環境の激しい変化への適応を迫られる多くの勤労者は，過重なストレスを抱え精神的に苦しみ悩んでいる。

産業組織にはこうした多様な問題が存在しており，個人とともに組織そのものの問題解決支援が切に求められている。1998年以来日本における自殺者は3万人を超え，物質的に豊かな経済大国日本における自殺者の多さに世界の注目は集まっている。こうしたなか，勤労者の心の病気が年々増加傾向にあると回答している企業も増え，特に最近では30代の働き盛りの勤労者のメンタルヘルス不全の増加が目立っている（社会経済生産性本部メンタルヘルス研究所，2006年）。

企業組織，個人ともにメンタルヘルスの課題，キャリア開発の課題は最重要の課題となっており，そのひとつの効果的問題解決支援として，産業カウンセリングは求められている。

2．産業カウンセリングの役割と機能

産業カウンセリングは勤労者の心の健康の増進と維持，メンタルヘルス不全の予防，メンタルヘルス不全・職場の人間関係を含む職場不適応に対するケア，キャリア開発支援とキャリア・デザインなど，個人の相談に適正かつ効果的に対応し，働く人々が心身ともに健康で自立し，働くことを通して働きがいや生きがいを自ら積極的に創造し，勤労者一人ひとりが質の高い豊かな充実した人生を送ることを支援するカウンセリング活動である。

産業カウンセリングの「産業」とは必ずしも企業のみをさすものではない。

産業には公共体，各種団体，学校，病院，施設など，勤労者を対象としたすべての組織体と経営者も含め，そこで働く人々とその家族などをすべて対象としている。また拡大すれば，正規に雇用されていない非正規雇用者やニートなどの就業支援も対象に含まれる。産業カウンセリングは勤労者個人のかかえる多様な問題に対し，カウンセリングを通して側面から問題解決支援を行うだけでなく，個人の相談内容からうかがえる組織，経営上の問題・課題に対するコンサルテーションを行い，経営サイドに対しフィードバックを行うこと，上司や管理者の教育・研修を通して職場の人的環境を整えること，また組織とコミュニティの橋渡しなど個人の働く環境整備，職場改善に対する積極的な働きかけと活動が求められる。

重要なことは，こうした両面からの活動を通して，個人の成長と組織の成長を同時に支援し，相互に豊かなメリットを生み出す役割と機能を果たすことを通して社会的貢献を行うことに産業カウンセリングの意義がある点である。そのためには産業カウンセラーのさらなる質的向上，中小企業などへの産業カウンセリングの普及，ネットワークの構築，カウンセリングに対するマイナスイメージの払拭などが必要である。

（宮城まり子）

産業職業マトリックス
industry-occupation matrix
さんぎょうしょくぎょう——

　就業者数を「産業別×職業別」の縦横の表形式（マトリックス）で示したもの。産業構造を人的構成から分析したり，労働力の詳細な需要予測や需給調整計画を行う上での基本的なツールとなる。

　産業構造は経済の発展とともに第1次産業から第2次，第3次産業へと重点が移っていく（ペティ・クラークの法則）。職業構造でも農業関係職種から生産関係職種，さらにはサービス・専門技術関係職種へと移行する傾向が見られるが，産業と職業の対応関係は，技術革新による諸産業に共通な情報関係要員の増加やサービス産業での非熟練要員の増加等，産業内部での職業構成の変化もあって複雑なものがある。このため，経済計画や労働力の需給調整，人材育成等の政策立案を行う上で産業職業マトリックスは必要不可欠の道具となる。

　産業職業マトリックスは，就業構造基本調査や国勢調査等の情報をベースに作成され，マクロ経済シナリオから産業連関表（投入－産出表），産業職業マトリックス，産業別資本マトリックスを接続・連動して産業別職業別労働力需要の将来見通しを推計する。

　キャリア・カウンセリングの面からは，職業の選択や転換にあたって，ある職業や類似の職業が特定の産業のみでなく各種の産業分野に濃淡をもって存在することの認識や職業の趨勢をその将来性・需給調整の面から量的に把握することが重要であり，産業職業マトリックスはその基盤情報となる。　　　　　　　　　　　（吉田修）

文献 雇用促進事業団雇用職業総合研究所（編），1985；総務省統計局，各年（国勢調査 www.stat.go.jp/kokusei/）

産業・組織心理学　industrial and organizational psychology
さんぎょう・そしきしんりがく

　産業・組織心理学は，産業活動に従事する人々や組織体に関する応用心理学の分野であり，多様な研究領域から構成されている。アメリカ心理学会の第14部会「産業心理学」が1973年に「産業・組織心理学」と名称変更して生まれた。わが国では1985年11月に学会が設立され，アメリカ心理学会の体制に準拠して，人事・組織行動・作業・市場の4部門の研究領域別に活動している。研究領域は，次のとおりである。

　①採用・適性・育成・評価など職業心理学・人事心理学ともいわれる領域で，組織経営の鍵を握る人的資源管理のヒューマン・リソース・フローを対象にキャリアの問題・人事処遇・人事評価・人材育成について研究している。

　②ワークモチベーション・コミュニケーション・リーダーシップ・人間関係など組織に所属する人々の行動特性やその背後にある心理などについて研究する組織行動の領域である。個人レベル・集団レベル・組織レベルと部門間の課題がある。

　③生産能率・産業疲労・安全管理・作業環境条件・ヒューマンエラー・メンタルヘルス・快適職場など，生産性を高めると同時に働く人々の安全と心身両面の健康を保全し，促進するための研究領域である。

　④消費者の行動を左右する要因・消費者の意思決定・消費者行政などマーケティング戦略に有益な情報の提供や消費者教育・保護などについて研究する領域である。消費者心理・広告心理・購買心理など細分化することもある。

　近年労働環境が急速に変化し，多様な新しい研究課題が生じている。　（森田一寿）

文献 正田，1992；山口ほか，2006

産業分類
industrial classification
さんぎょうぶんるい

現在，日本で統一的に活用されている産業分類は，総務省によって作成されている日本標準産業分類である。

日本標準産業分類は，事業所で行われている財貨やサービスの生産・提供に関わるすべての経済活動を分類するものとされており，統計調査の結果を産業別に表示する際の統計基準となる。そのため統計の正確性と客観性を保持し，統計の相互比較性と利用の向上を図ることを目的としている。なお，日本標準産業分類は，国際標準産業分類に準拠している。

日本標準産業分類は，事業所において行われる経済活動すなわち産業を，主として次のような点に着目して区分し，体系的に配列している。①生産される財貨または提供されるサービスの種類（用途，機能など），②財貨生産またはサービス提供の方法（設備，技術など），③原材料の種類および性質，サービスの対象および取り扱われるもの（商品など）の種類。また，分類項目の設定にあたっては，事業所の数，従業者の数，生産額または販売額等も考慮されている。

分類の構成は，大分類，中分類，小分類および細分類から成る4段階構成であり，大分類19，中分類97，小分類420，細分類1,269となっている。

日本標準産業分類の最新版は，平成14年3月改訂の分類であり，統計の継続性に配慮しつつ，産業構造の変化にも適合させるといった観点から改訂が行われた。特に，「情報通信業」や「医療，福祉」などの産業で大幅に改訂がなされた。　　（下村英雄）

文献 総務省，2002
⇒職業分類

産業保健指導担当者
occupational health leader
さんぎょうほけんしどうたんとうしゃ

労働安全衛生法第69条に「事業者は，労働者に対する健康教育及び健康相談その他労働者の健康の保持増進を図るため必要な措置を継続的かつ計画的に講ずるように努めなければならない」と定められており，1988年同法に基づいて「事業場における労働者の健康保持増進のための指針」が厚生労働大臣により公表された。これは，事業場のすべての労働者を対象として行う心身両面にわたる健康保持増進のための措置であり，心とからだの健康づくり運動"Total Health Promotion Plan (THP)"として事業場への普及定着が図られている。この指針では，事業場の衛生委員会等における調査審議を経て事業場の健康づくり計画（中長期の目標の設定と年次計画）を定めることおよびその実施体制をつくるためには6種類のスタッフ（健康測定担当医師〈産業医等〉，運動指導担当者，運動実践担当者，心理相談担当者，産業栄養指導担当者，産業保健指導担当者）がチームを組んで個人のレベルに適合した健康づくりを進めることとしており，中央労働災害防止協会が6種類のTHP指導者養成研修事業を行い，2007年現在で約5万9千人に達している。産業保健指導担当者は，産業医または医師による健康測定および生活状況調査結果から，勤務状態や生活習慣に配慮した生活指導を含む保健指導を受診者全員に行う役割を担っている。WHO（国際保健機関）も「ヘルス・プロモーションのためのオタワ憲章」に基づく労働の場における健康増進専門委員会において1988年，健康増進ガイドラインと健康プログラムの開発に関する勧告を公表している。　　　　　　（髙田勗）

文献 髙田ほか，2005

産業保健センター
occupational health center
さんぎょうほけん——

　労働者の高齢化の進展，生活習慣病の増加，過重労働，メンタルヘルス対策等事業場における産業保健活動の充実がきわめて重要な課題となっており，産業医が担うべき役割は大きく，その専門的知見や技術を活用する必要がある。このため厚生労働省は，産業保健活動を充実強化および支援するための全国的なシステムとして，労働者数50人未満の小規模事業場およびそこに働く労働者への産業保健サービスを充実させることを目的とした地域産業保健センター（347か所）を全国の労働基準監督署管内の郡市区医師会に委託して産業保健活動を支援する拠点を整備するとともに，産業医や地域産業保健センターの機能が十分に発揮できるような支援を行うための中核的組織として都道府県ごとに産業保健推進センター（47センター）が設置されている。①地域産業保健センターの業務は，(イ)健康相談窓口を開設し，対象は小規模事業場の事業者および労働者であり健康診断結果に基づいた健康管理，メンタルヘルス，健康保持増進の方法等，(ロ)労働者50人未満の事業場への個別訪問による産業保健指導の実施，(ハ)産業保健活動に関する情報や産業保健関連の医療資源等の情報提供。②都道府県産業保健推進センターの業務は，(イ)産業保健に関する専門的相談，(ロ)地域産業保健センターに対する支援，(ハ)産業保健情報の提供，(ニ)産業医等に関する研修およびその支援，(ホ)産業保健に関する広報啓発，(ヘ)小規模事業場産業保健活動支援促進事業，(ト)自発的な健康診断受診支援事業の実施，(チ)小規模企業経営者のための産業保健マニュアルの活用。　　　　　　　　　　　（髙田勗）

文献 髙田ほか，2005

参与観察
participated observation
さんよかんさつ

　元来は人類学者や社会学者がフィールドワーク研究を行うときの調査研究者の態度，あるいはデータ収集の方法についての概念である。関与観察，参加観察ともよばれる。

　研究者は調査対象の集団に参加し，そこでの一員としての役割を行いながら観察を行う。その際，異文化集団の構成員との間に信頼関係を構築することが重要であり，そのような関係のもとで，さまざまな内部者の視点やその集団において共有される文化的コンテクストにおける意味づけについてのデータを得ることができる。このような関係を構築するために，調査研究者は時には年単位の長期間，現場で生活しながら参与観察を行うこともある。

　データの収集法としては，ほかに密度の高い聞き取り（デプス・インタビュー）などが併用されることが多い。分析されたデータはエスノグラフィーとよばれる詳細なストーリーとして記述される。

　心理療法やカウンセリングの場面においても，治療者は，観察者としての冷静な視点を保ちつつクライエントとの関係に参入していくという観点から，カウンセラーはカウンセリング場面というフィールドにおける参与観察者的態度を必要とする，ということができる。

　なお，参与観察よりもさらに現場への没入の度合いが強い場合，観察参与という言葉を用いて，参与観察と区別する場合もある。いずれにせよ，有能な治療者は，現場での実践に全人的にコミットメントする態度（参与あるいは関与）と自分自身をも含めた状況を冷静に観察するという研究者的態度（観察）を両立させるという，高度の技術を要求されるのである。　　（斎藤清二）

CEO／COO
chief executive officer/chief operating officer
しーいーおー／しーおーおー

　CEOは最高経営責任者，COOは最高執行責任者のこと。アメリカの企業で広く使われている名称で，CEOは会長（chairman）に，COOは社長（president）にあたる場合が多い。CEOは，株主総会で選出され，会社の経営が委託されている取締役会で選任され，企業目的や基本的経営戦略に責任を負っている。COOは，取締役会の方針を受けて企業活動を推進していくもので，企業活動の計画・統制に関する執行責任を負っている。

　近年，日本の企業にも経営と業務執行を分けて役割分担を明確にする動きが出て，CEO，COOという呼称が使われるようになってきた。株主からの委託を受けて経営の決定を行う商法上の取締役によって構成される取締役会のもとに，経営計画を具体化して執行する執行役員制度が，わが国にも大企業を中心に普及してきている。

　執行役員は，経営効率の向上，意思決定の迅速化，経営と業務執行の役割分担を明確にして経営監視を徹底させようというねらいで設置されたもので，社会経済生産性本部が全上場企業を対象とした調査によると，執行役員制度の導入率は2006年で55.6％（従業員5,000人以上で77.1%）に達している（「第10回日本的人事制度の変容に関する調査結果」2007年8月）。執行役員は企業に雇用され，取締役会に対して責任を負うもので，株主代表訴訟の対象にはならないものである。現在，商法上の規定はないが，制度化に向けて検討が進められている。

（桐村晋次）

シェアリング　sharing

　シェアリングとは日本語で「分けあう」「共有する」を意味する言葉で，個人の思いをそこにいる皆に共有化していく活動をさす。通常はグループで行われるカウンセリングや体験学習を基盤としたワークショップとよばれるプログラムにおいて使われる。

　シェアリングには，主に二つの要素がある。一つ目の要素は「振り返り」で，カウンセリングや演習の後に個人の気づきをグループの中で共有化することである。そうすることで話している本人の新たな気づきを生み出すことに加え，そこにいる他の人たちにも気づきがあり，助けることになる。

　二つ目の要素は「分かちあい」といわれるもので，お互いの考えや感想を述べ合うことによる個人の不安の低減とグループの形成である。例えば，アルコール依存症の自助グループで問題をもつ参加者同士がお互いの気持ちを分かちあうことで自分だけが問題を抱えているのではないと気づくことによる不安の低減などはこれにあたる。

　また，不安の低減とともにグループプロセスの進行を促すことも見逃せない点である。グループの発達プロセスが進行し，機能すると相互支援の感情とそこから支援の仕組みが生まれることもある。その意味では家族療法などのグループアプローチをとる手法においてもシェアリングは一般的に行われている。シェアリングを有効に行うための話し合いを進める「進行役」のポイントには次のようなものがある。

　①お互いの違いを尊重し合えるような受容的な雰囲気を創る。②結果や成果にとらわれることなく，できる限り参加者の主体性に委ねる。③必要に応じて気づきを促すような効果的な質問や繰り返しを行う。

（津村英作）

文献 中野，2001；Tsumura, 1996

CACGs：Computer Assisted Careers Guidance System

しーえいしーじーえす

　CACGsとは，利用者自身がコンピュータを使いながら，キャリア・ガイダンスのプロセスを経験できるシステムである。キャリア・ガイダンスの発祥の地であるアメリカでは，個人の職業適性と職業のもつ特徴を正確にマッチングすることを重視する特性因子論に基づくガイダンスの研究が進められてきた。CACGsはアメリカを中心として発展したキャリア・ガイダンスの理論的な枠組みと情報化技術の発達を背景として，1970年代以降次々と開発され，職業相談の場で活用されてきた。

　CACGsは大別してマキシ・システムとミニ・システムの２つに分けられる。マキシ・システムとは，適性評価，職業情報の提供，適性と職業の特性との照合，キャリア・プランニングなど職業選択に向けた一連のガイダンスのステップを一つひとつの機能として装備し，それを統合的に構造化したシステムである。それに対し，ミニ・システムとは，適性評価を行うシステム，職業情報の提供を行うシステムなど，マキシ・システムのもつ個別機能を単体としてシステム化したものである。一般にCACGsという場合，マキシ・システムをさすことが多い。

　これまでに開発された代表的なシステムとしては，アメリカのDISCOVER，SIGI-PLUS，カナダのCHOICES，イギリスのPROSPECT（HE），シンガポールのJOBS等がある。わが国では本格的な最初のCACGsとして，2001年に 'In ★ Sites 2000' が開発され，2004年にはその改訂版として「キャリア・インサイト」が開発された。

　　　　　　　　　　　　　　（室山晴美）

文献 室山，1998

GHQ（一般精神健康調査票）

The General Health Questionnaire

じーえいちきゅう（いっぱんせいしんけんこうちょうさひょう）

　GHQは，精神症状およびその関連症状をもつ人々が容易に回答でき，その結果から症状の評価，診断を目的とする60項目からなる自記式の質問紙検査である。1978年，英国のゴールドバーグ（Goldberg, D.P.）によって開発された。神経症症状および不安や社会的な機能の不全さをも反映するものであり，緊張やうつをともなう疾患性の判別に優れている（中川・大坊，1985）。

　スコットランドの国民調査や，WHOなど多方面で使用されており，そのスクリーニング・テストとしての有効性は広く認められている。GHQ60項目版は主に６因子（一般的疾患性－一般因子，身体的症状，睡眠障害，社会的活動障害，不安と気分変調，重篤なうつ傾向）構造といえる。なお，因子の代表項目（各５項目）で構成した30項目版（GHQ30），および検査の簡潔化をめざした４因子（身体的症状，不安と不眠，社会的活動障害，重篤なうつ傾向）の代表項目（各７項目）を用いた28項目版（GHQ28）の短縮版が出ており，いずれもその有効性が確認されている（実施の簡便さのために20項目，12項目版もある）。

　感度，特異性を考慮すると，GHQ28についての区分（臨界）点は，５／６点，GHQ30についての区分点は，６／７点（GHQ60の区分点は，16／17点）となる。GHQ28では神経症者の90％が６点以上，健常者の86％は５点以下となる。GHQ30については，神経症者の92％は７点以上，健常者の85％は６点以下となる。この基準がスクリーニング的な意味での弁別点といえる。平均点からすると，男女差はない。　　（大坊郁夫）

文献 Goldberg, 1978；中川・大坊，1985

GATB（厚生労働省編一般職業適性検査）

General Aptitude Test Battery

じーえいてぃびぃ（こうせいろうどうしょうへんいっぱんしょくぎょうてきせいけんさ）

厚生労働省編一般職業適性検査(GATB)は，アメリカ労働省によって開発されたGATBをもとに日本で昭和27年に開発され，主に中学校・高等学校の職業指導・進路指導のための検査として広く活用されてきた。GATBは，職業適性に対する理解を深めるとともに職業への理解も深め，個人の職業的発達を促進することで，単に目前に迫った職業の選択決定のための利用にとどまらず，上級学校や職業教育訓練機関に進学することも含めて，将来の職業の探索を行う場合にも有効に活用することができる。

GATBは，一般的な職業分野において職務を遂行する上で必要とされる基礎的な能力（適性能）の9種類を測定することにより，能力面からみた個人の理解や個人の適職領域を探索し，個性を生かした職業選択を行うための情報提供をねらいとしている。検査は15種の下位検査からなる。このうち，円打点検査，記号記入検査，形態照合検査，名詞比較検査，図柄照合検査，平面図判断検査，計算検査，語意検査，立体図判断検査，文章完成検査，算数応用検査の11種は紙筆検査であり，さし込み検査，さし替え検査，組み合わせ検査，分解検査の4種は器具検査である。検査により測定される9種の適性能は，知的能力，言語能力，数理能力，書記的知覚，空間判断力，形態知覚，運動共応，指先の器用さ，手腕の器用さである。結果判定は，コンピュータ判定のほかに「自己採点表」と，「結果の見方・生かし方」による自己判定も可能である。

(本間啓二)

文献 厚生労働省（編），1995

CSR（企業の社会的責任）

corporate social responsibility

しーえすあーる（きぎょうのしゃかいてきせきにん）

わが国で企業の社会的責任について本格的に発言されたのは，1956年の第9回経済同友会全国大会での決議であり，次のように述べられている。

「現代の経営者は，単に自己の企業の利益のみを追うことは許されず，経済，社会との調和において生産諸要素を最も有効に結合し，安価かつ良質な商品を生産し，サービスを提供するという立場に立たなくてはならない。そしてこのような形での企業経営こそまさに近代的というに値するものであり，経営者の社会的責任とはこれを遂行することにほかならぬ。」

この決議における企業の社会的責任は，「安価かつ良質な商品，サービスを提供する」ことであったが，その後企業活動が盛んになり，活動領域が広がるとともに社会的責任も1970年頃には，公害問題や消費者運動を課題とするようになった。1967年に公害対策基本法，1968年に消費者保護基本法が制定され，その後，1994年に製造物責任(Product Liability，略してPL)を追及する製造物責任法が定められた。

さらに近年では，CSRとは企業と社会が連携して健全な発展をするために，企業が不祥事を起こさないようにするだけでなく，社会に積極的に貢献していくという考え方が広がり，地域社会の文化活動などへの参加，寄与を含む考えも出ている。つまり，CSRは市場や地域の人々との相互作用によって何をやるべきかが決まってくるものであり，時代の要請に影響されるところが多いものである。

(桐村晋次)

文献 水尾，2005

シェーピング法

shaping
——ほう

　シェーピング法は，行動療法の一技法である。また，オペラント条件づけの原理を基礎としている。その手続きは，以下のとおりである。

　問題行動（例えば，不登校）の現状を把握する（アセスメント）。指導や治療の最終目標を設定する。不登校の場合，学校に行くことが最終目標となる。

　次に，現状と最終目標をいくつかのステップに区切る。不登校の場合，①生活のリズムの調整，②事前準備，③登校のための集合場所に行く，④校門の前まで行く，⑤保健室まで行く，⑥教室で1時間授業を受ける，⑦教室で2時間授業を受ける，⑧午前中の授業を受ける，となる。また，①および②のステップをさらに細かく分類する必要がある。例えば，夜早く寝る，決まった時間に起きる，家族と一緒に朝食をとる，登校服に着替えるなどである。

　これらのスモールステップの課題を大きな紙に書き出す。課題が遂行できた項目に子どもの好きなシールを貼る，課題が遂行できなかった場合はシールを貼らない。シールを貼ることが，強化子となる。シールを貼ると同時に，両親が課題達成についてほめることも必要である。これは，言語強化子の役割を果たしている。

　シェーピング法は，目標行動の達成のために具体的な解決策を提示してくれる。子どもは達成感を味わいながら，目標に接近していくのである。シェーピング法は，問題行動の指導・治療法として有効であるのみでなく，日常生活の改善にも大いに役立つ方法といえる。
　　　　　　　　　　　　（山口正二）
文献 山口，2002

自我

ego, self
じが

　自我とは意識の主体とされる。これは心理学的な仮説構成概念である。すなわち，自我は外界からの刺激を知覚・認知し，情報を記憶し，判断機能を有し，対社会的・対人的適応をはかり，内面的な情動や欲求を制御するなど人間の精神的諸機能をつかさどる心的機関を意味する。英語の self は，日本語では「自我」とも「自己」とも訳されるが，意識の主体が自我であり，意識の対象としての自我を自己とよぶ。この意味で，自我を主体的自我，自己を客体的自己と称する場合がある。

　自我の概念については心理学者によって見解が異なる。心理学史的にみると，自我をその機能の観点から論じたのは，ジェームス（James, W.），ミード（Mead, G. H.）あるいは精神分析の創始者フロイト（Freud, S.）といった心理学者である。

　現在では，自我という用語は精神分析学派によって用いられることが多いが，その理論的見解の相違によって，意味するところは異なる。フロイトは，人格はイド・自我・超自我（良心的自我）からなるという心的構造モデルを提唱し，これら相互作用が人間の行動をつかさどるとした。すなわち自我は，①イドが外の世界・現実との交渉のなかで発達し，変化・分化したものであり，②イドが快楽原則に従うのに対して現実原則に従う，③イドおよび現実そして超自我との要求の中で調整役を果たす，とした。その後，ハルトマン（Hartmann, H.）は人格の中枢を担う自我を防衛的自我と自律的自我とに区別して考えた。また，ユング（Jung, C. G.）は分析心理学の観点から，自我を意識の統合としての中枢であるとした。
　　　　　　　　　　　　（井田政則）

自我同一性
ego identity
じがどういつせい

エリクソン（Erikson, E. H.）の発達段階のなかで，青年期の葛藤は「自我同一性対同一性拡散」を解決しようとして苦悩している時期であるとした。青年期に入ると「自分は何者なのか」「なぜこの家の子どもなのか」「自分には何が求められているか」などを考えるようになる。これはまさに，自我同一性を求める苦悩（identity crisis）である。この役割葛藤の苦悩と対峙し，性的に，職業的に，社会的に，順次自己統合をはかり大人になっていく。

自我同一性が達成されれば，次の①②③ができるようになり，人に尋ねられても自分は何を目標にしているか語れることになる。

①過去，現在，未来にわたり，自己は不変であり，一貫した自分であり続けられるという確信がもてること，②自分をとりまく周囲の人たちからも「あなたはあなただ」と言ってもらえる自分を確立すること，③自分理解が外面的なものでなく，内面からの自己理解（自覚）としてまとまること。

この自我同一性が達成されるためには多くの時間がかかる。エリクソンは青年期には社会的責任や義務を最小限にして経験の再統合を優先させるために，心理社会的モラトリアム（猶予期間）を与えることが必要であるとした。この統合に失敗すると「自分は何をすべきかわからない」「自分は何をしてよいかわからない」と同一性拡散（identity diffusion）を起こすことになる。

これとは逆に若者のなかには，苦悩を経験せずに，「親の言うとおりに職業を選んだ」という者もいるが，思春期を悩まない「早期完了」も問題である。　（楡木満生）

事業構造の再構築（リストラクチャリング）
restructuring
じぎょうこうぞうのさいこうちく（――）

経営環境が変化すると，企業の事業領域に影響が出てきて，マーケットが広がって拡大・発展していける事業と，その逆に技術革新や国際競争から取り残されて縮小・撤退しなければならない事業とに分かれてくる。

事業構造の再構築とは，人，もの，金など企業が保有している経営資源を再分配して，経営戦略を実現するのに相応しい事業構造へ立て直していくための経営の再構築のことである。テレビ，ビデオ，パソコン，洗濯機など，家電製品をすべて品揃えしていた電機メーカーが，伸ばす製品，海外に生産拠点を移すもの，縮小・撤収する分野に分けて人材や資金の重点配分をし，さらに新しい商品を開発して付加することで企業の事業構造や商品構造を組み替えていく経営戦略である。

経営戦略としてのリストラクチャリングによって，これまで働いていた職場が消滅したり，人員が余剰になり希望退職が募られたりする。人員削減や人員整理のことをリストラというのは，これに由来する。

業績が不振になると，企業は販売管理費，設備投資，教育費の削減など当面の緊急避難的な経費の圧縮に努めたり，生産・技術・管理部門のスタッフを営業の第一線に移して売上高の拡大を図ろうとするが，それだけでは改善できない場合には経営戦略の見直しによるリストラを進めることになる。人員削減や人件費の抑制は，社内に不安を招き，社会からの信用を失うことにもなりかねないが，バブル崩壊後は企業業績を回復するために，多くの企業でリストラが進められている。　（桐村晋次）

事業主が行うキャリア開発支援
career development system
じぎょうぬしがおこなう――かいはつしえん

　事業主が行うキャリア開発支援とは，組織の成長が個人の成長によるものであり，同時に組織の成長は個人の成長を促進するものであるとする理念に基づき，個人と組織の共生関係を構築するために個人のキャリア開発を支援することである。

　換言すれば，組織のニーズと個人のニーズの最適化を図ることでもある。そのためには，採用から退職に至るまでのあらゆる人事施策が統合・融合されなければならない。HRM／HRD（人的資源管理／人的資源開発）そのものがキャリア開発の支援と考えるべきである。

　さらに，事業主が行うキャリア開発支援とは真の適材適所をめざすことでもある。適材適所とは"その仕事をやりたい人でかつできる人に，その仕事をやってもらうこと"である。そのためには，組織構成員の一人ひとりが「自分は何をやりたいのか，どうしてそれをやりたいのか」を明確にしなければならず，また組織は誰が希望しているのか，誰ができるのかを的確に把握しなければならない。そのため，個人が自分のキャリアを主体的に考えることができるようなシステムが求められる。

　また，個人にとってのキャリア開発とは仕事を通して自己実現を目指すことでもあるから，「目標による管理（MBO）」と連動していることが重要である。その際には，企業としての人間観が問われ，仕事が一人ひとりにとって意味のあるものとなるように職務を設計することが求められる。

（今野能志）

⇨キャリア開発，CDP
文献 今野，2005；マグレガー／高橋（訳），1970；横山（編），2004

自己一致
congruence
じこいっち

　受容（肯定的配慮）や共感と並ぶ，来談者中心療法におけるカウンセラーの態度の中核条件の一つ。自己一致（あるいは一致）という用語は，ロジャーズ（Rogers, C. R.）の人格理論（自己理論）のなかで，自己が生命体的体験を否認したり歪曲したりせずに，重要な意味を潜在的にもつ知覚的・直観的体験を自己の構造のなかに取り入れることができる状態として理論化された。そして彼の心理療法理論において，カウンセラーがもつべき中核条件の一つとして，この自己一致した態度が位置づけられた。

　具体的には，クライエントを前にして自分が感じていること・体験していることをあるがままに受け取り，必要があればそれをクライエントに表現することができるカウンセラーの態度のことである。こうしたカウンセラーの態度によって，自己不一致の状態にあるクライエントの体験様式が次第に一致する方向へと修正されていく，とされる。

　自己一致がどの程度達成されているかを知るためには，見せかけだけの受容や共感を示していないか，言語表現と非言語表現の間にズレがないか，防衛的にならずに必要に応じて適切な自己開示がなされているか，といった点からカウンセラーの応答や行動を検討することが必要である。

　実証研究のための評定スケールとしては，キースラー（Kiesler, D. J., 1967年）による「一致を評定するためスケール」等がある。

（末武康弘）

文献 キースラー，1967
⇨来談者中心療法

思考障害
disturbance of thought
しこうしょうがい

1. 思考過程（思路）の異常

迂遠とはまわりくどく思考することで，一部のてんかんなどの人にみられる。保続とは同じ観念が繰り返し現れることをいい，認知症などでみられる。観念奔逸は考えが次から次へと浮かび，思考目標があいまいになってしまうことで，躁状態のときにみられる。思考制止は観念奔逸とは逆に，考えがわいてこない状態であり，うつ状態のときに多くみられる。滅裂思考は思考にまとまり・論理性がない状態であり，統合失調症に特徴的である。

2. 思考内容の異常（妄想）

妄想とは病的に間違った考えであり，強い確信性と，訂正不可能性が備わっている。その発生過程からは一次妄想と二次妄想に分けられ，内容からは被害妄想，誇大妄想，微小妄想などに分けられる。一次妄想は他人には了解がまったく不可能であり，統合失調症に特異的である。「周囲が変で，何か起こりそう」という妄想気分，「黒い手袋をしているのは，私への嫌がらせだ」という妄想知覚，「私はある秘密組織からねらわれている」という妄想着想がある。二次妄想は状況・気分・性格などからある程度了解可能なものであり，うつ病の貧困妄想，躁病の誇大妄想などがある。

3. 思考体験の異常

強迫思考とは，自分でもばかばかしいと思いながらも，意志に反して観念が浮かんでくることである。支配観念とは感情が強く（子どもをなくした悲哀），そのことで長期間，頭がいっぱいになってしまうことである。させられ思考は統合失調症でみられ，自分の考えが他者に影響されていると考えるという症状である。 　　（高野謙二）

自己開示 self-disclosure
じこかいじ

自己開示とは，自分の気持ちを他者に対して表明していくことをいう。したがって，通常のカウンセリング面接（1対1面接）の場合，クライエントの自己開示場面とカウンセラーの自己開示場面の2つがあることになる。クライエントが自己開示する場面とは，普通に悩みを打ち明けている状態であり特に問題とするにあたらない。一般に会話中に自己開示すると，相手も職場問題には職場問題を，家庭問題には家庭問題を話していくことになり人間関係が深まる。

カウンセリング場面において問題となるのは，カウンセラーの自己開示場面である。カウンセラーが自己開示してよいかどうかは長い間カウンセリング理論家の間でも，論争されてきたところであるが，積極的にカウンセラーが自分の気持ちを開示していくことにより，クライエントの気持ちも開いてくることがわかり，技法として定着してきた感がある。

1. 感情の自己開示

アイビイ（Ivey, A. E.）のマイクロカウンセリングにおいては，この自己開示は，積極技法の一つであり，カウンセラーがクライエントに効果的に影響力を与える方法として用いられている。マイクロカウンセリングで用いられる自己開示は，クライエントの言葉が停滞して話がスローダウンしてきたときに，カウンセラーは純粋にクライエントとの関係性を維持しながら，その場に起きてきた感情を表明することを言っている。例えば，「今日のあなたの勇気ある発言は，本当に実感がこもっていて，私には好感がもてましたよ」ということである。このように自己開示すると，クライエントの気持ちはさらに開かれ，率直な気持ちが表現されるようになってくる。

カウンセラーの自己開示は，クライエントと対等な立場になり一緒に問題を解決しようとする共感性の表明であるので，このほかにも工夫次第では無数にあるといえる。

2．体験の自己開示

カウンセラーの体験談を話すことがクライエントの助けになることがある。例えば，クライエントの発言に対し「そうか，君が苦しんでいたのは○○ということか。そういえば私も若いころ同じような悩みで苦しんだことがあったよ。あの時私は△△の方法を用いてやったらうまくいき，それで現在の私がこうしているわけですよ」とカウンセラーが応答してみる。そのときクライエントが，「ああ，そうですね。その方法がありましたね。私も試しにその方法をやってみようかしら」といえば体験の自己開示を用いた効果が発揮されたことになる。

しかし，カウンセリングの場面はいつもこのようにうまくいくとは限らない。体験談を話したカウンセラーに対して，時には，クライエントは「それはカウンセラーさんの時代ではうまくいったかも知れませんけどね。その方法は現在では通用しませんよ」と言われるかもしれない。その場合にはカウンセラーは無理をしないことである。「それもそうだな。これは今では通用しないな」と引き下がりほかの方法を試みる算段を工夫するべきであろう。

体験の自己開示はカウンセラーの過去の体験談を例示してクライエントに解決方法を示唆するのであるから，注意しなければならないことがある。それは，カウンセラーの品性を穢す体験談の自己開示は，避けるべきであるという点である。例えば，法律や道徳に疑問を残すような体験の自己開示は避けたほうがよい。そうでないとカウンセラーは信用を失うことにもなりかねない。

（楡木満生）

自己概念　self-concept
じこがいねん

自己概念とは自己に関する特徴を第三者的視点から客観的に把握し，それらの特徴を包括して認識することで得られる自己イメージといえる。自己に関する特徴とは，属性（名前や所属など），内面（性格や感情など），外見（容姿や振る舞いなど）などをさす。自己概念は「自分は何者か」という問いに対しての答えとなりうるものであり，自己評価の結果のみならず，他者評価や環境などといった社会からの影響も多大に受けて形成される。

われわれは，例えば，リンゴに対して"果物"，"赤い"などといった特徴をまとめることで"リンゴ"全体のイメージをもつことができるが，これは，客観的視点からいくつかの抽象的特徴を把握し包括することで，対象を対象として認識する結果である。同様に，われわれは自身を客観的視点から対象として認識することができる。例えば，"男性"，"優しい"などの特徴をまとめ，"自分"という全体的イメージを認識することができ，このように，自身のいくつかの特徴をまとめる過程で生じる"自分"というイメージが自己概念である。

さまざまな経験や他者との関係の中で認識される自己概念は，社会的環境における自身の位置づけを明確にし，健康的な生活を送るために欠かせない。しかし，自己概念が人間を悩ませることもある。現実の自己が，認識されている自己（自己概念）よりも劣っていると感じる場合，それを受け入れることができず不適応的になることが，ロジャーズ（Rogers, C. R.）の自己理論によっても説明される。心理臨床の場では，自己概念と現実自己とのバランスを整える援助も必要である。

（山蔦圭輔）

文献 辻，1993

自己受容　self acceptance
じこじゅよう

　自己受容とは，現在のありのままの自分をそのまま自分として認め，受け入れることをいう。ここでいう自分とは，性格，能力，容姿等の諸特性だけでなく，ものの見方（認知）や感じ方（感情）等も含む。こうした自分の各側面に対して，社会的な価値観による善悪や望ましさなどから自由になり，否定的であったり，矛盾しているものもそのまま自分の一部として認めていくという姿勢が重要である。そのためには自分に直面し，それを乗り越えていくという体験を通して，「それでよい」という感覚を身につけていくことになる。カウンセリングはこのプロセスを援助するものであり，ロジャーズ（Rogers, C. R.）によれば，自己受容は，カウンセリングの重要な目標である。

　一般的には，この自己受容を高めるためには，他者から受容された体験が大きな効果をもつ。自分にとって重要である他者から理解され，ありのままの自分を受け入れてもらえるという体験を積むことによって自己受容が次第に深まっていく。また，自己受容が深まるほど他者受容が深まることが知られている。

　なお，自己受容が可能になるためには，ある程度正確な自己理解あるいは自己認知が必要であるが，また自己受容が深まるほど，自己理解が深まっていくという相互関係がある。

　オルポート（Allport, G. W.）によれば自己受容は成熟した人格の条件であり，マズロー（Maslow, A. H.）によれば自己実現した人間の特徴の一つである。これら人間学派だけでなく，森田療法の「あるがまま」も自己受容のことであると考えられる。

（沢崎達夫）

⇒自己理解

自己申告制度
じこしんこくせいど

　自己申告制度とは，一般的に年1回，労働者が現在の担当業務についての満足度，将来希望する業務や勤務地などについて，「自己申告書」等で勤務先企業等に申告し，その申告内容を配置転換や能力開発・教育訓練に活用しようとする人事制度である。

　近年は企業だけでなく，自治体・学校等の組織でも導入されており，2004年9月，自民党の党改革施策において，閣僚経験のない全議員に「自己申告シート」を提出させたことでも話題となった。

　「自己申告書」の提出によって，労働者は自己の職務上の目標や遂行状況，職務上・生活上の課題などを，自己評価し，自己の将来についての希望を組織に表明するが，この際，労働者自身にとって重要なのは，適切な自己評価を行うこと，将来について具体的なキャリア・プランをもっていることであり，その大前提となるのが「自己理解」である。

　従来，労働者の配置・異動は，組織側がほぼ一方的に決定・実行するものであったが，近年の人事管理においては，労働者個人の「自己選択・自己決定・自己責任」が重視・尊重されるようになった。「就社ではなく就職」という労働者の意識変化に対応する上でも，自己申告制度はたいへん重要な制度であるが，これだけでは労働者の能力向上・モラルアップ，組織の人材流動化・活性化を十二分に促進することはできない。

　自己申告制度に加えて，社内公募制度・社内FA制度等を導入し，これらの制度をバランスよく運用し，勤務形態・福利厚生等の選択肢を多様化することが必要である。

（土肥眞琴）

自己理解 self understand in career guidance and counseling
じこりかい

　進路・職業や将来のキャリアを選択し，実践していくためには，進路先や職業についての理解を深めるだけでなく，その主体となる自分自身についての理解を深める必要がある。

　自己理解とは，自分自身の分析を通して，さまざまな面から自己を確認し，さらに統合していくことにより，それまで漠然としていた自分像が明らかとなり，自分自身を客観的に理解し，説明することができるようになることである。また，自己理解では，自分と環境との関連についても理解が深まっていくものであり，自分と関わった環境への理解が深まることで自己理解も深まり，自己理解が深まることで環境への理解も深まっていく。このように自己理解を深めることは，自分自身の客観的な理解を深めるだけでなく，自分と関わったさまざまな環境の理解も深まっていくこととなり，自分をとりまく多様な環境を選ぶキャリア選択の重要な基準づくりとなる。

　自己理解の内容については，何のために行うのかといった目的やどのような人たちが行うのかといった対象，どのような場面で行うのかといった条件によって変わってくる。キャリア・ガイダンスやキャリア・カウンセリングの分野では，職業との関係で個人の特性を概念化したのがスーパー（Super, D. E.）による「職業適合性」がある。これは，能力面とパーソナリティ面から構造化されている。能力は生得的な適性と学習により習得される技量から構成され，パーソナリティ面は，欲求や特質が適応に関わり，さらに価値観や興味によって構成されている。　　　　　　　　（本間啓二）

文献 スーパー，1969

自殺 suicide
じさつ

　自殺は，適切なカウンセリングをすれば未然に防ぐことができる。自殺してしまった人の場合，その多くはカウンセリングを受けていない人が多い。そのため自殺念慮者の心理を十分理解し，その上でのカウンセリングを適切にする必要がある。

　1．自殺念慮者の心理

　人間が死を考えるとき，その背後にかくれている願望を見逃してはならない。希望のない人間に挫折はないからである。自殺者は，誰でも，死にたいと思う反面，助けられたいという願望がある。潜在的な願望を自覚できなくて，進むべき道のすべてが閉ざされているように，主観的に感じてしまう。孤独にあえぎ，戦い，挫折する。

　自殺者は，心理的に孤独で，ひとりぼっちなのが特徴である。しかし，自殺するときの様式は，その人のパーソナリティ（性格）によって，それぞれ違う。人知れずこっそり死ぬ人と，ヒステリックに，おおげさに万人注視のなかで，デパートなどのビルから飛び降りて自殺する人とがある。

　自殺は伝染する傾向がある。新聞には，よく似た自殺として，2，3回とりあげられるだけであるが，自殺の手段，方法，場所などを教える結果となり，連続して，自殺が行われる例が多い。その点，自殺はあまり報道しないほうがよい。

　2．自殺の予告徴候

　自殺する者は，決行に先立って，次のような徴候をみせる。①「死にたくなった」と言う。「死にたい，死にたい」と口に出すことが多くなる。②憂うつ感，③焦燥感，イライラ感，④食欲不振，不眠などの傾向もある。自殺は，全国的に木の芽どきの3〜5月に多い。季節の変わり目の内分泌や自律神経の乱れも無視できない要因だろう。

しかし，気温，日照時間，降雨量などの自然条件が，病理現象の発生を直接左右するよりも，それらの変化にともなう社会生活，人間関係の転換の影響のほうが大きい。

自殺者の性格には，極端に内向的に片寄り，孤独で，不安・絶望感にとりつかれやすく，潔癖で執着心が強いところがある。まじめ人間で，責任感が旺盛で，趣味がないのが特徴だろう。情緒不安定で，気分が変わりやすくカッとなって，衝動的に振る舞う。仕事だけが趣味だという人間にも多い。

3．自殺の予防法

①趣味をもつ：スポーツ，絵画・音楽鑑賞，囲碁など何でもよい。自分の仕事以外の趣味をもつこと。

②自分を理解してくれる人，真剣に話を聴いてくれる友人，親，先生，カウンセラーなど，ほんとうに自分を理解してくれる人をさがす。

③カウンセラーに相談する：カウンセラーは，個人の悩みを十分に聴き，相談にのってくれて，秘密を守る。ひとりで思い悩まないで，心のしこりを誰かに話すと，カタルシス（浄化）ができる。カウンセラーは，心理療法などによって，不安や不眠の解消，自信の回復を援助してくれる。

④対人関係で，けんかしたり，怒ったり，疑われたりして，無用なトラブルをなるべく起こさないようにする。

⑤人生の目標をもつ：生きていく喜び，生きる目標をもち，力強く生活をする。

⑥ボランティア活動をする：自分も社会に役立っている人間であることを自覚する。

⑦「いのちの電話」に電話をかける：専門の相談員がいて，24時間カウンセリングをしている。電話03-3264-4343ほかである。

（松原達哉）

⇒いのちの電話

思春期自助グループ
adolescence self-help group
ししゅんきじじょ——

自助グループ（セルフ・ヘルプグループ）とは，共通の目的・共通の障害や病気・トラウマ体験をもった者同士が相互援助，問題解決，そして自己成長などをめざしてピア（仲間）として支え合う自主的な運営に基づくグループをさす。なかでも1935年に創設されたアルコール依存症の人の自助グループAA（alcoholics anonymous）は有名である。思春期の子どもの自助グループには，アルコール依存の親をもつ10代の子どものためのアラティーン（alateen）があり，「12のステップと伝統」の回復プログラムをもち活動を続けている。そのほか，同じ障害や病気・トラウマ体験をもつ子どもの親や支援者が立ちあげた団体で，子どもたちの自助グループ活動が展開されている。また，教育現場では，ピア・サポートプログラムが英米などの先進諸国において，いじめ防止プログラムの一環としても導入されている。グループ活動を通してさまざまな問題の予防や問題解決能力を高め，学校内で子ども同士が助け合い，支え合う関係を築くことを目的としたもので，そのために必要なソーシャルスキルや情報を提供しつつ，教師やカウンセラーといった専門家が子どもに組織的に訓練し開発する取り組みである。

自助グループは，本来，専門機関や専門家が主導でないメンバーの自律的な活動によって展開され発展してきた。しかし，思春期における自助グループは，専門家や親を含む大人のサポートのなかで，子どもたちの自己決定による自主的な活動を保証していく枠組みが必要となろう。（布柴靖枝）

文献 日本教育カウンセラー協会，2003

システマティック・アプローチ
systematic approaches

　システマティック・アプローチとは，カウンセラーとクライエントが共同で目標を定め，その目標達成のための方策を体系的に進めるアプローチである。このアプローチでは，おおむね以下のようなプロセスをとる。①カウンセリングの開始，②問題の把握，③目標の設定，④方策の実行，⑤結果の評価，⑥カウンセリングとケースの終了。

　このプロセスを進めるにあたっては，特定のカウンセリング理論や手法にとらわれず，自己理解，職業理解，啓発的経験，方策の実行などのキャリア・ガイダンスを一体化して問題解決・意思決定を図っていく。

　システマティック・アプローチが目標設定の意義を強調するのは，カウンセリングの進展を客観的に測定，評価するためである。最近のシステマティック・アプローチでは，このカウンセリングの評価という考え方が，特に重要となっている。つまり，カウンセリングにおける目標達成がいかに効果的に行われたのかを検証し，今後のカウンセリング体制に系統立った形で結びつけようとするのが特徴である。

　本来，このアプローチは折衷主義的なカウンセリングアプローチであり，目標達成に向けて有益なものであれば，理論にこだわらずに，どんな手法・方略も使っていこうとする点にある。逆に言えば，最初に目標設定がなされ，その目標がどの程度クリアされたのかこそが最重要となるのである。

　また，この点から派生して，現在，システマティック・アプローチは，どのようなクライエントにどのようなサービスを提供するのがベストなのかを考えるコスト志向のキャリア・カウンセリングアプローチにも発展している。　　　　　（下村英雄）

文献　木村，2003

施設病　hospitalism
しせつびょう

　本来，病院設備・制度上の不備による非衛生的状態をさす用語であったが，現在では，①入院や療養生活が長期化した患者特有の人格的変化，②母親と離れて養護施設で育てられた子どもに認められる心身両面に及ぶ影響，という2とおりの意味をもつ概念として使われ，ホスピタリズム（hospitalism）とほぼ同義語である。

　①については，第二次世界大戦後に研究が進められ，精神病院のみならず隔離治療を余儀なくされたり，慢性身体疾患のため長期の入院・療養生活を送る患者に共通の特徴がみられることが明らかになっている。加療やケアという守られた環境であると同時に拘束状態にあり，そういう環境に適応するために退行状態に陥るしかなく意欲減退，活動性の低下，感情鈍麻，外界への無関心，単調な思考や会話，身だしなみへの配慮の欠如など，外見上の変化を含む人格的な変容が起こり，社会に戻った後生活上の困難を抱えることになりやすい。

　②の乳幼児の施設病については，1930年代から着目され始めた。乳児院や養護施設に入り，さまざまな環境刺激の少なさや応答性の低さという初期環境の貧困が子どもの発達を阻害することが指摘されている。母親との接触を絶たれた子どもたちは，当初は泣き続け近づく人にすがりつこうとするが，やがて静かに泣くだけか泣き声を上げなくなり対人接触を拒む傾向が現れてくる。

　さらに，まったく無気力で環境刺激に応じない自閉状態になる。身体的発達も阻害され，衰弱に向かうことも少なくない。言語表現が乏しかったり動作が鈍かったり表情が乏しいといった特徴がみられる。

　　　　　　　　　　　　（武藤清栄）

失業率
unemployment rate
しつぎょうりつ

　失業とは労働の意思および能力を有するにもかかわらず，職業につくことができない状態にあることをいう。日本では総務庁が毎月，就業および不就業の状態を明らかにするために「労働力調査」を行っている。この「労働力調査」は昭和22年7月から本格的に実施されており，国の経済動向・景気指標と連動する重要指標である。

　日本では失業の状況を完全失業率で把握している。「完全失業率」は労働力人口に占める完全失業者の割合をいう。「労働力人口」は15歳以上の人口のうち就業者（就業者は調査期間中に1時間以上収入をともなう仕事をした従業者と，休業者に分けられる）と完全失業者の合計をいう。「完全失業者」とは，仕事がなくて調査期間中に少しも仕事をしなかった者のうち，就業が可能で，これを希望し，仕事を探す活動等をしていた者等をいう。

　日本では1960年代の高度経済成長期以降，完全失業率は2％台で推移してきたが，1990年代のいわゆるバブル経済の崩壊による経済の混迷により，完全失業率は1990年代半ば以降3％台，4％台と悪化し，2001年度から2003年度までは，5％台に悪化した。2004年度以降4％台に戻り，改善の方向にあるが，今後の動向は，政府の経済・景気政策の舵取りにかかっている。少子・高齢化，労働力人口の減少，非正規雇用者の増大，若者の雇用機会の確保等，失業対策にとどまらず，国民全体が安心して意欲をもって働ける環境づくりが期待される。

　雇用保険法では，雇用保険加入の事業等の労働者で，所定の要件を満たす者が失業したときは，失業給付等を受けることができる。　　　　　　　　　　　（森岡三男）

質的分析　qualitative analysis
しつてきぶんせき

　実験や質問紙，観察といった手法を用いて数量的な指標で調査し，現象を統計的に記述したり，仮説を検証したりする方法を「量的分析」とよぶ。量的分析では，図表を用いて結果を簡潔かつ明瞭に記述することができるため，要点がわかりやすい。

　それに対して対象の語りや供述，現象の描写など文章資料を分析して，研究の対象やフィールドの記録や記述を詳しく行う方法を「質的分析」とよぶ。質的分析では事例や現象の独自性を重視し，それらを文化や社会，時間的文脈のなかでとらえ直す作業を通じて，人々の行為や語り，現象を理解しようとする。質的分析とはその記録や記述を数量や統計ではなく，日常の言語を用いて現象を記述し，仮説や理論を何もない状態から生成することを目的とした研究方法である。質的分析の代表的なモデルの一つであるグラウンデッドセオリーは，現象の記述を概念と繰り返し重ねあわせ，データと概念との間の関係を発見し，理論的枠組みに統合しながら解釈してゆくことから「データ対話型理論」ともよばれている。

　質的分析では，「資料（記述・記録）の読み込み」と「分析（解釈）」を何度も繰り返しながら資料を解釈し，概念を構築する。通常，これらの手続きには，①データの概念化，②データの圧縮，③特性と次元に基づくカテゴリーの精緻化，そして④一連の仮説との関係づけが含まれる。概念化，圧縮，精緻化，そして関係づけは，総じてコーディング（coding）と称される。

　質的分析の手法を用いれば，例えば感情や思考のプロセスといった複雑に入り組んでいる現象であっても，その変化を十分記述することが可能になる。　（佐藤哲康）
⇒グラウンデッドセオリー

質問紙法
questionnaire
しつもんしほう

　投映法，作業検査法と並ぶパーソナリティ（性格・人格）検査の一方法であり，人格目録ともよばれる。質問紙法は，産業カウンセリングの現場で最も多用されているパーソナリティ検査である。また，職業適性・興味に関する検査もその多くは質問紙法である。

　質問紙法の被検者は，性格や行動の特徴を尋ねる多くの質問項目に対して，検査の指示に従い「はい」「どちらともいえない」「いいえ」などで答える。

　質問紙法の長所としては，①手引きがあれば誰でも比較的簡便に実施できる，②採点および解釈も比較的容易である，③一度に多人数に対して実施できる，などがあげられる。

　一方，短所としては，①被検者の無意識レベルについては明らかにできない，②被検者が虚偽の，あるいは社会的に望ましいとされる回答をするおそれがある，という点が指摘される。②については，検査によっては，「虚偽尺度」を設け，回答が虚偽に基づいているかどうかをある程度チェックできるようになっている。

　なお，代表的な質問紙法パーソナリティ検査には，①YG性格検査（矢田部ギルフォード性格検査），②MMPI（ミネソタ多面人格目録），③MPI（モーズレイ性格検査），④CMI健康調査法，⑤新版TEG II（東大式エゴグラム）などがある。

　産業カウンセラーには，①妥当性，信頼性，実用性の高い標準化された検査を用いること，②複数の検査に十分習熟しておくこと，が求められる。　　　　　（会沢信彦）

⇒標準化

実用性　administrability
じつようせい

　知能検査，性格検査，適性検査などの心理テストは，全国的に調査研究し，標準化して作成されている。そして，重要な信頼できるテストは，妥当性，信頼性，客観性のほかに実用性が重視される。

　実用性とは，実施の容易さ，採点の容易さ，経済性が含まれる。

(1)実施の容易さ

　優れた心理テストでも非常に複雑であったり，手続きが面倒で専門家以外は手がつけられないようでは困る。時間も長時間かからないで，クライエントが比較的理解しやすい方法が選ばれるとか，テスター側も労力の点や熟練の点で無理がないほど実施が容易で，広く利用されている。

(2)採点の容易さ

　採点方法が単純で客観的ですみやかにできることが大切である。採点は容易で簡単ではあるが，その心理テストが妥当性は低く，信頼できないものであっては使用されない。しかし，採点が難しすぎると利用はされにくい。

(3)経済性

　利用する場合，一つの心理テストが高価であると利用しにくい。個別テストは一般的に高価であり，なかには十数万円もするテストもある。職業適性検査の場合，1個三十数万円もする検査であってもあまり利用されていないものもある。

　なお，実施はしやすいが採点が難しいロールシャッハテストは，精神障害者の診断に欠かせない重要なテストで，病院関係では，広く利用されている。一般に投影法は採点が難しいが，診断に必要不可欠のテストである場合は利用されている。

（松原達哉）

CDP　career development programs
しーでぃーぴー

　CDPとは，個人と組織の共生関係を構築するために個人のキャリア開発を支援する制度，システム，施策，プログラムなどの総称である。

　日本におけるCDPの最も代表的なものは，組織の構成員が自己のキャリア・プランを公式に組織に伝える手段としての自己申告制度である。自己申告制度を補完するものとして，社内公募制度や社内FA制度などがある。

　さらにはジョブ・ローテーション，留学，派遣，出向などもCDPであり，プロジェクト・チーム，タスク・フォースなどもCDPの一環として活用される場合がある。

　自己申告は個人にとっても組織にとっても最も重要な手段であり，外的キャリアだけではなく，内的キャリアにも焦点をあてたものとなるべきである。そのためには，CDPのコア・プログラムとしてキャリア開発ワークショップ（career development workshop）のような，個人が自己の内的キャリアを考える場を設けることが望ましい。

　先進的な企業ではキャリア面接を実施している。キャリア面接とは，上司と部下が部下自身のキャリア・プランについて話し合うものである。これによって，部下の一人ひとりは自分が大切にされていることを実感することができ，組織全体のワーク・モチベーションが高まる。

　さらには，キャリア・カウンセリングがCDPのサブシステムとして位置づけられることによって，キャリア開発の効果をいっそう高めることができる。　　（今野能志）

文献 横山（編），2004；2006
⇒キャリア，キャリア開発，キャリア・カウンセリング，事業主が行うキャリア開発支援，内的キャリア

児童期　middle childhood
じどうき

　就学後から11，12歳までをさす。学童期ともよばれる。学校生活の始まりにより集団生活のなかでのルールの遵守や勤勉性が求められる時期であり，学校生活への適応が子どもにとって重要な課題となってくる。近年，栄養条件の改善や社会文化的刺激の影響により発達加速現象が認められ，児童期の短期化が指摘されている。以下，この時期における重要な発達課題を示す。

　①認知発達：ピアジェ（Piaget, J.）は，この時期を具体的操作期と命名し，直感的思考から脱却し，具体的な対象に対してある程度の論理的な思考が可能となる時期ととらえた。例えば，数や量の保存概念を獲得し，具体物の心的回転を理解する等である。他方，記憶については，児童期にはメタ記憶が発達し，自らの記憶行動を統制することができ，記憶力が向上する。②社会性と情緒の発達：この時期はギャングエイジとよばれ，同性の少人数の仲間集団をつくって遊びやその他の活動を共有するなかで子どもの視点から独自の社会規範を構築し，仲間への協力や同情，責任感や義務感などの社会性が培われる。また，仲間集団における忠誠やメンバーへの同一視を通じて，自己の存在を仲間から受容され，承認されることを求める態度があり，メンバーからの評価によって，優越感や劣等感，自信や不安を体験する。この時期の仲間集団への適応は，集団生活上の技術の獲得のみならず，個人の精神発達上においても重要な課題といえる。一方，遊びの場所や時間などの外的要因からギャングエイジ集団の形成が困難になりつつあるとの指摘もある。
　　　　　　　　　　　　（齊藤千鶴）

文献 ピアジェ，1980

児童虐待　child abuse
じどうぎゃくたい

　児童虐待とは，保護者（親権を行う者，未成年後見人その他の者で，児童を現に監護する者をいう）がその監護する児童（18歳に満たない者をいう）について行う次に掲げる行為をいう（児童虐待防止法）。

　①身体的虐待：児童の身体に外傷が生じる，または生じるおそれのある暴行を加えること。②性的虐待：児童にわいせつな行為をすること，または児童をしてわいせつな行為をさせること。③ネグレクト：児童の心身の正常な発達を妨げるような著しい減食または長時間の放置，その他の保護者としての監護を著しく怠ること。④心理的虐待：児童に対する著しい暴言または著しく拒絶的な対応等心理的外傷を与える言動を行うこと。例えば，あなたを産まないほうがよかったなどと言うこと。

　虐待の実態をみると，内容別件数は総数平成16年度33,408件中，①身体的虐待，②ネグレクト，③心理的虐待，④性的虐待，の順に多い。主な虐待者は，①実母，②実父，③実父以外，④実母以外。虐待相談の年齢層は，①小学生，②3歳～学齢前児童，③0～3歳未満，④中学生となっている。

　子ども虐待の発生要因をみると，リスク要因として，①親の問題（性格，精神疾患，知的障害，アルコール依存等），②家庭の状況（経済的困難，夫婦の不和等），③社会からの孤立，④子ども自身の特徴（子どもの気質，慢性疾患や障害，未熟児），⑤親と子どもの関係（子どもに対する強拒絶）等がいえる。

　虐待への対応としては，速やかな発見・通告，その後チームを組んで援助することが重要である。また最近の援助の新しい試みとしては，専門里親制度なども創設されている。
　　　　　　　　　　　　　　　（松原達哉）

児童相談所　child guidance center
じどうそうだんしょ

　児童相談所は，子どもに関する家庭その他からの相談に応じ，子どもが有する問題，真のニーズ等を的確にとらえ，その子どもや家庭に最も効果的な援助を行うことにより，子どもの福祉を図るとともにその権利を擁護することを主たる目的として，都道府県，指定都市等に設置される行政機関である。人口50万人に最低1か所程度を基準に全国に約190か所あまりが設置されている。児童相談所の主な業務は以下のとおりである。

　①市町村相互間の連絡調整，情報提供，その他必要な援助を行うこと。

　②子どもに関する相談のうち専門的知識や技術を必要とするものに応じること。

　③子どもや家庭について必要な調査および医学的，心理学的等の判定を行うこと。

　④子どもや保護者について必要な指導，措置等の援助を行うこと。

　⑤子どもの一時保護を行うこと。

　児童相談所では，これらの業務を遂行するため，総務部門，相談・判定・指導・措置部門，一時保護部門の3部門制が標準として採られており，教育の訓練の指導担当児童福祉司（スーパーヴァイザー），児童福祉司，相談員，精神科医，児童心理司，心理療法担当職員等の職員が配置されている。

　近年，少子化や共働き家庭の増加などにともない，子育てに対する支援が大きな社会的な課題となっており，また他方では，児童虐待の増加や年少少年の非行などの問題への対応も急がれている。児童相談所の果たすべき役割は，今後ともますます重要になってくるものと思われる。　（藤川浩）
文献 厚生労働省「児童相談所運営指針」

自閉傾向
tendency to autism
じへいけいこう

発達障害のひとつである自閉症の診断については詳細な基準があり，自閉症であるという診断を下すには定められた条件がそろわなければならない。自閉症は，一見似たような症状をもつアスペルガー障害など他の発達障害と識別が困難な場合や，精神遅滞や学習障害を合併していることもある。

したがって実際には，以下のようなケースが少なくない。①自閉症の条件の一部を満たしているものの自閉症であると診断するには不十分である。②さまざまな症状が混在するので診断がつけられないが，そのうちいくつかは自閉症の症状に該当する。このような場合に自閉傾向という表現が使われる。また専門家が親に対して自閉症と言い切ることを躊躇する場合も，この表現を使うことがある。

自閉傾向としてあげられる特徴の主なものを以下に示す。

①人との関わり方がわからない

視線を合わせたり，触れ合ったりして，他者と気持ちを通わせることができないため，仲間をつくることができない。

②言語の障害

言葉の遅れがあり，会話への意欲が見られない。言葉を使う場合，反復や独特の言い回しがあり，気持ちがこもらない印象を与える。

③限定された興味と活動

異常なほど特定の興味に熱中する，日常行動の順序に固執するなどの特徴がある。奇異な動作を反復することもある。

(内田恵理子)

文献 American Psychiatric Association／高橋ほか(訳), 1995；ノースカロライナ大学 TEACCH 部, 1999

社会学的構造理論
social structural theory
しゃかいがくてきこうぞうりろん

キャリアや進路の選択を説明するにあたって，社会の構造的な環境要因に重点を置くのが，社会学的構造理論である。

例えば，環境要因には，物理的，社会的，文化的なさまざまな次元がある。この点を，ブロンフェンブレナー（Bronfenbrenner, U.）は4つの次元に分類した。①ミクロシステム：家族・学校・職場のような所属する環境内の直接的な関係による社会的・対人的影響，②メゾシステム：複数のミクロシステムが相互に関係しながら及ぼす影響（学生アルバイトの経験によって学校と職場の双方の影響を受ける等），③エクソシステム：所属する環境とは別のミクロシステムで起こっていることが間接的に及ぼす影響（職場の人員構成の変化が学校にくる求人に与える影響等），④マクロシステム：文化，社会規範，イデオロギー，価値観等が及ぼす影響（世代間の職業意識の相違や価値観の違いなど）。

社会の構造的な要因のなかでは，家族の影響の大きさがよく知られている。例えば，教育，職業，収入等の親の地位は，子どもに直接・間接に影響を与える。また，親の職業は子どもの職業知識や職業達成の程度に影響を与えるのみならず，子どもの地位達成に対する期待にも間接的な影響を与える。すなわち，高地位の親は子どもにも高地位に到達することを期待するので，子どもも高地位をめざすようになる。偶発理論の一種である機会遭遇理論も，人をとりまく環境にある機会に着目するもので，社会学的構造理論と関連が深い。　(下村英雄)

文献 Bronfenbrenner, 1979
⇒心理学的構造理論，プランドハプンスタンス理論

社会経済生産性本部
Japan Productivity Center for Socio-Economic Development
しゃかいけいざいせいさんせいほんぶ

　1955年設立の財団法人日本生産性本部が発展し，現在の財団法人社会経済生産性本部となる。日本生産性本部は1955年3月の「生産性向上対策に関する閣議決定」に基づき設立。企業，労働組合，学識者の三者により構成される。

　人間尊重の精神のもとに生産性運動三原則，①雇用の維持・拡大，②労使の協力と協議，③成果の公正な配分，を掲げ，産業界の人材育成，経営教育，近代的労使関係の推進等を通じて，戦後の日本経済の自立と発展に貢献してきた。

　日本生産性本部の時代から，その活動は国内のみならず，アジア諸国，南米，旧ソビエト連邦，東欧等，諸外国の経済発展にも寄与してきた。現在においては産業界にとどまらず，21世紀臨調，自治体行政改革，エネルギー環境問題への取り組みなど多面的に，国民生活全般の向上に寄与する活動を展開している。

　その部門の一つに，産業界のメンタルヘルス研究の先駆けであるメンタル・ヘルス研究所がある。1970年代の高度経済成長下，心身の不調者が急増し深刻化することを予見し，その対応を検討する目的で1977年メンタル・ヘルス研究委員会が設置され，やがてそれが，メンタル・ヘルス研究所として活動を引き継いだ。1980年には「個人の幸福と組織の活性化の相乗効果」を目的にJMI健康調査システムを事業としてスタートさせ，以降延べ260万人（2006年現在）の産業人に利用されている。毎年『産業人メンタルヘルス白書』を刊行し，全国規模の「メンタルヘルス大会」を開催する等，産業界への提言も行っている。（根本忠一）

社会構成主義
social constructionism
しゃかいこうせいしゅぎ

　現実の客観的な実在性を留保し，現実は人間の社会的活動のなかで，主に言語を媒介としてつくりあげられるものととらえる理論的立場。本邦では，社会構築主義，社会的構築主義，構築主義とも訳される。客観的実在論に基づく近代科学の真実性に対して異議を唱え，社会学の分野のみならず，心理学，歴史学，人類学，医学・医療などの幅広い分野へ展開し，大きな影響を与えているポストモダン思想の代表的立場である。

　一般に，現象学的社会学の流れを汲むバーガーとルックマン（Berger & Luckmann, 1966）によって提唱された社会学理論に端を発するとされている。彼らによれば，人間の内的世界にある「現実についての知識」は，外的世界に投影（外化）され，客観的現実として立ち現れ（対象化），それが再度個人の内的世界に取り入れられる（内在化）という弁証法的過程を通じて，社会的現実として構成される。例えば，「自由」とか「病気」とか「治療」とかは，一般には社会的な現実であると信じられているが，それらは言語を通じた社会的交流によって構成されたものである。社会学領域においては，ラベリング理論から発展した社会問題の構築理論，歴史叙述の問題，ジェンダーなどの社会／身体問題などにおいて，さまざまな展開がみられる。

　心理学・心理療法領域における最も大きな展開は，1990年代にガーゲン（Gergen, K. J.）らにより理論的基盤が整備されたナラティヴ・セラピーである。ナラティヴ・セラピーは，主として家族心理療法の分野で，それまでのシステム論的家族療法からの転換という形で発展し，外在化技法，書き換

え技法，無知の姿勢などの主張が有名である。医療・医学領域では，エビデンス・ベイスト・メディスン（EBM）による過剰な科学化を補完する，ナラティヴ・ベイスト・メディスン（NBM）の理論的基盤として浸透している。

一方で，「私達が現実とみなしているものは実は構成されたものである」とする考え方は，必ずしも社会構成主義に特有のものではなく，構成主義（constructivism：現実は主として個人のこころにおいて構成されるとする立場）との異同が問題にされる。ガーゲンは，社会構成主義の4つの特徴として，①言語は事実によって規定されない，②あらゆる表現の形式は人々の関係と相互交流から意味を与えられる，③言説は未来を創造する，④自明とされている理解に対する自省（reflexisivity）を重要視する，をあげている。野口裕二は，①現実は社会的に構成され，②現実は言語によって構成され，③言語はナラティヴ（物語）によって組織化される，の3点をあげている。

社会構成主義は，近代科学によって独占されてきた真実性を解体し，現実の社会的構成を明らかにすることによって，実証主義的世界観に挑戦してきた。しかし，現実の構成性がむしろ自明のものと理解される現代において，新たな価値や意味をどのようにわれわれは獲得していくのか？という疑問に答える必要がある。その一つの可能性は，ナラティヴ・セラピーなどの臨床実践や，生活世界におけるローカルな日常の物語構成のプロセスや意義を明確にする，きめの細かい研究や実践のなかに見いだされるものと思われる。　　　　（斎藤清二）

文献 Berger&Luckmann, 1966；Gergen, 1999；野口, 2005
⇒ナラティヴ・セラピー

社会的学習理論　social learning theory
しゃかいてきがくしゅうりろん

広義には社会的な経験や社会的要因による学習（新しい知識や考え方や行動様式を習得する過程）に関する理論をさすが，狭義にはバンデューラ（Bandura, A.）によって提唱された社会的関係性に着眼した学習理論をさす。

バンデューラの社会的学習理論（1977年）の発端は心理学的モデリングの提唱で，ダラードとミラー（Dollard, J. & Miller, N. E.）の模倣学習（同様の要求をもつ2者の間で一方の行動が他方の行動の手がかり刺激となって生じた同様の行動に報酬が与えられる場合の学習）への批判的考察から誕生した。すなわち，学習は他者の行動とその結果を観察することによって認知的に成立するとして，①社会的モデルに注目し観察する（注目過程），②モデルの行動をイメージや言語に表象する（保持過程），③記憶表象を参考にして行動する（行動産出過程）の3成分過程を指摘し，これにモデリングという用語を提案した。そしてスキナー（Skinner, B. F.）のオペラント学習（行動の遂行とその結果による行動変容）はモデリングによる学習の例外的事例（行為者自身が自己の行動をモデルとする場合）と考えた。

モデリングを内包する社会的学習理論は，行動主義的学習理論の流れのなかから誕生したが，その基本的立場は学習を人の中枢神経過程において生起する認知的過程とするもので，社会的認知理論（1986年）として改訂されて総合的心理学理論へと展開され，予見的思考，回顧的推論，自己調整メカニズム，セルフ・エフィカシー，認知的調整を含む総合的人間理解の理論として展開されていくことになる。　　（福島脩美）

文献 Bandura, 1977／原野（監訳），1979

若年者ジョブサポーター
job supporters for the youth
じゃくねんしゃ——

　学校卒業時点で進学も就職もせず無業でいる者が増加傾向にあるなかで，就職を希望する中学・高校卒業予定者の学校訪問を通じて就職を促進することを目的に，平成16年度から全国の公共職業安定所に配置されている学生・若者の支援担当者である。就職希望者を把握し，在学中から職業意識を高めるための支援を行うとともに，個別の就職相談を通じ本人の希望・適性を把握し，企業訪問を行い職場開拓し，就職後の職場適応指導をするなど，マンツーマンの支援を行っている。また，学校の進路指導担当者に対する援助・助言等も行っている。

　在学中の職業意識の啓発に際しては，学校教師との綿密な連携の下に，キャリア・インサイト，OHBY等のキャリア・ガイダンス・ツールの活用を図りながら，働く意味の理解，自己理解，職業理解を支援する。その上で職種の選定に自信をもって臨めるよう支援し，求人の検索方法，採用面接の指導も行う。就職後においては，十分適応しているかを把握し，必要な場合には職場訪問を行い，本人との相談を行うとともに，事業主への働きかけも行う。卒業時までに，内定のもらえない生徒にはもちろんのこと，卒業後も未就職の状態にある生徒に対してもきめ細かな支援を行っている。

　平成18年度からは，フリーター等の常用就職の支援のため，フリーター常用就職サポーターが全国の主要なハローワークに配置され，個々のフリーターの課題に応じ，担当制による就職支援をしている。その内容は，就職活動の個別相談，継続的な求人情報提供，個別求人開拓，フリーター対象の合同選考会の開催等である。（大和恵美子）
文献 厚生労働省職業安定局，2007

若年者向けキャリア・コンサルティング
career consulting for the youth
じゃくねんしゃむけ——

　「フリーターや早期離職者，就業経験のない学卒未就職者（中退者を含む），学生等」（中央職業能力開発協会，2004）を対象とするキャリア・コンサルティングをいう。フリーターや早期離職，未就職卒業者の増加といった若年層における問題を背景として，「若者自立・挑戦プラン」（若者自立・挑戦戦略会議，2003年）や「若年者キャリア支援研究会報告書」（厚生労働省職業能力開発局，2003年）によって，若年者向けのキャリア・コンサルティングを担う人材養成の必要性や，若年者がきめ細かなキャリア・コンサルティングを受けられる仕組みを整備する必要性が提言された。

　これを受けて設置された「若年者向けキャリア・コンサルティング研究会」が必要な能力要件と養成カリキュラムの検討を行い，若年者向けキャリア・コンサルタントの養成が進められている。

　同研究会報告書は，若年者向けキャリア・コンサルティングの目的を「若年者を安定的就業に導くために，働く意義の理解を進めることにより就業意欲を喚起し，職業生活設計とそれをふまえた職業選択を自己決定できるように支援すること」と定義し，若年者に対する理解や支援に必要とされる能力要件を示すとともに，一般のキャリア・コンサルタント養成プログラムに30時間程度を追加したモデルカリキュラムを提示している。

　なお，2008年3月現在，若年者向けキャリア・コンサルティング研究会が，必要とされる能力要件とモデルカリキュラムの見直しを行っている。　　　　（川﨑友嗣）
文献 中央職業能力開発協会，2004

㈳日本産業カウンセラー協会
Japanese Industrial Counselor Association
しゃだんほうじんにほんさんぎょう――きょうかい

㈳日本産業カウンセラー協会は，1960年に創立され，現在（2007年12月末）17,447名の会員が14の支部組織に所属し，わが国における産業カウンセリングの普及発展を図ることを目的に活動している全国規模の社団法人である。

会員のほとんどは，産業カウンセラーの資格を有し，各人が専門的な知識と技能をもって勤労者の方々の支援をしたいと願って，行政官庁や企業，団体などで，主として，①メンタルヘルスの推進，②キャリア・カウンセリング，③人間関係開発，の3領域で活動を推進している。

その活動のあり方については，当協会の倫理綱領第1条に「産業カウンセラーは人間尊重を基本理念として産業の場で相談，教育および調査などにわたる専門的な技能によって勤労者の人間的成長を援助し，さらなる産業社会の発展に寄与することを使命とする」と規定されている。

いま，なぜ産業カウンセラーが必要であろうか。近年，わが国の産業構造の変化は，技術革新の進展，雇用形態の多様化などとあいまって，労働移動が激しくなっている。そのために企業内だけでなく，企業外でも通用する職業能力が働く人々に求められている。また，一方では，企業の人事政策として，成果主義の導入，出向，職種転換やリストラによる雇用の不安定化など，勤労者にストレスを与える厳しい現状も続いている。このような状況のなか，仕事や職業生活に対する強い不安，悩みをもっている勤労者の割合は増加の一途をたどっており，厚生労働省のまとめによると「精神障害など」による労災認定件数は2004年度，4年前の3.6倍の130件に増え，このうちの3分の1ほどの人が自殺や自殺未遂に至っているという。

こうした際に，働く人を対象とする産業カウンセラーの活躍が期待されるのも当然である。そのことは2000年に当時の労働省から「事業場における労働者のこころの健康づくりのための指針」が発表され，産業カウンセラーも産業保健スタッフの一員として，また，社会資源として役割を担うことが明記されたことにも表れている。

また，協会は公益法人として，社会貢献にも力を注ぎ，5年前から全国主要都市で「職場から自殺とうつをなくす」「キャリア開発」についての無料の公開講座を開講。2007年は9月10日の世界自殺予防デーを皮切りに1週間の無料電話相談を全国13支部で行う等の取り組みをしている。さらに通年で「働く人の悩みホットライン」を開設するなど働く人々の支援に取り組んでいる。

協会の主な事業には，次のものがある。

①産業カウンセリングに関する調査，研究，成果の発表

②産業カウンセラーの養成，訓練，研修に必要な講座，研修会などの開催

③産業カウンセラーの業務に関する指導，援助，職域開発

④カウンセリング講習会，研修会，講演会などの受託または講師派遣

⑤支部組織の設置

⑥産業カウンセラー・キャリアコンサルタントの試験の実施，登録

試験は産業カウンセラー・シニア産業カウンセラー・キャリアコンサルタントの3つの試験を実施している。

■協会事務局：TEL03-3438-4568，FAX03-3438-4487／働く人の悩みホットライン（無料電話相談）：TEL03-5369-2275（月～金曜日の午後3～8時）／http://www.counselor.or.jp　　　　　（安藤一重）

社内FA制　free agent system
しゃないえふえいせい

　意欲と能力のある,一定条件を満たした高いパフォーマンスの社員が,自ら求めるほかの職務やポジションに,空席の有無にかかわらず,自らの意思で,異動希望を表明し,新たなジョブ獲得にチャレンジすることのできる仕組みである。社員自らが,自分のやりたい仕事を述べ,自分の行きたい部署やポジションに売り込みをかけることもあれば,自分を評価してくれる部署からスカウトされることもある。これにより社員が自らのキャリア形成にいっそう積極的にチャレンジできる機会を拡大し,個人の意欲およびエンプロイアビリティ（雇用されうる能力）を向上させ,モラールアップと成果の拡大を図るという社員の活性化の観点を中心としつつ,人材の適材配置を進めるという人材活用の観点もあわせもつ仕組みである。類似の制度である社内公募制が,人材を必要とする部門が中心になって行う「求人型」の異動・配置のシステムに対し,社内FA制は社員自らが異動・配置転換に積極的に挑戦する「求職型」のシステムといえる。

　目標による管理や成果主義を有効に機能させ,社員のキャリア選択と自己実現の機会を増やす上で効果的といわれている。カンパニー制度や持株会社制分社化経営の進展にともない,横断的に経営資源を有効に活用するための,組織の中核を担う社員の主体性を重視した人材経営の上でも重要な取り組みとされている。

　この仕組みを有効に機能させるためには,評価の公平性や情報の公開・共有の仕方および仕組みの透明性確保など組織としての人材マネジメントのあり方や組織文化も重要な要素とされる。　　　　（作田稔）

文献 鈴木,2004

社内公募制　challenge job system
しゃないこうぼせい

　人材を公募したい組織部門が,全社に人材公募情報を公開し,その職務への異動を希望する組織成員（社員）が,一般的には所属長を経由せずに直接応募して,公募部門が応募者のなかから最適な人材を選抜・確定させる仕組みである。すなわち,組織部門がほしい人材をリクエストし,広く全社から候補者を募り,社内からの挑戦意欲の高い人材の確保を促進し,適材を部門が主体になって獲得する権限を認める制度といえる。そのねらいとして,①自立的人材と自律性の高い組織風土づくりを支え,②社員のエンプロイアビリティ（雇用され得る能力）向上を支援し,③健全な組織運営人的資源管理の実現を促進することを通じて,社内の自立性と健全な競争心を刺激し,組織を活性化し,効果的な異動・配置と事業の効果的展開を図ることをねらいとした仕組みである。

　公募人材は,資格要件適格者のなかから,一般的には面接を通じて人材が確定されるが,公募により人材を送り出し欠員を生じた部門への対応や,戦略的要員計画を人事部門が支援したり,応募不適格者のキャリア・カウンセリングを支援する等,組織の人材マネジメント能力とあいまって効果が発揮される。類似の社内FA制は社員自らが異動・配置転換に積極的に挑戦する「求職型」のシステムであるのに対し,社内公募制は,人材を必要とする部門が中心になって行う「求人型」の異動・配置のシステムといえる。この仕組みを有効に機能させるためには,社内FA制同様に評価の公平性,仕組み・情報の公開・共有の仕方および組織としての人材マネジメントや組織文化も重要な要素とされる。　　　（作田稔）

文献 鈴木,2004

重回帰分析
multiple regression analysis
じゅうかいきぶんせき

　複数の説明変数(独立変数)から一つの基準変数(従属変数)を予測したい場合や，因果関係を分析する場合に用いられる多変量解析のことをいう。独立変数・従属変数いずれも量的変数の場合に用いられる。従属変数も複数の場合は，パス解析を用いる。

　原因となる変数は，時系列的に先になるものであり，独立変数・説明変数・予測変数などのよび方がされる。結果となる変数は，時系列的に後になるものであり，従属変数・基準変数・応答変数・目的変数などのよび方がされる。

　回帰式は，従属変数を説明するための各独立変数に，その重み(重要度)すなわち，偏回帰係数を付したもので表される。ただし，偏回帰係数は変数の単位(例えば身長の値がcmとmのどちらで表されているか)で変化してしまうので，結果の解釈の際，偏回帰変数同士を比較するためには，測定値をすべて標準化してから予測式を求めた標準偏回帰係数に注意する。

　予測式(回帰式)の精度の指標となるのは，重決定係数(決定係数を重回帰分析ではこうよぶ)であり，従属変数の変動をどの程度説明できるかを表す(重決定係数が0.64ならば，64%説明できる)。また，従属変数の予測値と実測値の相関係数も予測式の精度を表し，これを重相関係数とよぶ(重相関係数の二乗=重決定係数，の関係)。

　なお，相関係数が，第三の変数の影響によって本来の値とは異なったものになっている場合がある。この第三の変数の影響を取り除いた(統制した)相関係数を偏相関係数とよぶ。従属変数を予測する際の，独立変数の重要度の指標になる。(櫻井広幸)

就業規則
working rules
しゅうぎょうきそく

　使用者(事業主など)が，労働条件の画一化，明確化のために服務規律，職場規律，就業条件について定めた規則のことである。

　就業規則には，労働基準法第89条によって必ず記載しなければならない絶対的記載事項，定めがあれば記載しなければならない相対的任意記載事項，使用者が必要に応じて記載する任意記載事項がある。前者は，①始業・就業の時刻，②休憩時間，③休日，④休暇・休業，⑤交替性勤務，⑥賃金の決定・計算方法，⑦賃金の支払い方法，⑧賃金の計算の締切日・支払い時期，⑨昇給期間・昇給率等，⑩退職に関する事項，が最低限含まれる。

　使用者は，常時10人以上の従業員を使用する事業所ごとに就業規則を作成し，従業員の過半数を代表する者の意見を聞き，その意見を聞いたことが客観的に見てわかるように書面にしなければならない。そして，就業規則と従業員代表者の意見書を各2部作成し，労働基準監督署に届け出る義務がある。

　使用者は，就業規則を全従業員に以下のような方法で周知する義務がある。①事業所の見やすい場所に掲示，②印刷して配布，③従業員がいつでも見ることができるようにパソコンなどの機器の設置。周知とは従業員が知りうる状態にあることをいうのであって，実際に把握理解しているかどうかとは別問題である。労働基準法第92条は「就業規則は，法令又は当該事業場について適用される労働協約に反してはならない」として，就業規則と法令・労働協約との関係を明示している。　　　　　　(木幡日出男)

文献　日本経団連労働政策本部(編)，2001；島袋(編)，1997

就業形態の多様化
しゅうぎょうけいたいのたようか

就業形態の多様化とは，「正規雇用（特定の企業と継続的な雇用関係を持ち，雇用先の企業においてフルタイムで働くこと）以外のさまざまな就業形態の拡大を指す」（厚生労働省「平成15年版 労働経済の分析」）ことである。

総務省統計局「労働力調査（詳細結果）」（2005年平均）によると就業者6,343万人のうち，雇用者は5,407万人（就業者の85.2％），自営業主などの非雇用者は928万人（同14.6％）である。また，雇用者のうち正規雇用（役員を含む）は，3,774万人（同59.5％）で，「パート，アルバイト，契約社員」などの非正規雇用は1,633万人（同25.7％）となっており，非正規雇用のうち「パート・アルバイト」が1,120万人で非正規雇用の6割以上を占めている。

1997年以降，正規の職員・従業員は減少傾向であるが，非正規の職員・従業員は毎年増加しており，役員を除く雇用者に占める非正規の職員・従業員の割合は1997年では21.5％だったのが，2007年第1四半期では33.7％を占めるまでになっている。総務省統計局「就業構造基本調査」によると「卸売・小売業・飲食店」「サービス業」等において非正規職員・従業員の割合が高い。

産業（3部門）別有業者の構成比の推移は以下の表のとおりである。

この統計は5年ごとにとられるものなので，農林業従事者人口はさらに減少し，サービス業は3割に達していると推測され，雇用のうちの非正規比率は高まっていく可能性があると考えられる。

企業の側からは，コスト低減のための人件費削減や業務の繁忙に応じた雇用における柔軟性の確保という目的があり，また労働者の側からは，「家計の補助，子どもの学費等を得たいから」「自分の都合のよい時間に働けるから」「自分の経験が生かせ，通勤時間が短いから」「正社員として働ける会社がなかったから」という理由があるので非正規雇用は増えると思われる。仕事の標準化，マニュアル化の推進や製造工程での機械化によって，それまで経験を必要としていた業務をパートやアルバイトが代替できるようになってきたり，サービス業や卸売，小売業・飲食店のうち短時日で技能を習得できる分野の雇用が拡大していることも雇用の非正規化を進めている。

非正規雇用者は雇用の安定性に不安があり，労働の流動化の原因となっているが，非正規雇用者が就業者の3分の1を占め仕事上の責任を増していることを考えると，賃金などの処遇を改善し，労働への動機づけを急ぐ必要がある。 （桐村晋次）

文献 桐村, 2005；総務省統計局, 2005

表 産業別有業者の構成比の推移

	第1次産業	うち農林業	第2次産業	うち製造業	第3次産業	うちサービス業
昭和31年（1956年）	42.0%	40.4%	23.9%	17.7%	34.1%	10.7%
40年（1965年）	26.2	25.0	32.2	25.1	41.5	12.1
49年（1974年）	14.2	13.3	35.9	26.9	49.8	15.6
57年（1982年）	9.9	9.1	34.3	24.6	55.6	19.3
平成4年（1992年）	6.5	5.9	33.3	23.7	59.5	23.4
14年（2002年）	4.7	4.2	28.5	19.1	65.2	28.3

「日本の就業構造 平成14年」総務省統計局平成17年3月

集団精神療法
group psychotherapy
しゅうだんせいしんりょうほう

　グループサイコセラピーのことでグループと略してよばれることがある。精神分析的なものとエンカウンターグループのような非分析的なものとがある。いずれもグループの特徴を活かしたもので、多くは個人療法より治療のプロセスが「今、ここ」で参加者あるいはクライエントの前で展開され、かつ共有されることが利点とされる。

　例えば、著者の経験では決断ができないグループの男性に、"許さない"と攻撃的になっている女性参加者がいたが、居合わせている者には"転移"だと明白に観察される。したがって、セラピストの"転移"に対する介入もグループのなかで明白に展開される。しかし基本的にセラピストには高い介入の技量が要請され、それをもち合わせていない場合には心理的損傷へと発展することにもなる。それゆえセラピストは人格の成長や崩壊、病態の理解やその介入という心理療法の基本に加えて、グループ参加経験とスーパーヴィジョン経験が必要になる。古くはいわゆる"感受性訓練"、新しくはSSTなどでグループ未経験者や未熟者が介入して、予後の望ましくない結果を招いている場合もある。

　集団精神分析、対象関係集団精神療法、森田療法、サイコドラマ、集団芸術療法、ゲシュタルト療法、家族療法、エンカウンターグループ、などがあるが、広義にはセルフヘルプ・グループや各種自助グループ、断酒会などがある。これらグループによる心理療法やそれに近いものが近年増加の傾向にある。グループが有効であるからであろう。グループ（集団）の形態をとり、成長や心理的治療を目的にするものがこの範疇に入る。　　　　　　（倉戸ヨシヤ）

終末期医療　terminal care
しゅうまつきいりょう

　現代医学は、人が死を迎える過程を大きく変えてきた。日本人の75％が病院で死を迎え、特に難治性のがんなどの場合には90％を超える。最新医学技術による治療の恩恵は計り知れない一方、治療が困難な病気や状態の場合に、多くの機械に囲まれ、チューブにつながれたままの延命を望まず、尊厳ある死を希望する考え方も出てきた。

　このような社会意識の変化に大きな影響を与えたのは、キューブラー・ロス(Kübler-Ross, E.)である。キューブラー・ロスは、死を前にした患者の心の動きを、①否認、②怒り、③取り引き、④抑うつ、⑤受容の5つの反応段階として提起した。そして、このような経過のすべての段階を通じて希望が維持されるものであることを強調している。キューブラー・ロスの考え方にはさまざまな見解、意見、批判がある。誰もが同じように階段をあがるような心理過程をたどるわけではない。しかし、終末期患者に起こる複雑な心理的変化について考えていく上で重要な基本的概念といえる。

　終末期医療のあり方を総称する言葉として1950～60年代には、「ターミナル・ケア」が使われていた。1970年代になるとホスピス運動の広がりとともに「ホスピス・ケア」が使われるようになる。そして、1980年代にはカナダを中心に「パリアティヴ・ケア(palliative care)：緩和ケア」が広く用いられるようになった。

　終末期医療についての関心の高まりから、世界各地にホスピスがつくられたが、近代ホスピスの第一号は、1967年にロンドン郊外に設立されたセント・クリストファー・ホスピスである。ホスピスはその後、ホスピス・ムーブメントとよばれる一種の医療改革、社会運動の形をとって全世界に広が

った。日本では1981年，聖隷三方原病院に初めて施設としてのホスピスが誕生して以降，悪性腫瘍・後天性免疫不全症候群（AIDS）の終末期患者を対象としたホスピス・緩和ケア病棟が全国につくられた。日本では，施設の名称としての「ホスピス」と「緩和ケア病棟」は，ほぼ同じ意味で使われている。1990年に厚生省（現厚生労働省）が終末期医療における診療報酬上の評価を行うにあたり，「緩和ケア病棟入院料」を新設したことで，「緩和ケア病棟」という言葉が一般的に用いられるようになった。

このように，ホスピス・ケア，緩和ケアは悪性腫瘍などの終末期の患者が対象とされていたが，2002年にWHO（世界保健機関）は緩和ケアの定義を「生命を脅かす疾患による問題に直面している患者とその家族に対して，疾患の早期より」対応すると改め，緩和ケアそのものの考え方は変化した。緩和ケア病棟に加え，病院内の緩和ケアチーム，在宅における緩和ケアの計画が推進されている。

一方，回復の見込みのない末期状態の患者に対する治療の開始，不開始，変更および中止等の医療のあり方が，終末期医療の現場で重要な課題の一つとなっている。厚生労働省では，誰もが迎える終末期とはいいながらその態様や患者をとりまく環境はさまざまであることから，国が終末期医療の内容について一律の定めを示すことが望ましいか否かについて「終末期医療の決定プロセスのあり方に関する検討会」において慎重に議論を重ねた。その結果，終末期医療のあり方について，患者・医療従事者ともに広くコンセンサスが得られる基本的な点について確認し，それをガイドラインとして示すことがよりよい終末期医療の実現に資するとして，2007年に初めてのガイドラインを策定した。　　　　（小池眞規子）

自由面接法（非構造化面接法）
non-structured interview
じゆうめんせつほう（ひこうぞうかめんせつほう）

　面接法とはカウンセリング場面や調査場面において用いられる対話の方法である。質問の内容や順序，話の進め方や促進の仕方を前もって決定しておくことを，面接の構造化とよび，その程度に応じて，自由面接法（非構造化面接法），半構造化面接法，構造化面接法の3つに分類される。

　自由面接法では，質問項目を前もって準備せず，面接者が何を尋ねるかは，被面接者が何をどのように話すかに応じて自由に変えられる。心理療法面接，来談者中心カウンセリングの面接などは基本的にこの方法をとる。話題の主導権は完全に被面接者に委ねられ，面接者は被面接者が自由に自身の物語を語ることを援助，促進する。このような面接は情報を自由に探索したり発見したりするために有用であるだけでなく，面接者，被面接者間の良好な関係の構築を促進する。また，調査面接の場合も，前もって調査の領域を限定せず，探索的に情報を収集するためには，自由面接法が有効である。ナラティヴ・インタビューはその代表例である。

　半構造化面接法は，質問の領域を前もって決めておくが，面接者の言葉づかいや質問の順序などは流れに応じて柔軟に行われ，面接中に新たな話題に会話が発展することを妨げない。探索する領域がある程度限定されている質的研究や，心理アセスメントにおいて用いられる。

　構造化面接法は，質問項目や順序，言葉づかいなどを厳密に決めておく面接法で，マニュアル化された診断面接や，面接者間での一致が必要な調査研究などに用いられる。　　　　　　　　　　（斎藤清二）

出向
しゅっこう

　出向には，①移籍型出向，②在籍型出向とがあるが，移籍型出向は一般に「転籍」（出向元との労働契約を解約して退職し，新たに出向先と労働契約を締結して社員となるが，退職と採用が相互に法的関連をもっている点で，一般的な退職・採用とは異なる）とよばれるものであり，通常の「出向」は在籍型出向（元の企業と労働契約を結んだまま別の企業で働く形態）をさす。

　在籍型出向では，出向元と出向先の双方が，同一労働者との間に雇用関係を有する。

　このため，労働関係法規の適用については，その労働実態や適用される規定により個別に判断される。在籍型出向であるかどうかは，出向先と出向労働者間に労働契約関係が成立していること，すなわち，出向先が出向労働者に対する指揮命令権を有していること，出向先が賃金の全部もしくは一部を支払うこと，出向先の就業規則の適用があること，出向先において社会保険・雇用保険に加入していること等から総合的に判断される。

　「出向」「転籍」とも，人事異動の一形態と考えられ，実施にあたっては，人材のより有効な活用を基本目的とし，対象者の勤労意欲の向上を推進するためにも，対象者の納得を得られるよう配慮することが求められる。就業規則上，出向が労働者の人事異動上の義務として明白に定められている場合は出向を命ずることができるが，命令にあたっては，①出向命令の包括的承諾性と根拠事由，②業務上の必要性，③人選の合理性，④出向手続きの妥当性が必要である。
　　　　　　　　　　　　　　（土肥眞琴）
⇒派遣労働者

守秘義務
しゅひぎむ

　産業カウンセラーは，個人と組織の秘密に関わる守秘義務については，特に個人のプライバシー権を尊重する（日本産業カウンセラー協会倫理綱領第6条2）。産業カウンセラーは，クライエントおよびほかの専門職，企業・団体などの関係者との信頼関係確立のため，職業上知ることのできた秘密を正当な理由なく漏らしてはならない（同綱領第6条3）。産業カウンセラーは，カウンセリングの開始時，および必要な場合にはカウンセリングの全過程を通して守秘の限界についてクライエントに説明しなければならない（同綱領第6条5）。

　以上のように，カウンセラーは，職務上知り得た秘密を正当な理由なく他人に漏らしたり，利用したりしてはならない。また事例などの研究発表にあたってはクライエントの了解を得た上で発表する。また本人のプライバシーの保護に留意し，クライエントが特定されないようにしなければならない。

　守秘義務の限界については，自殺行為，殺傷行為など，明らかに人命に関する危険が予測される場合は，危機介入として秘密を守ることなく，家族や医師や警察などに内報して人命を保護しなくてはならない。

　例えば，自殺を企図して「今晩12時に睡眠薬を100錠飲んで死ぬ」とか「ビルの屋上から飛び降りて死ぬ」など自殺方法まで明らかにして来談したときには，医師と保護者に連絡をとり病院に強制入院させて自殺を防止する必要がある。また，殺人をすることを明らかにしたら，これも周囲の協力を得て阻止する。
　　　　　　　　　　　　　　（松原達哉）
文献 松原，2006

受容
acceptance
じゅよう

　受容という言葉は，カウンセリング実践における重要な方法あるいは態度として幅広く使用されている。一般的には，クライエントが面接場面で表現する内容や態度等に対して，批判的あるいは審判的な評価や判断を下すことなく，それらをカウンセラーが温かく，許容的に受けとめようとすることを意味する。

　こうした受容を特に重視したのは来談者中心療法であり，そこでは大きく分けて次の二つの意味で用いられてきたといえる。

　第一には，クライエントが表現する内容や態度をそのまま受けとめ，カウンセリングを効果的に進展させようとする具体的な技術としての受容である。これは，シンプルな受容（simple acceptance）ともよばれ，カウンセラーによる受容的な姿勢や表情，うなずきやあいづち，クライエントが語った言葉の伝え返し等によってコミュニケートされるものである。

　第二には，自己一致や共感と並ぶ来談者中心療法の中核条件の一つとしての受容のことであり，これは技術というよりも，カウンセラーがもつべき人間的な態度として重視されるものである。この意味での受容は，無条件の肯定的配慮（unconditional positive regard），温かさ（warmness），尊重（prizing）等の用語によって言い換えられることもある。ロジャーズ（Rogers, 1957）はこの中核条件について，「クライエントの体験のあらゆる側面を，そのクライエントの一部として温かく受容していること」と定義している。　　　（末武康弘）

文献　ロジャーズ，1957；カーシェンバウム・ヘンダーソン（編）／伊東・村山（監訳），2001

受理面接
intake interview
じゅりめんせつ

　最初の面接を受理面接とも初回面接ともよぶ。組織には複数のカウンセラーがいるので，問題によってはだれが適切な担当者であるかを，この受理面接で得た情報をもとに判断する。曜日や時間帯ごとに担当者が決まっている場合は，受理面接はそのままカウンセリングとなり，一回きりの面接で問題が解決することもある。

　受理面接の主目的は情報収集にあり，集まった情報をもとにして，今後の取り組みの計画を立てることにある。しかし，可能な限り，受理面接を単なる受付業務にしない取り組みが望ましい。面接の前にカウンセリングの進め方を書面で説明し，クライエントの情報をあらかじめ書いてもらって，持参してもらう場合には，書かれたものに目を通すことで，時間の節約となる。受理面接の前に担当するカウンセラーの資格，トレーニングの履歴，料金体系，キャンセルについての同意事項等を書面で送付しておけば，インフォームド・コンセントを確実にすることができ，受理面接での時間の節約となる。初対面のときにはクライエントもカウンセラーも適度の緊張がある。受理面接では，カウンセラーは温かな関係を築くことに最大の注意を払う必要がある。

　面接を受ける決断をすることは，問題解決の第一歩であるので，その勇気を称え，尊敬を込めて対応することである。クライエントの表情から，体調不良をもたらしている貧血の有無などはある程度推測できる。初めて接するクライエントが一言を発する以前に，カウンセラーは多くのことを知ることができる。主訴によってはアセスメントにどの心理テストを使うかの判断もできる。　　　　　　　　　（柿谷正期）

生涯学習　lifelong learning
しょうがいがくしゅう

　生涯学習とはライフサイクルの各過程における学びの総体を意味し，人間が学校を卒業してからも，生涯を通じてよりよい人生を歩むために学習するという学習者からの視点からとらえた言葉であり，生涯教育とは，生涯にわたる学習についての指導，学習の方向づけや教育する立場からとらえた言葉である。生涯学習は生涯にわたる継続的・持続的な学び，生き方を問い直すことにつながるような「学び」である。

　日本において1981年中央教育審議会は「生涯教育」の用語を用い「これからの学習は，各人が自発的意思に基づいて行うことを基本とするものであり，必要に応じ，自己に適した手段・方法はこれを自ら選んで生涯を通じて行うものである。この意味ではこれを生涯学習と呼ぶのがふさわしい」という文章が挿入されている。1985年臨時教育審議会の第一次答申で「生涯学習」の用語が用いられて以降広く使われるようになった。1992年総理府が「生涯学習」の定義を「一人一人が自分の人生を楽しく豊かにするために，生涯の色々な時期に，自分から進んで行う学習やスポーツ，文化活動，ボランティア活動，趣味などさまざまな活動のこと」とし，世論調査をした。1999年ユネスコ成人教育国際会議で出されたハンブルグ宣言において「生涯学習は21世紀の鍵である」ことが謳われている。

　1996年12月の文部省教育白書によると21世紀に向かい，豊かで活力ある社会を築いていくために「人々が，生涯のいつでも，自由に学習機会を選択して学ぶことができ，その成果が適切に評価されるような社会」すなわち，生涯学習社会の実現を図ることが重要であるとしている。　　　　（蟻川純子）

障害者雇用促進法　The Employment Promotion Law for Persons with Disabilities
しょうがいしゃこようそくしんほう

　昭和35年に「身体障害者雇用促進法」として制定され，その後26回の改正を経て今日に至るわが国の障害者雇用施策の基本法である。昭和35年制定時には身体障害者雇用率制度が創設され，努力義務ではあったが，事業主は身体障害者を常用労働者の一定割合で雇用することが義務づけられ，今日の障害者雇用率制度のもととなっている。

　昭和51年の法改正では，雇用率制度の刷新強化が図られ，努力義務から法的義務の強化が図られるとともに，雇用納付金制度が創設された。昭和62年には，知的障害者も雇用率にカウントすることが可能となり，法の名称からも「身体」がとれ，すべての障害者を施策の対象とする「障害者雇用促進法」が誕生した。平成9年の法改正では，知的障害者も雇用率の対象となり，さらに平成17年の改正で，精神障害者も雇用率にカウントされることとなった。また平成14年には，障害の重度化・多様化にともない，地域での雇用，保健福祉，教育等の関係機関と連携し，一体的な支援を行う拠点として障害者就業・生活支援センターが位置づけられた。職場適応援助者（ジョブコーチ）事業の創設もこの時である。現行法は，①職業リハビリテーションの推進と②身体障害者または知的障害者の雇用義務等に基づく雇用の促進等からなり，①では，職業リハビリテーションの原則と職業リハビリテーションの諸活動が記載され，それらを担う，公共職業安定所，障害者職業センター等の各機関が記載されている。②では，障害者雇用率制度，障害者雇用納付金制度がその柱となっている。　　（大和恵美子）

文献 厚生労働省職業安定局高齢・障害者雇用対策部，2003

障害者職業カウンセラー vocational counselors for persons with disabilities
しょうがいしゃしょくぎょう――

　障害者職業センターに配置されている職業リハビリテーションサービスの専門職で，1987年法定専門職として誕生した。その主たる業務は，障害者，事業主双方への職業リハビリテーションサービスである。

　障害者に対しては，職業能力を評価し，障害者が就職し，その職場で能力を発揮するために必要な支援の内容・方法等からなる「職業リハビリテーション計画」を作成し，それに基づき障害者が適切な職業選択が行えるよう援助する。また，就職後不適応状態にある障害者が再び適応できるよう，その不適応の原因を明らかにし，必要な支援を行う。事業主に対しては障害者雇用の相談・情報提供，雇用管理上の助言・援助，障害者雇用継続のための支援等を行っている。

　また，障害者，事業主双方に対して，①職場適応援助者（ジョブコーチ）による支援事業，②主治医や事業主との連携のもとに，精神障害者の就職，職場復帰，雇用継続のための専門的援助，を行っている。

　これらの職業リハビリテーションサービスは，直接的には障害者職業センター内のスタッフ，協力施設のスタッフを通じて行われることも多く，障害についての知識のみならずマネジメント能力が期待される。

　障害者雇用促進法第24条には「障害者職業カウンセラーは，厚生労働大臣が指定する試験に合格し，かつ，厚生労働大臣が指定する講習を修了した者……」と定められており，高齢・障害者雇用支援機構にカウンセラー補として採用され，1年間の指定講習受講後に障害者職業カウンセラーとなる。　　　　　　　　　　　（大和恵美子）

文献 厚生労働省職業安定局高齢・障害者雇用対策部，2003；道脇，1997

障害者職業リハビリテーション vocational rehabilitation for persons with disabilities
しょうがいしゃしょくぎょう――

　障害者が働くことを通して，自己実現することを支援する活動であり，最終目標は障害者の社会への統合といえる。その定義は，ILO第159号条約（1983年）では「障害者が適当な職業に就き，それを継続し，かつ，それにおいて向上することができるようにすること，ならびに，それにより，障害者の社会への統合または再統合を促進すること」とされており，わが国の障害者雇用促進法においては「障害者に対して，職業指導，職業訓練，職業紹介その他この法律に定める措置を講じその職業生活の自立を図ることをいう」とされている。その措置とは次の8つの活動をいう。①職業リハビリテーションの対象となる障害者に関する情報の収集，②職業評価，③職業指導，④職業訓練，⑤職業準備訓練，適応訓練，⑥職業紹介，⑦就職後の障害者に対する職場適応，職場定着等に係る助言および指導，⑧事業主に対する職場適応，職場定着等に係る指導。これら職業リハビリテーションサービスには多くの専門職が携わるが，①～③，⑤を障害者職業センターの障害者職業カウンセラーが，④を能力開発施設の職業訓練指導員が，⑥以降を公共職業安定所の専門官が主に担うこととされている。障害の多様化・重度化に障害者の身近な地域において就業面および生活面において一体的な相談支援を実施する機関として，障害者就業・生活支援センターが拡充されつつある。ジョブコーチ事業のように，職業リハビリテーションの場の中心が「施設内から，職場の中」へ移行していることも昨今の大きな特徴である。　　　（大和恵美子）

文献 厚生労働省職業安定局高齢・障害者雇用対策部，2003；道脇，1997；安井，1989

生涯職業能力開発促進センター（アビリティガーデン）
ability garden
しょうがいしょくぎょうのうりょくかいはつそくしん――（――）

　ホワイトカラーの職業能力開発に関する総合的かつ中核的な拠点として1997年度に開設した独立行政法人雇用・能力開発機構の施設。実践的な研究開発をはじめ，先導的・モデル的な教育訓練，カウンセリング，キャリア・コンサルティングおよび各種の情報提供等を行っている。業務の概要は次のとおりである。

　①調査研究業務：ホワイトカラー職務の実態，生涯職業能力開発体系図の作成，キャリア・パターンの収集・分析等。②共同研究事業：中高年ホワイトカラーの実践的な教育訓練コースの開発，公開，普及等。③教育訓練事業：在職労働者や転職者に対する先導的・モデル的教育訓練コースの実施,先導的教材の活用等。④情報発信事業：職業能力開発に関する情報の収集，蓄積，発信・提供，必要な情報にアクセスできるようにするインターネットの活用等。⑤相談援助事業：職業能力開発に関する総合的,専門的相談援助の実施。⑥人材交流，啓発普及事業：企業の能力開発担当者等に対する情報の交換，交流の場の提供等。

　アビリティ・ガーデンは平成9年開設以来，能力開発情報発信基地として多くの貢献をしてきた。特にキャリア・コンサルタント養成講座の公的機関の中心として，全国各地域を結び平成18年度までに5,500人を養成した。初期の目的を十分に達成したため，平成20年度末をもって廃止される。
　　　　　　　　　　　　　　　　（木村周）

文献 独立行政法人雇用・能力開発機構，2007；厚生労働省，各年c

紹介予定派遣　job introduction dispatching
しょうかいよていはけん

　紹介予定派遣とは，派遣元事業主が，派遣先および派遣労働者に，職業紹介を行うことを予定して，労働者を派遣することをいう。

　紹介予定派遣のメリットは，企業・労働者のミスマッチを防ぐことができることである。例えば，派遣先は派遣労働者が直接雇用するのにふさわしいかどうかを，派遣期間中にじっくりと見定めることができる。一方，派遣労働者は派遣先が自分にあった仕事・職場であるかどうかを見極めることができる。

　紹介予定派遣を行うにあたっては，派遣元事業主は，派遣労働者に対して，はじめにその旨を明示しなければならない。また，紹介予定派遣の派遣期間は，同一の派遣労働者について6か月以内であり，派遣期間を経て正式に雇い入れる場合には，その旨を派遣労働者に明示しなければならない。さらに，雇用するにあたっては，雇用契約期間の定めの有無，年次有給休暇および退職金の取り扱いなどを就業条件明示書に記載しなければならない。

　企業側にとっては，最初は派遣労働者として，いわば試行的に働いてもらうため，直接雇用の場合ほど厳選して採用する必要がない。そのため，採用するにあたっての条件は，ある程度，緩和されるということになる。これによって，労働者にとっても選択の幅が広がるといった結果になることが多い。ただし，派遣期間が終わった後に採用されないこともあるので，その点については注意が必要となる。

　紹介予定派遣期間中に生じた問題は，派遣元で選任され，苦情処理にあたることとされている派遣元責任者に申し出る。
　　　　　　　　　　　　　　　　（下村英雄）

少子高齢化
しょうしこうれいか

　18歳未満の子どもの数が65歳以上の高齢者よりも少なくなった社会のことを「少子社会」とよび，日本では1997年に少子社会に入った。また，65歳以上の人口が総人口の7％を超えた社会を「高齢化社会」，14％を超えた社会のことを「高齢社会」とよび，日本では1970年に7％を超え「高齢化社会」となり，1994年には14％を超えて「高齢社会」となった。

　平成17年10月1日現在の総人口は，1億2,776万人で前年（1億2,778万人：推計人口の遡及補正後）に比べて2万人減少し戦後では初めてマイナスに転じ，平成17年の出生数は初めて110万人台を割り込み106万2,530人と過去最低を記録した。

　一方，65歳以上の高齢者人口は過去最高の2,560万人（前年2,488万人）となり，総人口に占める割合（高齢化率）も20.04％（前年19.50％）と初めて20％を超えた。

　また，高齢化の速度について，高齢化率が7％を超えてからその倍の14％に達するまでの所要年数（倍化年数）によって比較すると，フランスが115年，スウェーデンが85年，比較的短いドイツが40年であるのに対して，日本では，1970年に7％を超えると，その24年後の1994年には14％に達している。このように日本の高齢化は世界に例を見ない速度で進行している。少子高齢化により，若年労働力の不足や，老人医療費の増加などの社会問題が起こっている。

　これらを克服することは，21世紀の課題でもあり，働く意欲のある高齢者や女性への就労の機会を拡大していくことが重要である。
　　　　　　　　　　　　　　（望月まさ子）

文献　平成18年版少子化社会白書，平成18年版高齢社会白書

使用者団体
しょうしゃだんたい

　一般に「使用者団体」といわれるものは，経営者が特定の目的をもって結成した経営者団体の組織を指している。会員相互の交流，経済政策の立案・提言・要望・経営・労務問題などの調査・研究・啓蒙啓発活動等を目的として活動している。

　わが国の代表的な経営者団体としては日本経済団体連合会（2005年5月に旧日経連と旧経団連が統合して誕生した。1,655社，団体等が加盟する），経済同友会，日本商工会議所，中小企業団体中央会などがある。

　次に集団的労使関係の面での使用者団体については，わが国の場合，労使関係の当事者となることを予定して使用者団体が結成されることは稀である。労働組合法（以下労組法と略称）が予定する使用者団体とは，それに加盟する個々の使用者を代表して労働組合との間で団体交渉を行い（労組法第6条），労働協約を締結すること（労組法第14条）ができる団体をいうのである。従来の学説，判例も労組法第6条にいう使用者団体とは「加盟各社を実質上，統制できる機能を持ち，労働協約まで締結する権限を有することが必要である」旨を明示している（判例　杵島炭鉱事件　東京地判昭50・10・21）。

　したがって経営者団体は労組法上の使用者団体ではないが公的な各種審議会などの使用者側委員の推薦，選出の母体として，その存在意義は大きい。その例として，労働委員（中央労働委員会・都道府県労働委員会），審議会委員（中央ならびに地方最低賃金審議会）。「労使紛争解決の新たな受け皿」として「労働審判制度」が2006年4月1日発足，最高裁は日本経団連他経営者団体の推薦に基づき使用側審判員を任命等。
　　　　　　　　　　　　　　（屋上八郎）

焦点のあてかた

focusing

しょうてん――

　マイクロカウンセリングの技法の一つである。カウンセリングにおいて対話を進めるなかで，話題として何に焦点をあてるかは重要な問題である。焦点のあてかた次第で話の方向は異なってくるし，カウンセリングの成否が大きく左右されるからである。話題の焦点はクライエント自身にあてられる場合もあれば，カウンセラーにあてられる場合もある。あるいは両者の関係に焦点があてられる場合もある。さらにクライエントにとって重要な家族やその他の人々に向けられる場合もある。このように焦点が人に向けられる場合もあるが，ふつう最も多くの時間は，クライエントがかかえている問題に焦点があてられることになるだろう。時にはクライエントが置かれている環境や文化に関わる問題に焦点が向けられることもある。

　カウンセラーはクライエントの問題を掘り下げる際に，一つの方向だけから問題をとらえないように心がけなければならない。できる限り問題を多面的にとらえ，偏りのない理解をしなければならない。その問題をクライエントはどうとらえているのか，それを母親はどう見ていると思うのか，家族以外の身近な人々はどう見ていると思うのかなどに焦点をあててみると，意外なことがわかる場合も多い。一つの焦点化にあまりウエイトをかけすぎると問題を広い視野からとらえることができなくなってしまう。ただし，焦点化をカウンセラー主導で行うことは控えるべきである。あくまでもクライエントの自発的な話の流れに沿いながら，ごく自然な形で話題を広げていくことが望ましい。焦点のあてかたは，意図性の問題とも深く関わっている。　（玉瀬耕治）

少年事件

juvenile diliquency

しょうねんじけん

　児童期から思春期へと成長した少年たちを待ち構えているのは，第2次性徴と自我同一性獲得への発達課題である。すなわち，身体と心の大きな転換点に立たされ，少年たちは自らの成熟と未熟の間で葛藤する。そこから生まれてくるのは，「自立と依存」の欲求の狭間で目まぐるしく揺れ動く不安定な自己意識であろう。ここに大人の犯罪とは一味違った少年事件が生まれてくる。

　少年をとりまく環境が安定したものであれば，少年自身の不安定さは，家庭や学校がもつ緩衝帯のなかに吸収され，自らの理想自己と現実自己との折り合いをつけて青年期後期へと向かうはずである。しかし，両親の不仲や離婚にともなう養育放棄，経済的困窮や虐待などの劣悪な生育環境に，本人の能力的不全感や反社会的集団の接近がともなったりすると，少年事件発生の危険性はより高まることになる。

　ウィニコット（Winnicott, 1971）によれば，思春期の反社会的行動とは，発達促進的環境が剝奪される前の時期まで遡って，養育の連続性の裂け目によって生じた不安や混乱の恐怖をなくしたいという希望を意味している，とされる。一見短絡的で無統制な欲求充足行動にみえる少年事件も，実は少年が内的にかかえてきた不安や緊張から自己を守ろうとする防衛行動そのものである場合は多い。

　少年（20歳未満）とは人格の発達途上の人であり，教育可能性が大きいとして処罰ではなく保護・教育的な処分が行われるのが，基本原則となっている。　（楡木佳子）

文献　菊田・辻本, 1982；宗内（編）, 1993；Winnicott, 1971

初回面接
initial interview
しょかいめんせつ

　カウンセリング・心理療法において，初来談のクライエントとの間で行われる面接。予備面接（インテーク）とは別の概念であるが，時として両方の要素を兼ねる場合もあり得る。

　初回面接の目的は大きく分けると，①クライエントとの良好な関係を構築すること，②クライエントから情報を聴取すること，③見立てや今後の方針についてクライエントに説明し，とりあえずの合意を形成し，必要ならば治療の契約を行うこと，の3点に要約される。

　良好な関係の形成は最も重要であり，これなしには他の目的も達成できない。マイクロカウンセリングの技法分類に従えば，まず最初に，かかわり行動（非言語的メッセージ）により，クライエントに受容されているという実感を得てもらうことが重要である。次いで，導入技法（あいさつ，自己紹介，これから何が行われるかの説明）を丁寧に行い，質問と傾聴技法によりクライエントの語りを促し，クライエントの感情を受けとめながら丁寧に情報を聴取する。

　面接の中盤では，クライエントの問題点を緊急性，重要性の観点から整理し，確認する。クライエントが自分自身と自分が置かれている状況をどのように理解しているか（説明モデル），どのように事態に対処してきたか（コーピング），どのようになってほしいと期待しているか（解決策），などの観点から情報を整理することが役に立つ。

　問題点が整理されれば，当面の見立てと方針を伝え，必要な情報を提供し，合意が得られれば，次回以降の面接を設定するという流れになる。　　　　（斎藤清二）

書簡法　writing method
しょかんほう

　書簡は日常生活におけるコミュニケーションの手段であるが，これをカウンセリングの手法として採用することができる。

　現実の書簡による方法と想定上の書簡による方法（福島・阿部，1995）がある。現実書簡法としてはカウンセリング関係のなかで，限定した目的と方法での手紙のやりとりを活用することがある。メールカウンセリングはその一形式である。想定書簡法としては，受取人を想定して投函しない書簡を書くことによる自己理解，また書簡を手元において読む経験の効果を志向することができる。書簡を綴る作業は一種の自己内対話を促進する効果が期待でき，またカウンセリングの面接の間の自己内対話の道具として位置づけることもできる。

　書簡法は書簡の送り手と受け手の関係による区別として，カウンセラーとクライエントとの間の書簡，家族などクライエントの関係者とカウンセラーとの間の書簡，またクライエントと関係者との書簡などに区別される。カウンセラーとクライエントの間では面接室での1時間のみという契約関係が基本であるが，必要に応じて書簡を使用することがある。その場合には十分な相互の理解が前提として重要である。

　またカウンセリングの演習として，学習者が自己理解を深めつつ，カウンセリングの効果を模擬的に体験する方法として「やさしく理解し，温かく支えてくれた人（カウンセラーに相当）」との間で，想定往復書簡を用いることができる。これまでの研究によって，想定書簡による効果として，肯定的感情の増大と否定的感情の減少が，多くの実証研究によって確かめられている。

（福島脩美）

文献 福島・阿部，1995

職業安定法
Employment Security Law
しょくぎょうあんていほう

　職業紹介の基本を定めた法律で，公共に奉仕する公共職業安定所等の職業安定機関が行う職業紹介事業と，職業安定機関以外の者が行う職業紹介事業等の適正な運営に関する取り扱い等を定めている。1947年に施行された。職業選択の自由と勤労権の保障を基調として，各人にその能力に適した職業に就く機会を与えることによって，職業の安定を図ることを目的としている。

　職業安定法では，政府の役割として，①全国各地に設置された公共職業安定所で無料の職業紹介事業を行うこと，②職業安定機関以外の民間の事業者等が行う職業紹介，労働者の募集，労働者供給事業に関して，労働者や公共の利益を増進するように指導監督を行うこと，などが定められている。さらに，公共職業安定所は，障害者や新規学校卒業者に対しては，実習・講習・助言・情報提供等の職業指導を行わなければならないと規定している。

　職業安定法が制定された当初から1990年代まで，職業紹介は国が独占的に行うこととされ，民間の職業紹介事業等は厳しく規制され，例外的に特別の技術を必要とする職業等について認められてきた。1997年に新たな国際基準であるILO第181号条約（民間職業仲介事業所に関する条約）が採択されたこと等を受け，1999年に職業安定法は大幅に改正された。これにより，民間の職業紹介事業等の役割が見直され，国と民間の職業紹介事業等は基本的に共通のルールに基づいて双方があいまって労働力需給調整を実施し，労働市場の適正なルールの確保の責任は国が負うという考え方に立つことになった。
　　　　　　　　　　　　　　（上市貞満）

職業実習，職業講習
vocational (occupational) practice
しょくぎょうじっしゅう，しょくぎょうこうしゅう

　職業理解や職業能力の向上等のため，職業の実際に触れ，具体的な職業知識や技術を身につける方法として行われる。

　職業安定法では，「職業指導」の定義として，「職業に就こうとする者に対し，実習，講習……その他の方法により，その者の能力に適合する職業の選択を容易にさせ，及びその職業に対する適応性を増大させるために行う指導をいう」（第4条）としており，「実習」「講習」を職業指導の方法の一つとして位置づけている。

　職業指導では，企業実習や職場体験など現場での実体験に重点を置くものを「職業実習」，講座やセミナーなどのように知識の習得を中心とするものを「職業講習」とすることが多い。期間や形式などはさまざまであり，公共職業安定所等により，若年者の職場体験，子育て後の女性の再就職準備講座，離職者の職種転換プログラムなど，対象や目的別の多様なメニューが提供されている。

　学校におけるキャリア教育では，「就業体験」「職場実習」などの名称のもとに，職業意識啓発や職業教育の一環として取り組まれている。代表的な活動が「インターンシップ」であるが，普及が図られている「日本版デュアルシステム」も，教育・訓練機関での座学と企業における実習との組み合わせにより実践的な職業能力を育成し，職業選択を容易にしようとするものである。

　職業指導においても，キャリア教育においても，実体験を多く取り入れた実践的な手法がいっそう重視される方向にある。
　　　　　　　　　　　　　　（金崎幸子）

職業指導運動
vocational guidance movement
しょくぎょうしどううんどう

　現代のカウンセリングの起源となっている職業指導運動は，20世紀初頭の欧米を中心に始まった。職業指導運動とは，職業や進路に関する指導を，社会や学校で組織的・計画的・継続的に推進しようとする活動や運動をいう。特によく知られているのは，職業指導の創始者といわれるパーソンズ（Parsons, F.）の活動である。彼は1908年，適切な職業選択の指導を受けないまま就職し，次々に離職していく青少年労働者の救済・保護のために米国ボストンに職業局（Vocational Bureau）を開設し，職業カウンセリングを実施した。また彼はこの実践経験から職業指導に関する最初の著書『職業の選択(*Choosing a Vocation*)』(1909年）を著し，その内容は後に特性−因子理論として体系化されることになる。

　このような職業指導運動は，1913年には全米職業指導協会（National Vocational Guidance Association）の結成へと発展し，職業指導を学校教育の一環として位置づける動きが加速した。さらに，同時期に活発になった精神測定運動や精神衛生運動と融合し，全国的な規模で展開され，ガイダンスやカウンセリングの発達を促進した。

　一方，日本では職業行政の一環として，職業指導が行われるようになった。まず，1917年には児童教養研究所，1920年には大阪に少年職業相談所が設立され，1921年には東京の職業紹介所に少年相談部が設置され，職業指導運動が始まった。また，1923年には高等小学校においても職業指導が導入された。このように日本では職業行政と学校教育において，青少年を対象にした職業指導がスタートした。　　　（坂柳恒夫）

文献 Parsons, 1909

職業紹介　employment exchange service
しょくぎょうしょうかい

　一般的には求職者に対して職業をあっ旋することをいうが，職業安定法では，「求人及び求職の申込みを受け，求人者と求職者の間における雇用関係の成立をあっ旋すること」と定義され，供給契約に基づき労働者を他人に使用させる「労働者供給」や，雇用主が自らまたは他人に委託してその被雇用者になることを勧誘する「労働者の募集」と区別している。

　公共職業安定所の職業紹介は無料で行われているが，それ以外の者が職業紹介事業を行おうとする場合は職業安定法により許可または届出の手続きが必要である。すなわち，①有料職業紹介事業を行おうとする者は厚生労働大臣の許可，②学校，職業能力開発施設，商工会議所，地方公共団体等が無料の職業紹介事業を行おうとする場合は厚生労働大臣への届出，③それ以外の者が無料の職業紹介事業を行おうとする場合は厚生労働大臣の許可がそれぞれ必要である。また，学生生徒等の職業紹介については，公共職業安定所は学校と協力して，学生生徒等に対して，雇用情報，職業に関する調査研究の成果等を提供し，職業指導等を行うこととされている。

　職業紹介を行うにあたっては，求職者の職業選択の自由と求人者の採用の自由を尊重しつつ（自由の原則），求職者にはその能力に適合した職業を，求人者にはその雇用条件に適合した求職者を紹介するよう努め（適格紹介の原則），能力以外の理由（人種，国籍，信条，性別，社会的身分等）により差別的取扱いをしてはならない（均等待遇の原則）など守るべき原則がある。また，職業紹介業務に従事する者には業務に関して知り得た秘密を守る義務が課されている。

（上市貞満）

職業情報

occupational information

しょくぎょうじょうほう

　職業情報とは，広い意味において，人々が職業を理解し，よりよい職業選択をし，就職を行う場合，そして職業や職務に人を適切に紹介ないし採用・配置する場合に有用な職業に関する情報といえる。その具体的内容や成果物は多種多様にわたるが，基本的には，世の中に存在する職業の広範なリスト（職業名と索引）と主要な職業の役割や活動実態の情報収集と分析（職務分析）に基づき，職業を整理・分類した「職業分類」そして職業の職務内容，参入条件，労働条件などを記述した解説とその映像情報などを集大成したもの，いわゆる「職業情報」がある。

　職業情報は，学校などでの進路指導において職業理解を高め，職業選択や就職を支援するため，職業安定行政では労働市場における円滑な需給調整を促進するとともに，求人・求職での職業の紹介・相談における業務資料として開発・利用されてきた。職業情報はこのほか労働者の能力開発や企業での採用・配置にも利用されている。

　職業情報は，これまで職業解説を主体とした印刷物，例えば，『職業ハンドブック』などがあった。しかし，パソコンの普及とともに映像や音声が増強されたCD-ROMなどの電子媒体，例えば，「職業ハンドブックOHBY」などが主流となり，情報技術の進展によりウェブによる強力な探索機能をもつ職業データベースが提供されている。最近では，職業に関するさまざまな特性やデータをもとに心理テストなどの評価・診断機能を搭載した職業情報システム，例えば，「キャリアマトリックス」がある。

（石井徹）

文献 Herr & Cramer, 1995

職業，職務

occupation, job

しょくぎょう，しょくむ

　「職業」とは何かを厳密に考えようとした場合，その意味は意外にあいまいであり，抽象的である。そこで，従来，職業活動を厳密にとらえるために，「課業」「職位」「職務」などの概念が示され，職業を表す際の重要な用語として用いられてきた。

　まず「課業」とは，仕事を行うにあたって必要となる一定のまとまりをもった作業のことである。この課業が仕事の最小単位となる。

　また，通常，人が職業生活を営む場合，複数の課業を担当しているのが一般的である。この複数の課業を，労働者一人分にまとめたものを「職位」という。つまり，職位は，一人分の労働力を必要とする仕事の集まりである。したがって，ある組織のなかに従業員の過不足がなければ，従業員数と職位の数は一致することとなる。

　これら職位のなかで，割りあてられている仕事の内容と責任が同一のものを，ひとまとめにしたのが「職務」である。そのため，一つの職務を複数の職位でこなすこともあれば，複数の職務を一つの職位でこなす場合もある。

　ただし，これら職業を分析するための概念は，複雑になりすぎており，煩雑な面がある。実際に，職業，職務を考えるにあたっては，ある職業の内容が，具体的にどのような作業から成り立っているのか，その作業を行うにはどのような資質・要件をもつ人間が何人いればよいのかに焦点をあてて，「職業」の実態を押さえていくことが重要となる。「職業」を厳密に考えるための枠組みとして「職務」等の概念があるといえるだろう。

（下村英雄）

⇒職務分析，職務調査

職業性ストレス，産業性ストレス
work-related stress
しょくぎょうせい——，さんぎょうせい——

職業性ストレスは，労働環境の要求が従業員の対処能力を超えた場合に生じる反応である。職業性ストレスの要因（ストレッサー）には，①組織文化・風土（個人を尊重しない，目標が不明確），②組織における役割（役割が不明確，過重），③キャリア開発（不適切なキャリア形成），④意思決定の裁量権と管理（参画・管理できない），⑤職場の人間関係（孤立，トラブル，支援の欠如），⑥家庭生活との両立（困難，支援の欠如），⑦職場環境と設備（劣悪な作業環境など），⑧仕事の設計（単調，非能率的など），⑨作業負荷と仕事のペース，⑩勤務スケジュール（シフト制勤務，長時間労働など）等があり，このような要因に適切に対処できない状況が継続すると，生産性が低下するだけでなく，従業員のメンタルヘルスに重大な影響を及ぼす。

「労働者健康状況調査」（厚生労働省，平成14年）では，自分の仕事や職業生活に対して，強いストレスがあるとした労働者は61.5％にのぼる。その主要な原因は「職場の人間関係（35.1％）」「仕事の量（32.3％）」「仕事の質（30.4％）」であった。「労働者の心の健康の保持増進のための指針」では，事業者は事業所におけるメンタルヘルスケアを推進しなければならないとされており，①労働者自身による「セルフケア」，②管理監督者による「ラインによるケア」，③事業所内の健康管理担当者による「事業所内産業保健スタッフ等によるケア」，④事業所外の専門家による「事業所外資源によるケア」の4つのメンタルヘルスケアの促進を求めている。　　　　　　　　（小澤康司）

職業適合性　vocational fitness
しょくぎょうてきごうせい

個人の特性と職業の要因がどのくらい合っているかという概念で，「職業適性」と同義に使われる場合もある。職業上の成功に関連する要因と考えられている。職業に対する適性概念は，能力を中心とした狭義の「職業適性（vocational aptitude）」と，能力・パーソナリティなど多様な側面を含めた広義の「職業適合性（vocational fitness）」がある。後者をスーパー（Super, D. E.）は「人と職業とのふさわしさを規定する条件」として概念化した（次頁図）。能力適性，職業興味などを測定・評価する職業適性検査もこの分類により開発されている。

キャリア・カウンセリングの出発点はクライエントの「自己理解」であるが，職業適合性の概念が枠組みとして活用できる。同様に職業適性検査が利用される。自己理解の要素は，支援の場面や目的，対象者の発達段階，状況などにより異なるが，一般に次のような内容があげられる。①潜在的な能力（職業適性），②獲得された能力（専門知識，技術，技能），③教育，訓練，④個人的特性（興味，性格，価値観），⑤余暇活動，その他の生活活動，⑥個人をめぐる諸条件（企業の条件，家族環境，地域条件など），⑦具体的な異動，昇進，転職などに関する条件ほかである。さらに，具体的な支援を行う際は，①個人も職業も変化し発達していく動的なものとしてとらえること，②生涯にわたるキャリア形成過程のなかでとらえること，③産業および職業世界について幅広い情報を与えたり，啓発的経験・体験を通して実態のある「職業理解」を深めさせること，等を総合的に考慮して行うことが必要である。　　　　　　（山本公子）

文献　木村，2003；日本職業指導協会（編），1969

職業適性，職業適性検査
vocational aptitude, vocational aptitude test
しょくぎょうてきせい，しょくぎょうてきせいけんさ

一般に職業への適応を予測する個人の諸特性のうち，能力の側面を職業適性とよぶ。職業適性は古くから用いられている概念で，さまざまな論考がなされてきたが，スーパー（Super, D. E.）は能力の側面に欲求や人格特性，価値観，興味，態度といったパーソナリティの側面を加えた広義の職業適性を職業適合性（vocational fitness）とよび，狭義の職業適性と区別している。すなわち，職業適合性は大きく分けると能力とパーソナリティからなる。そして，能力のうち「将来どのようなことができるかを予測させる学習可能性にかかわるもの」（長縄，1997）を狭義の職業適性と位置づけ，知能，空間視知覚，知覚の速さと正確さ，精神運動能力などからなるものと考えている。

職業の遂行に必要とされる能力，すなわち狭義の職業適性を測定するために開発されてきたのが職業適性検査である。厚生労働省編一般職業適性検査（GATB: General Aptitude Test Battery）は，米国労働省が開発した検査を翻案したものであり，日本で最も広く活用されている職業適性検査である。GATBは9つの適性能力を測定し，13領域40職業群に対する適性を判断することができる。

適性検査は適職領域を探索し，職業選択に役立つ情報を提供することを目的としてつくられており，個人の適職を決めつけるためのものではない。相談場面においてはこのことをよく理解し，経験を積んだ専門家が必要と目的に応じて実施し，その結果を適切に活用して職業選択を支援することが大切である。　　　　　　　　（川﨑友嗣）

文献 松原・楡木，2003；長縄，1997

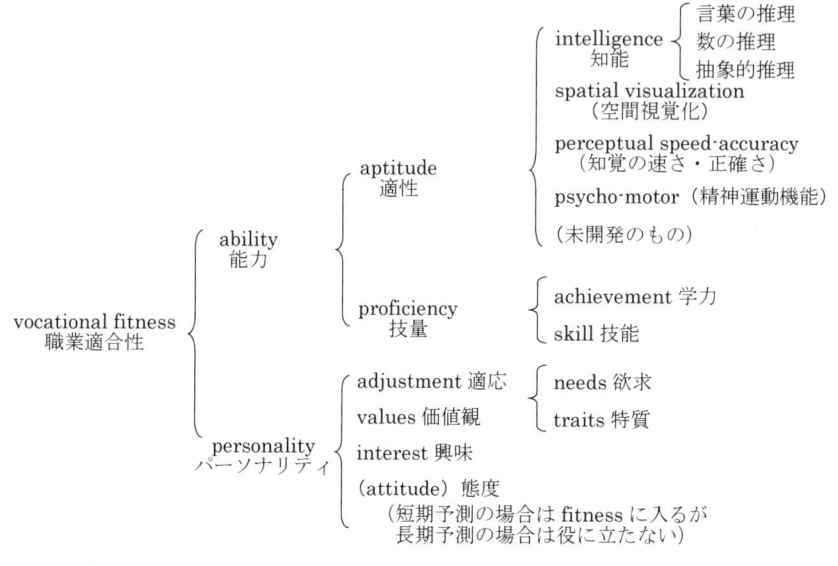

図　「職業適合性」人と職業のふさわしさを規定する条件〈日本職業指導協会（編），1969〉

- vocational fitness 職業適合性
  - ability 能力
    - aptitude 適性
      - intelligence 知能
        - 言葉の推理
        - 数の推理
        - 抽象的推理
      - spatial visualization（空間視覚化）
      - perceptual speed・accuracy（知覚の速さ・正確さ）
      - psycho・motor（精神運動機能）
      - （未開発のもの）
    - proficiency 技量
      - achievement 学力
      - skill 技能
  - personality パーソナリティ
    - adjustment 適応
      - needs 欲求
      - traits 特質
    - values 価値観
    - interest 興味
    - (attitude) 態度
    - （短期予測の場合は fitness に入るが長期予測の場合は役に立たない）

職業能力開発情報

information for vocational ability development
しょくぎょうのうりょくかいはつじょうほう

　個々人が，変化の激しい産業社会のなかで自己の職業キャリアを形成し発展させていくために不可欠な職業能力の開発の過程において直接的に必要とされる情報である。

　従来，わが国では，職業能力開発については，理工系を除き学校教育の役割は小さく，主として就職後，会社が労働者に対して職業キャリアを配分し，所要のスキル等付与のための研修を行う「会社主導」の能力開発を行ってきた。しかし産業構造と労働者の意識の変化により，労働者の「個人主導」の能力開発が重視されるに至り，それに必要な職業能力開発情報として次のようなものが求められている。

　①人材ニーズの動向に関する情報
　産業（企業）が現在求める人材ニーズ，将来の人材ニーズ予測等。
　②教育訓練コースに関する情報
　内外各種の教育・訓練機関とそこでの教育・訓練の実施状況，教育訓練給付等の助成制度等。
　③職業能力評価に関する情報
　公共・民間の職業能力評価・公証（資格）制度とその活用状況，企業の能力評価事例等。
　④キャリア形成に関する情報
　キャリア・コンサルティング諸機関，企業・個人におけるキャリア形成事例，各種職業能力の開発モデル，公的機関のキャリア形成支援施策等。　　　　　（吉田修）

文献 労働政策研究・研修機構（編）／今野・石田ほか，2007；厚生労働省職業能力開発局，2006

職業能力開発促進法

Human Resources Development Promotion Law
しょくぎょうのうりょくかいはつそくしんほう

　わが国における労働者の職業能力開発に関する施策の基本を明らかにした法律（昭和44年，法律第64号）。経済の成長を支える技能者の確保と養成を図るために制定された職業訓練法（昭和33年）が改正されたものである。職業訓練法は，主に公共職業訓練，事業内訓練，技能検定制度についてそのあり方と国および都道府県の役割を規定したものであった。職業能力開発促進法は，技術革新の進展，産業構造の変化等が進む社会経済の状況をふまえて，労働者の職業生活の充実と産業社会の発展を目的として，労働者の職業生涯の全期間を通じて職業に必要な能力の開発・向上が行われるために必要な施策を規定している。

　内容には，国および都道府県による職業能力開発に関する基本となる計画の策定，職業訓練の実施を規定するほか，事業主による認定職業訓練，雇用する労働者の職業訓練や各種教育訓練，職業能力検定の受検等の多様な職業能力開発の機会の確保等を定めている。さらに，中央および各都道府県に組織されている職業能力開発協会は，密接な連携を図りつつ，技能検定の実施，職業能力開発に関する情報提供，職業能力開発に関する国際交流事業等を実施することになっている。

　職業能力の検定は民間が実施するものも多いが，この法律に基づく技能検定は，技能を国の基準に基づいて検定し，技能の水準を公証する制度である。このほか，事業主が実施している社内検定を厚生労働大臣が認定する認定社内検定制度も盛り込まれている。　　　　　　　　　（奥津眞里）
⇒職業能力評価制度

職業能力評価制度
vocational ability evaluation system
しょくぎょうのうりょくひょうかせいど

　労働者の職業能力を評価するときに，特定の企業のなかだけでなく社会一般に共通する信頼のおける基準があると，職業の社会的評価を高めることや労働者の職業能力向上の意欲を向上させる効果が期待される。そのため，国によって，労働者の職業能力を公的に証明する制度や，公的な能力評価の基準を定める制度が創設されている。現在，公的な職業能力評価制度としては，技能検定制度，社内検定認定制度，ビジネス・キャリア検定制度がある。

　技能検定制度は職業能力開発促進法（その前身の職業訓練法）に基づいて昭和34年度から実施されている技能を公証する制度で，137職種（2006年3月現在）について行われている。検定合格者には技能士の称号が認められる。また，検定は，技能の水準によって，特級，1級，2級，3級に区分して実施される（ただし，特定の職種には等級区分がない）。

　社内検定認定制度は事業主が実施している社内検定のうち，一定の要件を満たしており，内容が充実しているものは，厚生労働大臣が技能振興のために推奨するべきものであると認定する制度である。認定を受けた社内検定は，「厚生労働省認定」と表示して，大臣認定による検定であることを明示できるとされている。

　ビジネス・キャリア検定制度は主として事務系職種についての教育訓練の修了認定の制度である。最近では，包括的職業能力評価制度がつくられ，企業が労働者に求める能力を明らかにするための評価基準が国と業界団体の連携のもとに策定されている。

〔奥津眞里〕

職業発達理論　career development theory
しょくぎょうはったつりろん

　職業選択は，ある特定の時期だけに行われるものではなく，生涯にわたる長期的で連続的な発達過程がみられる。そのため，職業選択における短期的な現象にのみ注目するのではなく，職業選択と職業適応を統合的にとらえ，職業的行動を生涯にわたる発達過程として説明するために，身体的発達や認知発達，社会性の発達などと同様に，個人の全人的な発達の一つの側面として，職業的発達という概念を中心にして，発達段階とその段階に固有の発達課題が想定される。

　スーパー（Super, D. E.）は，職業的発達を自己概念の発達とその実現とみて，1957年には職業的発達に関する「12の命題」を示したが，その後，職業的発達段階に対応させた職業的発達課題を明確にしたほか，職業的発達を測定・評価する概念として職業的成熟という概念を提案している。さらにスーパーは，キャリアを生涯発達における多様な役割の統合とその連鎖としてとらえた「ライフ・キャリアの虹」という概念を提案し，成長・探索・確立・維持・下降の5段階に区分される発達段階を想定して，相互に影響し合う主要な役割への参加・関与・価値期待を検討した。

　一方，生涯にわたる発達過程は安定期と移行期（過渡期）を繰り返すという1970年代に展開された成人発達論の影響を受けて，職業的発達においても移行期（過渡期）には人生の節目になるような転機が訪れるという見方もある。このような職業的発達理論は，職業的発達の促進と援助のためのキャリアガイダンス・カウンセリング理論と方法の重要な基礎となっている。

〔三川俊樹〕

⇨キャリア・レインボウ

職業病　occupational disease
しょくぎょうびょう

　職業に起因する疾病として，じん肺症，鉛中毒，有機溶剤中毒，職業がん等は代表的なものとして知られているが，今日では業務との因果関係が確立したと認められる疾病を例示列挙し，労災補償上の業務災害としての疾病（業務上疾病）を労働基準法施行規則別表として規定している。日本は，業務災害の場合における給付に関する条約（ILO第121号条約）を1974年に批准しており，わが国の業務上疾病の範囲と分類は，ILO条約付表Ⅰに掲げられた職業病一覧表（1980年改正）の規定を満たしている。

　業務上疾病の範囲は次の9つに大分類し，分類ごとに疾病名が列挙されている。①業務上の負傷に起因する疾病，②物理的因子による疾病，③身体に過度の負担がかかる作業態様に起因する疾病，④化学物質等による疾病，⑤粉じんを飛散する場所における業務によるじん肺症またはじん肺法に規定するじん肺と合併したじん肺法施行規則第1条各号に掲げる疾病，⑥細菌，ウイルス等の病原体による疾病，⑦がん原性物質もしくはがん原性因子またはがん原性工程における業務による疾病，⑧前各号に掲げるものの他，厚生労働大臣の指定する疾病，⑨その他業務に起因することの明らかな疾病。

　1985年，WHO専門委員会は疾病の発症，増悪に関与する多重要因の一つとして，作業（作業態様，作業環境，作業条件等）に関連した疾病の総称として「作業関連疾患」を提唱し，脳・心疾患（虚血性心疾患等），慢性非特異性呼吸器疾患，運動器疾患（腰痛等）問題行動と心身症（職業上のストレス等の心理社会的因子による疾患）等をあげている。　　　　　　　　　　（髙田勗）

文献 髙田ほか，2005

職業分類　classification of occupation
しょくぎょうぶんるい

　現在，日本で活用されている職業分類は，総務省統計局編集の日本標準職業分類と労働省編職業分類である。

　日本標準職業分類は「個人が従事している仕事の類似性に着目して区分し，体系的に配列したもの」であり，職業を大分類・中分類・小分類に分類している。大分類の名称は，A．専門的・技術的職業従事者，B．管理的職業従事者，C．事務従事者，D．販売従事者，E．サービス職業従事者，F．保安職業従事者，G．農林漁業作業者，H．運輸・通信従事者，I．生産工程・労務作業者，J．分類不能の職業，となっている。分類を行うにあたっては，個人が従事する仕事の形態，必要とされる知識または技能，生産される財または提供されるサービスの種類などを基準としている。

　労働省編職業分類（ESCO）は，さまざまな統計資料を比較参照しやすいように日本標準職業分類と大分類～小分類をほぼ一致させている。ただし，職業指導・職業紹介等の実務の便宜を考えて，より具体的で詳細な分類体系となっている。例えば，小分類の下に細分類を設け，細分類の下に集約コード・特掲コードを設定し，さらに細分類の下には普通職業名を設定している。最新の職業分類は平成11年改訂版であり，9大分類，80中分類，379小分類となっている。加えて細分類として2,167の職業があげられている。

　その他，産業カウンセリングで用いられる各種ツールでも独自に職業は分類されている。例えば，職業興味検査（VPI）では職業をホランドの6類型で分類している。

（下村英雄）

文献 労働省，2000；総務省，1998

職業理解
occupation understanding in career guidance
しょくぎょうりかい

若者が学校から社会へと出て行くときには，自分の興味・関心や適性を明らかにして，どのような人生を送りたいかなどのライフプランを通して，職業と自分の人生とを関わらせて考えさせていく。自己理解が進んでも職業理解が進まなければ自分と職業とを結びつけて考えることができない。職業選択においては，自己理解と職業理解がその基本といえる。

職業理解を進めていくためには，まずは産業や職業について，幅広く情報を集めて職業の世界についての知識を広げていく。次に希望する職業の内容について，さらに詳しい情報を集め，自分の個性に合わせて吟味する。具体的な職業が候補にあがってきたら求人情報や労働条件，業務内容などを調べ，求人のある事業所等に応募し，採用選考を受けるといった手順で進めていく。

職業情報の内容には，一般的に次の項目があげられる。

①仕事の責任と内容
②作業環境と条件
③従事者の資格・要件
④社会的・心理的要因
⑤入職のための費用条件
⑥その他の特別な必要条件
⑦入職の方法
⑧賃金その他の手当
⑨昇級の可能性
⑩雇用の見通し
⑪経験や探索の機会
⑫関連職業
⑬教育，訓練の資源
⑭追加情報の資源

職業は産業の中に存在するもので，産業情報には日本標準産業分類（平成14年改訂）がある。これは，大分類，中分類，小分類および細分類から成る4段階構成であり，その構成（第11回改訂）は，大分類19，中分類97，小分類420，細分類1,269となっている。大分類は次のとおりである。A．農業，B．林業，C．漁業，D．鉱業，E．建設業，F．製造業，G．電気・ガス・熱供給・水道業，H．情報通信業，I．運輸業，J．卸売・小売業，K．金融・保険業，L．不動産業，M．飲食店，宿泊業，N．医療，福祉，O．教育，学習支援業，P．複合サービス業，Q．サービス業（他に分類されないもの），R．公務(他に分類されないもの)，S．分類不能の産業。

職業の分類についても，総務省統計局による日本標準職業分類（平成9年改訂）があり，この分類は，大分類，中分類および小分類からなる3段階分類であり，その構成は，大分類10，中分類81，小分類364となっている。大分類は次のとおりである。A．専門的・技術的職業従事者，B．管理的職業従事者，C．事務従事者，D．販売従事者，E．サービス職業従事者，F．保安職業従事者，G．農林漁業作業者，H．運輸・通信従事者，I．生産工程・労務作業者，J．分類不能の職業。

職業を検索するためには，職業データベース（キャリアマトリックス等）があり，各産業における代表的な500余の職業について解説されている。中高校生用の『職業ハンドブックOHBY』の場合でも，430職業について次の内容が解説してある。

(1)どんな職業か
(2)写真で見よう
(3)なるには？（問い合わせ先）
(4)もっと知りたい
(5)類似職業は？
(6)先輩に聞く　　　　　　　（本間啓二）

文献 労働政策研究・研修機構，2002

職業リハビリテーション・カウンセリング
vocational rehabilitation counseling for persons with disabilities

しょくぎょう——

　障害者の職業リハビリテーションを推進するためには，職業指導・就業場面での援助等多岐的な支援が必要とされるが，それらの大部分は，職業リハビリテーション・カウンセリングを通じて立案された「職業リハビリテーション計画」に基づいて進められる。この意味で，職業リハビリテーション・カウンセリングは職業リハビリテーションのもととなる活動であるといえる。

　①自己理解，②職業理解，③啓発的経験，④意思決定，⑤方策の実行，⑥適応のキャリア・デザインの6つのステップを障害者自身が進めるような援助が基本であり，通常の職業カウンセリング（キャリア・カウンセリング）とその意味では同じである。

　以下に職業リハビリテーション・カウンセリングの特徴を列挙する。第一にアセスメントの重要性である。障害者が適切な職業選択をできるように援助するためには，専門的視点からの「職業評価」がもととなる。「職業評価」とは，就職の希望などを把握した上で，適性検査・作業評価等を通して，その職業能力等を評価し，それらをもとに就職して職場に適応するために必要な支援内容・方法等を含む，個人の状況に応じた支援計画を策定することであるとされている。障害者の職業能力は作業内容，働く職場の環境により大きく影響を受けることから，職務開発，職場環境の改善等を視野に入れたアセスメントが求められる。第二は障害の受容である。障害の受容については，受傷直後に関わる医療機関でのサポートの比重が大であるが，障害をもつが故に職域の制限を目のあたりとする職業リハビリテーション・カウンセリングの段階で二次的障害の受容を余儀なくされることが多い。このため，障害の受容を支える力量が求められる。第三は障害観，労働観の確立の重要性である。「カウンセリングには人の生き方にかかわる故に，カウンセラー自身の人間観がしっかりしていることの上に専門性が問われる」（平木，1989）と，カウンセリング全般について述べられているが，職業リハビリテーション・カウンセリングにおいては，カウンセラーは人間観を確立することに加えて，「障害をもって生きるということ」「障害をもったものが働くということ」にゆるぎない視点を確立することが望まれよう。第四は専門知識である。一般のキャリア・カウンセリングに求められる知識に加えて，①知能心理学，精神医学，神経生理学等の知識，②就労を支えるための地域の社会資源，地域ネットワークについての知識が求められよう。また，カウンセリングは一般的に，「言語的コミュニケーション」を媒介として行われるが，言語的コミュニケーションに困難をともなう知的障害者，精神障害者をクライエントとする職業リハビリテーション・カウンセリングでは，実際の作業場面において，仕事へ向けられる関心など非言語的な行動を通じて，クライエントの意向を理解することも必要になろう。第五に障害者の全職業生涯を通じて必要とされることである。障害者が，新たに職業の世界を探索する時点，就業後に職場不適応を起こした時点，障害自体が加齢とともに変容して職業能力が低下した時点等，障害者の全職業生涯を通じて職業リハビリテーション・カウンセリングは必要とされる。これらの段階に応じて効果的な支援をするためには，地域社会の多様な支援者とのネットワークを構築する力量が求められる。

（大和恵美子）

文献 平木，1989

職業レディネス・テスト
vocational readiness test
しょくぎょう──

　職業レディネスとは、「個人の根底にあって、将来の職業選択に影響を与える心理的な構え」である。このテストは、職業レディネスを基礎的志向性、職業興味、職務遂行の自信度の3側面から測定する、若年者の職業レディネスを測定するわが国における代表的テストである。A検査（仕事内容への興味）、B検査（日常の生活行動や意識）、C検査（仕事内容への自信度）の3部からなり、A、C検査は、現実的、研究的、社会的、慣習的、企業的、芸術的のホランド（Holland, J. L.）の職業興味の6類型別に、また、B検査は、対情報関係志向（D）、対人関係志向（P）、対物関係志向（T）別に標準得点とプロフィールが示される。

　結果の解釈は、一般に、①プロフィールを使って興味あるいは自信度の強い領域と弱い領域を探す。②興味と自信度の関係に注目し、個人の特徴をとらえる。③日常の生活行動や意識（B検査）のプロフィールから基礎的志向性の特徴を把握する。④職業興味、自信度および基礎的志向性の結果を総合的に解釈する。進路選択への関心、意欲を高める。職業や事業所の選択および進学指導に利用できる。適用対象は13〜18歳、所用時間は40〜45分程度、個別でも集団でも実施できる。職業レディネス・テストは、昭和47年初版が、平成元年第2版が公表された。その後10年余の経過に対応するため平成19年第3版が公表された。改訂は尺度の検討、標準化、手引、問題用紙、回答用紙の作成など標準的な手続きにより科学的客観的に行われ、新たにワークシートも作成された。　　　　　　（木村周）

文献 労働政策研究・研修機構，2006b

職業レファレンスブック
occupational reference book
しょくぎょう──

　独立行政法人労働政策研究・研修機構が刊行している職業解説書。『平成11年改訂労働省編職業分類』および『平成9年版職業ハンドブック』から1,000職業を選び、それぞれ400字前後で職業内容を解説している。

　同機構では、『労働省編職業分類』『職業ハンドブック』をはじめとする職業情報の整備を進めており、『職業辞典』『主要職業名解説－この仕事は何をするの－』などの体系的な職業解説書を編纂してきた歴史がある。『職業レファレンスブック』は、これらの過去の蓄積をふまえ、一般向けに平易でコンパクトな解説書としてまとめられたものである。

　本書の特徴として、①各職業の仕事内容をおおむね均一化した形式と分量で記述していること、②レファレンス欄を設け、職業分類や職業ハンドブックをはじめとする既存の職業情報資料の参照先や関連記述のある本書内のほかの職業が示されていること、などがあげられる。

　主な利用の場面としては、職業相談や進路指導、キャリア・カウンセリング等のなかで、職業内容の確認や情報の探索をすることなどが想定される。また、同機構が作成している『職業ハンドブックOHBY』や「職業ガイダンス資料シリーズ」（『高校生就職スタートブック』、『就職サポートブック』など）との組み合わせにより、職業調べ等の授業や職場実習・企業見学などの事前学習の参考資料とするなど、幅広い活用方法が考えられる。

　本書の内容は、同機構が開発した総合的職業データベース「キャリアマトリックス」にも収録され、インターネット上で検索できるようになった。　　　　　　（金崎幸子）

職能資格制度
しょくのうしかくせいど

「職能資格制度」とは，年功・職階に替わる処遇基準として，職務調査に基づき，企業が社員に期待し求める能力像を等級基準として明示し，職務遂行能力を柱に能力評価，育成や賃金（「職能給」）等の処遇に活用する，「人の能力」を基準とする人事システムをいう。社員を大きく一般職能，中間指導職能，管理・専門職能に区分し，企業規模等により6から10数等級に区分する基準を設定している事例が多い。職群（職種）ごとに等級を設定することもある。

歴史的には，日本の社会経済の発展および安定的労使関係の形成に，年功序列制度，終身雇用制度が果たしてきた役割はきわめて大きい。1945年の敗戦後も生活年功給が人事制度の中心であった。しかし一方で戦後間もなく，年功序列制の問題点を解消すべく，先進的・大手企業では，アメリカ型賃金制度を参考に，賃金の一部に，従事職務に対応して賃率を決める職務給を導入するところも現れた。しかし，職務給は企業内で人材育成をするという，日本の労務管理思想と合致しない面もあり，1960年代半ばから多くの企業で能力主義重視を標榜し，職能資格制度を導入するところが増え始め，1975年以降各産業に定着した。しかし経済や企業が成長していく時代は職能資格制度を維持できたものの，1970年代前半のオイルショック以降の低経済成長，1990年代のバブル経済の崩壊，高齢化，IT化，グローバリゼーション等の経営環境の大きな変化のなかで，職能資格制度も見直しを迫られている。仕事や役割，実績等を重視するいわゆる「成果主義」的人事制度の導入や，「成果主義」と職能資格制度との調和が求められている。　　　　　　（森岡三男）

職場におけるカウンセリング
counseling in the workplace

しょくば――

1950年代後半に日本電信電話公社が人事相談室を設けたのがわが国の職場におけるカウンセリングの始まりといわれている。スタートから50余年を経た現在，さまざまな職場でカウンセリングは実施されているが，その機能はメンタルヘルス支援とキャリア支援に大別される。

1．メンタルヘルス支援のカウンセリング

終身雇用と年功序列に代表される日本的経営のもとで社会経済が安定していた時期は，職場のカウンセリングの目的はメンタルヘルス対策（予防も含む）が主であり，全体的にその活動も活発とはいえず，さして注目されていなかった。しかしながら，日本経済が低迷するなかで，仕事に関してストレスを感じる労働者の割合は増加し，厚生労働省の2002年の調査では61.5％となる。1998年に初めて3万人を超えた自殺者数は，その後もさしたる変化がないまま現在に至る。なかでも働き盛りといわれる30～50歳代の割合が多いことは，仕事や職場の悩みから死を選ぶ人の増加を示すものであろう。このような社会状況によって，労働者の心の健康の危機が明らかになり，厚生労働省は2000年に「事業場における労働者の心の健康づくりのための指針」を発表した。4つのケアとよばれるこの指針は，セルフケア，ライン（管理監督者）によるケア，事業場内保健スタッフによるケア，事業場外資源によるケアに分けて，職場におけるメンタルヘルス対策を具体的に示している。本指針に基づき組織・団体では多くの取り組みが実施され，その流れのなかで職場におけるカウンセリングの重要性が認識されるようになってきた。

通常，企業には健康管理を含む労働安全衛生を担当する産業保健スタッフが存在し，上記指針の事業場内スタッフによるケアを推進する。その構成は衛生管理者，産業医，保健師，看護師，臨床心理士，産業カウンセラーなどである。彼らの所属は健康管理室であり，その機能としてメンタルヘルス支援のカウンセリングをもつ場合が多い。カウンセリングの独立性を保つために，相談室を独立した組織にする企業もある。相談室で活動するのは臨床心理士や産業カウンセラーであるが，その活動は他の産業保健スタッフや職場と連携して行われる。実際のところ，社員が自らカウンセリングを受けにくる場合，その症状はすでに悪化していることが多い。予防機能も含めて効果的なカウンセリングをめざすには，いかに早い時点で相談に結びつけるかが課題である。身体症状を訴えて健康管理室を訪れる社員のなかからうつ病者を発見したり，健康診断の結果報告の面談時にメンタルヘルス不全例を見つけるのは，産業医や保健師・看護師である。また，上司や同僚がメンタルヘルス不全者を発見することも多いので，職場で異変に気づいたら，すみやかに相談室へつなぐ仕組みを整えておく必要がある。きちんと機能する仕組みにするためには，日頃から教育研修を通して，社員のセルフケア能力を向上させることや，管理者のメンタルヘルス不全者への対応能力をみがくことが必要不可欠である。

職場のストレスの種類によっては本人の力では解決できないものもある。例えば上司と折り合いが悪い場合，これまで本人が相当努力してきたにもかかわらず一向に関係が改善されないことがある。このままでは長期間にわたるストレスから体調を崩しかねないという場合，カウンセラーは本人の了解を得た上で，産業医，保健師・看護師，職場や人事部門と協議して職場異動などの対応策を考える。職場のカウンセリングにはこのような環境調整機能も含まれる。職場のメンタルヘルスカウンセリングは，産業医や産業看護職との協働関係および職場や人事部門との協力関係なくしては成り立たないものである。

2．キャリア支援のカウンセリング

1990年代後半から，長引く経済不況とグローバルスタンダードへの潮流が連動して，日本の雇用形態は大きく変化した。リストラによる人材の流動化，契約社員や派遣社員など非正規従業員の増加，成果主義の導入など，その変化の波は働く人の意識を大きく変えた。特に若い世代は，長期雇用に執着せず，転職も含めたキャリア形成をあたりまえと考えるようになっている。一方，熟年層も，定年まで勤めあげるという意識を捨てざるを得ない現実に直面している。企業は自らのキャリア形成を自主的に行う自立型社員を求めるが，そのために必要なのがキャリア支援のカウンセリングである。社内のキャリア・パスの探索にとどまらず，社外でも通用する能力すなわちエンプロイアビリティを高めることも含めて，社員がいきいきとした職業生活を送ることができるよう，さまざまな支援を行う。社内における業務の種類やそのために必要な能力，それを身につけるための教育訓練など，キャリアアップやキャリアシフトに関する情報提供も重要な機能である。

キャリア支援専門の相談室が設置されている企業はいまのところ多くはないが，各企業の関心が高まっているので，今後は増えていくことが予想される。人事部門に設置されることもあろうが，相談の独立性を維持するために独立組織にする方法もある。

3．連携効果

ひとつの企業にメンタルヘルスとキャリ

アの相談室がそれぞれあると仮定する。業務内容が合わないのでストレスをためている場合，キャリア相談に行く者もいれば，メンタルヘルス相談に行く者もいる。利用者自身がどちらが適切であるかを識別することは困難なので，2つの相談室が各々の守備範囲を明確にした上で，連携することが大切である。

例えば適性がない業務についていることでストレスをため，その結果うつ状態に陥っている社員がキャリア相談室を訪れた場合，うつ状態であれば適切な判断ができない可能性が高いので，まずメンタルヘルスカウンセリングで心身の状態を改善することが必要となる。ある程度回復して，キャリアの問題に取り組める状態になった時点で，キャリア相談に戻すというやり方が望ましい。一方，逆のケースも考えられる。メンタルヘルス相談に訪れたうつ状態の社員の話を聞くとき，その背景にキャリアの問題がある場合が少なくない。そのようなケースでは，うつ状態が改善した時点でキャリア相談へ紹介することになろう。

一人のカウンセラーが両方の支援ができるなら，よりスムーズな展開が可能である。

4．カウンセラーに求められるもの

職場のカウンセリングには，メンタルヘルスやキャリア以外にも，家族問題，生活問題，法律問題など多様な問題がもち込まれるので，外部機関への紹介や情報提供も含めて，カウンセラーは常に援助の幅を広げるための研鑽が求められる。また，職場のカウンセラーの活動は個人カウンセリングに留まらず，管理職へのコンサルテーション，環境調整のためのケースワーク，教育研修の実施など，実に多岐にわたる。これらの多様な活動を統合してはじめて職場のカウンセリングは成立するのである。

（内田恵理子）

職場のさわやか調査（快適職場調査）
checklist of working condition, employment management and working cultures

しょくば――ちょうさ（かいてきしょくばちょうさ）

職場のさわやか調査は，作業環境，作業方法，疲労回復支援施設などのハードな側面だけでなく，人間関係，処遇など労働者の職場の快適度をソフトの側面からも測定し，快適職場づくりのために活用するチェックリストである。チェックリストは，人事労務担当者，ライン管理者に対して行う事業所用と，労働者を対象とした従業員用の2種類からなり，キャリア形成・人材育成，人間関係，仕事の裁量性，処遇，社会とのつながり，休暇・福利厚生および労働負荷の7領域それぞれ5問ずつ合計30問を「全くあてはまる」から「全くあてはまらない」までの5段階で答えるようになっている。

人事労務担当者と労働者の結果を比較検討し，快適感の低い領域，事業所側と従業員の評価の差の大きな領域について，その理由，問題点の確認を行い，組織と個人の両面から具体的な対策，改善の資料とする。快適職場づくりのヒントが得られるばかりではなく，調査を実施すること自体で労使の意思疎通，コミュニケーションづくりとなる。従業員のストレスの測定と軽減，能力開発にも有効である。調査の実施は，実施についての十分な協議，部署の決定など事前準備，問題の発見，分析，改善案の決定，改善策の試行という小集団活動の一般原則に従って行う。

労働安全衛生法に基づく快適職場づくりの重要な手法の一つとして「職場のさわやか調査」は，新たな活用方法，普及の推進がはかられている。

（木村周）

文献 中央労働災害防止協会中央快適職場推進センター，1999

職場不適応症 occupational maladjustment
しょくばふてきおうしょう

　職場ストレスが原因で，抑うつ状態や不眠などの症状や出社拒否，無断欠勤などの多様な不適応行動が生じる疾患。

　心とは対象希求的で一定のエネルギーをもった生命体であるという定義は，心理臨床に携わる者にとりクライエントの不適応の理解やその対処にきわめて有用かつ実践に結合する基本的定義と思われる。というのも元来不適応とはその生命体としての心のエネルギーの「行き場」や「やり場」が停滞するか自己完結して行き止まり，自らのなかに蓄積され，個人の許容量を超えて溢れ出しオーバーフローしている状態と考えられる。このオーバーフローしていく過程は，ストレスと換言できるものであるが，溢れ出した心的エネルギーは人の場合，大別して身体面と精神面と行動面に表れる。

　産業現場において最も多い職場不適応症としては，後述するうつ病親和性格傾向を資質としてもった者が，職場の配置転換や社内事情による作業量・質・種類の変化や増加などに対し，仕事の優先順位をつけるとか，役目の割り振りをするなどの自己の能力に対して適切な対応ができず，一人で全面的に受け入れを行う場合である。しかし，その作業遂行自体が個人の許容量を超え，オーバーフローした状態のままでいると，帰宅しても仕事のことが気になり，その心的緊張により不眠傾向を始め，後述する多様な不適応を示すものである。そして多くの場合，その個人にとり許容量を超えた作業を達成できない自分を責めるという形で自罪的に心的エネルギーが対象化する。そして，自分を責めることで心的エネルギーをまた消耗し，心身ともに疲労し，さらに達成できなくなり，また責めるというエンドレスな内的状況に陥り，自縄と自責の念が深まり，あたかも蟻地獄のようにもがくほど深みに落ちるという抑うつ構造が形成されていく。そして，結果的にその抑うつ状態を基本構造にしたさまざまな不適応を起こす場合が多い。

　この不適応が精神面では日常的な場合もある。特に本人に自覚されやすいのは朝の出勤時や休み明けの日の極度の心の重さや苦感や易労感，イライラ感などの情緒不安定で，時には無断頻回欠席や出勤拒否や出勤した場合でも心的パニックが生じて，社内での便所などの閉じこもりや独語や独笑などの突発的な言動という問題行動に発展することもある。無断欠席や出勤拒否の場合，いわゆる怠けなどとよく誤解されるが，それと決定的に異なる点は，その時点で過大な仕事に圧倒されつつもその仕事をしなければならないが，できないという葛藤が中心になっている点であり，この点を十分理解しなければ後の適切な対処が不能となり，きわめて重要な理解と治療的対処のポイントといえる。このポイントを大きく外すと最悪の場合自殺という結果を起こすこともあるので，産業カウンセリングにおいて特に留意すべき点である。また，一般的に「がんばれ」という言葉が禁句なのは，この葛藤の火に油を注ぐからであり，単に「がんばれ」という禁句をうのみにするのでなく，その理由も理解されないと本人の心的苦痛の基本的理解とならない。

　また，上述過程で頻発する不眠のため，適切な薬物服用に至るまでに時には過度なアルコール摂取が認められるが，慣性的アルコール依存や薬物依存は後述する理由で産業現場の場合は少ない。また，俗に能力低下といわれる現象も，うつ症状特有の深く考えられない，集中ができない，集中が持続できない，時には活字も読む気にならないなどの思考障害によるものが大半であ

り，それは機能障害であるため，適切な薬物およびカウンセリングにより回復する。

　また，身体的には不眠をはじめ，疲労感，身体のだるさや頭部をはじめとする身体の各部の痛みなどが多く，いわゆる心身症が出現する。この場合，当然器質的検査には異常は認められない。また，行動面では前述した閉じこもりなどの問題行動以外に，やり場のない怒りによる家庭内での暴言や，うつ状態特有の自閉や無気力感によって夫婦間の不和や子どもの不登校などが時として認められる。

　これらの不適応が産業現場に多い大きな理由は，明らかに産業ないし企業が真面目，几帳面，責任感が強い，完全に一人でやり通すなど，うつ病親和性性格の傾向をもつ就業員を求めているという事実にあると推定される。統合失調症や典型的な躁うつ病などが比較的少ないのは，入社前に社会的にスクリーニングされてしまうものと推定される。それゆえ多様な不適応症もうつ傾向が基本的にあり，それが多様な形で現れることが多く，産業カウンセリングにおいての不適応症は「うつ」傾向の理解とメンタルヘルスマネジメントが中心課題となる。またこの延長線上にいわゆる蒸発願望や，希死念慮や自殺や過労死も考えられる事例が多い。

　また，正確には不適応症とはいいがたいが，本人は無自覚でも過度に他者や時として部下に支配的で，思い通りにならないと怒りを示し，他人の仕事や行為に即座に口出しをして，明らかに他人からは不適応症と見られる人がいる。これらは周りを不適応症にしてしまうものであり，本人にはその自覚は少ないので，他人の痛みがわからない，社会的無痛症とでもいえるものも多いのでここに付言しておく。　（増井武士）
⇒ストレス関連疾患

職務経歴書
job curuiculum vitae, career sheet
しょくむけいれきしょ

　職務経歴書とは，これまでの自分の職務経歴を明らかにし，それを通じて培ってきた自分の能力と人物についてとりまとめ志望企業にアピールするための，就職活動にあたって最も重要な意味をもつ企業への提出書類である。

　これまでどのような会社に勤めていたか，どのような仕事に携わり，実績をあげてきたか，どのような能力を身につけてきたか，今後どのような仕事をしていきたいかを明らかにして志望企業側に求める人物であることを理解させる必要がある。その際，過去の職務や実績を単に羅列するのではなく，過去の職務の棚卸しを行うことにより，客観的に自分の過去の経験を振り返り，そこで培ってきた自分の強み，仕事への姿勢，価値観を整理・確認し，その上でこれからどのような職業人生を選択したいのかを明らかにするという作業を行うことが重要であり，こうした作業の結果が職務経歴書としてとりまとめられ，就職の選択幅の拡大と志望する企業への的確なアピールが可能となる。

　また，このような職務経験の整理にあたっては厚生労働省の就職支援機関や関連の独立行政法人，民間の就職支援機関においてそれぞれ標準的なフォーマットである「キャリア・シート」等が示されており，それに沿って書き込むことにより作業を進めることができるほか，効果的な職務経歴書の書き方を含むキャリア・カウンセリングサービスが数多く行われている。パソコンを使ったスキルチェックの自己確認や職務経験の整理を行うプログラムもある。
　　　　　　　　　　　　　　　（末廣啓子）
⇒職務の棚卸

職務の棚卸
しょくむのたなおろし

　職務の棚卸とは，自分の職務経歴を振り返り，これまでどのような仕事を経験し，どのような実績をあげ，どのような能力を身につけてきたか，満足感や充実感を感じたのはどのようなときだったか，何が一番大事だと思って仕事をしてきたか，などを客観的に振り返って再確認する作業である。標準的なフォーマットであるキャリアシート等の様式が官民の組織により開発・提供されており，利用することもできる。こうした作業を通じて，自分の強み，価値観，仕事に対する姿勢が浮かびあがり，これからの自分のキャリア形成の方向の決定，具体的な就職先の選択や職務経歴書の作成に結実していく。職業経験の乏しい若者の場合，これまで受講した研修，アルバイト，ボランティア活動等も含めて蓄積された能力や価値観等を明らかにしていく。

　近年，労働者自らが主体的に自分のキャリア形成を行うことの必要性が高まり，それに対するキャリア・ガイダンス等の支援が官民の組織で行われている。キャリア・ガイダンス（進路指導，職業紹介機関における職業指導，企業における従業員のキャリア・コンサルティング）には自己理解，職業理解，啓発的経験，カウンセリング，方策の実行（進学・就職等意思決定したことの実行），職場適応，の6つの分野の支援があるが，過去の経験の棚卸による分析は自己理解にとって非常に重要である。また，棚卸の結果は，就職等の意思決定にあたり何を重視し何を捨てるのかの決断や，可能性のある職域を広げて選択肢を増やすことを容易にする。　　　　　　（末廣啓子）

文献 木村，2003；（独）雇用・能力開発機構，2004；労働政策研究・研修機構，2005b
⇒職務経歴書

職務分析, 職務調査
job analysis, job survey
しょくむぶんせき，しょくむちょうさ

　職務分析とは，特定の職務に含まれている仕事の内容と責任（職務の作業内容），職務を実施するにあたって要求される能力（職務遂行要件）を調査・分析して，その結果を一定の様式に記述することである。それに対して，職務調査は，広い意味では職務分析といえるが，特に，企業のなかで「期待される人間像」を把握することに重点を置いている。

　職務分析が，仕事の内容を詳細に調査するのに対して，職務調査ではその職務に携わる人にとっての理想のあるべき人材像を分析する。

　企業内における活用方法も，職務分析はどちらかといえば，採用・配置・賃金決定を主体とする。一方，職務調査は，能力開発・能力評価・育成を主体とする。これは，仕事の違いによって賃金が異なる職務給と能力の違いによって賃金が変わる職能給の対比にもなっている。

　なお，その他に，仕事の内容だけではなく，入離職の状況，労働条件なども含めて広く「職業」全体を調べる職業調査もある。この職業調査にあたっても，職業分析の結果は，基礎資料となる。

　ただし，職務分析，職務調査，職業調査は，広く仕事に関する情報を収集し，整理して，その仕事が具体的にどのような内容のもので，その仕事をこなすにはどのような要件を必要とするのかを明らかにしようとする点では共通する面も多い。

　具体的な情報収集の手段としては，質問紙法，面接法，観察法などいくつかの手法を用いる。　　　　　　　　　　（下村英雄）
⇒職業・職務

ジョハリの窓
Johari's window
――まど

ルフト（Luft, J.）とインガム（Ingham, H.）が1955年に考案した自己理解に参考になる概念である。

図のように，自分が「知っている／知らない」，他者が「知っている／知らない」の組み合わせで，自分を考えてみようとするもの。

他者，例えば「気づかない窓」では上司が，部下自身が気づいていない長所を見出すことによって，仕事の割りあてや指導育成に生かすことができ，部下にアドバイスすることによって，部下自身の気づきを促すことが可能になる。また，上司が部下を現在の職場よりも対人能力を生かせる営業部門に配属させたほうが，本人にとっても企業にとってもプラスになると判断して人事部の配属担当スタッフに提言して，それが本人の成長につながることもある。

若年層の能力開発では，本人も他者も知らない「閉ざされた窓」，未知の部分を解明し開発することによって，新たな力を引き出す手がかりを得られることになる。

〔桐村晋次〕

		自分	
		知っている	知らない
他者	知っている	開かれた窓	気づかない窓
	知らない	隠された窓	閉ざされた窓

文献 桐村，2005

ジョブカフェ
Job Cafe

ジョブカフェとは，2003年に若者自立・挑戦戦略会議が提示した「若者自立・挑戦プラン」における中核的施策の一つとして提案され，2004年度より各地に設置された「若年者のためのワンストップサービスセンター」の通称である。ワンストップとは，一か所で就職支援に関するさまざまなサービスが受けられるという意味であり，15～34歳の学生・生徒やフリーター，失業者などを対象に，各地の実情に応じて情報提供，適職診断，キャリア・カウンセリング，職場体験機会の確保，各種セミナーや研修といった就職支援サービスが無料で提供されている。

ジョブカフェは都道府県が設置し，産業界・教育界と連携しながら民間を活用して企画・運営にあたっており，厚生労働省と経済産業省が支援している。ジョブカフェは46都道府県に設置されているが，若年雇用情勢が厳しいこと，若年者就業問題が地域の産業活力に影響を与えていることなどを基準として，経済産業省がモデル地域を選定しており，2004年度は15地域であったが，2006年度には20地域となった。これらモデル地域のジョブカフェでは，民間委託などによって積極的に民間のノウハウを活用しているが，サービスの質を高めるため，若者の意見も含め，事業成果・実績に基づいた評価を実施している。

ジョブカフェ事業は，「地域における若年者対策推進のための新たな仕組みの整備」として提案されたものであり，官民共同による地域の主体的な取り組みとして位置づけられている。

その後，経済産業省のモデル事業は終了し，現在は各都道府県が工夫して運営を行っている。

〔川﨑友嗣〕

ジョブ・クラブ　job club

　ジョブ・クラブとは，求職者の集団を対象とした就職援助活動である。参加者に実際に就職活動をさせながら，就職に効果的な行動を学習させ，すべての参加者ができる限り早期に，より質の高い職を得ることを目的とする。

　1970年代初期にアメリカのイリノイ州で開発され，1980年代からアメリカ各州，カナダ，イギリスの職業安定機関へと普及していった。

　参加者は，場所や電話，新聞などの就職活動に必要な資源が提供され，カウンセラーの指導や援助を受けながら求職活動ができる。

　開発者であるアズリン（Azrin, N. H.）の方式によると，その活動内容は以下のとおりである。

　(1)スケジュール

　参加者数：グループは10～12人の参加者で構成。月曜日から金曜日までの5日間とし，全体で2週間，10日間を単位として運営される。この期間内に就職できなかった場合，次のジョブ・クラブに引き続き参加する。1日の活動時間は2時間から3時間が理想的とされる。

　(2)活動の内容
　①導入および準備活動
　②就職希望先の選定
　③面接設定および関連活動
　④職務への応募と採用面接
　⑤求職活動の記録と時間管理

　日本では「キャリア交流プラザ」事業において，中高年求職者を対象として，ジョブ・クラブの手法が採用されている。近年になり，ジョブカフェを中心として，若年求職者の就職支援にも活用されるようになってきた。　　　　　　　　（樫野潤）

文献 日本労働研究機構，1991

ジョブコーチ（職場適応援助者）
job coaches
──（しょくばてきおうえんじょしゃ）

　職業リハビリテーションサービスが「施設内の支援」から「雇用の場での支援」に移行するなかで，障害者（求職者または在職者）が職場に適応できるよう，職場に出向いて直接支援を行う者のことで，平成14年に制度化された。支援期間は障害者個々の状況に応じて必要な期間を設定するが，2～4か月程度が標準的（最長7か月）である。支援サービスは，障害者職業カウンセラーが支援を必要とする障害者，事業主から職場の状況等を十分把握した上で，個々の状況に応じた支援計画を策定し，その計画に基づき支援を実施する。その支援は，障害者のみならず，雇用する事業主，その家族にも向けられる。

　①障害者への支援：作業能率の向上，作業ミスの減少を図り人間関係や職場でのコミュニケーションを改善するための支援等。

　②事業主への支援：障害を理解し，配慮するための助言，仕事の内容や指導方法の改善の助言等。

　③家族への支援：障害者が職業生活を継続するための家族としての役割の助言等。

　平成17年10月から，職場適応援助者助成金制度が創設され，身近な地域において就労支援移行機能を果たす福祉施設等，障害者を雇用する事業主が支援することが可能となった。これらの援助者と区別して，障害者職業センターに所属するジョブコーチを配置型ジョブコーチという。公的資格はないが，障害者職業総合センターにおいて実施されている養成研修を受講した上でサービスを実施することが求められている。

　　　　　　　　　　　　（大和恵美子）

文献 厚生労働省職業安定局高齢・障害者雇用対策部，2003

ジョブ・シャドウ
job shadow

　職場体験の一種で，半日から一日，専門的な職業人や事業所の職員の後を影（シャドウ）のようについて回り，仕事の様子を見たり，真似たりするところからこの名前がついた。

　アメリカ合衆国では，特定の日をジョブ・シャドウに決め，その日を基準に中等学校の生徒に職場体験を提供している。そのひとつ，グランドホッグ・ジョブ・シャドウ・デイ（Groundhog Job Shadow Day）は，わが国の節分にあたる聖燭祭（Groundhog Day）に設定されている。主に高校生を対象に，NPOのAmerica's Promise Allianceやジュニア・アチーブメントなどが，高校と事業所間の連携を支援し，生徒のジョブ・シャドウを支援している。希望制で，ジョブ・シャドウの事前の課題を終了していなければ参加はできない。参加する場合，学校は公欠扱いとなる。その他，小学校高学年から中学生を対象に行うジョブ・シャドウとしては，4月の第4木曜日に実施し，主に親の職場を訪問する，"Take Your Child To Work Day"がある。

　アメリカ合衆国では，ジョブ・シャドウの実施に際し，学校と事業所をつなぐコーディネーターの存在が大きな鍵を握っている。わが国と異なり全員参加の形態には必ずしもこだわらず，仕事の理解はもちろんであるが，仕事と地域との関わりや，職場内のティームワークやコミュニケーションなど，多岐にわたる学習機会を生徒に提供することを事業所に求め，学校との協働者として事業所を位置づけている。

　今後，わが国の職場体験，就業体験のあり方に影響を与えると思われる。

（三村隆男）

文献 ワークス研究所，2004

自律訓練法　autogenic training：AT
じりつくんれんほう

　自律訓練法は，心身のリラクセーションと関連する感覚を簡潔に公式化した自己教示的語句（「気持ちが落ち着いている」「両腕両脚が重たい」など）を用いて，段階的に，人間の諸次元（生理的・心理的・社会的，実存的次元）を向ホメオスターシス状態へと変換するための非特異的心身調整法である。自律訓練法の技法には，基本的練習法である標準練習と，その標準練習によって得られる自律状態を基盤にして進められる上級練習（特殊練習）がある。

　産業界では，ストレス緩和法ないしリラックス健康法として，標準練習の第2公式までを集団で用いたり，始業時間前後に社員各自の持ち場で行ったりすることが多い。

　1．標準練習：背景公式（安静練習）「気持ちが（とても）落ち着いている」，第1公式（四肢重感練習）「両腕両脚が重たい」，第2公式(四肢温感練習)「両腕両脚が温かい」，第3公式(心臓調整練習)「心臓が（自然に）静かに規則正しく打っている」，第4公式（呼吸調整練習）「（自然に）楽に呼吸をしている」，第5公式(腹部温感練習)「お腹が温かい」，第6公式(額部涼感練習)「額が心地よく涼しい」。

　2．上級練習：①黙想練習：視覚的心像形成練習（第1〜6練習）と無意識からの応答(第7練習)，②時間感覚練習：無意識的精神活動の非特異的活性化，③空間感覚練習：大脳の両半球（言語脳とイメージ脳）の機能統合，④自律性修正法：標準練習によって得られた被暗示性亢進状態を積極的に利用し，心身に治療的な変化をもたらそうとする，一種の自己暗示法，⑤自律性中和法：心身のカタルシス法。（佐々木雄二）

文献 ルーテ(編)／池見(監)，1971〜1977；佐々木，1976

シルバー人材センター
——じんざい——

急速な高齢化が進行するなかで，定年などで退職した後も，高齢期を有意義に過ごすためになんらかの形で就労したいと希望する高年齢者が増えてきたことを背景に，昭和50年，東京都に「高齢者事業団」が設立された。「自主・自立，共働・共助」の理念の下に，「一般雇用にはなじまないが，高齢者がその経験と能力を生かしつつ，働くことを通じて社会に貢献し，生きがいを得ていく機会を確保する」ことを主たる目的としたもので，同事業団の設立を契機に，全国各地に広まっていった。

国は，第4次雇用対策基本計画の基本方針に沿って，昭和55年から，高年齢者に対する任意的な就業機会を提供する団体を育成する自治体に対して国庫補助を行うこととし，これを契機に「高齢者事業団」などの名称は「シルバー人材センター」として統一された。

さらに，昭和61年に施行された高齢者雇用安定法で，高年齢者の就業機会の確保のために，必要な措置を講ずるよう努めることが国や自治体の責務として位置づけられ，シルバー人材センターは法的に認められた。原則として市区町村単位に置かれ，国や地方公共団体の高齢者対策を支える重要な組織として，都道府県知事の許可を受けた公益法人となり，全国各地にシルバー人材センターが設置されるようになった。

センターは，地域の家庭や企業，公共団体などから請負または委任契約により仕事を受注し，会員として登録した高齢者のなかから適任者を選んで仕事を遂行している。仕事によっては，無料職業紹介事業や労働者派遣事業により実施することもある。

〔宮崎利行〕

事例検討，事例報告
case conference, case report
じれいけんとう，じれいほうこく

カウンセリング・心理療法において，一例のケースについての詳しいプロセスを複数の関係者が検討する機会を設けることは，実践の改善やカウンセラーの教育にとって重要な意味をもつ。一般には，そのケースの見立て，介入法，予後の判断などについて，そのケースに即して意見交換し，そのケース自体に対する今後の対応法や，環境の改善の方策を検討する目的で行われる場合を事例検討（case conference）とよび，すでに終結したケースに関して同様の検討を行い，そこから導き出される知見を報告する目的で行われる場合を，事例報告（case report）とよぶ。一事例の経験であっても，そこから得られた詳細な情報について，一定の学術的方法によって詳しい分析がなされ，なんらかの普遍的な知見への発展が得られ，かつ十分な考察を経ているものは，事例研究（case study）とよぶことができる。

個別事例の報告や分析である事例報告や事例研究が，なぜその事例を超えて一般的有用性をもつのかという疑問については，さまざまな議論がある。河合隼雄は，事例が語られ，共有されることによって浮かび上がる間主観的な普遍性が，事例研究の一般性をもたらすが，それ自体は明確には言語化できないものであるとしている。

事例検討会は，ケースの守秘義務が守られることが大前提となるので，会への参加は原則としてクローズドである。クライエントに事前に了解を得ることは望ましいが，必ずしも可能でないこともあるため，プライバシーの保護には特に慎重な配慮が必要である。発表者は，ケースのできるだけ詳しい経過を資料（レジュメ）として準備す

る。レジュメに含まれる内容は，ケースの来談までの経過，家族・社会的背景，来談理由，面接経過，心理査定の成績，会話の逐語的記録やそのまとめ，発表者による考察などが含まれる。レジュメの記載は，できるだけ多様な情報を含むことが有益であるが，クライエントの実名はもちろん，居住地や出身校，会社名，来談日時など，個人の同定につながる情報はすべて伏せるのが原則である。現在進行中の事例の場合は，レジュメを会の終了後回収するのが一般的である。

　事例検討会の実際の運営は，その状況と目的に応じて，さまざまな進行が考えられる。一般には，事例に関わったカウンセラーが発表者となり，司会者とコメンテーター（あるいはスーパーヴァイザー）が定められるが，司会者が双方を兼ねることも多い。主として発表者あるいは参加者の教育（スーパーヴィジョン）が目的の場合と，実践におけるこれからの対応策などの検討が目的の場合では，会の進行も異なってくる。一つの代表的な方法は，全体の時間（1～2時間程度が多い）の前半を発表者による事例経過の説明にあて，その後，適宜参加者からの質問や討議を織り交ぜつつ，コメンテーターがスーパーヴィジョンを加え，司会者が議論をまとめていくという方法である。最近では，必ずしも経過の全体をとりあげるのではなく，特定の重要なセッションの詳しい対話のやりとりをとりあげ，技法的なスーパーヴィジョンを加えながら，詳しく検討していくという方法が行われることも多く，これは特に，ある特定の技法の教育を目的とする事例検討の際には効果的な方法である。　　　　　　（斎藤清二）

文献　山本・鶴田，2001
⇨スーパーヴィジョン

心因反応
psychogenic reaction
しんいんはんのう

　精神障害の原因は，外因（身体因），内因，心因に分けられてきた。心因反応とは，心因によって生じる精神障害をいう。ドイツの精神病理学者ヤスパース（Jaspers, K.）は，心因反応を問題にする場合，心因という概念よりは，むしろ反応（体験反応）という概念に重点をおいた。ヤスパースは，反応とは，ある体験に対する精神の反応を意味するとし，精神的ショックをきっかけとして引き起こされた内因性精神病の病態と区別するために，次の3項目をあげた。①原因となる体験がなければ，この状態は起こらなかったであろう。②この状態の内容と原因となった体験との関連は，了解しうるものでなければならない。③この状態の時間的経過は，体験とそれに関連した事柄によって左右される。

　シュナイダー（Schneider, K.）は，上記の例として，反応性機嫌変調をあげて次のように説明している。ある人がその子どもの病気のために心配している。①その子が病気にならなかったら，この心配の状態は起こらなかったであろう。②この人の憂れうる心は子どもの病気でいっぱいである。③病気が悪ければ心配は増し，癒えれば心配は消える。シュナイダーは，体験反応とするかどうかに関して，②と③はさほど厳密には採用できないことがあると述べている。

　近年，操作的診断分類が用いられるようになり，心因反応という診断名は用いられなくなりつつある。米国精神医学会の診断基準であるDSM－Ⅳでは，「適応障害」が心因反応に該当すると考えられる。

（吉田勝也）

人格障害　personality disorders
じんかくしょうがい

　人格障害は，古くは「精神病質」とよばれ，クレッチマー（Kretschmer, E.）は精神病質は正常と精神病の中間であるという中間者概念と唱え，一方シュナイダー（Schneider, K.）は精神病と精神病質とを明確に区別する変異概念を唱えた。現在，人格障害は，思春期もしくはそれ以前から性格的偏りが強く存在し，しかもその後人格の完成後まで持続し，対人関係や社会適応の障害，または自己の悩みとして現れると定義されている。DSM-IV-TRにおいて人格障害は，A群，B群，C群の3群に分けられている。

　A群人格障害は，奇妙で風変わりに見える人格上の問題をもつ群である。妄想性人格障害は，他人の行動や動機を悪意あるものと解釈する不信と疑い深さが中心である。シゾイド人格障害は，社会的関係からの遊離および感情表現の範囲の限定に特徴がある。シゾタイパル人格障害も含まれる。B群人格障害は，演劇的・情緒的で転動性の高さを特徴とする。境界性人格障害は，対人関係・自己像・感情が不安定であり著しい衝動性が特徴である。自己愛性人格障害は，誇大性や賞賛されたいという欲求が強く共感性の欠如が顕著である。演技性人格障害・反社会性人格障害もB群に含まれる。C群人格障害は，不安または恐怖を特徴とする。回避性人格障害は社会的制止があり，不全感を感じ，否定的評価に対して過敏である。依存性人格障害は，世話をされたいという過剰な欲求のために過度に従属的である。強迫性人格障害もC群に含まれる。

　人格障害は，その概念のあいまいさや，「人格」の障害というスティグマ性などから，パーソナリティ障害といわれるようになってきている。
　　　　　　　　　　　　　　（齋藤卓弥）

人格テスト　personality test
じんかく——

　人格を正しく診断することは，きわめて難しく，その方法も古くから多種多様な診断方法が工夫されてきた。

　一般に人格テストはテスト形式から，質問紙法，投影法，作業法などに分類される。投影法の多くは，個別的であるが，その他の形式は集団的施行が可能である。

1．質問紙法

　診断する人格の特性や構成要素に基づく具体的行動例によって，質問項目群を設定し，それに対する回答を求める方法で，主なものにYG性格検査，MMPI，MAS，CPI，MPI，向性検査，CMI，PILなどがある。長所としては，次の3点があげられる。①実施者の力量に左右されないで簡単にでき，短時間に多くの資料を得ることができる。②検査結果の数量的処理が容易にでき，各個人間の比較が客観的にできる。③行動観察や第三者の評定ではとらえられない内面を知る質問項目が作成できる。

例：YG性格検査の検査内容と質問項目
①抑うつ性　例）ときどき何に対しても興味がなくなる
②回帰性　例）気分がしばしば動揺する
③劣等感　例）何かにつけて自信がない
④神経質　例）小さいことを気に病む
⑤客観性　例）ありそうもないことを空想する
⑥協調性　例）人の親切は下心がありそうで不安だ
⑦攻撃性　例）正しいと思うことは人にかまわず実行する
⑧活動性　例）てきぱきと物事を片付ける
⑨のんき　例）人と一緒にはしゃぐことが好きである
⑩思考的外向　例）何でもやってみないと気がすまない
⑪社会的外向　例）いろいろな人と知り合いになるのが好きである
⑫支配性　例）人の先頭に立って働くことが多い

一方，短所としては，次の2点がある。①被検者が自己を客観的に評定できる力をもち，かつ率直に応答する場合でなければ信頼できない。②検査者は，質問紙を介してしか被検者と接することができないため，質問の意図を誤解してもそれに応じた措置が講じにくい。

2．投影法

性格に関して直接に質問したり判断を求めるのではなく，それに対する見方や解釈の仕方，欲求や感情などが自由に表出できるような刺激としての，あいまいな模様，絵，文章などを与え，これらに対して表出された内容（言語的反応が中心）から，診断（検査）者が一定の基準に基づいて，パーソナリティの特徴や問題点を診断する方法。ロールシャッハ，P-Fスタディ，TAT，CAT，箱庭療法，SCT，描画法，バウムテスト，H.T.P., DAPなどがある。

長所として，①意識の表面に現れない人格の深層にまで分析のメスを入れられる。②質問紙法のように社会的に望ましさによる反応，事実を曲げて反応する歪みが避けられる，がある。短所として①個別的なので検査場面も実施上重要な要因となり，実施の仕方には熟練を要す。②結果の解釈が，検査者の判断や洞察力に依存することが多く，検査者の力量が求められる，がある。

3．作業法

比較的単純な作業，即ち加算作業，図形の模写や構成，積み木組み立てなどを行わせ，一定時間内の作業量とその変化，作業内容などから，仕事に対する態度，精神身体的状態，パーソナリティの表れなどを診断する。主なものに内田クレペリン精神検査がある。ほかには，ベンダー女史（Bender, L.）が創案したベンダー・ゲシュタルト・テストがある。　　　　（松原達哉）

⇒ SCT，作業法，投影法

神経症　neurosis
しんけいしょう

DSMの診断基準が出る以前の精神的疾患診断基準で，器質的には異常がなく，主に心因性に起因する心身の機能障害を神経症という。神経症はこれより重篤な自我障害がみられる境界例，精神病と区別される。

人は職場や家庭などの環境要因に問題を生じ，それが幼児期の性格形成のときの未熟さと結びつくと不満や葛藤を生じ，不安，緊張へと発展し神経症となる（フロイトの学説）。神経症で用いられた診断名を，DSM-IV-TRの診断基準にあてはめて説明すると次のようになる。文末の（）内にはDSM-IV-TRの診断名で示した。

(1)不安神経症：不安発作，緊張，焦燥をともない漠然とした不安を感じたままの状態。心配と落ち着きのなさが続き，集中困難で心の空白状態が続く（全般性不安障害）。時には激しい心臓発作，胸痛，死に対する不安発作をともなう（パニック発作）。

(2)転換ヒステリー：抑圧された欲求が知覚や運動神経系等意志の支配下にある部位の機能不全として現れ疾病利得をともなう（身体化障害，転換性障害，解離性障害）。

(3)恐怖症：不安が特定対象や状況に固有の恐怖感として表現される（特定の恐怖症）。人前で恥をかく場面を恐れる（社会恐怖）。

(4)心気症：病気に対する過剰にとらわれた状態（DSMも心気症）。身体の一部への想像上欠陥の心配（身体醜形障害）。その他（身体表現性障害）。

(5)抑うつ神経症：悲哀気分，意欲低下疲労感など（気分変調性障害）。

(6)強迫神経症：本人の意志に反して特定の意識をともなう観念や行動が繰り返される状態（強迫性障害）。　　　　（楡木満生）

文献 APAアメリカ精神医学会，2003

神経伝達物質　neurotransmitter
しんけいでんたつぶっしつ

　神経系の基本単位であるニューロンと，別のニューロンとの間の接合部位（シナプス）にはわずかな隙間（シナプス間隙）が存在するが，そこへ放出され，次のニューロンを刺激する化学物質のことを神経伝達物質という。現在70種類以上の神経伝達物質が発見され，代表的なものにはアセチルコリン，ノルエピネフリン，ドパミン，セロトニンなどがある。特に精神心理領域で重要なのは，セロトニンおよび5HTとドパミンである。

　SSRI（セロトニン再取り込み阻害剤）の登場以来，多くの注目を浴びるようになったセロトニンは，モノアミンに属する神経伝達物質である。感情の制御と深い関連があり，セロトニン濃度が低いことがノルエピネフリンの異常な濃度に関連し，それが気分障害を引き起こすと仮説されている。SSRIは，セロトニン再取り込みを阻害することにより，脳内のセロトニン濃度を上昇させる。また，セロトニン-ドパミン拮抗薬が統合失調症治療に効果的であることから，セロトニンは，気分障害だけではなく，統合失調症にも関係があると推測されている。セロトニン受容体には5HT1から5HT7までの7つの型があり，亜型も含めると14の異なる型が確認されている。これらはそれぞれ異なった機能効果をもっている。

　ドパミンはモノアミンに属する神経伝達物質であり，快の感情と関連がある。大脳辺縁系のドパミン濃度が高過ぎると統合失調症になり，また黒質のドパミン濃度が低すぎるとパーキンソン病になると仮説されている。多くの抗精神病薬は，ドパミン受容体を阻害する作用があるとされる。

（西松能子）

人権教育　human rights education
じんけんきょういく

　人権とは，人々が生存と自由を確保し，それぞれの幸福を追求する権利である。人権教育とは，基本的人権の尊重の精神が正しく身につくよう学校教育および社会教育において行われる教育活動と定義されている（人権擁護推進審議会答申1999年7月）。

　人権教育においては，人権の意義・内容や重要性に関する知的理解とともに，自分の大切さと等しく他の人の大切さを認めることができる人権感覚を体得し，それが具体的な態度や行動に現れるようにすることが目標とされる。具体的には，次のような能力や技能などを培うことが求められる。

　①他の人の立場に立ってその人に必要なことやその人の考えや気持ちなどがわかるような想像力や共感的に理解する力。

　②考えや気持ちを適切かつ豊かに表現し，また，的確に理解することができるような，伝え合いわかり合うためのコミュニケーションの能力やそのための技能。

　③自分の要求を一方的に主張するのではなく建設的な手法により他の人との人間関係を調整する能力および自他の要求をともに満たせる解決方法を見出してそれを実現させる能力やそのための技能。

　これらの能力や技能の育成には，教育的カウンセリングをグループ対象に行うサイコエデュケーションが有効である。この目的は，思考を練り，感情を豊かにして，行動の仕方を学ぶことである。自他尊重の自己表現を強化するアサーション・トレーニング，および自己理解と他者理解，自己受容と他者受容等を促進させる構成的グループエンカウンターのエクササイズ等がある。

（上脇貴）

文献 國分(監)，2001；文部科学省人権教育の指導方法等に関する調査研究会議，2004

人材開発（HRD）

human resources development
じんざいかいはつ（えいちあーるでぃ）

　人材開発（HRD）とは，人間の能力を開発する行為，もしくは人間の能力開発に関わる考え方，制度，方法のことをいう。

　人材開発の目的は，組織への貢献可能性や個人の価値を高めることである。人材の能力を高めることは，あらゆる組織にとってその目標達成に必要不可欠なことである。そのため，企業や行政機関などの組織では，属する人々に対して仕事の知識や技能の向上をめざした教育訓練を行っている。人材開発においては単なる教育訓練にとどまらず，配置，仕事の割り振り，人事考課などの人的資源管理（human resources management）の一環として制度化され，実践されることが重要である。開発の対象となる能力は，仕事に関わる知識や技能，組織にとって望ましい態度や行動などである。今必要な能力の開発（短期性）と，将来にわたって必要な能力の開発（長期性）の両方をふまえることが肝要である。人材とは人的資源の略称であり，人間を国家や組織の資源としてとらえる価値観に基づいている。

　他方，人材を人的資本（human capital）としてとらえ，積極的な投資対象とする考え方がある。人材開発の根幹は，個人の成長にある。組織が個人のキャリア開発を支援することは，自己の成長が働く誘因となっている人材を組織につなぎとめる理由となり，かつ組織を越えた人的資本の蓄積にもつながる。人的資本の観点に立った人材開発では，組織が必要とする能力だけでなく，個人のキャリアをふまえた能力開発にも配慮することが大切になる。　　（藤井博）

文献 佐藤・藤村・八代，2003；守島，2004

人材銀行

talent bank, employment agency for executive
じんざいぎんこう

　人材銀行とは，管理職・技術職・専門職経験者の職業相談・職業紹介を専門に行う国（厚生労働省）の機関であり，組織上は公共職業安定所（以下「安定所」という）の内部組織として位置づけられている。

　1960年代の半ば，都市部の安定所の求職者，雇用保険受給者のなかに管理職，専門技術職経験者が多いため，一般の求職者とは別の綿密な相談・紹介を行う必要があるとして，東京・渋谷安定所で「人材銀行」が生まれた。

　その位置づけについて，労働省（当時）では，安定所は雇用保険業務を含めすべての求職者，求人者に対するサービスを行う役割をもっているため，すべての安定所をこのような形にすることはできないとして，1967年に東京などの大都市において安定所本体とは切り離して特別の組織を設置することとなった。ちなみに，民間の職業紹介会社（人材紹介）がわが国で活動を始めたのは，1970年代以降である。

　人材銀行では，一般の安定所と異なり雇用保険の失業認定，給付等の業務を行わず，純粋に職業相談と紹介の業務を行う。このため，相談室などの環境にゆとりをもたせ，専門の相談員を置き，求職票も一般の安定所のものより詳細な職務経歴を記載するなどの方法をとっている。

　当初は対象が45歳以上の中高年齢者であって管理職，技術職または専門職の経験のある者に限定されていたが，その後年齢が40歳以上に広げられている。

　現在，東京，大阪など全国で12か所の人材銀行が設置運営されている。　　（城哲也）

人材紹介会社，人材派遣会社 private employment (service) agency, worker dispatching agency
じんざいしょうかいがいしゃ，じんざいはけんがいしゃ

　民間が行う職業紹介や労働者派遣の事業は，中間搾取の排除等の趣旨から，法に基づく許可制となっている。

　人材紹介会社とは，職業安定法に基づき許可を受けた有料職業紹介事業者のうち，主としてホワイトカラーの職種を取り扱う紹介会社のことである。公共職業安定所（ハローワーク）の民間版ともいえるが，マーケットの現状から東京などの大都市圏に集中している。なお，有料職業紹介には，このほか看護師・家政婦，マネキン，配膳など職種を限定している紹介会社もある。

　また，人材派遣会社とは，労働者派遣法（略称）に基づき許可を受け労働者派遣事業を行う会社のことである。このうち「特定派遣事業」は派遣の対象となる労働者が常時雇用される労働者のみである派遣事業であり，「一般派遣事業」は，特定派遣以外の派遣事業である。

　職業紹介が求人者と求職者を結びつけるものであるのに対し，労働者派遣は派遣元事業主が派遣先に労働者を派遣し労働者は派遣先の指揮命令の下に労働に従事するものであるため，両事業は区別される。

　近年の経済社会の変化にともなう民間の職業紹介や労働者派遣に対するニーズの高まりや国際的な動向を受けて，職業安定法や労働者派遣法が大幅に改正され，両事業へ参入する事業者が急増している。

　厚生労働省の調べをもとに推計を加えた数値をみると，人材紹介会社が1996年の約500事業所から2006年の約10,000事業所へ，人材派遣会社は同期間に約9,500事業所から約42,000事業所へと，いずれも大幅に増加となっている。　　　　　　（城哲也）

人事考課
assessment
じんじこうか

　人事考課とは，労働者の能力・適性・執務態度・貢献度などを測定するための手法である。主な目的は，適材適所の実現（管理職や経営幹部の選抜，各職場で設計された労働者区分上の序列決定を含む），賃金管理（昇給や業績配分などを決定），能力開発（各人の長所・短所の把握，育成方針の決定など）とされている。

　制度の呼称や設計，その使用目的は各職場で決められるべきだが，一般的に人事考課はその性格上，次のように大別できる。①情意考課：組織員としての自覚・責任感・協調性・規律遵守の程度など，基本的な執務態度を問う。比較的若年者や職務歴の浅い者を対象とし，中上位者には当然の資質として，省略する場合が多い。②能力考課：職務遂行上，発揮された能力を観察し評価する。日本企業で普及してきた職能資格制度の中核となる手法で，職場ごとに適切な評価項目を予め定め，職場で顕在化した能力のみを観察対象とすることが必須。③業績考課：一定期間の組織業績への具体的貢献度を測るもので，期初に設定した業績目標と結果を対比する目標管理制度（MBO）を採る企業も多く，成果主義のもとでは，主に経営層に近い上位者の考課で重視される。

　人材アセスメントやコンピテンシーの概念など人事考課に関するさまざまな考え方や手法が提案されているが，人事考課は世相にとらわれず，各企業の実態や経営方針により選択すべきである。また恣意や過大な評価誤差が，労働者の士気や納得性を損なうのでは人事考課を行う意味がなく，用いる手法の種類を問わず，その運用に留意すべきことは論を待たない。　　（浅川正健）

人事労務管理
じんじろうむかんり

「組織は人なり」というが、「人・人材」という貴重な資源を確保し、その資源を育て活用を図るのが「人事・労務」部門の役割である。経営資源はヒト・モノ・カネといわれるが、なかでも組織にとって最も重要な資産は「人」である。人によって組織は目標を達成し、存続し、成長・発展する。

優秀な人材を採用し、その能力をさらに伸ばすために環境を整備し、適材適所で自発的に能力を発揮できるように人材をマネジメントするのが人事労務管理である。

人事労務管理は経営管理の一分野であるが、当初は人事管理と労務管理は別々の意味をもっていた。一つは狭義の人事管理で、人事行政面・制度面の構築をさし、もう一つの狭義の労務管理は、現場・職場の運営・管理面をさし、労働条件の管理や労使関係の維持・向上を内容としていた。その後、実務的用語として一般に「人事・労務管理」という言葉を用いて、人事管理、労務管理の全領域を含む広義の意味をもつようになった。1980年代（1982年ハーバード大学のMBAコースに、増加するホワイトカラーや経営戦略化に対する変化に対応し、新たに人的資源管理コースが開設）から人的資源管理（HRM：Human Resource Management）が使われ始めた。

戦後わが国では、日本的経営といわれる終身雇用、年功人事・賃金、企業内組合などの日本的労務諸慣行の基盤の上に、アメリカ式マネジメントを導入してアレンジメントしてきた。1965年頃からは行動科学的研究に基づく研究成果が導入され、多少の矛盾を感じながらも、考え方や制度として多くのものが活用されてきた。

人事労務管理の主な仕事は、雇用管理、報酬管理、職務管理と労使関係管理であり、具体的には、①組織構造および仕事の編成、②人材の確保、③人材の活用と育成、④賃金・賞与など、⑤勤務の規律維持とモラル向上・動機づけ、⑥安全・衛生と健康増進、⑦福利厚生、⑧労使関係の維持向上などである。要員計画を策定し、求人・採用・受け入れ活動から退社までの全プロセスに関するものである。

まず、職務が明確に定義されて、組織化される。そこで潜在能力をもつ資源を確保し、それを育成し、能力発揮意欲を高め、顕在能力として活用し、大きな成果がもたらされるように労働者自身の啓発・自発を促し、効果的な行動がとれる環境を整える。

人の管理はその時代を背景にして、その内容や考え方が変化するものである。1990年代の長期不況により、労働環境・雇用環境さらには社会環境が急変し、多くの課題が生じた。例えば、成果主義経営、雇用形態の多様化、混成職場の管理・運営、少子高齢化による労働力の変化、男女雇用機会均等時代への対応、労働時間管理のあり方（ホワイトカラー・エグゼンプション・労働時間短縮など）、メンタルヘルス不全、パワーハラスメント・セクシュアルハラスメント、ワーク／ライフ・バランス、若い世代の組織離れ、技術伝承と現場力の回復、高齢化による問題、高学歴化、格差社会など、人事・労務管理の課題は多岐にわたっている。

人事労務管理を効果的に運用するには、経営理念に人間観が明示され、経営戦略と連動した人事戦略が立てられ、内外の環境変化に対応し、諸制度間に矛盾がなく運営・管理され、組織全体がまとまりと活性化機能をもつことが大切である。その上で組織人が納得し、健全な成長（キャリア形成）を遂げ、意欲的に行動できることが重要である。

（森田一寿）

心身症
psychosomatic diseasis
しんしんしょう

　心身症とは，簡単にいうと，「心で起こる体の病」である。日本心身医学会では，1991年に「身体疾患の中で，その発症や経過に心理社会的因子が密接に関与し，器質的ないし機能的障害が認められる病態をいう。ただし神経症やうつ病など，他の精神障害に伴う身体症状は除外する」と定義している。つまり，心身症とは，例えば高血圧あるいはぜんそくのような身体症状を主としたものである。しかし，その発症や経過には心理社会的な因子が密接に関与している。これを心身相関という。

　ここで，「病態」という表現が用いられているのは，ある疾患の患者のなかで，ここに定義されているような条件にあてはまる症例のみが心身症であるという意味である。そして，過敏性腸症候群のような機能的なものばかりでなく，胃潰瘍のような器質的な疾患の患者のなかにも心身症がみられる。特に，心身症は他の精神障害にともなう身体症状ではないという除外項目が入れられている。

　ところで，シフネウス（Sifneos, P. E.）がアレキシサイミアという概念を提唱した。これは，自分の感情がどうであるかに気づかず，また，それを言葉で表現できにくい状態のことをいう。池見酉次郎は，これを心身症発生の重要な機序とした。

　しかし，これには反論もある。心身症は臨床各科にわたり全身にみられ，またライフサイクルに沿ってどの時期にもみられる。現代のストレスに満ちあふれた生活のなかで増加しており，「一億総心身症の時代」ともいわれる。主として，「心療内科」で「心身医学的療法」によって治療される。

　　　　　　　　　　　　　（末松弘行）

人生脚本　life script
じんせいきゃくほん

　個人が6歳ごろまでにつくりあげた，その人の人生の設計図。幼児期に両親や親的な役割をもって関わった人たちから受け取ったさまざまなメッセージをもとに，自分はこう生きていこうと無意識に決断し，その決断に沿って生き方の台本を描いていく。そして成人しても気づかずにその幼時期に決めた台本どおりに生きている。

　しかし，人生脚本は幼い時期につくられたものであるから，大人になってからは役立たないし，また妨げになるものも多い。それに気づいて，この台本から脱却し，現在の大人としての資源を用いて，自分に適した生き方を選択し，実行していく。これが交流分析を用いた心理療法の目的である。

　人生脚本は子どもにとっては，きちんと親に世話をしてもらい生き延び，さらに周囲の人たちから愛され，認められるためには必要な生き方の教科書であった。しかし，それは子どものもつ自然の欲求，感情を抑圧し，大人の望むように自分を枠にはめて生きる方法でもある。親が子どもに与えるメッセージには，親も気づかずに与えてしまうマイナスのメッセージ（禁止令）があり，これが初期の脚本形成に大きく影響する。さらに親が意識して子どもに伝える，こうしなさいという命令を含んだ「拮抗禁止令」，それらのメッセージを実際にどう運用するか教える「プログラム」がある。また忘れてはならないのが「許可」で，このメッセージが親から与えられることで，禁止令が打ち消される。大切なことは，脚本は親が子どもに植えつけるのではなく，子どもが親のメッセージをもとに自分でつくりあげたという考えである。　　（繁田千恵）
文献 Steiner, 1974；スチュアート・ジョインズ／深沢（監訳），1991

身体表現性障害
somatoform disorders
しんたいひょうげんせいしょうがい

　身体表現性障害は，あたかも一般身体疾患であるかのような臨床症状を示すが，表現された症状は身体疾患や薬物の作用の直接的な結果ではないものをいう。

　身体表現性障害は，古典的には「ヒステリー」をさし，フロイト（Freud, S.）とブロイアー（Bleuler, E.）の「アンナ O. の症例」やジャネ（Janet, P.）の研究にみられるように，神経症の中核的な存在であった。現行の DSM-IV-TR では，従来の神経症は，不安を中核とする不安症候群と身体症状を中核とする障害群は分離され，病因や心理的機制の共通性はともかくとして，症状を説明するに足る一般身体疾患が診断不可能である障害群を身体表現性障害に分類している。

　身体表現性障害の症状は，疼痛や神経症状などの身体症状を主とし，また虚偽性障害および詐病とは異なり，身体症状の産出が意図的なものではなく，意識的にコントロールできないものである。下位分類には，「身体化障害：従来ブリケ症候群とよばれていたもの。30歳以前に発症し，性器痛および身体各所の痛みや偽神経症状が存在する」「転換性障害：従来ヒステリーとよばれていたもの。偽神経症状を中心とするもの。心理的要因から了解されやすい」「疼痛性障害：症状の中心が疼痛であることが特徴。心理的要因が，その発症・悪化などに重要な役割を果たしていると推定される」「心気症：身体症状や身体機能に対する誤った解釈に基づき，重篤な病気に罹る恐怖，または罹っているという観念にとらわれるもの」「身体醜形障害：想像上の，または誇張された身体的外見へのとらわれ」などがある。　　　　　　　　（西松能子）

新入職員期
しんにゅうしょくいんき

　キャリア発達段階における新入職員期は school-to-work という大きなキャリア・トランジションを経て具体的な職業に就いたばかりという時期であるが，同時に社会的アイデンティティ，職業的アイデンティティの確立という次の発達課題に直面する時期でもある。

　学校教育において内的な面に重点をおいたキャリア教育が十分になされていれば，school-to-work という大きなキャリア・トランジションにおいても，自己の内的な点検すなわち自己の内的キャリアを点検することができるが，それがないと内的なキャリア自覚度が低く，社会的アイデンティティ，職業的アイデンティティの確立が難しくなる。その結果，就職はできたがやりたい仕事が見つからない若年者が増え，離・転職の七・五・三といわれる現象を生み出している。（雇用保険に基づくデータでは，3 年以内に離・転職する比率が中卒では 7 割，高卒では 5 割，大卒では 3 割となっている。）

　内的なキャリア自覚とは自分にとって働くことの意味・価値・意義を自らに問いかけ，自ら見出す答えである。新入職員期に，働くという実体験を経た上でこの問いかけを行うことにより，自己の発達課題を克服していくことになる。この自己に問いかける作業は自己カウンセリングそのものであるが，それほど容易な作業ではない。心理的な支援活動としてのキャリア・カウンセリングが求められる所以はここにある。その際，キャリア開発の支援がシステム化されていれば，個人のキャリア自覚度はより深まることになる。　　　　　　（今野能志）
⇒CDP, 事業主が行うキャリア開発支援, キャリア開発, キャリア・カウンセリング

新フロイト学派（ネオフロイディアン）
neo-Freudism
しん——がくは（——）

　第二次世界大戦中から戦後にかけて，すでに米国で活躍を始めていた若手精神分析家と欧州から移住してきた精神分析家たちが出会って新しい精神分析学の潮流を生むことになった。人格理解の方法としてリビドー決定論に疑問を呈する一方で，精神症状の形成に関して文化や社会の要素が人格の内面形成に直接影響するという見方を提唱した。こうした精神分析学の新しい動きについて，前者の思考特徴に着目して「新フロイト学派」とよぶ一方で，後者の思考特徴から「文化学派」とよぶことになった。

　こうした新しい思考を基盤にして，サリヴァン（Sullivan, H. S.）は統合失調症の心に関して個人についての決定論から考えるのでなく対人関係に反映される力動関係からとらえようとした。フロム（Fromm, E.）はこの学派のもう一方の旗頭として心の内面と社会との間の矛盾に満ちた葛藤の様相とその行方について論じた。ホーナイ（Horney, K.）は，神経症的パーソナリティが社会との関係のひずみ体験によって形成されるとした。フロム-ライヒマン（Fromm-Reichmann, F.）はサリヴァンの統合失調症についての理解と関与の方法を実践的に発展させた。またトンプソン（Thompson, C.）は女性の精神発達について女性自身の視点から解き明かしていく道を開いた。

　「新フロイト学派（ネオフロイディアン）」はオーソドックスな精神分析学の系譜に対して社会関係の観点を導入する役割を果たした。　　　　　　　　　　　（川上範夫）
⇒自我，精神分析療法，フロイト

信頼関係（治療同盟）
therapeutic alliance
しんらいかんけい（ちりょうどうめい）

　カウンセラーがどのような理論的基盤に立脚しようとも，カウンセリングの効果を左右する最大の要因はクライエントとの信頼関係であることが，近年の実証的研究から明らかにされている。この信頼関係はラポールともよばれ，クライエントとカウンセラーとの間にあたたかい情緒的な交流があり，安心感と安全感に支えられながらクライエントの悩みや問題について話し合い，理解し合えるような関わりをいう。

　しかし，それはカウンセラーが単に優しくて思いやりがあるから成り立つとか，理論や技法は必要ないということではない。カウンセラーは，言語的非言語的にクライエントに肯定的で積極的な関心を示す。また，単なる情報収集に偏らないように配慮し，クライエント自身の自己理解と問題解決につながる適切な質問を心がける。さらに受け身的な共感的理解にとどまらず，時に理解したことを積極的に言語化すること，すなわち共感的応答によって，カウンセラーに理解してもらえたとクライエントが実感できるよう，能動的に関わっていく。

　このような信頼関係はカウンセリングの全過程における必須の要素であり，インテーク面接などの初期段階ではことさら重要である。多くのクライエントは初めは不安や緊張感を抱えているが，信頼関係が形成されるにつれて自由な自己開示が可能になり，カウンセリングへの動機づけも高まる。そして次第にカウンセラーに問題解決を全面的に委ねるのではなく，クライエントが自ら積極的に取り組むようになっていく。

　なお，精神分析における類似概念に治療同盟がある。　　　　　　　（野末武義）

信頼関係形成期 the initial stage aimed at building the counseling relationship
しんらいかんけいけいせいき

　カウンセリング過程におけるカウンセラーの役割は、クライエントが自分自身の責任によって意思決定を行い、自らの能力や可能性を最大限に発揮して、よりよく生きることができるように援助することである。この過程が推進されるためには、クライエントとカウンセラーとの間に安定した人間関係が構築される必要があり、特にカウンセリングの初期段階における信頼関係の形成が、クライエントの防衛的な態度を緩和し、カウンセラーとの共同作業への動機づけを高め、問題解決へ積極的な取り組みを促進することになる。つまり、クライエントがカウンセラーに対して安心感・信頼感をもち、さらにカウンセラーが受容的・共感的だと気づいたときに、はじめて安定したカウンセリング関係が形成されるということである。

　このような信頼関係を形成するためには、カウンセラーにはある態度を維持することが求められる。すなわち、カウンセラーは、クライエントを人間として尊重しようとする基本的姿勢とクライエントに対する安心感・信頼感をもつとともに、自らの思考や感情に十分に気づいており、クライエントをあるがままに理解しようとする積極的な姿勢をもってクライエントの体験に共感し、その共感に基づいてさらにクライエントの理解を深めていこうとする態度が必要となる。

　信頼関係形成期はカウンセリング過程の初期段階ではあるが、この時期に形成される人間関係の質が、後のカウンセリング過程に大きく影響し、カウンセリングの成果を決定する重要な要素になる。(三川俊樹)

信頼性 reliability
しんらいせい

　信頼性とは、そのテストにおける測定値の安定性もしくは一貫性を意味している。テストの精度に関係している概念である。風邪を引いて熱がありそうだと思ったとき、体温計で体温を測定する。38.5度と測定された。5分後に測定してみたら、36度であった。この場合、測り方が悪かったか、体温計が壊れているかである。後者の場合、その体温計は信頼できない(信頼性がない)ということになる。

　どのように緻密に作成されたテストであってもいくらかの「誤差」が含まれる。一般に測定された値は、真の値と誤差の値を加算したものと考えられている。測定値のなかの誤差の含まれる割合が低いほど(真の値に近いほど)、そのテストの信頼性は高いということになる。誤差の含まれる割合が高いほど信頼性は低い。

　真の値とは、あくまで理論上のもので実際には測定できない。なぜなら、一人の被検者が完全な状態で、完璧なテストを受けたときの得点などを測定することは不可能であるからである。このため、信頼性とは一人の被検者に対する多数回の測定、または大勢の被検者に対する測定によって、多数の測定値が得られたとき、その測定値の分散のなかで真の値の分散が占める割合と定義されている。(真の値の分散)^2／(多数の測定値の分散)^2＝(信頼性係数)で表される。この信頼性係数が信頼性を表す指標となる。真の値の分散もまた、測定することができない。このため信頼性係数は実際に得たデータからの推定値ということになる。この推定には、再テスト法、折半法がよく利用される。なお、信頼性は尺度の項目数を増やすことで高まることが知られている。

(宮崎圭子)

心理学的構造理論

psychological structural theory
しんりがくてきこうぞうりろん

　キャリアや進路の選択は，人間の心理的な内的要因によって規定される面も大きい。この心理的な要因に何らかの構造を仮定する理論が心理学的構造理論である。

　最も古典的な心理学的構造理論は，フロイト（Freud, S.）の精神力動理論である。フロイトは人間の精神構造を，意識・前意識・無意識の3つの層に分けた。また，エス（イド），自我，超自我の3側面でとらえる場合もある。いずれにせよ，フロイトの影響を受けたキャリア理論では，心理的な内的構造間で互いに抑圧し合ったり，優勢になったりといった相互作用によって，キャリアや進路が影響を受けるとされる。その際，無意識的な内的構造要因を重視する立場もあれば，反対に意識的・自覚的な要因を重視する立場もある。

　また，この精神力動理論的な考え方と個人の性格特性や職業分類とを関連づけた理論にロー（Roe, A.）の進路選択理論がある。この理論では，幼児期における欲求の強さ，欲求と満足の差異，満足に対する価値づけなどがその後の職業に影響を与えるとする。

　個人を何らかの特性によって分類する類型論的な考え方も，人間の心理的な構造要因に着目しているといえる。その代表的な理論がホランド（Holland, J. L.）の理論である。ホランドの理論では，人のパーソナリティを「現実的」「研究的」「芸術的」「社会的」「企業的」「慣習的」の6つの類型に分類する。職業もこの6つの類型に分類されており，同じ類型どうしの人と職業をマッチングさせることで最適な職業適応がなされるとする。　　　　　　　（下村英雄）

文献 Roe, 1956

心理教育（サイコエデュケーション）

psychoeducation
しんりきょういく

　治療概念では対処できない事例や状況が出てくるなか，教育（education）の原点に立ち返り，その人の良さを引き出し，足りないものは学習するという学習－教育フレームから人の心理にアプローチするのが心理教育である。心理教育はホリスティック（全人的，包括的）な発想をもっており，すでに現出している問題に対応する治療教育（remedial education），問題が出てくる前に対処しようという予防教育（preventive education），さらに，その人の良さを伸ばそうという開発・発達教育（developmental education）から構成されている。

　心理教育プログラムは1970年代初期に始まったといわれるが，そのルーツは多様であり，進歩主義教育（Dewey, J.），性格教育（Chapman, W. E.）などの教育の流れ，ロジャーズ（Rogers, C. R.）の提唱した学生中心の教授法，1950年代の学習理論研究の臨床応用は心理治療者・臨床家が治療を学習用語でみるきっかけとなり，1960年代の地域精神衛生の時代に予防が中心的話題となったのも影響している。

　心理教育にはいろいろなアプローチがあるが，スキルストリーミング（Goldstein, A. P.）では，①モデリング，②ロールプレイング（役割演技），③遂行フィードバック，④転移トレーニングを構造的に行い，向社会的スキルを獲得するといった試みがなされている。日本には，そのパーツとして，自己主張スキルトレーニング，SST（social skill training），グループ・エンカウンター，親業訓練，人間関係開発訓練などが紹介されている。　　　　　　　（岡林春雄）

文献 岡林, 1997

心理検査法の倫理規定
しんりけんさほうのりんりきてい

　産業カウンセラーが，カウンセリングを実施する場合，心理検査を活用する場合は慎重に実施し，倫理規定に従う必要がある。

　1．十分に訓練を受けていない心理検査は実施しない（日本産業カウンセラー協会倫理綱領第2章13条3）。そのため知能・性格・適性など心理検査を実施する場合は，手引を熟読し，十分指導を受けてから実施することが望ましい。また，スーパーヴァイザーに指導を受けながら実施する。

　2．自己の研究目的や興味のために，カウンセリングを利用しない（日本産業カウンセラー協会倫理綱領第2章13条4）。研究発表のために，心理検査をしたり，自己の興味・関心があるから検査するのではなく，有効なカウンセリングをするために実施すること。そのためクライエントに資格，目的・技法を説明した上での同意（インフォームド・コンセント）を得て，心理検査を勧める（日本産業カウンセラー協会倫理綱領第2章13条1）。安易な承諾の返答をもって協力してくれたと判断することは，絶対に避ける必要がある。高齢者に協力を得る場合には，高齢者学級や社会参加グループなど仲介者を得て，了解を求めることが必要である。

　3．検査結果は対象者またはそれ以外の人に誤用・悪用されないようにする（日本臨床心理士会倫理綱領第5条4）。

　4．対象者から心理検査結果等の情報開示を求められた場合には，原則としてそれに応じる（日本臨床心理士会倫理綱領第4条5）。　　　　　　　　　（松原達哉）

文献 松原，2006；日本発達心理学会（監），2000

⇨インフォームド・コンセント

心理テスト
psychological test
しんり――

　1．心理テストとは
　知能検査，性格検査，適性検査，興味検査，学習法検査などを一括して，ふつう心理検査とよんでいる。心理検査は，信頼性，妥当性，実用性の高いものがよい検査として利用される。

　2．よい心理テストの条件
　(1)信頼性（reliability）
　誰がいつ，検査しても同じような結果が測定できるかを吟味すること。同一検査を1か月くらいおいて実施し，相関係数を算出して，$r=0.7$以上あることが望ましい。
　(2)妥当性（validity）
　テストが，測定しようとする目的を，どの程度正しく測定しているかを示すものである。本当に測定しようとしている性格とか知能とか適性などを，正しく測定できているかどうかを妥当性という。
　(3)実用性（administrability）
　検査が実施しやすく，採点も容易で，経済的にも高価すぎない検査をいう。

　3．心理テストの効用
　心理テストは，次のような効用がある。心理テストはカウンセリングを実施する前に，クライエントには，どのような問題があるか，実態や原因を客観的に診断し，どのようなカウンセリングを実施するか判断するのに用いる。また，カウンセリング結果がよかったかの判断や，カウンセリングを終結にしてよいかの判断をつけるのにも用いる。診断する場合，客観的に科学的に判断できるし，短時間に多方面にわたり診断できる。また，観察や面接でわからないことが診断できるのに加え，深層心理も診断できる。さらにテストによっては実施するだけで治療やカウンセリング効果がある。

なお，カウンセリング理論のなかでも来談者中心療法は，心理テストをまったく使用しない理論である。

4．心理テストの種類
(1)知能検査

知的能力を測定し，特に知的障害があって学校や社会にうまく適応できない子や成人もいる。そこで，知能検査を用いて早期に発見し，早期に療育することによって発達を促進することができる。

代表的な知能検査は，田中ビネー式知能検査，WPPSI知能診断検査，WISC-III知能診断検査，WAIS-III知能診断検査などがある。知能検査には，個別式が用いられ，集団式テストはほとんど利用されていない。

(2)性格検査

個人の比較的安定した行動傾向を診断する検査である。測定の手続きによって3つのタイプに分けられる。即ち，質問紙法，投影法，作業検査である。

a．質問紙法：質問紙法は文章を提示し，それについての回答を被検者に求める方法。

質問紙の性格・人格テストへの回答は，一般には設定されている選択肢から被検者に選択を求める方法がとられる。したがって誰が行っても，基本的には共通の結果が得られる。この方法によって多数の被検者のデータを比較的短時間で処理できることも，大きな利点である。テストによっては，コンピュータ採点も活用されている。

b．投影法：投影法はあいまいな図形や場面を見せ，何と答えるかによって，判断を求める検査のことをいう。いきおいその人の内面が判断の枠組み－基準になりやすく，その判断や反応で性格を診断する。

c．作業検査：作業検査は，一定の作業を被検者に課して，その結果をみて性格を診断する。論理的にはさまざまな作業課題の適用が可能だが，わが国では一般的に内田クレペリン精神検査をさす。これは単純な1桁の2数を加算していく作業を1分間ずつ，15分連続して行い，5分の休憩をはさんで，また15分連続加算していき，性格を診断する。結果は初頭努力，終末努力，ムラ，誤り，練習効果などから診断する。採用試験には広く利用されている。

(3)適性検査

適性検査には，職業適性検査と進学適性検査とがある。将来の職業を選択するとき，どのような職業に向いているかを診断する検査と，どのような大学や学部学科に向いているかを診断する検査とがある。なお，職業適性検査の場合，アート・テスト，音楽素質検査，運転適性検査などもある。しかし，実際には純粋な適性素質の抽出は困難なため，現在の到達水準から類推，推測する方法が多くとられている。

なお，作業領域に適しているかどうかを診断するために知能・性格・興味・身体的条件などまで包含することもある。そのため職種によっては性格・生理・運動・感官機能検査をすることもある。適性検査として有名なのは，アメリカの「一般適性検査（GATB）」がある。この検査をもとに作成された厚生労働省編一般職業適性検査では，知的能力（G），言語能力（V），数理能力（N），空間判断力（S），形態知覚（P），書記的知覚（Q），運動能力（K），指先の器用さ（F），手腕の器用さ（M）の9つの測定をしている。

(4)興味検査

どのようなことに興味をもっているかを診断する検査で，職業興味検査，学習興味検査などがあるが，種類はあまり多くない。

5．カウンセリングへの活用の留意点
(1)心理テストの施行前後での配慮

テストの意味や目的および結果の伝え方は慎重にするべきである。知能（検査）や

性格（検査）は，結果に敏感になったり無用な心配をさせないよう配慮することが望ましい。やりっ放しではよくない。どのように結果を伝えるかは，プライバシーの問題とともに検査者にとって重要な課題である。

知能検査は，知能段階は教えてよいが，知能指数まで教える必要はない。性格検査で，結果を知らせる場合は，人により，内容により，十分注意する必要がある。結果を知らせないほうがよい場合もある。なお，知能検査以外の適性検査や学習法などは検査の結果を早く本人に知らせて，以後の指導に役立てる。

(2)テストバッテリーの考慮

いくつかのテストを組み合わせて実施することをテストバッテリーという。心理テストの利用価値を高めるためには，他のテストとの相互関係をみるのが望ましい。

また，知能，性格，適性などの異なる領域におけるテストをいくつかのバッテリーに組むようにするのもよい。なお，学習法検査，性格検査，親子診断関係検査などを組み合わせ，テストバッテリーにして実施すると，児童・生徒の適応状態が多面的に診断できる。特に不登校・いじめ，自殺念慮などの子どもの場合，時には，性格検査，バウムテスト，親子関係診断検査などをテストバッテリーにして多面的に診断すると効果的である。

6．産業分野での利用の留意点

ほかの人事情報などの収集をあわせて行う。カウンセラーは心理検査に関する十分な知識と経験をもつとともに既存の人事情報（管理者の評価，面接記録，適性検査結果など）をできるだけ収集し，利用することが必要である。　　　　　（松原達哉）

心理判定員
psychological diagnostician
しんりはんていいん

心理判定員とは，相談機関等で受け付けた相談等に対して，心理学的見地からの助言，判定，援助等の業務を担当する専門職である。地方公務員として心理学に関連する業務に勤務した場合に認定される任用資格である。主に児童相談所，身体障害者・知的障害者更生相談所，精神保健福祉センター，婦人相談所等の相談機関。乳児院，児童養護施設，自立支援施設等の児童福祉施設。そして障害児，知的障害者，身体障害者等の障害児者福祉施設などに配置されている。児童相談所では「児童相談所運営指針」により2005年（平成17年度）から「心理判定員」の名称が「児童心理司」に変更された。児童心理司の職務内容は，「児童相談所運営指針」によれば，①子ども，保護者等の相談に応じ，診断面接，心理検査，観察等によって子ども，保護者等に対し心理診断を行うこと，②子ども，保護者，関係者等に心理療法，カウンセリング，助言指導等の指導を行うこと，とされている。

近年，児童虐待の増加にともない，子ども，保護者，関係者の心のケア（care）の必要性が高まっている。「児童虐待の防止等に関する法律」により，児童虐待の対応窓口は，一義的には市町村となり，児童相談所は後方支援と重篤な事例への対応となった。児童虐待では被虐待児童の心のケアや虐待者の治療教育を実施し，親子関係の再構築，家族再統合が重要な課題になっている。

児童心理司は所内の児童福祉司等と，また医療，教育，警察，福祉等の他機関や地域とともに問題に取り組むことがある。そこでは関係者間，関係機関同士の心の通った協力，連携，協働関係が大切となる。

（伊藤明芳）

進路指導
career guidance and counseling
しんろしどう

1．進路指導
日本進路指導学会（2005年から日本キャリア教育学会に名称変更）による，進路指導の総合的定義とその各論にあたる学校教育における定義を紹介する（藤本，1987）。

(1)総合的定義
「進路指導は，個人が生涯にわたる職業生活の各段階・各場面において，自己と職業の知見を広め，進路に関する発達課題を主体的に達成する能力，態度等を養い，それによって，個人・社会の双方にとって最も望ましいキャリアの形成と職業的自己実現を図ることができるよう，教育的・社会的機関ならびに産業における専門的立場の援助者が，体系的・継続的に指導援助する過程である」としている。

(2)学校教育における定義
「学校における進路指導は，在学青少年が自ら学校教育の各段階における自己と進路に関する探索的・体験的活動を通じて，自己の生き方と職業の世界への知見を広め，進路に関する発達課題と主体的に取り組む能力，態度を養い，それによって，自己の人生設計の下に，進路を選択・実現し，さらに卒業後のキャリアにおいて，自己実現を図ることができるように，教師が，学校教育の全体を通して，体系的，計画的，継続的に指導援助する過程である」と定義している。

要約すれば，キャリア・ガイダンスとしての進路指導は，将来の人生設計，人間としての生き方について指導援助するとともに，適切な進路の選択・計画と適応，自己実現を援助・支援する教育活動であり，人間形成を担うものとしての意義をもっている。

2．進路指導の基本的性格と活動内容
(1)進路指導の基本的性格
学校教育における進路指導という用語は，1958年の中学校学習指導要領の改訂から従前の職業指導に代わって使用されるようになった。進路指導は，卒業時の就職あっ旋や進学準備といった配置指導，事務処理などではなく，①生徒の生き方や人生設計について援助すること，②個々の生徒のキャリア発達やキャリア成熟を促進すること，③個々の生徒を尊重し，その可能性を伸長すること，④入学当初から組織的・計画的・継続的に行われること，⑤家庭・地域・関係諸機関との連携・協力を特に必要とすること，などを基本的性格とする教育活動である（文部省，1977）。

(2)進路指導の活動内容
学校教育における進路指導の活動内容には，①個人資料に基づく個人理解（教師の生徒理解と生徒の自己理解），②進路情報の収集・整備とその活用，③啓発的経験（キャリア体験）の獲得，④進路相談（キャリア・カウンセリング）の実施，⑤進路先の選択・決定の指導援助，⑥卒業後の追指導（フォローアップ），という6つの活動領域がある。

近年，フリーターやニート（若年無業者）の増加をはじめ，新規学卒就職者の早期離職（職場不適応）や職業人としての基本的な資質やマナー，「働く意欲」の低下などの問題がクローズアップされている。このような状況のなかで，小学校段階から系統的・計画的・組織的に，児童生徒のキャリア発達を促進するキャリア教育の推進が求められている。進路指導は，このキャリア教育においても，中核的な役割を担う教育活動である。　　　　　　　　（坂柳恒夫）

文献 藤本，1987；文部省，1977

睡眠障害　sleep disorders
すいみんしょうがい

　睡眠障害は，不眠，過眠，睡眠時随伴症，睡眠・覚醒スケジュール障害（概日リズム睡眠障害）の4大症状で特徴づけられる。不眠は最も多く認められる障害で，入眠困難，もしくは睡眠維持の困難を症状とする。DSM-IV-TRによると，不眠を主訴とする疾患の米国での年間有病率は，成人の30～45％といわれる。わが国では，厚生労働省が平成13年に「睡眠障害の対応と治療ガイドライン」として，12か条の指針を発表した。健常者もストレスや不安・緊張をかかえている場合に一過性の不眠症になることがある。また，うつ病，外傷後ストレス障害や統合失調症などの精神疾患による二次的な不眠はよく知られている。うつ病による不眠は，早朝覚醒が特徴である。

　過眠は過剰な睡眠量や日中の傾眠傾向，あるいは両者の重複したものである。重篤な過眠症は，睡眠時無呼吸症候群やナルコレプシーが原因となっている可能性がある。うつ病もまた不眠だけでなく，過眠も引き起こす。睡眠時随伴症は，特定の睡眠段階や，睡眠ー覚醒の移行状態に関連して出現する行動異常や生理学的異常で，悪夢障害・夜驚症・睡眠時遊行症などが含まれ，幼児・少年期に発症することが多い。

　睡眠・覚醒スケジュール障害（概日リズム障害）は，眠りたい時刻に眠られず，起きたい時刻に起きられない症状である。睡眠障害の治療は薬物療法と理学療法が主である。薬物療法ではベンゾジアゼピン系の睡眠導入剤が有効である。過眠，特にナルコレプシーの治療には，メチルフェニデートが用いられる。概日リズム障害には光（源）療法やメラトニンが用いられる。睡眠時随伴症には，ベンゾジアゼピン系の薬物が有効な場合がある。　　　（西松能子）

SUBI（主観的健康感尺度）
The Subjective Well-being Inventory
すうびい（しゅかんてきけんこうかんしゃくど）

　SUBIは，WHO（世界保健機関）が作成した40項目の自己記入式質問紙で，ある個人が身体的，精神的，社会的な領域で，主観的にどの程度健康（well-being）であるかを包括的に測定しようとしたものである。

1．背景

　医学領域では，精神医学的な症状，すなわち，うつや不安のような精神的不健康あるいは陰性感情というべき状態を評価する方法は数多く開発されてきたが，一方，陽性感情，すなわち，幸福感，達成感や自信のようなポジティブな精神的側面を評価する方法はあまり着目されてこなかった。しかしながら，健康増進の立場からは陰性感情を減らすだけではなく，陽性感情にも着目しこれを増強することも大切である。このため陽性感情と陰性感情の両方を同時に測定できる方法としてこの質問紙がWHOによって開発された。

2．内容

　この質問紙は個人の感情のみでなく，その個人がおかれている現実をどのように認知しているかという側面を含めた，総合的な健康に焦点をあてたものである。SUBIの尺度は陽性感情（positive affect）と陰性感情（negative affect）の2軸から構成されており，ネガティブな心理状態だけでなく，達成感や自信などのようなポジティブな心理的側面も同時に測定できるようになっている。この陽性感情と陰性感情は必ずしも逆相関しないことが知られている。つまり，陽性感情が強いときには陰性感情が弱く，陽性感情が弱いときには陰性感情が強くなるという関係が単純には成立しないのである。したがって，例えば陽性感情が強く，かつ，陰性感情も強いということが

あり得る。ただし，陰性感情が非常に強いときには陽性感情は一般に弱くなる。

SUBIはさらに11の下位尺度をもつ。それは，①一般的幸福感・肯定的感情（人生に対する前向きの気持ち），②期待と達成の一致（達成感），③対処行動に関する自信（自信），④超越（至福感），⑤家族による支援（近親者の支え），⑥社会的支援（社会的な支え），⑦子どもや配偶者との関わり（家族との関係），⑧不十分な心的支配（精神的なコントロール感），⑨不健康の認知（身体的不健康感），⑩社会的関わりの欠如（社会的なつながりの不足），⑪一般的幸福感・否定的感情（人生に対する失望感）である。なお，それぞれのスケールの得点が高いほど状態がよいことを示す。日本語版は大野裕らにより作成され，その信頼性妥当性は藤南佳代らにより確認された。

3．産業保健場面での応用

SUBIは産業保健場面での使用に向いている。なぜなら，産業保健場面では陰性感情が病的なほど強いことは多くなく，陽性感情と陰性感情の2軸はほぼ独立となるため，この質問紙の特長が発揮できるからである。例えば，陰性感情を若干強く感じる状況下でも，陽性感情を強く感じていれば充実した日常生活を送れる可能性がある。

具体的な使用法としては，スクリーニング目的の利用と個人による健康の自己管理のための利用が考えられる。前者としてはスクリーニング陽性者に対して援助を行う。また陽性者の多い集団には集団としての予防的介入も必要だろう。後者では，質問紙とその解説をそのまま個人に渡し自分で採点してもらいストレスマネージメントに役立ててもらうという方法が考えられる。

(吉村公雄)

文献 大野・吉村，2001；藤南ほか，1995

スクールカウンセラー事業
school counselor project
——じぎょう

American School Counselor Association (ASCA) は，スクールカウンセリング活動要素として，個別カウンセリング，集団カウンセリング，コンサルテーション，コーディネーション，ケースマネジメント，ガイダンスカリキュラム，プログラムの開発と評価，プログラムの提供をあげている。アメリカでは，スクールカウンセラーが常勤配置されている学校が非常に多く，その活躍の内容も多岐にわたる。何より，教科担任と生徒指導は分業化が確立されている。教師は教科を教える専門家としての職務を担当し，生徒指導はスクールカウンセラー（ガイダンスカウンセラー），スクールサイコロジスト，スクールソーシャルワーカーによる専門家が担っている。一方，日本では学級担任が教科指導および生徒指導の両方を担うシステムとなっている。

そのような状況のアメリカと比較すると，日本のスクールカウンセラー制度の本格的なスタートはきわめて出遅れている印象が否めない。最も，日本でのカウンセリングの歴史自体が浅いので，そのことを考慮すれば，致し方ないかもしれない。しかし，急変する社会・家族のあり方を背景に，いじめ，非行，不登校，学級崩壊等が増加し，生徒指導の枠組みでの対応に限界があることを学校内外で指摘されるようになった。日本でのスクールカウンセラー制度は，1995年当時の文部省がスクールカウンセラー事業（スクールカウンセラー活用調査研究委託事業）としてスタートさせた。臨床心理もしくは心理カウンセリングの専門家が非常勤（週2日，8時間）として公教育の場に導入された。スクールカウンセラーは校長などの監督のもと，以下の4つの職

務を主に担うこととなった。①児童生徒へのカウンセリング、②カウンセリングなどに関して、教職員および保護者に対する助言援助(コンサルテーション)、③児童生徒のカウンセリングに関する情報の収集と提供、④その他の児童生徒のカウンセリングなどに関して各学校で適当と認める事柄。

勤務条件は、原則として、1校に2年間、年35週、週2回、1回4時間であった。配置形態は、単独校方式、拠点校方式、巡回方式の3種類である。

その後、6年間にわたるこの調査研究委託事業は、現場教師、保護者、児童生徒から高い評価を受け、2001年より5か年計画で全公立中学校にスクールカウンセラーを派遣する事業が始まった。具体的には、①事業主は文部科学省と都道府県の両者となる、②勤務形態は原則週2日、非常勤、勤務時間は8～12時間、③原則、単独校方式(単独校方式:スクールカウンセラーは配置された当該学校のみを対称にする)、④臨床心理士等心の専門家を配置する、⑤経費の2分の1は国庫補助、残り2分の1は都道府県が負担、⑥時給単価は5500円を参考として設定、⑦スクールカウンセラーの身分は都道府県非常勤務職員という位置づけ、⑧原則、1年ごとの雇用、である。

その後の文部科学省による会議、研究会(2003、2004年)では、不登校児童生徒などへのカウンセリング、教職員、保護者等への専門的援助・助言において実質的な効果があがっているとの報告がなされている。さらには、スクールカウンセラーの効果的な活用も提言された。

今後の最大の課題は学校での滞在時間が少ないことに起因する問題である。児童生徒へのカウンセリング、教職員・保護者との連携への迅速な対応が困難である。早急な常勤対応策が望まれる。　　（宮崎圭子）

鈴木ビネー式知能検査（実際的個別的知能測定法）

Suzuki-Binet Intelligence Scale

すずき――しきちのうけんさ（じっさいてきこべつてきちのうそくていほう）

ビネー（Binet, A.）がシモン（Simon, T.）の協力を得て、1905年に作成した知能測定尺度（ビネー式知能検査）は、その後各国で翻訳、改訂されて用いられるようになった。そのなかでアメリカのスタンフォード大学のターマン（Terman, L. M.）らが作成した「スタンフォード・ビネー―シモン知能尺度改訂版(1916年)」(Stanford Revision of the Binet-Simon Intelligence Scale)は有名である。鈴木ビネー式知能検査（実際的個別的知能測定法）は、このスタンフォード・ビネー知能検査の流れを組む知能検査法で、日本におけるビネー式知能検査法のなかでは最も古い歴史がある。

現在用いられているこの検査は、1956年（昭和31年）に改訂されたもので、幼児から成人までの知能の全体像を個別的にとらえ、知的障害の診断と指導に役立てることができる。適用年齢は2歳～成人とされているが、幼稚園児～中学生の知能測定に用いられることが多い。検査に要する所用時間は約60分である。

検査の内容は、言語・数字・用具などを媒介とした問題が易しいものから難しいものへと順に並べられている。その解答の過程や結果から被検者の知能の発達水準を測定する。検査は一問一答の形式で進めていくが、実施には、検査手引を用いる。結果の整理は、手引の算出表に従い、精神年齢（MA）と知能指数（IQ）を算出し、そのMA、IQから被検者の知能水準または知能段階について判定する。　　（松岡洋一）

文献 鈴木，1956

STAI　State-Trait Anxiety Inventory
すてい

　STAIはスピルバーガー（Spielberger, C. D.）が1970年に考案した。刻々変化する不安状態である状態不安尺度と不安になりやすい性格傾向である特性不安尺度で構成され，この２つを区別して測定する心理検査である。各20項目，５段階評定であり，得点範囲は20～80点である。MAS, CASなど従来の不安検査は性格特性である不安傾向を測定するものであるが，それを状態不安の指標としてみることも多かった。しかし，不安になりやすい人がいつも不安が高いとは限らない。不安になりにくい人でも極度の緊張状態では不安が高くなるかもしれない。不安傾向の検査で，ある時点の不安の高さを測ることには無理がある。

　STAI-Xの日本版がつくられ標準化され，臨床的にも広く利用されている（水口・下仲・中里，1991）。その子ども版もSTAICとして標準化されている（曽我，1983）。そのほかに新版STAI（肥田野ら，2000）が出版されており，これはSTAI-Xの改訂版であるSTAI-Yの日本版である。XとYの差はXが不安項目だけでなく抑うつ項目を含むが，Yは不安項目だけで構成されている点である。これはXからYへの改定後に出版された，不安，抑うつと攻撃性を同時に測定するState-Trait Emotion Profileに発展させるための伏線であろう。しかし，一般にMASなどの不安検査は抑うつ項目を含んでおり，臨床的不安検査としてはそのほうが妥当と思われる。使用目的により，臨床用ならX，純粋な不安を測定する必要の研究のためならYを選ぶとよいだろう。

　　　　　　　　　　　　　（中里克治）

⇒ MAS

文献 肥田野ほか，2000；水口・下仲・中里，1991；曽我，1983

ストレス関連疾患
stress related disorders
——かんれんしっかん

　心理的，社会的ストレッサーが発症や症状の経過に関与することが大きいと考えられる疾病。心身症，神経症，職場不適応などがある。心とは一定のエネルギーをもった対象希求的な生命体としたとき，ストレスとは，ある作業やある行為において個人の心的許容量を超えたエネルギーの消費，消耗とも換言できうる。それゆえ，ストレスとは不快感とでもいえる体験でもある一方，不快感に耐える心的エネルギーの消費，消耗とも考えられる。このような定義は，ストレスの対処としてその個人にとり質のよい休養の必要性という認識に結合しやすいため，産業カウンセリングだけではなく心理臨床のきわめて実践的で有用な定義と思われる。人のストレスによる反応は大別して，①身体化，②精神化，③行動化，④その混合，に分けられる。

　身体化として多いのは，不眠，食欲不振や，易労感や疲労感や身体のだるさが多く，ついで頭痛，めまい，吐き気など，より自律神経系をまきこむような訴えを示すものがあり，これらは身体的，器質的検査において異常は認められないものである。またストレス状態が慢性化すると，筋肉痛をはじめ胃潰瘍や心因性難聴（特に教師の場合が多い）などがあり，いわゆる心身症といわれるすべてともいえる症状が出現する。その場合器質的な検査には異常がない。

　精神化としては，とくに出勤前の気分の重さや心身の極度なだるさ，重さが発生し，出勤しなくてはいけないと強く思うほど，身体が動かないという出勤拒否状態が出現する。また出勤しても慣性的な感情の不安定，イライラ感などが時として他人の評価へのこだわりなどがセットになってきわめ

て当人の心を不自由にさせている場合が多く，これらが進行すると，物事が集中して考えられないという思考障害が発生し，ある個人の仕事の達成量や質の極度の低下が出現する。この時，産業現場では注意力散漫によるケアレスミスが大きな事故につながる可能性が高まるので，事前に休養加療などの適切な対処が必要となる。

また，大半は上述の身体異常感と精神違和感が混合して併発しているのが実態であり，それらは，まじめ，几帳面，責任感が強いといううつ病親和性格とセットになっている場合が多い。そのような苦しみをもつ自分を許すことができず，逆に自分を叱咤することで余計に仕事の達成を不能にし，ストレスをどんどん増幅させているという抑うつ構造特有の悪循環が認められる場合には，進行すると閉じこもりや独語とか独笑などという異常行動として出現することもある。またこの抑うつ構造がより深まると，蒸発欲求や希死念慮に発展していき，最悪の場合自殺に至ることもあるし，過労死と推定される現象も発生する。

行動化としては出勤不能状態が多く，時には，社内の便所などへの閉じこもりや痴漢行為をはじめ，アルコール依存やパチンコをはじめとしたギャンブル依存，うつ感情から起こる家庭内不和による夫婦不和の増幅に関する問題や子どもの不登校などの情緒障害も認められる。青少年の場合のように，暴力行為や盗みなど刑法に抵触する行動化は稀である。それは，産業の場合，上述したようなまじめな性格を会社が求めるという事情にもよる。それゆえ，本格的なアルコールや薬物ないしギャンブル依存は少ない。多くの場合，気分転換として，ストレス発散として行われている場合が大半であり，これは，健康な対処方法であると思われる。　　　　　　　（増井武士）

ストレス，ストレスマネジメント
stress, stress management

ストレス理論を提唱したセリエ（Selye, H.）は，動物に有害物質を注入したり拘束したりすると，その刺激の種類にかかわらず，副腎皮質の肥大，胸腺・脾臓・リンパ節の萎縮，胃・十二指腸の出血や潰瘍などの共通する特異的症状が生じることを発見し，これらの全身にわたる症状群を汎適応症候群（GAS：general adaptation syndrome）と名づけた。生体にとって対処を必要とする刺激をストレッサー，ストレッサーによって生じる非特異的な症状群（GAS）が示す状態をストレスと定義した。

ストレッサーが加えられた後の心身の防御反応は，時間の経過とともに変化する。図は，ストレスへの抵抗力が普段の正常値に対し，どのような変化をするかを示したものである。

ストレッサーが加えられた直後，身体的活動が低下し，抵抗力は正常値より大きく低下するショック相が現れる。このような状態に対し生体は防御のために「闘うか逃げるか」の戦闘態勢を整え，抗ショック相に移行する。抗ショック相では，アドレナリンが分泌され，交感神経系の活動が活発になり，覚醒，活動水準が高くなる。時に過覚醒や過活動になることもある。このショック相，抗ショック相からなる警告反応期を経て，抵抗期へと移行してゆく。抵抗期では，副腎皮質ホルモン等が分泌され，身体の抵抗力は高まる。ストレッサーに対し活動性を高めてバランスの保っている状

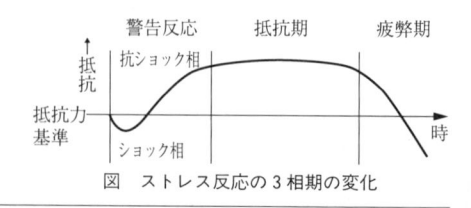

図　ストレス反応の3相期の変化

態である。しかし，この抵抗期が長期化すると，身体の防御機能にも限界があり，適応エネルギーが枯渇し，再び抵抗力が正常値以下に低下する疲弊期に移行する。生体は神経系，免疫系，内分泌系などの身体疾患を引き起こす可能性が増大する。

セリエの研究においては，ストレッサーとして物理的・生理的な刺激が想定されていたが，ラザラスら（Lazarus & Folkman, 1991）は，心理学的ストレスモデルを提唱し，環境からの要請が個人の対処能力を超えるときに，ストレスとして評価されるとした。内的・外的なストレッサーに対し，そのストレッサーがどの程度脅威であるかという個人の判断（1次評価）とストレッサーに対し，その人が対処資源をもっており，適切な対処ができるか否か（2次評価）という認知的評価が，ストレス反応の発生に大きく関与する。

ストレッサー→認知的評価／対処の成否→ストレス反応（心・行動・身体）

したがって，同じストレッサーに直面しても，個人の対処能力やその受けとめ方が異なればその影響は異なる。

ストレッサーの分類は多様であるが，ホームズとレイ（Holmes & Rahe, 1967）は「交通事故」「離婚」「結婚」「転居」「借金」など生活に大きな変化を及ぼす出来事を生活事件（life event）としてとりあげ，「配偶者の死」を基準として多様な生活事件についてストレスの強さの重みづけを行った。

これに対しラザラスらは，生活事件よりも「仕事への不満」「時間の無駄使い」など日常生活のなかの持続的，慢性的な苛立事をストレスの要因として重視し，心身の健康状態の予測の指標として優れているとした。現代社会は複雑化しており，多様なストレッサーが存在する。DSM-IV-R の第4軸では，心理社会的ストレッサーとして，夫婦関係の問題，親子関係，その他の人間関係，職業上の問題，生活環境上の問題，経済的問題，法律問題，心身発達上の問題，病気，外傷，事故などをあげている。地震，洪水などの災害や戦争，交通事故，レイプ，殺人などの恐怖をともなう体験は外傷体験（外傷性ストレッサー）とよばれる。

これらのストレッサーは一つひとつが別々に作用するのではなく，複合的に加算されて個人に加わることになる。

このようなストレッサーに対し生じるストレス反応を低減するための認知的，行動的努力は，「コーピング（coping）」とよばれる。コーピングが適切に行われた場合，ストレスは低減され，コーピングが上手にできなかった場合は，再評価（認知的評価のやり直し）により，対処方略が再考され，よりよい対処を行う。しかし，いつまでも対処できない場合はストレス反応が顕在化する。

ラザラスらは，コーピングの方略を，ストレッサーやその環境に働きかけ変化させようとする「問題焦点型コーピング」とストレッサーに対する認知や情動反応を調整しようとする「情動焦点型コーピング」に区分した。問題焦点型コーピングは，問題の所在の明確化，情報収集，解決策の検討・実行などからなる。情動焦点型コーピングは，回避する，距離を置く，見方を変える，気晴らしをするなど，状況を改善するのではなく，不快な情動やストレス反応を低減するための認知的・行動的対処である。また，家族や友人，カウンセラー等の専門家などからの支援はソーシャルサポートとよばれ，コーピングの重要な手段である。

ストレス反応には，心理的反応（不安，怒り，抑うつ，認知的障害など），生理的反応（心拍や血圧の上昇，エンドルフィンな

どの分泌,免疫機能の低下など),身体的症状(心身症など),行動的反応(回避,けんか,引きこもりなど)といったさまざまな反応が含まれる。

有害なストレッサーや困難な状況に際して,心身の病気やトラブルを予防・回復するためには,①ストレスについての正しい知識やコーピングの方法を身につけておくこと,②個人と環境との関係が適切な状況にあるか評価し調整することが必要となる。このようなストレスに関する環境や個人の状態を積極的に調整することをストレスマネジメントとよぶ。

ストレスマネジメントは,医学や臨床心理学の専門的立場から患者の総合的なストレスケアを行うことであったが,ストレス社会ともいえる現代社会のニーズの広がりから,学校や職場でのメンタルヘルスの予防的,セルフケア的方法としてストレスマネジメント教育が広く実施されるようになってきた。

ストレスマネジメント教育では,①ストレスに関する正しい知識,②ストレスチェック法,③ストレスコーピングの方法,④リラクセーション法の習得,⑤ストレス関連疾患や病気の予防などが教育される。働く人達をとりまくストレスは職業性ストレスとよばれるが,個人を対象としたストレスマネジメントだけでなく,労働環境の整備やストレスケアシステムの整備など,職場の環境構築にもストレスマネジメントの視点が重要である。　　　　（小澤康司）

文献 橋本,2005；Holmes & Rahe, 1967；ラザラス・フォルクマン,1991；セリエ,1988

スーパーヴィジョン
supervision

監督訓練,あるいは監督教育とよばれる専門家になるための実践的,具体的,直接的,個別的訓練のことをいう。

カウンセリングにおいては,専門職にふさわしい一定の基準に達した面接ができるようになるための個別訓練であり,訓練を受ける者(スーパーヴァイジー)は,訓練をする者(スーパーヴァイザー)からカウンセラーという専門職の態度・人間理解と関わり方の技能,倫理などの習得を,実践に即して訓練される。

スーパーヴィジョンの特徴は,専門領域の先輩から後輩に対して行われること,継続的に一定期間,特定の指導者によって続けられること,実践への評価的介入であることである。

1．スーパーヴィジョンの目的
①カウンセリング・スキルの向上

カウンセラーの行った面接における技法やスキル,特定のクライエントへの関わり方について,個々のケースに即して検討すること。すなわち,カウンセリングにおけるアセスメントと介入が適切にできるようになることである。クライエントとの関わりを通してクライエントを観察し,パーソナリティや病理を理解し,適切な質問や査定方法を選択し,それらを活用して問題を仮説化し(見立て),介入の方針を立て,有効な介入を構成して意図した介入を実行し,成果をフォローする能力などの向上が図られる。

②ケースの理論化・概念化

カウンセリングの実践を振り返り,面接のなかで実際にクライエントとカウンセラーが何をしているか言語化し,説明できる能力を取得するための指導。その結果,スーパーヴァイジーはそれまでの理論学習と

カウンセリング体験を生きた言葉でつなぎ、将来自分でケースを理解し、介入法を選択する基盤を創る。カウンセリングの過程に現れる現象を構成的に理解し、理論と現実を有機的に統合してクライエントとの関わりを効果あるものにしていく能力の育成である。

③専門職としての役割取得。

カウンセラーの役割は、クライエントの潜在能力を引き出し、クライエントをとりまくサポート資源の活用を助けるといった狭義の支援だけでなく、それにともなう専門職としての役割・機能があり、スーパーヴィジョンでは、実践に即して役割・機能の取得を図る。それらは、ケースの記録・報告、カウンセリングにともなう遅刻・キャンセル・予定外の来談・中断・終了への対応などについて現場のルールや手順を遵守し、専門職としての倫理に沿って自己研鑽に努めるといったケース・マネジメントの能力が含まれる。さらに、カウンセリング活動が行われている機関、地域社会、政治的・経済的環境に応じた機能の発揮がある。リファー・コンサルテーション・リエゾンといった他職種・他機関との協働を含むシステム・マネジメント能力の向上も課題となる。

④スーパーヴァイジーの自己理解

スーパーヴァイジーの自己および対人関係への気づきを深めることである。つまり、人間としてのカウンセラーの成長を図ることである。

上記の3点は、どちらかというとケース・マネジメントのための知的・理論的理解と介入の訓練であるが、カウンセリングのスーパーヴィジョンでは、訓練のプロセス自体が成長促進の要素をもつ。つまり、スーパーヴァイザーとの援助的対人関係における「今、ここ」の支持的・共感的やりとりの体験は、とりもなおさずカウンセラーとクライエントの相互作用との並行的、あるいは異質同型的な体験となり、スーパーヴァイジーの内的世界への気づきを促し、自己への共感能力を高め、自己理解・他者理解の強力な橋渡しとなる。

スーパーヴィジョン・システムはカウンセリング内のサブシステムと位置づけることができるだろう。ただし、この訓練は、教育分析やカウンセリングとは異なっており、あくまでも訓練の一環として、位置づける必要がある。

2．スーパーヴィジョンの方法

スーパーヴィジョンは、1対1で、一定期間、継続的に行われる個人スーパーヴィジョンが基本であるが、実施上の必要に応じて、いくつかのヴァリエーションがある。

まず、1対1の場合であっても、面接の後にケースの口頭説明や要約を中心に行われるもの、逐語記録やテープ・ビデオ記録を使うものなど、活用する素材が異なる。また、面接と同時進行的に行われるライブスーパーヴィジョンやコセラピー（共同セラピー）など、「今、ここ」で行われるものもある。

ライブの場合は、クライエントや家族の了承を得て、別の部屋でワンウェイミラーや有線画像でカウンセリングをスーパーヴァイザーが観察し、必要に応じて指導や介入をする。共同セラピーはスーパーヴァイザーと新人が共同でセラピーを行い、終了後セラピーの振り返りをする。どの方法をとるかについては、スーパーヴィジョンの目的に応じて決めることになる。

また、個人のほかに、グループの場で行われるスーパーヴィジョンもあり、1対1のスーパーヴィジョンにほかの仲間やスーパーヴァイジーが臨席し、時には質疑応答などに参加するという形式を取る。個人ス

ーパーヴィジョンは訓練を受ける者の個人的ニーズに応えうる最適の方法ではあるが，経済的，時間的余裕がないときなどは，参加観察学習の効果が期待でき，加えて，グループメンバーからの質問や感想を受けるスーパーヴァイジーにとっても，仲間のサポートや自分が気づかぬ質問や考え方に接して，啓発されることも多い。

スーパーヴァイザーがグループ・プロセスの活用に長けている場合，グループ・スーパーヴィジョンとよばれる訓練法を活用することもできる。3〜4人の小グループによる話し合いやロールプレイなどを取り入れて，グループの相互作用のなかでケース提出者と参加者が同時に学びを進めることができる。特に集団カウンセリングや家族カウンセリングのスーパーヴィジョンで活用される方法である。

3．スーパーヴィジョンの倫理

スーパーヴィジョンにおいてもカウンセリングの倫理は適用される。同様にスーパーヴァイザーは，クライエント・スーパーヴァイジー両者に対してその福祉，権利，利益を保証する責任をもち，同時に公共に対して専門職の信用を確保し，その社会的地位を守るための門番の役割を果たす責任がある。　　　　　　　　　（平木典子）

文献 平木，2000；2003

成果主義
principles of management-by-results
せいかしゅぎ

成果主義とは，目標管理制度などを使って昇進・昇給の基準を「仕事の成果」に置く人事制度である。日本企業では長く就業年数を昇進・昇給の主たる基準とする年功主義を採用してきた。1990年代に企業業績が低迷するなか，年功主義の問題点を改める動きとして広がった。成果主義の導入は，「仕事の成果」を評価規準に，昇進・昇給を通して，労働者の意欲の向上，会社経営の効率化を意図して進められた。

多くの企業で成果主義の導入が進むにつれて，導入現場において，①公正な評価ができるのか，②短期的な成果を求めるあまり，長期的視点が欠落してしまう，③成果を上げるために個人プレーに走りがちになる，④達成しやすい目標の設定を行う傾向が強くなる，⑤逆に，無理な目標を設定して，過度のストレスに陥る，⑥会社の業務は，目で見える成果指標では表せない重要な仕事があるなど，当初の期待した効果とは裏腹に成果主義の問題が浮上している。

成果主義の問題については，心理学の面からも考察されている。もともとは，成果に連動する報酬が，働く意欲の向上につながると期待されていた。しかし，働く意欲が，特に金銭的報酬と連動すると，結果として，外発的動機に置換する。報酬が向上するときはよいが，下降すると意欲が報酬に左右されてしまう。本来，人々の仕事への意欲は，仕事の充実感，使命感，情熱など，内発的動機が重要因子となっている。内発的動機を重視した仕組みとしては，金銭で報いるシステムではなく，次の仕事の内容やおもしろさで報いるシステムが，高橋伸夫により提案されている。（柿井俊昭）

文献 高橋，2004

生活習慣病
life style related disease
せいかつしゅうかんびょう

　1979年に日野原重明が定義した言葉。個人的な習慣や生活行動のパターンは、健康を維持もするが、逆に多くの病気の発病などにも影響を及ぼす。糖尿病、高血圧といった従来成人病と称されていた多くの疾患は、成人になってから起こるわけではなく、最近は小児期からの発病もある。したがって、これらの病気の発病は、食習慣、運動習慣、休養の取り方、嗜好など生活習慣が大きな原因であるため、成人病という呼称から生活習慣病に改められたという経緯をもつ。また、「成人病」対策が、二次予防（病気の早期発見・早期治療）に重点を置いていたのに加えて、生活習慣の改善を中心にした一次予防（健康増進・発病予防）に重点を置いた対策を推進するために導入された概念である。

　わが国では、690万人が糖尿病と推計されており、予備軍を含めると1,400万人ともいわれている。また、高血圧、高脂血症を有する人々の数は3,000万人、4,000万人と推定されている。中高年の多くが何らかの生活習慣病をもっており、将来重大な健康障害になる可能性がある。生活習慣に関わる要素として、栄養、運動、休養、たばこ、アルコールの5つが重要であり、これらについての正しい知識をもつ必要性がある。こうした生活習慣の変容には、動機づけが必要であるが、医療職からの介入よりも仲間からの説得のほうが変容しやすいともいわれている。近年、生活習慣病のなかで、肥満、高血糖、高中性脂肪血症、低HDLコレステロール血症、高血圧のうち、3つ以上を合併したメタボリック症候群が動脈硬化との関連で、関心を集めている。

（山本晴義）

正規分布　normal distribution
せいきぶんぷ

　確率分布（probability distribution）のなかの代表的なものであり、さまざまな統計的分析の基礎となるものである。数学者ガウス（Gauss, K.F.）が測定誤差の分布が正規分布に従うことを示したことから、ガウス分布あるいは誤差分布ともよばれる。数学的に正規分布を定義することができる。すなわち正規分布は、$f(x)$を縦座標（確率密度）、xを横座標（得点）とすれば、次の式で示される確率密度関数である。

$$f(x) = \frac{1}{\sqrt{2\pi}\sigma} e^{-\frac{(x-\mu)^2}{2\sigma^2}} \cdots\cdots(1)$$

　ここで、μ＝平均、σ^2＝分散、π＝円周率（3.1415…）、e＝自然対数の底（2.7182…）。平均値の値μと分散の値σ^2が定まれば正規分布の形は決定するので、正規分布を$N(\mu, \sigma^2)$と表すことができる。心理学研究において用いられる多くの統計的検定では扱う変数が正規分布することを仮定しており、この意味において正規分布は重要な確率分布とされる。

　正規分布では、①平均値を頂点として左右対称的山形分布（ベル型曲線）を示す、②平均値、中央値、最頻値は等しい値になる、③上記(1)式のσの値が小さくなると分布曲線は尖り、大きくなると分布曲線は左右に広がり扁平になる、④$\mu \pm 1\sigma$に全データ数の68.26％、$\mu \pm 2\sigma$に全データ数の95.44％、$\mu \pm 3\sigma$に全データ数の99.74％が含まれる。

　いずれの正規分布も$\mu = 0$、$\sigma = 1$の標準正規分布に変換できる。この操作を標準化とよぶ。この標準化により標準得点（Z得点）や偏差値が算出でき、これらの値によってある人の得点が母集団においてどのような位置にあるのかという相対的位置を示すことができる。

（井田政則）

生産年齢人口　production-age population
せいさんねんれいじんこう

　生産年齢人口は15～64歳までの年齢人口をいう。一般的に，総労働力数＝生産年齢人口数で表される。労働力人口とは15歳以上の人口のうち実際に働いている者と失業中ではあるが求職活動を行っている者の人口（就業者と完全失業者の合計）であり，生産年齢人口よりも労働力の実態を表すことができる。

　平成17年10月1日の国勢調査によると，総人口は1億2775万6815人で1年前より約1万9000人減少したが，翌年は前年と横ばいとなった。日本は明治以降経験したことのない人口減少時代を迎えた。人口減少は今後，加速度的に進むと推計されている。

　生産年齢人口の総人口に占める割合は，平成2年に約70％のピークに達し，それ以降減少を続け，平成18年には66％になっている。この人口減少は人口構成の急速な少子高齢化によるものである。

　生産年齢人口の減少は，向こう10年間で推計すれば年平均74万人減となる。生産年齢人口の減少が，そのまま労働力人口の減少となるわけではない。出生率の低下により人口が高齢化して，若年層の労働力が減少し，定年延長の動きが広がるとともに60歳以上の労働力が増加して，労働力人口の高齢化が示されている。

　平成18年の人口構成割合は，生産年齢人口が65.5％で，前年より0.3ポイント減少している。一方，同年の老年人口は20.8％で，前年より0.7ポイント上昇している。

　生産年齢人口の減少は，日本の経済活動の根幹である労働力人口の減少傾向に，大きな影響を与えるのは避けがたい。また，経済の衰退，高負担社会に転じさせる要因にもなる。　　　　　　　　（國吉重徳）

文献　総務省統計局，各年

成人期
adulthood
せいじんき

　成人期は，幅広い概念である。成人前期・（狭義の）成人期（壮年成人期や中年期ともよばれる）・老年期等を含む。20代以降をすべて網羅する場合もあるが，ここでは，40代から60代前半の中年期を中心に述べることにする。

　身体的衰えや違和感・不調がゆっくりと自覚されることに始まる時期で，広い意味で人生の折り返し地点にあたる。発展や成長といった感覚が遠のき，残された可能性や時間が気になり始めて，人生の有限性に思い至ることで，来し方行く末に改めて思いを馳せるようになる。臨床的には，女性にみられる更年期障害・不定愁訴や空の巣症候群，男性に典型的なうつ病などの症状，夫婦や家族関係の諸問題が頻発する時期である。近年では不況の影響も受け，中高年の自殺が増加するなど，中年期危機がしばしば囁かれる。

　エリクソン（Erikson, E. H.）によれば，この時期の発達課題は世代性ないし生殖性（generativity）と表現される。世代性は次世代を育むことで，自分に時間やエネルギーを注ぎ込むあり方から，家庭においては思春期を生きる子ども達を，会社や社会的活動の場にあっては後輩や若い社員を中心に置き，彼らを教え導くことへと関心を向け変え，役割交替に備えることを意味する。やりがいを感じつつ，そのような変化を辿ることができるか，そうでない場合は，昔ながらの生き方に固執したり，変化が枯渇や生きがいの終焉として体験される停滞（stagnation）の状態に陥る。　（中釜洋子）

文献　エリクソン／仁科（訳），1977

精神障害者の早期発見・早期治療

せいしんしょうがいしゃのそうきはっけん・そうきちりょう

　1950年代になると，精神医学において薬物療法の発展があった。そのことにより，従来は治療が困難とみられた精神疾患についても治療可能になった。1950年代後半には大企業は健康管理部門に精神衛生相談室をつくり，精神障害者の早期発見・早期治療に取り組むようになった。この数年前から身体疾患で休務する労働者より精神疾患で休務する者が多くなっている。また，休務者にうつ病と診断されている者が増加しているのが現状である。

　2005年の安全衛生法改正にともない2006年3月に「労働者の心の健康の保持増進のための指針」が出されている。指針では自分自身の健康は自分で守るという「セルフケア」の考え方と，管理監督者がいつもと違う部下の様子に気づき，個々の職場における具体的なストレス要因を把握し職場環境の改善を図ることや，労働者からの相談対応を図る「ラインによるケア」の2つが重視されている。これらを実践するためには，事業者はメンタルヘルスケアに関する事業場の方針を策定し，ストレスおよびメンタルヘルスケアに関する教育研修や情報提供を行うことが必要であると述べている。特に，近年増加しているうつ病は，まじめで几帳面等の本人の性格，引き金となるストレス要因として過重労働や人間関係のストレス等があげられている。

　労働者個人ではどうすることもできない労働環境要因への配慮は管理監督者の責任が問われる。早期発見・治療は本人が自分の心身の不調に気づき対処する自己保健義務だけでなく，事業者の安全（健康）配慮義務責任でもある。

〔菊地章彦〕

成人前期

early adulthood
せいじんぜんき

　レヴィンソン（Levinson, D. J.）によれば，ヤングアダルトとよばれる10代終盤の成人への橋渡し期から，中年期に入るまでの20年ほどを成人前期として区分する。青年期までに選びとった価値観やジェンダーについての考え方，社会に自己を定位させる仕方（職業という形態をとることが多い）を携えて，若い大人はいよいよ社会へと乗り出してゆく。具体的には，多くの人々が就職や結婚といった大きなイベントを経験する，人生の発展期である。

　エリクソン（Erikson, E. H.）はこの成人前期の発達課題を，親密性対孤立（intimacy versus isolation）と定義した。他者と深く関わっても脅かされない自分らしさ，大勢のなかの一員になっても揺るがない自己信頼感に支えられて，特定の友人や異性との長期にわたる親密な関係が始まる。同様に，選択した職業や社会的立場へのコミットメントもまた，活動を担う一齣である自分に甘んじながら，その活動を楽しみ，誇りを感じる能力に依拠している。それができない場合は，自分勝手な偏った関係を強要してパートナーを失ったり，関わりから身を引いてひたすら自分を守る孤立状態に陥る。

　近年では，この時期の様相の変化と臨床的問題が盛んに取り沙汰されている。社会的ひきこもりの高年齢化やニートとよばれる若者の数の増加，経済的自立を果たす条件が整っても，容易に世話される立場と子ども役割を手放さないパラサイトとよばれる人々に社会の関心が集まっている。

〔中釜洋子〕

文献 エリクソン／仁科，1977

精神遅滞　mental retardation
せいしんちたい

　全般的な知的機能が明らかに平均以下であると同時に，その年齢に期待される適応行動に困難を示し，18歳までの発達期に現れるものをいう。多くの場合，乳幼児期から知覚，言語，運動，社会性などのさまざまな領域の発達の遅れがみられる。知的機能は，発達検査や知能検査により測定され，その程度により軽度（IQ75〜51），中度（IQ50〜36），重度（IQ36〜21），最重度（IQ20〜）に分類される。わが国においては，療育手帳などの福祉制度を受ける際の基準になっており，その程度によって提供されるサービスが分けられている。

　原因は複合している例や特定できないものがある。出生前に原因がある例としては，ダウン症などの染色体異常，出生後に原因がある例としては，脳炎や髄膜炎といった感染症がある。その他は，脳の中枢神経系の未成熟や何らかの機能障害に起因していると考えられ，親のしつけ不足などの心因性ではない。精神遅滞の発見は，現疾患がある場合を除くと福祉保健センターの乳幼児健診でなされることが多い。

　必要となる支援の質や量は，知的水準によってのみ決まるわけではなく，身辺自立の程度や多動，固執などの行動特徴によっても変わりうる。支援には不適切な行動を起こさないための環境調整，社会的スキルやADL（activity of daily living：日常生活動作）などの発達を促す工夫が必要である。また，同時に家族へのサポートおよび周囲に対して正しい理解を促すことが，より本人にとっての支援者を増やすことになり，地域での自立的な生活が可能になる。

　この用語は法令において知的障害と改められたが，医学的診断名として精神遅滞とよばれる場合が多い。
（酒井宏智）

精神分析学　psycho analysis
せいしんぶんせきがく

　精神分析学はフロイト（Freud, S.）によって体系化された理論である。人文社会科学の分野で何が人類最大の発見であるかは人によって異なるが，フロイトの無意識の領域の発見であるという人は多い。また同時に精神分析は学問ではないという批判もある。

　フロム（Fromm, E.）はフロイトの発見のうちで最も実り豊かで影響の大きいものの一つはナルシシズムの概念であると述べているが，そうしたナルシシズムの概念や母親への近親相姦願望の概念などを基礎にしながら，無意識まで含めて人間をトータルに理解していく学問である。したがって深層心理学の一つともいわれる。人の深層まで視野に入れて人を理解しようとする。

　精神分析は精神療法技法に使われるものであるが，社会現象を理解するときにも人の無意識の領域まで含めて理解すればよりよく理解できる。精神分析はパーソナリティの構造と機能についての理論であり人が視野を広げるための学問でもある。

　学校では模範的と評価される少年がなぜ人を殺すのか？　母親の手伝いをよくする子がなぜ母親を殺すのか？　幼児を虐待する母親になぜ規範意識の強い人が多いのか？　社会的に立派な親の子どもがなぜ反社会的になったりするのか？　不登校等さまざまな教育問題をかかえる家庭になぜ教育熱心な家庭が多いのか？　カルト集団のメンバーはなぜ真面目なのか？　世界が怖れるテロリストのオサマ・ビン・ラディンや9.11の実行犯アドがなぜ真面目なのか？　真面目なビジネスパーソンが挫折していくときに彼らの「隠れたる真の動機」を見つけることができるのが精神分析学である。
（加藤諦三）

精神分析療法
psychoanalysis
せいしんぶんせきりょうほう

　フロイト（Freud, S.）が創始した精神療法であり，現在，科学的と認められて実践されている世界中の精神療法の原点をなすものである。フロイトは，①人間の思考・行動が無意識的動機によって動かされるものであること，②その無意識的動機は，幼児期・小児期経験に起源をもって心の深層に保持されていること，③各種の精神症状は不都合な無意識が形を変えて表面化したものであること，④こうした精神症状の治療に際しては無意識形成のプロセスにさかのぼって真の事情を明確化しなければならないこと，⑤こうした目的のために心の内面に直面化しようとするとき，患者は不安のよみがえりを体験して抵抗や転移を示すようになること，⑥こうした転移や抵抗を逆に手掛かりとして解釈することによって患者の無意識との直面化を促していくこと，⑦これらのプロセスを原則として言語交流によって実践していくこと，などを基本的着眼とすることで精神療法が実効性を発揮すると考えた。一言でいえば無意識の意識化，心の内面の言語化・知性化を原則としており，患者自身が自ら無意識内面に心を向けていくための仕掛けとして寝椅子による自由連想法を採用した。

　フロイトのこうした方法は現在では古典的精神分析とよばれ，不適応を引き起こす不都合な無意識内容がエディプス・コンプレックスを核にして形成されているという仮説に基づいて対応していこうとするところに特徴がある。

　フロイトの精神分析療法提唱以後，何人もの弟子たちが離反していき，現在ではポスト・フロイトの時代といわれている。代表的なものとしてクライン（Klein, M.）を出発点とする対象関係論，コフート（Kohut, H.）による自己心理学，サリヴァン（Sullivan, H. S.），エリクソン（Erikson, E. H.）らの活躍によってアメリカで発展した自我心理学，対人関係論などが独自の理論実践体系を打ち立ててきている。

　しかしながら，こうした多くの後継者たちは上にあげた基本的な精神分析的思考の枠組みを否定するものではなかった。クラインやコフートはフロイトの禁忌を超えて精神病や人格障害の患者にも精神分析的に接近していこうとして結果的にフロイトの無意識論を改変することとなった。サリヴァンやエリクソンは治療において患者との人間関係の要素を加味して実践したほうがより効果的であることを強調して結果的に新たに技法論を展開することになった。その意味では彼ら後継者たちは精神分析反対者というより精神分析発展的批判者の位置にいるものである。

　こうした学派的発展の延長上で，現代ではクラインの対象関係論を柔軟に発展させたウィニコット（Winnicott, D. W.），オグデン（Ogden, T. H.），ケースメント（Casement, P.）らの実践が幅広く注目されてきている。彼らの実践の着目点は意味ある関係性の体験が人の心を発展的に変容させていくと考えたところである。

　精神分析の基本原則の一つとして週に4～5回の面接を絶対的枠組みとするという点がある。よく知られているようにわが国では精神療法，カウンセリングが週1回の枠組みで実践されていることが多い。治療対象との兼ね合いのみでなく精神療法をとりまく伝統文化の問題も深く関与しているところであるが，とにかくこうした場合は精神分析的精神療法と呼称して実践しているのが実情である。　　　　　　　（川上範夫）
⇨無意識

精神保健福祉法
せいしんほけんふくしほう

　この法律の正式名称は「精神保健及び精神障害者福祉に関する法律」である。

　精神障害者の医療および保護を行い、その社会復帰の促進およびその自立と社会経済活動への参加の促進のために必要な援助を行い、ならびにその発生の予防その他国民の精神的健康の保持および増進に努めることによって、精神障害者の福祉の増進および国民の精神保健の向上を図ることを目的として、1995年に「精神保健法」から改正された。

　従来の「精神保健法」と比べると、①福祉的概念が導入され、病気と障害の両面からとらえている、②精神障害者保健福祉手帳の交付によって生活面の援助が受けられる、③社会適応訓練事業が法定化された、④身近なところ（市町村）で当事者に即応した福祉支援が受けられる、などが改正の柱になっている。

　1999年にはさらに同法の改正が行われ、その一部は2000年、2002年に施行された。以下の4点が、その主な改正内容である。

　①精神障害者の人権に配慮した医療の確保（精神保健指定医の権限・義務の強化、精神医療審議会の権限強化など）

　②緊急に入院が必要となる精神障害者の移送制度の新設（精神保健指定医による入院の必要性の判断と入院の決定を、在宅において可能とする道を開いた）

　③保護者の義務の緩和

　④精神障害者の保健福祉の充実（精神障害者の福祉事業を市町村が実施主体となって行うなど）
　　　　　　　　　　　　　（松下由美子）

生態学的研究　ecological research
せいたいがくてきけんきゅう

　生態学（ecology）は、生物（個体）と環境との相互作用に焦点をあてる。心理学における生態学的研究－生態学的なアプローチによる研究では、人間を常に外界（周囲の人間も含む環境全体）のなかの存在として把握し、相互の意味的つながりでとらえようと試みる。われわれを取り囲む世界は人間にとって常に意味をもった存在であり、その意味は人間が体や道具を働かせる過程で明らかになっていく。従来の心理学が無視してきた「意味」を重視する生態学的アプローチは、行動主義や認知主義的アプローチへの反省から、アフォーダンス理論で有名な心理学者ギブソン（Gibson, J. J.）の考え方を源流として生まれたものである。

　生態学的研究手法として、人間の活動をとりまく社会や歴史の重要性を考慮して、人類学、歴史学、解釈学や現象学などの手法が取り入れられる。このように生態学的研究では、学際的な研究手法がとられる。また応用心理学は、基礎心理学に従属するだけではなく、それ自体がある社会状況における人間の側面を明らかにする実践的な知として重視されることになる。

　基礎心理学において、生態学的アプローチを用いると、例えば実験室実験は「生態学的妥当性」を満たすことが重要とされる。実験状況が、問題となる日常活動の反映として構成されていなければならないし、実験者や被験者自体が結果に影響を与える要素として考慮されている必要がある。

　さらに重要なこととして、心理学を研究する研究者は、ある社会状況、時代、歴史のなかで制約を受けるだけでなく、可能性も受けとっているという相対的な意識をもっていることが、生態学的アプローチとなる。
　　　　　　　　　　　　　（西松能子）

性的虐待
sexual abuse, sexual exploitation
せいてきぎゃくたい

　近年，児童虐待（child abuse）が増加しており，2000年には児童虐待防止法が制定された。一般的にはこうした児童に対する虐待が社会的な問題として顕在化しているが，対象者としてほかにも配偶者，高齢者に対する虐待なども認識されるようになっている。虐待の種類には，①身体的な暴行により外傷を負わせる（physical abuse），②心理的苦痛を与える言動により子どもを不安にさせたり，抑うつ状態にさせる（emotional abuse），③子どもへの性的行為の強要（sexual abuse），④保護を怠り放置し，子どもを栄養不良，不潔，病気にさせる（neglect）などがある。

　性的虐待とは，子どもに対する親による近親相姦，親に代わる養育者による性的暴力などがある。さらに性器や性行為の見せつけ，被虐待者の身体への性的接触などセクハラ同様の行為，子どもをポルノグラフィーなどの被写体にすることなども含まれるようになっている。

　実数は把握が難しく，性的虐待の事実は，恥ずかしいこととして加害者である親からのプレッシャーなども加わり，子どもが秘密にする傾向があり，なかなか明るみに出にくく，発見が遅れることも多い。被虐待児の97.1％が女児である。被害児は異常な状態が繰り返し起こることにより多くが深刻な心理的外傷を負い，抑うつ，不安，自傷行為，自尊心の欠如などに陥り，生涯にわたり影響がみられる。早期の治療により症状は軽減されるが，深刻なトラウマを負い，精神疾患を発病する事例も存在する。

（宮城まり子）

性同一性障害　gender identity disorder
せいどういつせいしょうがい

　精神医学の疾患単位名として，WHO（世界保健機関）がICD-10で定めた病名である。この定義は「身体の性（つまり生物学的な性）と，こころの性別（つまり男性としての自認，または女性としての自認）が一致していないことによる違和感や不一致感があり，身体の性と反対の性になりたいという強い願望をもつ症状」のことである。

　この望みは精神的疾患や遺伝的な染色体異常からくるものではなく，純粋につまり心理学的な問題から生じるものでなければならない。また，この不一致感は一時的なものではなくICD-10の診断基準によると，「少なくても2年間は継続していなければならない」としている。

　アメリカ精神神経医学会のDSM-IV-TRでは，「反対の性に対する持続的な同一感をもつこと」（文化的有利さだけでない）と定義されている。そして，子どもの場合，次の項目で少なくとも4項目が一致することが必要であるとしている。

　①反対の性になりたいか，自分は身体の性とは逆の性であることを主張する。②女装を好む男性，もしくは男装を好む女性である。③ごっこ遊びで，反対の性の役割をとりたい気持ちが持続すること。④反対の性の子どもが好むゲームや娯楽をやりたいと強く欲求すること。⑤反対の性の遊び友だちになることを強く望むこと。

　これが青年や成人になると，反対の性になりたいことを強く口に出して意志表示して望む場合である。

　「診断と治療のガイドライン」には「反対の性をもつのは職業的利得を得ないこと」という文章があったが，後に訂正されている。

（楡木満生）

⇒同性愛

生徒指導

guidance and counseling
せいとしどう

　生徒指導とは、「学校の教育目標を達成するための重要な機能の一つであり、一人ひとりの生徒の人格の価値を尊重し、個性の伸長を図りながら、社会的資質や行動力を高めるように指導、援助するものである」(文部省、1990『中学校指導書——教育課程一般編』)とされている。また、文部省(1981)の『生徒指導の手引〔改訂版〕』によれば、生徒指導の内容を、学業指導、個人的適応指導、社会性・公民性指導、道徳性指導、進路指導、保健指導、安全指導、余暇指導に分類している。さらに、生徒指導が重要な理由として、①学校や社会生活における人間関係の改善と望ましい人間関係の促進の必要、②子どもの学校生活への適応や自己実現を助長する必要、③望ましい社会的態度や行動様式の形成の緊要性、④道徳教育の基盤を培うこと、⑤青少年の健全育成の緊要性、などがあげられている。

　生徒指導のタイプには、治療的、予防的、開発的の3つのタイプがある。治療的生徒指導は、反社会的・非社会的問題行動の治療的対処を目的にしている。予防的生徒指導は、反社会的・非社会的問題行動の生起を未然に防いだり、学校の秩序を維持することを目的にしている。開発的生徒指導は、生徒一人ひとりの個性の伸長を促し、生徒相互の良好な人間関係を確立し、自己指導力の育成を目的にしている。

　これからの生徒指導は、生徒のさまざまな問題に正面から向き合うために、「治療」中心の取り組みから、「相談」と「支援」という視点から行われる「予防・開発」中心の取り組みへと変わっていく必要がある。

　　　　　　　　　　　　　　(坂柳恒夫)

文献 文部省、1981；1990

青年期 adolescence せいねんき

　児童期と成人期との間に位置し、成人への過渡期の時期であるが、この時期の明確な区分はない。一般に始まりは小学校高学年とされているが、終わりについては青年期延長説もあり、研究者によっては29歳までを青年期とみなす場合もある。以下、この時期における重要な発達課題を示す。

　①身体的発達：身長の急激な伸びや握力や肺活量といった運動機能の向上がみられる。さらに脳下垂体前葉から分泌される性ホルモンの分泌量が増大し、性腺の活動を刺激し、第二次性徴（胸部の発達、声変わり、陰毛の発生）の発達がみられる。②認知の発達：ピアジェ（Piaget, J.）によれば形式的操作期であり、具体物を離れて抽象的な仮説演繹的思考が可能となる。③社会性と情緒の発達：最大の発達課題は、自我同一性の確立である。自我同一性とは、他の誰でもない、時間的にも社会的にも連続した確固とした個としての感覚を獲得することである。児童期における権威や価値に対する他律的態度から移行して、他律的権威や価値への反発・否定（第二次反抗期）と自律的価値や規範の獲得への絶え間ない希求のプロセスの体験を通じて、また、友人や異性、進路など現実的問題への解決をたどることで自我同一性は確立される。その過程は自我意識を高揚させると同時に孤独感・無力感・不安定感をもたらすため、発達的危機とも称される。危機状況を乗り越えれば自我同一性の確立であるが、失敗すれば拡散状態に陥る。自我同一性の獲得にあたり、社会からモラトリアム（猶予期間）が与えられているが、社会的義務や責任を先送りする青年もいる。　(齊藤千鶴)

文献 Erikson, 1968；ピアジェ／滝沢（訳）, 1968

⇒エリクソン、自我同一性、モラトリアム

生命倫理　bioethics（英），Bioethik（独）
せいめいりんり

　バイオエシックスという言葉は、ギリシア語の生命を意味するビオス（bios）と、倫理を意味するエートス（ēthos）からなっている。倫理とは人がともに生きていく上で守るべき規範（ルール）のことである。バイオエシックスとは、生命を扱う行為の是非をめぐって考察し、そのルールを作成していく学問である。

　歴史は浅く、1970年代のアメリカに始まる。その背景には高度医療技術の発展によって生じた生命操作の可能性増大と公民権や消費者運動による医療者の患者に対する権威的あり方への批判と反省がある。

　具体的には、尊厳死・生殖補助技術・胚研究・遺伝子操作・クローン技術・医療資源の配分・保険制度のあり方など、問題は多岐にわたる。したがって、生命倫理は生命の自然科学的側面を扱う医学や生物学ばかりではなく、法学・政治学・経済学・社会学などの社会科学的な学問との連携が必要である。

　また、先の諸問題で共通に問われていることは、われわれが道徳的に守るべき生命はいつ始まりいつ終わるのか、生命はどこまで操作していいのか、という人生観や死生観に関わる根本問題である。そのため、宗教学・哲学・心理学とも関係してくる。このように生命倫理は学際的学問である。

　現在、世界的なルールとして自律尊重・無危害・善行・公平の4原則がある。しかし、福祉や医療、バイオ関係企業の現場では技術の発展とともに道徳的葛藤が日々増大し、遺伝カウンセリングなどの必要性が叫ばれている。現場の人々の心のケアもまた生命倫理の問題である。　　（村上喜良）

文献 エンゲルハート・ヨナス、1988／今井・香川（編）、2001

セクシュアル・ハラスメント
sexual harassment

　1．セクシュアル・ハラスメントの定義
　セクシュアル・ハラスメント（セクハラ）とは、言葉、視覚および行動等により、就労上の関係を利用して、相手の意に反する性的な性質の言動を行うことおよびそれにともない、相手が職務を行う上で利益または不利益を与え、就労のための環境を悪化させることをいう。具体的には次にあげるような言動をとることである。

　2．具体的な言動
　①性的な誘いかけを行ったり、性的に好意的な態度を要求し、人事権、業務指揮権行使をする。
　②性的な意図をもって、身体への一方的な接近または接触をする（例えば相手の身体を上から下まで長い間じろじろ眺めまたは目で追ったりする）。また相手の身体の一部（肩、背中、腰、頬、髪等）に意識的に触れる。
　③相手が返答に窮するような性的な下品な冗談を言う。
　④職場にポルノ写真、わいせつ写真を貼る等の扇情的な雰囲気をつくる。
　⑤親睦会、終業後のつきあい等で、集団で下品な行動をとる。
　⑥性に関する悪質な冗談やからかいを行う。
　⑦意図的に性的な噂を流す。
　⑧個人的な性体験等を尋ねたり、話したりする。

　3．両者の関係
　先輩－後輩、上司－部下、教師－生徒（学生）、男性－女性（80％）であるが、女性上司から男性部下、女性教員から男性生徒もある。

　セクハラは、人権侵害であり、深刻な心理的影響を与えるので、各職場でセクハラ対策の委員会が設置され、防止や処罰をしている。　　（松原達哉）

積極技法　influencing skills
せっきょくぎほう

1．意味
マイクロカウンセリングの技法分類で、カウンセラーがクライエントに積極的に影響力を与えていく技法をまとめて積極技法といっている。1960年代の後半に、アイビイ（Ivey, A. E.）は当時知られていたカウンセリング理論を整理して、そのなかに含まれる技法を取り出し、カウンセリングを学ぶ人たちのために実習しやすいように配列しなおした。そのなかで積極技法とはカウンセラーが能動的にクライエントに働きかけ、積極的に行動変容させるために影響力を与えていく技法であると述べている。

2．種類
積極技法は効果の点において強い技法から弱い技法まで順に並べると次のような7技法がある。これらは面接時の二者関係の強さに応じて使い分けが必要になる。

①対決技法：積極技法のなかで最も強い技法である。あまり強い影響力をもつので、マイクロ技法階層表では、積極技法とは別の扱いにしている。しかし、本文中では、積極技法のなかに含めて扱っている。クライエントの行動パターンや感情面などで、言語と非言語、言語と言語などを対比し、その不一致点を見出し、それを非審判的態度で相手に提示する技法のことである。例えば、「先月に今度からは一生懸命気持ちを入れ替えて仕事をすると言っていたのに、最近また遅刻が多くなってきたのは何か理由があるのですか？」と前回約束したことと最近の態度を比較しながら、述べる。

②指示技法：2番目に強い技法である。この技法はクライエントに具体的な行動を指示することを通して問題を解決する方法である。例えば（部下をすぐに怒鳴り後で後悔している部長に対して）「怒りたくなったら、まず深呼吸して10まで数えてみてください」というようなこと。

③論理的帰結法：これはある行動をとった場合にどんな結果がもたらされるか予測させ、他の選択肢をとったときにはどのような結果になるかを予測させる。そしてどちらの行動をとったほうがよりよい効果をもたらすか比較して判断させる方法である。例えば「今転勤を承諾した場合には課長に昇進しますが、単身赴任で行くことになり、ご家族の生活がたいへんになるのですね。しかし、今このままの職場に残った場合にはご家庭のほうは問題がないのですが、将来の昇進の道が心配になるのですね。どちらの道を選ぶか、あなたにとってここは思案のしどころですね」と言ってみることである。

④解釈技法：解釈は、さまざまな理論のなかでカウンセラーがクライエントに影響力を与える方法として最も広く用いられている方法である。解釈技法は、悩むクライエントに考える道筋を提供し、起きている問題や悩みの背景にある新しい意味を発見していくことである。例えば、精神分析のフロイト理論のなかでは解釈はクライエントの幼児期の思い出を内省させ、症状との関連について洞察させるために用いる。マイクロカウンセリングのなかでは、もう少し広くクライエントの枠組みに対してカウンセラーの新しい観点からの見解を提供する技法として考えられている。例えば（大学生に）「いろいろ長い間面接してみましたが、いつも試験前になるとどうも体の調子が悪くなるのは、結局は試験に対する不安が、そのような身体症状として現われてきているのではないかしら……」と言ってみる。

⑤フィードバック：この技法は、クライエントが他者とは異なる行動をとっていて

本人が気づかずにいるときに，他者がクライエントをどう見ているかという情報を本人に伝えることである。この技法は，クライエントとカウンセラーの信頼関係が十分できていて，しかもカウンセラーの判断を求めているようなときに最も効果を発揮する。そのようなときに非審判的態度で事実をあげて相手に気づかせるようにする。

例えば「日頃は無遅刻無欠勤で真面目に仕事をしてこられたあなたが，今週は3回も会社の誰にも言わずに外出していますが，何かあったのではないかと皆が心配していますよ」と言ってみることである。

⑥自己開示：積極技法としての自己開示はカウンセラーがもっている気持ちをクライエントに述べていくことによって，影響力を与える方法である（詳しくは「自己開示」の項を参照）。

⑦情報提供，教示，助言，意見，示唆：クライエントのなかには，情報がないばかりに悩んだり，苦しんだりしている人たちもいる。この人たちに対して，カウンセラーが知っている有益な情報を伝えることで，クライエントは悩みの解決に向けて前進することになる。例えば，次のように言ってみることである。「そうか，君は今の時代にパソコンが使えないので，就職口がなくて困っていたのか。パソコンならば，市の公民館がやっている〇〇教室でも教えてくれるよ」と言ってみることである。

3．追加の積極技法

ここまでは，積極技法のなかで強い技法から弱い技法へ順に並べたが，これとは独立しているものとして，次の積極的要約があげられる。

①積極的要約：この技法は，面接の終結時にあたって，いままでやってきた面接内容を振り返り，特にカウンセラーが助言指導した点を強調して説明する技法である。

例えば，「いままで君は『昨年会社を転職した後，どうも調子が出なくて，つい前の会社にいたほうがよかったのでないかなと思ってしまう』と言っていましたが，それに対して私（カウンセラー）は『それは環境が変化したときには誰もがかかえる一時的なストレスだから，焦らずに自然になおるまで待ったほうがいいよ』とアドバイスしたつもりです。私の言ったことは理解してもらえたかしら……」と言ってみる。

この積極的要約はカウンセラーの言い方によって強くも弱くもなる点を留意したい。

4．積極技法の用い方

アイビイによると，積極技法がこれだけで単独で用いられることなく，「かかわり技法→積極技法→観察技法」のような技法の組み合わせのなかで用いることが効果的であるとしている（図参照）。

このように積極技法の前にはかならずかかわり技法を用いてクライエントの人柄を知り，日頃の感じ方・考え方などのクライエントの内的世界を理解し，関係性を確立しておく。そしてその状況判断に基づき，どの積極技法が効果的に用いることができるかを確定する。さらにその積極技法を用いた後は，相手の様子を観察し，積極技法がどのように効果をもたらしたかを判断するのである。そこで積極技法の効果があったと判断したときは終結になるが，効果がなければ新たな積極技法を用いて再チャレンジをしていく。こうして効果ある技法が見つかるまで繰り返すのである。

（楡木満生）

| かかわり技法 | → | 積極技法 | → | 観察技法 |

傾聴して理解 → 働きかけ → 効果判断

図　積極技法の用いる手順

⇒自己開示

摂食障害
eating disorders
せっしょくしょうがい

　摂食障害の主要なものは，神経性食欲不振症（anorexia nervosa；拒食症）と神経性過食症（bulimia nervosa；過食症）である。拒食症の典型例は，若い女性でやせようとして，ほとんど食べなくなって著しくやせて，無月経などになるものである。一方，過食症は，短時間内に大量の食物をむちゃ食いするが，やせ願望があり，自己嘔吐したり，下剤を乱用する。多くは拒食症で始まり過食症に移行する。拒食と過食を繰り返す症例もあり，両者は相互移行的，重複的な病態である。

　以前は拒食のみの症例がほとんどであったが，近頃は過食症が増加してきている。米国では，女子大生の4～5％に，過食症があるという。日本では，まだ，それほど多くはないが，増えてきている。診断にはDSM-IVがよく用いられている。しかし，日本の症例には厚生省研究班の診断基準（1990年）が適合している。

　発症の原因としては，現代のやせ礼讃の風潮のなかで，青春期心性，親子問題や本人の性格などの多因子が絡み合っている。このように，より精神的な疾患ではあるが，二次的にしても，やせにともなった身体的な症状があり，心療内科医などと協力して身体的治療も行う必要がある。カウンセリングとしては，上記をよく理解して，青春期の問題の解決を援助する。現在，最もよく行われているのは認知行動療法である。有効とされる治療法のもう一つは家族療法である。家族ことに母親のカウンセリングも重要である。このように，心身両面から気長に対応することによって完治するケースもある。　　　　　　　　（末松弘行）

折衷主義　eclecticism
せっちゅうしゅぎ

　折衷主義とは特定の理論，特定の技法に固執せず，クライエントの成長の役に立つことなら何でもするという柔軟な対応原則のことである。この立場がアメリカのカウンセリング教育の原理になっている。その理由は2つある。

　①今のところオールマイティの理論・技法はないからである。例えば，非社会的な問題に奏功する技法が反社会的な問題への対応策になるとは限らない。

　②カウンセリングで扱う問題は多種多様であるから多種多様な理論・方法・技法を必要とする。例えばキャリア理論，グループ理論，人生哲学，軽度発達障害の理論などカウンセリング理論だけでは対応できない問題がある。

　しかし，あれもこれもと学ぶとモザイクになると危惧する人もいる。そこで複数の理論・技法を学ぶときには，それぞれの相違性と類似性（difference & similarity）を確認することである。その結果，複数の理論・技法を状況に応じて自由に駆使展開するモデル（方式）を開発したのがアイビイ（Ivey, A. E.），複数の理論と技法をひとつの体系にまとめたのがエリス（Ellis, A.）である。アイビイとエリスの中間がカーカフ（Carkhuff, R. R.）のヘルピング・モデルと思われる。

　産業カウンセリングも折衷主義を導入することを勧めたい。それはメンタルヘルスだけを問題とする心理療法的カウンセリングに偏向しないためである。折衷主義を支える思想哲学が二つある。プラグマティズム（問題を解くのに役立つのが真の知識であるという考え）と実存主義（抽象的な理論より具象的な人間のほうがより究極的存在であるという考え）である。（國分康孝）

折半法
split-half method
せっぱんほう

　信頼性の指標となる信頼性係数は，実際に得たデータからの推定値となる（「信頼性」参照）。その推定方法の一つが，折半法である。この折半法は，内的整合性的信頼性を測る方法の一つである。内的整合性的信頼性とは，テストのなかの項目が互いに異質なものではなく等質で，共通の事柄を測定するものになっているかどうかということを意味している概念である。

　折半法は，テストの項目を2つのグループに分ける。例えば，奇数番号の項目群と偶数番号の項目群に分けるという方法がよく用いられる。それぞれの群の得点間の相関をもとに，信頼性係数を推定する方法である。つまり，折半法は，「項目間で回答が一貫している」という意味の信頼性を測定していることになる。この折半法は，どのように2群に分けるかによって数値が変わってしまう速度テストには用いることができない，という点が短所である。2分されたテストは元のテストより項目数が減少しているため，信頼性係数も実際より低い数値が出てしまう。このため，一般に以下のスピアマン－ブラウンの公式で修正を行う。

$$信頼性係数 = \frac{2 \times 折半法によるテストの相関係数}{1 + 折半法によるテストの相関係数}$$

　しかしながら，実際上テストの折半方法はいくらでも出てくる。そこで，考えられる折半方法すべてに関して信頼性係数を求め，それを平均したものが α 係数である。その質問紙の性質にもよるが，一般的に心理的な構成概念を測定するテストなら，0.7以上あるとよい。
　　　　　　　　　　　　　　　（宮崎圭子）
⇒信頼性

セルフケア　self care

　英語でのセルフは「自分，自己，自我」などのほかに接頭語として「自己を，みずから，自然の，自動的な」，ケアは「心配，苦労，注意，配慮，世話，保護，管理，責任，用事」等と訳される。

　日本では2000年8月に（厚生）労働省が「事業場における労働者の心の健康づくりのための指針」を出し，そのなかで4つのケアを提唱した。①セルフケア，②ラインによるケア，③事業場内産業保健スタッフ等によるケア，④事業場外資源によるケアで，それぞれ①労働者自身の自発性ある自己管理，②職場管理者による部下の個別対応，③産業医など事業場内保健スタッフ（産業カウンセラー，臨床心理士等）の活用，④病院等事業場外の専門家とのネットワークの形成とその活用，の意味をもつ。この4つのケアはさらに「継続的かつ計画的に行われることが重要」とされている。

　このセルフケアの思想は，お経で説く「葦束のたとえ（雑阿含経／増谷文雄訳）」とか，「人という字は1と1とが相寄り支え合ってこそ成り立つ」など，わが国ではごく自然に人々の口に上ってきた。無意識界では人（ホモサピエンス）は皆，生まれて死ぬまで命根（めいこん＝命の力）をもつ。それは①場から自己を学び創り上げ，自分から場（関わり）に適し生き抜こうとする力(寿根)，②体温，体力，気力を保持する力(煖根)，③自分の生命体維持のため毒害への己を投じての防御力（識力）であり組織力でもある。「セルフケア」（英語）の字義の根本理念は，古くは人類発生の歴史から聖徳太子の17条憲法で説く和の精神に，そして最近の量子論では「細胞は単体では存続し得ない」とされてきた。人間としてのセルフケアの理念は当然ほかのケアにも流れている。
　　　　　　　　　　　　　　　（菅野信次）

セルフコントロール
self control

　セルフコントロールとは，自分で自分をコントロール（管理，制御）することである。自分の思考や感情，自分をとりまく環境，自分の反応や行動，そして行動の後に獲得される結果に対して，何らかの方法を活用することによって，できるだけ外的な力を借りずに，自分自身で望ましい方向に変化させようとする，あるいは望ましい状態を維持しようという努力を意図的に行うことである。自己調整（self regulation），セルフマネジメント（self management）ともいう。

　古典的な行動理論では，行動は第三者によって制御されるものであるという考え方が優勢であった。また，精神分析に代表される従来の心理療法では治療者と患者という2者関係が固定されてとらえられることが一般的であった。しかし，新しい行動理論には，人間が行動をいかにコントロールしているかという制御メカニズムを明らかにしようとする傾向が認められる。すなわち，行動や情動が人にコントロールされるという考えではなく，行動をコントロールする自己の役割を重視し，セルフコントロールという観点から行動変容をとらえようというものである。つまり，患者が自分の問題を自分で処理・解決できるように援助しようという発想である。

　セルフコントロールは，バンデューラ（Bandura, A.）によると，セルフモニタリング（自己監視），自己評価，自己強化の3要素から成っているという。このセルフコントロールは，肥満，喫煙，不安，学業不振，などさまざまな分野に適用されている。

（山本晴義）

文献 池見，1990；山本，2005

セルフヘルプグループ
self help group

　セルフヘルプグループとは，病気や障害，嗜癖など同じ状況にある人々が互いに助け合うために組織したグループである。自立的に当事者によって運営されている。寄付は辞退すべきというのが原則であるが，献金制をとっていることもある。アノニマス（匿名）の会とよばれるように，匿名でありふれた仮の名前でよび合っている。

　最も有名なのは，A. A.（Alcoholics Anonymous）というアメリカの匿名禁酒会であろう。匿名にしたのは，当時アルコール依存症であることは恥ずかしく，また社会から排除されていたからである。アルコール依存者同士がお互いに助け合い，アルコールで困っている人に奉仕すると，自分自身の断酒も持続できるのである。A. A.には12のステップという教典がある。これをまとめると，アルコールを統制できないことを自分で認め，また，この状態を病気と認め，神の加護に身をゆだねるというものである。そして，まず24時間だけ禁酒してそれを続け，仲間との交わりを大切にする。わが国にも古くから断酒会がある。わが国独自なのは，匿名にせず，会員同士が名乗り合うことによって，かえって連帯感を強めていることである。

　次に，注目されているのは，摂食障害の患者の会である。アメリカやドイツなど全世界的にあるが，わが国にもいくつかのグループがあり，それらの連携を図る動きもある。

　その他，森田療法を基盤に発展した「生活の発見会」とか，全国精神障害者団体連合会，うつ・気分障害協会などがある。それらには家族の会もあるが，これはサポートグループという。

（末松弘行）

センシティビティ・トレーニング
sensitivity training

感受性訓練と訳される。信頼関係の形成や効果的なチームワークに必要とされる対人感受性を豊かにするための教育訓練の総称であり，ラボラトリー・トレーニングともよばれ，Tグループがその原型となっている。

Tグループは Training Group の略称で，グループダイナミックスを創始したゲシュタルト心理学者レヴィン(Lewin, K.)の着想から生まれた。

社会事業としてのグループワークや企業・組織体のリーダーシップトレーニングの方法として開発され，1947年から米国 NTL (National Training Laboratories: 現在は NTL Institute) を中心に世界各国で実施されている。

10名程度のメンバーが対面的状況のなかで，自由に対話を進める会合を十数回重ねていく，構造化されていない集中的な集団体験である。各グループには2名のトレーナー(ファシリテーター)が加わって学習の援助をするが，話し合いはグループメンバーにゆだねられるので，メンバー相互の影響関係がその場に表れ，さまざまなグループ状況を体験する。この「今，ここ(here and now)」で体験している諸事象を学習の素材として，自己理解や他者理解，相互影響関係やグループの成長過程などを体験的に学び，自己開示やフィードバックを通して対人感受性や行動の柔軟性など，参加者自身の成長が得られるのである。

米国東部ではメイン州ベセルに本部をおく NTL Institute を中心にして，Tグループや構造化された実習，小講義なども交えて，リーダーシップやマネジメント，チームづくりや組織開発 (O. D.)，多様性トレーニングや自己成長トレーニングなど，さまざまなラボラトリー・トレーニングが展開されている。

また，米国西部では UCLA のタンネンバウム (Tannenbaum, R.) やマサリック (Massarick, F.) らが，組織の中での個人の行動の柔軟性や対人感受性の開発を目的にした Tグループトレーニングをセンシティビティ・トレーニング (S. T.) と名づけて精力的に研究した。

日本では，1958年に開催された第14回キリスト教教育世界大会の中で実施された第一回教会生活指導者研修会が，最初の本格的なラボラトリー・トレーニングとみてよい。米国とカナダの聖公会がトレーナーを派遣して11泊12日の日程で実施し，その後毎年実施された。1960年以降は実施主体が立教大学キリスト教教育研究所 (JICE) に移り，教会関係者のみならず新しい教育訓練法への関心の高い産業界からの参加者も増えていった。しかし，高度経済成長という時代背景のなかでビジネス界に広がった ST と呼称された研修は，参加者を葛藤状態に追い込むことによって行動変容を迫る操作的なトレーニングへと変質し，自殺者を出すなどの事故を経験したことによって次第に衰退していった。

近年は，南山大学人間関係研究センターを中心に，人間の尊厳に立脚して，自己成長や他者とのかかわりのあり方を学ぶ人間関係トレーニングとして実施されている。

類似のものとして自己啓発セミナーと総称される研修がアメリカからもち込まれ，問題となっている。操作的な手法で参加者の受容感や至福感を高め，次第に高額な研修へと誘導したり，ねずみ講方式の勧誘方法を用いる営利目的の研修で，参加に際しては注意を要する。　　　　(山口真人)

文献 ブラッドフォードほか，1971；小林，1971；津村・山口，2005

選択理論　choice theory
せんたくりろん

　グラッサー（Glasser, W.）が提唱し，現実療法のベースとなっている理論。選択理論心理学ともいう。発達段階的には現実療法が選択理論の出現より早く，1965年である。1984年にはコントロール理論とよばれていたが，グラッサーに影響を与えたパワーズ（Powers, W.）の理論とかなり相違することになったことから，誤解を避けるために1996年に選択理論の呼称に改められた。選択理論をカウンセリング領域に適用すると現実療法となり，学校教育領域に適用するとグラッサー・クォリティ・スクールとなり，マネジメント領域ではリードマネジメントとよばれる。

　選択理論の萌芽はマルクス・アウレリウスの時代に遡ることができる。「障害が人を不幸にするのではなく，障害に対する考え方が人を不幸にする」との考え方は，昔からあった。時代ごとに脳の働きを説明する試みがなされているが，1940年代はコンピュータとの類似点から脳をコントロールシステムとして見るようになった。パワーズの理論を臨床領域で使えるようにしたものが，選択理論であるといえよう。選択理論は人の行動はすべて基本的欲求を満たそうとする試みであって，行動は個人の選択であると主張する。そして，行動は全（トータル）行動とよばれ4つの構成要素（行為，思考，感情，生理反応）があるとする。それぞれの要素は連動しているが，因果関係として見ないで，同時に起こっていると見る。車にたとえると前輪である行為と思考を制御することで，後輪の感情，生理反応を制御できるとする。感情は重要であるが，カウンセリングで焦点を合わせるのも変えやすい行為，思考となる。　（柿谷正期）

文献 グラッサー／柿谷（訳），2000

躁うつ病　manic-depressive psychosis
そう——びょう

　躁うつ病は古くは循環精神病ともよばれ，現行のDSM-IV-TRの診断分類では「双極性障害」として気分障害に分類されている。

　双極性障害は，うつ病相，躁病相，または両方の混合状態が周期的に出現する。うつ状態は抑うつ気分や精神運動抑制が主症状である。重症例では罪業妄想や貧困妄想などが認められる。躁状態では爽快感を感じ，行為心迫や観念奔逸を示す。両病相とも睡眠障害が現れることが多い。双極性障害は双極Ⅰ型とⅡ型に区分され，双極Ⅰ型障害は疾患経過中に躁病の病相が顕らかに現れるもので，双極Ⅱ型障害は軽躁病相（躁病の診断基準を完全には満たさないもの）が見られるものである。双極Ⅰ型の平均発症年齢は男女とも20歳で，生涯有病率は0.4〜1.6%と地域標本によってさまざまである。双極Ⅰ型障害をもつ者の10〜15%は自殺を遂げる。自殺企図はうつ病相や混合状態のときに起こりやすく，反対に躁病相での行動上の問題は，配偶者の虐待，無分別なギャンブルなどの逸脱行動である。

　現在，双極性障害の治療は薬物治療が第一選択とされ，炭酸リチウムなどの気分安定薬が用いられる。精神療法を気分安定薬と併用すると，それぞれを単独で使用するより効果的とされている。

　うつ病の精神力動的理解として，フロイト（Freud, S.）は，喪失対象が自我へ摂取された結果，自我の一部へ怒りが向けられていると仮説した。クライン（Klein, M.）は躁的防衛の概念を提唱し，躁病はうつ病への防衛反応と考えた。ビンスワンガー（Binswanger, L.）は現象学を応用し，時間的志向性からの理解を試みた。（西松能子）

文献 Kessler, et al, 1994；Regier, et al, 1988；Weissman, et al, 1988

相関係数　correlation coefficient
そうかんけいすう

2つの変数XとYの間の関連性の強さの度合いを示す統計的測度の一つで，プラス1からマイナス1までの値をとる。2変数がともに間隔尺度または比例尺度からなる量的変数である場合，2変数間の直線的相関を示すピアソンの積率相関係数が用いられる。また，2変数の一方が名義尺度からなる離散量の場合は相関比が用いられ，名義尺度の水準数が2つの場合，相関比は点双列相関係数となる。さらに，2つの変数がともに名義尺度の2値変数からなる2×2の分割表データを扱う場合，ピアソン(Pearson, K.)の積率相関係数は四分点相関係数となる。

また，2つの変数の測定値がともに順序尺度である場合には，順位相関係数，ともに名義尺度である場合には，連関係数が用いられる。このほか，2組の変数から第3の変数の相関する部分を除去した残差変数についての関連をみる指標として偏相関係数が用いられる。

相関係数の一般的性質として注意すべき点は，計算に用いる標本データの選び方によって著しくその相関係数の大きさが異なってくる点である。例えば，入社試験のデータ（X）と入社後の勤務成績（Y）との相関係数を求める場合，入社試験の合格者のデータのみを用いるとXが一定の値より大きなデータしか得られずXとYとの相関は著しく低くなりやすい。このように母集団では正の相関がみられるのに，偏った標本を選んだためにときには負の相関になることも起こりうる。

このほか，2つの変数X，Yに相関がある場合でもX→YまたはY→Xのいずれの因果関係とも区別される点は留意すべきである。
(大沢武志)

臓器移植　organ transplant
ぞうきいしょく

臓器移植とは，臓器を提供者（ドナー，donor）から取り出し受給者（レシピエント，recipient）に移し，受給者の体内で機能させることを目的とした医療行為である。ヒトは主要な臓器が機能不全に陥り，回復不可能となった場合に死に至ることとなる。近代医学は臓器の機能を自己以外のもので代用する手段として人工臓器（人工心臓や人工腎臓等），臓器移植を開発してきた。臓器移植の始まりは1902年ウルマン（Ullmann, H.）がウィーンで行ったイヌの自家腎臓移植であるといわれている。ヒトからヒトへの同種腎臓移植の最初の成功例は，1954年，ジョセフ・マリー（Joseph Murray）博士がボストンで行ったもので，1960年代に免疫抑制療法が開発され，臓器移植が臨床的治療法として確立した。

日本においては，移植医療と関連分野の進歩普及を図ることを目的に1965年，日本移植学会が設立された。1985年には，厚生省脳死判定基準が公表された。また，日本医師会生命倫理懇談会は1988年，脳死および臓器移植についての報告書を公表し，死の定義について従来の心臓死のほかに脳の死（脳の不可逆的機能喪失）をもって人間の個体死として認めてよいとした。そして臓器移植は，臓器提供者および受容者本人，またはそれらの家族が十分な説明を受け，自由な意思で承認した場合に，日本移植学会の定める指針に従って行うこととされた。その後，1997年，「臓器の移植に関する法律」が成立した。現在，腎臓，肝臓，心臓，肺，膵臓，小腸，組織（角膜，皮膚，心臓弁，血管，骨髄等）の移植が行われている。
(髙田昴)

総合的雇用情報システム，しごと情報ネット comprehensive employment information systems, computer systems of employment information

そうごうてきこようじょうほう——，——じょうほう——

　総合的雇用情報システムは，厚生労働省の労働市場センターが中心となって運営するもので，1988年に運用を開始している。

　このシステムは，公共職業安定所が行う職業紹介業務全般をシステム化し，業務の広域化・迅速化と情報提供機能の強化によりサービスの向上を図ることを目的として開発されたものである。

　このシステムには，求人・求職連絡交換と労働市場情報提供の2つの機能がある。提供される情報の内容としては，求人求職情報（個別求人・求職の詳細など），労働市場の動向に関する情報（求人求職の動向，初任給等），その他統計情報がある。

　このほか，インターネットを利用して求人情報や各種雇用関連情報を提供する「ハローワーク・インターネット・サービス」も行われている。

　「しごと情報ネット」は，官民の求人情報を一つのサイトで提供する厚生労働省のシステムであり，2001年に運用が開始された。

　このシステムにより情報提供を希望する民間の職業紹介事業者，求人情報提供事業者等は「参加機関」として登録し，その保有する求人情報を随時ネット上で「インデックス情報」として提供できる。

　仕事を探している人はネット上でインデックス情報を検索し，参加機関（紹介会社，安定所等）のホームページへアクセスすることにより具体的な求職活動を行うことになる。

　携帯電話の普及に対応し，2002年に「ケータイ版」も開始されている。　（城哲也）

総合的な学習の時間 integrated study

そうごうてきながくしゅうのじかん

　受験競争の激化や学力偏重教育は，いじめ，不登校，校内暴力，高校中退などさまざまな問題を学校教育にもたらした。1996年の中央教育審議会答申「21世紀を展望した我が国の教育の在り方について」では，横断的・総合的な指導推進のため，教育内容を厳選し，「ゆとり」と「生きる力」をキーワードに総合的な学習の時間の設定を求めた。

　その結果，小中学校は，1998年，高等学校は1999年に告示された学習指導要領において「総合的な学習の時間」が創設された。教育課程上の具体的名称は，各学校の裁量に任され，授業時数には幅があり，時間のまとめ取りも可能になるなど，これまでの各教科や領域と異なり弾力的な運用が可能となった。

　ねらいとしては，①課題解決能力の育成，②学びと生き方を結びつけること，③各教科，道徳および特別活動で身につけた知識や技能等を総合的に働くようにすること，などが示された。

　国際学力調査によって指摘された学力低下により，2006年，中央教育審議会は，総合的な学習の時間の削減の検討を始めた。変化する世界に適応する知識や技能を身につけるという国際学力調査は，本来，総合的な学習の時間のねらいと一致するが，その調査結果が時間数の削減を求める皮肉な結果となった。

　「総合的な学習の時間」は，各教科等で学んだ基礎・基本を身につけ，深化させる点からもたいへん意義のある時間であり，各教科等の指導の有機的な連携が今後の課題といえる。　（三村隆男）

喪失体験
loss
そうしつたいけん

　大切なもの，自分に備わっていたもの，期待していたものを失う体験を「喪失（体験）」とよぶ。また，その喪失体験から生じる深い悲嘆，悲観，悲痛な心情は「グリーフ（悲嘆反応）」とよばれる。喪失体験は，愛する人，家族（配偶者，子ども，親など），友人，ペット（ペットロス）との死別や別離だけでなく，病気やけがによる心身の一部（例：がんによる乳房や子宮摘出，交通事故による足の切断など），生理的機能の衰え，役割の喪失などがある。

　愛する対象を失ったときの悲嘆反応には，12のプロセスがある。①ショックと麻痺状態。②否認：対象の死という事実を否認する。③パニック：死に直面した恐怖から極度のパニックになる。④怒りと不当感：不当な仕打ちと感じ，強い怒りを覚える。⑤敵意とうらみ：やり場のない感情を周囲の人への敵意としてぶつける。⑥罪責感：代表的な悲嘆反応，過去の行動を悔やみ，自分を責める。⑦空想形成：故人が生きてるかのように思い込み生活する。⑧孤独感と抑うつ：自分の生きる相手や場がなくなった孤独感や絶望感。⑨精神的混乱と無関心：生きる意味，目標を失いどうしてよいかわからなくなる。⑩あきらめ・受容：喪失した現実を認め受け入れようとする。⑪新しい希望・ユーモア：新しい希望や夢を描き，ユーモアで困難を受け流す。⑫立ち直り（新たなアイデンティティの誕生）：以前の自分ではなく，成熟した人格者へと成長する。

　喪失体験から立ち直るためには，悲嘆のプロセスを進展させる喪の作業（グリーフワーク）が大切である。　　　　（小澤康司）

文献 平山・斎藤（編），1988
⇒悲嘆のプロセス

創造性開発　creativity development
そうぞうせいかいはつ

　創造性開発は，個人の開発ばかりでなく，組織の創造性の開発をも含む。現代は個人がそれぞれの自己実現のために，創造性開発が欠かせないことは論を待たない。一方，組織社会である現代はこれまで以上に，集団としての創造性もたいへん重要な要素になっている。

　日本創造学会の会員に行ったアンケートを参考に筆者は「創造」を次のように定義した。「創造とは，人が問題を異質な情報群を組み合わせ，統合して解決し，社会あるいは個人レベルで，新しい価値を生むこと」『新編創造力事典(髙橋誠編著，日科技連出版社)』より。

　この創造を実現する力が「創造性」といえる。そこで創造性を個人の観点から見れば，創造的な能力（創造力）と創造的な人格より成り立つ。たとえ創造力がいかに豊かでも，それを実際に実現するには，当人の性格，態度といった人格が欠かせない。これを組織的な観点からみれば組織全体の創造力と創造的人格にあたる「創造性を支援する制度，施策，風土」も重要となる。

　マズロー（Maslow, A. H.）は創造性を「自己実現の創造性」と「特別才能の創造性」とに分けている。個人でいえば，一般人と天才の創造性の違いといえよう。したがって創造性の開発は，一般人と天才の創造性開発とに分けられる。天才の創造性の研究は幅広く行われており，その知見が創造性開発のためにたいへん役立っている。しかし，天才の創造性の発揮は個々人の個性により多様である。したがって創造性開発教育は，創造性開発の基本的な考え方や技法などがその内容の中心となり，大半は一般人を対象としたものである。　　　（髙橋誠）

文献 髙橋（編）；2002

創造性テスト　creative test
そうぞうせい──

　創造性テストは知能の因子のなかで主に発散思考の能力を測るものが多い。創造性テストは，狭義の知能テストとは異なる。狭義の知能テストは問題に対して答えが一つなのに対し，創造性テストは答えが多数という違いである。

　創造性テストの本格的研究者はギルフォード（Guilford, J.P.）である。彼は1950年ころより知的能力のモデル研究を始めた。まず50種以上のテストを実施し，創造性の因子として次の6つを抽出した。
　①問題への感受性（問題の発見力）
　②思考の流暢性（発想量の多さ）
　③思考の柔軟性（発想の広がり）
　④独自性（発想のユニークさ）
　⑤綿密性（発想の具体性）
　⑥再定義（異なる目的に活用する力）

　そしてこれらを評価基準にした，ギルフォード式の創造性テストを完成させた。

　1960年代になり，ゲッツェルスとジャクソン（Getzels, J. W. & Jackson, P. W.）の研究が注目を浴びた。彼らは449人の高校生に知能テストと創造性テストを実施し，創造性の高いグループのほうが知能の高いグループより学業成績が良いという研究を発表した。

　創造性テストは，トーランス(Torrance, E. P.)開発のトーランス式も有名である。

　創造性テストの問題の一例に「新聞紙の読む以外の使い道をいくつでもあげよ」があげられる。被検者はこの課題に3分間程度の時間で思いつくままの回答を，数多く出す。テスト結果は，発想の量，広がり，独自性，具体性などで調べられる。創造性テストは，現在では，学校現場より企業の採用試験などに利用され，発想豊かな人材の選別に活用されている。　　　（髙橋誠）

測定誤差
standard error of measurement：SEM
そくていごさ

　測定の標準誤差，あるいは，誤差得点の標準偏差ともよばれる。テスト得点の信頼性の高さを示す係数のことを信頼性係数（再テスト法における相関係数やクローンバックの係数などもその一つ）というが，これがわかっている場合，真の得点（ここでは期待値のこと）は以下のように推定できる。

誤差得点の標準偏差＝(当該測定値つまりその検査の)標準偏差×$\sqrt{1-信頼性係数}$

　実際場面では，同一被験者に同じ検査やテストを繰り返した場合を仮定し，その得点の変動を考えるために用いられる。

　例えば，ある心理検査の標準偏差が4.0，信頼性係数が0.75だったとすると，測定の標準誤差は，
$$4.0 \times \sqrt{1-0.75} = 4.0 \times \sqrt{0.25}$$
$$= 4.0 \times 0.5$$
$$= 2.0$$
となる。

　この値は，正規分布と近似した性質をもつので，
　得点±1SEM の範囲に68％
　得点±1.96SEM の範囲に95％
　得点±2.58SEM の範囲に99％
と考えることができる。手計算であっても，$1.96 \fallingdotseq 2$，$2.58 \fallingdotseq 3$ とみなして，その検査で10点を得た被験者は，同じ検査を再度行った場合，95％の確率で$10 \pm 1.96 \times 2.0$，すなわち，およそ6点〜14点の範囲におさまると考えることができ，また，99％の確率で$10 \pm 2.58 \times 2.0$すなわち，およそ4〜16点の範囲におさまると考えることができるであろう。　　　　　　　　　（櫻井広幸）

ソーシャルサポート・ネットワーク
social support network

　ソーシャルサポート・ネットワークは，クライエントをとりまく家族や友人，隣人などのインフォーマルなサポートシステムおよび医師，弁護士，各種の社会福祉や臨床に関連する専門職によって提供されるフォーマルなサポートシステムから構成される。またこれらのシステムを有効に活用し援助していく方法が，ソーシャルサポート・ネットワークアプローチといわれる。とりわけ社会福祉の領域では，フォーマル・インフォーマルなサポートシステムをケースマネジメントの方法を用いて，多面的にクライエントを援助していこうとする地域福祉アプローチと理解されている。

　ソーシャルサポート・ネットワークは，ソーシャルサポートとソーシャルネットワークが統合されて構築された概念であり，人と環境の相互作用を把握し，資源を探索する上で有効な視点を提示している。

　例えば，高齢者のソーシャルサポート・ネットワークと表現される場合，在宅で生活する寝たきりや認知症の老人のケアを，介護保険システムを活用しながら，家族やボランティアを含めての支援となる。ソーシャルワーカーは，個人や家族のアセスメントを通して，新しいサポートシステムを創造し，すでに存在している資源の強化を図り，さらにクライエントが自らのサポートシステムを強化できるようにソーシャルスキルの訓練を行う。

　約言すれば，クライエントの生活問題をアセスメントし，それを解消・解決するために，さまざまな水準の社会的資源を各専門職とのコラボレーションを含めて実現するアプローチの総称である。　（畠中宗一）

文献 畠中，2003；畠中（編），2006

ソーシャルスキル・トレーニング：SST
social skills training

　社会的スキル（対人技能）訓練，生活技能訓練とも訳される。「社会的スキル」は人が社会生活を営むために対人的関係を形成・維持・発展・解消するために必要なスキルをさす。「生活技能」は，日常生活を送るための技能全体を含み，医療領域で実施される場合には服薬管理行動も含まれることがある。SSTは，認知行動療法の技法であり，環境への適応能力の向上やストレス耐性向上による症状の緩和を目的として，適切な社会的スキルの学習をする訓練が実施される。

　SSTは，社会的スキルの形成発達が遅れている発達障害児の療育や精神障害者のリハビリテーションプログラムとして発展してきたが，最近は対人関係を苦手とする学生，社会人が増加しており，企業研修のなかでも多様な対人技能訓練が実施されている。

　新人マナー研修や管理者の面接のための傾聴訓練など接客のための技能訓練はSSTに分類される。

　認知行動療法としてのSSTは，①訓練目標の設定，②訓練場面の設定，③モデリング場面の提示，④ロールプレイング，⑤フィードバック，⑥宿題などの般化練習，から構成される。目標設定は，スモールステップで段階を追って難易度の高い課題を設定してゆく。

　また，ほめることなど肯定的なフィードバックを重視し，技能習得だけでなく，自己効力感を高めることが重視される。SSTはいくつかの共通目標を設定し，期間を限定しパッケージ化して実施する場合と，継続的グループで個別の進度に応じた内容で実施される場合がある。　（小澤康司）

文献 安西，1990；小澤，2000

ソンディ・テスト

Szondi-test

1. ソンディ・テストとは

ソンディ・テストとは，正式名称を実験衝動診断法 (Experimentelle Triebdiagnostik) といい，ハンガリー生まれの精神科医であり，深層心理学者でもあったソンディ (Szondi, L.) により1939年に考案された投影法である。本テストは，人間の深層心理の複雑な力動を時間系列的に把握し，前景人格像と背景人格像というように人間の心を立体的に理解できる点に大きな特色がある。

2. ソンディ・テストの実際

テスト器具はソンディによって標準化された48枚の顔写真で，これらは8種の精神

表　衝動体系とその衝動心理学的意義（大塚, 1993より転用）

4種の衝動遺伝圏	8種の衝動因子と疾患	衝動傾向とその衝動心理学的意義
Ⅰ　性衝動：S (Sexualtrieb) 性的疾病の遺伝圏	1 同性愛：h 母性的欲求（エロス）	h＋：個人的情愛，情緒的，小児的，軟らかい傾向 h－：集合的愛，博愛，人間愛，文化の欲求
	2 加虐愛：s 父性的欲求（タナトス）	s＋：能動性，攻撃性，粗野，硬い傾向 s－：受動性，犠牲的，謙遜，怠惰，文明的欲求
Ⅱ　発作衝動：P (Paroxysmaltrieb) 発作性疾病の遺伝圏	3 てんかん：e 倫理的欲求	e＋：善，良心的，慈悲，寛大，アベルへの傾向 e－：悪，憎悪，激情，狭量，カインへの傾向
	4 ヒステリー：hy 道徳的欲求	hy＋：自己顕示への傾向，賞賛欲，露出的，稚劣 hy－：自己隠ぺいへの傾向，臆病，空想的，繊細
Ⅲ　自我衝動：Sch (Ichtrieb) 分裂型疾病の遺伝圏	5 緊張病：k 所有への欲求	k＋：自閉性，理知的，物質的，利己的，無愛想 k－：適応性，ひかえめ，抑制的，拒絶的，破壊的
	6 妄想病：p 存在への欲求	p＋：外向性，情緒的，精神的，熱狂的 p－：過敏，他罰的，好訴的，猜疑的
Ⅳ　接触衝動：C (Kontakttrieb) 循環性疾病の遺伝圏	7 うつ状態：d 探究と執着の欲求	d＋：物質的価値追求，好奇心，不誠実，抑うつ傾向 d－：保守的，誠実，倹約，粘着的，硬直傾向
	8 躁状態：m 依存と離別の欲求	m＋：依存的傾向，快楽的，情緒的，心配性 m－：孤立的傾向，放浪性，冷淡，非現実的

疾患患者の顔写真6組から構成されている（8枚の顔写真×6組＝48枚の顔写真）。テスト方法は、各組の顔写真を所定の位置に配置して、1組目の8枚の顔写真の中から「好きな顔写真2枚（＋反応）」と「嫌いな顔写真2枚（－反応）」を選択させ、順次最後の6組まで行う。この結果は後で、前景像VGP（Vorder grund profil）として整理される。次に残った各組それぞれの4枚の中から「比較的嫌いな顔写真2枚（－反応）」を全組で順次選択させる。「選択されなかった顔写真2枚」は、必然的に「比較的好きな顔写真（＋反応）」となる。この結果は後で背景像（Experimentelle komplementäre-profil）として整理される。被検者の写真選択の時間には差があるが、平均数分と考えてよい。この方法で24時間以上1週間以内の間隔をおき10回テストを繰り返す（ソンディの原法）。また1回法としても被検者のその時の欲求・衝動のあり方を横断的に把握することができる。だが本テストは10回法の結果の集積により被検者の欲求・衝動の時間的変化や力動を縦断的に追うことができ、この点はほかの投影法にない独創的な長所である。ソンディにより選ばれた8種の精神疾患（8枚の顔写真）の内訳は表（前頁）に示した。8枚の顔写真は8種の衝動ファクターを示し、それらは4つの衝動ベクターに属する。表では「＋反応（欲求・衝動の肯定）」、「－反応（欲求・衝動の否定）」の解釈を示したが、ほかに「±反応（正反対の欲求・衝動のジレンマ、主観的葛藤）」と「0反応（欲求・衝動の解放または弱体化による客観的症状）」のあわせて4反応型がファクターに存在する。したがってベクター反応は16種となる。

(松原由枝)

文献 松原ほか（編）, 2005；大塚, 1993；氏原ほか（編）, 2006

第1次予防
primary prevention
だいいちじよぼう

　第1次予防とは、予防医学の観点から定義すると、いわゆる健康な時期に、栄養・運動・休養など生活習慣の改善、生活環境の改善、健康教育等による健康増進を図り、さらに予防接種による疾病の発生予防と事故防止による傷害の発生防止をすることである。つまり、第1次予防とは、未然防止および健康増進の諸活動をさす。

　産業カウンセリングにおいては、第1次予防活動は、個人と組織のレベルの2つの活動に分けて考えることができる。

　個人レベルでは、第1次予防とは、まだ症状もないが、心身の健康増進やストレスに強い自分をつくって予防したい場合に行う活動である。例えば、自律訓練法、呼吸法、筋肉弛緩法などのリラクセーション方法を学び、バイオフィードバック法、適度の運動などを行い、普段からリラックスする習慣をつけておくことがこれにあたる。

　組織レベルでは、すべての従業員にセルフケアのスキルを身につけるための研修を提供すること、社内にリラクセーションルームをつくる等がこれにあたる。セルフケア研修の例としては、ストレス・マネジメント研修、対人関係のストレスを溜め込まないように自己表現の方法を学ぶアサーション研修などがある。また、社員全員にストレス診断を受ける機会を提供して、各個人にストレスの現状把握と、対応策を提供することもセルフケアである。

　最後に、ラインによるケアも重要な第1次予防活動である。上司による声かけ、親身になって話を聴く「傾聴」の態度、上司－部下の信頼関係構築などは、どれも部下のメンタルヘルスケアにとって重要な活動である。

(市川佳居)

大学カウンセラー
student counselor
だいがく——

　大学カウンセラーとは，日本学生相談学会が認定したカウンセラーのことである。大学組織の一つで，学生相談，学生センター，保健管理センター，サポートセンター，学生生活支援センターなど，いろいろな名称でよばれている部署がある。名前は違うが，その主な業務は，その大学に在籍している学生がよりよい学生生活を送るために，援助することである。

　1951年，アメリカからウィリアムソン（Williamson, E. G.）博士らが来日した。この時，学生相談の重要性が強調された。それ以降，東京大学，京都大学，慶應義塾大学などに初めて学生相談室が設置された。当初，厚生補導（学生の生活全般の指導・補助）が中心であったが，現在，学生の問題が多様化し相談員にも専門性が重視されるようになった。

　平成14年度より認定が始まる。①日本学生相談学会に正会員として1年以上経過しており，かつ学士の資格を有している者，②学生相談機関において，主に心理的な問題を中心として援助を行った経験が2年以上あること，③学生相談に関する著書，論文，事例報告，調査・報告，訳書などの業績が2点以上あること，④本学会での口頭発表が1回以上あること，⑤本学会が主催する研修会，セミナー，ワークショップ，講演会，研究会等に合計30時間以上参加していること。以上の要件を満たすことを証明する資格申請書類を当学会に提出する。

　資格認定は，それらの書類審査および面接試験を合格した者になされる。大学カウンセラーの資格認定を受けた者は，2007年現在90名である。氏名および所属機関は公告される。
　　　　　　　　　　　　　　（宮崎圭子）

対決技法
confrontation
たいけつぎほう

　カウンセリングの究極の目標は，ある意味でクライエントに自己対決を促すことであるといえるかもしれない。自分で自分を変えようとしない限り，クライエントは真に自己変革をとげることはできない。その意味で，カウンセリングの成否はいかにしてクライエントが自己の問題に立ち向かえるように，カウンセラーが援助できるかにかかっているといえる。悩みをかかえている人ほど自己矛盾に満ちている。変わりたいと思う反面，変わることを恐れているとか，誰かを好きだと言いつつその人の欠点が気になって仕方がないなどである。

　矛盾は，言葉の上だけではない。言っていることとしていることが一致していないとか，している二つのことが釣り合っていないなどである。カウンセラーはそれらの矛盾に気づいていなければならない。そしてクライエント自身にその矛盾を気づかせ，それに立ち向かえるように仕向けていくことが必要である。

　しかし，これらの矛盾点をストレートに指摘するだけでは変化を促すことは難しい。あまりに性急な指摘は，クライエントの怒りを招いたり，恐怖心を起こさせたりするだけである。あくまでもクライエントを受け入れ，認めながら，機が熟するのを待たねばならない。十分にクライエントを受容して，婉曲な言い回しや間接的な表現を用いて対決を促すのである。「あなたは離婚したいと言っていましたが，夫のためにどうしてそんなに一生懸命になれるのでしょうね」などと言って，クライエントの本心を探り，真の問題へと迫るのである。適切な対決は，クライエントの発達を促すものとなる。
　　　　　　　　　　　　　　（玉瀬耕治）

退職準備プログラム（PREP）

pre & post retirement education and life programs

たいしょくじゅんび——（ぴーあーるいーぴー）

　退職準備プログラム（PREP）は，定年退職前の従業員に対し，生活設計，能力開発，健康管理など退職後の心構えの意識づけに重点を置き，退職後の生活を充実したものとするための，生涯生活設計支援としてのプログラムである。

　生涯生活設計の考え方は，1950年代に高齢化社会となったアメリカで誕生した。高齢者の早期退職予定者の生活環境の変化への精神的な不安を取り除くため，退職後の生活にスムーズに移行させる必要性が生じた。このため早期退職によって起こる中高年齢層の勤労意欲の低下や不安を解消するための科学的研究が進み，この成果として退職準備プログラムが誕生したのである。

　日本では，昭和50年代，オイルショック以降，減量経営とあいまって勤労者の高齢化，日本的経営の変容などの傾向から，高齢勤労者が退職後の不安をかかえるようになり，生産性の低下傾向を回避するため，退職準備教育が必要になってきた。

　一方，昭和58年8月，総務府（現総務省）から「退職準備プログラム検討委員会報告」が出され，平成3年3月の「長寿社会対策大綱」をふまえて「国家公務員福利厚生基本計画」が総理大臣決定され，各省庁において退職準備プログラムが導入された。平成7年12月には「高齢社会対策基本法」が施行された。

　企業においても退職準備型，生涯生活設計支援などのプログラムを実施する割合が増加しつつある。これからのPREPには再就職，ボランティアや地域での活動に備えて，キャリアカウンセリングによる生活設計の支援が必要となる。　　　（國吉重徳）

対人関係能力

たいじんかんけいのうりょく

　「対人関係能力」は，この用語を使用したり解説する人の立場や人間観によって微妙に異なっており，正式な定義はいまだ存在していない。

　通常，「人」と「人」の「間」を焦点化し，その「間」を発展させる力量を「力」とか「能力」と称していることが多い。しかし，人間は「自己」と「人」と「物」との関係に規定される「関係的存在」であり，人間が生きている限り，さまざまな自然事象・文化的事象・社会的事象等の「物」との関係で生き・生かされていることは体験的事実としても把握されることから，「物」との関係を含めて考えることが理にかなっている。

　したがって，「対人関係能力」とは，「自己と人と物との関係を創造する力」を意味する。さらに，この「対人関係能力」は，自己の資質や能力のみではなく，関係の発展を志向する基盤が，人や物の側にもあってこそ具現されうる。ともに語り，ともに笑い，ともに学び合えるような「関係を生きる力」であるともいえる。

　「対人関係能力」の側面として，①関係生成力，②関係回復力，③関係創造力，④関係統合力，⑤関係基盤力などがある。また，「対人関係能力」を具現していくための諸特性として，①関係受容性，②関係認識性，③関係洞察性，④関係共有性，⑤関係責任性，⑥未来志向性，などがあげられる。

　対人関係能力の育成には，日常生活場面を縮図的に用意した場面で，実際に役割を演じながら対人関係について学習するロールプレイや心理劇法が有効である。

（佐藤啓子）

文献 佐藤（編），2004；関係学会・関係学ハンドブック編集委員会（編），1994

ダイバーシティ
diversity

　わが国ではダイバーシティ（"多様性"と翻訳される）といわれているが，英語の"Diversity & Inclusion"を省略したもので，本来は"多様性の受容"を意味する。日本ではあまり聞き慣れない言葉であり，その概念も確立されていない。

　ダイバーシティの考え方や，それを組織内で推進していこうとする活動は，アメリカで始まった。もともと「黒人と白人女性」に対する差別的な人事慣行を撤廃し，差別を正そうとする動きから始まったものであるが，アメリカ社会におけるさまざまなマイノリティが権利を主張するようになって，マイノリティすべてを包含する考え方に変わった。

　現在多くの組織で行われているダイバーシティに関する活動は，あらゆる意味での多様性を尊重し，すべての人が同じ人権をもっているという考え方に根ざし，各自がもっているさまざまな能力をフルに発揮できる社会をつくろうという方向に変わりつつある。

　わが国においても，企業をとりまく環境が激動し，労働市場も変容しつつあるなかで，新たな価値・発想を導入しなくては厳しい経営環境を突破できないという重大な危機意識が経営者に芽生えている。さらには，従来のスタンダードを個人生活にあてはめることが，必ずしも個人の幸せにつながるものではなく，各自固有の価値・発想を重視したいという傾向が強まっている。

　そこで，「多様な人材を活かす戦略」としてダイバーシティの概念が取り入れられ始めたのである。
　　　　　　　　　　　　　　（松下由美子）

タイプA行動パターン
type A behavior pattern
——えいこうどう——

　タイプA行動パターンとは，1958年にフリードマン（Friedman, M.）とローゼンマン（Rosenman, R. M.）らによって，冠状動脈性心疾患の危険因子のひとつとして発見されたものである。その定義は，「できるだけ短い時間に，できるだけたくさんのことを成し遂げようとする慢性的な絶え間ない努力を，必要とあらばほかの物や他人に対抗してでもむきになって続ける人に認められる，行動と情緒の複合体である」とされる。主な特徴に「競争心が強く挑戦的である」「他人との比較によって自分を評価しがち」「攻撃的で敵意が強い」「焦燥感に駆られ，どんな場面でも全速力で行動する」「外界の刺激や環境の変化に頓着せずに行動する」などがあげられる。

　冠状動脈性心疾患とは，心筋の栄養動脈である冠状動脈と，心筋との需要と供給の不均衡に基づく急性もしくは慢性の心筋障害の総称である。主な症例は狭心症や心筋梗塞で，心筋虚血によって起こる胸痛，または胸部圧迫感が特徴であり，常にわが国の死亡率上位の疾患である。アメリカのフラミンガム研究では，タイプA行動パターンを示す人が，これと正反対のタイプB行動パターンを呈する人より冠状動脈性心疾患への発症率が高いと報告している。またタイプA行動パターンを呈する人はストレス環境を好んで選ぶ傾向にあるが，ストレスに晒されている自覚がないため，慢性的に交感神経優位であり，ほかの疾病との親和性なども指摘されつつある。社会的に賞賛され承認される行動形態であるため，行動修正は容易ではなく，環境調整など，生活習慣全体を考慮した行動修正プログラムが重要である。
　　　　　　　　　　　　　　（中尾圭樹）

妥当性
validity
だとうせい

妥当性とは，そのテストが実際に測ろうとしているものを測っているかを調べる概念である。大雑把にいえば，自然科学は実在する物体を観察し研究する学問である。心理学の場合，その対象となるものが人格であったり，知能であったりと直接観察できないものを対象にしている。このような人格，知能などは構成概念とよばれている。これらは，人の反応を通じて間接的にしか測定することはできない。このような心理学の特性により，時には，Aという態度を測定しているつもりが，Bというまったく違うものを測定していたという過ちを犯していることがあり得る。このため，そのテストが目標とする対象を測定しているかどうかを確かめることは，非常に重要となる。

妥当性には，一般的な妥当性というものはなく，研究者によっていろいろ存在する。アメリカ心理学会があげている3分類がその代表的なものである。その一つである基準関連妥当性とは，そのテストの結果と，検査以外の客観的基準により得られた結果との相関で表される（例えば，知能テストの高得点者は学力テストも高得点）。二つ目の内容的妥当性とは，テストの項目に偏りがないか，適切に絞られた項目かを問う概念である（例えば，学期末テストで教授内容を全領域にわたって網羅しているか）。三つ目の構成概念妥当性とは，テストが測定しようとしている構成概念をどのくらい測定できているかを調べる概念であり，妥当性のなかでは最も根本的なものである。構成概念妥当性は，内容的妥当性とは違い，その理論までも含めて検証しようとするものである（理論的考察や相関研究などを通して検証される）。　　　　（宮崎圭子）

田中ビネー知能検査
Tanaka Binet Scale of Intelligence
たなか——ちのうけんさ

知能検査はフランスのビネー（Binet, A.）によって1905年に創始され，20世紀後半から世界各国に普及していった。なかでもアメリカのターマン（Terman, L. M.）によるスタンフォード・ビネー知能尺度は，当時では最も大規模で丁寧なビネー法の再標準化版であった。

田中ビネー知能検査の初版は，このターマンらによる1937年の尺度をもとに田中寛一によって再標準化された日本版である。初版は1947年であり，その後も1954年，1970年，1987年，2003年と順次改訂を重ね，そのたびに日本の子どもに適した検査法として変遷してきた。2003年版は初版から数えて5番目になるため田中ビネー知能検査Ⅴ（以下，田中ビネーⅤ）と命名された。この版の最大の特徴は，他のほとんどの知能検査法が因子構造的な尺度へと偏向していくなかで，ビネーが知能の測度として考案した年齢尺度を重視している点である（スタンフォード・ビネーは1986年版から年齢尺度を廃止）。ビネーは，子どもたちを観察するうちに年齢が上昇するにともなって正答率の上昇する事項（問題）があることに気づいた。そして，これらの年齢別正答率を調べて問題を難易度順に配列した。これが年齢尺度の誕生である。また，実際の生活年齢とは別に精神年齢（精神年齢はシュテルンの語。ビネーは知能水準といった）という，知能の発達を年齢で表す概念も生まれた。年齢尺度のメリットは，子どもをケアする上で年齢的な基準が示されイメージがつかみやすいことである。しかも各問題が年齢や実生活に即しているため具体的にどのような対応が適切であるかを示唆してくれる。田中ビネーⅤの適用年齢は2歳

〜成人であるが，1歳級〜13歳級までは年齢尺度を踏襲している。一方，成人級は年齢の枠組みで知的発達をとらえることに無理があることから年齢尺度を廃止し，13下位検査を設けて4領域（結晶性，流動性，記憶，論理推理）の観点から知的機能を診断できるよう変更されている。また，1歳級の問題にも歯が立たない子どものために発達チェック項目を設けて発達ケアに役立てる指標も新たに加えられている。

田中ビネー法は，基礎的な能力，一般知能（g因子：各能力に共通した能力）を測定しているといわれる。ビネーは，知能を個々別々の能力の寄せ集めとは考えず，いかなる問題解決場面においても「方向性：問題を理解し，一定の方向に向かう力」「目的性：結果が得られるまで課題を遂行し続ける力」「自己批判性：自己の反応結果を適切に判断修正する自己批判力」という，共通した精神機能が働くとしたのである。したがって，ビネー法は被験者の基礎能力の把握や知的発達の遅速をトータルにとらえるのに優れている。一方，各能力の偏りなど個人内差を診断したいのであればウェクスラー法など因子構造的な検査のほうが便利である。しかし，ビネーが知能検査を開発した当時の目的，つまり未分化である子どもの知能発達をとらえるには一般知能を測定することが重要である。

田中ビネーVでは，ビネー法の根幹である年齢尺度を踏襲しつつ年齢的な発達やニーズに配慮した変更が行われたといえるであろう。それにともない，IQ（知能指数）についても精神年齢との比で算出される従来のIQを基本としながらも，偏差値に基づくDIQ（偏差知能指数）も算出できるようにし，被検査者をさまざまな側面から理解しようとの工夫がなされている。（中村淳子）
⇒IQ，IQの利用

WHO（世界保健機関）
World Health Organization
だぶりゅうえいちおー（せかいほけんきかん）

WHOは1946年に国際連合経済社会理事会で設置が決定され，1948年に世界保健機関憲章により国際連合の専門機関として正式に設立された。2008年1月現在で193か国が加盟，日本は1951年に加盟した。

WHOは「すべての人々が可能な最高の健康水準に到達すること」を目的として，感染症対策，医薬品・食品の安全対策，健康増進対策，衛生統計情報の収集と通報，基準づくりなどの活動を行っている。また，地域事務局が中心となって行う各国に対する技術援助活動は重要である。技術支援は通常，専門家の派遣，資材供与，フェローシップという形で行われている。

組織は，ジュネーブに本部が置かれ，毎年1回最高意思決定機関である総会が開催され，また，執行機関として34人の理事から成る執行理事会が毎年2回開催される（日本も2005年5月から2008年まで執行理事国）。その他，世界を6つの地域に分け，各地域には地域事務局がある。日本はマニラに事務局を置く西太平洋地域に属している。また，WHOの事業を技術的に妥当で最新のものにするために世界の最高権威者を参加させている専門家諮問部会と専門家委員会がある。1996年には，神戸市にWHO健康開発総合研究センターが設立された。

WHOの財政について，日本は2007年度に分担率約19.5％，約101億円の分担金の支払いを行い，さらに任意の拠出金を約12億円拠出している。また，専門家の派遣や国内のWHO協力センター等による技術上の協力を行っている。

なお，メンタルヘルスについては，「非感染症と精神保健局」が担当している。

（末廣啓子）

多面評価　multi rater
ためんひょうか

多面評価とは人事アセスメントの三大領域，人材，職務，組織のうち，人材の測定評価を行うツールをさす。伝統的な人事考課が従業員の能力，執務態度，業績等について上司が主観的に行うのに対し，多面評価は職務における行動評定を標準化されたツールによって一定の訓練を受けた専門家が科学的，客観的に行うのが特徴である。歴史的には米国を中心に発達し，multi rater, multisource assessment, 360feedback tool などとよばれ広く普及している。

日本では多面観察評価，複数観察者評価，360度人事評価等とよばれ，1960年代には人事考課の客観的な観点から研究され，1970年代には能力開発中心に発達したが，1990年代に入り，組織の合理化，個別評価の厳格化のなかで，能力開発と処遇決定評価の両面で適用されるようになった。

多面評価の実施には評価表（質問表）が入り用となる。実績のある市販の評価表を活用するのが一般的だが，自社独自の評価表を開発することが理想である。まず会社の経営方針や各部門の業務の業績を上げるのに必要な行動特性（コンピテンシー）等を明確にし，社員の納得性の高い評価表を設計する。導入の手順としては，まず会社トップから全社員に導入の背景，人事方針などについて十分な説明が不可欠。特に結果の活用方針は明確に示すことが重要である。評価者については要件を満たす評価者を決定し，研修を行い，導入の目的や理由を明確に伝え，公平性，客観性を徹底する。結果のフィードバックは本人にとって衝撃的なケースが多いので，運用の目的に応じて，訓練を受けた専門家によって慎重に行うことが重要である。　　　（鈴木勝夫）

文献　大沢ほか（編），2000

短期療法（ブリーフセラピー）
brief therapy
たんきりょうほう

短期療法（ブリーフセラピー）は1966年に家族療法のメッカといわれる Mental Research Institute（通称 MRI）内に短期療法センターが開設されたことを起源とする。このセンターはフィッシュ（Fisch, R.），ワツラウィック（Watzlawick, P.），ウィークランド（Weakland, G. H.），ボーディン（Bordin, A.）を初期のメンバーとした。

MRI における短期療法の特徴は，システム理論とコミュニケーション理論をその理論的背景としていることであり，そこから導き出された中心的なモデルが「問題－偽解決」というシェマである。すなわち，問題が存続あるいはエスカレートしていくのはその問題に対する解決努力とそれに基づく解決行動が悪循環として機能しているためと仮定する。この悪循環を切断するための提案が介入である。

悪循環を切断する方法は大きく分けて二つある。一つは現在の解決行動をやめさせるために，何か違った行動課題を提示する方法である。例えば，母親に暴力を振るう息子がいるとする。母親は息子の機嫌が良いときに彼の将来のことについて説教をする。すると，息子の機嫌が悪くなり，母親は沈黙に移行し，息子は母親に暴力を振るう。この場合，母親の①息子に説教をするという行動を阻止するか，②沈黙を阻止することが重要になる。実践的には前者を阻止するための介入をすることを選択するであろう。なぜならば，前者への介入は介入することがリスクを低減するが，後者への介入は介入によりリスクを増大させるからである。具体的には息子の機嫌の良いとき，母親が彼にお手伝いをしてもらいほめてみ

る，などという介入が考えられるであろう。

　二つ目はリフレーミングである。母親は息子が将来のことを何も考えず，反抗的であるというフレームでこの問題をとらえ，これまでの解決行動を試みてきたかもしれない。そこでこのフレームを異なるフレームに置き換える介入をしてみる。これがリフレーミングである。例えば，カウンセラーが「息子さんは本当はお母さんに甘えたいのではないでしょうか」などと母親にそっとメッセージを伝えてみる。母親がこのメッセージを受けとめたならば，その回の面接は終了する。受けとめられない場合には，さらに「もしそうならば，お母さんは息子さんにどのように接することができますか？」と尋ねてみる。母親が「機嫌の良いときに息子と一緒に買い物に行く」と言ったならば，それを介入課題として提示することになる。

　次に，1980年代に提示された解決志向アプローチ（solution focused approach）とよばれる短期療法がある。ドシェーザー（de Shazar, S.）らの研究所であるBrief Family Therapy Centerにより発展したことからBFTCアプローチともよばれている。彼らの最大の貢献は例外（exception）という概念を提示し，それに焦点をあてる方法に発展させたことである。例えば，先の事例ならば，息子が母親に暴力を振るわないとき，あるいは，暴力にまで発展しなかったときに焦点をあてていく。例えば，息子が機嫌の良いときに母親が買い物に誘ったことや息子が興奮し始めたときに母親がその場を離れたことなどの例外を探し，そのパターンを賞賛（コンプリメント）していく方法により，例外を拡張していく。

　以上が短期療法の中心的モデルであるが，組織の問題や企業のコーチングへの応用が進みつつある。
　　　　　　　　　　　　（若島孔文）

男女共同参画社会基本法
The Basic Law for a Gender-Equal Society
だんじょきょうどうさんかくしゃかいきほんほう

　男女共同参画社会実現のための基本的考え方と，国や地方自治体と国民それぞれの役割と責任を定め，1999年に公布・施行された。前文において，男女共同参画社会の実現を「21世紀のわが国社会を決定する最重要課題」と位置づけ，「基本法」（国の重要な方針を定めた法律）として制定された。

　同法では，男女共同参画社会を，「男女が，社会の対等な構成員として，自らの意思によって社会のあらゆる分野の活動に参画する機会が確保され，もって男女が均等に政治的，経済的，社会的及び文化的利益を享受することができ，かつ，共に責任を担うべき社会」と定義づけ，その形成のために以下の5つの柱(基本理念)を掲げている。

　①男女の人権の尊重
　②社会における制度または慣行についての配慮
　③政策等の立案および決定への共同参画
　④家庭生活における活動と他の活動の両立
　⑤国際的協調

　同法では，行政（国，地方公共団体）と国民それぞれが果たさなくてはならない役割（責務，基本的施策）を次のように定めている。

・国は，基本理念に基づき，男女共同参画基本計画の策定をはじめ，積極的改善措置を含む男女共同参画社会づくりのための施策を総合的に策定し，実施する。

・地方公共団体は，国と同様に，基本理念に基づき，男女共同参画社会づくりのための施策に取り組むとともに，地域の特性をいかした施策を展開する。

・国民には，男女共同参画社会づくりに協力することが期待されている。

　　　　　　　　　　　　（武石恵美子）

男女雇用機会均等法
Equal Employment Opportunity Law between Men and Women
だんじょこようきかいきんとうほう

　雇用の分野において，男女の均等な機会と待遇を確保するための法律である。「女性差別撤廃条約」を批准する条件を整備するため，1985年に勤労婦人福祉法の改正法として，「雇用の分野における男女の均等な機会及び待遇の確保等女子労働者の福祉の増進に関する法律」という名称で成立し，1986年から施行されている。その後，1997年と2006年に法改正が行われ，内容が強化されてきた。

　現行の均等法では，事業主に対して，募集・採用，配置・昇進・教育訓練，福利厚生，定年・退職・解雇等において，男女の差別的取り扱いを禁止している。特に女性に対する差別については，女性を不利に取り扱うことだけではなく，女性のみを対象とした取り扱いや女性を優遇する取り扱い（ただし後述のポジティブ・アクションに該当するものは除く）も含まれている。また，労働者と事業主との間での雇用の分野における男女の均等取り扱いに関する紛争が生じた場合の紛争解決のために，都道府県労働局に機会均等調停委員会を設置することなど，紛争解決の仕組みも定められている。

　1999年施行の改正法において，男女労働者間に事実上生じている格差を解消するために，事業主が積極的な取り組みとして「ポジティブ・アクション」を実施する際に国が支援することが盛り込まれた。また，職場におけるセクシュアル・ハラスメント防止のための措置や，女性労働者の母性健康管理に関する措置が規定された。2007年施行の改正法では，性差別禁止の範囲が拡大されている。　　　　　　（武石恵美子）

地域精神保健
community mental health
ちいきせいしんほけん

　地域精神保健は，狭い意味では予防精神医学である。すなわち第1次予防（健康の保持・増進，疾病からの予防），第2次予防（精神の健康障害の早期発見と早期治療），第3次予防（リハビリテーション）という考え方に基づく精神医学をいう。

　広義には，地域社会で発生したいろいろな精神保健上の問題を，その地域社会全体の人々の活動によって解決していこうという考え方をいう。

　このような考え方が強調されるようになった背景には，家族集団の縮小，都市化や工業化などによる伝統社会の崩壊と大衆化社会への移行といった地域社会構造の急激な変化がある。このような変化にともない，非行，高齢者，アルコール，学校教育などに関わる問題が，個人や家族レベルで処理しきれない状況となり，地域社会の間で比較的固定したニーズとなってきた。また，これらの問題を，専門施設で取り扱うだけでは効果が少なく，地域ぐるみの予防策をとることが，より効果的であると考えられ始めたことによる。

　地域精神保健に関わる活動は，精神保健福祉センター，保健所を中心として行われるが，あくまでも地域社会の人々が主体となるべきものである。福祉関係諸機関やコミュニティセンター，老人クラブなどの協力，参加によるネットワーク活動が，地域精神保健の推進にとって重要である。

　　　　　　　　　　　　　（松下由美子）
文献 吉川・竹島（編），1996

知覚障害　perceptual disturbances
ちかくしょうがい

　知覚とは，感覚器官を通して外界の対象を意識しその意味を知ることである。統合失調症，重篤なうつ病，ある種の薬物の作用によって，知覚障害を生じることがある。妄覚（錯覚と幻覚）や感覚の異常（感覚の量的・質的変容）を知覚障害とよぶ。

　錯覚とは，外界の対象を誤って認識することである。錯視は健常者でも体験する。例えば恐怖心が強いと樹木が幽霊に見えたりする。天井のしみや雲が人の顔に見える錯視は，パレイドリアという。

　幻覚とは，存在しない対象を知覚することで，真性幻覚と偽幻覚に分けられる。前者は感覚器に対応して幻視，幻聴，幻嗅，幻触などに分けられる。幻視は統合失調症やアルコール依存の離脱症状である振戦せん妄において認められる。統合失調症の場合は，意識が清明であるが，離脱症状では意識が曇っていることが多い。統合失調症において最も一般的な幻覚は幻聴である。なかでも考想化声や問答形式の幻声，注釈幻声は，シュナイダー（Schneider, K.）によって統合失調症の一級症状とされている。幻嗅は統合失調症だけではなく自己臭恐怖においてもみられ，自分から不快な体臭や便臭が発しているのではないかと不安になりしばしば関係妄想へと発展する。幻触は体に蟻走感をいだくなどに代表される皮膚幻覚である。他に，水の流れる音とともに声が聞こえるといった機能性幻覚や，「脳に異物が詰まっている」などと訴える体感幻覚（セネストパチー）がある。

　感覚の異常は，統合失調症などにおいて体験され，自分の体が通常より大きく見えたり縮んで見えたりする（大視症および小視症）。知覚の過敏も感覚異常に含まれる。

（西松能子）

逐語記録　verbatim record
ちくごきろく

　カウンセリングにおけるカウンセラーとクライエントの発言内容をそのまま文字や文章にしたものが逐語記録とよばれるが，これに非言語的表現や沈黙，発言時間などの情報が付加される。逐語記録の作成はカウンセリング過程を録音・録画した記録媒体を再生しながら行うことが多く，カウンセラーの訓練では非常に重要な作業である。

　カウンセリングの過程を一語一句まで聴きもらさず，言語的表現だけでなく，非言語的表現（うなずき，咳払い，高笑いなど）を含めて逐語記録にすることによって，「カウンセラーは何をしたか」「クライエントはどのような影響を受けたか」など，カウンセラーとクライエントとの相互関係が明らかになり，カウンセリング過程を振り返ることができる。

　逐語記録作成にあたっては，カウンセリングの過程でみられた「間」や沈黙の長さを記入しておくと，カウンセラーとクライエントの生き生きとしたやりとりが再現される。また，その作業の途中で気づいたことをメモしておくと後でスーパーヴィジョンを受ける場合に役に立つ。セッションを重ねるごとに，カウンセラーの姿勢や視点，クライエントに対する反応の仕方がどのように変化していくかを的確に記録することは，カウンセリングの訓練で身につけていく重要な技能である。

　逐語記録の検討にあたっては，逐語記録を見ながら，あらためて記録媒体（録音テープやVTR）を再生するが，「カウンセリングの過程で何が起こっていたか」をとらえ，「カウンセラーの意図していたことが実際に行われたか」を客観的に検討することが重要である。

（三川俊樹）

知能検査
intelligence test
ちのうけんさ

1．知能の定義
　知能検査を考案したビネー（Binet, A.）は，一定の方向を保持しようとする思考傾向，意味や本質の理解能力，目的実現のための創造能力，および自己批判能力を知能といい，ターマン（Terman, L.M.）は抽象的思考能力であるとした。一般的に承認される定義は「知能とは日常生活において遭遇する新しい場面または問題を思考的に処理する適応力である」といえよう。内容は思考力，言語能力，数能力，知覚弁別力，記憶力などである。

2．知能検査
　1905年にフランスのビネーとシモン（Simon, T.）が，初めて知能検査（Binet-Simon Scale）を開発し利用されてきたが，それらはいくつかの基準で分類することができる。現在わが国で利用されている知能検査は，大体次のようにまとめられる。

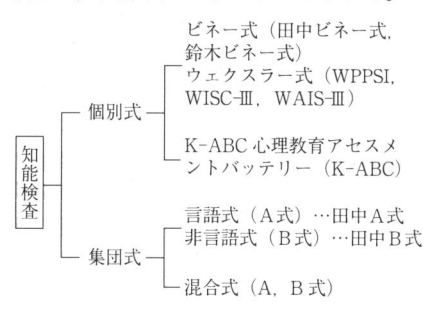

```
              ┌ ビネー式（田中ビネー式，
              │   鈴木ビネー式）
       ┌ 個別式 ┼ ウェクスラー式（WPPSI，
知能    │       │   WISC-Ⅲ，WAIS-Ⅲ）
検査 ─┤       └ K-ABC 心理教育アセスメ
       │           ントバッテリー（K-ABC）
       │       ┌ 言語式（A式）…田中A式
       └ 集団式 ┼ 非言語式（B式）…田中B式
               └ 混合式（A，B式）
```

3．知能の表示法
　知能の表示は，①精神年齢，②知能指数，③知能偏差値，④パーセンタイルなどによって示される。

　①精神年齢（MA：mental age）：精神年齢は，標本集団の各年齢別の標準知能を利用して知能の程度を表す方法である。例えば，満10歳6か月の多数の子どもが解決できた問題をパスした子どもは，生活年齢（CA：chronological age）のいかんを問わず，精神年齢は10歳6か月となる。

　②知能指数（Intelligence Quotient, IQ）：知能指数は，精神年齢を一定の指数で表したものである。この表示はほかの子どもとの知能を直接比較できる。また，精神年齢満1歳の差ということは，幼年者と年長者とでは意味が異なってくるので，絶対値を用いないで，生活年齢との相対比によるのである。

$$IQ（知能指数）=\frac{MA（精神年齢）}{CA（生活年齢）}\times 100$$

　③知能偏差値（ISS）：知能レベルを多数の人間の平均からの隔たり，すなわちどのくらい高いほうに隔たっているのか，また低いほうに偏しているのかの度合いによって示す方法である。平均をMとし，個人得点をX，その集団の標準偏差をSDとすると，知能偏差値（Intelligence Standard Score 略称ISS，単にIQでも表示する）が下記の式で得られる。

$$ISS=\frac{X-M}{1/10SD}+50$$

X…個人の得点
M…全国平均
SD…標準偏差

（松原達哉）

表　知能段階の比較

評価段階	知能指数		知能偏差値
	ウェクスラー式	ビネー式	
最優	130以上	141以上	75以上
優	120〜129	125〜140	65〜74
中の上	110〜119	109〜124	55〜64
中	90〜109	93〜108	45〜54
中の下	80〜89	77〜92	35〜44
劣	70〜79	61〜76	25〜34
最劣	69以下	60以下	24以下

チーム医療
team care
——いりょう

　第二次世界大戦前には，医師と看護師と薬剤師以外に法律で身分を定められた職種は存在しなかった。医療は，「開業医の家」の延長線上という位置づけで行われていたが，戦後，占領軍の施策によって「医療法」（1948年）が施行され，近代的な医療のあり方が模索されるようになった。

　医学や医療技術の進展にともない医療の「専門化」が進み，それぞれの業務を専従的に行う者の存在が必要となり，新しい国家資格が続々と生まれた。1960年代には医療従事者の人間関係のあり方，すなわち医療に関わるさまざまな人々が，いかに仕事に対する志気を上げ，よい関係を築いていけるかということに関心がもたれ始めた。

　1970年代になり「チーム医療」という言葉が使われ始め，今日では全人的なケアが求められるなかで，専門家集団が異なった能力・技術・視点をもって患者の複雑な問題に対応するために，チームの概念を用いることが有効であると考えられている。

　患者の問題を解決し，ニーズに応えていくためには，チームは患者・家族の問題やニーズに沿って構成され，患者を中心とした協働的なチームが形成される必要がある。チームの形態は，その目的と機能によって，いくつかのバリエーションをもっており，鷹野（2002）は指揮命令型チーム，共同体チーム，機能的チームの3つのタイプに分けて説明している。　　　（松下由美子）

文献 細野（編），2003；鷹野（編），2002

中間管理職
middle manager
ちゅうかんかんりしょく

　「中間管理職」の定義は必ずしもはっきりしていない。その職務内容は多様で必要とされる能力・適性も明確ではない。通常は，経営者と一般労働者の間で，部下を監督して仕事をする人々をさし，企業の部課長などが典型像だと考えられる。

　中間管理職をとりまく環境が厳しいと指摘されて久しい。組織の上層と下層双方から被る圧力による心身のストレスや疲弊は多大であろう。組織自体のリストラ，ダウンサイジング，フラット化や，業務簡素化，ITの導入にともなう中抜き現象により，管理職の地位から淘汰された中高年齢層も多い。

　管理職と一般労働者との賃金格差は相対的に縮小する傾向にあるともされる。労働基準法や通達・判例の解釈では，現実の管理職の大半が時間外勤務手当を支給されるべき対象でありながら，実際に十分支払われていない例が多く，労務管理上，理論と現実が頻繁に齟齬をきたす焦点でもある。

　こうしたなか，「何らかの役職に就いている労働者の割合」は近年20％強で推移し，大きな変化はない。一方，年齢層によりポスト不足からくる歪みや，管理職一人あたりの部下数の減少，成果主義の普及による昇進時期の二極化を示す統計もあり，今後の管理職のあり方には，いっそうの変容が見込まれよう。元来プレーイングマネージャー的な日本の中間管理職であるが，自ら経営ビジョンと処理能力を有し戦略を練り進める「創造的ミドル」であるためには，自分で情報機器を駆使するなど，高度の実務能力を有することも求められている。

　　　　　　　　　　　　（浅川正健）

文献 厚生労働省，2005a；金井，1991

中高一貫教育
unified lower and upper secondary school
ちゅうこういっかんきょういく

　心身の成長や変化の激しい時期に行われる中等教育について，その接続のあり方については長く議論されたが，1997年の中央教育審議会答申で中高一貫教育が提言された。答申では，高校選抜がないためゆとりある学校生活，6年間を見通した教育の実施などを利点とし，受験競争の低年齢化，小学校卒業段階での進路選択の困難性などを問題点とした。1998年，「学校教育法等の一部改正法」が成立し，翌年からの中高一貫教育が施行となった。

　実施形態には3つある。一つの学校で一体的に中高一貫教育を行う中等教育学校，入学者選抜を行わずに同一の設置者による併設型の中学校・高等学校，既存の学校が，教育課程の編成や教員・生徒間交流等の面で連携を深める連携型の中学校・高等学校である。

　文部科学省による「各都道府県等における中高一貫教育の設置・検討状況について」（調査報告）によると，2007年4月現在の中高一貫教育校の設置・検討状況は257校となっている。内訳は，中等教育学校32校，併設型147校，連携型78校となっている。2008年以降に設置予定も34校と，着実な増加をみせている。

　文部科学省では，中高一貫教育校等の研究成果をふまえ，指導方法，教育課程の編成等の研究を行い，学校運営の改善充実に資するために2004年「中高一貫教育改善充実研究事業」に着手した。

　中学校から高等学校への移行に関わる課題を解決する一つの学校制度であるが，中学校と高等学校の移行を経験する大多数の生徒にとっても意義ある研究成果が求められる。
　　　　　　　　　　　　　　（三村隆男）

中国の産業カウンセリング
ちゅうごくのさんぎょう——

　中国，台湾の産業カウンセリングは主に一部の教育者の協力で，進歩してきた。台湾は1950～60年代から学校で，1970～80年代から企業でカウンセリングが推進され始めた。ただし企業でのカウンセリングの実践は，まだスタートしたばかりであり，ここ数年間に急速に発展したといえる。

　20世紀の終わりから21世紀初めにかけて，中国大陸で産業カウンセリングが導入された社会的背景には，以下のいくつかの理由がある。①社会体制の転換（計画経済から市場経済へ），②企業体制の転換（単一国有制から複数の所有制へ），③グローバル化の深化（WHOに加盟，国内市場から国際市場へ），④外資企業の影響（新しい管理理念および管理方法を導入）。

　社会の転換期にある中国は，経済が急速に発展して，人々の生活の様式も根本的に変化した。中国産業カウンセリングの現状で，中国の企業社員が直面している主な問題は以下のとおりである。

　①失業，②個人将来の発展，③企業および人間関係，④婚姻および家庭，⑤親子問題，⑥心理健康，⑦からだの健康などである。現在の中国産業カウンセリング方式は，①心理トレーニング，②健康プラン，③開拓トレーニング，④社員心理サービス，⑤EAP実施などである。

　中国における従業員支援プログラム（EAP）は大部分の中国企業にとって，新たな試みである。現在，EAP計画を実施している企業は，一部の多国籍企業と少数の国内大手企業だけである。結論的にいえば，中国の産業カウンセリングが発展するのには，まだ長くて難しい問題がある。
　　　　　　　　　　　　　　（樊富珉）

中小企業

small and medium-sized enterprise

ちゅうしょうきぎょう

　規模を測る指標としては，資本金，売上高，従業員数などの指標がある。大規模企業に対して，中小規模の企業を表す用語として用いられている。中小企業基本法によると，製造業その他では，資本金3億円以下，または従業員300人以下，卸売業では1億円以下または100人以下，小売業では5,000万円以下または50人以下，サービス業では5,000万円以下または100人以下とされている。

　製造業においては，中小企業は大企業の下請けとしてわが国の経済成長を支えており，産業の担い手としての役割はきわめて大きい。

　中小企業は大企業と比較して，一般的に，資金調達，人材確保，研究開発の面で不利と考えられているが，熟練工の技能では世界の大企業に引けをとらない企業もあり，航空宇宙産業などの先端分野で高品質の製品を生産して活躍している中小企業もある。

　近年，IT産業やサービス産業の拡大によって中小企業の小まわりの効く機動性や中小企業相互の連携による総合力の強化が模索され，大企業の下請けではない中小企業のあり方が注目されている。

　また，意思決定の迅速性や経営革新を求めて大規模組織が分社制，カンパニー制などによって中小規模組織の長所を取り入れようとしており，ベンチャー企業の増加も，従来の中小企業像を変えつつある。米国では，ベンチャー企業を育てることによって経済の活性化を図る動きもある。現在の大企業のなかには，中小企業から発展したものも多く，規模の大小だけで企業の安定性や将来性は判断できない。　　　（桐村晋次）

文献 相田ほか，2007

懲戒権

ちょうかいけん

　「懲戒権」とは，使用者が従業員を，就業規則に違反し，秩序・規律を乱したという理由で処分する権利である。従業員が雇用契約を定めた就業規則に違反したのであるから，その罪を問うのは当然のことであるが，容易に懲戒権を行使したり，あるいは軽微な違反に対して重い処分を行うと，懲戒権の濫用として問題となるおそれがある。懲戒権を行使するときは，次の点に留意すべきである。

　①懲戒事実の認定：懲戒処分を行うにあたっては，まず懲戒に該当する事実があったかどうかを認定することが必要である。噂や風評をもとに行わないように，事実関係を正確に把握した上で，懲戒処分を行うことである。

　②本人の弁明の機会：会社側による事実関係の調査はきわめて重要なことであるが，それだけでは一方的で，事実を見誤る可能性もある。できるだけ本人に弁明，釈明の機会を与えることが望ましい。

　③労働組合への説明：会社によっては，労働協約によって，組合員の表彰・懲戒について労使の話し合い事項とか，あるいは協議事項としているところがある。組合員の懲戒は組合員の身分の安定に関わるものであるだけに，労働組合が強い関心をもつ事項の一つである。

　労働協約によって組合員の懲戒を労働組合への説明事項としているときは，懲戒の理由，処分の内容を正確に説明することが必要である。まず就業規則に違反する事実があったことを労働組合にはっきりと報告し，どのような懲戒処分とするかについて労働組合と協議する必要がある。

（森田一寿）

調査的面接　research interview
ちょうさてきめんせつ

　調査的面接は面接構造の差異によって，構造化面接法，半構造化面接法，非構造化面接法に分類される。質問紙法などの心理検査法だけでは得られない多くの情報を得られ，非常に有用な方法である。

　構造化面接法は，あらかじめ質問項目を決定しておき，決められた順序で決められた質問を行っていく方法であり，指示的面接法ともよばれる。この方法は，①特定の疾患や症状のアセスメントができる，②面接方法があらかじめ定められた一定のマニュアルにそって構成されており，個人間の比較を行いながら診断や鑑別診断ができる，③面接の評価の方法が明確であり，アセスメントの信頼性と妥当性の検討ができる，④被面接者の表情や態度などを観察することができる，という特徴がある。厳密な構造化面接では，すべての被面接者に対して，同一の雰囲気，同一の順序，同一の文章で質問することになる。また，回答や応答のパターンに多様性が少ない「閉じた質問」になる。

　半構造化面接は，あらかじめ準備された質問項目にさらに質問を加えたり，質問の順序を変えたり，定められた枠組みを守りながらも面接の細部に関しては柔軟に対応する方法で，一般に最もよく用いられている。

　非構造化面接は，単に面接法ともいい，被面接者との自由なやりとりのなかで，面接状況に応じて質問内容やアセスメントの方法を選択する方法で，被面接者が自由に回答や反応することが可能な「開かれた質問」が用いられる。

　半構造化面接法や非構造化面接法では，面接者自身の高度な技能が必要になる。

（森田一寿）

文献 鈴木，2002

著作権法
ちょさくけんほう

　著作権は，産業財産権（工業所有権ともいう：特許権，実用新案権，意匠権，商標権）および半導体集積回路配置利用権等の「その他の権利」と並んで知的財産権（知的所有権）の一つである。人間の「思想又は感情を創作的に表現したもので，文芸，学術，美術又は音楽の範囲に属する」文化的創作物を著作物といい，著作権法は「著作物並びに実演，レコード，放送（等）に関し著作者の権利及びこれに隣接する権利を定め，これらの文化的所産の公正な利用に留意しつつ，著作者等の権利の保護を図り，もって文化の発展に寄与することを目的」としている。産業財産権が関連法令により登録することにより権利が発生するのに対し，著作権は権利を得るための手続きを必要としない点で大きく異なる。

　著作者の権利として，著作者人格権，著作（財産）権，請求権（債権）が保障されており，例えば小説等の著作物の場合，作者の死後50年は著作権が保護される。また実演家，レコード製作者，放送事業者等は著作隣接権者として種々の権利が保障されている。一方，著作物の私的使用のための複製，図書館における複製，公表された著作物の引用，教育・報道のための利用等については，著作権法の規定で自由利用が認められている。しかし著作権の保護の観点から，著作権法および関連法令の規定に十分留意する必要がある。近年デジタル技術の急速な発展を受け，著作権法も数次にわたり改正が行われている。また国際的には著作権に関する各種条約等の動向も意識する必要がある。日本では国際競争力の回復のため，2002年に内閣に知的財産戦略会議が設置され，同年「知的財産基本法」が制定された。

（森岡三男）

賃金　wages
ちんぎん

　賃金とは，給料，手当，賞与などの名称にかかわらず，労働の対価として支払われるものをいう。特に，賃金には，①通貨で，②直接，③全額を，④毎月1回以上，⑤一定期日を定めて，労働者に払わなければならないという賃金支払いの5原則が，労働基準法で定められている。

　企業内では，個々の労働者にどのような算定方法で，どの程度，賃金を配分するかといった個別の賃金決定方式をもっている。これを賃金体系という。さらに，賃金を仕事と関連づけて支払う分（仕事給）と生活に関連づけて支払う分（生活給）の配分によって賃金構成が決まり，定額で支払うか業績によって支払うか等で賃金形態が決まる。これら賃金体系，賃金構成，賃金形態をすべて含めて企業の賃金制度が形づくられる。

　こうした賃金の客観的な側面に対して，賃金の主観的な心理的側面も重要である。一般に，自己実現欲求や内的キャリアを重視しすぎると，賃金が，働く人々のキャリア形成に与える影響を軽視しがちになる。しかし，例えば，フリーターを中心とする若年不安定就労者の最大の問題は，十分な収入を得ることができないことにある。そのため十分な貯蓄ができず，病気や事故などの不測の事態が生じた場合に対応できない。このことが，その後のキャリア形成・家族形成・人生設計に多大な影響を与える可能性がある。類似のことは，中高年にも指摘できるであろう。今後，賃金の問題をより洗練させた形で，キャリアの問題を考える枠組みが必要となるであろう。

　特に，賃金が働く人々に与える心理的な効果について検討が必要となるであろう。

(下村英雄)

追指導，職場適応
follow-up in career guidance and counseling
ついしどう，しょくばてきおう

　追指導は，職業選択後の生活においてよりよく適応し，就職先で発展・向上していけるように，引き続き職場に応じて指導・援助していくことであり，アフターケア，フォローアップともよばれている。

(1)追指導の方法とポイント

①文書・電話・ウェブメールによる指導
　手紙，電話やウェブメールによる激励や現状の把握，また，アンケートや質問紙による就職先への適応状態の調査や職場の実態調査を実施する。

②職場・家庭への訪問・面談による指導
　自宅や職場に訪問し，本人との直接の面談によって，就職先での問題や悩みを聞きカウンセリングを行う。

③相談者の個別データの収集と整理
　追指導のためには，採用年度や職場ごとに相談の記録や個人資料を分類して，定期的な調査による実態把握や個別面談による指導の記録を整理しておく。

(2)障害者の職場適応（ジョブコーチ支援）

　障害者雇用納付金制度において職場適応援助者助成金制度が平成17年に創設された。これにより，助成金の支給を受けて，障害者が職場に適応できるよう，障害者職業カウンセラーが策定した支援計画に基づき，ジョブコーチが職場に出向いて直接支援を行うことができるようになった。さらに，障害者自身に対する支援に加え，事業主や職場の従業員に対しても，障害者の職場適応に必要な助言を行い，必要に応じて職務の再設計や職場環境の改善を提案する。

(本間啓二)

文献「障害者の雇用の促進等に関する法律の一部を改正する法律」(平成17年法律第81号)

THP（トータル・ヘルスプロモーション・プラン）
total health promotion plan
てぃえいちぴー（――）

　労働省（現・厚生労働省）は昭和54年から「中高年齢労働者の健康づくり運動」（シルバー・ヘルス・プラン：SHP）を進めてきた。これは高齢化，生活習慣病の増加などに対応して企業内における中高年齢労働者の健康づくりを行うものであった。その後も，労働者の高齢化は進み，生活習慣病が増加し，また，ストレスが増大するなどの傾向が進んだ。そのため，より若年者からの，心とからだの両面からの検診をすることが必要と考えられるようになってきた。そこで，昭和63年に労働安全衛生法（以下「安衛法」という）が改正され，健康診断の充実を図るとともに，労働者の健康保持増進のための措置が法定化された。この措置はトータル・ヘルスプロモーション・プラン（THP）と名づけられて昭和63年度から実施されその普及が図られてきた。安衛法では，第69条で事業者に労働者に対して健康教育および健康相談その他労働者の健康の保持増進を図る必要な措置をとることに努めなければならないとしている。さらに，第70条の2で厚生労働大臣は事業者が講ずべき健康の保持増進のための措置に関して，必要な指針を公表するものとするとしている。これに基づき昭和63年9月1日に「事業場における労働者の健康保持増進のための指針」が公表された（平成9年2月3日に改定）。THPは，この指針のなかに示されている内容を事業として具体化したものである。

　THPの具体的な内容（図）は，事業場において計画的かつ継続的に健康づくりを推進するもので，医学的検査のみならず生活状況調査および運動機能検査を含んだ「健康測定」を行い，この結果に基づいて「運動指導」「保健指導」「メンタルヘルスケア」「栄養指導」を総合的に実施することとなっている。「トータル」という言葉には「身体的な面だけでなく精神的な面にも十分に配

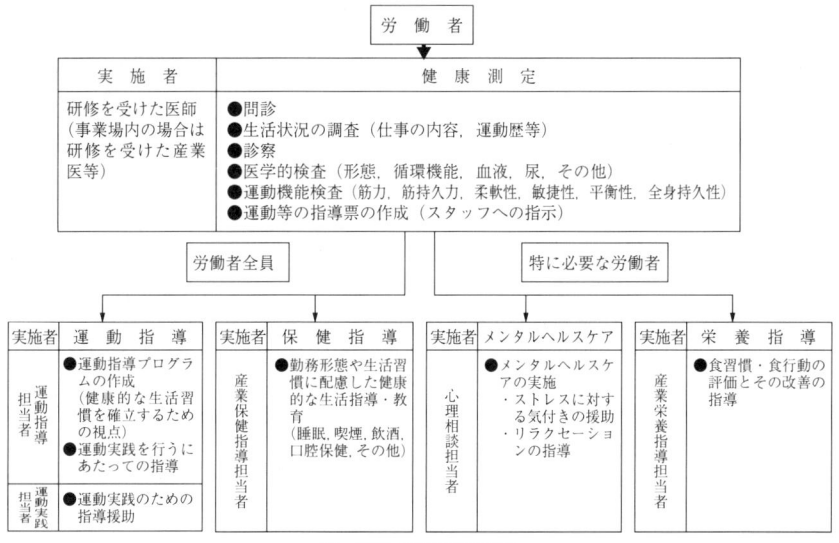

図　THPの具体的な流れ

慮した」という意味と「中高年齢者だけでなく全年齢層の労働者を対象とした」という2つの意味がこめられている。

THPにおけるメンタルヘルスケアでは、次の2つの方向からの取り組みが必要である。①メンタルヘルス不全状態に陥ったものへの対応。②メンタルヘルスの保持増進をめざした「健常者」への対応。

①のメンタルヘルス不全状態としては、行動障害、心身症、神経症、精神病などがあげられる。そして、これらの病気の診断、治療、リハビリテーション、再発防止といった「疾病管理」が①の中心的課題である。

②の活動は、「自分の健康は自分で守る」というセルフケアの考え方に対する理解を深め、その実践に有用な技法を一人ひとりの労働者に身につけてもらうことを目的としている。「自己の心身の状態の偏りやライフスタイルの偏りへの気づきをよくし、それを自分の力で改善していく」、その過程への支援が、②の中心課題である。

従来のメンタルヘルス対策は、①が主であったが、THPは、健康測定の結果に基づいて、②を積極的に推進することをめざしている。そのための具体的な方法は、「心理相談」と「メンタルヘルス教育」である。

THPと健康診断とは同じような検査が行われるので、それぞれの事業場では、この2つをどう理解し実行するかが問題となる。THPと健康診断はいずれも法律で定められた健康管理のための施策であり、事業者にその実施義務が課せられている。両者の法律上の違いは健康診断は罰則つきの強制規定であるのに対して、THPは努力義務である点である。当然、事業者にとっての優先順位は健康診断のほうが高く、健康診断が実施できないところでTHPができるとは通常考えられない。　（緒方一子）

文献 中央労働災害防止協会、1989；2005b

TAT：絵画統覚検査
Thematic Apperception Test
てぃえいてぃ：かいがとうかくけんさ

1935年、マレー（Murray, H. A.）とモルガン（Morgan, C. D.）によって創案された投影法の一つ。あいまいな絵画刺激に対して物語をつくらせ、被験者の空想・創造の内容を分析することによって人格特性を把握しようとするものである。

用いられる図版として、マレーによって作成されたハーヴァード版は、白紙を含む31枚からなっており、そのうち被験者の性別や年齢などに合わせて通常は20枚を用いる。日本版として戸川行男らによって作成されたものもある。

統覚とは、刺激条件のみに依存しないで、むしろその個人の先行経験による理解・解釈・推測・創造の作用を意味するものであるが、TATで統覚され語られたエピソードはマレーによれば「実生活における出来事のような」という内容を含んでいる。出来事というのは主体（個人）の欲求と客体（環境）の側からの作用や圧力との力動関係に成り立つものと考えられている。したがって、提示した絵画を生活の一つのエピソードとして統覚させ、語られた空想的な物語のなかに潜在的な欲求、感情、葛藤が投影されているとし、その個人の環境との関わりを分析することで、その個人の人格特性を把握しようとするテストである。

分析と解釈はさまざまな方法が考案されており、物語の主人公の欲求と感情と環境からの圧力との関わりを力動的に分析しようとするものがほとんどであるが、精神分析に基づく直感的、了解的な分析、解釈が用いられることも多い。さらに、視覚刺激の歪曲や省略、奇妙な解釈などから思考や論理の特徴を見出すこともある。

（中村延江）

DSM
でぃえすえむ

　DSMは，米国精神医学会が作成した「精神疾患の診断・統計マニュアル（Diagnostic and Statistical Manual of Mental Disorders）」である。第1版は1952年に出版され，DSM-IVは1994年に発行された第4版のことである。最新版は2000年に出版された現在のDSM-IV-TR（Text Revision：解説改訂版）である。DSM-IV版は系統的な文献検討を行い，鑑別診断上の問題点や旧版との変更点は，データの再分析と実地施行によって確認するという手順で作成されたマニュアルである。

　現在のDSM-IV-TRは「統合失調症および他の精神病性障害」「気分障害」「不安障害」「身体表現性障害」など17の診断分類に分けられており，各々の下位分類には詳細な診断基準が設けられている。また，文化や人種の差にも配慮をしたものである。

　DSMの特徴は多軸評定システムにあり，5つの軸がある（I軸：臨床疾患・臨床的関与の対象となることのある他の状態，II軸パーソナリティ障害・精神遅滞，III軸：一般身体疾患，IV軸：心理社会的および環境的問題，V軸：機能の全体的評定）。多軸診断により総合的で系統的な評価が得られ，治療計画の立案や転帰の予測に有効とされている。

　DSMは，疾患の現在の現象学的状態像に焦点をあてており，疾患の原因には言及していない。したがって，DSMの診断分類は，学問的立場が異なる精神科医の間の共通言語としてだけではなく，臨床心理士・精神保健福祉士等のコメディカルスタッフを含めた精神衛生関係者間の共通言語として有用であると考えられている。

　　　　　　　　　　　　（西松能子）

デイ・ケア　day care

　精神科デイ・ケアは，在宅の精神障害者に対して，通所という形式でさまざまな治療面からの関わりを実施することにより，精神障害者の再発防止と社会生活機能を回復させることを目的としている。わが国では従来の入院中心の精神科医療から，地域でのサポートを重視し，脱入院医療への移行を促進するために，1974年に社会保険診療報酬に「精神科デイ・ケア料」が点数化された。2004年4月現在，1,216の病院において行われている。

　デイ・ケアの具体的な目的は，①仲間づくり，②生活技術の獲得，③リフレッシュまたはリラックス，④対人関係の改善，⑤体力づくり，⑥規則正しい生活，⑦再発や再入院防止などである。デイ・ケアは，1日3時間以上実施され，精神科医師および作業療法士もしくは精神科デイ・ケアの経験を有する看護師，精神保健福祉士，臨床心理技術者など専従の従事者によって運営される。治療プログラムとして，作業療法（手芸，工芸や料理など），レクリエーション療法（スポーツ，カラオケ，ビデオ鑑賞など），集団精神療法，SSTなどがあり，一般的には通所者（メンバー）が選択できる。

　通所者の多くは慢性化した統合失調症患者であるが，思春期，老年期，アルコール依存など対象を特化した施設もある。他の通所者とともにさまざまなプログラムを体験することで，孤独感の軽減や生活にリズムが生まれる，社会性の醸成に役立つなど，社会生活への復帰を援助するとされる。

　現在の精神障害者保健福祉施策は病院外治療－退院を促進し，精神障害者を地域に帰そうとしている。この施策で病床は減少し，病院外治療－精神障害者デイ・ケアなどは増加している。復職支援の枠組みとしても用いられてきている。　　（西松能子）

t 検定　t-test
ていけんてい

　統計的検定の基本の一つは，比較を行うことであり，t 検定は，2 つの平均値（= 2 グループの平均値）を比較するための代表的な検定法の一つである。したがって，間隔尺度以上のデータに用いる（順序尺度では U 検定・マンホイットニーの検定がある）。「2 つの平均値の差」の大きさが確率的にどの程度生起しやすいかを判断することから，「平均値の差の検定」と同義で用いられることもある。なお，3 つ以上の平均値を比較するのであれば，分散分析を用いる。

　実際のおおよそのポイントは，①仮説（対立仮説，帰無仮説），②片側検定か両側検定か，③有意水準の設定，④「対応のある t 検定」か「対応のない t 検定」か（呼称にはバリエーションがある），⑤自由度，など。「対応のない t 検定」はさらに 2 種類ある。すなわち，t 検定は，データが正規分布をしていることと 2 グループの分散が等しいことを前提としているので，比較しようとする 2 グループの分散が等しいか異なるかを F 検定（等分散性の検定）で調べる。その結果に応じて，等分散で「対応がない t 検定」か，分散が等しくなく「対応がない t 検定」かいずれかを用いる（厳密には，2 グループの母分散が等しくない場合，ウェルチの検定やコクラン・コックス検定等で t 値の近似値 t' を求める）。データ数がかなり少なくともエクセル等のソフトで計算はされるが，信頼性の上からは，1 グループ 30 前後のデータは必要であろう。「対応のある t 検定」の例としては，ある教育方法の効果を導入前と導入後とで比較するような場合がある。「対応のない t 検定」の例としては，ある宣伝効果を男性と女性とで比較するような場合があげられる。　　　（櫻井広幸）

抵抗　resistance
ていこう

　もとは精神分析療法のプロセスに認められるとされた現象である。心理療法の過程は原則として相談する者と引き受ける者，すなわちクライエントとカウンセラーがクライエントの問題を解決すべく作業同盟を結んで協力関係を維持していくことによって進行する。

　しかし，実際には理想どおりの協力関係が無条件に維持されていくわけではない。クライエントがよくなっていく，ないしは変わっていくということはクライエントにとってみればそれまで執着してきた自分というシステムを壊して再構築に向かわなくてはならなくなる。理性的にはそれまで執着してきた心理システムを放棄することが有意義であるとわかっていたとしても，人間としてのクライエントにとっては自己否定や自己放棄の体験に向き合わなければならない苦悩の体験である。それゆえ，クライエントは意識的には同盟関係のもとで前向きに関わっていこうとしたとしても，明確に自覚しないまま治療の進行に逆らうような心理や行動を表出するようになるものである。こうしたいわば自己洞察を回避するための自己防衛ともいえる反応が抵抗（治療抵抗）と名づけられたものである。

　精神分析療法の着眼では，こうしたクライエントの抵抗反応は別の角度からするとちょうどクライエント自身が自己の内面に向き合い始めたところで生じてくるものであるから，抵抗反応の様式や内容を点検するならばそのなかに言語化表現以前の段階での無意識内容理解のための手がかりが見いだせると考えた。　　　　（川上範夫）
文献 フロイト，1937／小此木（訳），1969
⇒精神分析療法，転移

適応障害
adjustment disorders
てきおうしょうがい

　適応障害は,心理社会的ストレス因子(失恋，転職，経済事情の変化など。死別は含まない)にさらされた後に生じる不適応反応を指す。ストレス因子にさらされてから3か月以内に始まり，ストレス因子の終結から6か月以内に改善することが多い。長期化する場合もある。

　病型には抑うつ気分をともなうもの（主症状は抑うつ気分，涙もろさ，絶望感），不安をともなうもの（動悸，神経過敏，焦燥感などの不安症状を生じる），不安・抑うつ気分の混合をともなうもの（この障害をもつ人の不安・抑うつ気分は，確立された大うつ病性障害や不安障害の診断基準にあてはまらない），行為の障害をともなうもの（他者の権利侵害や年齢に相応の社会的規範や規則の無視を主症状とする。具体的には無謀運転，無断欠勤，破壊行為，けんかなどである），情緒と行為の混合した障害をともなうもの（時に情緒と行為の両方に障害がみられる）などがある。適応障害との鑑別が必要な障害には，うつ病性障害，短期精神病性障害，全般性不安障害，身体化障害，心的外傷後ストレス障害がある。また，はっきりとしたストレスに対してヒステリー症状（失立などの転換症状や健忘などの解離症状）を示すことがあるが，これは従来ヒステリーとよばれた障害（身体表現性障害，解離性障害）と鑑別する必要がある。

　適応障害の第一選択治療は心理療法である。危機介入と患者管理が短期療法として有効である。支持的技法，助言，環境調整など患者のかかえる状況を迅速に解決していく援助が必要である。薬物療法は対症的に用いられる。
（齋藤卓弥）

テクノストレス（VDT症候群）
techno-stress
——（ゔぃでぃてぃ——しょうこうぐん）

　コンピュータ操作などVDT（video display terminal）作業に従事することにより生じるストレス状態の総称。米国の臨床心理学者ブロード（Brod, C.）が命名した。

　具体的には次の2つに分類される。①テクノ依存は，コンピュータに没頭しすぎて，過剰適応反応が生じるというもの。具体的には，コンピュータがないと不安に感じたり，感情表現を喪失したり，人間関係を回避するといった反応をさす。②テクノ不安は，コンピュータを扱うことに自信がなく，技能的に使いこなせないといった不安感から不適応状態になるもの。健康障害としては，不安・抑うつ・不眠・依存などの精神症状や，視機能障害（眼精疲労・視力低下・目のかゆみなど），頸肩腕症候群（肩こり・首の痛み・手指のしびれ・腰痛・頭痛）などの身体症状があげられる。近年，IT（情報技術）化が急速に進み，VDTが広く職場に導入されてきたことにともない，誰もが職場においてVDT作業を行うようになり，VDT機器の使用が急速に増大し，テクノストレスは増加している。こうした背景のもと，厚生労働省はテクノストレス予防のガイドラインを作成している。主なポイントは，①作業時間：1時間以上連続では作業しない。作業と作業の間には10～15分の休憩をとる。作業中も時々1～2分の小休止をとり，遠くを眺めたりする。②照明・採光：画面の明るさとその周辺のキーボードや机上の明るさができるだけ同じようにする。③姿勢：画面と目は40センチ以上離し，キーボードや書類もほぼ同じ距離に置くことで目の疲労を防ぐなど。（山本晴義）
文献 ブロード／池・高見（訳），1984；心身医療研究会，1992

てんかん　epilepsy

てんかんは慢性の脳障害の一つであり、脳神経細胞の過剰な放電から起こるてんかん発作を主な症状としている。

てんかんの罹患者はわが国では100万人前後いると推定されている。その成因により遺伝が関与していると思われる特発性、脳損傷が明らかな症候性、明らかでないが脳損傷があると推定される潜因性とがある。

てんかん発作は過剰な放電が脳のどこの部位で起こり、どのように伝播するかでさまざまなタイプがあり、大きく全般発作と部分発作に分けられる。発作のタイプは細かく分けると多数あるが、頻度が高い発作は、全般発作では①強直間代性発作（従来の大発作にあたり、突然意識を消失し、転倒し、全身を硬直させる強直けいれんとガッタンガッタンさせる間代けいれんを起こす）、②欠神発作（従来の小発作にあたり、突然の意識消失・動作停止があり、数秒から数十秒で回復し、学童期に多い）がある。部分発作では、③複雑部分発作（従来の精神運動発作にあたり、意識消失とその後の意味ありげなしぐさをする自動症が特徴的であり、けいれんはない）がある。治療薬は発作の種類により、決められる。長期にわたり服薬しなければならないことが多く、心のケアも大切となる。最近は難治性のてんかんに脳外科的治療も行われている。

てんかんは発作中、意識や動作が自分でコントロールできない状態になるので、危険な環境・状況（運転や高所など）は避けるよう配慮しなければならない。発作時の安全が確保されていれば、発作が続けて起きること（発作重積）以外、あわてず見守ることが大切である。自動車の運転免許については、服薬下で発作が十分な期間消失していることや発作のタイプによって、許可されることもある。　　　　（高野謙二）

投影法
projective methods
とうえいほう

1．定義

投影法とは質問紙法や作業検査法とは異なり、あいまいな刺激を呈示することで被検者の反応からパーソナリティを測定しようとするものである。この場合被検者はいったい自分の何をどのように測られているのかわからない。つまり検査の反応については自由度が大きく正しい反応というものがないのである。投影法を用いる意図は非構造的な刺激を与えることで被検者がどのような独自な心的世界の特徴をもつのかを把握するところにある。

2．種類

被検者に呈示される刺激といってもさまざまなものがある。以下にいくつかの代表的なものをあげる。

(1)視覚的刺激

①ロールシャッハ・テスト：左右対象のインクの染みからできた無意味な図形を刺激としたもの。

②ソンディ・テスト：1組8枚からなる、計6組48枚の人物の顔写真（すべて精神疾患患者）を刺激としたもの。

③TAT（Thematic Apperception Test，主題統覚検査）：ある場面にいる1人から数人の人物が描かれた絵を刺激としたもの。

(2)言語的刺激

①言語連想検査：短い単語を刺激とするもの。

②SCT：途中で切れた短い文章を刺激とし、自由に文章を作りつなげて完成させてもらうもの。

(3)創造的刺激

①箱庭療法：砂・ミニチュアの玩具・箱を用い、箱の中に一つの自由な情景を作成

してもらうもの。

②コラージュ療法：雑誌・はさみ・糊・画用紙を用い，雑誌からさまざまなものを切り取り画用紙に自由に貼りつけてもらうもの。

③バウムテスト：画用紙に自由に木の絵を描いてもらうもの。

④HTP(House-Tree-Person)テスト：画用紙に家屋・樹木・人物の絵を描いてもらうもの。

3．投影法の長所と短所

投影法では結果の歪曲が生じにくい。従って通常他の検査では把握しづらいクライエントの無意識や深層心理が把握しやすい点が長所といえる。短所としては施行に熟練を要する場合や結果の解釈・分析に検査者の臨床経験が大きく影響する場合がある。

投影法は性格検査のなかでは最も難しく熟練が必要であるが，信頼性は高い。

4．投影法の活用法

投影法の活用には十分な技法の習得と豊富な臨床経験が必要である。投影法などの臨床心理査定を行っただけでは単にクライエントのパーソナリティを測定した事実だけしか残らない。投影法から得たクライエントの心理的情報はサポートを受けるクライエントの支援に役立たせなくてはならない。したがって，投影法を含む臨床心理査定はカウンセリングや心理面接のなかに教育的・治療的に組み込まれるべきである。

（松原由枝）

文献 松原（編），2002c；松原ほか（編），2005；岡堂，1998；氏原ほか（編），2006

統合失調症
schizophrenia
とうごうしっちょうしょう

有病率が高い代表的な精神疾患である。以前は「精神分裂病」とよばれていたが，患者の人格否定につながる呼称として，2002年に日本精神神経学会により「統合失調症」に変更された。思春期から青年期に発症することが多く，生涯発病率は約0.85％であり，男女差，地域差はないとされている。遺伝要因は複数の遺伝形式が関与していると考えられ，胎生内環境，生育環境など複合的な要因が発症に寄与していることが推測されている。

初期症状としては，自分をとりまく周囲が何となく騒がしい，何となく変だといった漠然とした圧迫感や不安感から始まり，不眠や焦燥感，抑うつ症状が強まってくる。急性期には，陽性症状（幻聴，妄想，緊張症状など）と陰性症状（感情鈍麻，思考・意欲減退）の多様な症状が出現し，多くの場合消耗期を経て回復期ないし慢性期に移行する。急性期の治療には，幻覚，興奮などの症状を軽減するために抗精神病薬が用いられる。急性の症状が治まった後にも，再燃を防ぐために抗精神病薬を継続的に使用することが必要となる場合が多い。薬物治療と同時に，心理療法や作業療法，家族療法が適時行われる。特に急性期以後には，生活障害，能力障害が目立ってくるため，生活技能訓練（SST）などリハビリテーションが行われる。長期予後調査によれば，約2割の患者は中等度から重度の残遺症状を残し生活に支障をきたすとされ，約3割の患者が元の生活能力を回復し，約5割の患者が軽度の残遺症状をもちつつも生活能力が若干低下する程度に安定するとされている。

（大澤卓郎）

統合的研究法 integrative research methods
とうごうてきけんきゅうほう

　カウンセリング領域の研究課題と対象は多様であり，アカデミックな心理学において重視される実験計画法をそのままあてはめるだけでは，カウンセラーが最も必要としている実践に役立つ知見が得られないことが多い。このため，研究と実践のあいだに溝ができ，実践の問題が研究課題として反映されない一方で研究知見も実践へと活かされないままになっていることが指摘されてきた。

　統合的研究法とは，研究から得られた知見が実践に活かされるように研究と実践の統合をめざす研究に対する柔軟な姿勢を基礎とする。それは特定の研究方法を意味するのではなく，質的方法や観察法などを含め異なる研究方法を組み合わせたり，それらをもとに新たな方法を開発することを意味する。実践における問題のエッセンスを単純化しすぎることなくとらえ，しかも科学的研究としての系統性を維持することが重要である。

　統合的研究法は，まずカウンセラー自身の実践において最も中心的な課題や問題を研究課題に変換することから始める。次に，可能な限り現象を実践に即した形でデータを収集する方法を設定する。このとき2つ以上の方法を比較し，それぞれの利点を最大限に活かし，欠点を補うように組み合わせる方法を検討する。時に，異なる手法（観察法，質問紙法，面接法など）を相補的に用いて，2つの方法から得られるデータのずれや合致の度合いを分析対象とすることも有効である。このように研究方法を組み合わせたり，新たに開発する場合，研究の質（妥当性など）を判断するための明確な基準を設定し，それが満たされたかどうかの考察も必要である。　　　　（岩壁茂）

動作性検査 performance test
どうさせいけんさ

　動作性検査とは，主としてウェクスラー（Wechsler, D.）が作成したWPPSI，WISC，WAIS知能検査のなかで用いる目と手の機能を使って知能を測定する方法である。

　1905年に知能検査を最初に創案したビネー（Binet, A.）の検査は，問題が言語，動作，記憶，知覚，推理，構成などさまざまな内容で言語と動作とが混合して作成されていた。しかし，ウェクスラーは，口と耳の機能を使って知能を測定する言語性検査と動作性検査とに分けて測定している。なお，3種の検査も発達的に動作性検査の下位検査内容は違っている。その下位検査の項目内容は以下のようである。（松原達哉）

表　動作性検査の構成

ウェクスラー式知能検査の下位検査	WPPSI	WISC	WAIS
絵画完成：重要な部分が欠けた絵を見せ，欠落部分を指摘	○	○	○
絵画配列：絵カードを意味のある話の順に並びかえる	－	○	○
積木模様：色積木を組み合わせて，見本と同じ模様を作る	○	○	○
組合せ：断片を組み合わせてもとの絵を作る	－	○	○
符号：見本を見て符号に対応する数字を記入させる	－	○	○
迷路：迷路図形の出口までの道筋をなぞる	○	○	－
記号探し：刺激記号が記号グループの中にあれば○をつける	－	○	－
動物の家：見本を見て動物の家の色に対応する色のコマをはめ込み，板に差し込む	○	－	－
幾何図形：見本と同じ幾何図形を描く	○	－	－

同性愛
homosexuality
どうせいあい

男同士または女同士の間に見られる友情，親愛または性愛のことをいうが，ときにはその性的指向を意味することもある。これに対して，多数派の人たちが普通に行っている男女の友情，親愛，性愛などは，異性愛（heterosexuality）とよばれる。

同性愛者は，異性愛者に比べて少数派なので，性的少数派（sexualminority）ともよばれることもあり，男性の同性愛者はゲイ（gay），女性の同性愛者はレスビアン（lesbian）とよばれることもある。時にはこれらを総称してゲイですます呼称も用いられることもある。

同性愛の歴史は古く，紀元前の古代ギリシアの彫刻の題材にも用いられている。同性愛に対する社会的な許容度は，時代によって差がある。しかし家の存続のために子どもを産み育てることが必要とされる時代にあっては同性愛を強く禁止していた。そして同性愛に対する嫌悪感（homophobia）と結びついて社会的偏見を形成した時代もあった。19世紀になり，ヨーロッパの医師ケルトベニーが，この同性愛を精神疾患の分類に入れれば，嫌悪感が和らぐのではないかと考え，あえて治療の対象としたいきさつがあった。

しかし，第二次世界大戦当時にはドイツ占領下地域では強制収容所送りの対象とされたこともあった。ようやく戦後になってキンゼイ報告書（Kinsey, 1948；1953）が出版され，白人男性の3割，女性の2割は同性愛的傾向をもっていることが報告され，とりわけ異常な性行動ではないことが明らかになったのである。　　　　（楡木満生）

文献 Kinsey, et al, 1948；1953

⇒性同一性障害

東大式エゴグラム（TEG）
Tokyo University Egogram
とうだいしき——

東大式エゴグラム，略称TEGは，1984年に初版が刊行され，2006年4月に新版TEG Ⅱが刊行された。エゴグラムとは，バーン（Berne, E.）によって創始された交流分析の理論に基づき，自我状態を量的に表現するためにデュセイ（Dusay, J. M.）が考案したものである。交流分析理論では，自我状態を「親（P）」「成人（A）」「子ども（C）」の3つに分類し，さらにPを「批判的親（CP）」と「養育的親（NP）」に，Cを「自由な子ども（FC）」と「順応した子ども（AC）」に分類することにより，合計5つの自我状態に分類している（図参照）。エゴグラムは，これら5つの「各自我状態同士の関係と，外部に放出している心的エネルギーの量を評価し，それを棒グラフで表したもの」と定義されている。

デュセイが考案したエゴグラムは直観的に描くものであったので，評価者の主観に左右されやすいという問題点があった。そこで，より客観的な評価方法として質問紙による方法が1970年代からいくつか考案さ

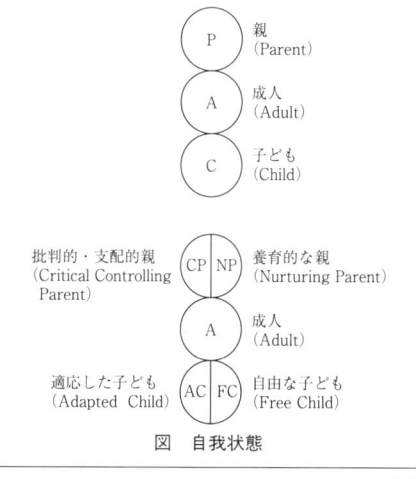

図　自我状態

れたが，統計学的に問題のあるものも少なくなかった。1984年に刊行された初版のTEGは，因子分析による質問項目の選定と標準化スケールを用いたもので，より信頼性の高いエゴグラムとして，医療機関のみならず，教育・産業分野などさまざまな分野で用いられてきた。その後，1993年に第2版が刊行され，さらに1999年に全項目を一新した新版TEGが刊行された。

新版TEGでは，作成過程で，共分散構造分析の下位モデルである測定方程式モデルを用いた分析が初めて採用され，より信頼性の高い質問紙へと発展をとげた。そして，2006年4月に最新版である新版TEG IIが刊行され，一部項目の入れ替えが行われた。新版TEG IIは合計53問の質問から構成され，CP，NP，A，FC，ACの各尺度とも10項目の質問から成り（0～20点），残りの3問がLie scale（L尺度）となっている（0～6点）。CP，NP，A，FC，ACの各尺度とも男女別に健常者による標準化がパーセンタイル値によって作成されており，棒グラフによってエゴグラムのパターンを作成する。L尺度に関しては，3点以上であれば，質問に真面目に回答していない可能性があり，結果の解釈には慎重を要する。また，「いいえ」という回答の数を表す疑問尺度（Q）も採用され，32点以上であれば判断を保留したほうがよいとされている。

エゴグラムは，正常・異常を判定するものではなく，あくまでも自分の自我状態に気づき自己分析するためのツールとして用いられることが望ましい点は，強調されるべきであろう。　　　　　　（吉内一浩）

文献 東京大学医学部心療内科TEG研究会（編），2006a；2006b

東洋医学による気
ki of traditional Asian medicine
とうよういがくによるき

東洋医学は，広義には，アジア地域で発展した伝承医学をさし，中国の中国医学，インドのアーユルベーダ医学，チベットのチベット医学などがある。狭義では中国医学を意味する。中国から伝来した伝承医学は漢方とよばれている。

西洋医学は，心身二元論であり，臓器の器質的な異常を病気とする病理学の視点から治療が行われる。東洋医学では，「心身一如」であり，自然と共存する心身の治癒力を活用することを目的とする。東洋医学では，身体の臓器の働きよりも心身を流れる「気」の流れを重視する。先天の気を「原気」，後天の気を「真気」とよび，合わさったものが一般的に「気」とよばれているものになる。身体の気の流れる経路を「経絡」という。

気は身体だけに留まるのではなく，自然界とも交流している。怒・喜・思・憂・恐・非・驚の七情が身体内の気血水を動かし，五臓（肝・心・脾・肺・腎）六腑（胆・小腸・胃・大腸・膀胱・三焦）の機能に応じた気の状態が生じる。東洋医学では，気血水のバランスや臓腑との関連性，病邪のレベルを診断し，漢方薬を処方する。気功は，中国伝承医学理論に基づき，「調身，調息，調心」を整えることで，病気の予防や治療と体質強化をめざす自己鍛錬法である。

気功は武術気功である硬気功と医療気功である軟気功に大別される。気の科学的研究が進められており，その存在と効果が確認されているが，「気」を科学的に測定する方法は開発されていない。　　　（小澤康司）

文献 黒木，2006：大木，1998

東洋的行法（ヨガ，気功法，呼吸法）

とうようてきぎょうほう（——，きこうほう，こきゅうほう）

東洋医学では，身体の臓器の働きよりも心身を流れる「気」の流れを重視する。身体の気の流れる経路を「経絡」とよぶ。気は身体だけに留まるのではなく，自然界とも交流している。「気功」は，中国伝承医学理論に基づき，「調身，調息，調心」を実践することで，病気の予防や治療と体質強化をめざす自己鍛錬法である。気功は武術気功である硬気功と医療気功である軟気功に大別される。ヨガは，パタンジャリによって体系化されたインド哲学で，「ヨガ・スートラ」としてまとめられた。このヨガの聖典は，深い冥想（サマージ），ヨガの目的の達成方法（サータナ），修行によって獲得できる力（ヴブーティ），自己解放（カイワイヤ）からなる。ヨガの目的は自己と神との結合であり，ヨガの8段階を総合的に実践すると身体，心，自己が創造主と一体になるとされる。また，ヨガや気功をはじめ東洋の武道等では，精神の統一や「瞑想」の手段，「気」のコントロール法として，呼吸法が使用される。呼吸法は空気の呼気，吸気だけでなく，「気」の循環を目的として呼気，吸気を使用する。呼吸法には，丹田式呼吸法，数息，ヨガの呼吸など多様な呼吸法がある。

呼吸法や瞑想法は自律神経系等に影響を及ぼし，リラクセーション効果があることが西洋医学でも確認され，ホリスティック医学などで活用されている。

東洋的行法は，気の存在を基盤としているが，その思想は，欧米で現代科学と融合するエネルギー心理学として受け入れられ発展してきており，科学的解明が期待されている。　　　　　　　　　（小澤康司）

文献 アイアンガー，2004；黒木，2006

登録の停止

とうろくのていし

カウンセラーが倫理に違反した場合は，「カウンセラー倫理綱領」に従って，倫理委員会が厳正な審査を行って処罰している。

日本カウンセリング協会倫理綱領では第5章実効性の確保（相互啓発と違反者への対応）として，第23条2〜4で以下のように決めている。

2．産業カウンセラーは，他の産業カウンセラーの倫理に反する行為または不適切な行為に接したときは，その産業カウンセラーに対し是正することを求め，必要な場合は支部または本部倫理委員会に対し問題提起する。また，倫理委員会による調査，意見聴取には誠意をもって協力する。

3．協会理事長は違反行為について処分を行うことができる。

4．処分の内容は以下のとおりとする。
(1)産業カウンセラーに関する各種資格称号の取り消し
(2)資格停止
(3)戒告（始末書提出）
(4)訓戒（始末書提出）
(5)始末書提出

以上の(1)，(2)が産業カウンセラーとしての「登録の停止」にあたる。

このほか，日本のカウンセラー倫理委員会では，厳正な審査を行って，実際に(a)資格剝奪，(b)厳重注意，(c)一定期間の登録の停止，(d)登録の抹消などの処罰をしている。この(a)(c)(d)が登録の停止にあたる。

アメリカカウンセリング学会（ACA）の会報には，違反者の氏名，登録番号，違反理由などが発表されている。違反者には刑罰もある。　　　　　　　　（松原達哉）

文献 松原，2006

特性因子理論
trait-factor theory
とくせいいんしりろん

　人の行動を観察すると各人が異なった能力や人格や知能や関心をもっていることがわかる。そこでそれらの個人差を測定し，その客観的な尺度をもとに対応を行おうとするのが特性因子理論である。1985年，ペピンスキー（Pepinsky, H. D.）夫妻は第24回全国学生相談研修会のために来日し，特性因子理論の講演を行った。彼らによると，この理論の発展は3つの時期に分けられる。

　第1期は第一次世界大戦前から1920年代で，パーソンズ（Parsons, F.）の職業指導運動に始まりミュンスターバーグ（Munsterberg, H.）が運送業従業員に対して仕事満足度と人格特性との関連調査を行った。これが戦時体制下でアーミーα，アーミーβに発展して兵員の適正配置に利用された。大戦後はパターソン（Paterson, G. R.）らがこれらのテストをミネソタ大学に持ち帰り，人格特性と職種別仕事満足度などを調査研究した。いわば心理測定と職業適性の調査の時期である。第2期はパターソンの弟子のウィリアムソン（Williamson, E. G.）がミネソタ大学で学生相談の初期にあたるスチューデント・パーソナル・サービスを始め，臨床的カウンセラーは人格の多面的診断と生活環境の両面に熟知することが求められるとした。その頃1940年代のロジャーズ（Rogers, C. R.）の非指示的療法も盛んになり，特性因子理論の人達は指示的療法家とよばれていた時期でもある。第3期の1950年代以降は統計処理技術の発達で因子分析が簡単に行えるようになり，心理テスト全盛期を迎え，各種の新しい心理測定法が開花してカウンセリングに用いられるようになった時期である。　　　（楡木満生）

文献 國分，1980

特別活動，学校行事
とくべつかつどう，がっこうぎょうじ

　特別活動は「ホームルーム活動」「生徒会活動」「学校行事」より構成される教育活動をさし，そのねらいは『高等学校学習指導要領』第4章特別活動に「望ましい集団活動を通して，心身の調和のとれた発達と個性の伸長を図り，集団や社会の一員としてよりよい生活を築こうとする自主的，実践的な態度を育てるとともに，人間としての在り方生き方について自覚を深め，自己を生かす能力を養う」と示されている。

　学校行事には，入学式や卒業式などの「儀式的な行事」，文化祭などの「学芸的行事」，体育祭や健康診断などの「健康安全・体育的行事」，遠足や修学旅行など「旅行・集団宿泊的な行事」，就業やボランティアに関わる体験的な活動や上級学校や職場の訪問・見学など「勤労生産・奉仕的行事」の5つの種類がある。勤労生産・奉仕的行事では，勤労の尊さや創造する喜びを体得し，職業観の形成や進路の選択決定などに資する体験が得られるようにするとともに，ボランティア活動など社会奉仕の精神を養う体験が得られるような活動を行うという意義があり，生徒が将来の生き方や進路に関わる啓発的な体験を得るための活動の場となっている。

　この行事は，学校や地域の実態，生徒の発達段階を踏まえつつ，各学校が創意工夫しながら積極的に取り組むことが求められており，勤労生産の体験や就業体験を通して，自己の特性，進路等について理解を深めるとともに，地域社会への奉仕や産業動向などに積極的に目を向け，自己の将来の職業や進路の選択決定について意欲と関心を高めることが期待されている。

　　　　　　　　　　　　　　（千葉吉裕）

文献 文部省，1999

独立行政法人雇用・能力開発機構

Employment and Human development Organization

どくりつぎょうせいほうじんこよう・のうりょくかいはつきこう

独立行政法人雇用・能力開発機構法によって2004年に設立された「労働者の能力の有効な発揮と職業生活の充実および雇用管理の援助」を目的とする厚生労働省関係機関。

平成19年度現在，業務の概要は次のとおりである。

(1)雇用開発業務

事業主団体，事業主に対する募集，採用，配置，能力開発等雇用管理全体についての相談，中小企業労働力確保支援事業，新規・成長分野等支援事業，地域開発等に関する情報収集・提供，再就職の相談・助成その他の援助など。

(2)能力開発業務

職業能力開発総合大学校，職業能力開発大学校，職業能力開発短期大学校，職業能力開発促進センター等の設置と職業訓練の実施，事業主の行う職業訓練に対する支援，キャリア・コンサルティングに対する相談・支援および助成など。

(3)勤労者財産形成促進業務

勤労者の財産形成を促進し，生活の安定を図るための助成金等の支給及び持家取得資金，教育資金等の融資を行う。

業務を実施する地方機関として各都道府県に都道府県センターを設置して業務を展開しているが，それぞれのセンターに総合アドバイザーを配置して事業所に対するキャリア・コンサルティングの普及指導，労働者，求職者に対する相談等を行っている。

本部所在地は，横浜市中区桜木町1-1-8

(木村周)

文献 厚生労働省，各年b

独立行政法人労働者健康福祉機構

Labour Health and Welfare Organization

どくりつぎょうせいほうじんろうどうしゃけんこうふくしきこう

独立行政法人労働者健康福祉機構法（平成14年法律第171号）に基づいて設立された厚生労働省所管の法人で，労働者災害補償保険法の労働福祉事業を行う。前身は特殊法人労働福祉事業団である。

事業目的は労働者の福祉の増進に寄与することであり，労働者の業務上の負傷または疾病に関する療養の向上および労働者の健康の保持増進に関する措置の適切かつ有効な実施を図り，地域の労災指定医療機関や産業医を支援することを通じて，勤労者医療の中核的役割を果たしている。

業務内容は，①労災病院グループとして蓄積された経験をもとに，勤労者メンタルヘルスセンター，じん肺センター，振動障害センター，勤労者脊椎・腰痛センター，産業中毒センターなどの専門センターを運営，②各労災病院の地域医療連携室による労災指定医療機関との連携や労災疾病等に関する情報提供，③勤労者予防医療センターによる，勤労者心の電話相談などのメンタルヘルス対策，過重労働対策，働く女性の健康管理対策の推進，④労災疾病等の研究・開発，⑤各種リハビリテーションセンター，労災リハビリテーション作業所の運営，⑥海外勤務健康管理センター運営，海外巡回健康相談実施，⑦都道府県産業保健推進センターが実施する研修，情報提供，相談，広報，調査研究活動および助成金支給，⑧その他，未払い賃金の立て替え払い事業，産業殉職者合祀慰霊式の挙行など多岐にわたっている。

(古山善一)

トークン・エコノミー法
token economy
——ほう

　行動療法の理論に基づきオペラント行動を強化するための技法。一定の課題を正しく達成したときに，あらかじめ約束した条件に従って，トークン（代用貨幣）を報酬として与え，望ましいオペラント行動を強化するシステムをトークン・エコノミーとよぶ。トークンとは，代用貨幣のことであり，エコノミーは代用貨幣であるトークンを流通する制度を意味する。

　報酬として獲得されたトークン（シール，スタンプ，コインなど）は，学校や病院，家庭などで，希望の物品と交換することができる。金券として使用できる物品は1次的報酬，トークンは2次的報酬の機能を果たす。1次報酬は物品だけでなく，制限されている遊びなどの制限解除なども含まれる。

　1次的報酬を得たいという欲求が，目標とするオペラント行動の形成に関わっており，1次的報酬の設定やトークンの交換条件の設定の仕方でその効果は異なる。オペラント行動の形成に有効な方法であり，内発的な動機づけが困難な場合に実施されることが多い。また，シェーピング法と併用して実施されることが多い。

　適用対象は，不登校，学業不振，非行，習癖・生活習慣の改善，発達遅滞・精神病の治療・指導など広範囲に及ぶ。また，社会一般で広く行われているマイレージなどの各種ポイント制度も商品購入のオペラント行動を強化するトークン・エコノミー法の一種といえる。　　　　　　　　（小澤康司）

文献 内山，1988

トライアル雇用
Trial Employment Project
——こよう

　障害者，母子家庭の母等，就職の困難な人々の雇用のきっかけづくりを目的として，平成15年4月から開始された厚生労働省の事業。公共職業安定所（ハローワーク）の紹介する対象者を原則として3か月間試行的に雇用し，その間，雇用する側，雇用される側の相互理解を深め，その後の常用雇用への移行や雇用へのきっかけづくりをするものである。企業側はトライアル雇用期間中に対象者の適性や業務遂行能力を見極めた上で，本採用するかどうか決めることが可能となる。また，トライアル雇用の間（最大3か月），一定の奨励金（月額5万円）の支給を受けることができ，雇い入れに係る一定の負担軽減を図ることが可能となる。一方，働く側にとっても，企業の求める適性や能力・技術を実際に把握することができるという特徴がある。

　対象者は以下のとおりである。

　①中高年齢者(45歳以上65歳未満)，②若年者(35歳未満)，③母子家庭の母，④障害者，⑤日雇労働者・ホームレス。なかでも，若年者の利用は多く，平成19年度は11月末現在で約3万人が開始し，常用雇用へ移行した者は，85％を越えている。

　この事業の対象となるのは，ハローワークの求職登録者をハローワークの紹介によりトライアル雇用として雇い入れた場合であり，事業の対象となるためには種々の要件がある。

　平成18年度からは，長期無業者向けトライアル事業として，週20時間を下回らない所定労働時間であれば，雇用奨励金の対象とする新たな仕組みが設けられている。

　　　　　　　　　　　　　（大和恵美子）

文献 厚生労働省職業安定局，2007

内観療法
naikan therapy
ないかんりょうほう

　吉本伊信が創始した自己探究法である内観法は，教育や産業などさまざまな分野で用いられ，カウンセリングや医療分野で心理療法の一つとして用いるとき内観療法という。

　内観療法では自己理解や他者理解のゆがみが現在の不適応行動をもたらしていると考える。そこで，自己の歴史を振り返り，自分が周囲の人々とどのような人間関係を結んでいたかをていねいに調べれば，ゆがみが修正され，適応行動がとれるようになると考える。

　そこで内観療法では静かに内省できる場所を用意し，研修者（クライエント）にまず母（または母代わりの人）に対して年代を3～5年に区切って，①世話になったこと，②して差し上げたこと，③迷惑をかけたことを調べ，そのエッセンスを1～2時間ごとに訪れる面接者に3～5分で報告するように求める。母に対する内観が終われば，次は父，配偶者，友だちや職場の人々などクライエントにとって重要な人物に対する内観を繰り返していく。

　内観のテーマにそって回想していくと，愛情をたくさん受けてきたにもかかわらず，して差し上げたことは少なく，ひどい迷惑をかけてきた罪深い自分を発見する。こうして自己や他者への理解が深まり，親子・夫婦・職場の人間関係が改善され，心身の重荷を下ろし，うつ状態や心身症などの症状から解放される。　　　　　（三木善彦）

文献　三木，1976；三木・三木，1998

内的キャリア　internal career
ないてき——

　「内的キャリア」は「QWL（quality of working life）／QOL（quality of life）」の概念と重なり，個人のキャリアの内的側面，内的価値に焦点をあてる。一人ひとりの「働きがい／生きがい」として自覚され，自分にとって，働くことと生きることの意味，意義，価値の実存的で多様な追求となる。

　対比的に外的キャリア（external career）は，一般的に現実社会で認知される，組織内外の職業，職種，地位，等級，資格，経験年数，処遇などの外的基準で表現される。

　キャリアを，即，外的キャリアととらえる誤用・偏向に慣れると，キャリア開発／キャリア・カウンセリングの理解を誤る。

　「キャリア開発」は，キャリアの内的・外的両側面を含めた個人の主体性と，組織との共生を支援する理念（とシステム）であり，「キャリア・カウンセリング」は，その一環として個人の内的キャリアの開発支援に重点を置くカウンセリングである。

　終身雇用，年功序列に代わる，個人と組織の新たな共生関係の形成は，個人と組織の双方が個人の内的キャリアを尊重し，その多様性を当然とする姿勢をとれるか否かにかかり，先駆的な実践事例がみられる。

　学校教育におけるキャリア教育不足の後遺症は残るが，新たなカリキュラムの導入が進み，さらなる革新が期待される。

　個人の内的キャリア自覚を支援する理論と方法として，シャイン（Shein, E. H.）の"キャリア・アンカー（career anchor）"が広く知られている。

　外的キャリアを建物の上物にたとえば，内的キャリアは建物の基礎・土台に相当する。基礎工事が十分なら上物の増築／改修もやりやすい。服装にたとえば，服自体

の生地，材質，流行は外的価値だが，その選択や着こなし方は着る人の内的価値で決まる。また，外的／内的キャリアのゴールをハードゴール／ソフトゴールと表現してみることも可能である（図1）。

内的キャリアの明確化のプロセスは人によって異なる。外的キャリア形成の過程で自己の内的価値に気づくことが多いが，内的価値の自覚が先行し，その外的実現に展開することもある。気づきを集中的に起こすには，カウンセリングを含むワークショップ（CDW）合宿が有効とされる（図1，左側）。

日本における個人と組織の新たな共生関係の実現には，内的キャリアの尊重・明確化こそが鍵となる。集団組織への依存に慣れた個人，個人に対する過剰な支配介入に慣れた組織，その双方にとっての最大の課題は両者対等の概念の確立（相互尊重・相互依存・相互選択）である。日本型キャリア開発の理念と方法が経営人事の核心に浸透するとき，日本の産業社会に新たな発展がみられるであろう（図2，"＝"の部分）。

内的キャリアを広くとらえ，生かすことによって，自分らしい働き方，生き方への新たな気づきが得られる。働く場，活動の機会を組織の内外を含めて広く考え，所属組織の中のみに限定しない（図3）。

組織の中の仕事は所定の責任，権限をともなう職務単位，つまりジョブ（job）であり，これを狭義の仕事とすれば，ジョブを含めた広義の仕事，ワーク（work）の概念化が成立する。

ジョブ以外のワークとは，多種，多様な自主的活動（社会・環境・政治・文化・信仰・健康・スポーツなど）を含む，きわめて広い範囲の活動を意味する。金銭報酬をともなわないことが多い。また個人的な趣味，関心を社会的／組織的／集団的な活動に発展させた場合も含める。

内的キャリアと外的キャリアの一致，または調和は，ジョブを含めたワークのなかで考えればよい。ジョブを通じて個人と組織の共生を果たそうとする両者の努力はもちろん正当であるが，個人が自分の働きがい（内的キャリア）を，ジョブとジョブ以外のワークの調和の中に求めようとすることも正当である。組織の側がそれを許容するか否かは組織の責任者の経営人事哲学に懸かっている。個人と組織の新たな共生の"ありよう"は多様であってよい。時代の流れは多様性（diversity）の承認と奨励のなかにあるはずである。　　　　　（横山哲夫）

文献 横山（編），2004
⇒キャリア・アンカー，キャリア・カウンセリング，キャリア開発，キャリア開発ワークショップ（CDW），シャイン

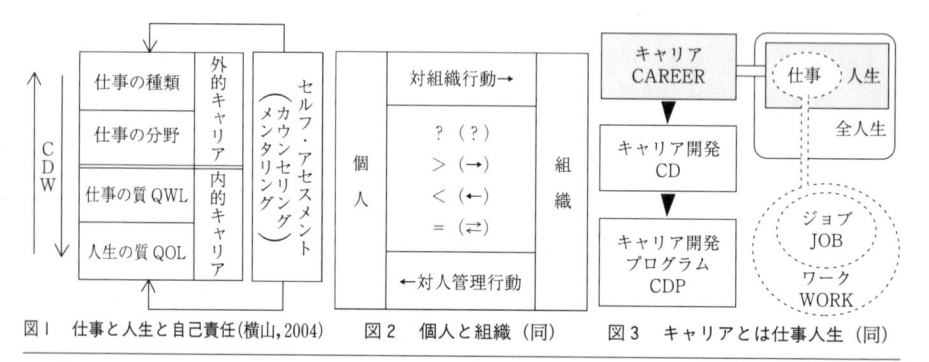

図1　仕事と人生と自己責任（横山, 2004）　　図2　個人と組織（同）　　図3　キャリアとは仕事人生（同）

内発的動機づけ
intrinsic motivation
ないはつてきどうきづけ

　課題への興味や好奇心などに基づき，自ら行動を起こす過程を内発的動機づけという。人が内発的動機づけに従って行動するときは，外的な報酬を意識しているわけではなく，行動することそれ自体が報酬になっている。「この仕事がおもしろくてしょうがない」「夢中になっている」という気持ちで行動しているときが，これにあたる。したがって，外発的動機づけが外的報酬の消失とともになくなるのに対し，内発的動機づけはそのような条件の変化に左右されずに保たれる。

　次のような逸話が内発的動機づけの説明として，しばしば用いられる。

　町のいたずらっ子たちが，床屋のドアに石をぶつけて遊んでいた。床屋は彼らに，「よくやった」と10セントコインを1枚ずつ渡した。彼らは喜び，さらに石を投げた。翌日は5セント渡した。彼らは金額が減ってがっかりしたが，それでも石を投げて帰った。床屋は毎日金額を減らしていき，ある日，「もうあげるお金はない」と言った。すると子どもたちは，何もせずに立ち去った。床屋はいたずらの阻止に成功した。

　はじめのうち子どもたちは，石を投げ，それがドアに当たるのがおもしろいという内発的動機づけで行動していた。しかしそれが，10セントコインをもらうことで，お金をもらうために石を投げる，という外発的動機づけに変わる。同時に，内発的動機づけは低下し，お金という外的報酬がなくなると，やる気自体が失せてしまったのである。

　この話のいたずらっ子たちに限らず，幼い子どもが無心に遊ぶ様子は，確かに外的報酬目当てでなく，ただそれがおもしろいからという内発的動機づけに支えられたものであろうと想像できる。デシ（Deci, E. L.）によれば，幼児の多くが内発的動機づけを強くもっているが，それは成長するに従い，パーソナリティと環境との相互作用によって変わっていくという。内発的動機づけのために必要なのは，自分の意志で選択・決定したいという自律性への欲求，自分の行動が結果に結びついていると感じる有能感への欲求，温かい人間関係を求める関係性への欲求の満足である。パーソナリティと環境の作用が，これらの欲求を満たす方向に向かうと，内発的な動機づけにつながっていく。

　デシは，相手に自らの行動を選択・決定する機会を提供すること，相手の立場や事情への理解を示すことなどにより，上記の欲求を満足させ，内発的動機づけを向上させられるとする。しかし，管理されることに慣れ，自律的でなく有能感もないという状態にいる人は，ますます他者から管理されることを求めるようになり，内発的に行動することなど関心がないように見える。このような人たちへの対処には，忍耐強さが必要となる。

　マグレガー（McGregor, D.）は，外発的動機づけの背景にあるX理論に対するものとして，Y理論を提示した。それは，「人は条件次第で仕事が満足感の源になり，自発的に仕事をする」「人は自分が進んで身をゆだねた目標のためには自ら働く」などの人間観に基づく考え方であり，内発的動機づけの内容と一致する。マグレガーは，軍隊やカソリック教会をモデルにして生まれた古典的な組織論，すなわちX理論より，Y理論の考え方のほうが，現在の社会科学的知識に合致すると説いている。

〈菊入みゆき〉

ナラティヴ・セラピー　narrative therapy

　家族心理療法領域において，1980年代から起こってきた大きな理論的・実践的変化を，1990年代にガーゲン（Gergen, K. J.）らが，一つのカテゴリーとして概念化したものである。おおまかにいえば，家族心理療法が社会構成主義（social constructionism）を取り込むことによって，ナラティヴ・セラピーが誕生したといえる。社会構成主義の理論は，一言でいえば，「私達が現実とみなしているものは，社会的交流を通じて言語的に構成される」というものである。社会構成主義は，「自己」や「世界」を文節する媒体としての「対話」と，対話が社会的な関係のなかで果たしている機能を何よりも強調する。

　ナラティヴ・セラピーの確立に関わった重要な心理療法家としては，「無知の姿勢」を強調したアンダーソン（Anderson, H.）とグーリシャン（Goolishian, T.），「リフレクティング・チーム」を実践したアンデルセン（Andersen, T.），外在化技法や書き換え療法で有名なエプストン（Epston, D.）とホワイト（White, M.）などがいる。近年では，アンダーソン，グーリシャン，アンデルセンらの立場を「コラボレイティヴ・アプローチ」，エプストンとホワイトの立場を「狭義のナラティヴ・セラピー」として区別することもある。

　以下に広義のナラティヴ・セラピーにおいて，共通して重要とされる治療者の態度とセラピーのあり方についてまとめる。

　ナラティヴ・セラピーは，治療者とクライエントとの会話を，治療や問題解決の手段とは必ずしも考えず，会話のプロセスそのものが治療であると考える。治療的な会話とは，新たなストーリーを会話のなかで紡ぎ出すことによって，問題を解決（solve）するのではなく，問題を解消（dis-solve）することに向かうものである。治療者の態度として，「中立的な好奇心」が重要とされる。これは，有名な「無知の姿勢：not knowing」につながるものである。治療者は，「クライエントこそが自分自身の問題についての専門家である」ことを認め，治療者自身の専門知識や先入観をいったん脇に置き，「知らない」という立場に意図的に立つことによって，クライエントの語りを尊重し，会話を促進する。

　ナラティヴ・セラピーは，元来家族療法の特徴的な原理であったシステム論やサイバネティクス理論の一部を引き継いでおり，クライエントの問題や状況を，原因−結果という線形モデルのみから考えるのではなく，むしろ複雑な相互関係をもち，互いにフィードバックを形成するサーキットとして認識し，その全体像を明らかにしようとする。また，複雑な相互交流そのものである臨床実践を理解するために，コンテクスト（context：背景文脈）を重要視し，「患者個人のこころ」に焦点をあてるのではなく，クライエントが置かれている文化社会的なコンテクストを明らかにするような会話を重要視する。

　ナラティヴ・セラピーは，会話のなかで患者にとってより有益な新しい物語が生成されることを大きな目標にするが，その物語は治療者とクライエントによって共同構成（共同執筆）されるものであると考える。そのような過程を促進するために治療者は，循環的な質問，再帰的な質問，会話的な質問などを積極的に用いる。このような質問技法を多用する点において，ナラティヴ・セラピーは，古典的な非指示的カウンセリングとは異なっている。　　　（斎藤清二）

文献　マクナミー・ガーゲン／野口・野村（訳），1997

⇒社会構成主義

日本経済団体連合会（日本経団連）

Nippon Keidanren

にっぽんけいざいだんたいれんごうかい（にっぽんけいだんれん）

　社団法人日本経済団体連合会（日本経団連）は，2002年5月に日経連（日本経営者団体連盟，1948年設立）と経団連（経済団体連合会，1946年設立）の2つの組織が統合して発足した，わが国を代表する総合経済団体である。雇用，労働，教育など主に人に関する問題を扱う日経連と，経済，税・財政，貿易，資源・エネルギーなど産業全般にわたる問題を所管する経団連の統合により，経済産業分野から社会労働分野まで企業，産業，経営をめぐるあらゆる問題へ対応が可能になった。

　会員数は約1,700。外資系企業を含む日本の代表企業約1,400社，製造業やサービス業等の主要業種別団体130団体，地方別経済団体47団体などで構成される。

　日本経団連の使命および目的は，「民主導・民自律型の経済社会」の実現に向け，企業の付加価値創造力の向上と，その活動を支える個人や地域の活力の向上を促し，わが国経済ならびに世界経済の発展を促進することにある。

　その使命と目的の実現を図るため，経済界が直面する内外の広範な重要課題について，経済界全体の意見を取りまとめ，関係各方面に着実・迅速な働きかけを行い，併せて政治，行政，労働組合，市民を含む幅広い関係者との対話を積極的に進めている。

　会員企業に対しては，「企業行動憲章」「地球環境憲章」等の遵守を訴え，企業に対する社会の信頼の確立に努め，また各国政府・経済団体ならびに国際機関との対話，協力の促進により，国際的な問題の解決と諸外国との経済関係緊密化を図っている。

　　　　　　　　　　　　　　（鈴木正人）

ニート：NEET

not in education, employment or training

　イギリスの若者政策で使われていたNEETという用語が語源で，日本では，基本的には就学も就業も求職活動もしていない若者と定義されるが，ニュアンスは多様である。

　イギリスでは，10代の若者の問題であり，文字どおり学校に行っておらず，仕事もしておらず，職業訓練も受けていない状態をさす。イギリス政府は若者の職業訓練に力を入れてきたが，90年代末の調査では，16～18歳の若者の9％がNEET状態にあった。その多くは貧困や複雑な家庭背景をもち，職業訓練をスティグマ（烙印）と感じて，政府の支援策から離脱していた。さらに，NEET状態であった者は，その後も失業することが多く，教育訓練に参加せず，社会福祉手当ての受給者になりやすく，また，薬物・刑法犯，ホームレス化の可能性も指摘され，重要な政策課題となっていた。

　このイギリスの議論が紹介され，日本におけるニート問題が認識され始めたのは2003年である。わが国の若年失業問題は90年代後半から深刻度を増し，2003年には，本格的な若者就業支援政策である「若者自立・挑戦プラン」が着手されていた。

　当初のニート議論は，就業支援から離脱する若者層の存在への認識と，その層に届く意図をもった政策の展開の重要性を強調するものだった。そこで量的把握が試みられたが，わが国の支援が自ら求職活動をする若者を対象にしていたことをふまえて，無業で就学していないことに加えて「求職活動をしていない」が定義に加わった。これは，OECDが指摘するinactiveな若者という問題意識に対応する定義でもある。

　一方，失業者とは区分して定義したことが後に批判された。すなわち，求職活動を

していないということから，「意欲」の問題と解され，マスコミで若者の意識問題としてニートが語られる一つの要因となった。

また，年齢については，日本の若年雇用政策の考え方にあわせて15～34歳とされたが，この年齢層には専業主婦層が多く入るためそれを除く必要から，家事をしていないという条件が加わった。これは後に，「家事手伝い」の未婚女性を対象とするか否かの議論を生んだ。

現在の日本のニート議論では，いくつかの定義が存在するが，いずれも当初の定義がその下敷きとなっている。

ニート数は定義と用いる統計で異なる。『労働経済白書』（2005年）では，「労働力調査」（総務省）をもとに，「年齢を15～34歳に限定し，非労働力人口のうち家事も通学もしていない者」として若年無業者数を64万人と推計している。この数は，90年代から増えているが，最近3年は変わらない。

ニート状態の若者の属性や意識については，総務省「就業構造基本調査」（2002年）をもとにした統計分析をはじめ，いくつかの調査で明らかになってきている。そこでは，家計水準が低い世帯の子弟が少なくなく，学歴は中学校卒業者が3割を占めるなど，イギリスの問題と共通する「社会的排除」の問題としての側面があること，また，団塊ジュニア世代がその中心になっていて，次第に高年齢化していることなどが指摘されている。

政府の対策としては，生活訓練からはじめる合宿型の職業訓練などが始まっているが，根本的にはニート状態の若者に絞った対策より，すべての若者を対象に一人前の職業人になる経路を明示的に整備することが重要であろう。　　　　　（小杉礼子）

文献 小杉・堀，2006；労働政策研究・研修機構，2005b

日本産業カウンセリング学会
Japanese Industrial Counseling Association
にほんさんぎょう——がっかい

(1)設立：平成8年（1996年）3月3日

(2)設立経緯・沿革：平成7年（1995年）10月9日第1回設立準備委員会を東京，中野サンプラザにおいて開催。第2回準備委員会は東京，青山メトロ会館で同年11月21日開催した。発会式は平成8年（1996年）3月3日設立総会を東京メトロ会館で開催した。統一テーマは「産業カウンセリングの未来を創る」で開催し，基調講演は杉溪一言会長（当時）が「産業カウンセリングの過去・現在・未来」の題名で行った。設立総会は同年11月15，16日第1回大会（昭和女子大学）。

(3)目的：①企業体のみならず，広く働く人を対象にするカウンセリングの研究と実践の活動，②産業カウンセラーの資質の向上と相互交流の場の育成

(4)会員数：約1,700名

(5)学会主旨：20世紀から21世紀にかけて，社会は混迷の度を深めている。現代は不安と緊張の中で，私たちは，ややもすれば心のバランスを失いがちである。そして家庭でも，学校でも，職場でも，心理的なサポートを必要とする病理的な出来事が多発している。

こうした時代背景をふまえて，カウンセリングへの社会的関心が急速に高まっている。産業社会でも，大きな構造改革が起きていて，勤労者のメンタルヘルスやキャリア開発，人材育成が注目され，現代社会のニーズに即したカウンセリング活動が求められている。日本産業カウンセリング学会は，このような社会的要請に応えて，1996年3月に創立された。

以来今日まで，会員も飛躍的に増加し，日本学術会議より研究団体として認定され，

着々とその基盤を固めつつある。

本学会は企業のほか，病院，学校，施設，公共体，諸団体などを幅広く視野に入れ，そこに働く勤労者の健康，福祉，能力開発に貢献することを目的として，実践的なカウンセリングの研究活動を推進している。

(6)研究大会・総会の開催：会員の研究発表と相互交流の場として，年1回の研究大会を開催し，2007年までに第12回大会を開催している。大会では個人発表のほかシンポジウム・ラウンドテーブル・講演などが行われている。(表1参照)

(7)機関誌「産業カウンセリング研究」発行：学会の機関誌として「産業カウンセリング研究」を毎年発行している。原著論文，資料，ケースレポートおよび研究や実践に

表1　日本産業カウンセリング学会大会一覧

大会名	年度	開催時期	開催場所	大会テーマ	準備委員長
第1回	1996	11/16〜17	昭和女子大学	「これからの産業カウンセリングに期待されるもの」	森田一寿
第2回	1997	11/15〜18	お茶の水女子大学	「新しい快適職場とは何か」	楡木満生
第3回	1998	10/10〜11	慶應義塾大学	特に定めなかったが時代の経済変動に直結した産業構造の変化とそれに伴った勤労者の生活構造の変化とメンタルヘルスの問題に焦点を合わせた	山本和郎
第4回	1999	11/6〜7	近畿大学	「21世紀の産業カウンセリングを展望する」	古今堂紘
第5回	2000	10/21〜22	立正大学	「産業カウンセリングと能力開発」——キャリアカウンセリングを中心に	松原達哉
第6回	2001	9/23〜24	東北大学	「キャリアとファミリー」——人生と職業と家庭	長谷川啓三
第7回	2002	9/28〜29	一ツ橋記念堂	「本格的な失業時代における産業カウンセリングを考える」——個人主導の能力開発とメンタルヘルスの支援	木村周
第8回	2003	9/19〜21	立正大学	"今，人を支える価値"——激変する産業社会のなかで	宮城まり子
第9回	2004	8/20〜22	大阪国際大学	苦悩する時代と社会に向けて——緊急課題と産業カウンセリング	杉山太郎
第10回	2005	9/2〜4	法政大学	個人が生きる・組織が活きる産業カウンセリング——「メンタルヘルス」「キャリア」「アセスメント」の視点から	内田純平
第11回	2006	8/25〜27	目白大学	人にやさしい社会をめざして	森田一寿
第12回	2007	8/31〜9/2	福島大学	地域における産業カウンセリング——地域で支えあう人々の輪	五十嵐敦

表2　学会賞，学術賞，特別功労賞受賞者一覧

受賞者氏名	学会賞	学術賞	特別功労賞
平成14年度	杉溪一言　古今堂紘	細川恭子	該当者なし
平成15年度	髙田晌	松下由美子，木村周，下村英雄	藤縄正勝
平成16年度	木村周	該当者なし	該当者なし
平成17年度	大沢武志	福田広美，井田政則，奥津眞里	該当者なし
平成18年度	横山哲夫	平野光俊	該当者なし
平成19年度	桐村晋次	平川完	該当者なし

(8)研究会・研修会・ワークショップ・講演会：大会とは別の企画として調査研究，研究会，シンポジウム，研修会やワークショップ，講演会等が開かれている。このなかで自由な討議が交わされ，研究と実践が深められる。

(9)学会賞・学術賞・特別功労賞設定：平成14年度より学会賞として「本学会の諸活動を含むカウンセリング領域において優れた業績（学会活動の普及，産業カウンセリングの実践，学会への貢献など）をおさめた個人または団体に贈る（表2参照）。学術賞は優れた論文を「産業カウンセリング研究」に発表した人に，特別功労賞は学会の諸活動に優れた貢献をした個人または団体に贈る。

(10)会報の発行：会員の情報交換と親睦を図るために，会報を発行。内容は，大会のお知らせ，相談室紹介，海外情報，各種委員会活動，事務局だよりなど。

(11)会員の資格条件：
〈個人会員〉
①産業・組織のカウンセリング，企業の人事・労務・教育・保健管理などに従事している人。
　A　産業・組織で経営者・管理者の経験者。
　B　産業カウンセラーの有資格者。産業カウンセラーになることをめざしてカウンセリングを学んでいる人。
②産業カウンセリングの分野で研究活動を行っている人，行いたい人。
※なお，入会にあたっては，役員1名あるいは正会員2名の推薦が必要。
〈賛助会員〉
本学会の目的に賛同し，本学会の活動を支援する個人または団体。　　　（松原達哉）

日本的経営の特徴
characteristic of Japanese management system
にほんてきけいえいのとくちょう

　日本は第二次世界大戦に敗れた後，驚異的な発展を遂げたということで，日本の企業の経営の方法，とりわけ労務管理や人材育成の進め方について諸外国から強い関心がもたれて研究の対象となってきた。

　日本的経営の特徴として，欧米の企業経営との対比で終身（長期継続）雇用制度，年功序列制度，企業別労働組合の3つがあげられ，経済成長の「三種の神器」といわれてきた。アメリカの経営学者アベグレン(Abegglen, J. C.)の著書『日本経営の探究』で紹介されたことで有名になった。

①終身雇用制度
　プロスポーツ選手のように期間を定めて雇用契約を結ぶ欧米と異なり，これまでわが国では新規学卒者を採用して定年まで雇用する「期間の定めなき」雇用契約が一般的であった。終身雇用制度のもとでは，不況になっても，簡単に解雇できないので，一度採用したら企業のほうで何とか活用できる仕事や職場を見つけ出さなければならない。そのために企業は社員の教育に力を入れ，長所を生かす活用方法を考え，能力を発揮させるよう努力することになる。

　従業員にとっては，雇用が継続して安定するので安心して仕事に打ち込むことができ，契約更改期に業績を厳しくチェックされて，報酬を大幅に切り下げられたり，契約を打ち切られたりという心配がないので，長中期の目標を立てて時間をかけて仕事の成果を上げることが可能である。

　しかし，グローバリゼーションの進展など企業をとりまく環境が変化し，企業間競争にともなう人件費コスト削減の必要などから，早期退職制度や選択定年制など定年制が多様化してきた。

また，定年年齢の延長にともなって，年功重視の考え方の弊害が指摘され，育児や親の介護のために一時的に休・退職する女性の立場からは，仕事の継続を前提とする終身雇用制度に基づいた諸制度に疑問が出されている。
　7：5：3現象といわれるように，新規学卒者が入社して3年たつと，中学卒で7割，高校卒で5割，大学卒で3割が離職している現状である。フリーター，アルバイト，パート，派遣社員など正規社員以外の働き方も増えており，企業も仕事の繁閑や人件費コストの削減から非正規社員の比率を高めてきている。
　一方，不採算事業の縮小や撤退，人件費が安い中国や東南アジアの国々への事業所の移転，生産拠点の海外シフトなどの経営戦略によって人員が余剰となり，退職希望者を募ることでコスト削減を図るなど定年年齢以前に退職するケースも増えている。
　こうした現状から，日本的経営の根幹である終身雇用制度も揺らぎ始めている。
　②年功序列制度
　仕事を遂行できる能力や業績，取得している資格によって昇進や昇給が判断されて処遇が決められるのではなく，年齢や勤続年数をベースに，結婚や育児などのライフサイクルを考えて妻や子どもの手当ても加味する生活保障的色彩の強い制度である。
　会社のことは何にも知らない新入社員に給料を払いながら仕事を教え，しかもその給料が毎年定期昇給とベースアップで上がっていくのだから，従業員の能力もそれに見合って毎年計画的に高めていかなければならない。給料が上がった分，仕事のレベルも高める必要があるわけで，日本の企業が職場内教育に熱心なのはこうした理由にもよるのである。
　また，昇進にも年功的な要素が強く，例えば管理職に昇進する年次も企業ごとに予定されていることが多く，該当年次の部下をもっている上司は，その部下が実績を上げて人事評価を高めて管理職に昇進できるように仕事の与え方に気を配り，リーダーシップを発揮しやすいようにプロジェクトの責任者に任命して，仕事のできる部下を補佐的に置いたりすることもある。
　何歳になったら，どのくらいの職位（部長，課長などの役職位）につくかというルールがあり，モデルがはっきりしていると，本人もキャリアの目標を描きやすく，上司もその目標に沿って指導育成することになる。終身雇用制度と年功序列制度のもとでは，キャリア開発の目標と実施計画が立てやすい，という利点がある。
　企業が右肩上がりの成長を続け，売り上げや従業員が拡大し続けていると年功序列型の処遇制度が継続できるが，規模の成長ができなくなると昇進可能なポストが不足し，肩書きだけで部下のいない管理職も増加してきた。終身雇用制度と年功序列制度が結びついて中高年層の人件費コストが高くなり，企業の体質改善の面から年功序列制度に関する見直しが始まり，賃金についても能力給や成果（業績）給の比重の増加によって年功制による色彩も薄くなってきている。IT技術の普及や国際的なビジネス活動が増えることによって，中高年者よりも若い従業員が活躍する場も多くなっており，若年層からは年功制をベースとする給与体系や昇進制度の問題点が指摘され修正する動きも出ている。こうした不満が，若い労働力の移動の原因になっていることも多く，若い従業員が力を発揮しやすい制度に向けての改善が進められている。
　③企業別労働組合
　ほかの国では，産業別の組合，例えば金属産業に働く労働者の組合とか，職種別の

組合，例えばトラック運転手の組合が多いが，わが国では，労働組合は主として企業別につくられている．鉄鋼，電機，自動車の個別企業の労働組合は上部組織としての産業別労働組合連合会に加入して賃金改訂などの労働条件についての話し合いを，産業別の経営者団体と労働組合の産業別組織で進めることもあるが，労働条件の具体的な決定は個別企業の労使交渉のなかで決められることになる．以前は，賃金改定交渉は産業別の労働組合連合会で一律に額を定め，企業の業績にかかわらず同額の回答を引き出すということが行われてきたが，今日では企業の実態に合わせて個別企業の労使で決着するようになってきた．

労働組合と経営側は，賃金や労働時間などの労働条件をめぐって対立関係にあるが，労働条件を向上させるためには企業が利益を上げなければならないので，収益体質を強化するための施策には労働組合も柔軟な対応をしている．とりわけ，従業員の能力開発には積極的で，個人の育成を考慮した配置計画や社内教育が休日に行われることにも理解を示し，時には労働組合主催あるいは労使の共催で，キャリア教育や中高年者向けに退職後に備えた研修会が開かれることも珍しくない．

グローバリゼーションやアメリカン・スタンダードが浸透するにつれて，つい先日まで日本的経営の長所と考えられてきたことが批判の的になったりしている．これまでの日本経済の発展を支えてきたのは日本的経営であるという事実を確認しつつ，日本的経営の長所を生かしながら，新しい時代にふさわしい制度やシステムの開発を進めていかなければならない．　　（桐村晋次）

文献 桐村，2002

日本的集団主義
にほんてきしゅうだんしゅぎ

企業における日本的集団主義は，日本的経営の特徴のひとつとしてあげられることもあり，組織の運営と意思決定のプロセスにその特異性をみることができる．

わが国では，雇用契約が結ばれる際に個人別に職務明細が明文化されているわけではなく，部や課などの組織ごとに職務分掌が決められており，部員や課員への仕事の割り振りは部長や課長の判断で行われ，人事異動などによって適宜変更される．例えば，課内業務に精通して広範囲の業務を担当していたベテランが転勤して，その後任に比較的若手が転入してきたとすると，ほかの課員に少しずつ仕事の割り当てを増やし，新人の若手はその能力に応じた仕事範囲を受けもち，課全体として課の職務分掌に対する責任を負う体制が整えられる．仕事に関する責任権限と対価が見合わないことも少なくない．欧米では，転勤したベテランと同等の職務能力をもつ人が転入し，ベテランと同等の対価を受け，ほかの課員の職務に変化がないのが通常である．集団主義的組織運営は，若手を抜擢したり，育成のための人材配置を進める際に役立つが，権限関係が不明確になりやすい．業務案件が，担当→係長→課長→部長→取締役→社長というように職階別にチェックを受ける稟議制度などがその例で，意思決定が合議的な性格をもつために責任の所在があいまいで，時間がかかり過ぎ，1件ずつ承認されるので経営方針に一貫性がなくなるおそれがある．しかし，いったん決定されればコンセンサスが得られているのでスピーディに実施されるという長所ももっている．

（桐村晋次）

文献 桐村，2002

日本の産業カウンセリングの歴史

history of industrial counseling in Japan
にほんのさんぎょう——れきし

1．産業カウンセラー制度の草創期と展開

わが国では戦前から「人事相談」と名づけられた従業員への援助活動がごく一部の大企業で行われていたが，その実態は経済問題を中心とする「生活相談」であった。当時の家族主義的な企業風土に根ざした福祉政策としての相談援助は，戦争に駆り立てられた時代の大波に呑み込まれ，いつしか消え去った。

戦後になり，アメリカ文化が押し寄せるなかで，学校教育制度が改められ，1950年代に入ってから学生・生徒の相談室が開かれ始めたが，産業界でもアメリカの人事管理の考え方の影響を受け，組織内にカウンセラーをおいて従業員の相談面接を行う「産業人事相談」の制度が大企業を中心に設けられるようになった。1954年日本電信電話公社（現NTT）の近畿電気通信局で人事相談役を試行的に置いたことが出発点であるが，その成果をふまえて1957年，当時の電電公社が全国的にこの制度の実施にふみ切っている。それと前後して国際電信電話公社，松下電器，明電舎，国鉄，神戸製鋼など大企業が次々にカウンセラーを配置するようになった。

1960年代に入り，わが国の経済が戦後の混迷から脱して右肩上がりの高度成長を続けるが，それに呼応するように産業界も相談室を設ける企業が急速に増加した。旧労働省の調査によれば，1966年ですでに171社が制度・施設をもっており，実質的に相談担当者を置いている事業所は527に及んでいる。そうした発展のなかで「人事相談」という名称は敬遠され，「産業カウンセリング」「産業カウンセラー」が次第に認知されるようになった。

2．産業カウンセラー協会の設立と資格試験

産業カウンセラーの組織化の歩みをたどると，1957年に「産業人事相談研究会」が発足し，翌58年には「関西産業カウンセラー協会」が立ち上がっている。そして1960年に「第1回産業カウンセリング全国研究集会」が開かれ，これをきっかけとして「日本産業カウンセラー協会」が設立された。同協会は1970年に社団法人として認可され，社会的地歩を固めた。協会は71年に産業カウンセラーの資格制度をつくり2級，1級の試験を順次実施している。

その後，労働省の事務次官であった藤縄正勝氏が協会の会長に就任し，協会の行う試験が労働省の「技能審査」と認定されて公的性格をもつようになった。2003年からは国の規制緩和政策によって審議制度が改められ，厚生労働省の管轄を離れて協会の認定資格となり今日に至っている。

3．日本産業カウンセリング学会の創立とEAP活動

上述のように日本産業カウンセラー協会の養成事業が盛んになる一方で，メンタルヘルスやキャリアカウンセリングの必要が叫ばれる時代となり，産業カウンセリングのいっそうの充実発展をめざして，「日本産業カウンセリング学会」が1996年に創立された。学会は毎年学術大会を開催し，機関誌「産業カウンセリング研究」を刊行して日本学術会議より学術団体として登録されている。

近年のわが国における産業カウンセリングは，企業組織の外部で相談活動を行うEAPの動きも次第に活性化しつつある。

〔杉溪一言〕

日本版デュアルシステム
dual system in Japanese style
にほんばん——

　近年の若者の早期離職，無業者・フリーターの増加，高い失業率など若年層の雇用問題に対応するため，2003年6月，厚生労働大臣など関係4大臣の合意により「若者自立・挑戦プラン」が取りまとめられ，そのなかで若年者の職業的自立，職場定着を進める観点から，若年者向けの実践的な教育職業能力開発の仕組みとして，新たに「日本版デュアルシステム」を導入することとなった。

　「日本版デュアルシステム」とは，企業における実習訓練と教育訓練機関における座学とを一体的に組み合わせた教育訓練を行うことにより，若年者を一人前の職業人に育てることを目的とする新たな人材育成システムであり，2004年度から全国で導入された。デュアルの意味は「働きながら学ぶ」「学びながら働く」ことであり，学ぶことと働くことをキャリア形成の視点から新しく構築したものである。

　「日本版デュアルシステム」は，ドイツで実施されているデュアルシステムを参考にして導入されたものであるが，厚生労働省と文部科学省の連携のもと，公共職業能力開発施設や専修学校等民間教育訓練機関における訓練の実施，工業高校などの専門高校等におけるモデル事業の実施等を通じて，わが国でも広く普及しつつある。

　厚生労働省が推進する「日本版デュアルシステム」は，若年失業者やフリーター等を主な対象者として実施しており，現在行われている「日本版デュアルシステム」の主な形態を類型化すると，以下のようなものがある。

①公共職業訓練活用型（短期訓練）

　公共職業能力開発施設から専修学校等民間教育訓練機関へ委託して実施する訓練について，一定の実習部分を設け，それを企業に再委託するもの。訓練期間は標準5か月間である。

②公共職業訓練活用型（長期訓練）

　公共職業訓練の専門課程や普通課程について，一定の実習部分を設け，それを企業に委託するもの。訓練期間は1～2年と長期間である。

③専修学校等民間教育訓練機関活用型

　専修学校などの民間教育訓練機関が実施する教育訓練について，一定の実習部分を設け，それを企業に委託するもの。訓練期間は1～2年程度である。

　日本版デュアルシステムは，企業にとっては，教育訓練を外部機関で実施することで，訓練の負担を軽減しつつ体系的な知識および技能を習得させることが可能となるとともに，若年者を直ちに正規雇用することが難しい場合であっても，有期パート雇用等の形態により雇用して訓練を実施しつつ，その能力および適性を見極めることができる等のメリットがあると期待される。

　一方，若年者本人にとっても，企業実習を大幅に取り入れた実践的な訓練を受けることで就職が有利になる等のメリットがあると期待される。

　就労型実習期間中は，賃金等をもらいながら訓練が受講できる。実務経験を得ることにより正規に採用される可能性が高まる。

(堤貞夫)

日本版レーヴン色彩マトリックス検査

Japanese Raven's Coloured Progressive Matrices
にほんばん——しきさい——けんさ

　日本版レーヴン色彩マトリックス検査とは，1947年（1958年に改訂）にイギリスのレーヴン（Raven, J. C.）が作成したThe Coloured Progressive Matricesの日本版である。直訳すると「色彩漸進的マトリックス」であるが，日本版を作成した杉下・山崎（1993）は「色彩マトリックス検査」とした。わが国では，45歳以上の成人を対象に標準化した。

　本検査は，36問題で構成される，約10〜15分で施行できる知的能力を測定する非言語性の検査である。言語や熟練のいる運動能力，視空間情報といった高度な分析などを必要とせずに回答でき，臨床現場で出現頻度の多い失語症，麻痺や運動障害，構成行為の障害などがあっても取り組める。検査の問題は，視覚を介した推理能力を測定する検査である。問題は概してやさしく，11歳以下の児童が普通可能である主要な認知的操作過程を評価できるように配列されている。レーヴンらは，セットごとに要求される能力を，セットAを「連続した模様の同一性と変化についての理解」，セットABを「個々の図の空間的に関連している全体としての理解」，セットBを「空間的にあるいは論理的に関連している図の相似の変化についての理解」であると説明している。

　さらに，カット・オフ・ポイントも示されているので，壮年期から老年期の人々を対象に，認知症のスクリーニング検査として使用されることが多い。多くの者が高得点をとれるやさしい問題が設定されているので，正答することができない者は，認知症の可能性があるといえよう。

〔山崎久美子〕

文献 Raven, et al, 1993

日本労働組合総連合会（連合）

にほんろうどうくみあいそうれんごうかい（れんごう）

　約700万人の組合員をメンバーとする労働組合の全国組織。

　戦後日本の労働組合全国組織は，産別会議，総同盟の結成に端を発し，1950年に結成された総評に同盟，中立労連，新産別を加えた「労働四団体」時代を経て，1989年に連合が結成された。

　日本の労働組合の大多数は企業別組合を基礎とし，それらが産業別の連合体や協議会に組織されている。連合は，50近い産業別組織が集まって構成され，各都道府県別の地方連合会（さらに全国で400以上の地域協議会）も組織されている。

　労働組合による交渉は，企業別組織，産業別組織，全国組織というそれぞれのレベルで性格が異なるが，連合が主として担うのは，政府を相手にした交渉（要請，審議会対応，国会対応を含む）で，雇用労働分野や税・社会保障分野を中心とする法制度見直しや予算要求など政策・制度課題の実現の取り組みである。

　その他，春季生活闘争などを通じた労働条件改善・格差是正の取り組み，経営者団体への働きかけ，政策実現に向けた政治活動，さらに公正労働基準をめざす国際活動など，幅広い活動を展開している。

　労働組合の組織率低下のもとで，連合の組合員も減少傾向にあり，2006〜2007年度の運動方針では，「中小労働者とパート・契約・派遣労働者等の最大限焦点を当てた取り組み」を掲げ，春季生活闘争でも「パート春闘」を展開するなど新たな挑戦を開始しており，2007年10月には非正規労働センターを設置した。

〔龍井葉二〕

⇨労働組合

乳児期 infancy
にゅうじき

　生後4週間の新生児期につづく，1年半〜2年の期間をさす。ポルトマン（Portmann, A.）が生理的早産とよんだように，かつての乳児観は未熟で受動的な存在とされてきた。しかし1960年代以降，研究方法の改善等から，子どもは生まれながらに，人間に対する先天的関心をもち，外界からの情報を学習し，また社会に自ら積極的に関わろうとする有能な（competence）存在であることが実証的に明らかになっている。以下，この時期における重要な発達課題を示す。

　①運動発達：新生児・乳児は，大脳皮質より単純な行動を司る脊髄に支配されたさまざまな原始反射をもとに，生存を確保する。それが生後4〜6か月後には原始反射が消失し，脳の髄鞘化や樹状突起の発達により随意運動が発現する。さらに運動発達は全体から部分へ，頭部から尾部へ伸展する。②認知・知覚の発達：ピアジェ（Piaget, J.）のいう感覚運動期にあたり，生得的な外界への探求欲求をもとに，言語以外の手段すなわち感覚や運動を手がかりに認知発達を遂げる。③情緒の発達：生後まもなくから母親とそれ以外の女性の顔を見分ける能力や生後1週間で母親の行動を模倣する力が見出され，生得的な人への関心がその発達の基盤となっている。乳児は養育者との交流（情動調律）を通じて，情緒の絆，アタッチメントを形成し，他者に対する基本的信頼を獲得していく。愛着形成の一指標として分離不安（後追い）や人見知り行動がみられる。適切な愛着欲求が満たされないとマターナルディプリベーション（母性剝奪）に陥る可能性がある。　（齊藤千鶴）
文献 エリクソン／仁科（訳），1977；ピアジェ／滝沢（訳），1968

人間力
にんげんりょく

　学力低下が社会問題となるなかで，徐々にその基底にあるべき人間としての「力」に人々の関心が向いてきている。いわゆる知・情・意を総合した力が「人間力」だと想定される。問題になるのは，その判定方法だろう。学力であれば，学力試験によって容易に判定できる。しかし，人間力はどう判定すればよいのだろうか。個人の能力を細分化して判定した結果を，単純加算した総合点をもってそれにあてる発想は，あまりに安直である。

　また，判定する側の人間力を無視することもできない。独創力に乏しい人物が独創力の判定をする自己矛盾にも通じる問題である。直観的，あるいは主観的な判断に頼らざるをえない側面があることも否定できない。つまり，定量的な判定ではなく，質的な判定方法を開発する必要があろう。

　そこで，誰しもが納得するような豊かな人間力を備えた具体的な人物のモデルを選択的に提示することが考えられる。これまでにも，各界でめざましい成果をあげた人物の伝記が，この種のモデル提示の役割を果たしてきたといえるだろう。ただし，この手法だけでは不十分である。一般人にとっても到達可能な目標となりうる「人間力」の具体的な指標を設定する必要がある。

　これまでも，能力開発の分野では似た試みがなされてきた。ただし，それらは特定の業務の生産性向上に限定されたものであった。今後は，仕事と家庭生活の両面のバランスを視野に入れた総合的な「人間」としての能力開発が重視されるようになるだろう。　（亀口憲治）
文献 亀口，2004

認知行動療法
cognitive behavior therapy
にんちこうどうりょうほう

　人間の行動や情動に関わる問題に加え，認知に関わる問題をも治療の標的とする治療アプローチの総称。行動が，認知，情動，生理の各側面と相互に影響を与え合うことを前提とし，各側面に多面的に働きかけることで，変容を起こし，治療効果を引き出す。

　認知行動療法の特徴は次のとおりである。①学習理論などにおける心理学の成果を応用しており，エビデンス（実証性）を基盤としている。すなわち，これまでに治療効果が実証されているさまざまな行動的技法と認知的技法を効果的に組み合わせた治療パッケージが用いられる。ベック（Beck, A. T.）の認知療法（cognitive therapy）やエリス（Ellis, A.）のREBT法のほか，ソーシャルスキル・トレーニング，問題解決療法（problem-solving therapy），自己教示訓練（self-instructional training），ストレス免疫訓練（stress inoculation training）などがこれにあたる。②人間と周囲の環境との関わり方を重視している。③クライエントとの関係が協同的である。最終目標は，クライエントのセルフコントロールにある。

　認知行動療法は，一人の創始者による単一の理論に始まるものではなく，行動療法と認知療法という2つの起源をもつ。その発展につれて，抑うつ症状や心理的ストレス反応，あるいは心理的不適応等に限られていた治療対象も拡大の一途をたどっており，さまざまな産業カウンセリングの分野でも著しい効果を上げている。（沢宮容子）

文献　伊藤，2005；坂野（監），2005
⇒行動療法，認知療法，REBT法，ソーシャルスキル・トレーニング

認定カウンセラー
certified counselor
にんてい──

　認定カウンセラーは，日本カウンセリング学会が認定するカウンセラーの資格である。この資格は，カウンセリングに関して一定の学識と能力を有する会員に対し，学会が認定するものである。この資格には4つの特色がある。

　第一に，この資格は，職能を規定しない一般的なカウンセラーの資格である。つまり，この資格を所持していることは，さまざまな場でカウンセリングを行うことができる基本的な知識・技術を身につけていることの証である。

　第二には，3方式からなる資格取得制度が設けられていることである。これにより，学会入会後に研修を積み，自分自身に合った方式を選んで認定カウンセラーの資格取得をめざすことができる。

　第三には，研修の目安を示す「認定カウンセラー養成カリキュラム（改訂版）」が定められており，それに沿った研修会が全国各地で開かれていることである。このカリキュラムは，A．カウンセリング心理学，B．カウンセリング・アセスメント，C．カウンセリング演習，D．カウンセリング実習，E．カウンセリング諸領域の5領域から構成されており，領域ごとに具体的な研修内容（科目名）が示されている。

　第四には，認定大学院制度があげられる。認定大学院の学生は，在学中に認定試験を受験することができ，合格すれば修了時に認定カウンセラーの資格が取得できる。

　なお，2007年7月3日現在の資格取得者数は1,017名である。　　　（下司昌一）

認定健康心理士

qualified health psychologist
にんていけんこうしんりし

　認定健康心理士は，日本健康心理学会が認定する資格で，健康心理士，専門健康心理士，指導健康心理士の3種類の資格の総称である。認定健康心理士資格認定制度は，健康心理学を通して，国民の健康の向上に貢献し，健康心理学の研究と実践の進歩向上を図るとともに，健康心理学の専門家の養成をするため，健康心理学について一定の学識と技能をもった会員に，認定の上，資格を与えることを目的としてつくられた。

　認定の基礎条件として，日本健康心理学会に入会し，所定の条件を満たし，審査に合格する必要がある（「更新」制度あり）。

　健康心理士（3種類）の申請方法には2つあり，一つは「新規則による申請」で，健康心理学試験・心理学試験・面接等の資格試験による。もう一つは，「旧規則による申請」で，健康心理学会入会後一定年限経過し，研究業績や研修の点数が一定点以上あること。3種類の健康心理士の資格取得条件は，学会発行の「資格認定の手引き」に詳しい。

　資格取得者は，2007年現在1,005人であり，その業務独占が法的に確立されていない現状では，ほかの免許により独占されているものを除き，健康指導に関わる諸活動に携わることができる。現時点では学会資格であるが，広く健康に関する知見と技能をもってその実績を高め，近い将来に健康管理に関する専門家として社会に定着することをめざしている。

■問い合わせ先：日本健康心理学会認定・研修委員会事務局（03-6427-0595）

（織田正美）

認定行動療法士

certified behavior therapist
にんていこうどうりょうほうし

　日本行動療法学会が認定する資格で，1996年4月に20名の認定で発足した。会員歴が1年以上の者で，学会主催の研修を6時間以上受けており，学会で研究発表を1回以上あるいは研究論文を1編以上公表している者が申請できる。申請にあたっては，申請書，証明書等とともにケースレポート（400字×10枚程度）と審査料が必要になる。資格審査は書類審査，レポート審査により行われる。資格認定証の有効期限は3年で，更新は学会主催の研修会を3時間以上受講し，学会で研究発表を1回以上あるいは研究論文を1編以上公表している者が申請できる。

　さらに2003年からは，上位資格として専門行動療法士の認定が行われている。これは，会員歴が5年以上あるいは認定行動療法士資格取得後2年以上の者で，学会主催の研修を30時間以上受けており，学会で研究発表を1回以上，研究論文を1編以上公表している者が申請できる。申請にあたっては，申請書，証明書等とともにケースレポート（400字×30枚程度）と審査料が必要になる。資格審査は書類審査，レポート審査および面接試験により行われる。資格認定証の有効期限は2度目の更新までは6年で，更新は学会主催の研修会を10時間以上受講している者が申請でき，2度更新した者は更新手続きは不要となる。2007年度現在で認定行動療法士は44名，専門行動療法士は33名の有資格者がいる。

　専門行動療法士と認定行動療法士の資格取得者の相互連携と，資質と技能の向上，権益の保護充実，学会発展への寄与を目的として，日本行動療法士会が設立されている。

（笠井仁）

認定催眠技能士
diplomate in hypnosis
にんていさいみんぎのうし

　日本催眠医学心理学会が認定する資格で，1988年に発足した。催眠技能士は，学会正会員として3年以上の者で，催眠に関する学術論文・学術書・学会研究発表・学術大会参加からなる研究実績10ポイント以上，催眠法に関する理論（10ポイント以上）と個人スーパーヴィジョンを含む実技（20ポイント以上）の2分野にわたる研修実績があり，指導催眠技能士2名の推薦を受けている者が申請できる。資格審査は，書類審査と面接試験により行われる。資格の有効期限は5年で，所定の手続きにより更新できる。2007年度現在で50名が取得している。

　さらに2004年からは，催眠法を学ぶ者に対して適切な指導・助言を提供する能力があると認められた者として，指導催眠技能士の認定が行われている。これは，学会会員で催眠技能士の資格をもつ者で，催眠に関する学術論文・学術書・学会研究発表・学術大会参加からなる研究実績20ポイント以上，催眠学と催眠法に関する理論（10ポイント必須）と個人スーパーヴィジョンを含む実技（50ポイント必須）の2分野にわたる研修実績80ポイント以上があり，指導催眠技能士3名の推薦を受けている者が申請できる。資格審査は，書類審査と面接試験により行われる。資格の有効期限は10年で，所定の手続きにより更新できる。

　ただし，催眠技能士の資格を喪失した場合には，同時に指導催眠技能士の資格も喪失する。2007年度現在で23名が取得している。指導催眠技能士は，学会主催催眠技法研修会や研修機会等の指導者としても活動している。　　　　　　　　　　（笠井仁）

認定職業訓練　accredited vocational training
にんていしょくぎょうくんれん

　職業能力開発促進法では，事業主は，必要な職業訓練を実施するなどして，その雇用する労働者の職業能力の開発・向上を促進するように努めなければならないと定められ，国および都道府県はそれら事業主等の努力に対して実情に応じた援助等を行うことになっている（第4条）。

　事業主が実施する職業訓練のうち，厚生労働大臣が定める基準を満たすものについては，事業主が都道府県知事に申請することによって，国の基準に適合する訓練であることの認定を受けることができる。認定を受けると当該職業訓練を実施する中小事業主等は公的な補助金等の支給などの援助を受けられる。

　ここでいう厚生労働大臣が定める基準とは，職業能力開発促進法および同施行令に定められたもので，公共職業訓練施設に適用される基準である。したがって，認定を受けた職業訓練は，民間が行う訓練であって，しかも教科，訓練時間，設備その他職業訓練を実施するための要件について，公共職業訓練と同等以上のものが備わっていることになる。認定職業訓練施設としては，職業能力開発促進法では，基礎的技能の習得を行う職業能力開発校に相当する施設だけでなく，より実践性の高い技能や高水準の最先端技術，高度技能を習得する職業能力開発短期大学校や同大学校も設置することが認められている（第25条）。

　また，業界や地域団体が共同職業訓練施設を運営して，認定職業訓練を実施することも可能である。

　認定職業訓練は企業等の職業の実践現場と密接に結びついた訓練内容や方法が確保されやすいとの評価がある。　　（奥津眞里）
文献 厚生労働省職業能力開発局，2007

認定心理士
qualified psychologist
にんていしんりし

　大学における心理学関係の学科名が学際性を帯びてきて，必ずしも「心理学」という，直接的名称が使われていない場合が多くなってきている。

　認定心理士とは，心理学の専門家として仕事をするために必要な，最小限の標準的基礎学力と技能を修得しているものと，社団法人日本心理学会が認定している「基礎資格」である。

　認定心理士資格認定制度は，心理学履修者としてのアイデンティティをもち，専門性の向上に資するために設けられたものである。

　認定の基礎条件として，3つの条件がある。1つは，学歴についてで，4年制大学を卒業して，学士の学位を取得しているか，あるいは大学院修士課程，または博士課程前期を修了して，修士の学位を取得していること。2つは，滞日経験についてで，16歳以降通算2年以上，日本に滞在した経験を有していること。3つは，修得単位についてで，認定委員会が指定する，心理学関係の所定の単位を修得していること。資格認定を受けるのに必要な単位等は，学会が発行している「申請の手引き」の認定資格細則および単位認定基準に詳しい。

　なお，資格申請は，基本的には個人が行うものであるが，近年，大学の指導のもとに，卒業にあわせて一括して資格申請を行う大学も増えてきている。資格取得者は2007年現在，18,761人である。

問い合わせ先：㈳日本心理学会（TEL03-3814-3953）

（織田正美）

認定バイオフィードバック技能師
the certified biofeedback specialist
にんてい——ぎのうし

　正式名称は，日本バイオフィードバック学会認定バイオフィードバック技能師。日本バイオフィードバック学会が，バイオフィードバックに関する一定の学識と技能を修めた学会員に対してその資質を認定する制度で，1988年度より開始され現在に至る。資格有効年限は10年であり，その間に在会を継続し所定のポイントを取得することにより，さらに10年単位で延長できる。

　資格認定を申請するためには，日本バイオフィードバック学会に所属し，以下のような各要件を満たす必要がある。

①在会期間
　申請の時点で連続3年以上。
②基礎ポイント
　工学，医学，心理学の各分野についてそれぞれ10ポイント以上（ただし，自己の出身分野については免除）。基礎ポイントは学会が開催する所定の講習会に出席することにより取得できる。
③専門ポイント
　累積で20ポイント以上。ポイントは，学会の開催する専門ポイント指定講習会への出席，あるいはバイオフィードバックに関する著述（論文，著書など），研究発表（学会発表，シンポジストなど），学術総会への参加などいくつかの方法で取得できる。

　資格認定申請は資格認定委員会が審査し，それに基づき運営委員会（理事会に相当）が資格認定を行う。資格延長申請の要件は，継続在会と当該期間内における専門ポイント20ポイント以上の取得である。

　なお，退会あるいは信用失墜行為（学会倫理綱領に抵触する行為など）にともない，資格認定は取り消される。　（西村千秋）

ネットワーキング（ネットワークづくり）
networking

ネットワークとは，元々は網細工や網織物のことをさす言葉であったが，近年，テレビやラジオの放送網や通信網をさすようになり，さらには社会学や政治・経済学の領域で，複数の人々がなんらかの関係性を基礎にある種のまとまりを形成している状態を意味するようになった。企業体などのような規則や強制によって集団化されている「組織」とは異なり，「ネットワーク」とよぶ場合には，インフォーマルな形式や構成要素である個人の主体性・自律性を強調する傾向があるが，両者は明確には区別できない。

ネットワークが形成されていく過程をネットワーキングという。その過程の背景には，一般にある種の思想や理念が存在する。例えば，1980年代に社会福祉や環境保護などに関する市民運動を通して世界的に広がっていったネットワークには，これから創造していくべき新たな共生社会の基本理念が基盤にあった。

カウンセリングや心理臨床の領域では，あるクライエントを援助するために，誰かが意図的にネットワークを創り，維持していく作業ないし手法を意味する。一人の専門家（カウンセラーやセラピストなど）が一人のクライエントを「抱え込む」という形の伝統的な個人臨床の世界とは異なり，この手法はクライエントをとりまく生活環境にも積極的に働きかけようとするコミュニティ・アプローチの一形態であるといえる。当然のことながら，専門家や専門機関によるフォーマルな連携が求められるが，それだけではなく，家族や友人，職場の上司や同僚，地域社会のボランティアなどとの協働（コラボレーション）が重要視される。

ネットワーキングの例としては，次のようなものが実践されている。

①家族との話し合いや職場の上司とのコンサルテーションを通して，クライエントが組み込まれている既存のネットワークから新たなサポートを見つけ出す。

②既存のネットワークから十分なサポートが得られない場合には，医療機関や福祉施設，あるいはNPO，ボランティアなどの地域内のサポート源にクライエントをつなげる。

③クライエントをとりまく種々のサポート源のネットワーク（サポート・ネットワーク）を調整する。つまり，個々の専門家や援助機関，あるいはボランティアの間の連携を強化することである。

④なんらかの理由でクライエントに必要なサポートが周囲から得られない場合には，新たなサポート源を創る。例えば，同じような問題をかかえた者同士が支え合うような集団（セルフヘルプグループ）の立ち上げと運営に協力することなどである。

このように，コミュニティ・アプローチにおけるネットワーキングは，家族レベルから職場レベル，さらにはコミュニティレベルまでの次元で展開される。　　（久田満）

文献 金子，1986

⇒コミュニティ・アプローチ，ソーシャルサポート・ネットワーク

年少者
ねんしょうしゃ

　労働基準法は，満18歳未満の者を年少者として，一般労働者と異なる基準により，その保護を図ることとしている。

　①最低年齢：児童が満15歳に達した日以後の最初の3月31日が修了するまで使用してはならないとして，通常義務教育を受けているべき年齢の児童の使用を原則禁止している。例外として，非工業的業種において労働基準監督署長の許可を受けた場合，満13歳以上の児童を修学時間外に，修学時間を通算して一週40時間，一日7時間の範囲で使用することができる（映画・演劇事業の子役は満13歳未満の児童も対象となる）。

　②年齢証明書の備付：満18歳未満の者の戸籍証明書（氏名および生年月日についての「住民票記載事項の証明書」でよい）を備え付けなければならない。

　③時間外・休日労働の禁止：原則として時間外労働，休日労働，変形労働時間制による労働は禁止されている。

　④深夜業：交替制によって使用する満16歳以上の男性を除いて，午後10時から午前5時までの間の労働が原則として禁止されている。

　⑤危険有害業務の就業制限：坑内労働などの危険な業務，労働衛生上有害な業務，福祉の面から有害な業務への就業が禁止されている。

　⑥帰郷旅費の支払：解雇の日から14日以内に帰郷する場合に帰郷旅費を支払わなければならない。

　なお，未成年者の労働契約に関して，労働契約の締結，賃金支払は本人との間で行わなければならない。　　　　（古山善一）

年俸制
ねんぽうせい

　仕事の成果に対する報酬を，年単位で決める制度のこと。1990年前半のバブル崩壊以降，景気低迷の背景のもとで，リストラ対策の一環として現れ，本人の賃金における業績評価の明確化，能力主義化を指向し，成果主義を具現化するものとして登場してきた。賃金は「報酬の計算期間」によって，日給制・月給制・年俸制があるが，年俸制にはやや異なる意味が含まれている。大企業の管理職を対象に増加しつつあるが，それは主として絶対評価による業績評価を意味している。具体的には「目標管理制度」が多く活用されているが，各人が設定した目標に対する達成具合を中心に業績評価をする。つまり，目標設定が重要な意味をもつ。

　支払方法や業績・成果給の全体に対するウエイトなどは，企業によってまちまちである。一般にはまだそれほど高いウエイトではなく，属人給や能力給との混合給になっているところが多い。望ましい運営のためには，仕事の成果に対する公正な評価とその説得性が不可欠である。

　年俸制の特徴として，①成果により給与の絶対額が変動する，②成果が出せなければ減給がある，③成果を中心とした単純な賃金構造である，④絶対額管理である，などがある。しかし，この成果主義賃金制度には課題もある。成果主義を過信することなく納得できる公正な評価をする，短期的成果に偏らず長期的な成果やプロセスを重視する，個人成果とともにチーム成果も重視するなど，被評価者への適切な成果主義を運用することが必要である。少なからぬプレッシャーを従業員に与えて精神的負荷を増やしたり，個人主義的活動を招いてチーム活動が阻害されたりするなどのマイナス面も生じている。　　　　（森田一寿）

脳器質障害

organic brain disorder
のうきしつしょうがい

　脳に何らかの障害があり，これから精神症状が生じる疾患を脳器質性精神障害（脳器質精神症候群）といい，脳器質性精神病と症状精神病とに分けられる。

　①脳器質性精神病

　脳自体の器質的な病変から直接に精神症状が発現するものである。例えば脳炎，脳腫瘍，脳血管障害などから起こる。

　②症状精神病

　脳以外の身体の疾患から二次的に脳が傷害され，そのために精神症状が起こる場合である。例えば甲状腺機能異常などの内分泌疾患や肺炎などの感染症などから起こる。

　①，②のいずれの場合でも一定の精神症状を示すことが多い。急性期の主な症状は意識障害であり，可逆的（元に戻ること）である。代表的な意識障害であるせん妄は意識混濁に幻視や異常行動が加わり，健忘を残すものである。意識障害がはっきりせず気分障害，不眠，不安だけの時もあるため，この場合は神経症やうつ病との鑑別が重要になる。慢性期の主要症状は痴呆と人格変化である。これらは非可逆的（治らないこと）である。痴呆とは獲得された知的機能の低下であり，人格変化は元々の性格の先鋭化（例えば倹約家が吝嗇家になるなど）が強くなることもあれば，無関心，意欲低下，だらしない生活になることもある。

　治療は，まずは原因となっている疾患を治すことである。原因疾患の治療と同時に，せん妄やうつ状態などには対症的に薬物を使用する。　　　　　　　　（高野謙二）

能力主義

ability-based human resource management
のうりょくしゅぎ

　能力主義とは，従業員の処遇決定にあたって性別や年齢，学歴などの属人的要素ではなく，個人の能力に基づいた評価を重視する人事管理政策あるいは方針である。

　日本の企業において能力主義的人事制度といえば，評価・格付の基準として潜在的能力を重視する職能資格制度をさすことが多い。同制度は，職務遂行能力（職能）評価に基づいて従業員個々人をいずれかの職能資格等級に格づけし，同資格等級に応じて従業員の処遇を行うものである。これは，処遇向上には職能資格向上が求められる制度と換言できるから，能力の発揮と開発に対するインセンティブを有した仕組みと見なせる。

　同制度が普及した1970年代後半から90年代前半の日本の産業社会は，低成長期に移行したことによる合理化と技術革新への対応を迫られていた。このため個々の企業は，従業員のさまざまな職務への適応力の向上，あわせて，それまでの年功序列処遇方式では困難となったモチベーション維持を人事管理上の課題としていた。その解決の担い手として，従業員の能力向上を通じて企業の成長を図る職能資格制度が期待されたのだった。

　現在，職能資格制度による能力主義はもはや限界と評されている。これは，同制度は職能の継続的向上を前提としたため処遇（労働コスト）が上昇一方となり，生産性の観点からその合理性が崩壊したことによる。このため同制度の軸足を発揮能力やコンピテンシーへ移動，あるいは，成果主義へ転換する企業が出現している。　　（上脇貴）

文献 今野・佐藤，2002；熊沢，1997

能力評価　competence appraisal
のうりょくひょうか

　客観性，公平性，透明性を志向する職務遂行能力の評価をいう。

　能力評価が求められた背景には，1990年代の産業構造の変化による新しい雇用システムへの転換がある。

　戦後日本型雇用システムは，安定した経済成長と若年労働者の比率の高いピラミッド型年齢別従業員構成に基づき，経営者側と労働者の暗黙の合意のもとに長期継続雇用・年功賃金を保障するという特徴をもっていた。しかし，1990年代に入ると，高齢化にともなう一人あたり賃金の上昇と景気の低迷，情報化などの技術革新による専門分化，多様な労働形態を希望する労働者側の意識の変化などから，従来の雇用システムにゆらぎがみられるようになった。そのため，雇用の流動化，個人主体の能力開発，能力・実績主義の導入，多様な雇用形態を可能にするための職務の見直しなどが喧伝された。

　厚生労働省も新しい雇用システムを想定し，ホワイトカラーを含む職種別能力評価基準の整備を行い，能力評価の指針づくりを行ってきている。この評価基準を設定することで，①明確な共通の基準の提示が求職者や労働者にとって職業選択や能力開発の指針となりモチベーションが向上する，②雇用側は適材適所の採用や人材育成，人事評価・処遇が可能になる，③能力評価が指標化することで求職者に対する雇用ミスマッチがなくなる，などが期待されている。しかし，能力評価基準を実際に適用する場合には，評価者の公正さを担保するために，労働者の自己評価などを含む多面的な評価や，また個人ではなく複数による評価がなされることもあわせて肝要とされている。

〔岩崎久美子〕

バイオフィードバック　biofeedback

　バイオフィードバックとは，通常知覚できない（あるいは知覚することが困難な）生理活動の状態を適当な工学手段によって検出し，その情報を視覚や聴覚から知覚できるように呈示することにより，訓練を通じてその生理活動の随意制御を可能ならしめる技法のことである。この訓練は意識下の活動を対象とした自己学習であり，自律神経失調からの回復，あるいは変調を来した体性神経活動の復調につながるため，有力な心理療法のひとつとして臨床に用いられる（高血圧，頭痛，冷え症，自律神経失調，書痙，気管支喘息などの治療）。そのほか，健康増進（ストレス対策），福祉（失禁予防），リハビリテーション，教育などの方面にも応用されて効果をあげている。

　バイオフィードバック訓練には専用の装置を用いる。装置は，脳波，筋電，心電，皮膚温等，所定の生理信号を検出し，処理を行った後，その情報をディスプレイやスピーカーなどを通じてフィードバックする。

　訓練を受ける者は装置の出力を手がかりとして，当該生理状態が望ましい方向に変化するように自己学習を行う。当初は試行錯誤の繰り返しであるが，訓練の経過とともに，制御感覚が意識上に得られれば成功である。最終的には装置の助けなしでも制御が可能となる。訓練中イメージなど媒介過程を併用すると有効な場合もある。

　バイオフィードバックは医学，工学，心理学などの学際領域である。その機序は，心理学的にはオペラント条件づけとして理解されているが，不明な点も多い。近年の脳機能測定技術の発展により，中枢神経機序についても研究が始まった段階である。

　なお，脳神経活動（脳波など）を扱うバイオフィードバックを，特にニューロフィードバックという。

〔西村千秋〕

バウムテスト
Baumtest

　一般には，コッホ（Koch, K.）が開発した樹木描画テストをいう。対象は3歳以上から成人までで，20分程度で実施できる。8つ切り画用紙と4Bの柔らかい鉛筆を用いて，「実のなる1本の木」を描くように指示する。描画後，描かれたバウムに不明な点があれば，被験者の特別な注意を引かないように，さりげなく確かめる。

　画用紙に描かれた樹木画はさまざまな環境のなかで生きる被験者の投影であるとする前提から，樹木は描かれた形と筆跡を中心とする形態分析，紙面における樹木の配置・内容などの空間象徴の検討がなされる。具体的なコッホの解釈分析では，①バウムの全体的印象を明るい，のびのびしている，安定しているなどととらえる。②右の強調，冠幹移行線，冠幹の比率など空間領域から検討する。③運筆（筆跡）から動態分析を行う。④形態から分析する，という4点が強調される。また，コッホは被験者の情報がないまま解釈をしてはならないと警告し，バウムテストは，あくまで人格診断のための補助手段として活用すべきで，テストバッテリーの一つであると提唱した。手軽に実施できる反面，解釈，診断には不確定要素が多いともされ，現在もなお研究が深められている。

　近年では，ボーランダー（Bolander, C.）が1977年に学生，勤労成人を被験者とした研究から『樹木画によるパーソナリティの理解』を公刊している。また，フランスでは1994年にカスティーラ（Castilla, D.）が，『テスト活用マニュアル――精神症状と問題行動の評価』を発表し，松の木以外の木，もうひとつの木，夢の木を描くなど複数の木の描画が求められる方法などもバウムテストとして含む場合もある。　　　（青木智子）

派遣労働者（契約社員）
temporary worker（contract worker）
はけんろうどうしゃ（けいやくしゃいん）

　派遣社員，契約社員，アルバイトなどは，正規雇用社員に対して非正規雇用社員と総称される。そのなかで，人材派遣会社（派遣元）が雇用し，各企業（派遣先）の職場に派遣されるのが，派遣社員である。派遣社員に対する指揮命令権は派遣先企業にあるものの，派遣社員との雇用関係は派遣元企業（人材派遣会社）にある。それに対して契約社員は，期限のある雇用関係を，業務を遂行する企業と結ぶ。

　現在（厚生労働省，2007年労働者派遣事業の平成18年度事業報告），321万人の派遣労働者を数え，約87万人の常用雇用労働者が，また常用雇用換算では152万人の労働者が，それぞれの事業に派遣されている。

　派遣元企業は，労働者派遣法（労働者派遣事業の適正な運営の確保及び派遣労働者の就業条件の整備等に関する法律）に基づく一般労働者派遣業者または特定労働者派遣業者でなければならない。港湾運送業務，建設業務など一部の業務は，労働者派遣の適用が除外される。

　派遣労働者は，仕事の範囲や責任が明確（33％），専門的な技術や資格をいかせる（29％），自分の能力をいかせる（28％）などを利点としている一方，将来の見通しが立たない（40％），雇用が不安定である（38％），技能が向上しても評価が上がらない（31％），収入が不安定である（29％）などをデメリットとしている。

　社団法人日本人材派遣協会と各人材派遣会社では，派遣社員に対するキャリア・カウンセリングや，能力開発支援を実施している。　　　　　　　　　　　　（髙嶋成豪）

文献 厚生労働省，2005c

箱庭療法　sand play therapy
——はこにわりょうほう

　イギリスのローエンフェルド（Lowenfeld, M.）考案による「世界技法」の治療的側面を母体に，ユング派のカルフ（Kalff, D.）がスイスで分析心理学のイメージや象徴の理論を導入し，確立した心理療法。1965年，日本人に馴染みやすい技法として河合隼雄が日本に紹介した。

　深さの3分の2程度に砂が入った57×72×7cmの砂箱（内側は青色に塗られている），人間・動物・植物・建造物・乗り物など日常的な風景のなかにあるもの，怪獣・宗教的なもの，タイルなど応用の利くさまざまなミニチュアを準備する。「ここにあるミニチュアで，この中に好きなものを作ってみてください」「これで遊ぶ？」などとクライエントに指示し，治療者のいる場で自由に箱庭を作ってもらう。

　クライエントは母親に守られているような安定した関係（＝母子一体化）のなかで，自己治癒力が促され，砂箱の中に自由に内界のイメージを表現できる。継続して箱庭療法を行うことで，クライエントの内的世界の成長がより高次な全体性の統合（自己の象徴＝曼荼羅）として生じてくる。その後，ノイマン（Neumann, E.）のいう①動物的・植物的段階，②闘争の段階，③集団への適応の段階に至ると考えられている。

　治療者には作品の内容を知る姿勢より，表現されていく過程をともに体験し，作品をともに味わい，鑑賞すべき姿勢が望まれる。また，作品理解のポイントとして，治療で作成された箱庭作品の流れの系列的理解，全体の印象（まとまり，豊かさ，繊細さ，バランスなど），空間象徴，自己の象徴の表れ，世界の統合，戦い，死と再生などのテーマ・視点が重視される。（青木智子）

パス解析　path analysis
——かいせき

　二つ，あるいはそれ以上の変数間，事象間に因果関係（因果モデル）を仮定して，その検証を行う手法の一つをいう。すなわち因果分析法の一つ。その意味で，共分散構造分析も同様である。通常，因果モデルは図（パス図，あるいはパスダイアグラムとよばれる）で表されることが多く，各変数の関係をパス（通路）で結んで（矢印をひいて）表すことから，パス解析とよばれる。このモデルでは，因（原因，つまり独立変数）と果（結果，つまり従属変数）はともに複数仮定されている。また，すべての変数間で相関係数を求めるため，本来，独立変数も従属変数も量的データである必要がある。もし原因が複数，結果が一つであれば，このモデルは重回帰分析に一致する。この場合，重回帰分析での説明変数（独立変数）と基準変数（従属変数）は，それぞれパス解析においては，他の変数を説明し，かつ，他の変数によって説明されない外生変数と他の変数によって説明される（ただし，同時に他の変数を説明する場合もある）内生変数にあたる。因果の強さ（変数間の関係の強さ）はパス係数で表される（矢印に添えて表示される）。端的にいうと，パス解析は，重回帰分析の方法をいくつか組み合わせたものといえ，パス係数は，重回帰分析における，標準化された説明変数が用いられた場合の偏回帰係数と一致する。パス解析を用いるのには，あらかじめモデルの構築ができていることが重要であり，これがない段階においてパス解析を行っても，有効な解釈を行うことは難しい。変数間の因果関係を考える際は，各変数が生起する時間的前後関係が手がかりとなる。すなわち，時間的に先行するほうを独立変数というように考える。　　　　　　（櫻井広幸）

長谷川式認知症スケール（HDS）

Hasegawa Dementia Scale
はせがわしきにんちしょう──

　高齢期の認知症を診断するツールとして，1974年に開発された簡易な認知機能の評価スケール。1991年に改訂され，わが国で最も広く用いられている。9の設問より構成され，各項目で正答された得点を集計して評価する（表）。満点は30点で，20点以下を認知症の疑いとし，21点以上を正常とする。この場合には，感受性は0.90，特異性は0.82であった。国際的にも用いられているミニメンタルMMSEとの相関値は0.94で並存的妥当性も高い。

　しかし，これはあくまで簡易なスクリーニング検査であって，これのみによって認知症か否かを診断することは危険である。例えば，感冒やうつ状態などで気力が低下している場合には，実際の知的機能よりも低く評価されることがある。また逆に認知症であっても，教育歴の高い人や発病初期の時には高得点をとることがある。あくまでも補助的診断として用いることが望まれる。また施行にあたっては，被験者に十分な説明をして了解をとってから行うことが必要である。

（長谷川和夫）

表　長谷川式認知症スケール〔三京房　承認済〕

No.	質問内容		配点	記入
1.	お歳はいくつですか？（2年までの誤差は正解）		0　1	
2.	今日は何年の何月何日ですか？　何曜日ですか？ （年月日，曜日が正解でそれぞれ1点ずつ）	年	0　1	
		月	0　1	
		日	0　1	
		曜日	0　1	
3.	私たちが今いるところはどこですか？ 自発的に出れば2点，5秒おいて，家ですか？　病院ですか？ 施設ですか？　の中から正しい選択をすれば1点		0　1　2	
4.	これから言う3つの言葉を言ってみてください。あとでまた聞きますのでよく覚えておいてください。 （以下の系列のいずれか1つで，採用した系列に○印をつけておく） 1：a）桜　b）猫　c）電車　2：a）梅　b）犬　c）自動車		0　1 0　1 0　1	
5.	100から7を順番に引いてください。 （100-7は？　それからまた7を引くと？　と質問する。 最初の答えが不正解の場合，打ち切る）	（93）	0　1	
		（86）	0　1	
6.	私がこれから言う数字を逆から言ってください。 （6-8-2，3-5-2-9） （3桁逆唱に失敗したら打ち切る）	2-8-6	0　1	
		9-2-5-3	0　1	
7.	先ほど覚えてもらった言葉をもう一度言ってみてください。 （自発的に回答があれば各2点，もし回答がない場合，以下のヒントを与え正解であれば1点） a）植物　b）動物　c）乗り物		a：0　1　2 b：0　1　2 c：0　1　2	
8.	これから5つの品物を見せます。それを隠しますので何があったか言ってください。 （時計，鍵，タバコ，ペン，硬貨など必ず相互に無関係なもの。）		0　1　2 3　4　5	
9.	知っている野菜の名前をできるだけ多く言ってください。 答えた野菜の名前を右欄に記入する。 途中で詰まり，約10秒待ってもでない場合にはそこで打ち切る 5個までは0点，6個=1点，7個=2点， 8個=3点，9個=4点，10個=5点		0　1　2 3　4　5	

満点：30
カットオフポイント：20/21（20以下は認知症の疑いあり）

合計得点　□

パーセンタイル
percentile

　度数分布表を用いてデータを整理したとき，ある階級より下の度数の割合（％）を累積的に加えたものがパーセンタイルである。また累積相対度数がαであるとき，αを100倍した値をパーセンタイル順位という。例えば，ある会社の男性社員の身長分布で171～180cmが74.5パーセンタイル順位であるときは，身長180cm以下の男性社員が全体の74.5％だけいることを示す。また，反対に47パーセンタイル順位が170cmであるときは，身長170cmの男性社員はパーセンタイル順位が47である。この意味は100人中で47人の男性社員が170cm以下であるから上から数えて53番目ということになる。

　また，25パーセンタイルは第1四分位数，50パーセンタイルは第2四分位数（中央値），75パーセンタイルは第3四分位数に相当する。得点分布が正規分布している場合には標準得点によって全体の順位がおおよそわかるが，分布が歪んでいる場合や偏りがある場合にはパーセンタイルを用いたほうがよい。パーセンタイルは主に調査や検査を実施した際に個人の結果を相対的に評価するために用いられる整理方法である。この方法であれば，同一の調査対象者にいくつかの異なる調査を実施し，それぞれの測定単位が異なる場合にも比較可能であるという利点がある。　　　　　（佐藤哲康）

階級(cm)	度数	相対度数	累積相対度数	パーセンタイル
～160	28	0.140	0.140	14.0
161～170	66	0.330	0.470	47.0
171～180	55	0.275	0.745	74.5
181～190	38	0.190	0.935	93.5
191～	13	0.065	1.000	100.0

パーソナリティ（人格）　personality
――（じんかく）

1．定義

　パーソナリティ（personality：人格）と性格（character）という用語は，しばしば同じ意味で使われている。パーソナリティは，ラテン語の劇で使われる仮面，ペルソナ（persona）に語源をもつ。人格の定義は，研究者によって多様である。なかでも，オルポート（Allport, G. W.），キャッテル（Cattell, R. B.），クレッチ（Krech, D.）等の定義は有名である。例えば，クレッチは「人格は，個人のもつあらゆる特性を総合し，たえず変化する環境に適応していこうとすると同時に環境に適応することによって変容をも受ける」と定義している。

　人間はだれ一人として同じ人間はいないが，一個人に焦点をあててみると，特有かつ安定した傾向が認められるものである。このようにその個人に特有な行動の仕方を規定している力を「パーソナリティ」とよぶ。「その人らしさ」や「人柄」を生み出している要因とみることができる。簡単にいえば「人間の行動の基本的な傾向」ともいえる。

2．人格形成

　人格は，環境，教育，経験，個人的努力などを通して獲得されたものである。それらが関連しあい，生まれながらにもっている気質に上乗せされて，個々人の人格は形成されているのである。性格について知るには，直接的な観察，質問紙，人格検査などによって診断するとよい。心理学や精神医学で人格といった場合，道徳的な価値の有無とは無関係である。

3．クレッチマー（Kretschmer, E.）の人格論

　ドイツの精神医学者のクレッチマーは，体格との関係を研究している。肥満型の人

は，社会的で活発なとき（躁状態）と，物静かなとき（うつ状態）とが循環交替する人（循環型）が多い。瘦身型の人は，非社交的で，敏感な面と鈍感な面とが共存している人（分裂型）が多い。筋骨型の人は，几帳面で温和，物事にこり固まっている人（粘着型）が多いと発表している。

米国の心理学者シェルドン（Sheldon, W. H.）もクレッチマーと同じように体格と人格の関係を追及し，内胚葉型の体格（肥満型に相当）の人は，社交的で会食好きな人が多く，中胚葉型の体格（筋骨型に相当）の人は活動的で冒険好きの人が多い。外胚葉型の体格（瘦身型に相当）の人は非社交的で神経質な人が多いことを発見している。スイスのユング（Jung, C. G.）は，人格を外向型（心的エネルギーが外界に向いている）と内向型（心的エネルギーが内界に向いている）とに分類している。

4．人格検査

「人を見て法を説け」といわれるように，産業カウンセリングを実際に行うのには，その人がどのような人格であるかを理解して実践する必要がある。

異常人格，病的な人格の人には，その人向きのカウンセリングが必要である。人格を測定するのには，人格検査がある。この方法には，大別すると3種類がある。

①質問紙法：質問して，それに対して「はい」「いいえ」で答えて測定する方法がある。YG，MMPI，CMI などが該当する。

②投影法：あいまいな図や絵や文章などを見せて，どのように解釈するかをみる方法で，ロールシャッハ・テスト，PF-スタディ，SCT など。

③動作法：短期間作業をさせて診断する方法で，内田クレペリン精神検査など。

（松原達哉）

パーソンズの職業指導運動
vocational guidance movement by Parsons
——しょくぎょうしどううんどう

職業選択や職業指導に初めて理論的根拠を与えたのは，「職業指導の父」といわれるパーソンズ（Parsons, F.）であった。20世紀初頭のアメリカにおけるガイダンス運動には4つの思想的源流があったが，社会改革思想に立ったパーソンズは，ボストンでセツルメント活動に関わる一方で，労働保護立法化にも尽力し，さらに「単に仕事を見つけるだけではなく，職業を選択することが望ましい」として，博愛主義者ショー（Shaw, Q. A.）女史らの援助を得て，1908年1月にボストンのサーレム街の一角に職業局（Vocational Bureau of Boston）を開設し，求職者に対する職業選択のための指導，すなわち職業指導を積極的に展開した。

パーソンズはこの実践経験をもとに職業指導に関する体系的な著書『職業の選択』（Parsons, 1909 年）を著し，職業指導の方式を「第一に，自分自身の適性，能力，興味，資源，限界，ほかの資質についての明確なる理解。第二に，成功の必須要件や条件，利点と不利，補償，機会，仕事のさまざまな線にそった展望についての知識。第三に，この2群の事実の関係について真に推論すること」としている。パーソンズはこの第三のステップをカウンセリングと考えたが，その内容は後に特性因子理論として理論化されることになる。ガイダンスとカウンセリングに関する理論と技法は数多いが，パーソンズの特性因子理論は，理論的にも実践的にも最も優れ，かつ大きな影響を及ぼした理論の一つといわれている。

（三川俊樹）

文献 Parsons, 1909

発達課題

developmental tasks
はったつかだい

　ライフサイクルのそれぞれの段階で達成すべき課題を発達課題という。各段階での課題達成が不十分な場合は，それ以降の課題の達成も困難になると考えられている。

　個人の発達課題に関してはエリクソン（Erikson, E. H.）の「漸成発達図式」が広く知られている。各段階には発達促進的なプラスの力と退行的なマイナスの力が拮抗する危機があり，プラスの力が優勢で乗り越えるとその段階の基本的素質（発達課題）を獲得できる。各段階の心理的社会的危機は次のとおりである。

　①乳児期（基本的信頼対不信），②幼児期（自律性対恥・疑惑），③児童期（自発性対罪悪感），④学童期（勤勉性対劣等感），⑤青年期（アイデンティティ対アイデンティティ拡散），⑥成人前期（親密性対孤立），⑦成人期（世代性対停滞性），⑧老年期（統合性対絶望）である。

　家族にもライフサイクルと発達課題がある。カーター（Carter, E. A.）とマクゴールドリック（McGoldrick, M.）は次の6段階に分けている。

　①家族からの巣立ちの時期（原家族からの自己分化），②新婚期（夫婦システムの形成，実家とのつきあい，子どもをもつ決心），③出産・育児期（親役割への適応，養育のためのシステムづくり，実家との新しい関係），④子どもが思春期・青年期の時期（柔軟な家族境界，中年期の課題達成，祖父母世代の世話），⑤子どもが巣立つ時期（夫婦システムの再編成，成人した子どもとの関係，祖父母世代の老化・死への対応），⑥老年期の家族の時期（第2世代へ中心的役割を譲る，老年の知恵と経験を包含）である。

　家族は，子世代と親世代，祖父母世代といくつかの異なるライフサイクルにある家族成員によって構成される。それぞれが個人としての発達課題もかかえながら生活しているので，発達課題達成も複雑である。

　これに，社会人としてキャリア発達の課題も加わってくる。シャイン（Schein, E. H.）は，9つの段階に分けた。

　①成長・空想・探求段階（職業を現実的に考える，教育・訓練を受けるなど），②仕事世界へのエントリー（仕事に就く，組織／職業のメンバーになるなど），③基本訓練（仕事の日課に適応するなど），④キャリア初期（責任を引き受け，義務を果たす，技術と知識を開発するなど），⑤中期（組織のなかでアイデンティティを確立する，専門分野を学び続けるなど），⑥中期の危機（自己の再評価など），⑦後期（助言者になる，技術を深める，部下を選抜し開発するなど），⑧衰えおよび離脱（新しい役割を受け入れる，仕事中心からの脱却など），⑨引退（変化に対応するなど）である。

　ライフサイクルの各時期にどのように発達課題を達成し成長していくのか，トータルに考えた上で選択していくことが必要になる。例えば育児期にある家族に，キャリア中期にある家族メンバーがいる場合，家族の発達課題とキャリアの発達課題は葛藤を生じることがある。個人内，家族内，夫婦間での葛藤は緊急度や期間などを評価して何を優先させるか，どう解決するかという点が重要な問題となるであろう。

(森川早苗)

文献 Carter & McGoldrick, 1999；シャイン／二村・三善（訳），1991

発達検査
developmental test
はったつけんさ

　子どもが順調な精神発達をしているかどうかを調べるための発達診断を目的とした検査を発達検査という。主に乳幼児や就学前期の子どもの発達の状態を調べるための検査である。これはビネー（Binet, A.）らの知能テストに始まり、その後知的能力だけでなく、身体運動能力、認知・学習発達、言語発達、社会的行動の発達なども発達検査の検査項目のなかに含められるようになった。

　検査の対象始発年齢として新生児（0歳児）からも検査が可能であり、知能指数のIQ（intelligence quotient）に対しDQ（developmental quotient）による発達指数が算出できる検査もある。このDQは、知能、身体運動、社会性など広範囲にわたる発達検査の水準を表す数値であり、発達年齢（developmental age）を求め、生活年齢（chronological age）に対する比に100をかけて求めることが可能である。また、検査の結果は、検査内容に即して、各領域（身体的発達、社会性の発達など）をプロフィールにして明確化し、その結果は子どもの発達障害の理解や療育上の指針のための重要な資料として活用されている。検査の結果は、得られた発達指数と発達プロフィールから検査時点における問題を明らかにし、以降の発達相談や早期療育の指針を導き出す役割が大きい。

　検査方法としては、質問紙を用いた養育者への問診法や直接子どもに検査用具を用いて検査を実施し発達を診断する方法があるが、どの年齢にどの検査法を用いるかは、臨床現場の情況や目的に基づいて検査者が適切な方法を選択することが求められる。

　　　　　　　　　　　　　（宮城まり子）

パートタイム労働指針 Guidelines for Employers on Improving, etc. Employment Management of Part-Time Workers
——ろうどうししん

　「事業主が構ずべき短時間労働者の雇用管理の改善等に関する措置等についての指針」として、2007年に公表された。

　短時間労働者について、その適正な労働条件の確保、雇用管理の改善、通常の労働者への転換の促進、職業能力の開発および向上等に関する措置等を講ずることにより、通常の労働者との均衡のとれた待遇の確保等を図ることを目的として制定されたパート労働法、正式には「短時間労働者の雇用管理の改善等に関する法律」に基づいて定められた指針である。

　パート労働法では、①労働条件の文書交付等（労基法で定めた事項のほか昇給・退職手当・賞与の有無についても文書交付する）、②待遇についての説明義務、③均衡のとれた待遇の確保の推進、④通常の労働者への転換の推進、⑤苦情処理・紛争解決の援助などを定めている。

　指針では事業主が構ずべき適正な労働条件の確保および雇用管理の改善等に関する措置として、①労働関係法令の遵守、②労働条件を合理的な理由なく一方的に不利益変更することの禁止、③フルタイムで働く「パート」とよばれる労働者にもパート労働法の趣旨が考慮されるべきであること、④労働時間の配慮、⑤退職手当・通勤手当など職務に密接に関連しない賃金についても通常の労働者との均衡に努めること、⑥福利厚生についても均衡を考慮すること、⑦パートタイム労働者との話し合いの促進、⑧過半数代表者等の不利益取り扱いの禁止、⑨短時間雇用管理者の氏名の周知などが示されている。

　　　　　　　　　　　　　（古山善一）

場面構成　structuring of the situation
——ばめんこうせい

　ロジャーズ派カウンセリングの用語。ロジャーズ（Rogers, C. R.）によれば，カウンセリングとはカウンセラーとクライエントとの間に生ずる微妙な相互関係であり，日常の人間関係とはまったく異なったユニークな関係である。

　カウンセリング場面（状況）の特徴は，①カウンセラーのあたたかさと応答的な態度，②感情を自由に表現できる，③時間や場所や行動に一定の制限がある，④あらゆるタイプの圧力や強制から自由である，といったことである。このような関係は，言語によってというよりは，カウンセラーの態度や行動によってクライエントに示されるものであるが，時にはカウンセラーが明示的にカウンセラーとクライエントの関係についての説明をすることが必要になる。このようなカウンセラーの陳述を場面構成とよぶ。カウンセラーによる場面構成の明示的な陳述は，一般には面接の前半に行われることが多く，後半ではその必要性は少なくなる傾向がある。場面構成の内容としては，カウンセラーにできること，できないこと，面接の時間や行動の制限に関する事項，クライエントが自分の問題の解決に対して責任をとる必要があること，などを含む。このような明示的な陳述は，クライエントが過度に依存的になったり，カウンセリングにおける自己責任を放棄したりすることを防止する効果があるとされる。

　場面構成という概念は，近年は用いられることが少なくなったが，現実に今ここで行われている面接の状況の定義や理解を明確にし，それをカウンセラーとクライエントが共有する努力は，どのような学派のカウンセリングにおいても重要であると思われる。　　　　　　　　（斎藤清二）

ハロー効果　halo effect
——こうか

　ハロー効果は，米国の心理学者エドワード・ソーンダイク（Thorndike, E. L.）により命名された。

　ソーンダイクは動物実験を通していろいろな学習法則を発見したが，人間の特性の一つである微妙な心理に基づく「偏り」として，ハロー（後光・光背－聖像の光背）による影響について着目し実証的に研究した。これがソーンダイクが提唱した「ハロー効果」である。ソーンダイクの「偏り」というのは，ある対象を評価するときに，特に目立つある特徴に幻惑され，ほかの特徴，つまり長所や短所を見落としてしまう傾向で，各種の「偏り」のなかでは最も有名である。この偏りに陥るときは，特に優れた点があるとそれにとらわれてほかの点も同様に優れると判定し，反対に劣った点が目につくと，万事劣っているものと評定してしまう。心理学の分野では「認知」（ものの見方，とらえ方。ある事実への反応のしかた）のバイアス（偏り，歪み）の一種で，感情的な物差しを知らず知らずのうちにつくってしまう傾向を指す。

　一般にハロー効果は大別して，ポジティブハロー効果とネガティブハロー効果がある。例えば，ポジティブハロー効果として「梅檀は双葉より芳し」，ネガティブハロー効果として「坊主憎けりゃ袈裟まで憎い」がある。

　「偏り」として主要なものはハロー効果の他に，①寛大化傾向（評定が甘くなる傾向），②中心化傾向（優劣を評価せず普通程度のところに評定結果が集中する傾向），③対比誤謬（評定者自身の個人的基準によって甘辛の評定結果を生ずる傾向），④論理的誤謬（存在もしない論理的一致があると錯覚する傾向），などがある。　　（屋上八郎）

ハローワーク・インターネット・サービス
hellowork internet service

　全国の公共職業安定所で受理された求人情報をはじめとする雇用関係情報をインターネットで提供し，求職者が自ら求人情報を検索できるようにしたシステムであり，厚生労働省(当時労働省)が開発して，1999年にサービスが開始された。

　このシステムは，当初公共職業安定所で受理された求人が，具体的な事業所名や所在地，電話番号は記載されない形で提供されていたが，その後変更が加えられ，求人事業所が希望すれば，それらの情報も含めて提供されるようになった。現在では，こうした求人情報のほか，公共職業安定所への求職申し込み方法，雇用保険の各種手続き，各種の助成金，失業した際の生活関連，公共職業安定所の所在地等の情報も提供されている。また，求職情報については，公共職業安定所に登録されている障害者の求職情報のうち，求職者が公開を希望する情報を検索・閲覧することができるようになっている。

　このシステムを利用することにより，求職者は公共職業安定所に出向く前に，公共職業安定所に申し込まれている膨大な数の求人を，さまざまな条件で検索・閲覧することが可能になり，希望職業や収入などの検討，応募したい求人の絞り込みが容易になった。

　また，ハローワーク・インターネット・サービスは，「しごと情報ネット」にも参加しているので，民間の職業紹介事業者や求人提供事業者に登録されている求人情報とあわせて検索することができる。

　こうした内容の充実等により，最近では1日平均の訪問者数が10万件を超えるサイトとなっている。　　　　　　　（上市貞満）

パワー・ゲーム　power game

　パワー・ゲームとは権力や影響力を増大するための駆け引きを意味する。

　ゲームの理論は1944年のフォン・ノイマン（von Neuman, J.）とモルゲンシュテルン（Morgenstern, O.）の共著『ゲームの理論と経済行動』所収の「囚人のジレンマ」と名づけられたゲームから発展し，現代の経済学に不可欠の理論となっている。また，1962年のキューバ危機に際してケネディ米大統領の戦略を支えた理論としても有名である。

　基本的には2人のプレーヤーが，「協調」か「裏切り」か，相手の手を予想しながら自分の得点を上げることを目的に，自分の手の選択を行っていくゲームであるが，家庭や職場などで日常的に人々が行っている闘争状況での心理的な駆け引きと類似していることから，人間関係のトラブルに対してもこの用語が使われるようになった。

　心理学的には夫婦げんか，売り手と買い手の駆け引き，教師と反抗的な生徒の間のやりとり，ライバル間の心理戦など，闘争状況にある2者間にみることができる。

　対人関係の病理として現れる心理的なパワーゲームは，自分が無力な弱い存在になりたくないと思って，逆に相手や周囲を打ち負かし支配することで無力で弱い自分を忘れようとする，一方的な心的力動をさす。

　「囚人のジレンマ」ゲームを続けた結果にはwin-win, win-lose, lose-win, lose-loseの4パターンがあるが，win-winの結果を得る最適な戦略は，最初は「協調」，その後は相手の手と同じ手を出す（まねる）ことだといわれている。しかし，パワー・ゲームのプレーヤーの心を支配しているのは不安と恐怖であるから，本来の心理的安心を得るためには，勝つことではなくて，勝ち負けの「結果にこだわることをやめる」ことが重要である。　　　　　（山口真人）

バーンアウト症候群
burn out syndrome
——しょうこうぐん

　バーンアウト症候群は，燃え尽き症候群ともいわれ，マスラック（Maslach, C.）によると「長期間にわたり人を援助する過程で，心的エネルギーがたえず過度に要求された結果，極度の心身の疲労感と感情の枯渇を主とする症候群であり，卑下，仕事嫌悪，思いやりの喪失した状態」と定義されている。

　バーンアウトは1970年代に米国で，医療，福祉の現場に携わる対人専門職などの間に生じる現象として話題になり始めた。わが国でも1980年代になると，医療従事者のバーンアウトが注目されるようになってきた。最近では，IT技術者等の非対人専門職の間でもバーンアウト症候群の存在が取りざたされるようになった。

　バーンアウト症候群は，その概念が不明確であるが，バーンアウトに陥るとほかの精神症状と似た症状がみられることが指摘されている。抑うつ，神経症，心身症などほかの精神症状との違いや関連，バーンアウトとストレスとの関係や位置づけを明らかにする必要がある。また，バーンアウトは長期間にわたり人を援助する過程で引き起こされるものであるため，バーンアウトに陥るプロセスの明確化が待たれる。

　バーンアウトに関係する因子には，一定の性格傾向，ワークコミットメント，モチベーション，ソーシャルサポート，日常的な苛立事，仕事上のストレスなどがあるとされている。　　　　　　　（松下由美子）

文献 田尾・久保，1996

判別分析
discriminant analysis
はんべつぶんせき

　独立変数が量的データで，従属変数が質的データであるときのための多変量解析である。判別分析では，判別関数というものを使って，以下のことが検討できる。①従属変数の値を予測する（対象が所属するカテゴリーを判別する），②独立変数が従属変数に及ぼしている影響の大きさと向きを分析する，③従属変数である事象の生起を，モデルが適切に説明できているかを検討する。この判別分析は，2つのグループ間に境界線を入れることによってグループを判別しようとする分析法である。その境界線には，直線で入れる方法，曲線で入れる方法の2種類がある。直線で入れる方法を線型判別関数による方法，曲線で境界線を入れる方法をマハラノビスの距離による方法という。この2つのどちらを選択するかは分散共分散行列の相等性の検定を行う。「2つのグループの分散共分散行列が互いに等しい」という仮説が棄てられたらマハラノビスの距離による方法を採用する。この仮説が棄てられないときは線型判別関数による方法を使用する。

　下記の公式が線型判別式である。この $Z=0$（ゼロ）のときの式が境界線となる。

　線型判別関数の値 $Z=$ 定数項＋（独立変数1の判別係数×独立変数1の値）＋（独立変数2の判別係数×独立変数2の値）＋（独立変数3の判別係数×独立変数3の値）＋……。　　　　　　　　　（宮崎圭子）

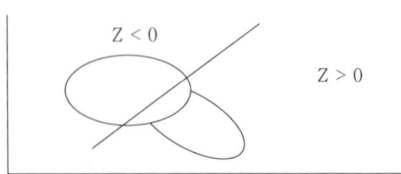

P-Fスタディ（欲求不満反応調査）
Picture-Frustration Study
ぴーえふ——（よっきゅうふまんはんのうちょうさ）

　ローゼンツヴァイク（Rosenzweig, S.）によって成人用（1944年），児童用（1948年），青年用（1964年）が出版され，そのいずれもが日本で標準化されている。正式名称は「欲求不満反応を調査するための絵画－連想研究」である。この原型は彼が欲求不満反応の様式を明らかにするための実験方法として，ゴールトン（Galton, F.）の言語連想法と絵画を用いたマレー（Murray, H. A.）のTATを暗示的に組み合わせて作成したものであり，臨床目的ではなかった。なぜ臨床用具として出した後もあえてテストといわずスタディとしたのか。彼はテストでは一般的に正常母集団から算出された平均値とSDによる標準を設け，それに照らして個人の位置を決めるだけで終わりがちになることを嫌い，個の独自性は多角度から考究されねばならないという意味をこめて，あえてスタディとした。「心理学者の見透しにおける標準と個人」（1950年）と題した論文のなかで，臨床家は普遍的・集団的・個人的という3つの標準（norms）を被験者の独自性を正しく見透すために常に動員すべきであると述べており，これが使用上の第一の留意点である。今一つの留意点は質問段階における被験者の反応水準の吟味についてである。彼は反応水準には意見（opinion），外見（overt），含蓄（implicit）の3水準があるので（1950年），P-Fスタディの各場面毎の被験者の反応水準がこの3つの水準のうちのどれにあたるのかを吟味するために質問段階設定は必須条件としている。一言でいうならば，一人の個人がもつ独自性をこのP-Fスタディを通して多角度からスタディする。（林勝造）

文献 住田ほか，1987

被害妄想
persecution complex
ひがいもうそう

　妄想を内容によって分類すると，被害妄想，微小妄想，誇大妄想の3群に大別できる。そのうち被害妄想は，他人から迫害されていると確信する妄想であり，具体的には以下のような妄想確信がある。

①関係妄想：本来関係ない物事を自分に関係づけてしまう。他人の何気ない行動を自分へのあてこすりととらえる。②注察妄想：周囲の人が自分を注視し観察している。③迫害妄想：ある個人もしくは団体が自分を敵視し迫害してくる。④被毒妄想：他人が自分の飲食物に毒を入れる，毒殺される。⑤追跡妄想：誰かに後をつけられている。⑥嫉妬妄想：配偶者や恋人が浮気をしている。⑦物理的被害妄想：電波やその他の物理的手段で危害を加えられている。「電気を流されてビリビリする」等の体感幻覚や，幻聴，作為体験に結びついていることが多い。⑧つきもの（憑依）妄想：神や悪霊，狐等が自分に乗り移り操っている。⑨変身妄想：自分が天狗，狐，鳥等に変身した。⑩好訴妄想：比較的些細な不利益を被ったことをきっかけに，法的に権利の回復を図ろうとし，認められなければどこまでも執拗に訴える。

　被害妄想は統合失調症でよくみられるが，妄想性障害，うつ病，器質精神病，中毒精神病などでもみられる。統合失調症者の場合，当初被害妄想に苦しめられるものの，外界のすべてが自分を迫害するという考えから，すべてが自分に関係しているという考えをもつようになり，それが次第に拡大して反転すると，自分は世界の中心であり，世界を支配できるという考えに至り，自分は救世主である等の誇大妄想を生じることもある。
　　　　　　　　　　　　　（杉山久）

ひきこもり　hikikomori

「ひきこもり」は病名や単一の疾患ではなく行動上の状態を表す言葉で，自室にこもり，就労や就学などの社会参加をしない状態が続いていることをさす。1995年頃から現れ始め，現在全国で約80万人いるともいわれている。その期間は数か月から数年，長くは十数年以上になるケースもある。年齢的には18歳から38歳が約8割である。「全国引きこもりKHJ親の会」など「ひきこもり」支援組織もできている。その対応は手探りでもあり，苦慮している。

「ひきこもり」の実態は多彩で生物学的，心理的，社会的などの要因が絡んでいる。統合失調症・うつ病・強迫性障害などの精神疾患のために行動が鈍り，ひきこもり状態となっているものや発達障害などが隠れているものもある。また，中高生の頃にいじめにあったり，不登校になったりしてずっとひきこもっている人もいる。

精神科医である斎藤環は，狭義の精神疾患ではなく心理社会的要因の一群を「社会的ひきこもり」と名づけ定義した。

「ひきこもり」状態は外部から見ると怠けているように見えるが，本人の内的世界は，常に緊張し葛藤状態が続き，何とかしたいともがいているが悪循環に陥り脱出できないでいる。多様な人々が，ストレスに対する一種の反応として「ひきこもり」状態を呈しているのである。また，本人を抱える家族も悩み，相談できる人がなく苦慮している。

「ひきこもり」の援助は，家族への教育的なカウンセリング，家庭訪問，グループワーク，戸外活動，自己主張訓練など本人の状況に応じての対応が大切である。精神科的治療や暴力などに対する危機対応も必要である。　　　　　　　　　　　（笠田育子）

文献 斎藤，1998

非言語コミュニケーション
non verbal communication
ひげんご——

心理学研究においては，コミュニケーションを分類する一つの重要な考え方として，言語（verbal）と非言語（non verbal）という分類がある。言語とは文字どおり話し言葉，書き言葉そのものであり，非言語は声のトーン，口調，表情，視線，ハンド・ジェスチャー，身体動作，姿勢，空間距離など多くのコミュニケーションである。

アーガイル（Argyle, M.）が過去の研究で言語と非言語が印象形成に与える影響の割合について述べているが，実際のコミュニケーションを考える際には，言語だけ，あるいは非言語だけで意味をとらえようとすることはあまり意味をもたない。

多くの場合，言語に対して非言語はメタ・コミュニケーション（コミュニケーションについてのコミュニケーション）として機能することで言語の意味を比較的明確に示すことを可能とする。すなわち，どのような表情や口調でその言葉が使用されているのかによって，その言葉の示す意味が構成され，解釈されていくのである。Eメールにおける絵文字も同様にメールの文章に対するメタ・コミュニケーションの役割を担っている。

バーベラス（Bavelas, J. B.）は人間コミュニケーションの語用論（言葉や行動が人の行動に与える影響についての学問分野）の立場から，言語の統合メッセージ・モデルを主張している。すなわち，どのような言語や非言語もそのコンテクストを無視して意味を解釈することができないということから，私たちは，言語と非言語のようなコンテクストを統合して，コミュニケーションを解釈しなくてはいけないとするモデルである。　　　　　　　　　　（若島孔文）

ビジネス・キャリア検定制度
The Business Career Assessment System
――せいど

　わが国の企業等に勤務する労働者の職業能力認定制度には、技能検定制度とビジネス・キャリア検定制度とがある。前者は技能労働者の能力認定制度であり、後者はホワイトカラー労働者の専門能力習得支援と習得度を客観的に評価する制度として、1993年に厚生労働省が創設した。しかし、2007年度から社会情勢、内外労働市場の動向等に対応して、個々の労働者を対象にした、「公的資格試験（能力評価試験）」へと制度改革が行われた。

　本制度ではホワイトカラー労働者の従事する職種を「人事・人材開発・労務管理」「経理・財務管理」「営業・マーケティング」「生産管理」「企業法務・総務」「ロジスティクス」「経営情報システム」「経営戦略」等の分野に分類し、それぞれの分野の職務遂行に必要な実務能力としての専門的知識・能力を客観的に評価し（1級、2級、3級)、ホワイトカラー労働者の職業能力の充実、企業等の人事評価、人材開発活動に活用できる制度となっている。

　産業構造転換、事業構造転換を進めるわが国の企業は、内外労働市場においてエンプロイアビリティの高い人材を求めており、個々の労働者にとっては長期化する労働生活に対応して取り組むべき職業能力の充実に、本制度が広く活用されることが期待されている。

　また、本制度が個別企業等において人事処遇上の能力開発目標・能力評価の手段として活用されるとともに、内外労働市場においてはホワイトカラー労働のキャリア・コンサルティングの過程における積極的な活用が期待される。　　　　（梶原豊）
⇒エンプロイアビリティ、技能検定

非正規雇用
non-regular employment
ひせいきこよう

　非正規雇用とは、パートタイム・アルバイト・派遣労働者・契約社員・嘱託・臨時雇いなどで契約期間が定められた、正社員とは異なる雇用形態である。総務省統計局の「労働力調査特別調査」によると、2007年第1四半期で雇用者に占める非正規雇用の職員・従業員の割合は33.7％に達している。非正規職員・従業員は労働基準法の適用を受けるが、一般的に報酬や待遇面での水準は正社員より低い。雇用形態の内訳では、パートタイムが最も多く約7割を占め、次いで契約社員・派遣労働者が多く、合わせると非正規雇用労働者全体の約8割となる。職種ではサービス系と生産／労務、保安系業務に多くみられる。

　非正規雇用形態に就く理由には、ライフスタイルや経済的な理由で選択する場合と、正社員では採用されずやむを得ない場合があげられる。自ら望む場合の利点は、仕事内容と期間の選択が可能な点や気軽に実務経験が積める点があげられる。雇用側にとっては、人件費削減や環境に合わせ即座に適正な人員構成にしやすい点でメリットが多い。そのため、現在では8割超の企業がこの非正規雇用を取り入れ効率的な即戦力として活用している。

　その一方、企業側の理由による一方的な非正規雇用の長期継続や解雇を法廷で争う例もある。平成16年労働法改正によって一部職種で規制や対応が図られているが、課題はいまだ残る。また、業務内容は一部の専門職種を除き単純な場合が多く、それによるキャリア形成の困難さ、雇用の不安定さ、収入の低さといった非正規雇用労働者自身の問題も小さくない。　　（髙嶋薫）
文献 厚生労働省、2004a

悲嘆のプロセス

grief process

ひたん――

1．予期的悲嘆

生命に関わる重篤な病気などの場合，まず家族に対して病名や病状の説明が行われることがある。家族は，大切な人を失うかもしれないという，大きな深い悲しみをともなう危機的出来事に直面する。愛する人との永遠の別れなど，喪失を予期して嘆き悲しむことを「予期的悲嘆」といい，死別に対する心の準備を整え，死が現実になったとき，その衝撃や悲嘆を少しでも軽くするのに役立つといわれる。家族は医師より患者の病名，病状とともに，近い将来患者の死をまぬがれることができないと告げられた時点より，予期的悲嘆のプロセスを歩むことになる。予期的悲嘆への援助は，看取る家族の不安や絶望感を和らげつつ，患者への援助力を引き出すとともに，残される家族のその後の生活をも視野において行われることが求められる。

2．死別後の悲嘆

ひとりの人間の死とそれに至るプロセスは，周囲の人にもさまざまな波紋を広げる。特に家族にとって，大切な肉親を失う体験は厳しい試練である。愛する人の死を体験したとき，残された人々は一連の情緒的反応を経験する。この反応は「悲嘆のプロセス」とよばれ，多くの人は立ち直りまでにおよそ1年を要するといわれている。デーケン（Deeken, A.）は悲嘆のプロセスとして以下の12段階を示している。

①精神的打撃と麻痺状態：死別の衝撃により，一時的に現実感覚が麻痺した状態。②否認：その人が亡くなったという事実を否定する。③パニック：死に直面した恐怖によるパニック状態。④怒りと不当感：不当な苦しみを負わされたという感情による強い怒り。⑤敵意とルサンチマン（うらみ）：周囲の人々や亡くなった人に対して，敵意という形でやり場のない感情をぶつける。⑥罪意識：過去の行いを悔やみ，自分を責める。⑦空想形成，幻想：空想のなかで，亡くなった人がまだ生きているかのように思い込み，実生活でもそのように振る舞う。⑧孤独感と抑うつ。⑨精神的混乱とアパシー（無関心）：生活目標を失った空虚さから，どうしていいかわからなくなる。⑩あきらめ－受容：自分のおかれた状態を明らかにして見つめ，勇気をもって現実に直面しようとする。⑪新しい希望－ユーモアと笑いの再発見。⑫立ち直りの段階－新しいアイデンティティの誕生。

死別によって引き起こされる感情は悲しみが大半を占めるが，そればかりではなく，十分に看護できなかったという後悔や死者に対する罪意識など，さまざまな感情が交錯することが多い。死の直後の数週間から数か月にわたる大きな危機の時期を越えると，大部分の人はその後，悲しみを自分なりの解決の方向へと導いていく。

死別の悲しみは病気ではない。喪失に対する健全な反応である。しかし，身体的・精神的に病気になる人もいる。悲しみが正常な経過をたどらずに病的兆候となっていることを示す危険信号を見過ごし，早期に手当てがなされない場合に，重い抑うつや種々の精神症状，心気症の症状などの「病的悲嘆」に陥ることがある。

死別後の家族に対する援助（ビリーブメント・ケア）は，わが国ではまだあまり行われてはいない。悲しみは時が癒してくれるものであるとの考え方が一般的である。しかし，死別体験者の語り合いの会や電話による死別後の相談，親を亡くした子どもの会などの活動も行われ始めてきている。

（小池眞規子）

ビッグファイブ big five

パーソナリティがいくつの特性（因子）で構成されているかは長年議論の的であった。特に基本的な特性が確認されないと、パーソナリティの質問紙によるアセスメントが進められないという問題があった。

日本でよく使用されている矢田部ギルフォード性格検査は12の特性を想定したものであり，MPI（モーズレイ性格検査）は最も基本的な内向性－外向性と神経症傾向の2つの特性を測定するものである。

性格検査によって検査を構成する特性は異なっているが，因子分析による研究が重ねられるうちに次第に基本的な特性（因子）が明らかになってきた。

1990年以降，パーソナリティの5因子モデルが定着しパーソナリティ研究の主流となった。「神経症傾向」「外向性」「開放性（openness）」「誠実性（conscientiousness）」「調和性（agreeableness）」がいわゆるビッグ5因子である。

コスタ（Costa, P. T.）らは，この5因子モデルをもとに NEO Personality Inventory を作成したが，後に NEO-PI-R に改訂されている。これでは，5因子がそれぞれ6つの下位次元（例えば，神経症傾向の下位次元は不安，敵意，抑うつ，自意識，衝動性，傷つきやすさ）で構成され，合計30の次元（little thirty）があり，これによってパーソナリティをかなり詳細に記述できる。なお，この尺度には短縮版（NEO Five Factor Inventory（60項目）もある。

これらの尺度は下仲順子らによって日本版が作成されており，信頼性や妥当性も確認されている（1999年）。この尺度が世界20あまりの国で翻訳され使用されていることはこの検査の有用性を示すものでこれからのパーソナリティ研究の中心的手法となることであろう。　　　　　（上里一郎）

PTSD（心的外傷後ストレス障害）
post traumatic stress disorder
ぴーてぃえすでぃ（しんてきがいしょうご――しょうがい）

一般に心身に不快をもたらす要因をストレッサーとよび，その心身の反応をストレス反応とよぶ。特に，ストレッサーが非常に強い心的な恐怖や衝撃を与える場合は，その体験が過ぎ去った後も体験が記憶の障害として残り，精神的な影響を与え続けることがある。

このような後遺症を心的なトラウマ（外傷）とよび，その体験を外傷体験とよぶ。外傷体験は，台風・地震などの自然災害，テロや戦争などの事件，交通事故などの生命に関わる恐怖体験である。外傷体験による心身の変調をトラウマ反応とよぶ。トラウマ反応には，①PTSD 症状，②抑うつ，自責の念，不眠，退行現象などの心身の変化。③社会や自分への信頼の喪失等がある。トラウマ反応は，決して異常な反応ではなく，外傷体験によって誰にでも生じる反応であると考えられているとおり，「異常な状況に対する正常な反応」とされる。トラウマ反応の多くは一過性に経過し，症状の程度も軽い者が多いが，一部には症状が慢性化し，PTSD などの障害となることがある。PTSD は，外傷体験が，記憶の障害として記憶されるため，①本人の意思とは関係なく思考に「侵入」し，その時の感情や光景をよみがえらせる。それにともなって②あらゆる物音や刺激に対して過敏になり，不安や苛立ちがおきやすく，眠りにくくなる（過覚醒）。③このような心身の状態を引き起こす場面や刺激を「回避」することや，体験の記憶や実感を思い出さないよう意識下におくなどの「麻痺・解離」が生じる。これら「侵入」「過覚醒」「回避・麻痺」の3つの症状が，発症後1か月を過ぎても継

続する場合にPTSDと診断する。1か月未満であれば、急性ストレス障害（ASD）と診断される。この区別は、ASDの時期は、自然回復する場合があることから、1か月の経過を経て、PTSDの判断がなされる。PTSDのケアの方法は、①感情の表現、②リラクセーション、マッサージなどの他の適切な方法による緊張の緩和、③EMDR、④総合的なストレスの低減、⑤安全環境の確保などがある。PTSDの診断尺度には、IES-R(改訂出来事インパクト尺度)等が使用される。IES-Rは侵入症状、回避症状、過覚醒の3症状のチェックからなり、ほとんどの外傷体験について使用可能である。IES-RのPTSDの高危険度者のスクリーニングには、24/25のカットオフポイントが推薦される。このようなPTSD診断尺度は、体験を想起したときの心身の反応を問うので、体験を想起させることにつながる場合があり、診断尺度の実施については、慎重に実施することが望まれる。

また、感情を表現することについて、体験直後にディブリーフィングにより感情表現を積極的に行うことが推奨された時期もあったが、その後、予後が改善されない場合があり、ディブリーフィングの効果については賛否両論がある。信頼できる人との信頼関係を構築し、安心できる関係のなかで、本人のペースに応じて、感情を表現するナチュラル・ディブリーフィングがよいとされる。また、被害者の支援においてはトラウマ反応やPTSDの予防・治療だけでなく、その後の「人生を肯定的に生きる」ことの支援も重要である。　　　（小澤康司）

文献 金、2001；ヴァン・デア・コルクほか、2001

ヒューマン・オーガニゼーション
human organization

　ヒューマン・オーガニゼーションとはある共通の目標を達成するための複数の人間の協働的活動のシステムである。

　リッカート（Likert, R.）は、著書"*Human Organization Its Management and Value*"（1967年）のなかで、「企業活動はすべて、その組織活動をつくりあげている人によって開始され、決定されるものである」と述べ、また企業活動の効果は、「すべての人間の努力と方向づけがなくては、効果をあげることができない」と記している。経営管理のあらゆる仕事のなかでは、人間という構成要素をマネジメントすることが、最も中心的な問題であるといえるだろう。

　人間組織に関わる諸領域として、個人と組織の目標の明確化と共有性、モチベーション（動機づけ）に関わる諸問題、組織構造と意思決定、リーダーシップ、キャリア形成、組織風土や組織文化の問題などがあげられる。それらを、吟味しながら人材の計画的配置や人材開発、組織開発、そしてそれらの評価など幅広い活動を含めた経営管理が今日では必要になってきている。

　田尾（1991）は、組織を人から成り、人のためにあるとするヒューマン・オーガニゼーションの側面と、仕事のためにあるとするワーク・オーガニゼーション（work organization）を対比して記している。そして、組織におけるこの二律背反を注意しなければならないと指摘し、現代社会における目標達成に向けて個が犠牲になるような組織に潜む、全体主義に基づく組織論や管理論の危うさを警告している。（津村俊充）

文献 Likert, 1967；田尾、1991

標準得点
standard score
ひょうじゅんとくてん

　テストの得点は，各質問項目に対して正解した場合には1，そうでない場合には0の得点を与え，それを合計して決めるようなことが多い。このような得点は素点(raw score)とよばれる。テストの素点は，実施された被検者集団の能力水準や与えられた質問項目の難易度によって変化する。したがって，異なる集団や異なるテストによって測定された結果は，必ずしも素点のままでは比較できない。同一集団に対して行われた異なるテスト結果の比較は標準得点の形でなされる。

　標準得点は，測定値の標準（基点）をその集団の平均におき，各人の測定値はその集団の平均からどのくらい偏位しているか（多くは標準偏差の何倍であるか）によって表現される。このように確率分布の平均や標準偏差が特定の値になるように変数の尺度値を1次変換することを標準化といい，1次変換された値が標準得点である。

　標準得点のうち，集団の測定値の平均が0，標準偏差が1になるように換算したものをz得点とよぶ。しかし，これは，集団の約半数の人が負の測定値をもち，またその大部分が小数を含んだ数値で表されて不便である。そこで，集団の測定値の平均が50，標準偏差が10になるように1次変換した標準得点をZ得点という。Z得点は平均と標準偏差だけを指定し，分布形は定まっていないが，特に分布形も正規分布になるように換算したZ得点をT得点（日本では偏差値とよぶことが多い）という。

　標準化の手続きをもとに素点を標準得点に換算することによって，得点の相対的な位置関係が数値化され，相互に比較可能なものとなるのである。　　　　（大沢武志）

標本調査法
sample survey
ひょうほんちょうさほう

　調査の対象となる母集団のすべてを調査する方法に対して，母集団のうち一部分だけを調査して，その結果から母集団全体の結果を推定する方法を標本調査法という。これに対して，集団全体をもれなく調査する方法を全数調査法あるいは悉皆調査法という。国勢調査などはこれにあたる。

　標本調査は，①原理的に全数調査が不可能な場合，②調査結果を早く知る必要がある場合，③コスト的・労力的に全数調査が無理な場合，などに向いている。

　標本調査を行うために，母集団の一部（標本）を抜き出す方法が「標本抽出法」である。標本抽出法には，有意抽出法と無作為抽出法（random sampling）とがあるが，母集団を正確に代表できるように標本を選び出すために無作為抽出の原理が採用されている。

　最も簡単な抽出方法は「単純無作為抽出法」であるが，推定の精度をあげるために母集団をいくつかの同質な層に分け，各層から標本を抽出する「層化抽出法」や他変数についての情報を利用する「回帰推定」や「比推定」の方法がとられる。

　標本調査によって推定された統計量は，調査対象集団全体の母集団の値と完全に一致しないのが通例である。その誤差は「標本誤差」とよばれるが，もし標本が厳密な無作為抽出の原理に基づいて選ばれたものであるなら，そこから得られる標本誤差の大きさは確率的に評価することができるが，実際の調査では不在などで回答が得られなかったり，意図的に回答が歪められたりするなど，非標本誤差によって偏りを受けることも起こりうるものである。（大沢武志）

開かれた質問，閉ざされた質問
open question, closed question
ひらかれたしつもん，とざされたしつもん

カウンセラーはクライエントに質問をすることがあるが，その質問は大きく分けると二種類に分けられる。一つは開かれた質問であり，もう一つは閉ざされた質問である。開かれた質問は，クライエントに自由な発言を促し，クライエントが主体的に発言できるように導く。ただし，この種の質問は答え始めるまでに時間を要し，あまりあいまいな形で質問をするとクライエントには答えにくくなる。形式としては，「どんな？」「どのように？」「……について話してくれませんか？」「どうして？」などがある。この種の質問では，相手に質問の意図がよく伝わるように，前置きなどで工夫する必要がある。

閉ざされた質問は，答えが限定されていて，「はい」「いいえ」など，一語か二語で答えられるようなものである。形式としては「……ですか？」「……しましたか？」などがある。いくつかの選択肢を与えて，そのうちの「どれですか？」とたずねる場合も閉ざされた質問に含まれる。この種の質問は，クライエントにとって答えやすいが，面接がカウンセラー主導的になり，クライエントは受け身になるので，話したいことが話せなくなる場合もある。

カウンセリングでは，この二種類の質問の機能を十分に理解し，面接場面でどのように活かせるかをよく考えなければならない。二種類を効果的に組み合わせて使えるようになることが必要である。これらの質問の区別は，一見簡単そうに見えるが，実践すればわかるように，実際にはそれほど簡単なことではない。相手によって，どちらの質問を多く用いるべきかも判断しなければならない。 （玉瀬耕治）

品質管理　quality control
ひんしつかんり

「買い手の要求に合った品質の品物またはサービスを経済的に作り出すための手段の体系」（JIS Z 8101 品質管理用語）と規定される。略して QC ともよばれる。

近代的な品質管理においては統計的手段を採用しているため，統計的品質管理（statistical quality control，略して SQC）とよぶ。また品質管理を製品の企画開発，生産管理，市場のニーズとアフターサービス，顧客満足，さらには人事，教育までを広範に含めた総合的な企業活動ととらえ，経営者から現場の作業者まで全員参加，全員協力による品質管理を「総合的品質管理（total quality control，略して TQC）」とよんでいる。

さらに顧客の視点に立ち，経営の仕組みを変えていく考え方がアメリカから導入され「経営品質」とよばれている。わが国においては「日本経営品質賞」が設けられ，優秀な企業・団体を表彰している。

品質管理は企業活動における最も重要な柱の一つと位置づけられている。特にわが国において1950年代後半以降，製造業を中心に展開された QC サークル活動は，後に日本の工業製品が世界を席捲する原動力となったといわれている。質の高い製品を集団の力でつくり出そうという考え方は日本人の精神性に響くものがあり，多くの企業に受け入れられた。

品質管理は当初製造現場における不良低減の手法として出発したが，やがて原価低減，生産性向上，顧客満足等にも役に立つことがわかり，品質・価格両面における国際競争力をつけた製品を世界に送り出すことを可能にした。品質管理の用語となる「カイゼン（改善）」は今や国際語となっている。 （根本忠一）

ファシリテーター（促進者）
facilitator
——（そくしんしゃ）

　広義には小集団の促進者の意味で，さまざまなグループワークやワークショップ，体験学習を交えた研修会等の進行担当者をさすが，狭義にはロジャーズ（Rogers, C. R.）によるベーシック・エンカウンター・グループの促進者のことをいう。

　ベーシック・エンカウンター・グループでは，自由で民主的な，そして安全な風土を醸成することが特に重視されるので，権威的なニュアンスをもつリーダーやトレーナーといった呼称を用いずに，ファシリテーターという言葉が好んで用いられる。

　ロジャーズ（畠瀬・畠瀬〈訳〉，1970）は，ベーシック・エンカウンター・グループのファシリテーターに求められる役割や態度として，グループおよび個人の受容，共感的理解，自分の感情に開かれていること，（攻撃ではない）対決とフィードバック，自己開示，計画や演習を避けること，解説や注釈の忌避等をあげている。こうしたファシリテーターが提供する役割や行為のことをファシリテーションという。

　ベーシック・エンカウンター・グループでは，より安全で援助的なファシリテーションを提供するために，二人のファシリテーターがペアとなってグループを促進したり（コ・ファシリテーター方式），複数の小グループがある場合にグループ外にオーガナイザーとよばれる全体の世話役を設けたりするような工夫がなされることが多い。

〈末武康弘〉

文献 ロジャーズ／畠瀬・畠瀬（訳），1982

不安障害　anxiety disorders
ふあんしょうがい

　不安症状を中核とし，ほかに優位な症状がない障害群が不安障害である（DSM-IV-TR）。下位分類に広場恐怖，パニック障害，特定の恐怖症，強迫性障害，外傷後ストレス障害（PTSD），全般性不安障害などが含まれる。

　広場恐怖は，逃げるに逃げられない場所や状況，またはパニック発作が起きたときに助けが得られない状況に対して不安を抱き，回避する障害である。パニック発作とは，強い恐怖や不快を突然感じ，動悸，息切れ，吐き気，めまい，死への恐怖や気が狂うのではないかという恐怖をともなう発作である。パニック障害は，予期しないパニック発作が反復し，なおかつ発作への持続的な不安をともなう障害である。特定の恐怖症とは，一定の物や状況に対する恐怖を主症状とし，恐怖の対象を回避する。社会恐怖は，恥をかくかもしれない状況を恐れて回避し，曝露された場合，赤面や動悸などの不安症状をともなう。強迫性障害は，反復する侵入的観念や行為を主症状とし，本人も不合理だと認識しているため強い苦痛を引き起こす。PTSDは，生命に関わるような外傷的な出来事を体験したり目撃した後，その出来事に対する心象や思考が反復して出現し，過覚醒症状を生じる。全般性不安障害では，さまざまな出来事に対する過度の不安や心配が持続的に生じる。

　現在では不安障害の第1選択治療は，心理療法から薬物療法へ移行しつつある。SSRIや三環系抗うつ剤，ベンゾジアゼピン系抗不安薬などが有効である。心理療法では，行動療法，認知療法，リラクセーション法などが有効である。外傷後ストレス障害には，集団療法も有効とされる。

〈齋藤卓弥〉

夫婦カウンセリング
marital (couple) counseling

ふうふ──
　夫婦は，家族の最も基本的な二者関係であるが，親子とは異なり元々他人であった二人が意識的無意識的な相互選択によって構築した関係であり，選択によっては関係を解消することができる。したがって，その関係のなかで生じる葛藤や問題をカウンセリングにおいて理解し介入する上でも特別な配慮を要する。

　夫婦を対象としたカウンセリングは，①子どもがIPでその背景に両親夫婦の問題がみられ導入される場合，②夫婦の一方が何らかの心身の問題を抱えるIPであり，その治療の一環として導入される場合，③初めから夫婦の問題を主訴として夫婦カウンセリングを求めてくる場合，に大別される。また，さまざまな理論を基盤として実践されているが，主なものとして，①精神分析の流れをくむ対象関係論的アプローチ，②夫婦の認知の歪みや行動パターンの修正を重視する認知行動的アプローチ，③感情体験とその過程を重視する感情焦点化療法，④夫婦を個人システム，相互作用システム，世代間システムとして統合的に理解し，技法的にもさまざまなアプローチを統合したインターシステムモデルなどがあげられる。

　これらのアプローチの強調点は異なるものの，その効果は以下のようにまとめることができる。①コミュニケーションの改善：夫婦が互いに自分の気持ちや考え，相手に対する不満などを冷静に伝えることができ，また相手の話を冷静に聴いて受けとめることが可能になる。また，カウンセラーの存在により，夫婦二人だけの時に繰り返される不毛なコミュニケーションの悪循環を断ち切ることができ，肯定的なやりとりや相互受容が促進される。②相互理解の促進：問題は一人にあるのではなく，相互影響関係のなかで起こっていることを理解できるようになり，自分がパートナーに与えている影響についても認められるようになる。また，お互いに相手の言動の意味や意図，感情や不安を理解できるようになる。③源家族からの自己分化：源家族における未解決な葛藤や感情が解消され，それによってパートナーをより現実的に理解し適切な対応ができるようになる。④個人としての成長：カウンセラーからのサポート，さらにパートナーからもサポートが受けられるようになり，自尊心が高まり健康な自己愛が育まれる。

　最後に，夫婦カウンセリングにおける留意点について触れておく。第一は，三角関係（triangle）の問題である。葛藤状態にある夫婦は，相手よりも優位に立とうとし，カウンセラーを自分の味方につけようと振る舞うことがある。カウンセラーは，自分が夫婦双方とどのような関係にあり，自分はどう見られているか，巻き込まれていないかということに注意を払う必要がある。第二は，カウンセラーの自己理解に関する問題である。夫婦カウンセリングでは，個人カウンセリングで夫婦の問題を扱う場合よりも，カウンセラー自身の家族体験や夫婦観，あるいはジェンダー・バイアスといったものが，カウンセリングの過程に大きな影響を及ぼしかねない。したがって，カウンセラーが，夫とは？　男性とは？　妻とは？　女性とは？　夫婦とは？　仕事とは？　家庭とは？　子育てとは？　浮気とは？　といったことに対して，どのようなイメージや価値観をもっているか，ということを日頃から意識化しておくことが重要である。　　　　　　　　　　　（野末武義）

文献 野末，2007

⇒ IP

フェルトセンス
felt sense

　ジェンドリン（Gendlin, E. T.）のフォーカシングの概念のひとつで，あいまいではあるが何か複雑な意味を暗に含んでいるように感じられるからだの感覚のことである。感じられた意味感覚ともいう。筋肉痛，肩こりのような単なる身体感覚ではない。例えば，悩んでいるある問題を思い浮かべたときに感じる落ち着きの悪いようなからだの感覚，関係が良くないある人から言われたことについての何かひっかかるような気になるからだの感じ，文章を書いてみたが何かもう一つ言い表せていないような腑に落ちていないような感じなどである。

　そのからだの感覚には，今自分が意識できている以上のまだ気づいていない何かが含まれている。そこにはまだ気づかれていない意識と無意識の間の境界領域，からだで感じられる意識の辺縁がある。一連の研究の蓄積からわかってきたのは，セラピーを受けているクライエントのなかには，まさにこのような意識の辺縁と取り組んでいる人たちがおり，そのような人たちのセラピーは成功するということであった。ジェンドリンによれば，心理療法はどんな方法であれ，この意識の辺縁と取り組むことが意図されており，この意識の辺縁の存在の見つけ方を知っていれば，どのような種類の心理療法もさらに有効に働くとされる。ジェンドリンは，この意識の辺縁と取り組んでいないクライエントに，その存在を教えそれと取り組む方法，つまりフェルトセンスを誘い出し，そこから意識の辺縁と取り組む方法を開発し，それをフォーカシングと名づけたのである。　　　　（新田泰生）

文献 ジェンドリン／村山ほか（訳），1982
⇒フォーカシング，インタラクティブ・フォーカシング

フォーカシング
focusing

　クライエントにフェルトセンスの存在を教え，それとの関わり方を教えるために，ジェンドリン（Gendlin, E. T.）が開発した心理療法の方法である。それは，以下の6つのステップ｛　｝からなっている。
　｛クリアリング・ア・スペース｝：自分の内側にやさしく注意を向け，快適な感じになろうとすると，邪魔をするのは何だろうかと感じてみる。からだからそれに応える反応が起こるのを待ち，出てくる問題の一つずつを認め，イメージで一つずつ自分の脇に置く。その際に，問題に近すぎて巻き込まれないように，適切な距離が大切。｛フェルトセンス｝：脇に置いた問題から，フォーカシングをする問題を一つ選ぶ。その問題全体の感じが出てくるのを待つ。生じてきたあいまいな，からだで感じる暗に意味を含んだような身体感覚（フェルトセンス）をそのまま感じている。｛ハンドルをつける｝：フェルトセンスの雰囲気や質感をとらえるような言葉，イメージをさがす。例えば，「森の中で迷ったような」という言葉が生じる。｛ハンドルを共鳴させる｝：言葉とフェルトセンスを照らし合わせながら，その感じを味わう。｛問いかけ｝：フェルトセンスに「この問題のどこが（森の中で迷ったような）感じになるのだろう？」と問いかけ，フェルトセンスが反応するのを待つ。｛受け取る｝：反応して何かが起こったら，それを受け入れる。反応とともに，ほっとからだがゆるむような感じとともに気づきが生じることが多い。それは問題の最初の一歩であるが，それが伝えてくれたことを大切に受け入れる。　　　　（新田泰生）

文献 ジェンドリン／村山ほか（訳），1982
⇒フェルトセンス，インタラクティブ・フォーカシング

復職プログラム
ふくしょく──

　傷病により休業した労働者が，職場復帰の際にどのように支援するかは，産業保健の重要な課題であった。これまで，統合失調症などによるケースは復職後に業務遂行能力が低下してしまうことが多かった。しかし，近年はうつ病の増加により，復職後に一定の職場復帰支援をすることで，業務遂行能力がある程度回復可能な事例が多くなってきた。このような事例への対応について厚生労働省は2004年に「心の健康・職場復帰支援手引き」を公表している。

　職場復帰支援の流れは病気休業開始の第一ステップから第五ステップに構成されている。支援は労働者から診断書が提出された時点から始まる。労働者の了解を得られたら，産業保健スタッフ等が主治医と連絡をとり，必要な情報を交換する。これが第一ステップである。第二ステップは主治医による職場復帰可能の判断がなされる段階である。この時に，労働者や家族が復職をあせって申し出てくる場合もあるので注意が必要である。第三ステップは復職決定の前に労働者の意思の確認，産業医による主治医からの意見収集，労働者の状態の把握，日常生活が可能か，通勤ができるのか，就業に耐える体力が回復しているのかがポイントである。職場環境の評価などにより復職の可否を判断して，復職プランを作成する。第四ステップは回復過程の最終確認，就業上の措置に関する産業医による意見書の作成，事業者による最終的な決定となる。職場復帰後のフォローアップも大切であり，これが第五ステップである。労働者，健康管理スタッフ，管理監督者の協力が不可欠である。　　　　　　　　　　（菊地章彦）

文献 中央労働災害防止協会，2005a

不登校　school refusal
ふとうこう

　1932年にイギリスのブロードウィン（Broadwin, I. T.）によって，怠学者のなかに神経症的症状を示す子がいることを指摘され，同じ頃，アメリカのジョンソン（Johnson, A. M.）らによって，子どもの情緒障害のなかで大きな不安があり学校を欠席する子どもに対して，「学校恐怖症」と名づけられた。その後ウォレン（Warren, W.）は，非行退学群のなかから神経症的な登校拒否群を取り出し，「登校拒否」と名称をつけた。さらに，ハーゾフ（Hersov, L. A.）が「不登校」を用いた。わが国においては，1959年に佐藤修策が，登校拒否のケース研究，治療理念，症状の心理機制などを紹介したのが初めての論文とされている。

　不登校の定義は，30日以上の欠席者で，「何らかの心理的，情緒的，身体的，あるいは社会的要因・背景により，児童生徒が登校しないあるいはしたくてもできない状況にあること（ただし，「病気」や「経済的な理由」によるものを除く）」としている（文部科学省，1998）。平成18年度の国・公・私立の小中学校に年度中30日以上欠席した児童生徒は，126,764人（対前年度比3.7%増）で，増加している。小学校23,824人，中学校102,940人で，在籍児童生徒数全体に占める割合は小学校0.33%，中学校2.86%。不登校児童生徒が在籍する学校は19,471校あり，全体に占める割合は57.5%，小学校では44.0%，中学校では85.6%の学校に不登校児童生徒が在籍している（文部科学省，2007）。不登校問題は，こころの問題だけでなく，「社会的自立」「進路の問題」であり，ADHD，LD，児童虐待，「ひきこもり問題」ともつながっており，最重要の教育課題である。　　　　　　　　　　（相馬誠一）

文献 文部科学省，1998・2007

不当労働行為　unfair labor practice
ふとうろうどうこうい

　不当労働行為とは，労働者または労働組合に対する使用者の侵害・干渉などの妨害行為をいう。

　憲法は労働者の地位を使用者と対等の立場におくため，「労働者が団結する権利・団体交渉をする権利・団体行動をする権利」の三権を労働基本権と定め（憲法第28条），この三権の保障の具体化，団結権を前提とした公正・対等な労使関係の確保，円滑な団体交渉への「不当労働行為」を明示した（労働組合法第7条）。

　不当労働行為の類型として次のものがある。

　①組合員であること等を理由とする解雇その他の不利益取り扱い（労働組合法第7条第1号）
（例）
　・労働組合の組合員であること。
　・労働組合への加入，労働組合の結成または労働組合の正当な行為を理由とする不利益取り扱い。
　・労働組合に加入せず，もしくは労働組合から脱退することを雇用条件とすること（いわゆる「黄犬契約」）。

　②正当な理由のない団体交渉の拒否（労働組合法第7条第2号）
（例）
　・当該企業で働く労働者以外の者が労働組合に加入していることを理由とする団体交渉の拒否。
　・使用者が形式的に団体交渉に応じても，実質的に誠実な交渉が行われないこと（いわゆる「不誠実団交」）もこれに含まれる。

　③労働組合の運営等に対する支配介入および経費援助（労働組合法第7条第3号）
（例）
　・労働組合を結成すること，労働組合を運営することへの支配介入。
　・労働組合の運営経費に経理上の援助を与えること。

　④労働委員会への申し立て等を理由とする報復的不利益な取り扱い（労働組合法第7条第4号）
（例）
　・労働者が労働委員会に対して，「不当労働行為の申し立て」をしたこと。
　・労働者が「中央労働委員会」に対して，「再審査の申し立て」をしたこと。
　・労働委員会がこれらの申し立てに関して，「調査」もしくは「審問」をし，または「労働争議の調整（あっせん，調停，仲裁）」をする場合に，労働者が証拠を提出し，または発言したこと。

　次に労働者や労働組合は使用者による不当労働行為を受けた場合，「労働委員会」に対して救済の申し立てを行うことができるがその行為のあった日から1年以内に申し立てなければならない（労働組合法第27条）。

　労働委員会は，①労働者の団結権等の保護および労働組合と企業との間の紛争の解決を図るため，労働組合法に基づいて設置された三者構成（使用者委員・労働委員・公益委員）の独立行政委員会である。②都道府県の機関として設置されている都道府県労働委員会と国の機関として設置されている中央労働委員会がある（労働組合法第19条）。労働委員会は労働者または労働組合の救済申し立てに基づいて審査を行うがこれを「不当労働行為審査制度」という。

　当該審査制度の目的は使用者により不当労働行為で正常な労使関係秩序が損なわれている場合に，これを迅速，的確に回復することをめざしており，憲法で保障された労働者の団結権等を実質的に担保する機能をもつ重要な制度である。　　　（屋上八郎）

普遍的無意識（集合的無意識）
collective unconscious
ふへんてきむいしき（しゅうごうてきむいしき）

　ユング（Jung, C. G.）がフロイト（Freud, S.）の無意識論に異を唱えて拡充する形で明らかにした無意識概念である。集合的無意識とも訳されて使用されている。

　ユングは，フロイトのいう無意識が幼少時からの意識的経験内容が記憶印象の負荷を失って心の内面にプールされたもの，ないしは意識にとどめておいては不都合という直感があって無理やり切り離して抑え込んでいった外傷的内容，などといった，いわば個人の生育史にその根拠をもつものとしているのに対して，個人の生育史のなかにその根拠を求めることができない無意識の層がもっと深い心の奥に存在しているとした。これを集合的無意識ないしは普遍的無意識といったのである。

　この普遍的無意識の形成論として，ユングは直接的には個体発生が系統発生を繰り返すという論を根拠として出生前の生物的経験が心の無意識内容につながっていくという考えを主張するところから出発したが，その後，民族，種族，人類に共通して体験されてきている文化，習俗を基礎づけるものが人類にあまねく継承されてきていると指摘し，その内容を元型と名づけた。元型こそが個人の可能性を真に開かせていく原動力になると論じ，治療実践を通してその実証を試みていった。ユングがこうした普遍的無意識論を繰り広げるようになったのは，彼が精神病患者の幻覚や妄想を研究し，それら病的体験といわれるものが確かに常識からの理解や類推や了解では届かないところにあるけれども，実は一定の因果性を有していると理解し関わっていくことができると考えたからであった。　（川上範夫）
⇒無意識

プライバシー
privacy

　語源的には，もともとは中世キリスト教の修道会が隠遁生活を送る会則にあげられたことに端を発しているともいわれるが，独特の，私人の，私有の，という意味を有していたのが変化して私事，秘密，などの意味になった。カウンセリングの領域ではクライエントの個人的なことは，いわゆるプライバシー保護として倫理綱領の中で取り上げられている。例えば，日本臨床心理士会の倫理綱領には「臨床業務従事中に知り得た事項に関しては，専門家としての判断の下に必要と認めた以外の内容を他に漏らしてはならない。また，事例や研究の公表に際して，特定の個人の資料を用いる場合には，来談者の秘密を保護する責任をもたなくてはならない。」（第6条）とある。しかし危機介入が必要と判断されたときなど，プライバシー保護と矛盾する事態も起こりうるが，その判断は「専門家の判断の下に」よるとされていて，現実には，少なからずあいまいなところもある。この問題は，昨今の個人情報保護法との絡みでますます複雑になってきている。

　しかし専門性の上からは，クライエントのプライバシーの尊重と守秘義務についてはカウンセリング契約時にクライエントに伝えることは必須である。そして伝えた以上は，それを遵守しなければならない。守る「べき」というより，専門性の上から守ることのほうがカウンセリングの過程が進み，心理治療が進展されることを自覚し，かつ実践に活かしていくことが望ましい。したがって還元義務や学界の発展のために，カウンセリングで語られたことを公表する場合には，本人からの了承を得ることが，このプライバシー保護の観点からは不可欠になる。　（倉戸ヨシヤ）

フラストレーション（欲求不満）
frustration
——（よっきゅうふまん）

　自分の欲求が妨げられたり，満足されないこと。人間は欲求の充足が阻止されると心の内に緊張がたまり，不愉快な状態に陥る。ほどほどの欲求不満を我慢して乗り越えることは，人生では決して無駄にはならないが，欲求不満状態が深刻さを増し続け打開不可能な場合は，人間は無意識的に防衛機制（defense mechanism）を用いて一時的に欲求不満の緩和や解消を行う場合がある。

　例えば，自分にとってとても苦しい体験を思い出したくないときはそれを無意識下に抑圧し現時点の安定を得ようとしたり（抑圧），欲求が満たされないときほかのもので満たそうとしたり（代償），自分の失敗を正当化したり（合理化），現在の自分より力不足で未熟な状態に戻ったり（退行），自分の失敗の原因をほかに転嫁しようとしたり（投射），自分の欲求を社会的価値が高いものに表現し不満をなくそうとしたり（昇華），自分の心身の短所を乗り越えるためほかの特徴を活かし周囲に認めさせることで欲求を満たそうとしたり（補償），病気などののっぴきならない状況になることで危機的状況から逃れようとしたり（逃避），さまざまな反応をとるのである。

　以上のように欲求不満に対する防衛機制の形態にもいろいろなものがある。

（松原由枝）

文献 松原（編），2002a，2002b；小此木ほか（編）1998

プランドハプンスタンス理論
planned happenstance theory
——りろん

　キャリア形成は，計画的にキャリア開発を行い形成される部分と「偶然のたまたまの機会」から形成される部分とがある。むしろ，ほとんどのキャリアは偶然の予期せぬ出来事，機会に遭遇することから形成されると考えられている。これを 'planned happenstance' 理論とよぶが，この理論は最近，クルンボルツ（Krumboltz, J. D.）によって新たに 'Luck is no accident' という表現に言い換えられて発表されている（Krumboltz & Levin, 2004）。

　キャリアは多くの部分，予期せぬ偶発的な出来事により決定されるが，その偶然の出来事が起きることや，偶然の機会に遭遇するためには，その前にまず個人の行動が存在しており，こうした行動が次に起きる偶然の出来事を左右し，決定しているといえる。「たまたまの偶然」を意味のあるものに変換して，必然化するのは自分自身であり，積極的に偶然をキャリアに活かすことが大切である。そのためには① curiosity, ② persistence, ③ optimism, ④ risk-taking, ⑤ flexibility の5つをもつことの大切さを述べている。

　個人のキャリアは生涯にわたる数々の学習の連続であり，多くの選択肢を前に何度も繰り返し意思決定を行い，予期せぬ偶然の出来事をチャンスとして活かしながらキャリアは次第に形成されるものである。行動を通して予期せぬ出来事を意図的に創りだすこと，キャリアの最終ゴールは，豊かな楽しみのある人生，生活を築くことにあると，クルンボルツは述べている。

（宮城まり子）

文献 Krumboltz & Levin, 2004
⇒社会学的構造理論

フリーター

『労働経済白書』（2005年）は，2004年のフリーター数を213万人と推計している。これは，1990年代初めの101万人の倍以上の数字であるが，前年に比べると若干減少した。ここでのフリーターは，学生でも主婦でもない若者（15〜34歳）で，アルバイトまたはパートで働いているか，無業でアルバイト・パートで働きたいという者である。

フリーターという言葉は，1980年代末にアルバイト情報誌が造った。念頭に置いていたのは，何らかの目標を実現するため，あるいは組織に縛られない生き方を望んで，あえて正社員ではなくアルバイトを選ぶ若者で「夢追い型」のフリーターといえる。

これに対して，90年代の景気後退後に激増したのは，第一に，採用試験で失敗したなど，周囲の事情から「やむを得ず」フリーターになった者であり，第二に，職業的選択を先延ばしする「モラトリアム型」である。彼らは，「やりたいことが見つからないから」とか「進学するよりじっくり考えたい」とフリーターを選んだ。

東京の若者を対象にした調査では，「夢追い型」の比率は約1.5割，「やむを得ず型」は約4割，「モラトリアム型」は約4.5割であった。その就労状況をみると，約半数は正社員並みに毎日長時間働いていたが，一方で年収は同年齢の正社員にくらべて，およそ100万円から150万円低い水準であった。一言で言えば「損な働き方」をしていた。

さらに政府統計からフリーターの学歴構成を検討すると，中学校卒（高校中退を含む），高卒の若者がおよそ7割を占め，短大・専門学校卒が約2割，大卒以上の者は1割程度と少なかった。　　　　（小杉礼子）

文献　小杉，2003；日本労働研究機構，2001；労働政策研究・研修機構；2005b

プレイバック・シアター
playback theater

プレイバック・シアターは，1975年にアメリカのジョナサン・フォックス（Fox, J.）が開発したアクション・メソッドで，心理劇，集団療法，芸術療法，グループワーク，コミュニティ・アプローチの一技法である。

場を共有し，ある個人が自分の体験を語り，他の人がその人の話に耳を傾け，演じ合い，みんなで分かち合うもので，劇化の様式に特徴がある。

①ステージ上にコンダクターが座り，隣席に座るテラーを募集する。②テラーは自分の体験を語り，コンダクターは，適宜，インタビューをする。いつ，どこで，どんな本人に，どんなことが起こり，どんな相手であったかなどを明確化しつつ，そのつど，その役を演じるアクターを選択させる。③舞台上で，これから何がどう演じられるかを聴いていたミュージシャンは，事前の打ち合わせなく，ストーリーにふさわしい効果音やメロディーを添え，役者達も，テラーズアクターを中心に，即興的に演じ合い，時に，舞台下手に掛けられていた若干の色布や自分達が座っていた椅子を効果的に用いてプレイバック・再現する。④アクターたちがストーリーを演じ終えたところで，私達はこう受けとめたという気持ちを込め，テラーの顔を観て劇を終える。⑤コンダクターはテラーに感想をたずね，劇を終え，次に進むが，感想によっては，得心ができるようにストーリーを変容させて再上演することもある。

シンプルかつシャープな技法であり，ウォーミング・アップなどの準備状態が，教育的配慮，芸術的工夫などとあいまって，その場や人と集団のあり方が如実に反映される。　　　　　　　　　　（髙橋秀和）

フレックスタイム制
――せい

1987年（昭和62年）に労働基準法改正により法制化された勤務形態のひとつ。1か月以内の総労働時間を定めておき、労働者はその範囲のなかで出・退社時刻を選択して働くことができるというもの。日本の企業では1日の労働時間を、必ず勤務すべき時間帯（コアタイム）と、その時間帯のなかであればいつ出・退社してもよい時間（フレキシブルタイム）に分け、出・退社の時刻を労働者自身の決定に委ね、労働者は1か月以内の総労働時間の枠内で時間の自己管理を行っているケースが多い。

フレックスタイム制導入の企業メリットとしては、①従業員の自律性の向上、②優秀な人材の確保と定着、③効率的な業務の遂行があり、個人メリットとしては、①仕事のより高い自由度と、コントロールの取得、②ストレスや疲労の軽減、③ワーク／ライフ・バランスの向上ができる。

近年日本ではフレックスタイム制によるコミュニケーションロスの発生や顧客満足度の低下、自己管理の能力不足が問題となっており、フレックスタイム制を廃止する企業も出てきている。しかし一方では、フレックスタイム制の必要性を訴える従業員の声も依然多く、今後、われわれ個々人の自覚と国民性にあった制度の運用の検討が望まれる。フレックスタイム制を導入するには、就業規則その他これに準ずるものにおいて、始業および終業の時刻を労働者にまかせることを決めた上、次の事項を定めた労使協定を結ばなければならない。

①対象となる労働者の範囲、②清算期間（1か月以内の期間）、③清算期間における総労働時間、④コアタイムおよびフレキシブルタイムを設ける場合には、その開始・終了時刻。　　　　　　　　　　（伊藤美季）

ブレーンストーミング
brainstorming

集団（小グループ）による、斬新で創造的なアイデアを開発するための発想法の一つ。参加者の異質の発想を活用し、自由に連想することにより、多数のアイデアを生み出す方法。通常、小グループ（6～10名程度）の参加者（ストーマーともいう）で行われ、特定のテーマについて、各人が誰からも拘束されることなく、固定的思考から自己を解放し、思いつくまま自由奔放に自己の創造的アイデアを発想していく。そのために、通常4つのルールが設定される。①出されたアイデアに判断・意見・批判はしない、②自由に思いつくアイデアをどんどん出す、③アイデアは質ではなく多くの発想を大切にする、④他者のアイデアから連想し、自己の認知を広げ、修正・発展・再結合を加えた連想的発想を歓迎する。

この手法は、1941年に米国の広告代理店BBDO社の副社長オズボーン（Osborn, A. F.）によって考案されたもので、参加者の想像力を嵐のように掻き立てることから、創造的集団発想法ともよばれる。この手法は特に、現実認知を広げ、能力開発的カウンセリングを行う場面でのオープンなナレッジの創生や、集団カウンセリングのワークショップを行う際の、参加者同士が自分の内的キャリアの体験に基づく多様な相互のフィードバックを行う場面や新たな行動目標の開発時などに有効である。

この集団によるアイデア発想法は、固定的思考と認知を転換し、発散的にアイデアが網羅されることから、通常は、再度テーマ本来の目的や上位概念から、アイデアを絞り込み、凝集化するプロセスと連動して実施される。略して、ブレストともよばれることがある。　　　　　　　　（作田稔）

文献 バーカー／氷上（訳），2003

文献検索　reference
ぶんけんけんさく

　学術論文を執筆するとき，研究テーマが決定したら，文献検索をする必要がある。その第一の目的は，これから着手しようとする研究が未研究の分野であるか否かの確認をするためである。もし，この検索を怠って研究に着手すると，どんなによい研究成果があがったとしても，それは，徒労に終わってしまうのである。学術研究論文の命は，論文のオリジナリティにある。当該の研究が，すでに先行研究で実証済みであれば，研究論文としては，二番煎じ，否，反古同然であるともいえる。

　文献検索を行う第二の目的は，当該論文の位置づけならびに学問的背景を明確にすることである。当該論文が先行研究とどういう関係にあるのか，また，研究の背景をも明確にすることができる。

　文献検索を行う第三の目的は，当該研究に広がりをもたせることである。他の類似した文献を参考にすることで，考察部分が重厚となり，当該論文がより信頼性の高い論文となる。

　文献検索を行うときの注意事項として，当該論文の領域に隣接した領域の学術雑誌にも目を通す必要がある。これは，特に第一の目的と関連して重要なことである。つまり，学際的な見地より文献検索をすることが大切である。

　また，引用文献として使用する論文は，学会の口頭発表論文またはポスター発表論文より，「○○学研究」や「○○研究」といった学会が発行している学術誌などに収載された論文のほうを引用するのがよい。これらは，権威のある学術論文誌の審査に合格したものだからであり，信頼に足る研究として認められた論文といえるからである。

（山口正二）

分散分析　analysis of variance
ぶんさんぶんせき

　何が原因になっているのか因果関係や影響の有無を示す場合に統計的検定法が用いられる。2つのグループを比較する t 検定と同様，影響を及ぼしていると想定される独立変数が質的データ，結果である従属変数が量的なデータである3つ以上のグループの平均値，あるいは2つ以上のグループの実験計画に基づく時系列の平均値の変化を比較する際に用いられる検定方法が分散分析である。一般に分散分析では独立変数は「要因」とよばれ，要因の差異によって従属変数に統計的な有意差が生じるか，独立変数の影響を F 検定を用いて行うことが目的である。

　検定の結果，独立変数の影響の大きさは，①それぞれの要因によって説明される部分（主効果），②要因の組み合わせによって説明される部分（交互作用），そして③主効果と交互作用によっては説明されない部分（残差）に分割される。検定結果から影響の有無，つまりグループ間の有意差について明らかにすることはできるが，影響の向き（正負の影響）についての説明は不十分であり，検定結果を図表に示すなどして検討と解釈をする必要がある。

　さらに交互作用が存在する場合には，主効果の解釈とは別に交互作用の解釈もしなければならない。有意な交互作用を明らかにする場合には，要因の組み合わせで生じる群それぞれの平均値を検定することで交互作用を検討し，解釈することが必要となる。分散分析の要因間の差を検討する場合には平均値の差の検定で一般的に使用されている検定方法(主に t 検定)ではなく，分散分析に付随して行われる要因間の多重比較が用いられ，精度の高い結果を得ることができる。

（佐藤哲康）

平行検査　parallel test
へいこうけんさ

　質問項目の構成は異なっているが，測定対象の測定する特質が同一で，質問の内容の類似した2つのテストのことをいう。検査の途中で気分が悪くなるなどの理由で退席したり，検査当日に欠席したりした場合，日をあらためて検査を受けるときには，先に使われなかったほうのテストを使用する。2つの検査を用意することにより，先に受けたテストを記憶していたり他の人から内容を伝え聞いたりした影響が，検査結果に反映されないようにする。平行検査の結果は標準化されたもので，信頼性，妥当性ともに確認されたものを用いる。平行検査のテスト間では，測定値の平均と分散はともに等しい。

　平行検査のもう一つの意味は，心理検査がどのくらい信頼度の高い検査であるかをチェックする方法として用いられることである。信頼度係数を算出するためには，同じ検査を時間をおいて実施する再検査の方法が用いられることもあるが，これは時間の経過による被検者の変化が，検査結果に影響を与えかねない。信頼度が高い検査とは，その検査をだれが実施しても，どこで実施しても，いつ実施しても，同一被検者の測定について一致した結果を得られやすいことが必要である。

　一般に，性格，知能，適性，態度，創造性などの心理検査では，検査の実施方法が不統一であったり，検査問題の意味の多義性，質問項目数の不適性（質問数が少ない場合，まぐれあたりのような偶然性が生じやすい）などの影響から，検査結果に散らばりが生じやすいので，検討に平行検査が用いられることがある。　　（松原達哉）

文献 日本テスト学会（編），2007

ベーシック・エンカウンター・グループ
basic encounter group

　ベーシック・エンカウンター・グループは，来談者中心療法の創始者であるロジャーズ（Rogers, C. R.）とその関係者たちが1960年代から実践してきた集中的小グループ経験である。わが国では1970年に畠瀬稔が京都で実施して以来，人間関係研究会，福岡人間関係研究会等がその実践と研究を積極的に行っている。

　その目的は，第一義的には個人の心理的成長，個人間のコミュニケーションおよび対人関係の発展と改善，第二義的には組織風土の変革である。その典型的方法は，数日間（3泊4日が多い），小グループ（ファシリテーター1，2名，参加者10名前後）で，今ここで，やりたいこと・できることを自発的にしていく形で進められる。通常は，それぞれが思ったり感じていることを率直に話し合い，次第に自己理解・他者理解・人間関係を深めていく。次のような目的でさまざまな対象に適用されている。

　①心理的成長：一般人，中学生，高校生，予備校生，専門学校生，看護学生，大学生，夫婦，家族等。②人間関係能力の教育・訓練：保母，教師，養護教諭，看護師，福祉関係者，療育関係者，電話相談員，企業人，カウンセラー等。③心の癒し：緩和ケアに関わる人，女性，働く人等。④心理的援助・治療：不登校児の親，（特別な配慮をしながら）精神病の患者等。⑤異文化間交流：異なる文化や言語をもつ人達。⑥社会的緊張・対立への対応：宗教，人種，政治体制等が異なるため緊張・対立が生じている人達。

　産業界では，人事やメンタルヘルス関係者が社外研修として参加したり企業で組織的に導入されたりしている。　（野島一彦）

文献 野島，2000；ロジャーズ／畠瀬・畠瀬（訳），1982

ヘルスカウンセリング
health counseling

　健康の回復や保持・増進のために医療や福祉，教育など広い分野で行われる健康相談。健康の定義は，世界保健機関（WHO：World Health Organization）において「完全な肉体的，精神的及び社会福祉の状態であり，単に疾病または病弱の存在しないことではない」（WHO憲章前文より）とされ，個人が社会のなかで安全・快適に適応できている状態を意味する。

　ヘルスカウンセリングでは，疾病の有無にかかわらず疾病の予防・回復，健康の向上を目的に，健康生活を営む上で生じた問題，生活習慣（栄養・運動・嗜好など）の偏り，認識の誤りに自ら気づくことができるよう働きかけるとともに，健康知識や技術の提供により，改善への行動変容を自らの意思で決定し，選択できるように支援する。そのためには信頼に基づく人間関係づくりが基本となり，相手のパーソナリティの成長をも促す全人格的な支援活動ともいえる。

　主として医師が中心として関わる健康指導やクリニック活動と，医療上の緊急性は比較的低いが，相手の気持ちや立場を理解しながら共感的立場で進める保健相談活動があり，保健師など看護職や養護を含む教諭職らがその中心となる場合が多い。

　健康推進には，身体と精神の関わりが大きく，ストレスに対処できる能力を高めるストレスマネジメント教育や，職場メンタルヘルスの充実なども大切な課題である。

　予防を中心とする精神保健活動では，ヘルスカウンセリングは身体的健康と心の健康の両方の視点からのアプローチが大切であり，またその教育・啓発・広報等の活動を通じ心の健康に関する正しい理解の促進や地域精神保健医療機関との連携も重要である。　　　　　　　（本田明美）

ヘルピング技法　art of helping
──ぎほう

　援助的人間関係のなかで，人間の能力開発を援助するモデルと技法。カウンセラーとクライエントという特定のカウンセリング関係だけではなく，日常生活の中での人間関係にも役立つ援助技法である。援助過程（ヘルピング）は，ヘルパー（援助者）の対人関係過程（interpersonal processing）とヘルピー（被援助者）の個人内的過程（intrapersonal processing）がある。

　ヘルパーは，ヘルピーが内的過程を効果的に進むように援助技法によって関わる。援助技法は，①かかわり技法，②応答技法，③意識化技法そして④手ほどき技法である。

　ヘルピーは，Ⓐ援助過程への参入，Ⓑ自己探索，Ⓒ自己理解，そしてⒹ行動化という個人内的過程を通して成長する。

援助技法①〜④と個人内的過程Ⓐ〜Ⓓ

段階	事前	第1	第2	第3
ヘルパー	①	②	③	④
	↓↗	↓↗	↓↗	↓
ヘルピー	Ⓐ	Ⓑ	Ⓒ	Ⓓ

Ⓑ←フィードバック←Ⓓ

　ヘルパーのかかわり技法によって，ヘルピーは援助過程に参入し，応答技法によって自己探索を促進する。意識化技法はヘルピーが自分の経験の意味を理解し，問題への自覚と目標の決断ができるよう援助する。ヘルパーは，ヘルピーが目標を実現できるように，手ほどき技法によって目標の設定，行動計画の設定，計画遂行の管理などをヘルピーの資質と能力および他の資源を活用して遂行できるよう援助する。行動の結果がフィードバックされ，自己探索や後に続く個人内的過程が向上して援助過程が上昇らせん状に繰り返される。　　（新村満）

文献 カーカフ／國分（編），1992；Carkhuff, 2000

変形労働時間制
variable working hours system
へんけいろうどうじかんせい

　わが国の法定労働時間は週40時間労働制，1日8時間労働制が原則であるが，一定の期間内での時間配分の例外を認める制度で，特定の週および特定の日に法定労働時間の枠を超えて労働させることがあっても，一定の期間を平均すれば法定労働時間の枠内にある場合には，法定労働時間を超えたとの取り扱いをしない。柔軟な枠組みを設けることにより，労働者の生活設計を損なわない範囲内において労働時間を弾力化し，週休2日制の普及，年間休日日数の増加，業務の繁閑に応じた労働時間の配分を行い，労働時間を短縮することを目的とする。

　労働基準法に定められているのは次の4種類である。①1か月単位の変形労働時間制：1か月以内の一定の期間について，平均して1週間あたりの労働時間が法定労働時間を超えない制度。②フレックスタイム制：1か月以内の一定期間の総労働時間を定めておき，労働者がその範囲で各日の始業・終業時刻を選択して働くことができる制度。③1年単位の変形労働時間制：1か月を超え，1年以内の一定の期間について，平均して1週間あたりの労働時間が40時間を超えない制度。④1週間単位の非定型変形労働時間制：労働者数29人以下の小売業，旅館，料理店について，週所定労働時間が40時間以内であれば，1日について10時間まで労働させることができる制度。

　なお，満15歳の年度末を終了した満18歳未満の年少者は，原則として変形労働時間制で働かせることはできない。また，妊産婦が請求した場合は，フレックスタイム制の場合を除き，法定労働時間を超えて労働させることはできない。　　　　　（古山善一）

偏差値
standard score
へんさち

　実施したテスト結果をどう解釈するかの指標の一つに偏差値がある。偏差値とは，個人の得点が集団の平均値よりもどのくらい上なのか，あるいは下なのかを標準偏差（得点のバラツキの程度を示す指標）を目盛りとして表すものである。

　基本形は，$Z =$（個人の得点－集団の平均値）÷標準偏差，である。しかし，これでは目盛りが粗すぎること，また平均値以下の場合はマイナス値を取ることなどで不便である。そのために目盛りを1／10にし，平均に位置する個人の値が50になるように次式が用いられる。

$$SS = \frac{（個人の得点－集団の平均値）}{(1/10 \times 標準偏差)} + 50$$

　このように粗点の分布が正規分布になるように変換した得点を偏差値（T得点）という。なお，標準偏差は次の式で求められる。

$$SD = \sqrt{\frac{\Sigma（個人の得点－集団の平均値）^2}{集団の人数}}$$

　偏差値はテストの種類が異なっても比較可能なたいへん便利な指標である。この偏差値をもとにした偏差知能指数（DIQ）は，平均を50ではなく100とする指標である。ただし，ビネー法では，標準偏差が16，ウェクスラー法では15，と異なる。以下にビネー法およびウェクスラー法のDIQと偏差値の関係を図に示す（次頁下，参照）。

　偏差値は学力偏差値など広く使用され，「偏差値至上主義」の行きすぎた時代があった。そのため今日では忌避される傾向もある。しかし，これは活用法の問題であって，偏差値に責任を課すのは妥当ではない。

　　　　　　　　　　　　　　（中村淳子）

ベントン視覚記銘検査
Benton Visual Retention Test
——しかくきめいけんさ

　1963年，アイオワ大学，神経学，心理学教授，ベントン（Benton, A. L.）が開発した検査である。本検査は視覚記銘の測定だけでなく，構成能力の評価にも役立つ。被検者には図版を1枚ずつ，一定時間提示して，描写用紙に再生させる方法で行い，正確数，誤謬数を採点する方法である。

　①内容と方法：図版カード（形式Ⅰ・Ⅱ・Ⅲ），描写カード，鉛筆（2B），消しゴム，ストップウオッチ（または，秒針付時計）を用いる。形式Ⅰ・Ⅱ・Ⅲのなかのいずれか一つの形式（普通には形式Ⅰ）の図版10枚を1枚ずつ被検者に提示して描写させる。被検者は図版1枚を描写用紙1枚に描く。

　描写時間の制限はない。

　②施行A（即時記銘）：被検者に，描写用紙と鉛筆と消しゴムを与える。被検者には図版を1枚ずつ提示して，10秒間そのカードをよく見て，提示時間が終わったら自分が見たものを描写するように教示する。

　③採点法：客観的なものであり，明白な原理を基礎としてできている。正確数は作業の全般的能力の尺度となり，もう一方で誤謬数は被検者に起因する特殊な誤りを考慮するのに役立つ。

　④正確数：各回数は「全か無か」に則って採点され，1か0かの得点が与えられる。

　⑤誤謬数：評価のための誤謬数方式は，被検者によってなされる誤認の特殊ないろいろの型を列挙して，全般的能力の指数である誤謬点数を示すだけでなく，被検者が描写する，その質的な特徴を分析するための基礎資料をも提供する。　　　（松原達哉）

文献 高橋, 1985

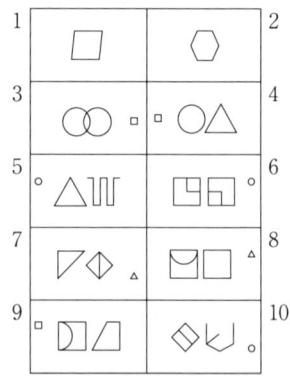

図　ベントン視覚記銘検査：図版形式Ⅰ
〔三京房 承認済〕

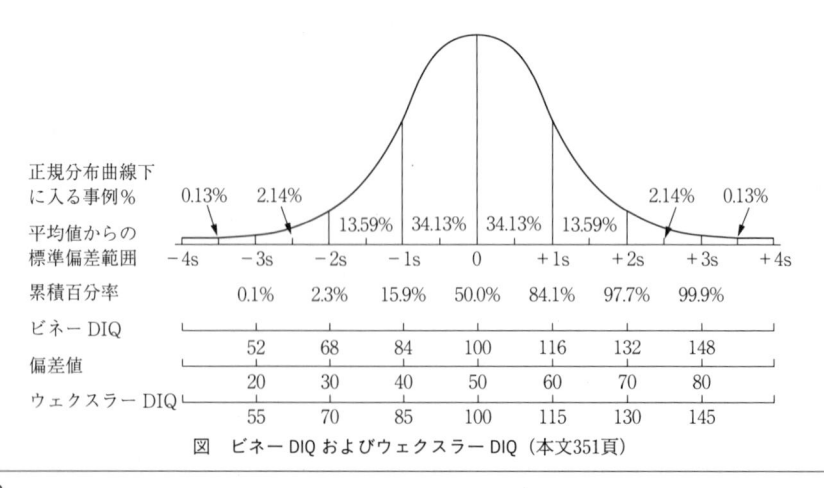

正規分布曲線下に入る事例%	0.13%	2.14%	13.59%	34.13%	34.13%	13.59%	2.14%	0.13%
平均値からの標準偏差範囲	−4s	−3s	−2s	−1s	0	+1s	+2s	+3s	+4s
累積百分率		0.1%	2.3%	15.9%	50.0%	84.1%	97.7%	99.9%	
ビネーDIQ			52	68	84	100	116	132	148
偏差値			20	30	40	50	60	70	80
ウェクスラーDIQ			55	70	85	100	115	130	145

図　ビネーDIQおよびウェクスラーDIQ（本文351頁）

防衛機制　defense mechanisms
ぼうえいきせい

　防衛の概念を初めて明らかにしたのはフロイト（Freud, S.）である。自我が崩壊することを怖れることが防衛の動機である。わかりやすくいえば自我が傷つくことを怖れて自分を守ろうとする自我の働きである。当初フロイトは防衛と抑圧を同じ意義で使っていたが，自我の守り方にはいろいろとある。抑圧も，その抑圧から生じる反動形成も，投影もみな自我が傷つくことを怖れた自我活動である。もちろん防衛の代表的な例は抑圧であるが，そのほかにも現実否認や合理化や置き換えなどもそうである。

　抑圧をはじめ防衛とは現実から逃げる方法である。抑圧されたものは，無意識の領域で生き続けて，その無意識からその人に大きな影響を及ぼす。人は自分にとって望ましくない感情などを抑圧することで自分を防衛しても，その影響から逃れることはできない。つまり防衛とは一時的な解決であっても本質的な解決ではない。

　さらにアメリカの精神科医ウェインバーグ（Weinberg, G.）などは抑圧行動でその欲求は強化されるという。つまり自分にとって望ましくない欲求や不快な感情から自分を防衛することで，かえってそれらの欲求や感情を強化してしまうというのである。いわゆる防衛反応といわれているもので，自我を防衛するのではなく，無意識を意識化して真の解決を図ることが望ましい。

　防衛をするとどうしても心理的緊張は避けられない。その心理的緊張が人間関係に悪い影響を与える。風は見えないが木の枝の方向でわかる。無意識も見えないが，その人の人間関係でわかる。努力しているのに人間関係がうまくいかない人は，自分は防衛機制が強いと思ったほうがよい。

（加藤諦三）

保護義務
ほごぎむ

　カウンセラーは，クライエントを全力をあげて保護し生命を守る義務がある。自殺念慮があり，明らかに自殺することを告知し来談した場合は，秘密保持することなく生命を守る必要がある。反対に，クライエントが不利になるような秘密を他人に明らかにすることも「秘密保持」して守らなければならない。

　さらに，クライエントが第三者の生命に危険を与えるようなことが心配な場合は，第三者の生命を保護する義務があり，それを防止する必要がある。例えばクライエントが，自分の恋人を奪った相手を殺すということを告白し，心配な場合には，警察に知らせるとか，恋人の相手に危険を知らせるとかして保護する必要がある。

　アメリカでは，特に，HIV陽性クライエントが来談した場合，クライエントが他人にHIVを感染させないように警告するために守秘を破ることがある。この問題は，アメリカでも州法ではまちまちである。そのため，カウンセラーは，まず自分の州の法律を知り，職業上の同僚に相談し，弁護士などにも相談をしてどのように対処するか決めている。その上で初めてHIV感染クライエントのことを特定されているパートナーに知らせる行動をとるようにしている。

　かつてアメリカでは，HIV感染者が自暴自棄になって，病気で死ぬ前に多くの人にHIVを感染させたニュースもあった。なお，暴力的なクライエントから危害を受けそうな人を保護する義務も事例としてあげられている。

（松原達哉）

文献　村本，2004

ポジティブ・アクション　positive action

　ポジティブ・アクションとは，固定的な性別による役割分担意識や過去の経緯から男女労働者の間に事実上生じている差があるとき，それを解消しようと企業が行う自主的かつ積極的な取り組みのことをいう。日本における焦点は女性活用促進にある。具体的には女性の採用，職域，処遇，管理職登用，能力開発支援の拡大，および女性が働きやすい職場風土・制度の改善等がある。厚生労働省設置「女性の活躍推進協議会」による「ポジティブ・アクションのための提言」では，ポジティブ・アクションの必要性とその効果として，①労働意欲，生産性の向上，②多様な人材による新しい価値の創造，③労働力の確保，④外部評価の向上の4点をあげている。求められるアクションとしては，立場ごとに次があげられる。

　・経営者——能力と意欲のある女性の活用は重要な企業の人材活用戦略の一つとなるという認識をもち，必要性を社内外に公言，具体的な数値目標を設定して取り組む。

　・女性活用推進プロジェクトチーム／担当者——社内の人材活用の問題点を見出し，さまざまな認識の違いを明確化し問題提起する。改善の具体的な目標と期限を設けて取り組み，変化をモニターする。

　・人事担当者——男女差別が起きにくい人事考課制度等の人事制度，事実上男性優遇的な制度の変更等の制度見直しと整備，適正な運用を徹底する。多様な働き方を許容する職場環境や個々に対応できる体制づくりを推進する。

　・職場の上司——能力と意欲ある女性に権限と責任を与え，成功体験をもたせ育成する。男性中心の考え方や行動にならないよう注意し，積極的に相談相手となる。部門内でこの意義を十分に伝え，男女ともに育児休暇制度など利用しやすい職場づくりに配慮する。

　・働く女性——自立した働き手として主体的に仕事に取り組む。女性同士のネットワークで助け合う。

　・働く男性——従来の性別役割や慣習にこだわらず，能力と意欲から女性の役割をとらえる。ワーク／ライフ・バランスの観点から男性も家事，育児，介護を自らの問題としてとらえる。

　・「女性の活躍推進協議会」および行政や各企業がベンチマークにできるデータ，好事例の情報を企業規模や産業に偏りなく収集提供し，各企業の取り組みを顕彰等で推進する。提言内容を広く産業内，地域で周知し，普及・促進のためのインフラ整備や仕組みづくりを行う。

　このポジティブ・アクション推進の背景には，改正男女雇用機会均等法および男女共同参画社会基本法によって男女差別解消を推進しているにもかかわらず，実際にはあまり進んでいない日本の現実がある。しかし少子・高齢化の進行による労働力確保の問題を視野に国全体の課題として強く認識され，女性労働者活用が推進されている。改正雇用機会均等法では，女性の優遇的な採用と登用は法律違反としない等，特別措置が存在する。しかし，2005年の調査結果によると，5,000人以上の大規模企業では女性の採用・登用を重視すると回答する企業が7割弱と多いのに比して，300人未満の中小規模企業では2割に満たない。女性活用をせずとも企業活動に直近の障害はないとの理由が中心であった。徐々に改善に乗り出す企業も増えているが，日本の風土・過去の慣習により女性活用の浸透は時間がかかると思われるため，粘り強い取り組みが望まれる。　　　　　　　　　（髙嶋薫）

文献 女性の活躍推進協議会，2001

ホスピスケア（緩和ケア）
hospice care (palliative care)
──（かんわ──）

　ホスピスケア（緩和ケア）は，治療不可能な疾患の終末期にある患者および家族のQOLの向上のために，さまざまな専門家が協力してつくったチーム（医師・看護師・精神科医・心理療法士・牧師など）によって行われるケアを意味する。そのケアは，患者と家族が可能なかぎり人間らしく快適な生活を送れるように提供される（全国ホスピス・緩和ケア病棟連絡協議会の定義に加筆）。

　英国・米国などの英語圏では「ホスピスケア」，カナダなどのフランス語圏では「緩和ケア」という言葉を使っている。

　わが国では，1990年に厚生労働省（当時，厚生省）が，一定の設置基準を満たしたホスピスを緩和ケア病棟として認定し，定額の「緩和ケア病棟入院料」を設定したことをきっかけに緩和ケアというよび方が多く用いられるようになった。

　現代ホスピス運動の礎を築いた英国の医師ソンダース（Saunders, C.）によって，1967年にセントクリストファー・ホスピスが開設された。これをモデルとして，わが国では1981年に聖隷三方原に第1号のホスピスが誕生した。今日では140を超える緩和ケア病棟がある。さらに，緩和ケア病棟としての施設基準を満たさない一般病棟でも，チーム（緩和ケアに専従する医師・精神科医・看護師）による緩和ケアを行う場合に緩和ケア診療加算が算定できる。

　在宅で緩和ケアを行う，いわゆる在宅ホスピスも普及し，在宅ケアとホスピスとの連携が重要度を増している。（松下由美子）

ホーソンの実験
──じっけん

　ホーソンの実験は，1924年にアメリカの電話事業のウエスタン・エレクトリック会社が，ハーバード大学のメイヨー（Mayo, G. E.）やレスリスバーガー（Roethlisberger, F. J.）らの協力を得て，シカゴ郊外のホーソン工場で実施した研究である。研究目的は当初，作業能率に影響を及ぼす要因を明らかにすることであった。作業能率が，照明などの物理的条件，休憩・作業時間などの時間的条件，賃金・ランチなどの経済的条件などに直接影響されるという考えで開始された。しかし，照明の強さを4段階に分けても生産高との関係は認められなかった。こうした結果はまったく予想外のことであった。研究を続けていくなかで，「監督者の訓練資料を得るための面接調査」「職場内の小集団における仲間関係の成立過程の観察」などの研究に展開し，1936年には「人事相談制度の実施」という段階にまで研究は発展していった。これらの実験は，作業能率を決定するのは物理的条件，時間的条件や経済的条件などよりもモラール（勤労意欲）であり，モラールは従業員の相互関係が密接になり集団を形成するなかで形成されるという発見を導いた。メイヨーは一連の研究を通して「労働者は烏合の衆だ」という考え方とその帰結である「経済的刺激が人間に対する唯一の動機づけ」という考え方を否定し，従業員の協同関係の維持発展を図るためには，コミュニケーションが重要であり，「面接」が効果的であることを主張した。新しい面接法は「非支持的面接法」とよばれ，ホーソン工場では労働者にも経営者にも企業内カウンセリングが有益なことがわかり，1936年に正式にその方法を取り入れた人事相談が発足した。

（小松啓子）

POMS
Profile of Mood States
ぽむす

POMS（気分プロフィール検査）は，対象者がおかれた条件により変化する一時的な気分，感情の状態を，「緊張－不安(Tension - Anxiety)」「抑うつ－落ち込み(Depression - Dejection)」「怒り－敵意(Anger-Hostility)」「活気(Vigor)」「疲労(Fatigue)」「混乱（Confusion)」の6つの気分尺度から評価する質問紙法の一つである。

POMS は，マックネア(McNair, D. M.)らによって，患者の"一時的かつ変動的"な気分や精神状態を主観的側面から評価することが心理療法，薬物療法の効果判定に役立つという考えのもとに，1950年代終わりから1960年代にかけて開発された。開発当初は，55項目が表す気分の状態がそれぞれ過去1週間どの程度であったか4段階で答えるというものであった。その後，彼らはオリジナルの質問紙に改良を加え，各質問項目の得点を5段階に変更し，項目数・内容の変更を行った。その結果，65項目，6尺度からなる現在の POMS が1960年代終わりに完成した。POMS 日本語版は，1990年代初めに横山らにより作成され，信頼性と妥当性が検討された。最近では，30項目からなる POMS 短縮版が横山らにより開発されている。

気分を評定するテスト法には，POMS 以外に自己評価式抑うつ性尺度(SDS)，顕在性不安検査(MAS)，ミネソタ多面人格目録(MMPI)などがある。これらと POMS の相違は，先に述べたように6種類の気分尺度を同時に測定できることと，患者（被験者）の性格傾向でなく一時的な気分の変化を測定できるという点にある。

日本語版 POMS の質問紙は，それぞれ気分を表す65項目の単語・短文が列記してあり，回答者は各項目に対して過去1週間そのような気分になることが「まったくなかった」（0点）から「非常にたくさんあった」（4点）の5段階で答えるようになっている。通常の場合，回答に要する時間は5～10分である。65項目のうち7項目はダミーであり集計に用いず，残り58項目を上記の6尺度の項目に分類，尺度ごとの合計点を算出する。ここで過去一週間と期間を指定しているのは，これが最近の生活環境における患者の典型的かつ持続的な気分の状態を表すのに十分長く，かつ治療の急性効果をみるのにちょうどよい短さであると考えられているためである。一方，POMS 短縮版は，65項目版と比べて記入時間が大幅に短縮でき，被験者の負担感が少ない。このため，対象者の性格特性，年齢，疾患，測定条件などによっては短縮版が使用されている。

POMS 日本語版の65項目版および短縮版は金子書房（東京）より出版され，医療，看護，福祉，教育関係の専門家，産業医，雇用決定担当者，スポーツ医学研究者や指導者などの健康に関わる人々によって，精神障害（うつ病，不安障害など）の治療経過，身体疾患をもつ人々の精神面の変化，職場でのスクリーニング，運動やリラクセーション効果などの評価測定といった幅広い分野で使用されている。

〔清瀧裕子・横山和仁〕

文献 McNair, 1992；横山（編），2005；横山ほか（編），2002
⇒自己評価式抑うつ性尺度(SDS)，顕在性不安検査(MAS)，ミネソタ多面人格目録(MMPI)

ホメオスターシス　homeostasis

　有機的システム，すなわち生命体は外的環境変化に対して自らを変化させることで均衡を維持しようとする動きがみられる。仮に均衡が崩され，不安定になると均衡に向かい安定を取り戻そうとする。こうした有機的システムの動きについて，1859年にベルナール（Bernard, C.）により発表され，1926年にキャノン（Cannon, W. B.）がホメオスターシスと名づけた。

　心理学研究における適応の概念やピアジェ（Piaget, J.）の同化と調節はこうした有機的システムの動きを示した概念である。

　1940年代に数学者ウィーナー（Wiener, N.）や生理学者ローゼンブリュート（Rosenblueth, A.）らが提示したサイバネティクスは，生物のホメオスタティックな動きをあらゆるシステムに応用可能とした。

　1957年にジャクソン（Jackson, D. D.）はこのホメオスターシス概念を家族システムに適用し，家族ホメオスターシスについて言及した。家族ホメオスターシスとは，家族システムの均衡と恒常を維持する機能を意味する。例えば，家族成員の一人が問題行動や病理的行動を呈示することで家族システムの均衡が保たれている場合，その成員の呈示された問題行動や病理的行動が改善へと向かうと，その他の家族成員が別の問題行動や病理的行動を呈示し始めるなどという事例である。

　後に家族ホメオスターシス概念はいくつかの批判にさらされていくが，こうしたホメオスタティックな見立ては，家族システムのみならず産業組織の分野においても重要な集団力動論である。例えば，組織風土とよばれるものへの介入は一見，困難に感じるかもしれないが，このホメオスターシスやシステム理論の概念を用いるとさまざまな介入が見えてくるだろう。（若島孔文）

ボランティア活動
volunteer activity
——かつどう

　ボランティアはラテン語の志願者が語源で，自発的な行動・活動を意味するが，日本では，ボランティア（活動）は，無償の奉仕活動を意味する表現として用いられてきた。ボランティア活動は，自分の労力，技術，時間を提供して地域社会や個人・団体の福祉や生産性の向上に寄与することで，個人で行う活動のほか，グループ・組織で行う活動がある。活動は，災害救助ボランティア活動，自然環境保護活動，福祉・障害者支援活動，国際交流・協力活動，文化・芸術普及活動，街づくり・地域活性化活動など幅広い活動が実施されている。

　1995年1月17日に発生した阪神淡路大震災では，全国から延べ100万人を超える災害救助ボランティアが駆けつけたことから，1995年は「ボランティア元年」とよばれる。また，総務省は1月17日を「防災とボランティアの日」と制定した。また，1997年11月，第52回国際連合総会において，日本が提案し，122か国の共同提唱国を得て，2001年をボランティア国際年とする決議が採択され，国際的なボランティア活動を推進するため，12月5日を「国際ボランティアデー」と制定した。企業や国家公務員，自治体の一部では，休日以外の日のボランティア活動等を支援する目的で「ボランティア休暇」「社会貢献活動休暇」などの休暇制度を導入している。また，寄付やボランティア活動といった，直接の見返りを期待しない社会貢献活動は，一般にフィランソロピー，チャリティともよばれる。（小澤康司）

ホランド理論
Holland's theory
ほらんどりろん

　ホランド（Holland, J. L.）は，カウンセラーとしての経験に基づき，個人と環境を分類する次の6領域を提唱した。

　①現実的：機械や物を対象とする具体的で実際的な仕事や活動の領域

　②研究的：研究や調査のような研究的，探索的な仕事や活動の領域

　③芸術的：音楽，美術，文芸など芸術的分野の仕事や活動の領域

　④社会的：人に接したり，奉仕したりする仕事や活動の領域

　⑤企業的：企画や組織運営，経営などの仕事や活動の領域

　⑥慣習的：定まった方式や規則に従って行動する仕事や活動の領域

　これらは「ホランドの六角形」とよばれる正六角形に配置され，心理学的類似性は，タイプ間の距離に反比例するとされる。ホランドは，「個人は自分のもっている技能や能力が生かされ，価値観や態度を表すことができ，自分の納得できる役割や問題を引き受けさせてくれるような環境を求める」と述べ，基本的にはマッチング理論の立場に立っている。

　この考え方に基づき，6領域を組み合わせたホランド・コードを利用して個人と職業のマッチングを促進するため，VPI (Vocational Preference Inventory) などのアセスメント・ツールやホランドの職業辞典 (Dictionary of Holland Occupational Codes) などのガイダンス・ツールを開発したこともあり，彼の理論は研究においても実践においても，大きな影響を与え続けて今日に至っている。
　　　　　　　　　　　　　　（川﨑友嗣）

文献 ホランド／渡辺ほか（訳），1990

マイクロカウンセリング　microcounseling

　1960年代の終わりにカウンセリング心理学者，アイビイ（Ivey, A. E.）とその協力者によって創始された。

　日本には1984年に導入された。以下の特徴がある。

　(1)統合モデル：①'かかわり行動'と'かかわり技法'を根幹にすえ，'積極技法'と'技法の統合'を軸に体系化されたマイクロ技法の階層表はカウンセリングの統合モデルである。②このモデルの認識と階層表を用いてのトレーニングは，主たるカウンセリングや心理療法のほか，福祉，医療，教育，ビジネスなど現場での対人コミュニケーションの形を再認識させ，カウンセリング学習者の向上に役立つ。(2)傾聴の重視。傾聴技法の連鎖を基調とした積極技法との連携はクライエントの問題解決行動を促す。(3)プロセスはラポール，問題の定義化，目標の設定，選択肢の決定，一般化の5段階に構造化されている。(4)肯定的資質の探求。問題解決プロセスでは，クライエントの'強み'をリソースとする。(5)意図性を重視する。(6)トレーニングの基本モデルは，ライブ観察，説明を聞く，文献を読む，ロールプレイ，一般化の5段階で構成され，技法は目に見える形で習得されなければならない。(7)サイコエデュケーションのツールとして，教育，福祉・医療，企業，地域社会などで人々のウェルネスに有効に働く。マイクロカウンセリングはその人間観（発達的，多重文化的とらえ方）ゆえ，いまやカウンセリングの第四勢力に数えられ，トラウマや発達障害のカウンセリングにも対応しうるものである。日本では1984年の導入以来，よく受け入れられ，日本マイクロカウンセリング学会も設立された。
　　　　　　　　　　　　　　（福原眞知子）

文献 福原ほか，2004

マズローの欲求5段階説
theory of needs-hierarchy
——よっきゅうごだんかいせつ

　マズロー（Maslow, A. H.）が提唱した人間の動機づけに関わる理論。人間の欲求は①生理的欲求，②安全欲求，③所属欲求，④承認欲求，⑤自己実現欲求に分類でき，これらは階層構造になっているとするもの。

　下位の欲求ほど強力で優先される。下位欲求がその人にとって十分な程度に満たされると動機づけの要因として意識されなくなり，代わって一つ上位の欲求が行動に対して影響力をもつようになる。例えば存在そのものが危ぶまれる状況であれば食物の確保など，まず生理的欲求を満たそうとする行動をとる。生理的欲求がある程度充足されると安全欲求が支配的になり，争いや事件に巻き込まれないような行動をとるようになる。こうして支配的な欲求が上位に移っていく。

　自己実現欲求は，不足かつ必要とするものを求めようとする欠乏欲求ではなく，より成長し，より高い価値を創造したいという高次欲求（成長欲求）であり，例えばこれを満たそうとして行う仕事は「なさなければならないこと」ではなく，遊びと同様に「やりたくてやっている」と感じられるという。これは自己実現的人間の特徴の一つであり，またすべての人がこの段階に至るということではない。

　欲求段階説は主たる欲求の質という点から人間の成長，発達を理解しようとするものであり，それまでは抑制すべき対象であった欲求に積極的な価値を認め，人間観を性悪説的・機械論的な存在から，性善説的・創造的存在，さらに真・善・美といったB価値（存在価値）を求める存在へと転換させた。
　　　　　　　　　　　　（小野田博之）

ミスマッチ

　互いに相手を求めていながら，内容的に不釣り合い，不適合の状態になっていることをいう。特に労働力のミスマッチが問題になることが多い。労働市場は観念的なものであるが，事業を行うために労働力を求める者（求人者）と雇用を得るために労働力を提供する者（求職者）が相互に条件の合う相手を求めて自己の存在を表示する場である。実際は，求人や求職は，公共あるいは民間の職業紹介機関や，新聞・雑誌，インターネットの求人サイト，縁故等を利用して行われるが，それらを包括して求人と求職が出会うための場を想定したものが労働市場といわれるものである。

　労働力のミスマッチとは，労働市場で求人数も求職数も相互に見合った量が存在するにもかかわらず，内容や質の面で相互に適合しない状況である。例えば，求人数そのものは多く存在していても，求人条件として年齢や職種に偏りがあり，現存する求職者の状況とは合わない場合や，その反対に求職者はそれなりの人数が存在するがその求める賃金水準が求人企業の実態を超えて高額であり，求人が充足できないでいる場合などさまざまな原因で生じる。具体的には，好景気の時期に全体としては人手不足であっても中高年齢者の転職や再就職が困難なままであったり，失業率の高い不景気の時に優良な小企業が採用難のままでいることなどがある。

　ミスマッチがあると，職業紹介機関には，その原因となる問題を解決するために求人者や求職者に対して効果的な相談，助言等を実施することが求められる。そのため，関係者はカウンセリングなどの専門的な技術・知識を駆使して相談を実施するほか，新鮮で的確な労働市場に関する情報提供等を行うことが重要になる。　　（奥津眞里）

無意識　unconcious
むいしき

　文字どおり意識にのぼっていない心ということであり、今では広く日常的に使われている概念である。もとはフロイト（Freud, S.）に始まる精神分析の領域で通常意識と対立して症状ならびに症候行為を発現させる原動力になっているものとして扱われてきたものである。その後、20世紀の間に無意識の概念は精神分析領域を越えて社会、人文、自然のあらゆる科学のなかに浸透して影響を与えてきている。

　無意識概念は、まず形容詞的、副詞的に「無意識に」「無意識的な」といったように記述的説明的に使われることがあるが、精神分析的思考では心の内面を層的仕組みとして仮定して「深層に無意識が存在して」といったようにいわば構造的位置とその内容を示す用語として使われることが多い。

　その成り立ちについて意識層から無理やり抑えこまれて圧縮されているといった観点から、無意識内容にはそのとき封じ込まれたエネルギーも貯留されていて、それゆえ「無意識が人の心を揺さぶる」とか「無意識が人を不安に駆りたてる」といったように心理力動的理解のための用語として使われることも知られている。

　また無意識は幼時、小児期の外傷的体験が忘却によって心の奥底に秘められていて、のちに大人になってからの心に影響を与えるといった説明にも用いられる。

　さらに無意識についての根本的議論として、ユング（Jung, C. G.）がフロイトの措定した個人的無意識層よりなお深いところに普遍的無意識層（集合的無意識）が存在すると主張したことはよく知られている。

〔川上範夫〕

⇒普遍的無意識（集合的無意識），精神分析療法

無作為化比較試験　randomized controlled trial
むさくいかひかくしけん

　心理療法には果たして本当に効果があるのか、その効果を客観的に明らかにすることは臨床心理士やカウンセラーにとって死活問題といってよい。1952年にアイゼンク（Eysenck, H. J.）は、文献調査により、精神分析や心理療法は神経症には効果がないばかりか、むしろ悪化させていると主張し、論争が起こった。その後の研究者は、治療効果を客観的に量的に判定する方法がないかと模索した。こうして治療効果研究の結果、いろいろな技法が集積した。心理療法の最も基本的な研究は、事例研究であるが、事例研究には限界がある。その治療がほかの事例にもあてはまる一般性をもつのかが判定できないからである。治療効果を調べるためには、その治療法が多数の事例にも効果があるかを調べる多数例研究が必要である。さらに確実な結論を得るためには、比較試験（controlled trial）が必要である。これは治療しない対照群を別に設けて、それと治療群を比べる方法である。それより厳密な方法として、無作為化比較試験がある。これは、治療群と対照群に割りつける際に無作為に行う比較試験である。

　こうした技法は、いろいろなバイアス（結論を誤らせる諸要因）を避けるために、厳格な議論のなかから育ってきたものである。こうした厳密な方法で調べるほど、結論の確実性は高くなるが、その分、多大な時間と労力と費用がかかる。欧米の臨床心理学では無作為化比較試験が多く行われるようになり、その結果をまとめた心理的治療のガイドラインもつくられている。こうした動きは、実証に基づく（エビデンス・ベイスト）臨床心理学とよばれる。〔丹野義彦〕

明確化　clarification
めいかくか

　不登校生の兄が弟を指して「こいつは甘い顔するとすぐズにノルから、僕は厳しくしてるんだ」と言うとき、カウンセラーが〈お兄ちゃんとしての威厳を示さなきゃいけないんだね〉と応じるのは、明確化の具体的な一例である。

　「明確化」とは、クライエントのはっきりとは意識化されていない潜在意識レベルのところをカウンセラーが言語化して表明することをいう。この「明確化」の技法によってクライエントは意識の幅を広げ、自己洞察へと一歩近づくのである。

　この技法はロジャーズ（Rogers, C. R.）の非指示的療法時代（1942-1951）の4技法（簡単受容、内容の再陳述、感情の反射、明確化）のなかで最も高度な技法であるが、上手に使うと効果も大きな技法である。

　冒頭で例にあげた不登校の少年は、度重なる兄弟げんかの原因が自分の暴力行為にあると薄々気づいてはいるのだが、意識のなかでは、弟の生意気さが気になって仕方がないのである。意識からわずかに出たところを言語化してみせることでクライエントは自分自身の問題として向き合うことになり、カウンセリングは促進する。明確化するときに大切なのは、知的な解釈ではなく、カウンセラー自身の感受性を総動員した受容と共感に基づく態度であろう。クライエントの体験過程を敏感に感じ取り、その感情を反映していくことが重要である。

　1940年代にロジャーズの非指示的療法のなかで「感情の反射」と「明確化」といわれた技法は、1970年代のアイビイ（Ivey, A. E.）のマイクロカウンセリングにおいては、これらを一つにして「感情の反映」とよばれている。
　　　　　　　　　　　　　　（楡木佳子）

文献 國分，1979；村久保，1990

メタ分析
meta-analysis
——ぶんせき

　メタ分析とは、同じ研究課題について学術雑誌に発表された複数の研究の結果を、統計的方法を用いて結合する方法である。メタ分析が大きな成果を生んだのは、心理療法の治療効果研究である。1977年に、スミスとグラス（Smith, M. L. & Glass, G. V.）は、心理療法の効果を調べるために、メタ分析の方法を考え出した。この研究では、任意の尺度を用いて、治療群と非治療群の平均値の差を求め、それを非治療群の標準偏差で割り、効果サイズ（effect size）を算出した。効果サイズがマイナスの値ならば治療によって悪化したことを示し、ゼロならば治療の効果はまったくないことを示し、プラスの値であれば治療効果があることを示す。値が大きいほど治療の効果は高い。この方法を用いて、スミスとグラスは375個の研究論文の結果を調べたところ、心理的治療全体の効果サイズの平均は0.68であった。したがって、心理的治療は十分な効果があると結論できた。

　メタ分析は、心理的治療に関わるいろいろなことが数量的に示せる利点がある。例えば、個々の治療技法ごとの効果サイズや、個々の症状ごとの効果サイズなども調べられるようになった。こうした研究によると、ある治療技法は万能ではなく、特定の症状との相性があることがわかってきた。したがって、クライエントの症状によって技法を使い分けるべきなのである。

　メタ分析の方法は、心理療法の効果研究だけでなく、医療における薬物療法などの医学的治療の効果研究などにも用いられるようになり、実証に基づく（エビデンス・ベイスト）の実践の運動に大きく寄与した。
　　　　　　　　　　　　　　（丹野義彦）

面接記録
interview record
めんせつきろく

　面接記録は，面接の概要を記述したものである。主な項目は，面接の日時，場所，クライエントの氏名，来談までの経緯，現在の状況（クライエントの主訴），面接回数，逐語記録にした面接の部分，セルフコメント（クライエントの印象，見立て，留意点）などである。

　主訴とは，クライエントが面接を受けたいと思っている内容や理由などで，本人が最も気になっていること，問題になっていること，繰り返し述べていることなどである。

　逐語記録は，カウンセラーとクライエントの発言や応答を記録したものであるが，言葉になった表現だけではなく，面接場面のクライエントの状況を忠実に記述し，言葉にならない発声や感情を表すような動作なども記録する。実際の面接場面では，正確な観察や記録は困難であるので，録音したものから，それを文字にして記録することによって，面接の内容を検討することができる。いうまでもなく，面接の録音はクライエントの了解をあらかじめ得ること，また守秘義務についてもクライエントに必ず伝えることが大切である。

　了解のとれない場合には，カウンセラーが回想して記録することになる。

　面接記録を作成する場合には，次のような記号や書き方が用いられるのが一般的である。何回目の面接であるかは，#の記号の後に数字を入れる。面接の日時は，X年4月第2週といった書き方をする。クライエントの発言は「　」で，カウンセラーは〈　〉で記載する。印象や所感などは（　）で記載する。　　　　　　　　　　（瀧本孝雄）

面接資料の保管
keeping of interview material
めんせつしりょうのほかん

　カウンセラーは，倫理的にも法的にも臨床記録を安全な方法で記録し，クライエントの秘密を守ることが求められる。自分が何を書きどのように記録し，それらの記録をどのように扱い破棄するかということにも最終責任を負わなければならない。

　記録保持期間については，職場の組織の方針としてそのガイドラインがあれば，それに定められた期間保存しなければならない。そのような規定がない場合でも，一般的にはカウンセリング終結後最低3年間，全記録の保存が勧められる。その後，記録概要の処分については，さらに12年間保存した後まで待つことが望ましい。

　記録の保管については，臨床活動が継続中であろうと停止中であろうと，カウンセラーにはそれを必要に応じて取り出せるよう，安全に維持保管することが求められる。特に電子記録で情報を管理する場合は細心の注意が必要である。

　また，公的機関では臨床記録と管理記録の両方に配慮する必要がある。例えば，学校の記録は保護者や教職員も閲覧することができるものであるので，偏った意見や判断および否定的なコメントなどは差し控えるなど配慮が必要である。

　面接資料の保管目的は，①適切な臨床記録は，訴訟行為などからカウンセラーを保護するのに役立つ，②クライエントがその時期にどのような状態だったかの振り返りに役立つ，③治療が行われたことを証明する，④カウンセラーの技能改善や向上に寄与する，の4点がある。以上のように，倫理的にも法的にも臨床的視点からも重要なことといえる。　　　　　　　（青戸泰子）

文献 村本，2004

面接調査法

interview research
めんせつちょうさほう

　面接調査法は，人間理解の基本的な方法であり，ある意味では，他のどの方法よりも重要であるといってよい。

　面接調査法は，他の方法では得られないような資料がとれ，人を全体的にみられるという長所がある。

　面接調査法を用いるには，まず面接者自身が十分慎重な態度で面接に臨まなければならない。そのためには，面接者が被面接者との間に信頼関係をつくり，被面接者のどのような問題や発言に対しても受容的態度で接することが大切である。

　面接の形式には，自由面接（非構造化面接）と標準化された面接（構造化面接）がある。

　自由面接では，質問の内容や順序などを決めることなく，状況に応じて自由に面接ができるので，被面接者の応答に焦点をあてて面接を進めていくことができる。また，比較的自由な関係を保っているので，予想しなかった応答や問題の深層をさぐることもできる。

　標準化された面接では，可能な限り客観的な資料を得るために，面接者の質問の内容や順序，話し方などを一定にする。この方法は複数の被面接者の応答を比較したり整理したりすることも可能となる。

　ところで面接によって，被面接者の無意識的な側面や本人が気づいていない側面をある程度推し測ることも可能であるが，面接法は面接者の主観に頼る面が大きいので，面接のみによる他者理解が信頼できるものかどうかという問題もある。　　（瀧本孝雄）

面接の契約

contract of the interview
めんせつのけいやく

　カウンセリングなどの面接を開始する際に，その面接の条件などについて来談者に十分に説明し，来談者がその内容を理解しその条件に同意するならば，それを口頭あるいは文書で確認することを面接の契約とよぶ。

　一般には予備面接や初回面接の際に契約が行われることが多いが，場合によっては，数回の予備面接を行った後で，正式にクライエントとの治療契約を結ぶ場合もある。公的な相談機関や，企業や学校内のカウンセリングルームなどでは，必ずしも契約を行わない場合もあるが，料金をとって行われる面接の場合は契約を文書で締結することは必須と考えるべきである。

　契約のための説明に含まれる内容は必ずしも決定されているわけではないが，一般に面接の時間，場所，予約の仕方，担当者の専門性，面接の目的，料金，キャンセルがあった場合の取り決め，などが含まれる。

　相談者のプライバシーが守られることが説明されることは当然であるが，生命的危機があると判断された場合に適切な機関などへの連絡がなされること，スーパーヴィジョンや事例検討のために情報の一部が他者に伝えられる場合がありうることなどについては，契約締結の際に説明し，許可を得ておくことが望ましい。面接の内容を公開（学会や論文発表等）したい場合は，別個に了解をとる必要がある。

　契約とは来談者の権利を制限するものではなく，あくまでも来談者の権利を尊重し，良好な信頼関係を構築するためのプロセスであるという理解がなによりも重要である。
　　　　　　　　　　　　　（斎藤清二）

⇒インフォームド・コンセント

メンタルヘルス教育・ケア
mental health education
——きょういく——

　メンタルヘルス教育やケアは，メンタルヘルス対策の一環として実施されるものである。メンタルヘルス教育は，誰を対象にどんな方法で行うかによって，その様相が異なってくる。一般によく知られているものは，事業場の経営者や管理監督者を対象に行われるものである。メンタルヘルス教育の内容としては，労働災害の予防，働く人たちの健康確保，快適職場の実現などについて労働安全衛生法や安全配慮義務の立場から「職場のメンタルヘルスの指針」をはじめ，必要な法律や制度，仕組みについて教育することである。

　特に長時間に及ぶ過重労働予防，衛生委員会におけるメンタルヘルスの調査審議，およびメンタルヘルス担当者の選任，などが重要である。具体的には「セルフケア」「ラインによるケア」「事業場内産業保健スタッフによるケア」「事業場外資源によるケア」などについての計画の策定は，経営者や管理監督者にとって必須事項となる。

　健康確保については，健康診断の実施，心の健康に関する知識の伝達，ストレスチェックの実施，カウンセリングルームの設置といった仕組みや方法論を紹介し，不調者の早期発見や早期対応の方策について述べる必要がある。そのためには，部下への声のかけ方，話しの聞き方などについて実践的に演習する必要がある。管理監督者のなかには，部下に声をかけたり，部下の話を聴くことが苦手な人もいる。また人間関係が希薄になり，支え合う雰囲気がなくなっている職場もある。それには，ロールプレイングを用いて上司と部下の役割をとり，実際に訓練したり，事例を検討しながら演習したりする必要がある。

　最近事業場では，うつ病をはじめとするストレス性の疾患が多いことと，自殺者の増加が大きな課題になっている。このことについては，経営者をはじめ，管理監督者に十分配慮したり，注意する旨を伝える必要がある。特にうつ病の症状や自殺念慮については，わかりやすく伝え，普段の言動と違う部下やまわりから逸脱している部下には，できるだけ早く声かけするように伝える必要がある。その際，プライバシーについての秘密厳守や，職場全体の安全配慮義務を考慮し，適切な対応をすることを伝える。最後に職場復帰について教育をする必要がある。最近，うつ病などで休職し職場復帰する場合には，2人に1人が，再発ないし再燃している。職場復帰したメンバーに対してどう対応したらいいか，またそのケアはどうすべきか，といったことについて最近の管理監督者は大きな関心を抱いている。厚生労働省の調査によると，管理監督者が求めているメンタルヘルス教育は，①部下との対応，②ストレスコントロールの技法，③メンタルヘルスに関する管理監督者の役割，④病気の知識やカウンセリングの方法論などが上位を占めている。

　一般職や新入社員を対象とするメンタルヘルス教育では，ストレスに対する気づきや対処行動（ストレスコーピング）を中心に，演習を交えながら実施する。その際，心身に起こっているストレス反応に気づくことや，それが何から来ているのかといったストレス要因（ストレッサー）に気づくことが大切である。しかし，ストレス要因は，簡単には除去したり軽減することが難しい場合がある。そのため，まずは自己のストレス反応を自覚し適切な対処が必要になってくる。もし，そのことについて，自己判断や自己決定ができない場合は，産業保健スタッフや管理監督者に相談する必要

があることを伝える。時には，自分自身でコーピングすることも伝える。これがセルフケアである。これには自分自身を見つめる「自己理解」，さわやかな自己表現をする「アサーション」，緊張から解放されリラックスするための「自律訓練法」，自分の性格の偏りや人間関係の交流のあり方を分析する「交流分析」など，さまざまなものがある。本を読んで自分一人でできるものもあれば，専門家の指導を必要とする場合もある。また，管理監督者や産業保健スタッフへの相談の仕方，外部の社会資源の活用の仕方についてもガイダンスを行う。

内容や方法によって，2時間程度の講演調のものから半日ないし2日間にわたるような研修までさまざまである。実際にメンタルヘルス教育を実施する際は，事業者の理解や担当者，関連部署の協力が必要である。また，講師の能力や経験，それに個性が問われることが多い。講師は事業場内産業保健スタッフが担当する場合もあれば，外部の専門機関に依頼する場合もある。

次にメンタルヘルスケアについてであるが，メンタルヘルスケアは，大きく分けて予防的な側面と臨床的な側面がある。また精神医療上のケアとカウンセリング上のケア，さらには家族によるケア等がある。精神医療上のケアは，薬物療法を中心にした治療や看護，それに睡眠などの休養や栄養を十分にとらせることである。これは症状が激しい急性期のケアではもちろん慢性期のケアでも実施される。特に急性期では精神医療的なケアが優先され，カウンセリング上のケアや家族によるケアは，二次的になることが多い。しかし，メンタルヘルスの予防や職場復帰する際には，カウンセリング上のケアや家族によるケアが重要になってくる。カウンセリング上のケアでは，本人がストレスや心身の不調になった原因や誘因について理解し，再発しないように予防することである。また，コミュニケーションの仕方などについて訓練したりリラクセーションの方法を身につけたりすることもある。いわゆるこれがストレスへの気づきと対処行動である。これは，心身の状態がある程度安定した段階で実施されるものであり，メンタルヘルスの予防や職場復帰の際にはとても大切なことである。

家族によるケアは，本人との対応やコミュニケーションのとり方について，適切な方法を伝えたり家族と話し合うことである。時には家族関係の調整をする場合もある。

表にメンタルヘルス教育についての参考事例（目次）を示す。　　　（武藤清栄）

表　メンタルヘルス教育についての参考事例（目次）

管理職向け	一般職向け
1．職場のメンタルヘルスの現状とメンタルヘルス指針について	1．職場のメンタルヘルスの現状とメンタルヘルス指針について
2．ストレスについての考え方	2．ストレスについての考え方とストレス性の疾患について
3．労働安全衛生法と安全配慮義務	3．ストレスへの気づきとその対処行動
4．職場のメンタルヘルス対策（管理監督者の役割）	4．相談する場所と相談の仕方
5．気分障害（うつ病とストレス性の疾患）	5．秘密厳守と個人情報保護法
6．声かけの仕方と傾聴の仕方	6．アサーションの仕方について
7．事例による検討	7．自律訓練法
8．秘密厳守と個人情報保護法	8．ストレスチェックの実施
9．アサーションとリラクセーション	
10．ストレスチェックの実施	

メンタルヘルス指針
Guidelines for Mental Health Care
──ししん

　厚生労働省は平成12年8月にはじめて「事業場における労働者の心の健康づくりのための指針」を策定した。さらに充実するために平成18年3月に「労働者の心の健康保持増進のための指針」（メンタルヘルス指針）を策定し、これらに基づき職場メンタルヘルス対策を推進している。

1．趣旨
　本指針は労働安全衛生法第70条の2第1項の規定に基づき、同法第69条第1項の措置の適切かつ有効な実施を図るための指針として、事業場において事業者が講ずるように努めるべき労働者の心の健康保持増進のための措置（以下「メンタルヘルスケア」という）が適切かつ有効に実施されるよう、メンタルヘルスケアの原則的な実施方法について定めたものである。事業者は本指針に基づき、各事業場の実態に即した形で、メンタルヘルスケアの実施に積極的に取り組むことが望ましい。

2．メンタルヘルスの基本的な考え方
　事業者は、自らが事業場におけるメンタルヘルスケアを積極的に推進することを明記するとともに、衛生委員会等において十分調査審議を行い「心の健康づくり計画」を策定する必要がある。また、その実施にあたっては①セルフケア、②ラインによるケア、③事業場内産業保健スタッフ等によるケア、④事業場外資源によるケアの「4つのケア」が継続的かつ計画的に行われるよう関係者に対する教育研修・情報提供を行い「4つのケア」を効果的に推進し、職場環境等の改善、メンタルヘルス不調への対応、職場復帰のための支援等が円滑に行われるようにする必要がある。さらにメンタルヘルスケアを推進するにあたっては、次の事項に留意する必要がある。

イ）心の健康問題の特性
　心の健康については、その評価は容易ではなく、さらに心の健康問題の発生過程には個人差が大きいため、そのプロセスの把握が困難である。また、すべての労働者が心の問題を抱える可能性があるにもかかわらず、心の健康問題を抱える労働者に対して、健康問題以外の観点から評価が行われる傾向が強いという問題がある。

ロ）労働者の個人情報の保護への配慮
　メンタルヘルスケアを進めるにあたっては、健康情報を含む労働者の個人情報の保護および労働者の意思の尊重に留意することが重要である。心の健康に関する情報の収集および利用にあたっての、労働者の個人情報の保護への配慮は、労働者が安心してメンタルヘルスケアに参加できること、ひいてはメンタルヘルスケアがより効果的に推進されるための条件である。

ハ）人事労務管理との関係
　労働者の心の健康は、体の健康に比較し職場配置、人事異動、職場の組織等の人事労務管理と密接に関係する要因によって、より大きな影響を受ける。メンタルヘルスケアは、人事労務管理と連携しなければ適切に進まない場合が多くある。

ニ）家庭・個人生活等の職場以外の問題
　心の健康問題は、職場のストレス要因のみならず家庭・個人生活等の職場外のストレス要因の影響を受けている場合も多くある。また、個人の要因等も心の健康問題に影響を与え、これらは複雑に関係し、相互に影響し合う場合が多くある。

3．衛生委員会等における調査審議
　メンタルヘルスケアの推進にあたっては、事業者が労働者等の意見を聴きつつ事業場の実態に即した取り組みを行うことが必要である。「心の健康づくり計画」の策定はも

とより，その実施体制の整備等の具体的な実施方策や個人情報の保護に関する規程の策定等にあたっては，衛生委員会等において十分調査審議を行うことが重要である．

4．心の健康づくり計画

メンタルヘルスケアは，中長期的視野に立って，継続的かつ計画的に行われるようにすることが重要であり，また，その推進にあたっては，事業者が労働者の意見を聴きつつ事業場の実態に即した取り組みを行うことが必要である．このため衛生委員会等において十分調査審議を行い，「心の健康づくり計画」を策定することが必要である．心の健康づくり計画で定めるべき事項は次のとおりである．

イ）事業者がメンタルヘルスケアを積極的に推進する旨の表明に関すること．

ロ）事業場における心の健康づくりの体制の整備に関すること．

ハ）事業場における問題点の把握およびメンタルヘルスケアの実施に関すること．

ニ）メンタルヘルスケアを行うために必要な人材の確保及び事業場外資源の活用に関すること．

ホ）労働者の健康情報の保護に関すること．

ヘ）心の健康づくり計画の実施状況の評価および計画の見直しに関すること．

ト）その他労働者の心の健康づくりに必要な措置に関すること．

5．4つのメンタルヘルスケアの推進

メンタルヘルスケアは「セルフケア」「ラインによるケア」「事業場内産業保健スタッフ等によるケア」および「事業場外資源によるケア」の「4つのケア」が継続的かつ計画的に行われることが重要である（図）．

なお事業者はメンタルヘルスケアの推進の実務担当者を選任するように努める必要がある．

6．メンタルヘルスケアの具体的進め方

4つのケアが適切に実施されるよう，事業場内の関係者が相互に連携し，以下の取

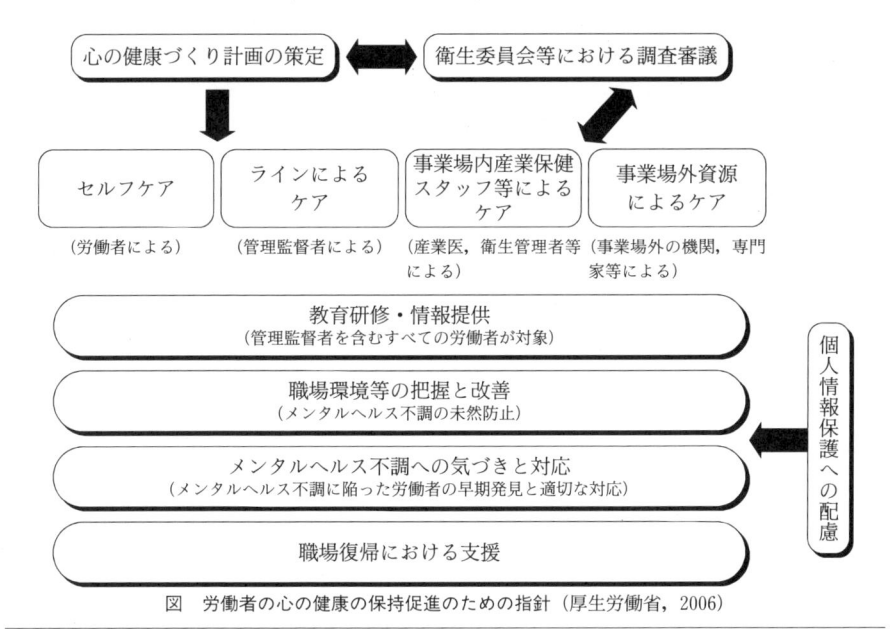

図　労働者の心の健康の保持促進のための指針（厚生労働省，2006）

り組みを推進することが効果的である。
　イ）メンタルヘルスケアを推進するための教育研修・情報提供
　ロ）職場環境等の把握と改善
　ハ）メンタルヘルス不調への気づきと対応
　ニ）職場復帰における支援
7．メンタルヘルスに関する個人情報保護

　メンタルヘルスケアを進めるにあたっては，健康情報を含む労働者の個人情報の保護に配慮することがきわめて重要である。事業者は健康情報を含む労働者の個人情報の保護に関し，個人情報の保護に関する法律および関連する指針等を遵守し，労働者の健康情報の適切な取り扱いを図ることが重要である。

8．小規模事業場におけるメンタルヘルスケアの取り組みの留意事項

　小規模事業場においては，事業者はセルフケア，ラインによるケアを中心として，実施可能なところから着実に取り組みを進めるとともに，地域産業保健センター等の事業場外資源の提供する支援等を積極的に活用することが有効である。　（緒方一子）
文献　中央労働災害防止協会，2005b；厚生労働省，2007a

目標管理　management by objectives
もくひょうかんり

　目標管理は，ドラッカー（Drucker, P. F.）の1954年の著書"*The Practice of Management*"に記されたアイディアが起源とされ，日本では，同書の翻訳『現代の経営』が出版された1960年代から企業に導入された。また，「人間が働こうとするのは，人間の本性の一つである。人間は納得のいく目標に対しては積極的に行動する」というマグレガー（McGregor, D.）のY理論に基づいて，業務目標の設定段階から部下が参画する「目標による管理（management by objectives）」として推進された。本来，目標管理とは，目標を明確にした仕事を通して一人ひとりの成長を促進し，組織の生産性を高めようという経営の考え方であった。しかし，近年は，産業界における業績や成果に基づく人事管理制度の広まりと関連して，業績目標を管理し，目標の難易度や達成度によりその成果を評価するための方法としてとらえられることが多くなった。

　目標管理の実施にあたって行うべきは，組織目標と個人目標を統合した目標を設定することである。統合目標の設定のためには，方針や価値観も含めて上司と部下双方に高い納得性と合意が必要であり，上司と部下が十分に話し合うことが基本となる。換言すれば，目標管理では，上司と部下間のコミュニケーションが特に重要である。

　部下は自身で考えた目標を申告し，上司はそれに真摯に耳を傾け，そして，組織の方針や計画を伝える。このような目標設定に至るプロセスを通じて，部下は，自身の成長につながるような個人にとって意味のあるものとして仕事をとらえることができるようになり，さらには，仕事への自立的な取り組みにつながるのである。（上脇貴）
文献　今野，2005

モデリング法　modeling technique
――ほう

　目標とする社会的行動や職務スキルの形成のため，あるいは不安と緊張への対処方略の形成など，クライエントの援助にモデリング（社会的モデルの観察）の効果を活用する方法をモデリング法という。モデリングは他者の行動を観察して行動のモデルとして取り入れることであり，カウンセラー自身がモデルとなって，あるいは効果的な他者をモデルとして活用して適切な行動を示す技法である。モデリングの効果には，①観察学習効果（他者の行動を観察することによる新しい行動の獲得＝学習），②誘発効果（例えば誰かが休むと休暇をとる者が増えるように，モデルと同様な行動が観察者に促進される），③代理抑制効果（モデルの行動がマイナスの結果を招く事態で，観察者の同様の行動が抑制される），④抑制解除効果（モデルに予期されたマイナスの結果がない事態で，観察者の抑制が解除あるいは低減する）が区別される。

　モデリング過程を促進する要因に配慮することが効果を高める。第一は注目過程の促進で，クライエントにとって親和性や信頼性を感じるモデルの採用，コーピングモデル（クライエントの現状に近い状態から徐々に望ましい方向に成長していくモデル）やマスタリーモデル（クライエントとはかけ離れた有能モデル）の提示方法にも工夫が必要である。第二は保持過程を確実にする方法で，観察事象を印象深く記憶に残せるよう言語化やイメージ化が重視される。第三は再生過程の促進に関するもので，イメージ・リハーサル，実行リハーサル，プロンプトなどが重視され，さらには実行がもたらすプラスの効果を整えることにも留意することが重要となる。　　（福島脩美）

文献　Bandura (Ed.), 1971

モラトリアム
moratorium

　この言葉はエリクソン（Erikson, E. H.）によって使われた言葉である。人間はライフサイクルの各年代でそれぞれの段階に応じた発達課題に出会い，その課題を達成することで成熟していくと考えた。特に青年期は社会との関わりにおいて身につける自分の役割，例えば結婚して夫あるいは妻になることであったり，職業人としての役割を確立していく時期である。このような社会人としての自分を確立していくことをアイデンティティの確立，自我同一性の確立という。しかし，これまでとは異なった集団に所属したりすることで，自己の価値観の混乱が起きたり，職業選択によってさまざまな葛藤を経験する。青年期は自我同一性の確立の時期であるが，同時に自我同一性の危機を迎える時でもある。この危機を解決する一方法として，モラトリアム期間の設定を提案した。

　モラトリアムとはもともとは経済用語で支払猶予期間という意味である。これを知的，肉体的，性的には一人前であるが，社会人としての義務と責任を一時的に許されている状態として，社会心理学的な用語として規定した。大学生が音楽や演劇に夢中になったり，アルバイトで働いたりしながら，さまざまな試行錯誤を繰り返しながら，自分の可能性を発見していく期間である。このような試行錯誤の期間として，社会が容認している時期がモラトリアムである。しかし，1960年代から70年代になると，いつまでもこのような状態にふみとどまっている青年が増えてきた。小此木啓吾はこのような状態を「モラトリアム人間」と名づけ，日本ではこの言葉が流行語になった。

　　　　　　　　　　　　　　（菊地章彦）

文献　小此木，1990

モラール
morale

　モラールとは，士気と訳されるが，生産性向上への持続的態度と定義される。作業者と職務がミスマッチであればモラールは低下する。モラールに関する学説により「個人的モラール」と「集団的モラール」に分けられる。

　モラールに似た概念としてモチベーションがあるが，モチベーションは欲求に直結しモラールはより行動に直結する態度である。欲求が原因となり結果として行動が生まれるわけであり，報酬，対人，職務，理念に分類されるモチベーションが原因でモラールが結果といえる。リーダーの役割は，従業員を動機づけ(モチベート)，モラールを高め仕事の目標を達成することにつきる。

　モラールを上げるために作業者と職務の適切な組み合わせを得る作業組織の設計方法をQOL (quality of life) アプローチというが，職業生活の質を考え労働の人間化や作業組織の変更によってモラールを向上させるモデルは自己実現モデルでありQOLがその中核であった。

　その後，労働そのものの意味（MOW：meaning of work）について考える，フランクル（Flankl, V. E.）が提唱した意味に関連する意味探究モデルがより意識される時代となった。現代は職務だけが自己実現の場ではなくボランティアなど別の組織で理念MOW（仕事が目的であり社会貢献を通じて理念や信念を満たす）が満たせれば職場でのモラールは保証されにくい。職場で作業者の理念や信念が職務の理念と一致する理念MOWを有する時に人は最も満足しモラールが高くなるというのが意味探究モデルの示唆である。　　　（佐久間万夫）

文献 村杉，1994

森田療法　Morita therapy
もりたりょうほう

　森田療法は1920年代に精神科医である森田正馬により確立された神経症のための精神療法である。しかし，次第にその適応が拡大され，現代では心身症やうつ病などでも幅広く応用されている。森田療法は神経質素質という性格素質がみられる患者に適応される。神経質素質では，森田のいう「生の欲望」が強くみられ，内向性で，また「ヒポコンドリー性基調」という心気性や，完全主義という特徴がみられる。

　「生の欲望」とは，自己実現・自己保存の欲求である。しかし，心身の不調を感じ，それが生理的な変調でも病的な症状と誤想すると，それまで建設的な方向へ向いていた「生の欲望」は，「死の恐怖」に駆られて症状を除こうとする方向へ向かう。ここに，注意と感覚の悪循環である「精神交互作用」や，事実と理想とが交錯する「思想の矛盾」という心のしくみが働いて，症状へのとらわれがいっそう強まり悩みは深まる。

　治療には「原法」とよばれる入院治療と外来森田療法がある。「原法」は絶対臥褥期と作業療法期からなり，前者では1週間の臥褥を通して症状と直面して悩み，その結果，症状を自分の力で消失させることは不可能である，という境地に達する。そして，続く作業療法期では「生の欲望」を作業という建設的な方向へ発揮するように促される。このような一連の治療を通して，患者は症状を「あるがまま」にして，「生の欲望」に沿った本来の生き方を取り戻す。外来森田療法では，日記指導により，普段の生活を治療の場として使う。患者の日記の記述に対して，治療者は森田療法の立場からの添え書きを行い，患者に「あるがまま」の態度を促していく。　　　（伊藤克人）

⇒森田正馬

問題解決型カウンセリング　problem-focused counseling, solution-focused counseling
もんだいかいけつがた——

　フロイト（Freud, S.）から始まった100年を越えるカウンセリングの歴史のなかで，さまざまなカウンセリングが生み出されてきた。これら多様なカウンセリングを大きく2つに分けて考えることができる。一つは精神分析やクライエント中心療法に代表される人格成長型カウンセリング，もう一つが行動療法や論理療法，短期／家族療法に代表される問題解決型カウンセリングである。

　人格成長型カウンセリングでは，主訴として語られる問題を，後回しにしてでも，人格の成長を通して解決しようとする。しかし，問題解決型カウンセリングでは，問題の解消が直接的な目的となる。人格成長といった人生の全般に関わるのではなく，具体的な問題を扱う。それは人格とは各人特有の行動の束と考える行動療法では当然であり，論理療法をその典型的な一例とする認知−行動療法でも不合理な思い込みが問題の核と考え，人格全体ではなく各自特有の認知と行動のパターンに焦点をあてる。

　短期／家族療法でも，問題を人格の水準ではなく，問題をめぐる人々を含めたシステムの問題ととらえ，その相互作用に具体的にアプローチする。そこからは例えば，どんな愛息であっても，子どもの人生は彼自身のものである。親が彼の人生にとってかわることはできない。自己実現そのものを直接は援助できない，第三者が貢献し得るのはそんな彼が抱える具体的な問題解決しかない，といったウイットゲンシュタイン（Wittgenstein, L.）の後期思想を背景とした短期療法哲学も生まれる。

　　　　　　　　（長谷川啓三，石井宏祐）

薬物依存
drug dependence
やくぶついぞん

　薬物依存は国際疾病分類（ICD-10）によれば，「薬物の作用による快楽を得るため，あるいはその薬物の離脱からおきる不快感を避けるために，有害であることを承知で，その薬物を使用せずにはいられなくなった状態」である。依存には精神依存と身体依存がある。精神依存とはその薬物を使用せずにはいられなくなった精神状態であり，身体依存とはその薬物を中止すると離脱症状（禁断症状）がおきる状態である。薬物の中止をしてから長期間たったのちに，使用時と同じ幻覚妄想を経験することをフラッシュバック現象という。重要なことは，依存は純粋に医学的問題だけではなく，反社会的行為をともなうことが珍しくないということである。

　薬物依存には，①使用者，②薬物，③環境の3つの要素が複雑に絡み合っている。日本においては，有機溶剤や覚せい剤が問題になることが多い。また，近年，「合法ドラッグ」の乱用も社会問題化している。

　中毒という言葉は以前拡大して使われていたが，現在では薬物の直接的な毒性の現れたものに限定して使用されている。また，薬物依存は医学的概念であるが，薬物乱用は社会的概念である。

　治療は，原因薬物の摂取をやめることである。離脱症状は7～10日程度で治癒するが，問題は精神依存であり治療は容易ではない。元の環境に戻ると再依存に陥る可能性も高い。再依存を防ぐには，本人への薬物・精神療法はもちろん，家族の協力や環境調整も大切である。　　　（高野謙二）

薬物治療　pharmacotherapy
やくぶつちりょう

　精神科の薬物治療は他の科と比べていくつかの特徴がある。症状を軽減するための対症療法であり，病気そのものを治す根治治療ではないこと，その症状が精神症状のために効果判定が困難であること，そして，薬物療法のみではなく精神療法やカウンセリングの併用が欠かせないことである。

　①抗不安薬：使用頻度の高い薬物であるが，最近は依存性をはじめとする副作用の点から慎重に使用されている。不安・緊張に有効であり，他に催眠作用もあることから睡眠剤としても使われている。副作用は眠気・ふらつきが最も多く，長期にわたって使用すると依存性もある。この薬剤は神経症や心身症で使用頻度が高く，カウンセリングを行う際は，その薬剤の効果・副作用に十分留意する必要がある。

　②抗うつ薬：うつ病・うつ状態に使用される薬剤で，従来は三環系・四環系抗うつ薬が主であった。これらには口渇，便秘，排尿障害などの副作用があり，最近ではそれらの副作用の少ないSSRI（選択的セロトニン再取り込み阻害剤）やSNRI（セロトニン・ノルアドレナリン再取り込み阻害薬）がまず使用されることが多い。これらの薬剤は効果発現まで1～4週間かかる。

　③抗精神病薬：主として，統合失調症や幻覚・妄想状態，せん妄などで使用される。従来，フェノチアジン系やブチロフェノン系の薬物が治療に使用され，これらを定型抗精神病薬という。副作用として過鎮静（眠気，精神身体活動の鈍化）とパーキンソン症状（手指がふるえる，筋が硬くなる）が出現しやすい。1990年代に，副作用の少ない非定型抗精神病薬が開発され，現在では治療の主流となっている。副作用には十分な注意と説明が必要である。　　（高野謙二）

矢田部・ギルフォード性格検査（YG性格検査）
Yatabe Guilford (YG) Personality Test
やたべ・――せいかくけんさ（わいじーせいかくけんさ）

　1．質問紙形式の性格検査

　質問紙形式の性格検査では，文章化された質問項目を読んであらかじめ用意された選択肢，例えば「はい」「いいえ」「どちらともいえない」などのなかから，最もあてはまると思うものを選択して回答する方法が用いられる。質問紙法の長所としては，採点や結果の分析が簡単で客観的であり，その心理検査法に熟達した者でなくても比較的容易に実施や判定ができることなどがあげられる。

　矢田部・ギルフォード性格検査（YG性格検査）は，アメリカのギルフォード（Guilford, J. P.）らが考案した人格目録をモデルとして，矢田部達郎らによって日本人向けに作成されたものである。日本の代表的な質問紙形式の性格検査法である。

　2．測定される性格特性

　YG性格検査で測定される性格特性は，因子分析の手法を用いて抽出された12の性格特性（D尺度〈depression〉：抑うつ性，C尺度〈cyclic tendency〉：回帰性傾向，I尺度〈inferiority feeling〉：劣等感，N尺度〈nervousness〉：神経質，O尺度〈lack of objectivity〉：客観性の欠如，Co尺度〈lack of cooperativeness〉：協調性の欠如，Ag尺度〈lack of agreeableness〉：愛想の悪さ，G尺度〈general activity〉：一般的活動性，R尺度〈rhathymia〉：のんきさ，T尺度〈thinking extraversion〉：思考的外向，A尺度〈ascendance〉：支配性，S尺度〈social extraversion〉：社会的外向）である。このうち前半の6尺度は情緒安定性を，後半の6尺度は向性を示している。

3．実施方法と整理方法

YG性格検査の実施と整理は比較的容易であり，また検査用紙には簡単な実施上の注意事項，質問項目，回答欄，プロフィール欄，判定基準，性格分類欄などが1枚の用紙にすべて含まれているので使いやすい。検査用紙は，実施対象者の年齢に合わせて小学生用（小学2～6年），中学生用，高校生用，一般用（成人用）の4種類があり，個別でも集団でも実施できる。

具体的な実施方法については，「検査実施手引き」に詳しいので，それに従って検査を進めていくとよい。検査に要する時間は検査前の説明時間を加えて，およそ25～30分程度である。回答された選択肢から粗点を算出し，12の尺度からなる性格特性のプロフィール欄に転記してプロフィールを描き，性格を判定する。

4．結果の判定

YG性格検査は，性格の全体構造を把握する目的で実施されるが，実際には12の下位尺度の特徴的な性格特性と，プロフィール判定基準に基づいて特性のプロフィールを5つの類型（A類型〈Average type〉，B類型〈Black‐list type〉，C類型〈Calm type〉，D類型〈Director type〉，E類型〈Eccentric type〉）に分類し，その性格類型に従って，性格の判定を行う。

5つの類型は，それぞれ典型（A B C D E），準型（A' B' C' D' E'），亜型（混合型）（A" AB AC AD AE）の合計15のパターンに分類される。

5．YG性格検査の応用

YG性格検査は，学校教育や矯正教育の分野などで用いられるだけでなく，企業などの採用試験や適性配置のための資料や病院臨床の心理判定の一部としても利用されている。　　　　　　　　　　（松岡洋一）

文献 辻岡，1982；八木，1989

ヤングジョブスポット
Young Job Spot

ヤングジョブスポットは，「若者自立・挑戦プラン」のジョブカフェに先駆け，独立行政法人雇用・能力開発機構都道府県センターキャリア形成支援コーナーのブランチとして，平成14年度末から主要都市で運営されてきた（広場型）。

厚生労働省の研究会報告書（平成15年）に記載されたように「ハローワーク等による若年者の求職活動や能力開発に対する支援に至る前段階の支援」としての位置づけである。

ここでは，若者同士が「働くこと」「就職活動をする上での悩み」などについて気軽に話し合えるよう雰囲気づくりに努めるとともに，①自己理解，②職業理解，③意思決定等のキャリア形成の各ステップに応じてセミナー，グループワーク等を展開している。また，利用者の希望に応じ，キャリアインサイト，VPI職業興味検査等のキャリアガイダンスツールの活用も図りつつ，キャリア・コンサルティングを実施している。

また，平成17年度より，無業者等自発的にスポットまで足を運べない若者，スポットが遠方にある若者に対して，スタッフが出向き，キャリア・コンサルティング，セミナー等を展開している（出前型）。

しかしながら，ジョブカフェが全国展開されたこと，さらに，平成18年度から地域若者サポートステーションが段階的に拡充設置され，ニート層を中心にサービスを展開していることから，その先導的役割は果たしたとされ，平成20年3月までのサービス展開となった。出前型のサービスは全国の雇用能力機構都道府県センターで今後も展開されることとなっている。

　　　　　　　　　　（大和恵美子）

文献 厚生労働省，2003；2004c

幼児期　early childhood
ようじき

　乳児期につづく就学前までの時期を指す。3歳を境に2時期に区分することもある。脳の主要な発達がほぼ完了し、社会的活動の広がりをみせる時期でもある。以下、この時期における重要な発達課題を示す。

　①運動能力の発達：乳児期にほぼ完成した歩行と把握の基本的随意運動を基礎として、速度や柔軟性が増し、さらにより複雑な協応運動（手足間の協応等）や微細運動の促進がみられるようになる。②認知の発達：最大の特徴は表象機能の始まりである。すなわち、現前する事物や対象から離れて、内的イメージとして過去や未来の事象を思い浮かべ操作することができるようになる。それに従い、延滞模倣やふりや見立てといった象徴遊びが可能となる。他方この時期の特徴として直観的思考があげられる。ピアジェ（Piaget, J.）は、2～7歳までの時期を前操作期とみなしたが、この時期の子どもは質量保存の概念に乏しく、見た目の形状変化が大きさや重さの変化をともなうものととらえる等、論理的な思考の以前の段階、直観的思考の段階にあると考えた。③情緒の発達：乳児期における自己万能感や養育者との一体感から、徐々に自他の分化、自己所有物の主張など自己概念が発達し、第一次反抗期が表面化してくる。エリクソン（Erikson, E. H.）によれば、この時期、自律性の獲得が達成課題である。この獲得は、子どもへのしつけ（価値規範やルールの伝達）が、子どもの外側からの行動統制から内側からの行動統制に変化していくプロセスといえる。自律性の獲得を通じて、有能感や社会への積極的交渉をもたらす一方で、自らへ恥や疑惑の感情を生じさせる。　　　　　　　　　（齊藤千鶴）

文献 エリクソン, 1977；ピアジェ, 1968

要約　summarizing
ようやく

　カウンセリングを効果的に進めていくためには、ときどきクライエントの話を要約し、それを伝え返す必要がある。カウンセリングにおける要約は、反映技法の一種とみなされている。すなわち、クライエントが話そうとしたこと、話してきたことをある理論で解釈したり、カウンセラーの視点でとらえたりしないで、あくまでもクライエント自身の見方に従って、話の要点を短い言葉で表現するものである。要約はクライエントがかなり長く話した内容の全体を的確に伝え返すことであって、カウンセラーの側にはかなりの力量が求められる。

　要約と同種のカウンセリング技法として言い換えがある。言い換えは、クライエントが語る一つひとつの事柄に対して言葉をかえて伝え返すことをいう。

　言い換えや要約は、クライエントが自分の言いたいことや考えていることを思う存分話せるように導くための技法である。これらの技法を適切に用いることによって、クライエントは自分の話す内容が本当に相手に伝わっているだろうかという心配をしないですむようになる。その結果として、自分自身を見直し、さらに深く自分を見つめてみようとするようになる。すなわち、自己理解や自己探求が進むことになるのである。

　要約は、カウンセリングのセッションの中間段階や終結に近い時点、あるいはセッションの初めに前回の話の内容を確認する場合によく用いられる。適切に要約を用いることによって、カウンセラーはクライエントに対する自分の理解が正しいかどうかをチェックすることができる。（玉瀬耕治）
⇒言い換え

抑うつ depression
よく——

　広義に抑うつとは，うつ状態のことをさしている。しかし，狭義には抑うつ感とか抑うつ気分という意味で用い，うつ状態の精神症状や感情面の障害を表すことが多い。抑うつ感や抑うつ気分というのは，悲哀感をもったり，気が滅入ったり，物事に対して悲観的に考えたり，何をするにも億劫に思えたりすることである。このような抑うつ感や抑うつ気分がひどい場合には，薬物療法を中心にした精神科医療のケアが必要である。しかし多くの場合，抑うつは6か月前後で消失する。なかには残遺状態が残り，物事に対する積極性や意欲の低下，慢性的疲労感や不機嫌，自己不確実感などが続く場合がある。いわゆる神経症的抑うつ状態や抑うつ神経症とよばれてきたものがそれに該当する。これはDSM-Ⅳ-TRでは気分変調性障害とか気分変調症とよばれているものであるが，性格的にナーバスだったり傷つきやすかったりする。そのため過去の出来事にこだわったり，物事の見方や考え方が悲観的になったりすることが多い。こういう場合は，認知行動療法を中心にしたカウンセリングが有効である。また最近は，「職場内うつ」といって仕事をしたり職場で人間関係をもつとうつ状態に陥ってしまうという人もいる。めまぐるしい技術革新についていけなかったり，過剰適応したり，職場でコミュニケーションがうまく取れないといった人たちに多い。こういう場合は，カウンセリングやコーチングを行い，気持ちを理解したり，仕事のスキルを教えたり，自己表現の仕方を訓練したりする必要がある。場合によっては，職場環境の改善や配置転換の措置が必要である。

（武藤清栄）

⇒うつ状態，うつ病

ライ・スケール（うそ尺度） lie scale
——（——しゃくど）

　パーソナリティテストを受けるとき，自分をよく見せようとして正直に回答しない人や不まじめな人を発見する方法である。

　パーソナリティテストでは，来談者や被検者の内面を診断するために，かなり人格の深層まで測定しようとする。自分の心の悩みをカウンセラーに打ち明けて相談する場合，カウンセラーを全面的に信頼し，自己開示する場合は，正直にありのままの自分をパーソナリティテストにも記入する。しかし，知られたくないと思ったり，信頼していないカウンセラーには正直に回答しない場合がある。また，採用試験や実態調査のためにテストを使う場合には，自分をよく見せようと思って，質問紙法のテストではうそを回答する場合がある。それを診断するための尺度（テスト）である。

　検証（うそ）尺度の方法は次のとおりである。

　大多数の人が「いいえ」と回答する項目を入れる。テストのなかに，大多数の人が「いいえ」と答えるような問題を5〜10問入れて，それに半分以上「いいえ」と回答していない場合は疑問をもつ。

　例1：今までにうそは一度もついたことがないか　「はい」「いいえ」

　例2：約束したことは，必ず守りましたか　「はい」「いいえ」

　正直に回答した人は「いいえ」に反応する。自分をよく見せようと思ったり，文章を読まないででたらめな回答をした場合は「はい」の回答数が多い。「いいえ」の回答が2/3〜7/10以上の場合は，テスト結果を信頼しないで再検討するか，採点しない。また，ほかの投影法や心理検査を用いる。

（松原達哉）

来談者中心療法
client-centered therapy
らいだんしゃちゅうしんりょうほう

　ロジャーズ（Rogers, C. R.）と彼の共同研究者たちや，彼らに触発された人々によって世界的に展開されてきたカウンセリング・心理療法の立場。初期の頃には非指示的カウンセリングとよばれていたが，その言葉がカウンセラーの受身性や消極性を連想させてしまうことから，その後ロジャーズは来談者中心療法という名称を用いることになった。晩年のロジャーズは，エンカウンターグループや社会的活動にも取り組むようになり，その実践をパーソンセンタード・アプローチとよぶようになった。ロジャーズの没後は，来談者中心療法，パーソンセンタード・セラピー，体験（過程）療法等，さまざまな呼称が用いられている。

　来談者中心療法の展開の過程は次のようにまとめることができる。

　①非指示的カウンセリングの時期（1940年代）：説得や助言，知的解釈による従来の方法を批判。クライエントのなかにある成長する力を信頼し，クライエントの現在および感情を重視する新しいアプローチが提唱され，アメリカのカウンセリングおよび心理療法の動向に強いインパクトを与えた。

　②来談者中心療法の成立・展開の時期（1950年代）：非指示的な技法以上にカウンセラーの人間的な態度を重視。人格理論としての自己理論，セラピーの中核条件が提示され，理論構築がなされる。また多数の実証研究がなされた。アメリカだけでなくヨーロッパや日本へも大きな影響を与え始める。

　③来談者中心療法の深まり・多様化の時期（1960年代）：ウィスコンシン・プロジェクトにおいて統合失調症患者への心理療法的アプローチが試みられる。カウンセラー（セラピスト）の自己一致・純粋性がより重視されるようになり，実存的な立場への接近が顕著になる。さらにジェンドリン（Gendlin, E.T.）によって体験過程（experiencing）の理論が提示される。非指示的な技法や原則から離れて，体験過程を推進するためのアプローチが展開されるようになる。

　④パーソンセンタード・アプローチの時期（1970～1980年代）：エンカウンターグループの実践，民族間葛藤や平和問題等の社会問題へのアプローチが展開される。ロジャーズによる世界各地でのワークショップを通じて，さまざまな国や文化圏に来談者中心療法とパーソンセンタード・アプローチが知られるようになる。一方，ジェンドリンはフォーカシング（focusing）を開発，展開する。体験（過程）療法の動向がより鮮明なものになっていった。

　⑤近年の動向（1990～2000年代）：ロジャーズ没後，世界各地で多様な動向が展開されている。その主なものには，ジェンドリンらのフォーカシング指向心理療法，ヨーロッパを中心としたパーソンセンタード・セラピーとパーソンセンタード精神病理学，シカゴにおけるプラウティ（Prouty, G.）のプリセラピーやワーナー（Warner, M.）の共感的体験療法，カナダのグリーンバーグ（Greenberg, L.）による感情焦点化療法等がある。こうした世界各地の多様な動向を集約する学会として，WAPCEPC（World Association for Person-Centered and Experiential Psychotherapy and Counseling）が2002年に設立され，研究交流や資格認定等が行われている。　　　（末武康弘）

ライフサイクル
life cycle

　生活周期と訳す。元は生物学上の用語で，受精から出生後の発育を経て死に至る生命の循環を示す。この概念が心理学に応用され，人生の過程には普遍的な発達の順番や規制があるとされ，節目や段階が想定される（発達段階）。人間は生涯にわたって発達するということが根底にある。それぞれの段階には達成すべき課題（発達課題）があり，それが達成されるかどうかで以降の発達に影響を与えると考えられている。

　個人に関しては，対人関係的で心理社会的存在として人間をとらえ，青年期以降の発達も含んだエリクソン（Erikson, E. H.）の「漸成発達図式」が有名である。乳児期，幼児初期，幼児期，学童期，青年期，成人初期，壮年期，老年期の8つの時期が考えられている。

　また，家族にも結婚から配偶者の死に至る家族ライフサイクルがある。カーター（Carter, E. A.）らは，結婚前の若い成人の時期，新婚期，出産・育児期，子どもが思春期・青年期の時期，子どもが巣立つ時期，老年期の家族の時期の6段階に分けている。

　個人と家族のライフサイクルを重ねて見ると，例えば第3段階（出産・育児期）で子どもが生まれると，親である第1世代は世代性の課題となり，子どもである第2世代は乳幼児期にあたり，基本的信頼感の課題がある。

　このように，家族は親世代，子世代，祖父母世代などそれぞれ異なるライフサイクルの段階にある家族メンバーによって構成されており，個人と家族のライフサイクルは重なり合い，絡み合いながら次の世代へと循環していく。

　社会人，働く人としてのキャリアライフサイクルを，シャイン（Schein, E. H.）は，①成長・空想・探求段階から，②仕事世界へのエントリー，③基本訓練，④キャリア初期，⑤中期，⑥中期の危機，⑦後期，⑧衰えおよび離脱，⑨引退へと，9つの段階に分けた。

　ライフサイクルは時代や社会状況とともに変化する。長寿化や終身雇用制の変化などに対応して，働く人が定年後も含めてキャリアを設計することが必要とされる。

　家族ライフサイクルのどの段階にあるかによって，自分，家族，キャリアのどの領域にどの程度コミットするか葛藤を生じることがある。例えば，仕事と子育ての葛藤は，女性のキャリアを，中断・再就職のパターンに押しやってきた。しかし，キャリア継続の場合と比較して生涯賃金に大きな格差が出ることや，不況や終身雇用制のかげりによって男性が家族の主たる働き手として安定性を欠き始めてきたことなどを含んで，個人，家族，キャリアのライフサイクルを男女とも統合的に考えていくことが今後ますます必要となるだろう。

　また共働きの家族では，子育て期に夫と妻で家族とキャリアへのコミットの度合いが不公平になりやすい。ジェンダーの視点も不可欠であろう。

　一般的なライフサイクルは予測可能であるが，一生独身で過ごす家族，子どものいない家族，離婚，再婚の家族など，さまざまな家族のあり様は一般的なライフサイクルとは異なる。一般的ライフサイクルは，標準的であることを意味しているだけなので，各個人，各家族の独自性を考慮する必要がある。しかし，一般的なライフサイクルとその発達課題を知っていることで，何が独特なのか，次の段階にいくために今何がどのように問題なのかも理解しやすいであろう。

〔森川早苗〕

文献 平木・中釜，2006

ライフステージ

　人生を一定の特徴をもった期間でとらえることをライフステージという。ここでは，産業カウンセリングの主な対象となる青年期，成人期，中年期を中心に各ステージの特徴を紹介する。

　青年期の発達課題をエリクソン（Erikson, E. H.）は自我同一性（エゴ・アイデンティティ）の獲得と確立と考え，青年期を心理・社会的「モラトリアム」（猶予期間）であるとした。すなわち，青年期は「～としての自分」が明確化されないと，自分自身のとるべき姿がわからなくなったり，意識的に選択しようとする自己と現実の自己との間に矛盾や葛藤が生じ，自我同一性拡散・混乱に陥りやすい。この時期にみられる不安や孤独感あるいは非行・自殺などは，自我同一性の確立の過程のなかで生じるといわれている。

　成人前期（22～40歳）は心身ともに最盛期で，社会的達成に裏づけられ，自分の能力や可能性への自信にあふれる段階だが，反面，社会的圧力も大きく，多くのストレスを抱える時期でもある。

　中年期は人生の変動期で，正常な中年の約80％が「中年の危機」を体験するといわれている。すなわち，体力，対人関係，思考の3つの側面で危機が訪れる。危機の内容は漠然とした人生への幻滅感，停滞感，圧迫感，焦燥感を主な徴候とするものである。中年期はストレスが多い時代であるため，次のような問題や疾患が生じやすい。①中年男性の自殺の増加，②職業生活への過剰適応，③中年期夫婦の離婚・家庭内離婚，④子どもの巣立ちの結果，親としての役割から解放される半面，新たな自己実現をめざすことが困難となり，家出やアルコール依存に陥りやすくなる。　　（小松啓子）

LAC法（生活分析的カウンセリング法）
life analytic counseling
らっくほう（せいかつぶんせきてき——ほう）

　LAC法とは，本業である学業に無気力な学生や生徒に対し，松原達哉が独自に開発したカウンセリング方法である。現在の生活を重視し，方法が具体的で，自発性・自主性を尊重している。目標は視覚化・明確化され，自己洞察によって自己実現へと向かう。保健室登校の中高生や学習意欲を喪失した無気力学生，通勤拒否気味のサラリーマンなど怠惰な生活になりがちな人が，自分で実践できるが，カウンセラーに指導を受けながら行うと，さらに効果的である。

　LAC法の実施方法と手順は次のとおりである。対象は中学2年生以上成人までで，個別でも集団でも可能である。所要時間は，約30～40分間。最初に人生線を書き現在の生き方を反省する。そして，LAC図を作成する。材料として，①ラベル（20～30枚），②グループ用ラベル8枚，③LAC用紙，④見本図を用いる。まず，1本の人生線に誕生から死亡予想年齢まで書き込む。自分の過去，現在，将来をじっくり考える。その後，いま何をすべきか考える。そして生活行動分析計画図（LAC図）を上記にあげた材料を使用し，作成していく。現在何をすべきかを視覚で具体的にとらえることができ，目標が実行できた場合は赤色マーカーで評価をする。それにより，成就感・満足感が生じ，学習意欲・勤労意欲を向上させることにつながる。この方法は，本業の勉強や仕事に無気力で，副業のアルバイト，サークル活動や興味ばかりの生活を送っている人が，本来の目標を見出し，意欲的な生活に戻るようになるためのカウンセリングの一つである。　（松原達哉）
文献 松原，2003

ラポール
rapport

　ラポールとは一般に，対人関係の疎通（そつう）性あるいは親和性を意味する用語である。ラポートともいう。カウンセリングや心理療法においては，クライエントとカウンセラー（セラピスト）との間に形成されるポジティヴな信頼関係のことをさす。

　この言葉はもともとフランス語で，催眠による心理療法の先駆者メスメル（Mesmer, F. A.）が，催眠誘導を成功させるための疎通性を表す用語として使用していた。その後カウンセリングや心理療法が発展するなかで，催眠誘導の疎通性という意味は薄れ，カウンセリングや心理療法が成功裡に展開していくための前提となる良好な信頼関係の意味で用いられるようになった。

　例えばアメリカにおけるカウンセリング心理学の発展に寄与したウィリアムソン（Williamson, E. G.）は，カウンセリングへの導入におけるラポール形成の重要性を強調した。またユング（Jung, C. G.）はラポールの形成が困難な場合に転移が出現すると考え，心理療法が有効なものとなるためには緊密なラポールが必要であることを論じている。ただし，ロジャーズ（Rogers, C. R.）は初期の頃にはラポールという言葉を用いていたが，その後はあまり積極的には使用しなくなり，「心理的接触（コンタクト）」という用語に置き換えるなど，立場によってラポールという概念の使用や意味づけには多少の差異がある。

　なお，ラポールという用語は，調査や実験における被験者と調査者（実験者）との良好な信頼関係についても用いられる。

〈末武康弘〉

離婚カウンセリング
divorce counseling

りこん——

　離婚を考慮中のカップルに対して，各々のニーズ，問題，長所と欠点などについて理解を深め，双方が納得する決断（時には結婚の継続）に到達するプロセスを支援すること。さらに，離婚に直面しているカップルや家族には，子どもを含めた各人の生活と関係の再編や経済問題など，別れた後の再適応への支援も含まれる。

　カスロー（Kaslow, F. W.）によれば，離婚カウンセリングには3つの段階，離婚前（思案期），離婚中（訴訟期），離婚成立（平衡の回復期）があり，それぞれの段階でカップルの感情と問題にふさわしい支援が必要とされる。

　離婚前には，夫婦の一方が離婚を考え始め，他方が後追いの状態で問題に直面することも多く，双方がショック，不安，怒り，混乱などの感情をともなった喪失のプロセスを体験する。

　夫婦が離婚を決めると，孤独，悲しみ，うつなど悲嘆のプロセスを体験しつつ，法的，経済的問題の解決，親権の交渉，周囲の人々への対応など，具体的・実際的問題解決が必要となる。

　離婚後のカウンセリングにおいては主としてクライエントの離婚の受容，自立など，再適応の支援を行う。

　支援で欠かせない視点は，離婚の体験を失敗とせず，カップルが自分にとっても，周囲の人々にとっても新たな成長へのステップとして建設的に受けとめ，前進できるようにすることであり，同じ問題が起こったときに，自分たちの力で乗り越えられるようになることである。

〈平木典子〉

文献 平木，1981

リーダーシップ・トレーニング
leadership training

リーダーシップを習得させるための訓練は，どのような人たちを対象にするか，だれが主催者かによって多くの種類があるが，その内容は概ね次の4つが共通し，主催者の信条や経験則で濃淡がある。

①リーダーシップ概念を理解させる。
②願望やビジョンを認識させる。
③自己洞察・自己分析から自分の強みの伸長，弱みの改善をさせる。
④リーダーシップ発揮に必要な知識・スキルを習得させる。

これは，リーダーシップの構造が氷山にたとえられることからくる。つまり「リーダーの行動」の下には「リーダーの知識・スキル」があり，さらにその下には「リーダーの個性」が潜在しているというものである。

リーダーシップ・トレーニングの方法は受講者が主体の参画的な体験学習スタイルをとることが多く，個人研究，グループ・ワーク，アセスメント，講義などを効果的に組み込んだ設計となっている。

具体的なトレーニング項目の例は次のようなものである。

- リーダーシップとは
- ビジョン，戦略策定，意思決定
- 目標と計画
- 管理技術
- 権限委譲，エンパワメント
- コーチング，ヘルピング，リスニング，モチベーション
- 士気，ロイヤリティ，自己革新

（大関義勝）

文献 ゴールマンほか／土屋（訳），2002

リーダーシップのスタイル

代表的な研究としては，ブレーク（Blake, R.）とムートン（Mouton, J.）の「マネージメント・グリッド」と三隅二不二の「PM理論」がある。「マネージメント・グリッド」は，管理者の行動を人間に関する関心と業績に関する関心の強弱で形成されるマトリックスに，「PM理論」は，目的達成に指向したリーダーの行動をP（Performance），組織の過程を維持強化する働きをM（Maintenance）として，PとMの強弱のマトリックスによってリーダーシップを類型化している。両機能ともに高いレベルを表すPM（低いレベルはpmと表す）型を理想的類型としている。

オハイオ大学のハーシー（Hersey, P.）とブランチャード（Blanchard, K.）は，リーダーシップの状況適応理論（SL理論）を提唱した。指示的行動と協労的行動の高低によって形成されるマトリックスで，4つの基本的なリーダーシップ・スタイルに類型化した上で，効果的なリーダーシップ・スタイルは部下の成熟度の程度に応じて，それが低いレベルから高くなるに従って，高指示低協労から，低協労低指示へと変化していくとした。

ゴールマン（Goleman, D.）らは，EQ（emotional quotient＝感じる知性）の発揮による集団の共鳴現象という切り口で，リーダーシップ・スタイルを，ヴィジョン型，コーチ型，関係重視型，民主型，ペースセッター型，強制型からなる6つに類型化した。総体的には高いEQコンピテンシーによるヴィジョン型リーダーシップが，最も集団の力を発揮させるとしつつも，例えば危機的な状況では，強制型が効果的に機能するとしている。

（立川直臣）

文献 ゴールマンほか／土屋（訳），2002

リード技法　lead technique
——ぎほう

　カウンセラーがクライエントの問題を把握し，解決するために先手をとり，積極的に働きかける技法をリード技法という。

　「カウンセリングでは質問をすることをリードという」（國分，1979；p.47）と示されている。確かに質問技法を用いると，問題の全体像を把握し，問題理解に有効な情報を得やすくなるので，短期間にカウンセリング場面を促進させる効果は高くなる。

　このときの質問法は開かれた質問「何」「いかに」「について話してください」のような質問を用いるとよい。これに対して閉ざされた質問「はい，いいえ」でしか答えられないような質問は，相手を問いつめることになるし，答は肯定か否定かしかないので，情報量は数段に少ないことになる。

　質問法の留意点としては，まず，クライエントが語ったことに関連してきくことである。カウンセラーの質問に答えようとすることでそれまで気づかなかったことに気づき，視野が広がって考えが発展するような質問が望ましい。断片的な情報収集ではなく，会話そのものが援助になるような「やりとり」を心がける必要がある。

　質問法の第二の留意点は，私的な好奇心をもってきかないことである。援助に必要な情報をきくのであれば，不当にプライバシーをのぞかれたという不快感を与えないですむ。また，クライエントが答えに窮して不快な様子を示した場合は，すぐさまその問いを発した理由を説明するのが良い。

　質問法の第三の留意点は，いかに援助に必要であろうともクライエントが答えにくく，カウンセラーも聞きにくい質問であれば，ラポールが十分にできるまでは控えることである。

(楡木佳子)

文献 國分，1979

リハビリテーション
rehabilitation for handicaped person

　障害者の人権の哲学であり，社会復帰をめざす技術実践でもある。リハビリテーションの主要な定義を以下に掲げる。

　①リハビリテーションとは，個々の身体部位の機能回復のみを目的とするのではなく，障害をもつ人間を全体としてとらえ，その人が再び「人間らしく生きられる」ようになること，すなわち"全人間的復権"を究極的な目標とするということである（上田，1983）。

　②医学，社会，教育および職業的方法を組み合わせて調整して用い，障害のある人の機能を最大限に高めること，および社会のなかでの統合を援助する過程である（国際障害者リハビリテーション協会「80年代憲章」1980年）。

　③損傷を負った人に対して，身体的，精神的かつ社会的に最も適した機能水準の達成を可能にすることにより，各個人が自らの人生を変革していくための手段の提供をめざし，かつ時間を限定したプロセスを意味する。これは社会的適応あるいは再適応を容易にするための方策はもとより機能の喪失や制約を補うことを目的とする方策を含めることができる（国際連合「障害者に関する世界行動計画」，1981年）。

　リハビリテーションには，障害の階層「機能障害」「能力障害」「社会的不利」に対応する①医学的，②社会的，③教育的，④職業的リハビリテーションに加えて，「経験としての障害」に対応する⑤心理的リハビリテーションの5つの活動がある。これらの活動は明確には区分されず，同時並行的に行われることが多く，各分野を担当する専門職の連携が期待されている。

　①医学的リハビリテーション：疾病・受傷による疾患や外傷，それにより生じてく

る機能・形態障害，能力障害を最小限にとどめるための医療およびリハビリテーションのことである。

②社会的リハビリテーション：障害者が家庭，地域社会，職業上の要求に対応できるよう援助したり，全体的なリハビリテーションプロセスを妨げる経済的・社会的な負担を軽減し，障害者を社会に統合または再統合することを目的としたリハビリテーションのプロセスのことである。

③教育的リハビリテーション：心身に障害をもつ児童・生徒に障害に即した教育を提供することをいい，特別支援教育（盲学校，ろう学校，養護学校）および小中学校における特別支援学級で行われる。

④職業的リハビリテーション（職業リハビリテーション・カウンセリングを参照：210頁）

⑤心理的リハビリテーション：障害者が障害を受容し，克服することを推進するための心理的サポートである。

1980年の国際障害者年を契機とし，障害者の人権についての意識が高まるなかで，日常生活動作（ADL）の自立を強調するという従来の目標から，個々の人の生き方にあった生活の質（QOL）の実現をめざしたリハビリテーションへと変化してきている。また，最近では，施設におけるリハビリテーションから，地域に根ざしたリハビリテーション（CBR）の考え方が注目されている。WHO（1981年）はCBRを「地域開発におけるすべての障害者のためのリハビリテーション，機会の均等，社会への統合のための戦略である。CBRは障害者自身，家族，地域社会の共同の運動，そして適切な保健，教育，職業，社会サービスによって実施される」と定義づけている。　（大和恵美子）
文献 相澤，2002；道脇，1997；上田，1983；安井，1989

リファー
refer

カウンセリングの過程において，クライエント支援の内容が，カウンセラー自身の技量の枠を超える専門性が必要な場合，信頼できる別の専門家にカウンセリング，またはそのほかの支援を依頼する行為。

例えば，カウンセラーの技量にあまるケースや，または事情によりカウンセリングが継続できなくなった場合などは，信頼できるほかのカウンセラーをクライエントに紹介することや，クライエントが，不眠による不調を訴えたとき，精神科医による投薬を提案し，クライエントの同意を得て，信頼できる医師を紹介することなどは一般的である。リファーした医療機関と連携をとり並行してカウンセリングすることも有効である。

しかしながらクライエントにほかの支援を提案し，リファーするときには，クライエントの内面に生ずる，対象喪失感や，孤立感，罪悪感などを理解していることが大切であり，またカウンセラー自身の逆転移も理解しておくことが重要である。カウンセラーの無責任な事情でクライエントを手放すのか，クライエントがより良質の支援を受けることができるためのリファーか，カウンセラーの質が問われる。いずれにしても，クライエントへの十分な説明と了解が必要である。

今後，産業カウンセラーの役割として，複雑な社会事情や組織の中における問題解決や人的支援も，仕事のなかに要求されてくる。事例研究などでカウンセリング場面におけるリファーの技術的，倫理的意味などについて実践的学習や訓練が必要になってくる。クライエントのためになるリファー先のネットワークの確保についても日々の努力が必要である。　（井本惠章）

リフレーミング　reframing

　ある事象に関する認知の枠組み（frame）を変えることで，その事がらの意味づけを変えること。心の悩みや問題は，その状況をある人がどう認知し，どう意味づけるかに密接に関わっており，その意味づけが変化すれば，態度や行動も必然的に変わり，現状から脱することができる。

　例えば，何かの失敗を「授業料」，不登校を「充電期間」，引っ込み思案を「周囲との調和を重んじる性格」などと，内容そのものをリフレーミングすることにより，人は問題解決の可能性に，より開かれるようになる。

　また，日頃，要領が悪く仕事が遅いと評される社員であっても，絶対にミスの許されない仕事ではその慎重さや丁寧さが重宝されるといった例，あるいは，夫婦が頻繁に口論になるのは，二人が困難にめげず互いの関係を良くしようとしている証拠など，置かれた状況や文脈，あるいは人と人との関係性をリフレーミングすることも可能である。

　その前提には，誰の目にも一様な客観的現実や絶対的真実が存在するのではなく，「現実」「真実」は実は多元的で，人それぞれのものの見方，意味づけの仕方に強く影響を受けているといった「構成主義」の発想がある。カウンセリングにおいては，相手の価値観やものの見方を十分に踏まえた注意深いリフレーミングが必要であり，当を得ないリフレーミングは非・反援助的である。クライエントの意欲を引き出すだけでなく，それ自体が治療援助的でありうるという意味で，肯定的にリフレーミングをすることのメリットは大きい。例えば，心理的症状を適応のための本人の能力・工夫の表れととらえるのは，そのよい例である。

　　　　　　　　　　　　　　（藤田博康）

リラクセーション
relaxation

　ストレッサーが不快で対処が必要となる場合，心身にストレス反応が生じる。交感神経系の活動が亢進し，血圧上昇，心拍数増加，呼吸数増加，燃焼エネルギーの増加，筋肉の緊張などの諸反応が現れる。このストレス反応が長期化すると心身症やストレス障害などの疾患になることがある。このストレス反応と拮抗する状態がリラックス反応であり，リラクセーション反応を誘導することをリラクセーション，その方法をリラクセーション法とよぶ。

　ハーバード大学医学部心身医学研究所のベンソン（Benson, H.）は超越瞑想の研究から「血圧，心拍数，基礎代謝の低下といった身体変化だけでなく，心の穏やかさやコントロール感などの心理的変化をともなう状態」をリラクセーション反応と定義した。リラクセーション反応は副交感神経系の活動が亢進しているだけでなく，平穏・統制感などの心理的安定をともなう状態である。ベンソンらはリラクセーション反応を継続的に練習することで，不安，中程度のうつ，高血圧，不眠症，過敏性大腸症候群などの改善に効果があることを実証した。

　リラクセーション法には，代表的なものとしてジェイコブソン（Jacobson, E.）の考案した漸進的弛緩法，シュルツ（Schltz, J. H.）が創始した自律訓練法，バイオフィードバック法，イメージによるリラクセーション法，音楽療法などがある。また武道や東洋的行法で行われてきた呼吸法，瞑想，ヨガ，気功法などもリラクセーション法として考えることができる。日本で開発されたものとして「動作法（成瀬）」や統合リラクセーション法（小澤，2003）などがある。

　これらの方法は，自律神経系の副交感神経の亢進や覚醒水準の低下などストレス反

応を拮抗する心身の仕組みを活性化することで，自律神経系，内分泌系，免疫系などの生体機能の調節系全体に効果を及ぼす。

また，繰り返し練習することで，リラクセーション反応が生じやすい身体＝ストレス耐性のある身体に変化できる。

リラクセーション法ではストレス反応からリラックス反応を誘導するために，意識や身体の動き，感覚系のコントロールが重視される。呼吸やマントラ，筋肉運動の繰り返しなどストレッサーとは無関係な対象に意識や注意を集中してゆく。その結果，緊張感が緩和し，疲労感が軽減するとともに，安心感，爽快感が増加する。また，呼吸法により副交感神経活動が優位となり，身心の緊張が緩和される。身体の機能を変化させるために身体の「型」や運動の「型」にあわせて身体をコントロールすることが求められる。それぞれの型はリラックス反応を誘導し，生体調整機能を改善することを目的として考案されている。この意識と身体の自己コントロール能力を高めることが，ストレッサーへの対処効力感を高め，ストレス耐性を高めることになる。

リラックス反応は，人間がもつ自然な反応であり，日常生活のなかでも，入浴や音楽，趣味，適度な運動などをすることでリラックス反応が生じ，ストレスケアとして自然に活用している。また，人間は，孤独であるときに不安や緊張が生じるが，仲間から守られているときに安心できる。心身ともにリラックスするためには，この精神的に安心できる環境も必要である。

(小澤康司)

文献 ベンソン，2000；熊野（編），2004

臨床心理士　clinical psychologist
りんしょうしんりし

臨床心理士は，心の問題の専門家であり，指定大学院を卒業し，知識・技能試験に合格した人をいう。

臨床心理士（通称CP）は，1996年文部科学省（当時，文部省）より財団法人と認可された日本臨床心理士資格認定協会から心の専門家として資格を認定された人である。現在，いじめ，不登校，暴力，虐待，自殺，殺人などさまざまな心の問題をかかえた人が多くいる。そうした人達への問題解決のための援助者として，専門的訓練を経た「心の専門家」である。

1．受験資格基準

受験資格をとるには，次の2種類の大学院のいずれかを卒業する必要がある。

第1種大学院は，研究科か専攻の名称が原則「臨床心理学」であって，教員は臨床心理士有資格者が5名以上（内選任3名以上）いて，臨床心理実習を体系的に実施して，「附属の心理・教育相談室」を有する大学院の修了者である。第2種大学院は，臨床心理士が4名以上（内選任が2名以上）いて，附属の心理・教育相談室に準ずる施設を有する大学院である。臨床心理士になるための制度は図（次頁）のようである。

2．筆記試験・口述試験と臨床心理士有資格者数

筆記試験（一次試験）科目は心理学，臨床心理査定（診断），臨床心理面接（療法），臨床心理的地域援助，研究・調査法，倫理・法律等である。さらにレポート試験がある。口述面接試験（二次試験）は，職能的専門資質に関するものである。一次で受験者の約80％，二次で70％前後が合格している。資格取得者は2007年現在で，16,732名。この資格は5年毎の再審査が行われる。全国47都道府県に臨床心理士会が結成され，

地域に根ざした活動をしている。

3．臨床心理士の働いている領域

臨床心理士は，以下のような領域で幅広い相談活動をしている。

①教育・研究：スクールカウンセラー・学生相談室，教育センター等

②保健・医療：病院，クリニック，保健所，精神保健センター等

③福祉：児童相談所・女性相談所，児童福祉施設，高齢者福祉施設等

④産業：企業内の健康管理室や相談室，障害者職業センター等

⑤司法・矯正：家庭裁判所，少年鑑別所，少年院，警察関係相談所等

4．臨床心理士のこれから

臨床心理士は相談領域で最も活躍しており，高校卒業生の志望者も多い。また，社会人になってから指定大学院に入学して臨床心理士を目指す人も多く，どこの指定大学院の競争率も高い。　　　（松原達哉）

文献 松原，2004

図　臨床心理士になるには（松原，2004；p.213）

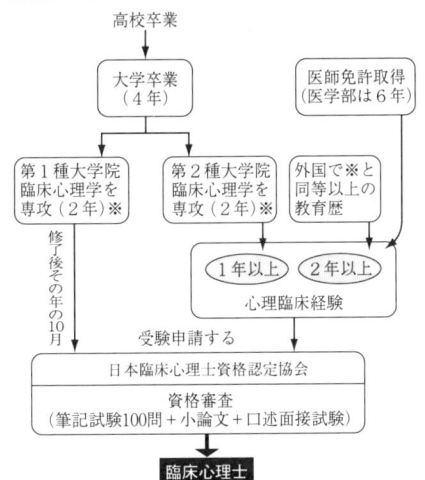

※第1種大学院：臨床心理士の教員が5人以上で，実習のための心理臨床センターが学内にある。
　第2種大学院：同4人以上で心理臨床センターはなく，学外で実習活動をする。

臨床心理士倫理綱領
ethical standards of clinical psychologists
りんしょうしんりしりんりこうりょう

日本臨床心理士会の倫理綱領は，倫理の「規則」と併せて尊守されるべきものとして平成2年に制定されている。その倫理綱領の前文には，以下がある。

「臨床心理士は基本的人権を尊重し，専門家としての知識と技能を人々の福祉の増進のために用いるよう務めるものである。そのため臨床心理士はつねに自らの専門的な臨床業務が人々の生活に重大な影響を与えるものであるという社会的責任を自覚しておく必要がある。したがって自ら心身を健全に保つように努め，社会人として道義的責任をもつとともに，次の綱領を尊守する義務を負うものである。」（平成2年制定臨床心理士綱領前文）

そして第1条責任，第2条技能，第3条秘密保持，第4条査定技法，第5条援助・介入技法，第6条専門職との関係，第7条研究，第8条公開，第9条倫理の尊守の条文からなっている。

この綱領の精神は，「社会的な負託が倫理綱領の尊守と同時に，つねに自らの専門的な臨床業務に関する知識の獲得と技能の向上に資するための努力を重ねることによってあがなわれることを自覚しなければならない」（臨床心理士関係法規集とびら）によく表現されている。

臨床心理士が倫理綱領をつねに尊守しているかを見守り，さらなる啓発と問題の処理にあたるために「倫理委員会」が設置されている。また，倫理委員会では，研修会において倫理のシンポジウムを開催し，会員相互の倫理意識の向上に努めている。TV，映画や出版物，特に大学紀要のCD化にともなう倫理問題にも関心を払っている。

（倉戸ヨシヤ）

臨床発達心理士

clinical developmental psychologist

りんしょうはったつしんりし

　臨床発達心理士は，日本発達心理学会ら4学会によって，2002年度から認定を開始した。資格の理念は，①乳幼児から成人・老年までの「包括的な生涯発達支援」，②健常／障害の2分法を越えた「個への支援と関係・環境への支援」である。

　認定方法は，修士課程修了者の基本タイプでは，認定校制度はとらず指定科目制によるオープンシステムが特徴である。5つの指定科目を大学院または認定委員会主催の資格取得講習会において履修する。

　指定科目は，次の5つである。
①臨床発達心理学の基礎に関する科目
②認知発達とその支援
③社会・情動の発達とその支援
④言語発達とその支援
⑤育児・保育現場での発達とその支援

　200時間の臨床実習を行い，資格認定を申請する。書類審査に加え，筆記試験，口述試験が行われる。現職者の審査は臨床経歴と事例報告を中心に行われる。

　2006年度までに約1,805人が資格を取得している。教員，言語聴覚士など国家資格等を有する者がさらに専門性の認定を受けるために取得していることが多い。また，大学・研究機関の研究者も多い。

　資格取得後は5年ごとの更新があり，その間に研修会に参加し，12ポイントを取得することが必要である。　　　　（長崎勤）

文献 学会連合資格「臨床発達心理士」認定運営機構（編），2005

類型論

typology

るいけいろん

　パーソナリティの記述の仕方には，特性論と類型論の2つがある。特性論は人の行動傾向の特徴を表す特性を使い，パーソナリティを多くの特性の組み合わせから記述しようとする。「明るい」「社交的な」「正直な」などが，特性を表す言葉である。特性論では個人差は程度の差であると考えられており，統計的方法が非常に重視されている。類型論における類型は「彼は〇〇型の人間だ」「私は〇〇タイプである」というときの型，タイプであり，典型的な性格像，パーソナリティ像である。類型論は，この典型的な性格像，パーソナリティ像により，人格を統一的，全体的に記述しようとする。類型論にはヨーロッパ，特にドイツやフランスの性格学，人間学に基礎を置くものが多い。一般に統計的方法をあまり重視せず，むしろ典型的な個々の事例を研究することを重視する。

　特に20世紀の前半，ドイツを中心として多くの類型論が唱えられ研究されたが，類型論は非常に古くからあった。紀元2世紀頃活躍したガレヌス (Galenus) は，4体液があるとするその頃の考えをもとにして，黒胆汁質，胆汁質，粘液質，多血質からなる4気質説を唱えた。気質が体液に規定されるというガレヌスの考えはその後否定されたが，4気質の名称はずっと後まで使われることになった。

　類型論には，類型を規定する体質的・身体的な条件を考えるものがある。その代表は，クレッチマー (Kretschmer, E.) の類型論である。彼は，統合失調症と躁うつ病の人たちの発病前の特徴の検討などから，分裂気質，循環気質を考えた。2類型のうち，分裂気質には細長型の体格の人が多く，

循環気質には肥満型の体格の人が多いことが明らかにされた。さらに，クレッチマーは，闘士型体格と関係する粘着気質という類型を見出している。また，シェルドン (Sheldon, W. H.) は，内胚葉型，中胚葉型，外胚葉型という体格型を設け，内蔵緊張型，身体緊張型，頭脳緊張型の気質の型を考え，両者の関係を検討した。

類型論には，心理学的な特徴に基づき類型を設定する類型論も多くある。ユング (Jung, C. G.) は心的エネルギーが，外界に向かうか内界に向かうかに基づいて，外向型，内向型の2類型を考えた。また，シュプランガー (Spranger, E.) は，どの生活領域に最も価値をおいているかに基づいて，理論型，経済型，審美型，社会型，権力型，宗教型の6類型を考えた。

このほか，精神分析学においては，多くの性格がとりあげられているが，それらは類型であるとみなすことができる。例えば，ホーナイ (Horney, K.) は「人々のほうに動く」特徴が顕著に見られる追従型，「人々から離れる」特徴が顕著に見られる離反型，「人々に対して動く」特徴が顕著に見られる攻撃型を考えた。

多く類型論にみられる問題点は，パーソナリティを静的，固定的なものとみなし，パーソナリティの変化，発達や文化的環境的要因との関係が無視されがちなことである。

また，類型は，類型論の研究者が抽出した，その人の頭の中にある性格像，パーソナリティ像である。現実にはきわめて多様なあり方をしているはずの人々を，類型にあてはめようとするときに，その類型の特徴として含まれているものは注目されるが，その人がもつ他の特徴が無視されることになりがちである。　　　　　（佐々木正宏）

文献 詫摩，1978

レスポンデント条件づけ
respondent conditioning
──じょうけん──

　レスポンデント条件づけは，パブロフ (Pavlov, I. P.) のイヌを使った実験で知られる。パブロフは，最初はベルの音を聞いても唾液の分泌を起こさなかったイヌに，ベルの音を聞かせると同時に餌を与えるという手続きを何回も繰り返すことにより，やがてイヌはベルの音を聞いただけでも唾液の分泌反応を起こす事実を発見した。本来唾液の分泌とは無関係な刺激だったベルの音が，餌とセットにして提示（対提示）されることによって，唾液の分泌との間に新しい連合が生じたわけである。その後，これとは異なった条件づけの方法が確立されたため，これを古典的条件づけ，あるいは応答的という意味でレスポンデント条件づけとよぶ。

　ベルの音と餌を対提示する手続きを，条件づけを強めるという意味で強化とよぶ。一方，条件づけが成立した後，ベルの音を鳴らしても餌は与えないようにすると，やがて唾液の分泌反応が消失する。この手続きを，条件づけを消していくという意味で消去とよぶ。また実験に使ったベルの音と類似した刺激を与えることによっても，唾液の分泌が起こる。これを刺激般化という。

　なお，レスポンデント条件づけは，情動反応についても適用される。例えば，高所に昇ったり，人前で話したりするときなど特定の対象や場面に対して起こす過剰な恐怖・不安反応を消去するために施す行動療法の技法の原理として使われる。

（沢宮容子）

文献 実森・中島，2000；今田（監），2003
⇒オペラント条件づけ，行動療法，認知行動療法

労使関係

relations between capital and labor
ろうしかんけい

労使関係は、使用者と労働者の関係で2つの側面がある。

一つは、使用者と従業員の関係で「個別的労使関係」である。従業員は、使用者と個別に労働契約を結び、生産やサービス等の担当者として使用者の業務上の指揮命令に従う。

もう一つは、使用者と労働組合の関係で「集団的労使関係」である。個別的な関係は、労働契約の締結によって個別の労働条件を定め、集団的な関係は労働協約の締結によって労働条件を確定する。

労使関係で関心を集めやすいのは、賃金交渉などに代表される使用者と労働組合が向かい合う集団的労使関係であるが、その集団的労使関係は個別的労使関係によって大きく影響を受けている。労働組合がない場合でも、使用者と従業員、管理者と部下の関係は存在し、個別的労使関係は労使関係の大きな役割を占めている。直接に職場管理にあたる管理・監督者は、トップの経営方針にそって業務目標を立て、部下を監督指導するとともに、部下の労働条件や経営施策についての期待や不満を経営者に伝え、施策に反映させる役割も担っている。労使関係の基礎は、日常の職場管理にある。

労使関係に関する重要な項目としては、労使協議、団体交渉、労働協約、苦情処理制度、就業規則等がある。労使が相互信頼に基づいて、対等の立場に立ち、企業経営に関して使用者側が説明、情報提供し、労働者が要望や提案を出し、日頃から意思疎通を図って理解と協力により自主的に労使間の協議を進める制度が、労使協議制である。労使協議会の議論によってはそのまま団体交渉の場に移行することもあり、団体交渉の前段階的な性格ももっており、多数の企業で協議機関が設置され、労働組合のある事業所では9割に達している。労使協議の機関は、労使協議会、経営説明会、労使懇談会などとよばれ、会議の内容を外部にもらさないという守秘義務を設けることもある。労使協議会の項目は、経営の基本方針、生産、販売の基本計画、会社組織機構の新設改廃など経営に関する事項、労働条件や福利厚生に関する事項、人事管理に関する事項で組合員に関する事項などである。

労使協議は、相互理解を深め労働者が経営に関して情報を入手し、意見を述べる機会なので、できるだけ広い範囲の社員が参加することが望ましく、各事業所、支店、各部課に労使協議制が設けられることもある。

労使協議によって労使間で結論が出ない場合には、団体交渉に移して検討が進められる。労使協議会または団体交渉によって出た結論は、労働協約にまとめられる。協約の解釈や運用をめぐって疑問がある場合には、苦情処理制度が利用され、なお問題が解決できない場合には、争議行為に入ることになる。

使用者と労働組合が交渉によって労働条件の改善を決めた場合には、合意した内容を明確にしておく必要があり、労使で合意に達した事項について書面にまとめ「労働協約書」を作成する。労働組合法第14条は「労働組合と使用者又はその団体との間の労働条件その他に関する労働協約は、書面に作成し、両当事者が署名し、又は記名押印することによってその効力を生じる」と定めている。こうした要件や形式を備えておれば、協定、覚書、確認書でも法律上は、すべて労働協約となる。　　　　（桐村晋次）

文献 桐村，2002

労使コミュニケーション
labour-management communication
ろうし――

　労使コミュニケーションとは，集団的な労使関係の当事者間の情報交換や意思疎通の動向をさす労使関係の専門用語であり，上司・部下間の個人同士の接触とは異なる事象をさしている。日本の労使関係は諸外国に比べて協調的といわれているが，昭和30年代半ばまでは，多くの企業において労使関係は敵対的であった。労使間の相互不信，争議の多発を経験するなかで，企業と組合が次第に労使間コミュニケーションの改善に真剣に取り組むようになり，協調的な労使関係への移行が進められてきた。今日においても，労働組合または従業員代表組織と企業とが良好なコミュニケーションを保っていくことは，労使関係の安定にとって不可欠であるし，産業カウンセリングに対する組織的な取り組みを職場に定着させるための重要な前提条件でもある。

　厚生労働省の「労使コミュニケーション調査」は事業所と個人を対象として，次のような項目の調査を定期的に実施している。労使意思疎通の方法，従業員への経営状況・経営計画の周知の度合い，労使協議機関の有無，労使協議機関の開催状況・従業員代表選出方法・パートタイマーの参加状況，職場懇談会の有無・開催状況，苦情処理制度の有無・苦情の内容・苦情の解決状況，今後重視する労使間のコミュニケーション手段。

　サービス経済化によって労組に組織されていない小規模事業所の比率が増大している今日の状況においては，労使コミュニケーションの主役として従業員の過半数代表機関が果たすべき役割も重要になっている。

　　　　　　　　　　　　　（倉田良樹）

労働安全衛生法
Occupational Safty and Health Law
ろうどうあんぜんえいせいほう

　わが国の労働安全衛生は，過去，工場法，労働基準法（以下労基法という。1947年）および関連規則で規定されてきたが，生産技術体系，経済社会の発展にともなった新たな安全衛生の課題等に対応するため，1972年に労基法第5章の安全衛生部分を独立させた労働安全衛生法が制定され，労働安全衛生の基本法となっている。さらに情報・生産技術の発展，労働形態の変化による安全衛生上の新たな課題に対応するため，2005年11月に労働安全衛生法等の一部を改正する法律が施行された。この法律は，一般の労働条件を定めた労基法の規定とあいまって，労働災害の防止のため「労働災害防止計画の策定」「安全衛生管理体制」「労働者の危険又は健康障害を防止するための措置」「機械等及び有害物に関する規制」「労働者の就業に当たっての措置」「健康の保持増進のための措置」「快適な職場環境の形成のための措置」「免許等」「安全衛生改善計画等」「監督等」「雑則」「罰則」等について安全衛生基準の確立，安全衛生責任体制の強化，危険有害性の調査と措置，長時間労働者に対するメンタルヘルスを含む医師による面接指導等自主的な安全衛生活動の促進の措置等を詳細に規定するとともに快適な職場環境の形成を促進することを目的として制定されている。

　また，この法律の規定事項の詳細を定めたものとして，労働安全衛生法施行令と安全衛生基準を定めた労働安全衛生関係規則とボイラー則，クレーン則等の安全関係規則，有機溶剤中毒，鉛中毒，特定化学物質，石綿，粉じん，高気圧，電離放射線等の衛生関係規則等多くの省令がある。（髙田勗）

文献 髙田ほか，2005

労働安全衛生マネジメントシステム
occupational safety and health management system
ろうどうあんぜんえいせい——

　当初,ISO(国際標準化機構)マネジメントシステムの形式を安全衛生管理に適用したものをさすことが一般的であったが,2001年,ILO(国際労働機関)がOSHMS(労働安全衛生マネジメントシステム)をガイドラインとして公表した。国際的には,各国の任意規格として作成しているところ,法令で強制しているところ,任意団体が自主的ガイドラインとして定めているところ等の形がある。

　わが国では,1999年「労働安全衛生マネジメントに関する指針(厚生労働省告示)」を発表し,これに基づき中央労働災害防止協会,建設業労働災害防止協会等が作成している。この指針は,事業場における安全衛生水準の向上を図ることを目的に事業者が,構築,運用するもので,Plan(計画)→Do(実施)→Check(評価)→Act(改善)という一連のサイクルを継続して適切に運用することにより,事業場の安全衛生水準をスパイラル状に向上させていくことを目的としている。この指針は,2005年11月の労働安全衛生法等の一部を改正する法律にて見直され,2006年4月からリスクアセスメントの努力義務化にあわせて「危険性又は有害性等の調査に関する指針」等とともに事業場において行われる実践的な安全衛生活動について,個人の経験と能力のみに依存せず,危険・有害要因を特定し,リスクの評価およびリスクを低減させる措置を組織的かつ体系的に実施し,安全衛生水準の段階的な向上を図る仕組みを活用することが効果的であるところから,本システムの導入を促進する措置を含めて実施されている。(髙田勗)
文献 髙田ほか,2005

労働衛生の3管理　3 parts of management for occupational health
ろうどうえいせいのさんかんり

　職業性疾病と労働災害を防止し職場における労働者の安全と健康の確保および快適な職場環境の形成を目的に,事業場には自主的な労働衛生管理体制が必要である。労働衛生の3管理は,作業環境管理,作業管理,健康管理の諸活動が労働衛生教育・総括管理とあわせて継続的に行われる必要がある。

　①作業環境管理は作業環境中の有害要因を除去して労働者の健康障害を防止するのが基本であり,作業環境測定により作業環境状態を客観的に把握し評価する。作業環境管理の具体的対策は有害な原材料・機械を用いる製造方法の中止をはじめ,より有害性の少ない原材料への代替,機械・工具等の改良,生産工程・工法の変更等生産技術に関わる措置と発生源の密閉・自動化,隔離や局所排気装置またはプッシュプル型換気装置,全体換気装置等の環境技術的な対策等の総称である。②作業管理は,有害な物質や有害なエネルギーの生体に及ぼす影響が作業内容や作業方法によって異なるので,作業にともなう有害要因の発生と曝露を少なくするための作業手順や方法を定め,作業方法の変更等により作業負荷や作業姿勢等による身体への影響を減少させる。また,各種の労働衛生保護具を用いて曝露を防止する。③健康管理は,健康診断等により健康状態を把握し,作業環境や作業との関連を検討し,健康診断結果に基づく事後措置としての労働時間の短縮,就業場所の変更,面接指導,健康指導等の実施さらに救急処置,職場復帰支援等,作業関連疾患,生活習慣病の防止,健康保持増進,有病者の疾病管理,リハビリテーションまでを含む産業医学的な活動である。(髙田勗)
文献 髙田,2005

労働関係調整法
Labour Relations Adjustment Law
ろうどうかんけいちょうせいほう

　労働三権(団結権，団体交渉権，争議権)が憲法によって保障されている日本では，労働法制のなかには労働者が争議を行う権利それ自体を原理的に抑圧するような規定は存在しない。だが，争議行為に関しては，労使が自主的に争議の予防に努めて争議による損失を抑制したり，争議が発生した場合にも，労使が自主的に取り組んで迅速・円滑な解決を図るべく努める旨を規定している。労働関係の公正な調整を図ることを目的として，労働争議の予防，解決に向けた労使の自主的な取り組みと，争議への国家介入のあり方について定めた法律が労働関係調整法である。

　労働関係調整法は労働争議に関して，それが制限禁止される条件について定めるとともに，労働争議が発生した際の各種の調整方法を定めている。労働関係調整法によれば，発生した争議行為に関して紛争当事者の自主的調整による解決を図るべき原則(争議行為不介入の原則)がとられているが，国家は自主的な解決に向けての労使の努力に対して，斡旋，調停，仲裁という3つの手段を用いて必要な助力を与えることができる。

　斡旋とは，労働委員会の会長から指名された斡旋員が個人として紛争当事者の間に入って解決を図っていく制度である。調停とは，労働委員会の委員からなる調停委員会が調停案を勧告する制度である。仲裁とは，仲裁委員会が拘束力ある仲裁裁定を行うことによって争議の調整を図る制度である。
　　　　　　　　　　　　　　(倉田良樹)

文献 労働政策研究・研修機構，2006a
⇒労働三権

労働基準監督署
labor standards inspection office
ろうどうきじゅんかんとくしょ

　労働基準法，労働安全衛生法，労働者災害補償保険法，じん肺法，最低賃金法，災防団体法，家内労働法，労働時間等設定改善法，徴収法，作業環境測定法，賃金確保法，労働者派遣法などの施行にあたる厚生労働省の第一線の機関であり，その所在地，名称および管轄区域は厚生労働省設置法に定められている。

　所掌する業務は，①労働契約，賃金の支払，最低賃金，労働時間，休息，災害補償その他の労働条件に関すること，②労働能率の増進に関すること，③児童の使用の禁止に関すること，④産業安全に関すること，⑤労働衛生に関すること，⑥労働基準監督官が司法警察員として行う職務に関すること，⑦労働者災害補償保険事業に関すること，⑧労働者の保護に関すること，⑨家内労働者の福祉の増進に関することなどである。

　組織は，労働基準監督署長のもとに，一般労働条件関係，労災補償関係，安全衛生関係，総務関係があり，各種申請・届出の受理，調査・検査のほか労働者および使用者からの相談や訴えの処理にあたっている。

　労働基準監督官が配置され，法律の規定に基づいて，事業場・寄宿舎その他の附属建設物への立ち入り調査，帳簿書類の検査，関係者の尋問などを行い，危険・有害性の高い設備や作業に対して，使用停止処分命令などの行政処分を行う。また，法律違反の罪については，司法警察員(特別司法警察職員)の職務を行うものとされている。

　中規模以上の署には総合労働相談コーナーが併設され，労働に関するあらゆる相談に対応している。
　　　　　　　　　　　　　　(古山善一)

労働基準法　Labor Standards Law
ろうどうきじゅんほう

　日本国憲法第27条第2項（勤労条件の法定の原則）に基づいて1947年に制定された。労働者保護の基本法として，事業または事務所に使用され，賃金を支払われる者に適用される，労働条件の最低基準を定めた法律である。本法の適用を除外されるのは，同居の親族のみを使用する事業および家事使用人である。また，国家公務員，船員などは一部または全部が適用を除外されている。

　法定事項の履行を確保するために，本法違反の行為について罰則を規定するほか，労基法に違反する労働契約を無効とし，無効となった部分は法が定める基準で置き換えることを規定している。

　内容は，①労働条件に関する労働憲章的な総則，②労働契約の締結・解除の規制，③賃金の支払に関する原則，④法定労働時間，休憩，休日および年次有給休暇，⑤年少者：労働者として使用できる最低年齢，年少者の労働時間・休日，深夜業の禁止，危険有害業務の就業制限，帰郷旅費の支給等，⑥女性：妊産婦等に関する危険有害業務の就業制限，産前産後の保護，育児時間，生理日の就業に関する措置，⑦徒弟の弊害排除，認定職業訓練を受ける労働者についての特例等，⑧業務上負傷しまたは疾病にかかった場合の災害補償，⑨就業規則の作成・届出，作成手続き，制裁規定の制限，法令・労働協約との関係，⑩事業付属寄宿舎に関する規制，⑪監督機関に対する労働者の申告，労働基準監督官の権限・義務などとなっている。

　なお，労働契約の合意の原則その他労働契約に関する民事的事項を明確にするため，2007年に労働契約法が制定された。

（古山善一）

労働組合
trade union
ろうどうくみあい

　労働組合は，経営者や雇用主に対して不利な立場にある労働者が，自らの利益や労働条件を維持・改善するために自主的に組織する団体である。

　労働組合の第一の役割は，相互扶助＝助け合いであり，イギリスの労働組合が「パブで生まれた」といわれるように，職能別の組合員同士の仕事の紹介や生活の支援からスタートし，次第に産業別の組織へと発展していく経過をたどった。

　労働組合の第二の役割は，経営者や雇用主との交渉で，労働条件向上のためにストライキを含めた戦術が駆使される。

　さらに第三の役割として，政府の政策に対する要求や抗議，政策実現のための政党支援などの政治活動があげられる。

　資本主義草創期においては，労働組合はしばしば政府による弾圧の対象となっていたが，現在では，ほとんどの国で労働三権（団結権・団体交渉権・団体行動権）が保障されている（日本では憲法第28条）。

　ところが，日本の労働組合組織率は低下傾向を続けており，2006年調査で18.2％，特に，雇用者数が増えているサービス業，中小企業，非正社員の分野で立ち後れが目立っており，労使協議の埒外に置かれる労働者が増えている実態にある。

　これは，日本の労働組合の多くが，産業別・職業別に組織されている欧米とは異なり，企業別に正社員中心に組織されていることも大きな要因となっており，影響力回復に向けた労働組合の自己改革が求められているといえる。
（龍井葉二）

⇒日本労働組合総連合会（連合）

労働組合法
Trade Union Law
ろうどうくみあいほう

　日本国憲法で保障された労働三権を実現していくための主要な担い手は労働組合である。労働組合の法的な権利を規定する中心的な法律が労働組合法である。労働組合法の主要な目的は以下の3点にある。

　第一には，労働者が使用者との交渉において対等の立場に立つことを促進することである。第二には，労働者がその労働条件について交渉するために自らの代表を選出したり，その他の団体行動を行うために自主的に労働組合を組織して団結することを擁護することである。第三には，使用者と労働者との関係を規制する労働協約を締結するための団体交渉をすること，およびその手続きを助成することである。

　労働組合に与えられた以上のような諸権利は，使用者による労働組合に対する支配・介入の試みを排除することによってその実効性を高めることができる。労働組合法では，使用者が，①組合員であることや組合活動を理由として従業員に不利益な扱いをすること，②団体交渉を拒否すること，③組合の結成や運営に介入したり資金援助したりすること，④不当労働行為の申し立てに対する報復的な不利益取り扱いを行うこと，を不当労働行為として禁止している。

　労働組合法は，他方，たとえ争議行為として行われるものであっても，労働組合が使用者を不当に中傷したり，生産設備を破壊したりすることを禁止している。また雇用契約に反する組合活動を行うことに関する制限規定を定めている。　　　（倉田良樹）

文献 水町，2006
⇒労働三権

労働契約　contract of employment
ろうどうけいやく

　労働関係では，戦前，民法の雇用契約が通常の契約形態として使われていたが，使用者が支配し労働者が従属する雇用契約が多かった。そこで，戦後制定された労働基準法は労働者を保護するために「労働契約」という概念を導入した。

　労働基準法が適用される労働契約は，労働者が一定の対価と一定の労働条件の下に，自己の労働力を使用者に委ねることを約する契約である。労働契約という概念は，労働者と使用者の著しい経済的優劣関係を考慮して規制を加えようとするものであるから，自由平等な個人間を規制する市民法上の契約概念である雇用契約とは異なる観点に立っている。

　労働基準法第13条は「この法律で定める基準に達しない労働条件を定める労働契約は，その部分については無効とする。この場合において，無効となった部分は，この法律で定める基準による」と定め，労働基準法の重要さを位置づけている。また，第14条では「一定の事業の完了に必要な期間を定めるもののほか」は，期間を定める場合には労働契約の期間の上限は1年（労働基準法第14条本文）ないし3年（同14条1～3号）とし，長期労働契約による拘束の弊害を防止するために期間雇用契約の場合における期間の長さに制限を設けている。労働契約の期間が3年を上限としているのは，新商品や新技術の開発などのプロジェクト業務に必要な高度の専門的知識をもった者や高齢者を雇い入れる場合とされている。法の期間制限を超える労働契約でも，法に定める期間を超える期間が身分保障期間であることが明らかな場合，労基法に触れないと解されている。　　　（桐村晋次）

文献 桐村，2002

労働三権
ろうどうさんけん

　憲法28条は「勤労者の団結する権利および団体交渉その他の団体行動をする権利はこれを保障する」と定めている。憲法に定められた勤労者の団結権，団体交渉権，団体行動権（争議権）を労働三権という。労働三権は民間企業労働者については完全に保障されているが，公務員，その他公共部門で働く職員については一部制限がある。

　憲法で定められた労働三権の具体的内容は，各種の労働立法のなかで規定されている。団結権とは，労働者が自主的に団結して労働組合を結成し，その集団的な力を通じて実質上使用者と対等な交渉をなすことを可能にするために認められた権利であり，労働組合法がその具体的な内容を規定している。団体交渉権とは，労働組合が代表者を選定し，集団的な力を背景に労働条件の維持改善や経済的地位の向上のために使用者または使用者団体と話し合いを行うことを可能にする権利である。団体交渉権の具体的な内容も，主に労働組合法で定められている。争議権とは，労働組合が自らの要求を平和的な団体交渉によって使用者に受け入れさせることが困難であると判断した場合に，労働の提供を拒否するなどの集団的な行動をとることを認めた権利である。

　他方，使用者には，労働組合の争議行為に対抗して，事業所への組合員の立ち入りを拒否（ロックアウト）する権利が保障されている。

　争議権の具体的な内容およびその制限に関しては，労働組合法と労働関係調整法によって規定されている。　　　（倉田良樹）
⇨労働組合法，労働関係調整法

労働市場情報
labor market information
ろうどうしじょうじょうほう

　労働市場が，労働力の需給調整を効率的に行うには，プレーヤーとしての労働者と企業等が，的確な情報のもとに市場において合理的な行動をとることが期待されている。そのために必要な情報が労働市場情報である。

　マクロレベルでは，需要・供給とそのギャップ，成約とその水準等の市場動向を示す統計情報として求人・求職，失業，就業，離転職，成約労働条件等の動向がその数量と各種指標（有効求人倍率，失業率，就職率，新規学卒の内定率，賃上げ率等）について提供され，景気や関係法制の見通し等とあいまって行動の決定の基礎をなす。

　ミクロレベルでは，求人求職の取引情報として個別の求人情報が求人広告や公共職業安定所等紹介機関の求人票に，個人の求職情報が紹介機関の求職票に表示され，求人・求職両側による検索を通じてマッチングに至る。

　すなわち求人側（会社）から職務内容，所要のスキル・経験，賃金・労働時間等の求人要件が，一方の供給側（個々人）からは所持スキル・経験，希望賃金・就業地等の求職要件がそれぞれ提示され，交渉（面接）を経て成約（就職）に至る。

　最近では，求人・求職両側がより精密なマッチングを求め精細な労働市場情報への需要が強まっている。このため求職側には人となりや詳細なスキル・経験等の個人的特性情報が，求人側には個々人のキャリア追求や生活との両立の要求に応える就業環境等の情報が各々互いに求められることになる。　　　　　　　　　（吉田修）

文献 樋口ほか（編），2005；大橋・中村，2004

労働者災害補償保険法
The Workmen's Accident Compensation Insurance Law
ろうどうしゃさいがいほしょうほけんほう

　労働者の業務上または通勤による負傷，疾病，障害，死亡等に関して迅速かつ公正な保護をするため，必要な保険給付を行うとともに，労働福祉事業により被災労働者の社会復帰の促進，労働者と遺族の援護，適正な労働条件の確保等を図り，労働者の福祉の増進に寄与することを目的としている。労災保険は政府が管掌しており，労働者を一人でも雇用していれば加入しなければならない。

　保険給付は，①治療などの療養の費用に関する給付，②療養のため賃金を支払われない休業に関する給付，③後遺症のため労働能力が低下した場合の障害に関する一時金または年金の給付，④生計維持者を失った遺族に関する一時金または年金の給付，⑤葬儀のための葬祭料の給付，⑥療養が長期化した場合の傷病に関する年金給付，⑦年金を受けている労働者の介護に関する給付であり，適用事業を管轄する労働基準監督署が請求手続きの窓口となる。

　労働福祉事業は，①労災病院をはじめとする療養に関する施設およびリハビリテーションに関する施設の設置・運営，その他被災労働者の円滑な社会復帰を促進するための事業，②特別支給金，就学等援護費の支給など被災労働者とその遺族の援護を図る事業，③労働災害防止対策への補助，健康診断施設の設置・運営など，労働者の安全・衛生の確保のための事業，④未払い賃金立替払いなど適正な労働条件の確保を図るための事業である。　　　（古山善一）
⇒独立行政法人労働者健康福祉機構

労働者派遣法
Worker Dispatching Law
ろうどうしゃはけんほう

　「労働者派遣法」（正式名称「労働者派遣事業の適正な運営の確保及び派遣労働者の就業条件の整備に関する法律」）は，1985年に制定された。

　労働者派遣とは，派遣元事業主の雇用する労働者を，派遣先事業主の指揮命令のもとで労働に従事させることであり，これを業として行うことが「労働者派遣事業」（「人材派遣業」とも俗称される）である。自己が雇用していない労働者を供給するなどの「労働者供給事業」や，注文主から労働者が指揮命令を受けることのない請負などとは区別される。

　同法の制定前は，業として労働者の派遣を行うことは禁止されていたが，企業側，労働者側双方のニーズの増大に対応し，法律が制定されたものである。

　同法では，適用対象業務（派遣事業を行うことのできる業務）の限定，事業の許可・届出制度，派遣契約の締結にあたって定めるべき事項，派遣元事業主および派遣先の講ずべき措置などが規定されている。

　適用対象業務については，当初は専門的な知識，技術，経験または特別の雇用管理を必要とする業務に限定されていたが，1999年の法改正により，港湾運送，建設，警備その他の業務を除き派遣事業の対象とすることができることとなった。

　また，2003年の法改正により，派遣期間の延長（原則1年→3年），製造業への派遣の解禁，派遣労働者の直接雇用の促進，紹介予定派遣（派遣での就業後に派遣先に雇用）制度の法制化が行われるなど，逐次制度の見直しが行われているが，偽装派遣や二重派遣などの問題もある。　（城哲也）
⇒人材紹介会社・人材派遣会社

労働条件

terms and conditions of employment
ろうどうじょうけん

　労働供給契約のうち，労働基準法の適用を受けるものを労働契約というが，労働条件とは労働者が使用者に対し，労働契約に基づき，その労務を提供する場合の諸条件のことである。主なものとして，賃金，労働時間，雇用期間，福利厚生，安全衛生，休日などがある。

　憲法は第27条2で「賃金，就業時間，休息その他の労働条件に関する基準は，法律でこれを定める」とし，この条文をもとに労働基準法は多くの保護規定を設けている。

　労働基準法第1条1項は，「労働条件は，労働者が人たるに値する生活を営むための必要を充たすべきものでなければならない」とし，2項は「この法律で定める労働条件の基準は最低のものであるから，労働関係の当事者は，この基準を理由として労働条件を低下させてはならないのはもとより，その向上を図るように努めなければならない」と定め，労働条件の最低基準が標準とならないように規定している。

　第2条2項では「労働者及び使用者は，労働協約，就業規則及び労働契約を遵守し，誠実に各々その義務を履行しなければならない」と定めている。

　労働協約は労働条件等の改善について労使間で合意に達した事項について書面で協定したものであり，労働組合法第16条は「労働協約に定める労働条件その他の労働者の待遇に関する基準に違反する労働契約の部分は，無効とする。この場合において無効となった部分は，基準の定めるところによる。労働契約に定がない部分についても，同様とする」として，労働協約に法律と同じ効力を認めるとともに労働協約と労働基準法の関係を明らかにしている。

　就業規則は，常時10人以上の労働者を使用する使用者が，労働時間や賃金などについて記載して行政官庁へ届け出ることを義務づけられているもので，使用者が従業員の労働条件その他の規律を明確にし，職場秩序を維持するために定めるものである。就業規則には，必ず記載しなければならない絶対的記載事項，定めがあれば記載しなければならない相対的任意記載事項，使用者が必要に応じて記載する任意記載事項の3つの部分があり，労働基準法第89条にその内容が定められている。労働基準法第93条は「就業規則で定める基準に達しない労働条件を定める労働契約は，その部分については無効とする。この場合において無効となった部分は，就業規則で求める基準による」として，就業規則と労働契約の関係を述べている。

　就業規則は使用者が作成し，労働協約は労使の合意によってつくられるが，両者が重複して労働条件を設定していることも多いので労働基準法第92条は7項で「就業規則は，法令又は当該事業場について適用される労働協約に反してはならない」とし，2項で「行政官庁は，法令又は労働協約に抵触する就業規則の変更を命ずることができる」と定めて，労働条件についての就業規則と法令・労働協約の関係を明示している。労働基準法第3条は労働者の国籍や信条による労働条件の差別的取り扱いを禁止し，第4条では男女同一賃金の原則を定めている。

　また，求人にあたっては労働条件の明示が求められ（職業安定法第18条，第42条），労働契約の締結に際しては使用者に労働条件の明示義務が定められている。(労働基準法第15条，労働基準法施行規則第5条)

〈桐村晋次〉

文献 桐村，2002

労働政策研究・研修機構
Japan Institute for Labor Policy & Training
ろうどうせいさくけんきゅう・けんしゅうきこう

　労働分野（人文社会科学系）における厚生労働省関連の総合的研究機関。1969年に当時深刻であった労働力不足、若年労働者の離転職や技術革新・産業構造の変化による労働力再配置問題に対処し、人的能力の有効活用を図るため「人と職業のあり方」を総合的に研究する準国立の「職業研究所」として労働省傘下に発足し、次いで「雇用職業総合研究所」となった。この間、職業適性検査GATB、職業レディネステストVRT、VPI職業興味検査、職業ハンドブック等のガイダンスツールの開発・改良や学卒者の長期追跡、職業移動、障害者の職務再設計、高齢者の職業能力、マイクロエレクトロニクスの労働・雇用への影響などの多くの研究・開発成果を世に出し、職業・労働分野についての社会の認識と行政施策の企画・実施に影響を与えた。

　その後、活動範囲を拡大し、2003年に独立行政法人「労働政策研究・研修機構」となった。現在では職業研究として職業キャリア、職業適性、職業分類、職業情報等の研究やVPI、VRT、キャリアインサイト、OHBY、キャリアマトリックス等のキャリアツールの研究開発を行うとともに、労働経済・雇用管理・労働法制などの調査研究や併設の労働大学校（埼玉県朝霞市）において労働分野に関する厚生労働省職員の研修などを行っている。

■労働政策研究・研修機構
所在地：東京都練馬区上石神井
http://www.jil.go.jp
http://cmx.hrsys.net　　　（吉田修）

労働統計　labour statistics
ろうどうとうけい

　労働問題の現状や合理的な対応、政策立案に必要な資料を提供することを目的とした統計のことをいう。主な分野は、雇用、賃金、労働時間、労働災害、福利厚生、労使関係などに関する統計である。国の経済、産業、雇用政策の方向や内容を決定する重要な統計も多く、統計法に基づく指定統計も多い。また、経済の動向を示す景気動向指数に、賃金（名目、所定内、実質）、生産性、雇用、失業者数、失業率など労働統計の多くがとりあげられている。また国際比較ができるようになっている。

　雇用統計には毎月勤労統計調査、雇用動向調査、雇用管理調査、高年齢者就業実態調査、派遣労働者実態調査などがある。賃金調査には毎月勤労統計調査、賃金構造統計調査、就労条件総合調査、賃金引き上げ等の実態に関する調査、賃金事情等総合調査などがある。

　労働時間統計には毎月勤労統計調査、就労条件総合調査が、また労働災害統計には労働災害動向調査、労働者健康調査、建設業労働災害防止対策等総合調査などがある。福利厚生関係統計には就労条件総合調査が、労使関係統計には労働関係総合調査、労働争議統計調査、またその他の統計には労働経済動向調査などがある。

　その他国勢調査、就業構造基本調査、労働力調査、工業統計、商業統計、家計調査、民間給与実態調査、学校基本調査など官民の多くの定期、臨時の調査が労働問題に関係している。加えて家計・物価、労働組合・争議、社会保障統計も広い意味の労働統計である。　　　　　　　　（木村周）

文献　厚生労働省、各年「各統計調査報告書」；社会経済生産性本部生産性労働情報センター、各年

労働法　labour law
ろうどうほう

　労働法とは，労働関係を規整（労働関係の成立，調整，規律）する法律である。労働関係とは，他人に対して労働を提供し報酬を得る者と，その労働を利用し報酬を与える者との間の一定の法的関係である。これらを包括して一般に労働法とは「労働関係を媒介として形成される労働者，使用者，労働組合，使用者団体及び国家（地方公共団体を含む）の間における相互関係を規整する法律」と定義されている。

　労働法は，私的所有権の保障，契約の自由，過失責任という市民法の基本原理と一体をなすものではあるが，労働関係の分野でそれを修正ないし実質化するという性格をもっている。この点から労働法独自の視点や法理論が必要とされ展開されてきた。しかし，同時にわが国の全法体系との整合性やバランスも重要であり，全法体系の下の一法領域としての普遍性と，労働関係を対象とする法としての特殊性を併用するという性格をもっている。労働法は，一般に次の3つの領域に分類される。

　(1)雇用，労働市場関係に関する法律：法律の根拠を，①「すべて国民は，勤労の権利を有し義務を負ふ」（憲法第17条1項・勤労の権利及び義務）。②「何人も，公共の福祉に反しない限り，居住，移転及び職業選択の自由を有する」（憲法第22条1項・居住・移転及び職業選択の自由）。③「国民経済の均衡ある発展と完全雇用の達成」（雇用対策法第1条1項・目的）におく法律である。この分野に属する法律には雇用対策法，職業安定法，労働者派遣法，障害者雇用促進法，高年齢者雇用安定法，職業能力開発促進法，雇用保険法などがある。政策の実施機関は，ハローワーク，職業能力開発機関，都道府県などの職業安定行政および職業能力開発行政である。

　(2)労働条件に関する法律：法律の根拠を，①「賃金，就業時間，休息その他の勤労条件に関する基準は法律でこれを定める」（憲法第27条2項・勤労条件の基準）および②「児童は，これを酷使してはならない」（憲法第27条3項・児童酷使の禁止）に置く。この分野には，労働基準法，男女雇用機会均等法，最低賃金法，育児休業・介護休業法，労働安全衛生法，労働者災害補償保険法などが属する。政策の実施機関は，労働基準監督署などの労働基準行政である。

　(3)労使関係に関する法律：法律の根拠は，「勤労者の団結する権利及び団体交渉その他の団体行動をする権利は，これを保障する」（憲法第28条・勤労者の団結権）に置く。この分野に属する法律は，労働組合法，労働関係調整法，個別労働関係紛争解決法などである。政策の実施機関は，労働委員会，労政事務所などの労政行政である。

　なお，法律名は通称または短縮してある。

　これらの労働法をもとに以下の労働政策が行われている。①総合的雇用対策（官民共同・連携した就職支援，良好な雇用機会の創出・確保，若年・高齢者・障害者雇用対策など），②職業能力開発・向上（多様なニーズに対応した公共訓練，民間教育訓練の推進，教育訓練給付金の支給，キャリア・コンサルティング，職業能力評価制度など），③安心して働ける環境づくり（労働条件の確保・改善，労働者の安全と健康施策，労災の防止など），④多様な働き方ができる環境の整備（男女雇用機会均等，職業生活と家庭生活の両立，パートタイム労働対策など），⑤安定した労使関係の形成促進（個別労使紛争解決，労使コミュニケーション，労働教育など）。　　　　　（木村周）

文献　厚生労働省，各年c；労働政策研究・研修機構，各年

労働力需給調整システム
the supply and demand adjustment system of manpower
ろうどうりょくじゅきゅうちょうせい——

　労働力需給調整システムとは，労働力の需要と供給すなわち求人と求職を結びつけるさまざまなシステムのことをさすものである。戦後の雇用関係法制では次のようなシステムが規定されていた。
　1．職業紹介
　国が無料の職業紹介を行うほか，民間では有料紹介事業として特定の職種について許可の下に紹介を行い，また無料紹介事業として学校等が届出または許可を受けて行う無料の職業紹介ができる。
　2．労働者募集
　労働者の募集は，文書募集（新聞の求人広告，求人情報誌等），直接募集および委託募集に分けられ，一定の規制がある。
　3．労働者供給
　供給契約に基づいて自己の雇用していない労働者を他人に使用させるもので，労働組合が行う場合以外は認められない。
　4．労働者派遣
　労働者の派遣を業として行うことは禁止されていたが，1985年に労働者派遣法が制定され，派遣事業者が雇用する労働者等を法の下に適正に派遣先へ派遣する事業ができることとなった。
　その後，経済社会の変化やILO条約の改正など国際的な動向を受けて，雇用関係法制度の大幅な見直しが行われ，1999年の職業安定法改正等により，民間が行う職業紹介の原則自由化など，規制緩和が進んだ。
　なお，業務請負という形態も労働力需給調整システムの一つと考えられる。これは労働法の規定でなく，民法上の請負契約によることとなるが，労働者派遣との区分が不明確という問題点もある。　　（城哲也）

労働力人口
ろうどうりょくじんこう

　労働力人口とは，15歳以上を生産年齢人口とよび，そのうち働く意欲のあるものをさす。それ以外を非労働力人口といい区分している。労働力人口は，統計法に基づき，総務省が労働力調査を行い調査対象期間の数値が決まる。調査方法は無作為により選定される約4万世帯に住む15歳以上の世帯員（約10万人）に，毎月末日から1週間前までの就業状態等について調査票に記入してもらう。内容は就業形態，就業時間，転職等。さらに労働力人口は就業状態によって，就業者と完全失業者に分類される。ただしこの場合の完全失業者とは調査期間中に職がなく，就業が可能で，求職活動をしている者を指し，統計上の失業者とはこの完全失業者のことを示す。調査期間中就業可能でも就職活動を行っていない場合は非労働力人口と計上される。非労働力人口のなかにはリストラ等で職を失い，就職活動をしたが，年齢制限等で，仕事が見つからず，求職活動を諦めてしまっている人たちも含まれる。これをディスカレッジドワーカー（就業意欲喪失者）とよび，1990年代後半から男性の非労働力人口の増加の要因となっている。また1990年代以降，若年者の雇用情勢が厳しくなり，就学から就業への円滑な移行を果たすことができない若者（ニート）が増えているのも問題である。
　労働力人口は1998年をピークに減少しており，15歳以上人口に対する労働力人口の比率である労働力人口比率は1997年をピークに低下している。わが国の労働力人口は高齢化，少子化の進行，生産年齢人口の減少等による人口構造の変化および今後予測される人口減少問題とともに大きな問題となりつつある。　　　　　　（鈴木勝夫）
文献 厚生労働省，2005b；小巻，2001

老年期 old age
ろうねんき

　人の一生は，ひと連なりの時間的経過，ライフサイクルであるが，その後半の死に至るまでの過程が"老年期"である。ただし個人差が大きいため，老年期の区分に，明確な年齢上の規定はない。しかし現実的な心身の衰え，罹病状況，福祉行政上の必要性から，便宜的に65歳から74歳までを老年前期 young old，75歳以後を老年後期 old old と区分している。

　一般に老年期には，身体面では体形に変化が生じ，さらに消化器系や循環器系，神経系などの機能が低下する。そして動脈硬化，高血圧，神経痛，糖尿病等の発症をみる。精神面では視聴力，記憶・思考力などが衰え，後天的な獲得性の知能（キャッテルの結晶性因子：gc）は低下を免れるが，先天的な知能（キャッテルの流動性因子：gf）は著しく減退する。

　このように心身両面で障害が生じると，老性自覚も増し，他方，わがままやいらだちが多くなり，それだけに高齢者は，家族や周辺から嫌われることにもなる。そして孤立感や役割喪失感をもち，果てはうつ的，絶望的にさえなりかねない。その場合，とりわけ長年連れ添った伴侶との死別による影響は大きい。しかしエリクソン（Erikson, E. H.）が指摘したように，老年期は，自我同一性を擁し，自我統合性 ego-integrity を実現する段階でもある。それは"十牛図"にもあるように，愛をもって自・他を受容できる"入鄽垂手（にってんすいしゅ）"の境地でもある。高齢者の幸せな老年期を，高齢者自身とその周辺とが如何に導くか，そこに高齢者問題の今日の課題がある。

　　　　　　　　　　　　　　　（寺田晃）

文献 Cattell, 1963；エリクソン，1973；横山1991

老年精神医学 geriatric psychiatry
ろうねんせいしんいがく

　従来の最も狭義の精神医学は，専ら老年期になって初めて精神障害を発現するような疾患，典型的には脳血管障害や脳実質の萎縮に由来する精神障害などをその対象としてきた。しかし現在の老年精神医学は，その対象とする疾患や領域を格段に広げてきている。上記の疾患に加え，長い老年期にまで遷延したりそこで再発したりする精神疾患，生活の複雑化多様化によってもたらされた従来の疾患概念にはあてはまらなくなってきた精神疾患，さらに老年精神医学それ自体の進歩によってもたらされた疾患もこれに加わる。

　これら急速に数を増しつつある老年精神医学の対象のなかで，その罹患・発症者数の多さ，未解明の病理機序，人間性を失うこともある重篤性それに介護・看護の過重さなどから，痴呆症状を発症する老人性痴呆（senile dementia，近年の行政用語では"認知症"）とりわけアルツハイマー型痴呆（SDAT）は，その解明と対応が急務とされている。またこの疾患は，他の疾患や症状（うつ病やせん妄や幻覚妄想状態など）と混同されることも少なくなく，特にいわゆる"呆け"との混同が著しい。呆け，は知的低下一般をさす言葉であり，そのなかには，（生理的な）老化による知的低下と疾患に由来する知的低下が混在しており，したがってこの言葉の使用によってしばしば病的な痴呆が見逃されることもあり，注意が必要である。

　以上の老人性痴呆を含め老年精神医学領域の疾患には医学的範疇を超えるものが多く，原因解明にも対応にも，より広く心理社会的（psycho-social）アプローチが必要であろう。

　　　　　　　　　　　　　　　（井上勝也）

文献 Birren & Sloane, 1980

65歳雇用継続　Extension of Employment until the Aged of 65
ろくじゅうごさいこようけいぞく

　65歳までの雇用を継続する制度として多くの企業で導入されているのが継続雇用制度である。継続雇用制度とは，現に雇用している高年齢者が希望するときは，当該高年齢者をその定年後も引き続いて雇用する制度をいう。これには2つの制度がある。

　第一の制度は「勤務延長制度」である。これは，定年年齢が設定されたまま，その定年年齢に到達した者を退職させることなく，引き続き雇用することができる制度をいう。第二の制度は「再雇用制度」である。これは，定年年齢に達した者をいったん退職させた後，再び雇用することができる制度をいう。

　継続雇用制度を導入する際の雇用条件については，高年齢者の安定した雇用の確保が図られたものであれば，必ずしも労働者の希望に合致した職種・労働条件による雇用を求めるものではない。また，常用雇用のみならず，短時間勤務や隔日勤務なども含むので，企業の実情にあった制度の導入が可能となっている。

　さらに，希望とするすべての高年齢者を対象とすることが原則であるが，すべての企業に一律的に義務づけると，各企業の経営や労使関係に応じた適切な対応がとれないことが考えられるため，各企業の実情に応じ，労使の工夫による柔軟な対応がとれるよう，労使協定により継続雇用制度の対象となる高年齢者に係る基準を定めたときは，この基準に該当する高年齢者を対象とする制度を導入することが認められている。

　ただし，労使協議の上，定められたものであっても，「会社が必要と認めた者」など事業主の恣意が働くものは認められない。
　　　　　　　　　　　　　（宮崎利行）

ロゴセラピー
logotherapie

　オーストリアの神経科医であるフランクル（Frankl, V. E.）が創始した実在的心理療法。その独自性は，現代人の内面に巣くう「実存的空虚（existential Vacuum）」の解明と克服に焦点をあてたことにある。具体的な問題の有無にかかわらず，現代人の大半は「なぜか，むなしい」「こうして生きていても結局死んでいくのに，私の存在に何か意味があるというのだろうか」と漠然とした空虚感にとらわれている。この「生きる意味を感じられない苦しみ」すなわち実存的空虚の克服を支援するのが，ロゴセラピーである。

　ロゴセラピーは次のような前提に立っている。「私たち人間が人生に意味を問うのに先立って，人生のほうから私たちに問いが投げかけられている。生きる意味は，すべての人間に常に与えられている」と。

　ではどんな意味があるのか。クライエントが自らの生きる意味を発見するために，ロゴセラピーでは3つの観点で自己発見を促進していく。①創造価値（芸術作品を創ったり，仕事をなしとげることで実現される価値），②体験価値（自然の美への感動や人と人との心のふれあいで実現される価値），③態度価値（絶望的な状況においてもなお前向きに生きることで実現される価値）。

　フリーターやニートの増加，うつ病の増加など現代の産業界が抱える多くの問題は，人々が働くことの意味（働きがい）の実感を得ることができないことに起因している。こうした問題にカウンセリング界が根本的な対処策を練るとき，ロゴセラピーは大きな指針を与えてくれる。
　　　　　　　　　　　　　（諸富祥彦）

ロールシャッハ・テスト
Rorschach psychodiagnostic plates

　創案者である，スイスの精神科医ヘルマン・ロールシャッハ（Rorschach, H.）の名を冠した本テストは，インクのしみ検査（inkblot test）の一つである。インクを垂らして偶然できあがった模様（inkblot）を見せて，何に見えるか，あるいは何を連想するかを問い，その反応によって被検者の心理的理解を試みようとするものである。インクのしみのような曖昧な図形をどのように見るか，あるいはどう解釈するかによって，人の心理を把握できるのではないかという考えは多くの研究者がいだき，世界中でさまざまなインクブロット検査が作成された。ロールシャッハ・テストは10枚の図版で構成されているが，検査によっては8枚であったり12枚であったりで，スペインで作成された検査はわずか3枚である。ロールシャッハ・テストが今日まで広く採用されている理由の一つは，彼の考案した卓越した模様にある。

　マッカリー（McCully, R. S.）によれば，10枚の刺激模様が元型（architype）イメージに似ており，見る者の無意識を喚起するのだという。もう一つの理由は，反応の独創的な分析法にある。多くの研究者が反応の内容の分析に注意を払ったのに対して，ヘルマンはその形式的な側面に注目した。「何に見えるか」を問う検査であるので，「何に見えたか（内容）」が反応の分析の主眼となりがちであるが，ヘルマンは「模様のどこを注視したか（領域）」，そして「模様のどのような特徴が反応を形成するに至ったのか（決定因）」に分析の力点をおいた。そして，模様の全体を使用しているのか，部分的な使用なのか，あるいは模様に含まれた色彩を用いているのか，形だけからなのか，といった視点から，分析のための分類カテゴリーを提案した。このことによって，ロールシャッハ・テストは，投影法ながらも，数量的処理が可能となり，ある程度の心理測定論的要請に応えることのできるものとなった。

　ヘルマン以降，ロールシャハ・テストは主として米国で盛んに用いられ，研究者によってさまざまな分析カテゴリーが提案されて，今日に至っている。日本では，クロッパー（Klopfer, B.）のカテゴリーに基づく片口法が広く採用されているが，最近は本検査の認知的側面を重視し，統計的データに基づくエクスナー（Exner, J.）法も採用されてきている。

　利用されている領域をみると，本検査の創案者が精神科医であったこともあり，事実そのテストマニュアルに掲載の事例が精神疾患の患者さん達であることもあって，ロールシャッハ・テストは病院臨床の場で多く採用されており，鑑別診断に有用であるといった評価を受けている。しかし，クロッパーも当初は児童相談所で本検査を用いており，精神科臨床に限定して考えるのは，適当ではない。事実これまでも，さまざまな職業人のロールシャッハ反応が集められて職業選択の際に役立てようと試みられており，職業指導（vocational guidance）に有益な情報を提供してくれている。例えば，人間反応の出現率が期待値以下の人には，営業や接客業といった仕事は不向きであろう。また，近年産業精神衛生の重要性が叫ばれているが，企業の保健室での，この検査の役割は無視できないものと考えられる。従来は症状チェックリストや質問紙法など，比較的軽い不適応状態の把握で十分であったが，今日の職場の心の問題はうつ病などへの深い理解と対応が求められているからである。
〔小川俊樹〕

文献 片口，1987；小川・松本（編），2005

ワーカーホリック

　仕事中毒あるいは仕事依存症のことである。アルコーリックという言葉をもじってつくられた言葉である。外国からは日本人をやや揶揄した言葉として使われている。1969年頃に流行語となったエコノミックアニマルも同様である。職業であるはずの仕事に、自分の生活を犠牲にしてまで打ち込んでいないと落ち着かない状態をいう。それはまるでアルコール依存者がお酒を飲み続けて止められない状態と似ている。

　しかし、このような人たちが戦後の高度経済成長を支えてきたのも事実である。農耕民族として長年培ってきた共同体意識がそのまま、企業共同体に変化し、そこで勤勉さやまじめさが発揮されたとも考えられる。仕事中毒という表現はその人自身の問題であるというニュアンスが含まれている。1980年になって過労死が話題になってきた。仕事中毒は本人の問題だけでなく、会社の労働の命じ方そのものも問われてくるようになる。

　このことが明確になったのが2000年3月の電通事件最高裁判決である。この判決では「使用者は、その雇用する労働者に従事させる業務を定めてこれを管理するに際し、業務の遂行に伴う疲労や心理的負荷が過度に蓄積して労働者の心身の健康を損なうことがないよう注意する義務を負う」として、疲労困憊性うつ病による自殺に関して事業者責任を認めた。また、サービス残業に関しても会社が労働を命じなければこれは発生しないものとして、サービス残業を否定した。その後、行政は残業代未払いについて是正指導を行っている。現在は構造的に考えられている。

（菊地章彦）

若者自立・挑戦プラン
わかものじりつ・ちょうせん——

　高い失業率、フリーターの増加など若年者をとりまく厳しい雇用情勢が続くなか、若者の職業能力の蓄積がなされず、中長期的な競争力・生産性の低下といった経済基盤の崩壊や社会保障システムの脆弱化、社会不安の増大等がみられ深刻な社会問題につながる可能性があるという問題意識に基づき、2003年4月、政府は文部科学大臣・厚生労働大臣・経済産業大臣・経済財政政策担当大臣の4閣僚をメンバーとする若者自立・挑戦戦略会議を発足させた。

　当面2006年度までに人材対策の強化を通じ、若年者の働く意欲を喚起しつつ、すべてのやる気のある若年者の職業的自立を促進し、若者失業者等の増加傾向を転換させることを目的として、2003年6月10日にとりまとめられたのが「若者自立・挑戦プラン」である。

　その後、内閣官房長官が加わって2004年12月24日には「若者自立・挑戦のためのアクションプラン」が、さらに農林水産大臣が加わり、2005年10月6日には『『若者自立・挑戦プラン』の強化」がとりまとめられた。①教育段階から職場定着に至るキャリア形成・就職支援、②若年労働市場の整備、③若年者の能力の向上／職業選択肢の拡大、④若年者の就業機会創出に関する施策が盛り込まれ、具体的には若年者のためのワンストップサービスセンター（ジョブカフェ）の整備、キャリア教育・職業体験等の推進、キャリア・コンサルティングを含むキャリア形成支援体制の整備、若年者トライアル雇用の推進、創業コミュニティの形成などのプランが実行されている。

（川﨑友嗣）

ワーキング・ホリデー制度
working holiday
──せいど

　ワーキング・ホリデー制度とは，2国の協定に基づいて，それぞれの国の青少年（18～30歳，一部の国では25歳まで）が，最長1年間，相手国での勉強や旅行等自由な休暇を過ごし，その間の滞在費等必要な資金を補うために付随的に就労することを認める制度である。

　この制度は，一般的な観光や留学，就労ビザ（査証）とは区別され，特別のビザ（ワーキング・ホリデー・ビザ）により入国，滞在を認めるものであり，その取得要件は2国間で各国別に決定される。このビザの発給は，原則として1国について1回かぎりであり，また，発給人数に制限を設けている国もある。

　わが国では，1980年にオーストラリアとの間に協定が締結されたのが最初で，その後協定締結国が年々拡大し，2007年には，オーストラリア，ニュージーランド，カナダ，韓国，フランス，ドイツ，イギリス，アイルランド，デンマークの9か国となっている。

　毎年，この制度を利用して，約2万人の日本人が渡航し，約6千人の外国人が来日している。

　本制度は，青少年を長期間にわたって相互に受け入れ，自国とは文化の異なる国での生活体験を通して，国際的視野をもった人材の育成と，あわせて両国間の相互理解，友好親善の促進を目的としている。

（粟野賢一）

文献　日本ワーキング・ホリデー協会（編），2004

ワーク・オーガニゼーション
work organization

　作業の効率化，円滑化を図るため，仕事がどのように進められるかを明確にして仕事を組み立てることをいう。その仕事について，どのような作業がどれだけ必要か，どのように進めるのか，といったことを分析した上で組織全体としての取り組み方を決定することになる。これに対して，人間の働き方から組織の取り組み方を決定する考え方がヒューマン・オーガニゼーションである。

　元来は作業を改善して，多くの人々に雇用の機会を提供する効果が望めるということが期待されて，欧米各国の企業等の多様な組織に導入が試みられた。その後，地球規模での情報化が進展していること，職業や産業の変化が急速に進んでいること，同時に年齢や性別，生活文化，心身の状態等その他のさまざまな面での労働者の多様性（ダイバーシティ）を認める気運が高まったこと等から，人間の多様性を尊重し，また，労働と生活の調和を図る考え方が重視されるようになった。

　そのため，ワーク・オーガニゼーションは，その基本理念や内容が見直されるようになった。EUでは21世紀になってからは，EU加盟国のワーク・オーガニゼーションの現代化を促進するために，人間尊重の立場から人間の能力を最も効果的に引き出す組織のあり方をめざす，新たなワーク・オーガニゼーションを提唱している。

　日本では，近年はワーク／ライフ・バランスの視点から論じられることがある。

（奥津眞里）

文献　EU Presidency Conference, 2002
⇒ダイバーシティ

ワーク・シェアリング
work-sharing

　字義的には仕事を複数の人々で分け合うことであるが，内実は国によって異なり厳密な定義はない。

　ワーク・シェアリングが注目を浴びたのは，12％以上の失業率に苦悩したオランダが1982年に政府の積極的介入により，労働者，政府，雇用主の三者の合意によりワーク・シェアリング制度を導入し，その後失業率を劇的に改善，さらに女性・高齢者のパート労働者の雇用拡大に至ったことにある。

　わが国では厚生労働省の「ワーク・シェアリングに関する研究会」が，想定されるワーク・シェアリングの目的を「(1)雇用維持型（緊急避難型）」「(2)雇用維持型（中高年対策型）」「(3)雇用創出型」「(4)多様就業対応型」の4つに分類している。

　このようにワーク・シェアリングは大別すると，雇用維持・創出による雇用不安の解消と，多様な働き方による就業機会の提供という2つの側面があるが，一般に日本では一人あたりの労働時間の減少による雇用確保という観点から議論されている。また，出産・育児期にある女性の労働力化の方途としてとりあげられる場合も多い。

　ワーク・シェアリングを実施するためには，経費負担などの詳細について労使（場合によっては政府を含む）の合意形成が必要である。また，単純作業に類する職務内容は時間による分担が可能であるが高度専門職では時間基準の賃金設定が困難であること，パートタイム労働者とフルタイム労働者の賃金や社会保障などの処遇格差を生じさせない制度の創設などの課題がある。そのため，導入にあたっては国の実情や職務内容に沿った具体化のためのさらなる議論が必要とされる。　　　　　（岩崎久美子）

ワーク・モチベーション
work motivation

　ワーク・モチベーションとは仕事に関係するモチベーション，仕事への動機づけである。仕事を行うためには，その仕事ができるという能力的な側面とその仕事にやる気が起こるといった動機づけの側面の双方が必要であることはいうまでもない。

　ここでは，このワーク・モチベーションに関する理論やモデル，そして動機づけに関する具体的な方法を紹介する。

　1．理論やモデル

　この分野でまずとりあげなくてはならないのは，マズロー（Maslow, A. H.）の理論である。マズローは「生理的な欲求」だけではなく，「自己実現」というような高次の欲求があることを示し，「自己実現」は日常的に使われる言葉ともなっている。また，ハーズバーグ（Herzberg, F.）の「動機づけ－衛生理論」もよく知られた考え方である。

　マズローの理論もハーズバーグの理論も広く普及し，書籍等でしばしばとりあげられるものではあるが，この理論をデータによって実証しようとすると，なかなか難しいとされる。そのようななか，これらの理論を再検討し，再構築したのがアルダファ（Alderfer, C. P.）のERG理論である。アルダファの理論では，人間の基本的な欲求をE（Existence 生存），R（Relation 人間関係），G（Growth 成長）に大きく三区分している。E（生存）とは文字どおり生存するための欲求であるが，雇用，安全な職場環境，給与，などが含まれる。R（関係）とは同僚，友人，家族等との人間関係の欲求である。G（成長）とはマズローの自己実現も含まれるが，自らの能力を伸ばしていきたいという欲求である。このERG理論はその後のさまざまな研究や実践によっ

て支持されている。仕事への動機づけを考える際、有効な枠組みとなっているといえよう。

2. 新たな動機づけ施策

この ERG 理論を実際の職場や組織で実践する方法ともいえる研究が、組織やマネジメントの研究者として早くから著名なローラー (Lawler, E. E., III) により行われている。ローラーによれば、現代において、組織業績向上すなわち動機づけの鍵は、従業員の参画、特に事業に従業員をまきこむ施策の展開であるとされる。具体的には、①経営参加を会社の理念とし、社員による各種委員会等によって経営戦略や人事も決められる、②経営トップはヴィジョンを示すが、管理は支援的、コーチ的なものとなる、③権限委譲を進め、可能な限り社内の情報は従業員に公開する、④必要な能力開発の機会は十分に提供される、等々となる。

企画や研究開発的な仕事、チームで行う仕事が多くなっている今日、このような施策を展開することによって、従業員は動機づけられ、高業績の組織となるとされる。

3. 動機づけの測定方法

ローラーのいう施策の展開と平行して、従業員を動機づけ、高業績の組織をつくるためには、従業員や職場の状況を把握する必要がある。この測定方法として、以前から行われてきた方法はモラールサーベイ、社員意見調査等である。最近では労働政策研究・研修機構のチェックリスト等によって、職場や仕事に対する社員の意見やコミットメントの強さ等が測定できるようになっている。このような測定によって、職場や仕事の状況が把握でき、動機づけの阻害要因を取り除いたり、動機づけをさらに高めるための具体的なヒントが示される。また、人事労務管理の施策等が、実際に機能しているかを確認できる。　　(松本真作)

文献　日本労働研究機構, 2003b

ワーク/ライフ・バランス
work-life balance

直訳すると「仕事と私生活の共存」。米国で1980年代、働く母親の職場での定着と採用を推進するために企業が取り組み始め、「ワーク/ファミリー・バランス」とよばれた。その後、独身や子どもがいない社員も含めた全労働者が対象となるよう取り組みを拡大し、よび名も「ワーク/ライフ・バランス」へと変化した。企業がワーク/ライフ・バランスに取り組む目的は、社員が仕事と私生活のバランスをとりながら、もっている能力を最大限発揮することをサポートするためである。企業と社員がともに恩恵を受ける Win-Win 関係を築く、人事戦略として取り入れられた。導入後の効果として優秀な人材の確保と定着、生産性向上、社員の満足度と忠誠心向上など、さまざまなメリットが調査結果より明らかになり、90年代に多くの米国企業の間で広まっていった。

取り組みのカテゴリーは大きく①制度・プログラム、②柔軟な勤務形態、③働き方の改革に分けられる。①制度・プログラムとしては、キャリア開発、社外学習の授業料援助、EAP、休暇・休業制度（無給・有給）、ヘルス&ウェルネス、転勤サポート、保育・介護サポート等。②柔軟な勤務形態は、フレックスタイム、テレワーク、圧縮型労働、ワーク・シェアリング等。社員のライフステージやライフスタイルに見合うよう、さまざまな種類の柔軟な勤務形態を提供しており、活用率も高い。また最も効果的な取り組みである。③働き方の改革は、仕事のプロセスを抜本的に見直し、効率と効果の向上をめざして新しいやり方へ変えること。柔軟な勤務形態の効果的な運営や、長時間労働への解決策として取り入れられる。　　(パク・ジョアン・スックチャ)

私のしごと館

The Vocational Museum Exhibit

わたし――かん

　2003年京都府関西文化学術研究都市にオープンにしたわが国初の「体験しながら夢と仕事を考える」職業体験情報センター。仕事の楽しみ，苦しみ，働くことの充実感，専門性などは，頭で考えるよりも実際に体験することによって本当にわかる。私のしごと館は，さまざまな体験施設で仕事を体験したり，働くプロの姿を見たり，話を聴いたり，情報を検索したりすることによって自分を知り，働くことに結びつけるガイダンス・センターである。

　施設は，しごと探索ゾーン，しごと体験ゾーン，しごと歴史・未来ゾーン，じぶん発見ゾーン，しごと情報ゾーンの5つのゾーンに分かれそれぞれ目的に応じて情報探索，体験，学習，相談などができるようになっている。

　私のしごと館は，産業界，教育界，地域などと連携しながら館内外の事業として展示・体験事業，ライブラリー事業，相談援助事業，研修・セミナー事業，企画・開発創造事業を行っている。また，官民が全国に設置しているヤング・ハローワーク，ヤング・ジョブスポット，ジョブ・カフェなど若年者支援施設の中央情報センターの役割も兼ね備えている。

　開館以来5年を経て，入館者数，館内のさまざまな仕事体験など質量ともに若年者のキャリア教育支援施策として大きな貢献を果たしている。行政減量・効率化の流れのなかで民営化の動きもあるが，仕事体験学習の基本と方法は官であろうと民であろうと変わらない。

　なお，上記のような若者の仕事体験機能を維持しながら，平成20年度末までに民営化されることとなっている。

　所在地は，関西文化学術研究都市（京都府，精華・西木津地区）。　　　（木村周）

文献 私のしごと館，各年

●人名項目

アイゼンク
Eysenck, H. J. (1916-1997)

　世界的に著名で歴史に残る心理学者で、特に人格心理学と行動療法の 2 つの分野で卓越した業績をあげている。

　ロンドン大学で、バート（Burt, C.）、スピアマン（Spearman, C. E.）に因子分析を学び、その後の研究ではこれを主な手法としている。アイゼンクに大きな影響を与えた人にパブロフ（Pavlov, I. P.）がいる。パブロフの類型論や条件づけの理論は研究の原点といえる。アイゼンクは、ミルヒル病院などで、パーソナリティの実験的研究を重ね、従来の研究方法に加えて、精神生理学や実験心理学的な課題や指標を導入することで客観的なパーソナリティ研究を展開し、一躍注目された。その成果は、『パーソナリティの次元』(1947年)、『パーソナリティの科学的研究』(1952年)として刊行されている。アイゼンクはパーソナリティの次元として、①内向性－外向性、②神経症傾向（情緒不安定－情緒安定）の 2 つを見出し、これの組み合わせで 4 つの類型があることを明らかにしている。この次元論をもとに MPI（モーズレイ性格検査）が作成されており、各国で使用されている。

　アイゼンクは、行動療法の体系化に寄与したことでも知られている。もともと精神分析に対する激しい批判（1952年）から、客観的な自然科学的な手法の確立をめざしていたが、「不適応行動は適切な学習の欠如もしくは不適切な学習の結果」であり、その修正は学習解除か再学習によって可能であるとする学習理論を導入し、その原理に基づくアプローチを総称して行動療法とよび概念を整理した。『行動療法と神経症』(1960年）は、行動療法の古典の一つである。

　1987年、来日して各地で講演会を行い、多くの臨床家に大きな影響を与えた。

（上里一郎）

⇒ MPI（モーズレイ性格検査）

アイビイ
Ivey, A. E. (1933-)

　マイクロカウンセリングの創始者。マサチューセッツ州立大学名誉教授・特別功労教授。マイクロトレーニングアソシエイツ会長。スタンフォード大学心理学科を最優秀で卒業後、フルブライト研究員としてデンマークに留学。社会福祉、サイコエデュケーションを学ぶ。帰国後ハーバード大学で教育学博士（カウンセリング）を取得。コロラド大学などのカウンセリングセンターでアウトリーチプログラムの開発に尽力した。その信条は「カウンセリングは個人・組織・社会において変化を引き出す必要がある」で、自らを social activist とよぶ。それは彼をして、「変化する人間」「関係性の中の人間」に目を向けさせ、発達カウンセリング・心理療法（DTC）、多重文化カウンセリング（multicultural counseling）の開発をもたらした。彼の人道主義的立場からは、「尊重される人間」はその精神性（spirituality）を核として関係の中に存在するのである。近年は個人のライフサイクルを通してのウェルネス（心身の健康へのプロセス）の促進にマイクロカウンセリング技法の役割を指摘し、技法の階層表の基本にこれを想定した。このような足跡には彼がケルト系の父と英国系の母との間で、「交渉を通しての意思決定」を身につけていったという文化的背景も見逃せない。マイクロカウンセリングの有用性は250のリサーチに基づいて立証されている。30冊の著書と200余の論文のうち一部は18か国で翻訳されている。アメリカ心理学会専門職認定委員。アジア・アメリカ心理学会フェロー。元 APA カウンセリング心理学部会会長。

（福原眞知子）

アドラー
Adler, A. (1870-1937)

　アルフレッド・アドラーは「個人心理学」の創始者として知られるウィーン生まれの精神科医。1902年にフロイト（Freud, S.）と出会い国際精神分析学会の会長も務めたが1911年に訣別し，独自の道を歩み始めた。一時期忘れかけられたが，昨今，特に教育現場における実践的有効性が再評価され，多くの教師たちの支えとなっている。認知療法，システム論，逆説療法の先駆者としても注目されている。

　アドラーは当初，政治改革による人類の救済を希求していたが，第一次世界大戦で社会主義に失望。以降，教育による人類の救済をめざした。

　アドラー心理学の最大の特徴は，人間の行動やその背後にある目標をあくまでも社会的な文脈において理解しようとする点にある。個人の不適切な言動の原因を遺伝や過去の出来事との関連からのみ理解しようとするのではなく，その言動が他者やその人の属する集団との関係においてどのような意味と目標をもつのかを理解しようとするのである。その主たる目標は，①注目・関心，②権力・闘争，③復讐，④無能力，に分類されている。こうした視点は企業や組織で不適切な言動を繰り返す個人の理解に有用であろう。

　また，アドラーは「共同体感覚（Gemeinschaftsgefühl）」を最重要視し，その健全な発達が個人のライフスタイル形成の鍵を握っていると考えた。他者との協力関係のなかで，社会や組織に貢献できる感覚の発達こそ，健全な人格に不可欠なものと考えたのであり，企業や組織における個人の成長をサポートする産業カウンセリングにとってきわめて有用な概念であるといえるだろう。　　　　　　　　　　（諸富祥彦）

イーガン
Egan, G. (1930-)

　シカゴ・ロヨラ大学名誉教授。カウンセリングとコミュニケーション，組織研究の分野において15冊以上の著書がある。なかでも『熟練カウンセラーをめざすカウンセリング・テキスト』（原題名：*The Skilled Helper*. 1975年に初版，現在は第8版が出版されている）は，ヨーロッパ各国語や中国語・日本語などに翻訳され，カウンセリングの教科書として世界中で現在最も使われている。また，その著作は企業戦略や変革，経営改善，リーダーシップ，企業文化の育成など広範な領域にわたっている。

　活動も多岐にわたっており，コミュニケーションや組織改革をめぐり，アフリカやアジア，オーストラリア，ヨーロッパ，北米など世界各地において講演やワークショップを行っている。また，世界銀行や英航空，BBC，英ブリティッシュ・テレコム（BT）その他数多くの世界中の企業や団体・機関のコンサルタントとしての活動を続けている。

　カトリック教会の司祭でもあるイーガン博士はソーシャルスキルの一つとして，かかわりのコミュニケーション（interpersonal communication）を重視しており，英ブリティッシュ・テレコムでの活動を通して世界中の人がコミュニケーション能力を高めることに尽力している。　（飯田榮）
文献　イーガン／福井・飯田（訳），1992；イーガン／鳴澤・飯田（訳），1998；Egan, 2006

ウェーバー
Weber, M. (1864-1920)

　ドイツ生まれの社会学者。理念型構成に基づく独自の社会科学的方法論を確立した。価値的判断については，価値自由を主張し，科学的判断から価値判断的要素を排除した。カリスマ（charisma）について，呪術師，

預言者，改革者，軍事的英雄，偉大なデマゴーグにみられる特殊な資質，能力の持主による社会的支配の類型の一つと定義している。著作は彼の死後に夫人と友人，弟子によってまとめられた。『プロテスタンティズムの倫理と資本主義の精神』は著名である。『社会科学論集』『宗教社会学』『経済と社会』などが主著である。　　　（松原達哉）

ウォルピ
Wolpe, J.（1915-1998）

　行動療法の先導的医学者として有名。1915年に南アフリカ共和国ヨハネスブルクで生まれ，1940年代に系統的脱感作法を開発し，一躍有名となった。1960年にバージニア大学から精神科教授として招かれ，その後テンプル大学医学部教授などを歴任し，アメリカ合衆国で臨床と研究に従事した。1979年には，アメリカ心理学会から応用心理学優秀学術賞を受賞した。

　彼はヨハネスブルク大学卒業後，精神科の開業医として出発したが，第二次世界大戦末期に軍医として従軍した経験をもとに動物を使って実験神経症の研究を始めた。パブロフ（Pavlov, I. P.）やハル（Hull, C. L.）の不安の研究に関心をもち，実験神経症の研究を行っていたとき，強い不安反応を引き起こしていたネコが，食べ物を食べることができると不安反応が消去することをつきとめた。すなわちリラクセーション反応などの恐怖や不安と同時には起こらない反応を引き起こすことによって恐怖や不安を消去することができることを発見し，逆制止の発想を得た。これらの研究をもとに人の神経症の治療方法として開発されたのが系統的脱感作法である。系統的脱感作法はその有効性が確かめられ国際的に広く使われるようになった。系統的脱感作法のほかにも逆制止を活用した性的インポテンツの治療や対人恐怖の治療にアサーション・トレーニングを使って臨床的成果をあげるなど行動療法の発展に寄与した。

　1970年には「行動療法と実験精神医学雑誌（Journal of Behavior Therapy and Experimental Psychiatry）」を発刊し編集にあたった。主な著書には，『逆制止による心理療法』『神経症の行動療法』などがある。
　　　　　　　　　　　　　　（田上不二夫）

エリクソン
Erikson, E. H.（1902-1994）

　発達心理学者，精神分析家。1902年ドイツのフランクフルト生まれ。父親はエリクソンの母親が妊娠中に失踪し，母親は彼が3歳のとき学者と再婚した。子ども時代にはユダヤ人の家系であったために筆舌に尽くせぬ苦しみを味わった。高校卒業後，大学を中退し美術家を志し，ヨーロッパ各地を放浪し，夜は橋の下に寝たりもした。この経験が後の学説の青春の自由な自己形成につながる。彼が25歳のときウィーンで後に精神分析学者となるブロス（Blos, P.）と知り合い，アンナ・フロイト（Freud, A.）関連の実験学校の美術教師の職を得た。

　ナチスによるユダヤ人の迫害が激しくなると，コペンハーゲンを経由して，ボストンに逃れた。ボストンではハーバード大学医学部で児童精神分析を担当した。この時期，彼は心理学者のマレー（Murray, H. A.）やレヴィン（Lewin, K.）や文化人類学者のベネディクト（Benedict, R.）やミード（Mead, M.）やベイトソン（Bateson, G.）とも知り合い，自分の学説に取り入れていた。その後，彼はイエール大学やカリフォルニア大学のバークレーでも教鞭をとったが，最後は，マサチューセッツ州に戻り，クリニックを開業した。1994年に没。

　彼の理論は発達が人と環境の間の相互作用により人生の階段を登り，一つの発達課題が達成されると次の段階に進むという漸

成発達説（epigenesis）をとっている点である。人間は生涯にわたって発達するというライフサイクル説を唱え，心理社会的発達の8段階説（なかでも自我同一性説）はあまりにも有名である。　　　　　（楡木満生）

⇒自我同一性

エリス
Ellis, A. (1913-2007)

　アルバート・エリスはアメリカ人の臨床心理学者であり，論理療法（rational emotive behavior therapy）の創始者である。認知行動療法の祖父と評され，アメリカ心理学会で講演を依頼されることが，しばしばであった。彼の理論は通称 ABC 理論といい日本では日本学生相談学会と日本カウンセリング学会が2回にわたり招聘したのが機縁で，カウンセリング界に受け入れられ広く用いられている。

　エリスの理論は「出来事や状況そのものが人を不幸にするのではなく，その出来事や状況をどう受けとめるかという認知の仕方が幸不幸の決め手になる」というのが骨子である。このような考え方はエリスの人生体験に由来していると思われるところが少なくない。彼の両親はあまり子煩悩ではなかった上に，エリスの少年時代に離婚した。それゆえエリスは甘え体験の乏しいまま自力で生きてきた。離婚も2回した。子どもはいない。自宅と研究所とは同じビルにあり，生活費は年金でまかない，多大な収入は研究生の育成や一般市民の啓蒙（例えば，無料小冊子の配布）にあてた。「鞍の上で死にたい」ともらすほどに，老いても講義，臨床，著作，指導（スーパーヴィジョン）に全力投球した。scientist-practitioner のモデルといえる。　　　　（國分康孝）

オルポート
Allport, G. W. (1897-1967)

　アメリカの心理学者。ハーバード大学に学び，1922年，Ph.D を受ける。その後ドイツ，イギリスに留学，発展充実期にあったゲシュタルト心理学，シュテルン（Stern, W.）の人格学的心理学，シュプランガー（Spranger, E.）の価値の研究から影響を受ける。全体性の重視，分割できない人，個性の形成などオルポートの中心となる考え方がこの時期に学ばれた。帰米後若いときの数年を除いてハーバード大学に在職し1939年にはアメリカ心理学会（APA）の会長を務めた。長い準備を経て書かれた『パーソナリティ　心理学的解釈』は内容が豊富で英文で書かれたパーソナリティについてのはじめての著書といわれる。日本語，ドイツ語をはじめ多くの言語に訳され，広く読まれている。オルポートは社会と個人の関係にも研究を広げ『偏見の心理』『デマの心理学』等の著書がある。

　知覚の研究や動物を用いた学習の研究など実験心理学的研究が隆盛であった時代にオルポートは人間を刺激に対する単なる反応とみる人間疎外の見方に対して人間の未来志向性，自律性，個性の発達とその記述の仕方などを重視し，わが国の心理学に根強い影響を与えている。彼の著書の多くは邦訳されている。　　　　（詫摩武俊）

文献　オルポート／今田（監）星野ほか（訳），1968；オールポート／詫摩ほか（訳），1982；オルポート・ポストマン／南（訳），1952

カーカフ
Carkhuff, R. R. (1934-)

　アメリカのカウンセリング心理学者。ウィスコンシン大学でロジャーズ（Rogers, C. R.）に師事した。アメリカ国際大学で永くカウンセリングの教授を務める。その後，カーカフ思考システム研究所を設立し所長となりカウンセリング研究と実践を行った。特に，カーカフの研究業績のなかでもカ

ウンセリング・モデルであるヘルピング技法（art of helping）を普及，発展させており有名である。この技法は，第1段階が応答技法で，ヘルパー（援助者）がヘルピー（被援助者）の経験を整理し，的確に相手に伝えていく技法である。これは単なるオウム返しではなく，的確な応答と共感は，ヘルピーの自己探索を刺激し，促進させる効果がある。第2段階は，意識化技法で，ヘルピーが困難な状況に対処できないでいることを，ヘルパーが，ヘルピー自身の問題として自覚させることである。ヘルピーが問題を自分自身のものとしてとらえ，さらにそれを達成すべき目標へと変えていくことができるようにすることである。第3段階は，手ほどき技法で，ヘルパーにとって実行可能な行動計画を練り始める。特に，若者には，コミュニケーション能力や自己主張能力をつけるために手ほどき技法が必要で，リハーサルを含めたシナリオ練習，ロールプレイなどを行う。この方法はカウンセリング・モデルとして優れているだけでなく，初心者がカウンセリングを学ぶ際の教育訓練プログラムとしても活用されている。その研究はアメリカのカウンセリング心理学界で多く引用されている。

わが国には，1989年に来日し多くのカウンセリング関係者を指導し，影響を与えている。また，國分康孝が，カーカフの研究を広く紹介し，現在，産業・教育分野でも活用されている。　　　　　　（松原達哉）

文献 カーカフ／國分（監訳），1992

キャッテル
Cattell, R. B. (1905-1998)

イギリス生まれの心理学者。パーソナリティ研究の理論・臨床の両方面で活躍した。アメリカのイリノイ大学教授であった。有名な"The 16 Personality Factor Questionnaire"の著者である。わが国でも日本文化科学社より出版され広く活用されている。16因子は，①分裂的，②低知能，③低自我，④服従的，⑤退潮的，⑥弱超自我，⑦脅威に対する過敏，⑧徹底した現実主義，⑨内的弛緩，⑩現実性，⑪無技巧，⑫充実感，⑬保守性，⑭集団依存，⑮低統合，⑯低緊張である。彼は因子分析法を用いて特性（traits）を抽出しようとする特性的パーソナリティ理論の代表者である。また，CAS不安測定検査（Cattell's Anxiety Scale）も開発している。

彼は客観テスト3種類（行動観察，生活記録，自己評定）の資料から特性要素間の相関を求め，35の表層特性を得ている。

なお，彼には知能に関する優れた研究もある。知能に関する因子分析研究のなかで，知能の二次因子として流動的知能（GF）と結晶的知能（GC）とを区別している。

特性論とは，人の性格を，活動性とか支配性といったいくつかの特性から構成されていると考え，個人がその特性をどの程度もっているか量的に把握し，独特な性格を明らかにしていくものである（個人の差異は質の違いではなく程度の差と考えられている）。　　　　　　　　　　　　（松原達哉）

キューブラー・ロス
Kübler-Ross, E. (1926-2004)

スイスのチューリッヒで生まれ，アメリカで活躍した著名な精神科医であり，死の専門家として，有名であった。彼女を一躍世界的に有名にしたのは，1969年に出版され，25か国語以上に翻訳された『死の瞬間』（*On death and dying*）という本である。その他，彼女の自伝である『人生は廻る輪のように』が，彼女のライフ・ヒストリーを俯瞰するためには役に立つ。彼女が最もよく知られるようになったのは，処女作である『死の瞬間』のなかで呈示した，死にゆく患者は，否認，怒り，取り引き，抑う

つ，受容の5段階を経過して死に至るという考え方である。なお，彼女は，すべての事例でこのとおりの経過をたどるわけではなく，行きつ戻りつし，終末に至るケースやこの途中で亡くなる人もあると述べている。しかし，この「死の受容に至る5段階説」は，終末期医療の現場で働く医師や看護師，臨床心理士，ケースワーカー等が患者をケアする際に重要な指針となった。

彼女は臨床死生学に関する研究や後進の医学生の教育，診療以外に，社会奉仕活動にも熱心で，シカゴの盲人を対象とする施設であるライトハウスで，盲人の子どもの世話をしたり，刑務所内に服役しているエイズ患者のためのホスピス設立のために尽くしている。また，エイズ感染児を養子にする運動に参加したり，死別体験者，末期患者，エイズ患者および彼らをケアするスタッフらを対象に，教育，研修を行った。このように，彼女の働きを俯瞰してみると，一貫して悩み苦しめる者を救済しようとする姿勢が見受けられる。　　　（平山正実）

ギルフォード
Guilford, J. P. (1897-1987)

YG性格検査，創造性検査A版・P版の著者で，知能構造・知能教育などの研究でも有名な精神測定学者。アメリカに生まれ，コーネル大学で哲学博士（1927年），南カリフォルニア大学理学博士（1962年）取得。ネブラスカ大学心理学教授（1932～40年）を経て，南カリフォルニア大学心理学部教授（1940～70年）になる。アメリカ心理学会（APA）会長も務めた。

また，人間の知能に興味をもち，その構造を心理学測定法によって解明しようとし，その著書『精神測定法』のなかで測定の諸方法を整理し，体系化し独自の「知能構造論」を発表している。

彼は，性格や気質の構造や測定に関心を示し，研究を行い，広く用いられている向性検査も，一次元的な外向－内向の程度だけでなく，社会的外向，思考的外向，抑うつ性因子（性格特性）の合成物を測定しているのだとし，これらの性格特性を測る3種の性格検査を発表した。

これらをもとに，矢田部達郎が，日本人の性格特性を測定するのに適当と思われる項目を選択し，一つの検査にまとめたのが，YG性格検査であり，現在では最も広く利用されている性格検査の一つになっている。本明寛が日本人の生徒向けにまとめたのがMG性格検査である。

わが国には知能教育国際学会会長（1977～87年）として4回来日し，東京，京都など各地で知能教育，創造性教育などについて講演している。　　　（松原達哉）
⇒YG性格検査

グラッサー
Glasser, W. (1925-)

両親はロシアからの移民でユダヤ系アメリカ人。父親は13歳からアメリカで仕事を始めなければならない境遇であった。世界経済恐慌のあおりを受けて，大学は出たものの職につけない兄たちを見て，就職しやすい化学工学を専攻した。しかし，職を得たものの自分に向いていないことがわかり，大学院で心理学を専攻。教鞭をとっていた医学部の学部長が，精神医学を示唆したことから，医学に転向し，精神科医師となる。後になって，通常の方法では医学部に入れない学生を数人入学させなければならなかったと打ち明けられた。グラッサーは自ら学部生時代の成績は良くなかったと認めている。

グラッサーは，父親は選択理論的な人であったが，母親は外的コントロールの強い女性であったと言う。もし両親を選んで生まれて来ることができるなら，父親を躊躇

なく選ぶが，母親を選ばないほうが双方のためであると言う。母親は文句の多い人であったが，だれも文句に耳を傾けなかったので，自分は小さいときから文句を言わない人生を選びとったと言う。選択理論によって自分の結婚も良好になったと言う。

アメリカカウンセリング学会は，グラッサーの貢献を認めて一度ならず賞を授与している。選択理論の実践で，人間関係の回復を図ることができ，精神の健康を増進できると主張する。精神科は精神の健康の増進に焦点をあてていないので，選択理論を通して精神の健康を計ることが重要と主張する。晩年に『警告』を著し，メンタルヘルスの増進に力を入れている。精神科医師でありながら，向精神薬は一度も処方したことがないというほどユニークな面もある。

〈柿谷正期〉

クルンボルツ
Krumboltz, J. D. (1928-)

スタンフォード大学教授。カウンセリングに対して学習理論，特にオペラント条件づけの応用をはじめて提案した。すなわち，行動カウンセリングによるアプローチに道を開いた。

クルンボルツの編著書は，沢田慶輔，井坂行男，中澤次郎らによって1960年代にわが国では 2 点翻訳された。すなわち，『カウンセリングの革命：行動科学とのかかわり』(*Revolution in Counseling: Implications of Behavior Science*) と，その続編ともいうべき『行動カウンセリング：事例と技術』(*Behavioral Counseling: Cases and Techniques*) である。

『カウンセリングの革命』(1966年) は，スタンフォード大学における研究集会のまとめである。この研究集会は，カウンセリング，ガイダンスの効果的な方法を模索する機会として開催された。そしてカウンセリングの活動を，行動科学として位置づけることを，この会議の結論としている。

また『行動カウンセリング』(1969年) では，『カウンセリングの革命』が理論に偏重しているという批判に応えて，来談者を援助できる可能性が大きく，読者が必要な援助を進めるのに役立つという基準によって，学習理論によるカウンセリングの事例と方法とが紹介されている。なおこの 2 点は誠信書房から刊行された。

クルンボルツは，1970年の慶應義塾大学主催の第 8 回全国学生相談研修会（現在の日本学生相談学会の全国研修会）に外国人招待講師として来日した。演題は「カウンセリングの改革」であって，わが国における学習理論によるカウンセリングの論理と技術の普及の一つの契機となったのである。

〈林潔〉

クレッチマー
Kretschmer, E. (1888-1964)

ドイツで「性格と体格」の関係を論じた精神医学者。

1888年生まれ。チュービンゲン大学などで哲学，医学，神学を学ぶ。大学を卒業後ウィンタール州立病院に勤務していて，ある種の精神疾患患者は同じ体型が多いことに気がついた。やがてチュービンゲン大学でガウプ教授 (Gaupp, R.) と出会い，彼の学説はより明確なかたちになり結実し，主著『体格と性格』(*Koperbau und Charakter*, 1921 年) となって表された。

クレッチマーの類型論によると，分裂気質は細身型，循環気質は肥満型，てんかん気質（粘着質）は筋肉質の闘士型の体型と対応しているとした。この極端の体型が精神疾患患者になるが，その発病前には性格異常の段階があり，さらにその手前の人が正常者であり，この関係は連続的に変化しているものとした。

1922年『医学的心理学』(*Medizinische Psychologie*)および『ヒステリー、反射、本能』(*Hysterie, Reflex und Instenkt*)を執筆した。1926年マールブルグ大学教授になった。そこで『天才人』(*Geniale Menchen*, 1929年)をまとめた。1946年チュービンゲン大学教授になり、個体発生と系統発生の立場から精神生理的層次理論を展開し『精神療法研究』(*Psychotherapeutische Studien*, 1949年)を執筆した。1959年退職。1964年没。

彼は性格類型論で有名であるが、敏感関係妄想がその特有な性格構造をもった人にたまたま鍵体験(Schlusselerlebnis)が結びついて出てくるとして、正常者から患者までの連続的な発生経過をみた功績が大きい。

(楡木満生)

クレペリン
Kraepelin, E. (1856-1926)

ドイツの精神病学者で、ドイツ国立精神医学研究所長であった。臨床精神医学の研究において、疾患単位論を提唱し、精神病を早発性痴呆(精神統合症)、躁うつ病、パラノイア、一般神経症等13種類に分けた。

また、早発性痴呆その他の診断技術として、5分作業－休憩－5分作業の連続加算法を開発し、その作業量には、時間の経過に関連して一定の法則性があることを見出し、その研究を「作業曲線」という論文として発表した。そして、人間の精神作業には「練習」「疲労」「慣れ」「興奮」「意志緊張」の5因子が内在するという「作業の5因子説」を提唱した。

これにヒントを得て、内田勇三郎が「内田クレペリン精神検査」を作成した。この検査は、動作性の性格検査として臨床心理学分野で広く応用されている。彼は、作業時間、休憩時間について独自に検討し、「15分作業－5分休憩－10分作業」(休憩後の10分作業は後に15分作業に改められた)を確立した。これは、今日、教育領域、産業領域、矯正施設などをはじめ多くの領域で広く利用されている。

(松原達哉)

⇒内田クレペリン精神検査

コッホ
Koch, K. (1906-1958)

スイス人。スイスには古くから職業適性診断を専門とする心理学者がおり、その診断に樹木画を活用していた。コッホは、これらの伝統をふまえ、豊富なデータの蓄積から樹木画の特徴に普遍的な意味を見出し、さらに樹木に関する文化史的な研究成果を加味し、体系化した「樹木描画テスト Der Baumtest」(1949年)を発表。これが現在、広く用いられている「バウムテスト」である。ほぼ同時期には、アメリカでバック(Buck, J. N.)が「家－木－人物画テスト(H-T-Pテスト)」を公表しているが、コッホは描画課題として松類では樹形が単純になってしまうことを避けて「果樹 Obstbaum」と指定したとされる。

彼は、15歳で起重機製造工場に勤務する傍ら夜間工業学校に学んだ。20歳で技術者としてチューリッヒの応用心理学研究所に入所したが、心理学研究の分野にも強い関心をもつ。その後、パリに移り、ソルボンヌ大学で産業心理学(適性診断分野に関する研究)の学位を取得。同時に、シトロエン自動車工場にも勤務し、実社会との接点をもち続けるという実学派タイプの研究者であった。後に、ドイツ、オーストリア、ハンガリー、チェコスロバキアなどで研究を重ね、リトアニアのカウナス大学で応用心理学研究所を創立するとともに、リトアニア官報の主筆をも兼任した。スイスに帰国した後は、ルツェルンに自らの応用心理学研究所を開設し、職業カウンセラー委員会の長として、チューリッヒのスイス連邦

工業高校教育委員として活躍していた。

(青木智子)

ジェームス
James, W. (1842-1910)

アメリカの哲学者，心理学者。ハーバード大学で学び（1861～69年）教えた（1872～1907年）。大学では化学，生理学，医学を修めたが，大学卒業後ひどい精神的危機を経験し，欧州滞在などを通して心理学に関心をもつ。ハーバード大学には生理学の講師として招かれたが，1875年にアメリカで初めて心理学の講義を行い，実験室も設置した。1890年には，アメリカ心理学独立宣言の書と言われる名著『心理学原理』を出版したが，その後は哲学に転じ，自らを心理学者とよばれるのを好まなくなった。

ジェームスは進化論の影響を強く受け，意識を，人間がその環境に適応する過程において果たす役割・機能の面から研究する機能主義の立場に立ち，動的過程としての意識の有目的性と選択性を強調する科学的心理学を唱えた。この立場は，意識を構成する静的な要素を見出し，それを再構成することによって心を理解しようとする構成主義の立場と対照をなし，心理学の応用分野への発展にも道を開いた。彼の心理学で特に広く知られているのは，意識は一連の流れであるとする「意識の流れ」の考えと，情動の末梢起源説として知られる「ジェームス・ランゲ説」であるが，彼の考えや説は，すべて自分自身の意識状態をあるがままに観察した結果に基づいているため，'温かさ'がある反面，常識的，非体系的という批判もある。

哲学の領域では，真理の基準をその実用的価値におく「実用主義」（プラグマティズム）の代表者であり，『実用主義』（1907年），『宗教的経験の諸相』（1902年）を著し，宗教心理学の基礎も築いた。(今田寛)

ジェラット
Gelatt, H. B.

ジェラット博士はカリフォルニア州立大学サンノゼ校で学士号，スタンフォード大学で修士，博士号を取得し，その後スタンフォード大学やカリフォルニア州立大学バークレー校などで教授として教鞭をとったカウンセリング心理学者である。カウンセリング，キャリア開発，未来志向，意思決定理論，教育改革などに関する数多くの論文，著書があり，なかでも "Creative Decision Making Using Positive Uncertainty" は博士の最も著名な著作である。

博士はキャリアカウンセリングに関する新たな理論を展開し，キャリアカウンセリングは過去志向のこれまでのカウンセリングと異なり，未来志向の創造的カウンセリング，すなわち未来を新たに創造するカウンセリングであるとしている。また，意思決定においては，これまでの左脳型アプローチから，右脳に基づく右脳型アプローチを重視し，さらに左右の脳を統合した「全脳型アプローチ」による意思決定，キャリア開発を提唱した。また，かつての山登り型キャリア開発はすでに過去のものであり，変化の激しい現代は川の流れにそって柔軟に自らを変容しながら流れを下る「旅の過程」そのものであり，その旅はその行程，過程にこそ意味があり，単に目的地に到着することだけに意味があるのではないと述べている。

そして現代のような不確実な時代には個人が自分の未来をどのようにとらえるかという「心の目－mind eye」にかかっていると述べ，自己の未来に対し肯定的に認知する努力（positive uncertainty）が重要であることをキャリア理論において述べている。

(宮城まり子)

ジェンドリン
Gendlin, E. T. (1926-)

　オーストリア生まれ，アメリカの哲学者・心理学者。シカゴ大学で哲学を学び，1958年に博士論文 'The Function of Experiencing in Symbolization' で博士号を得た。1963〜95年までシカゴ大学教授。カウンセリングをロジャーズ（Rogers, C. R.）に学び，クライエント中心療法の発展に寄与した。また，アメリカ心理学会発行のジャーナル，*Psychotherapy: Theory, Research & Practice* の創刊に貢献し，永年にわたってその編集長を務めた。アメリカ心理学会より3度の表彰を受けている。

　ジェンドリンの研究テーマは一貫して，思考と体験過程的表出との関係である。これを哲学で展開したジェンドリン哲学は The Philosophy of the Implicit とよばれ，ポストモダン主義以降の哲学と考えられている。これを心理学に展開したものが「フォーカシング」および「フォーカシング指向心理療法」である。現在，フォーカシングは独自のセラピーとしても，クライエント中心療法の中核部分としても注目されつつあるが，それを築いたジェンドリンは現在，アメリカで最も注目される心理療法家であり哲学者の一人であるといえるだろう。

（池見陽）

シュプランガー
Spranger, E. (1982-1963)

　ドイツの哲学・心理学・教育学者。

　ベルリン大学で哲学者ディルタイ（Dilthey, W.）に学ぶ。1911年に29歳の若さでライプチッヒ大学教授になった。38歳（1920年）でベルリン大学教授になり，主著『生の諸形式』（*Lebensformen*, 1921 年）を執筆した。

　この本のなかで，人は生活していく途中で，次の6分野のうちでどれに価値観を置くかは人により異なるとした。①経済志向：経済活動の功利性の追求を最優先にするタイプ。実業家向き。②理論志向：論理的知識体系の構築を優先する。学者向き。③審美志向：美意識に最高価値を置く。芸術家向き。④宗教志向：信じている宗教活動にすべてを捧げる。宗教家向き。⑤政治志向：権力を求め，集団の指導者になる。政治家向き。⑥社会志向：仲間を愛し，人に役立つことを生きがいにする。ボランティア活動家向き。

　1936年（昭和11年）から翌年にかけて日独交換の客員教授として来日し，各地で講演会を開いた。1945年には一時期ベルリン大学の総長も務めた。1946年にチュービンゲン大学教授になり，54年まで務める。1963年没。

（楡木満生）

シュルツ
Schultz, J. H. (1884-1970)

　ドイツの精神医学者で自律訓練法の創始者として有名。1884年にドイツのゲッティンゲンに生まれ，幼少年期をそこで過ごした。医学を修めて精神科の医者になったが治療法の開発研究の必要性を強く感じ，基礎的な研鑽や研究に励んだ。1915年からしばらくの間，イエナア大学で教えたこともあったが，彼のめざす心理療法と医学的心理学の部門が大学になかったことなどの理由で神経科の医師として開業した。

　医学生時代から催眠に関心をもっており，特に大脳生理学者フォークト（Vogt, O.）の研究の影響を受けた。フォークトは，他者催眠と似たような誘導暗示を自己暗示すると催眠と同じような状態が起きて深い休息状態が得られ，疲労が回復するとともに諸能力が増進することを明らかにした。

　シュルツは催眠中の被験者の内省報告をていねいに観察して，催眠中に共通して四肢の重・温感の体験が得られることを確認

した。そして重いという体験は筋弛緩の表現であり，温かいという体験は弛緩による血管の拡張変化であると考えた。また，古い磁気催眠や科学的催眠に関する多くの文献に，重い体験や温かい体験の記述があることに気づいた。そこで，四肢の重さや温かさを自己暗示によって実現し，弛緩の過程を体系的に実習する方法を開発していった。そして自己暗示的なセルフコントロールによって心身の弛緩と心身の切り替えを引き起こすための標準練習と黙想練習すなわち自律訓練法を完成させたのである。

シュルツの開発した自律訓練法は，心身のストレス反応に広く適用され成果をあげている。　　　　　　　　　　（田上不二夫）

スキナー

Skinner, B. F. (1904-1990)

行動主義心理学者スキナーは1904年3月20日，米ペンシルベニア州で弁護士を父として生まれ，1990年8月18日，マサチューセッツ州で白血病のため死去した。享年86歳。行動主義の創始者ワトソン(Watson, J. B.)の理論に影響を受け，1931年ハーバード大学で博士号を取得，ミネソタ大学，インディアナ大学を経て，1948年，母校ハーバード大学教授となる。

その理論は徹底的行動主義といわれ，ワトソンの後継者とされているが，心理学は心(mind)の科学ではなく，行動(behavior)の科学であるとして，極端な環境主義を唱えたワトソンに対して，スキナーはこの客観的行動主義の利点を認めながらも，ワトソンの理論に全面的に賛同していたわけではなかった。

このことはスキナーの1974年の論文「行動主義について」(About behaviorism)で，ワトソンの否定する感情，思考等の内的出来事（private events），発生的（遺伝的）素因（genetic factor），自己認識（self-knowledge），創造性（originality）等を認めていることからも明らかで，同時にこれらはスキナー流の行動主義の特徴ともいえるものである。　　　　　　　（内山喜久雄）
⇒学習理論，行動主義理論

文献 スキナー／宇津木（訳），1969；内山，1988

スーパー

Super, D. E. (1910-1994)

1910年7月，YMCA事務局長で転勤の多かった父の任地であるホノルルで生まれた。6歳でニューヨーク市に転居して小学校教育を受け，12歳で父とともにポーランドに渡り，スイスで中等教育を受け，その後オックスフォード大学に進学し，哲学，政治学，経済学，歴史学，心理学と幅広く学んでいる。大学卒業後はアメリカに渡って，クリーヴランドにあるフェン・カレッジ（現在のクリーヴランド州立大学）の非常勤講師になり，またYMCAで職業相談の実務を担当する。25歳の時に「クリーヴランド・ガイダンス・サービス」という新しい施設の専従所長に就任するが，生涯のテーマとして職業心理学の研究を決心し，博士号取得のためにコロンビア大学教育学部の特別研究生の奨学金を得て入学する。

修了後はソーンダイク(Thorndike, E. L.)の薦めで1938～42年までクラーク大学の教育心理学の助教授を務め，1940年にコロンビア大学から学位を授与された。1942～45年にかけて空軍に勤務し，空軍乗務員選抜のテストの開発に従事し，また空軍病院の心理臨床室長として心理治療とリハビリテーションを担当する。1945～75年までコロンビア大学教授，退職後は名誉教授となる。その後，イギリスのキャリア教育・カウンセリング研究所主席調査員兼名誉所長（1976～79年），フランスのルネ・デカルト大学客員教授などに招かれたほか，1961

年，1969年，1990年と3回来日した。

1950年代に職業発達理論を提唱して『職業指導の心理学』を著したほか、カウンセリング心理学の発展に大きな貢献を果たし、1952年にはアメリカ心理学会第17部会（カウンセリングとガイダンス）会長、その後もアメリカ・カウンセリング学会会長、全米職業指導協会会長を歴任し、1975～83年まで国際進路指導協会（LAEVG）会長、以後名誉会長となった。1983年以来、Work Importance Study という国際調査研究プロジェクトを主催し、1994年に84歳で亡くなるまで精力的に活動した。　（三川俊樹）

セリエ
Selye, H. (1907-1982)

カナダの生理学者。ストレス概念の創始者。ストレスという言葉は、元来物理学や工学の分野で用いられており、「外から力が加えられたときに物体に生じる歪み（不均衡）」を意味する言葉であった。これを医学や生理学の領域に導入したのが、セリエである。

セリエは、1935年に発表したストレス概念にその後修正を加え、生物学的なストレスの概念について、「さまざまな外的刺激（ストレッサー）が加わった場合に生じる生体内の歪みの状態」をさしているとしている。そしてその反応はどのような刺激に対しても同様に生じる非特異的反応であるとした。現代では、こうした有害刺激全般を意味するストレッサーも、反応全体を意味するストレス反応も、区別されず使われることが多いが、厳密には区別して使われている。セリエは、ストレッサーからストレス反応にいたる、この経過全体の連鎖をストレスと名づけた。

また、ストレッサーの種類を問わず、生体にとって有害と目されるストレッサーが加えられると、生体にとって共通的に、汎適応症候群と称される3つの特徴的な生理的症状（副腎皮質の肥大、胸腺の萎縮、胃潰瘍）が出現すること、これらのストレス反応が発現する過程は警告反応期、抵抗期、疲憊期、として区分できることを発見した。これらの一連の生体反応は、生体の防御反応と考えることができることから、セリエは、適応の維持と獲得と考え「汎適応症候群」（GAS：General Adaptation Syndrome）と名づけた。　（山本晴義）

文献 セリエ／杉ほか（訳），1974

ソーンダイク
Thorndike, E. L. (1874-1949)

彼の主要な業績は、①連合主義から一歩進めた結合主義（コネクショニズム）の確立、②問題箱を用いた試行錯誤学習の実験的研究、③強化理論の基礎となる効果の法則の提示、④動物からヒトまでの連続性を仮定する進化論的な学習観の提唱、⑤心理学的事実をふまえた科学的教育法に基づく教育心理学の樹立、である。

彼はハーバード大学においてジェームズ（James, W.）の影響を強く受け、その関心を神経的なレベルでの結合にまず向けた。そしてこれを基礎とした刺激と反応間の直接的な結合を、学習の最も基本的な要素と考えた。コロンビア大学に移って続けられた学習研究は「動物の知能：動物における連合過程の実験的研究」（1898年）としてまとめられ、脱出に複雑な手数をともなう問題箱からの動物の脱出時間が、試行を経るに従って徐々に減少していくことが示された。ここから洞察学習のような悉無律的な学習過程とは異なる試行錯誤学習を対置し、学習が脱出後の「快事象」にともなわれることで強固になっていくことに注目、今日の強化理論の基礎となる効果の法則を学習における重要な法則と位置づけた（ただし「不快事象」にともなわれることで結合が弱

まっていく点は後に放棄)。

　彼があげた，効果，レディネス，練習の法則などの各学習則は，連合主義者たちがすでに言及したものであったが，結合主義的観点にこうした法則性を駆使することで，当時次第に影響力を強めつつあったダーウィニズムのめざす，動物とヒトとの間の架け橋を築こうとしたところに彼の独創的な点があり，後の教育心理学上の科学的業績もここから理解すべきと考えられる。

（坂上貴之）

文献 Thorndike, 1898

ターマン
Terman, L. M. (1877-1956)

　アメリカの心理学者でインディアナ州の農家に生まれた。中央師範大学で理学士，教育学士，文学士の称号を得，その後クラーク大学で，優秀児，精神遅滞児の研究をし，1922年スタンフォード大学教授となる。

　ビネー・テストの実験研究を行い，IQ概念の導入と実用化，さらに標準化の方法を改善し，1916年に出版した「知能の測定」が，有名なスタンフォード・ビネー改訂知能検査である。その後15年間に200か国語で翻訳された。わが国の鈴木ビネー式知能検査，田中ビネー式知能検査は，これをもとにして日本で標準化されたものである。

　その後，1917年にアメリカが第一次世界大戦に参戦すると，ヤーキース (Yerkes, R. M.) らとともに「アメリカ陸軍知能検査」を標準化した。これには集団式知能検査である α 式 (言語式) 検査と β 式 (非言語式) とがあり，軍人を一度に多人数採用するための集団知能検査である。これが日本に導入され，田中寛一が標準化した田中A式知能検査と，田中B式知能検査となった。

　ターマンは1956年から優秀児の研究に励み，優秀児に関する研究や継続研究の著書を多数発表した。彼の研究業績を評価して，スタンフォード大学には「ターマンの研究資料室」が残されている。　（松原達哉）

デュセイ
Dusay, J. M. (1935-)

　アメリカ，カンザス州出身。カンザス大学で医学博士号を取得し，精神科医となる。サンフランシスコにおいて，バーン (Berne, E.) の交流分析に魅せられ，カープマン (Karpman, S.) スタイナー (Stainer, C.) とともに，バーンの主催する火曜セミナー (現国際TA協会) に参加し，バーン門下の三銃士といわれた。デュセイのエゴグラム，カープマンのドラマの三角図，スタイナーの脚本図式は，現在の交流分析においても主要な概念として，バーンのTA理論に貢献している。

　デュセイの業績で一番知られているのはエゴグラムである。1957～62年にかけて，彼らは自我状態を研究対象とした。そこでの研究のなかで，デュセイは自我状態から生じるエネルギーの量に注目し，エゴグラムをつくった。エゴグラムはそれぞれの自我状態の各部分，「批判的親」「養育的親」「成人」「自由な子ども」「適応した子ども」間の関係と，それが外部に放出しているエネルギーの量を棒グラフで示したものである。

　デュセイが開発したときのエゴグラムは直観に基づいて描かれたものであった。その後，日本においては質問紙によるエゴグラムが各種研究開発され，特に東大式エゴグラム (TEG) は，交流分析やデュセイを知らずともエゴグラムは経験している，というぐらいに日本では認識され，活用されている。デュセイは親日家で，1976年に日本交流分析学会設立第1回大会に来日し，基調講演とTA101基礎講座を日本で初めて行っている。その後現在まで，数多く来日し，日本でのTAの発展に貢献をしてい

る。　　　　　　　　　　（繁田千恵）
テーラー
Taylor, F. W. (1856-1915)

　生産現場の高能率を目標とする作業管理体制を確立するために，工場の労働者の時間研究，動作研究を行って標準作業量（標準作業速度）を科学的に設定し，それを課業として労働者に課し，これを基礎に一日の生産高を算出した。このやり方は「科学的管理法」として広まっていった。

　この方法を確立するために，生産の現場から計画機能を独立させて，計画部門と生産部門を分離し，課業達成者には高賃率を適用する差別出来高給を採用した。作業に必要とされていた熟練を分析し，作業を細分化・単純化・専門化する分業原則で労働者を組織し統制することにより，管理を計画化・客観化し，官僚制機構によってマネジメントを進める近代的管理体制が確立された。このテーラー主義的統制法は，大量生産方式を生み出したフォード・システムに影響を与え，フォーディズム（Fordism）を築いたと考えられる。

　彼は弁護士を志して，ハーバード大学に合格したが，目を患って入学を断念し，製造会社の見習い工，機械工，職長，設計主任，技師長，総支配人となり，その間の経験を生かしてテーラー・システムとよばれる科学的管理法を創案した。会社を離れた後も科学的管理の手法と思想の普及に情熱を傾けた。

　テーラーの方式では，労働者は経済的動機によって行動する機能人としてのみとらえられ，賃金以外の動機づけ要因への配慮が欠けていたために，科学的管理法は人間の機械化と疎外をもたらすとして非難されることとなり，人間関係論や動機づけ理論の登場を招くこととなった。　（桐村晋次）

ドシェーザー
de Shazer, S. (1940-2005)

　ソリューション・フォーカスト・アプローチ（SFA）を開拓した。短期療法（ブリーフセラピー）のメッカであるMRI (Mental Research Institute) で訓練を受けた。インスー・キム・バーグ（Insoo Kim Berg）は彼の妻であり，研究仲間である。彼らの方法は「例外」の発見とその繰り返しという現実構成技法（リアリティ・コンストラクション）を体系化したものである。彼の名前からわかるとおり，ヨーロッパにルーツをもつ家系につながるが，米国や日本ではシェーザーではなく，ドシェーザーと続けてよばれる。

　問題ばかりに見えるなかにもその程度が軽い場合や問題が起きていないときが存在することが多く，それを問題からの「例外」と概念化し，彼らのアプローチの中心においた。例外が少しでも見つかれば，次に例外を支える循環，つまり良循環を探る。このあたりは，問題は対人相互作用のなかで維持され複雑化するとされ，これをMRI短期療法では悪循環と概念化したが，そのMRI短期療法の枠組みをうまく発展的に継承した。生前の遺著になった『解決志向の言語学』では，さらに進んで，「例外」概念をフロイトの「無意識」概念に比肩しようとした足跡が感じられる。戦略的でやや熟練を要するブリーフセラピーを近づきやすいものにした功績は大きい。わが国には1986年の第3回家族心理学会に長谷川啓三や杉渓一言らによって招聘されたのが最初であり，最近はブリーフコーチングとして産業カウンセリング領域への応用が試みられている。　　　　　　　　（長谷川啓三）

ハー
Herr, E. L. (1933-)

　エドウィン・L・ハー博士はペンシルベ

ニア州の出身で，1963年にコロンビア大学教育学部より教育学博士（Ed.D.）の学位を授与されている。またハーバード大学において学習したこともある。

キャリア・カウンセリングが専門で，この分野では世界的権威である。ペンシルベニア大学大学院で，長くカウンセラー教育の実践と研究を行った。1976年に同大学院カウンセリング学部長になった。対外的には全米職業指導協会（National Vocational Guidance Association：NVGA）とアメリカ・カウンセリング学会（American Counseling Association：ACA）の会長に就任したことがある。また，カウンセリング進展のために，国際カウンセリング・ラウンド・テーブル（International Round Table for the Advancement of Counseling）の常任理事として世界的に活躍したこともある。

わが国には1978年に，第16回全国学生相談研修会（主催・日本学生相談学会）の特別講師として来日した。さらに翌1979年に日本学術振興会の招待に応じて再度来日し，各地でキャリア・カウンセリングの講演を行い，参加者に多大な感銘を与えた。ハー博士は多数の著書と論文を執筆している。邦書としては『キャリアカウンセリング入門』（渡辺・ハー，2001）がある。

（中澤次郎）

文献 渡辺・ハー，2001

ハヴィガースト
Havighurst, R. J.（1900-1991）

アメリカ合衆国，ウィスコンシン州にドイツ系の両親のもとで生まれた。1924年，オハイオ州立大学で，物理化学の学位を取得，物理学や化学の専門誌に原子の構造に関する論文などを数多く発表する。その後1928年に，実験教育学の領域に専門を変更し，ウィスコンシン大学，ついでオハイオ州立大学で理科教育を中心とした教育の問題を研究し，1930年代中頃から児童・青年を対象とした発達研究の領域を専門とするようになった。1940年には，シカゴ大学の教育学教授として人間発達学を担当し，発達理論を展開するようになった。彼の最も有名な著書は，『人間の発達と教育』であり，彼の使用した発達課題という概念は，現在でも広く知られている。

発達課題（developmental task）とは，発達の各段階において解決すべき心理・社会的課題のことであり，それぞれ一定の時期に完了しなければならないとされる。そして，適切な時期に課題が達成できなかったり，時機を逸してから達成すると，その後の発達課題の達成に問題が生じるとハヴィガーストは主張した。こうした考え方の背景には，フロイト（Freud, S.）の心理性的発達理論があることは明らかであり，その点でエリクソン（Erikson, E. H.）のアイデンティティ理論とも共通した考え方ということができる。

ハヴィガーストの理論はわかりやすく，その基本的な考え方は幅広く受け入れられたが，実際には，彼の理論を科学的（実証的）に検討することは困難であり，現在の視点から見れば実証的な基礎をもつ理論というよりも一種の仮説の域を出ないということができる。

（若林明雄）

⇒発達課題

バーグ
Berg, I. K.（1935-2007）

インスー・キム・バーグは解決志向短期療法（solution-focused brief therapy）の創始者の一人である。インスーは1935年，韓国で生まれ，大学では薬学を専攻したが後に渡米し，そこで家族療法に出会い，社会福祉学に転向した。1975年にはカリフォルニア・パロアルトにある短期療法のメッ

カMRI (Mental Research Institute)で研修を積んでいる。その後1978年に，夫であるスティーブ・ドシェーザー（Steve de Shazer）とともにミルウォーキーにBrief Family Therapy Centerを開設し，治療・訓練・研究を行うようになる。そこで治療を続けるなかで，クライエントの語る問題の「例外」に注目し始めた彼女らは，1982年に自分たちのアプローチを解決志向短期療法と名づけた。1986年には，東北大学で行われた第3回日本家族心理学会にバーグとドシェーザーが夫婦で公式招待され，日本に解決志向短期療法が広まる端緒となった。インスーらは世界各地でワークショップを開催し，ブリーフセラピー（短期療法）の名を世界的にした。社会学者を志していたドシェーザーは解決志向短期療法の理論的側面に関する著書が多いのに対し，バーグは実践に関する著書が多い。飲酒問題や子どもの問題など，多様な問題に対して解決志向短期療法を実践して効果を上げており，その著書からも彼女の人間味にあふれた母性的な人柄，かつセラピストとしての真摯な姿勢がうかがえる。

(長谷川啓三，久保順也)

ハーズバーグ

Herzberg, F. (1923-2000)

　ピッツバーグ大学大学院心理学学位取得。アメリカのウエスタン・リザーブ大学心理学教授のとき，ATT社における実験をもとにしたいわゆる「動機づけ・衛生理論」(motivation-hygien理論)が有名である。『仕事へのモチベーション』『仕事と人間性』などの著書で有名なアメリカにおける代表的な「仕事への動機づけ理論」の研究者。

　ハーズバーグによれば，職務満足や不満足を規定する要因は2つあり，一つは動機づけ要因で，満足感との関係が強く仕事の達成感，達成の承認，仕事そのもの，責任，承認，成長の可能性である。他の一つは衛生要因で，不満足を規定する要因で監督の仕方，会社の政策と経営，作業条件，対人関係，賃金である。

　衛生要因の改善は人間の不満足を減少させるが，職務満足は動機づけ要因の充足によってはじめてもたらされるとした。同じものが衛生要因にも動機づけ要因にもなるとか，一つの事象が満足も不満足ももたらすなど批判もあるが，職務満足の2要因説として，仕事そのものが動機づけの最大の要因であるという示唆は，その後の人事・労務管理，職務拡大，職務充実など内外企業における実践的管理施策に理論的根拠を与え，大きな貢献をした。　　(木村周)

文献　ハーズバーグ／北野（訳），1968

⇒動機づけ，職務満足

パーソンズ

Parsons, F. (1854-1908)

　職業指導運動の創始者。

　1900年当時，アメリカのボストンでは，産業革命の影響で雇用形態の変化を受けて，外国からの移民や農村部から流入する人たちであふれ，貧富の差が拡大していた。ボストンで公務員をしていた彼は，1901年に市民サービス館を開設し，移民の就職紹介に乗り出した。そこで，パーソンズが気づいたのは，若者たちが自分の適性について知らないままに，職探しをしている実態だった。そこで，彼は，個人の能力や適性を客観的に測定し，そのデータに基づいて雇用者の求めるスキルと組み合わせること（マッチング）が，重要であることに気づいたのである。この考え方は1907年に彼が創設したボストン職業相談所で実践された。

　1908年に書かれた『職業選択』(*Choosing a Vocation*)が彼の絶筆となったが，そのなかで「①人は誰でも他の人と異なる能力をもっている。その能力は測定することが

できる。②その個別の能力に相応しい職業を見出すことが重要である。③個人の能力や適性と，職場が求めるスキルが一致すればするほど，仕事満足度は高くなる」といっている。　　　　　　　　（楡木満生）

パブロフ
Pavlov, I. P. (1849-1936)

　ロシアの生理学者。実験的な大脳生理学の研究の道を拓き，高次神経活動の研究に従事した。そして条件反射学を確立した。また唯物的心理学の基礎を築いた。

　ペテルブルグ大学で生理学を学び，ドイツで実験技術を学んだのち軍医学校教授となる。10月革命後レーニンの援助を得て，アカデミア附属生理学研究所長となる。

　最初，彼は循環生理・消化生理の研究を行っていた。そして1904年には消化液分泌の神経支配に関する研究でノーベル生理・医学賞を受けた。しかし，彼の本領はその後の研究によって発揮された。1902年，唾液が口外に分泌するように手術した犬で研究していたところ，日ごろ餌を与えている飼育係の足音を聞いた犬が唾液を分泌することに気づいた。これが条件反射の研究を始めるきっかけとなったといわれている。

　興奮と制止という概念を導入して大脳の高次神経活動を解明した。そして，新しい習慣を形成する学習の研究，睡眠の研究，実験神経症の研究，犬の気質の違いを解明するタイポロジーの研究などを行った。

　パブロフの条件反射学はアメリカ合衆国の心理学界に強い影響を与えた。そして，行動主義心理学で行動変容の原理として古典的条件づけまたはレスポンデント条件づけとして盛んに研究が行われた。そのころ心理学の成果を臨床に応用して行動療法が確立し，行動療法のなかにも行動変容の原理として条件づけが取り入れられた。そしてパブロフの研究は，系統的脱感作法やエクスポージャー法などの行動療法技法の理論的基盤となっている。　　　（田上不二夫）

パールズ
Perls, F. S. (1893-1970)

　ゲシュタルト療法の提唱者として知られるパールズは少年時代にはスポーツに興味をもち，演劇やオペラを鑑賞し，美術館をよく訪れている。特に演劇からは，「今，ここ」に生きて役柄の人物になりきること，言葉や声と演じる動きとの一致，ボディ・ランゲージを学んでいる。16歳でベルリン大学医学部に入学したが，すぐ第一次世界大戦に医学生として参戦し，悲惨な戦場のなか，おそらくは現在でいう戦争神経症に近い状態に陥る。このことが，性愛のもつれとあいまって，精神分析を受ける動機になっている。ホーナイ(Horney, K.)，ハッペル(Happel, C.)，ハルニク(Harnik, E.)から分析を受け，ドイッチェ(Deutsch, H.)とヒルシュマン(Hirschman, E.)からコントロール・ワークを受けて精神分析家の資格を得ている。

　しかし精神分析学会でフロイト（Freud, S.）から認められなかったことにつまずき，心機一転，やがて彼独自の心理療法を提唱するに至る。脳損傷の治療や自己実現，またゲシュタルト心理学で知られるゴールドスタイン（Goldstein, K.）の助手となり，研究室の大学院生であった女性と結婚してともに取り組んだ心理療法は，ゲシュタルト療法と名づけられている。その特徴は，非分析的なところにあるが，それは解釈することがクライエントのやる気や成長への力を奪うからとしている。彼の知見は，広く心療内科，システムズ・アプローチ，危機介入，うつ状態の治療などに取り入れられている。　　　　　　（倉戸ヨシヤ）
文献 倉戸，1989；1990

バーン
Berne, E. (1910-1970)

　交流分析の創始者である。カナダのモントリオールで生まれた。父親は開業医，母親はジャーナリストで両親ともポーランド系ユダヤ人である。彼は幸福な子供時代を送ったが，父親は11歳のとき死去した。父親の後をついで医学部に進学し，1935年に医師免許を取り，直後にアメリカに移住し，市民権を得てエリック・バーンと改名した。

　1941年，精神分析医になるためのトレーニングをフェダーン (Fedurn, P.) のもとで開始。1943年アメリカ陸軍軍医として第二次世界大戦に参加，この時代に集団療法を開始し，精神医学と精神分析についての批判的注釈をまとめ始めている。これが後年の著作の基盤を形成する。1946年除隊後，エリクソン (Erikson, E. H.) のもとで分析のトレーニングを再開。1956年，精神分析医の資格申請をしたが却下された。これが刺激となり独力で進む決意をし，心理療法への新しいアプローチを案出した。1957年にアメリカグループ療法学会西部地区会議で発表されたバーンの論文 "Ego States in Psychotherapy" が1958年のアメリカ心理療法ジャーナルに "TA：A New and Effective Method of Group Therapy" というタイトルで掲載され，それをもってTAは精神療法の一つとしてアメリカの心理学界に認知されたといわれている。

　バーンは「有能なセラピストは，医者とおなじ資質を求められる。すなわち，治療の各段階で自分がなにを行い，なぜそれをするのか把握しておくために治療計画を立てねばならない」と主張する。こうした特質は現在でもTAを応用するセラピスト，プラクティショナーに要求される。

〔繁田千恵〕

バンデューラ
Bandura, A. (1925-)

　モデリング，社会的学習理論，社会的認知理論，セルフ・エフィカシー，セルフ・レギュレーションなど，人間の社会的関係性と主体性を重視した心理学理論の提唱者として高名なアメリカの心理学者。

　カナダ生まれ，ブリティッシュ・コロンビア大学からアイオア大学に進み，スペンス (Spence, K.) から学習理論の指導を受け1951年に修士，1952年に博士取得。1953年からスタンフォード大学，シアーズ (Sears, R. R.) の影響を受ける。日本教育心理学会，日本健康心理学会にて講演するなど日本における影響が大きい。

　初期のモデリング研究において，学習は他者の行動を観察することによって強化なしに成立する，強化は学習の遂行に影響するとして，観察学習説 (1971年) を唱え，見本一致行動強化説 (Dollard, J. & Miller, N. E.：他者の行動を手がかり刺激とする一致行動が強化される) を批判した。

　社会的学習理論 (1977年) は，観察学習説を拡張し，行動を環境によって決定されるとする行動主義を批判し，環境は人の行動によって影響されることを指摘し，人，行動，環境の3項相互的影響過程を重視する。

　社会的学習理論は，社会的認知理論(1986年) へと改称され，学習は人の中枢神経過程によって認知的に成立すること，人は予見的思考と回顧的推論に基づく予期的認知的表象によって行動し，その結果を認知的に評価して行動を自己調整すること，などを強調する総合的心理学理論へと展開していく。

〔福島脩美〕

ビアーズ
Beers, C. W. (1876-1943)

　精神衛生運動の創始者。

1876年アメリカ，コネチカット州ニューヘブン市生まれ。同市にあるイエール大学を卒業後，税務署職員，保険外交員などをしたが，憂うつがひどくなり3年間の精神病院生活を過ごした。

その間，病院関係者の患者に対する対応には目にあまるものがあった。彼は処遇改善を要求して州知事あてに嘆願書を送ったが，その手紙も途中，握りつぶされた。退院後，彼は『わが魂に出会うまで』(*A Mind that Found Itself*, 1908年) を出版した。この本の中で彼は，精神病患者に対する人道的な扱いと病院の処遇改善の必要性を述べた。この本は多くの人の共感をよび，やがて市民運動へと発展していった。

1908年コネチカット州精神衛生協会ができ，1909年には全米精神衛生協会となり，どちらも初代会長を務めた。1931年には国際精神衛生協会ができたがそのときも彼が会長になった。これらの運動は，最初こそ精神病院の改善運動であったが，すぐにメンタルヘルス運動の性格を帯びた総合的な運動へと発展していった。1943年没。

(楡木満生)

ビネー
Binet, A. (1857-1911)

フランスの心理学者で，知能検査の創始者。ビネーは，ニースに生まれた。父は医師，母は画家であった。大学で法律学，医学，生物学を研究した後，パリ大学に心理学実験所を創設し，所長になった。

彼の最も大きな業績は，フランス文部省の要請に応じて，精神遅滞児のために，弟子のシモン (Simon, T.) と共同で1905年にビネー・シモン式知能検査として 'Binet-Simon Scale' を作成したことである。その検査は，今日でもアメリカ，ドイツ，イギリス，中国，日本などに広く紹介されている。

アメリカでは，スタンフォード大学教授のターマン (Terman, L. M.) らが，この検査を高く評価して Stanford-Binet-Scale の名称で英語に翻訳してアメリカで広く利用されている。彼の知能観は，「知能とは推理力，記憶力，注意力，想像力，意志力，美的情操なども含んだ高等精神作用全体である」というものである。

わが国では，アメリカのターマンらのビネー式知能検査を田中寛一らが日本語に翻訳し，標準化し，田中ビネー式知能検査として出版し，鈴木治太郎が鈴木ビネー式知能検査として出版している。両検査ともに全国の児童相談所，教育相談所，大学の心理相談室で利用されている。特に，知的障害児（者）の知的能力の測定に利用されている。

(松原達哉)

フランクル
Flankl, V. E. (1905-1997)

ロゴセラピーないし実存分析とよばれる独自の心理療法を創始したオーストリアの神経科医。フロイト (Freud, S.)，アドラー (Adler, A.) に続く「ウィーン第三学派」とよばれる。フランクルの独自の業績は「生きる意味」の問題に苦悩する人々を生涯かけて支え続け，実存的空虚（生きることのむなしさ）の問題に立ち向かうための哲学的考察を展開した点にある。

フランクルが最初に生きる意味の問題に直面したのは彼が4歳の時のある晩であり，その後生涯かけてこの問題に取り組んだ。高校時代にフロイト，大学時代にアドラーと親交を深めたが，その後人間観の違いにより決別。早くも20代半ばでロゴセラピーを提唱するが，第二次世界大戦時にはユダヤ人であったことからナチスの強制収容所に捕らわれる。しかし，そこで彼が見たのは，陰惨な状況であるにもかかわらず，高貴な精神を捨てない人間の姿であった。収

容所での体験を綴った『夜と霧』は，世界的な大ベストセラーとなり，20世紀の終わりに米国国会図書館の行った調査では「100年後にも読みついでいたい本」の第7位に入った。心理学精神医学の分野では唯一のベストテン入りである。

　フランクルのメッセージは次の言葉に集約される。「どんな時も人生には意味がある。あなたを必要としている何かが必ずあり，あなたを必要としている誰かが必ずいる。そしてその何かや誰かのためにあなたにもできることがある。」この言葉は，生きるむなしさの問題に悩む多くの現代人の魂を鼓舞し続けた。　　　　（諸富祥彦）

フロイト
Freud, S. (1856-1939)

　オーストリアの精神医学者で，精神分析学の創始者。近代的な心理療法の土台を形づくった先駆者でもある。1856年チェコのモラヴィアのユダヤ人家庭に生まれる。4歳からウィーンに在住。ウィーン大学医学部を卒業後，はじめは神経生理学者として活躍したが，1886年にウィーン市内で精神科医として開業。神経症，特にヒステリー症状を示す患者の治療に取り組み，催眠療法の試みを経て，自由連想法という独自の方法をつくりあげ，精神分析療法を創始した。夢や白昼夢，失錯行為の臨床的研究によって，無意識の存在を突きとめ，人間の精神現象における無意識の力動的な働きを探求した。

　また，神経症や性格形成の原因として，幼少期の親子関係や小児性欲を重視した。後期から晩年にかけては，心的機能の中心をつかさどる自我の働きに注目し，防衛機制や抵抗，転移といった現象を明らかにするとともに，一般的な心理学を超えて人間の精神現象や人格構造を解明しようとするメタ心理学が構想された。1938年にナチスによるユダヤ人迫害のためイギリスに亡命。翌年，上顎のがんによって死去。フロイトの功績は精神分析学の確立にとどまらず，人間の心的世界の構造や機能についての独創的な探求によって，現代の思想や社会文化論，芸術論などにも広く影響を及ぼしている。　　　　　　　　　　　　（末武康弘）

文献　フロイト／懸田・高橋（訳），1971-1984；フロイト／新宮・鷲田（編訳），2006-

ベック
Beck, A. T. (1921-)

　ペンシルベニア大学精神病理学ユニット所長。認知療法（cognitive therapy：CT）の創始者である。

　認知療法の用語は，広義には認知行動療法と同義に用いられている。しかし狭義には，ベックの立場をさす。彼は抑うつに対して認知的取り組みを適用するセラピストとして知られている。

　ベックは認知の3要素として，自己，世界，未来への見方をあげる。これらはそれぞれ，その人の認知の世界として存在するものである。その人の認知の仕方が現実から遊離してしまったものを，認知の歪みという。ベックはこれらの認知の3要素に対して否定的な見方しかできない場合に，その人は抑うつ状態に陥ると考える。したがって認知療法の役割は，これらに対して現実的な見方ができないようにさせている患者自身の条件，すなわち認知の歪みを現実に合わせて修正することである。これにはさまざまな現実検証の手続きが用いられる。

　認知療法は別によいことだけを考えようというものではない。現実を現実として見ようということにつきる。あたりまえのことがあたりまえに理解できなくなったときに，かえって人は傷つく。なお，認知は認識と同じ意味で使われている。

　ベックはいくつかの査定の尺度も作成し

ている。そのなかでも，ベック抑うつ尺度（BDI：Beck Depression Inventory）がよく知られている。BDI は何度か改訂が試みられているが，最近の改訂版 BDI-II は小嶋雅代らによって日本文化科学社から出版されている。その他，ベック不安尺度（BAS：Beck Anxiety Scale），ベック絶望感尺度（BHS：Beck Hopelessness Scale），ベック自殺念慮尺度（BSSI：Beck Scale for Suicide Ideation）などが刊行されている。　　　　　　　　　　（林潔）

文献 ベック／大野（訳），1990；ベックほか／坂野（監訳），1992

ホランド
Holland, J. L. (1920-)

　アメリカのジョンズ・ホプキンズ大学元教授。キャリアの選択や発達は，「個人と環境の相互作用によって行われる」という職業選択理論やその具体的展開のための用具 VPI 職業興味検査(Vocational Preference Test) の開発者として有名である。

　ホランドによれば，人間は，その個人的特性と関係する環境の相互作用の結果としてできあがるものであり，人は社会的，環境的課題に取り組む独自の方法を身につけるという。また，個人と環境を同一の6類型にまとめ，個人と環境の類型が同一であることによる調和的相互作用が，より安定した職業選択，より高い職業達成をもたらすとしている。

　1959年アメリカ心理学会で最初の論文を発表以来，数多くの文献，論文を発表し続けるとともに，VPI 職業興味検査は英語圏の国ばかりではなく，わが国をはじめ世界各国で翻訳され，キャリア・ガイダンスの理論研究と実践に活用されている。
　　　　　　　　　　　　　　（木村周）

⇒キャリア・ガイダンス

文献 ホランド／渡辺ほか（訳），1990

ホルムズ
Holmes, T. H. (1918-)

　社会再適応評価尺度の創始者。

　社会再適応評価尺度（Social Readjustment Rating Scale）は，臨床的なデータに基づき43項目のライフイベント項目によって構成された尺度である。

　1963年，ホルムズは米国シアトル市のワシントン大学社会学教授であった。そこで，内科医レイ（Rahe, R. H.）と共同して5,000人以上に面接し，ストレス性の疾患が起きる前のライフイベント（人生上の転機となる出来事）を43項目に整理した表をつくり，それを397名に対して調査を行った。このときの基準として普通の結婚によるストレスを50点，配偶者の死を100点として，その他の出来事をその間の何点くらいになるかを評価してもらった。例えば，「離婚」「別居」など生活環境の変化の項目が，人生のなかでどの程度インパクトをもつものかが調査され数値化された。

　このようにしてできたのが，社会再適応評価尺度（43項目）である。例えば，離婚は73点，夫婦別居は65点であった。

　被験者はこの43項目のうちどの項目とどの項目がこの1年以内に起きたかをチェックする。そして点数を合計し，200〜300点になる人はその翌年に50％の人が心身のトラブルを生じ，300点以上の人は80％の確率でその次の年に発病することが指摘されたのである。　　　　　　　　（楡木満生）

文献 Holmes & Rahe, 1967

ホワイト
White, M. (1948-)

　ナラティヴ・セラピーの創始者。精神科ソーシャル・ワーカー。

　オーストラリアのサウス・オーストラリア州のアデレード市で，妻シェリル・ホワイト（White, S.）とともにダルウィッチ・

センターを主宰し，コミュニティ活動やHIV／エイズ対策について，精神保健の面から取り組んでいる。

ナラティヴ・セラピーは，1970年代にすでに社会心理学の方面においてガーゲン（Gergen, K. J.）らが，社会構成主義を主張していた。その後，家族療法家のアンダーソン（Anderson, H.）とグーリシャン（Goolishan, H.）が「無知の知」を唱え家族療法の素地ができていたが，1980年代の終わりにホワイトとエプストン（Epston, D.）が「外在化技法」と「手紙療法」を行うようになって家族療法から出発して新たな療法として認められるようになった。ホワイトはこの20年間，日本を含む世界20か国以上の国々から招聘を受け，地域のためにできることについて精力的に講演会活動を行っている。

ホワイトがソーシャル・ワークの仕事から家族療法家になり，さらにナラティヴ・セラピーを創作したいきさつは『人生の再叙述』（1995年）に詳しい。　　（楡木満生）

文献　White, 1995

マイヤーズ
Myers, I. B.（1897-1980）

イザベル・マイヤーズは，母のキャサリン・ブリッグス（Briggs, K. 1875-1968）とともに，ユング（Jung, C. G.）の心理学的類型論をもとにしたMBTI® (Myers-Briggs Type Indicator) という，人と人との違いを建設的にとらえる枠組みを提供する性格検査の開発者。

母娘ともに米国生まれ。心理学とは無縁の環境で育つ。しかし母キャサリンが人への深い興味から伝記をもとに独自のタイプ論を提唱し，後にユングの著書に触れ，イザベルとともに直接ユングに会う。それから母娘による共同研究が開始される。第二次世界大戦後，人々が争うことに心を痛め，ユングのタイプ論を一般の人に役立ててもらいたいという思いから，イザベルが本格的に検査の開発に着手。その過程で行った，情報のとらえ方が人の生死を分けるという医療関係者を対象とした研究結果を，米国心理学会や米国人事指導協会において発表。それを機に心理学者，人事および医療関係者の間でMBTIは認知されはじめ，1963年にETSから研究用が出版され，1975年にCPPから世界標準版が出版され，普及が一気に拡大。日本版は日本の文化，日本人特有の心のあり方を考慮しながら10年にわたる研究の末，2000年に園田によって翻訳され，金子書房から出版されている。

同年イザベルにHartwick CollegeからDoctor of HLDが授与される。MBTIは，心理カウンセリング，キャリア・カウンセリングおよび人材育成研修などで有効に利用できるため，世界の25か国で翻訳され，45か国以上で年間500万人が受検するようになった。2007年現在，日本のMBTI有資格者は700名を超える。　　（園田由紀）

⇨ MBTI®

マグレガー
McGregor, D.（1906-1964）

組織のなかの従業員の個人行動を実践的に研究し，『企業の人間的側面』（1966年邦訳）を出版し，経営の実践に重要な影響を与えた組織・経営心理学者である。1906年にアメリカに生まれ，ハーバード大学で文学博士（1935年），ウェイン大学で法学博士（1949年）取得。1935年ハーバード大学社会心理学講師，1943年マサチューセッツ工科大学心理学教授，1948年アンティオーク大学総長（〜1954年），1954年以降マサチューセッツ工科大学経営学部教授。

企業における経営者教育に関心をもち，実践的研究を深め，人間の問題こそ企業の重要な決め手になることを論証した。特に，

経営者の従業員に対する人間的な見方には，X理論とY理論の2つの態度があることを例証した。X理論とは，人間とは，生来働くことが嫌いである。それゆえ，人が働くためには，命令されたり，強制されたり，懲罰をもって脅かされたりする必要があるとするものである。一方，Y理論とは，人間は，働くことは遊ぶことと同じで，自分が関心をもつ目標のためには，自ら進んで働き自己実現の欲求を充足しようとして，組織の問題解決のために創造的に貢献しようとする，とするものである。

Y理論に基づいた経営戦略は組織と個人の統合を促進することを目的とした企業変革の取り組みであり，今日の目標による管理の基礎的な視点を提供することになった。

（津村俊充）

文献 McGregor, 1960／高橋（訳），1966

マズロー
Maslow, A. H. (1908-1970)

人間性心理学（humanistic psychology）の草分けの一人。フロイト（Freud, S.）の流れを汲む精神分析心理学派とワトソン（Watson, J. B.）によって代表される行動主義心理学派に対して，自らを第三勢力とよび，ロジャーズ（Rogers, C. R.）らと人間性心理学会，人間性心理学雑誌の発足に寄与した。

アメリカで生まれ，コーネル大学を経て，ウィスコンシン大学で実験心理学者のハーロウ（Harlow, H. F.）に師事して心理学博士を取得（1934年）。コロンビア大学研究助手の後，1937年からブルックリン大学助教授。戦難を避けて渡米した欧州の学者と親交をもち，アドラー（Adler, A.），フロム（Fromm, E.），ホルネイ（Horney, K.），レヴィン（Lewin, K.），ゴールドスタイン（Goldstein, K.）などの影響を受けた。1951年からブランダイス大学教授を務め，1966年にはアメリカ心理学会（APA）会長に選ばれた。

当初は行動主義的研究を行っていたが，後に全体論的人間観に立ち，実証主義的な立場を残しつつも，現象学や実存哲学の観点をもち込み，動物研究や実験室的研究だけにとらわれずに包括的に人間をとらえることを主張した。人間は生成の過程にある存在であり，自己実現に向けて絶えず成長しようとしているという自己実現理論を唱え，行動の源となる本能的欲求を分析して自己実現欲求を頂きとする欲求5段階説を提示し，心理学にとどまらず経営学など多くの分野に影響を残した。

さらに人間の成長の可能性を知るためには自己実現を果たした者を通じてその特質を明らかにするという方法論の重要性を強調，その過程でこうした人々の多くが何らかの至高経験を経ていることを見出し，トランスパーソナル心理学の領域にも貢献した。

（小野田博之）

マレー
Murray, H. A. (1893-1988)

アメリカの心理学者。ハーバード大学で歴史学を学び（1915年）その後，生理学を学び，生化学の博士号を取得している（1927年）。次に，医学的心理学に関心をもち，チューリッヒに滞在し，そこでユング（Jung, C. G.）の仕事に参加，フロイト学派やレヴィン（Lewin, K.）などの影響を受けている。アメリカに帰って，ハーバード大学心理学クリニックを指導するように招かれている。そして彼は行動の意味を明らかにするために，行動を決定する内的・外的要因を見出した。そして生理発生的な要求として，①呼吸，水，食物，感性への欲求，②性，授乳，排尿排便の欲求，③毒性，暑熱寒冷，障害回避の欲求を考えた。この理論に基づいて，漠然とした刺激を用いて空想

を引き出すTAT(主題統覚検査)という心理検査を考案している。その後,ボストン精神分析研究所の再編成に参加している。

著書『パーソナリティ探診』(1938年)は,外林大作(訳編)『パーソナリティ1,2』として誠信書房から出版されている(1961,1962年)。この本は仏語訳もある。

(松原達哉)

メイヨー
Mayo, G. E. (1880-1949)

ハーバード大学教授として経営学の指導的立場にあり,ハーバード学派の中心的な産業心理学者。彼の指導のもとにレスリスバーガー(Roethlisberger, F. J.),ホワイトヘッド(Whitehead, T. N.)とともに行ったホーソン実験で有名である。

この研究は,ウエスタン・エレクトロニック社のホーソン工場で1924年から5年間に及ぶ膨大な作業実験と観察,面接研究である。ホーソン実験の結果は,経営管理におけるそれまでの科学的管理法に,人間の欲求や感情の重要性,インフォーマル・グループの集団基準などの社会心理学的な要因の重要性を認識させ,その後の人間関係管理の端緒となった。 (木村周)

⇒ホーソンの実験

文献 メイヨー/勝木・村本(訳),1951

モレノ
Moreno, J. L. (1889-1974)

ルーマニア生まれの精神科医。ウィーンにて精神医学を学び,後にアメリカに移住した。集団精神療法の一技法であるサイコドラマ(心理劇)および集団測定法としてのソシオメトリーを創始した。また,国際集団精神療法委員会を発足した後,初代国際集団精神療法学会会長を務めた。

彼に関する伝記は,ルネ・F・マリノー(Marineau, R. F.)による著書"*Jacob Levy Moreno*"(1989年)で明らかになっているが,相当ユニークな人物であったらしく,幼少期に神様ごっこをして高台から飛び降りて骨折したとか,友人と財産を共有する共財主義の生活を送っていたとか,そして,医学生のとき,当時,精神分析学の講義をしていたフロイト(Freud, S.)に対して,「フロイト先生,あなたは人工的な個室で人々に会いますが,私は彼らと街で会います。あなたは,人々の夢を分析しますが,私は彼らにもう一度夢を見させます」と語ったことなどが知られている。

アメリカにおいては,その日に起こった事件や新聞のエピソードを即興劇の形式で観客に見せるという実験的演劇形態としての即興劇場を主宰し,自発性劇場(spontaneity theatre)と称して,市民・社会活動に積極的に参画した。そして,その発展形態が精神療法としてのサイコドラマとなって結実したのである。その後,ニューヨーク市郊外にあるビーコン市においてモレノ研究所を設立し,そこから多くのサイコドラマ専門家が輩出された。 (高良聖)

文献 マリノー/増野・増野(訳),1995;モレノ/増野(監訳),2006

ユング
Jung, C. G. (1875-1961)

ユングは1875年スイスにおいて,カルヴァン派の牧師の息子として生まれた。神にまつわるさまざまな疑問を父に投げかけても満足のいく答えが得られなかったユングは,既存の宗教に失望し,一方で母方の家系に霊的な能力をもつ人が少なくなかったことから,見えない世界への探究心をかき立てられた。

少年時代,神経症を患い不登校になったユングは,一人で空想にふけり,哲学や宗教の本を読みあさり,秘密の儀式を試みたりしていた。その頃,石の上に座り,「私はいったい石の上に座っているのか,それと

も私は石でその上に彼が座っているのか」と数時間考え続けたというエピソードは，ユングの原点を印象深く物語っている。

フロイト（Freud, S.）の弟子であったユングだが，夢解釈の相違や無意識についての理解の違いから決別するに至る。フロイトの考える無意識が，意識に受け入れ難いために抑圧された個人的欲求のゴミだめのようなものであるのに対し，ユングは無意識にはそうした個人的無意識にとどまらない人類に普遍的なイメージを含む集合的無意識（collective unconscious）があり，ゴミだめではなく宝の山だと考えたのである。

心の深層に潜む豊かな智慧も探求したユングの心理学は，ユング派の分析のみならず，アクティヴ・イマジネーション，夢分析，箱庭療法，プロセスワーク，トランスパーソナル心理学などさまざまな技法や流派に大きな影響を与えた。カウンセリング，心理療法の世界にそびえ立つ巨人である。

（諸富祥彦）

ラザラス
Lazarus, R. S.（1922-2002）

アメリカの心理学者でユニークなストレス理論（1984年）を提唱したことで知られている。

ストレス現象は1936年，セリエ（Selye, H.）によって発見され，汎適応症候群の概念が導入され，ついで，ホームズ（Holmes, T. H.）らのライフ・イベント論が登場する。

これらのストレス研究を受け，代表的なストレス理論を提唱したのがラザラスである。彼の理論では，ストレッサーに対する認知的評価とコーピングが重視され，ストレスを「対処能力を超えた過大な負担」とするパーソナル・コントロールの概念を提案してこの分野の研究に大きな影響を与えた。

人がストレッサーを経験したとき，それをどのように解釈し評価するかによって，ストレス反応は異なるとする。ストレッサーが自分にとって深刻で脅威的であるととらえるとストレス反応は大きく，たいしたことはないととらえれば低くなる（一次的評価）。また，ストレッサーにどのように対処することができると考えるか（二次的評価）によってもストレス反応は異なる。

そして，ストレッサーに対してどのように対処（コーピング）するかによって，ストレス反応の量と質が決められ，問題焦点型と情動焦点型コーピングに大別される。

このストレスモデルが契機になって，ストレッサーとストレス反応の間に介在する要因についての研究が行われ，ストレス研究は量質とも飛躍的に増加し，さまざまな問題に対するストレスマネジメントが一般化してきた。

（上里一郎）

| ストレッサー | → | 認知的評価 | → | コーピング | → | ストレス反応 |

図　ラザラスらのストレスモデル

ランク
Rank, O.（1884-1939）
（オットー・ローゼンフェルト Otto Rosenfelt）

1884年生まれ。臨床家になる前は器械商を営んでいたが，フロイト（Freud, S.）の著作物に触れ，精神分析に関心をもつようになった。1906年，ランクはアドラー（Adler, A.）の紹介状と自分の著作物『芸術と芸術家』をもち，フロイトのもとを訪れた。フロイトは大いに喜び，彼を弟子の一人に加えた。フロイトの医師以外の弟子の第一号となった。

1912年にアドラーとユング（Jung, C. G.）が各自別々にフロイトから離れていった。弟子たちは動揺したが，このとき，ジョーンズ（Jones, E.）らとともにランクは，フロイト親衛隊を組織し，弟子たちの動揺を

鎮めた。

1914年『分身（ドッペルゲンガー）』を発表した。1919年頃から，ジョーンズとの間がこじれ始めた。1923年，彼の主著『出産外傷』(*birth trauma*) を発表した。これはフロイトの幼児期の無意識説をさらに発展させ，「新生児は母親の狭い産道を通ってこの世に生まれてきたこと自体が，すでにトラウマになっている。温かで居心地のよかった子宮からこの世に誕生したことで，すでに孤立感を味わっている」という考え方であった。この考えは最初フロイトに受け入れられたかのようであったが，1926年に公式に批判され，ランクはフロイトから離れていった。

その後ランクは，アメリカで活動した。後にロジャーズ (Rogers, C. R.) が「あなたの師は，誰ですか」とインタビューを受けたとき，「『受容，共感，自己一致』と時間制限の考え方はオットー・ランクの影響を受けている」と答えている。

1939年，フロイトと同じ年に没。

（楡木満生）

リッカート
Likert, R. (1903-1981)

企業などの組織がもつ特性の分析と改善に関する研究で知られるアメリカの組織心理学者。ミシガン大学卒業後，コロンビア大学で哲学博士号を取得(1932年)。この博士論文において，すでに用いられていたサーストン尺度に匹敵する精度をもつ，より簡便な方法として考案・使用されたのが，現在広く用いられているリッカート尺度である。1939年から，米国農務省で社会調査のサンプリング手法やデータ収集法の改善にあたったのち，1946年にミシガン大学に Social Research Center （改組の上1948年に Institute for Social Research に改称）を創設，1970年まで所長を務めた。

彼はこの研究所で，企業の工場や営業所を対象とした，組織行動や人間関係に関する多くの研究を指揮し，成果は『経営の行動科学——新しいマネジメントの探求』ほかの3著作にまとめられた。その理論では，組織システムの特性が，リーダーシップ，動機づけなど複数の側面から，システム1，2，3，4とよばれる分類のいずれかに位置づけられ，システム4の特性をもつ職場で，生産性や組織成員の満足度等が最も高く，コンフリクトが少ないと考えられている。システム4では，組織成員，特に上司と部下の間の支持的関係や，職場集団に所属する成員全員による集団的な意思決定体制の実現とともに，高い業績目標が共有されることで，成員は高い目標の達成による満足感を期待し，それを追及するとされる。人間関係を重視する彼の理論は，新たなリーダーシップの提案となり，日本にも紹介されて経営論や組織論に大きな影響力をもった。

（小松孝至）

レヴィン
Lewin, K. (1890-1947)

ドイツに生まれ，第二次世界大戦中からはアメリカで活躍した社会心理学者。ゲシュタルト療法の影響を受けながらベルリン大学で心理学を学び，1916～32年には同大学で教鞭をとったが，ナチスの迫害を逃れ渡米。アイオワ大学，マサチューセッツ大学で教授を務め，参加観察，集団力学的研究の実績を重ね，社会心理学の分野を超えて高く評価されている。

（松原達哉）

⇒グループ・ダイナミックス

レヴィンソン
Levinson, D. J. (1920-)

1920年ニューヨーク市生まれ。心理学者。カリフォルニア大学バークレー校で学び，1947年からオハイオ州クリーブランドのウエスタンリザーブ大学で教え，1950年から

はハーバード大学教授，1966年からエール大学医学部心理学教授となる。コネチカット精神衛生センター心理学部長，社会心理学・精神医学研究部長などを歴任。

アドルノ（Adorno, T. W.）らとの共著"The Authoritarian Personality"（1950年）で名を知られ，1978年の"The Seasons of a Man's Life"（南博訳『人生の四季』『ライフサイクルの心理学』講談社）のなかで成人のライフサイクルにおける「中年の危機」を指摘して著名となった。

レヴィンソンは"The Seasons of a Man's Life"において，これまで取り上げられることの少なかった成人の発達とはどのようなものなのかを明らかにしようと試みた。

彼は4つの職業グループ（工場労働者，会社の管理職，大学の生物学者，小説家）のそれぞれから10名，合計40名の男性を対象者として選び，長年にわたって継続的な面接調査を実施し，そこに共通する成人の発達段階と発達課題を明らかにした。

レヴィンソンの分析によると，青年期以降の成人には「大人の世界へ入る時期」「一家を構える時期」「中年に入る時期」「中年の最盛期」「老年期」といった年齢と生活構造にともなう特徴的な発達期が認められるという。それらは階層的により高次の発達段階へと発達するというよりも，むしろ「四季」のように平面的に移ろい変化していくものであり，一つの発達期から次の発達期へと移る際に「過渡期」が必ず現れ，それらの安定期と不安定期における発達課題を適切にクリアしていくことが価値ある人生を実現していく上で重要だと結論している。

また，男性に対して行ったリサーチと同じ手法で女性のライフサイクルのリサーチを行い，妻ジュディ（Levinson, J.）と共著で"The Seasons of a Woman's Life"を著している。　　　　　　　　（山口真人）

ロジャーズ
Rogers, C. R.（1902-1987）

アメリカの臨床心理学者で来談者中心療法の創始者。1902年1月8日イリノイ州オークパークに生まれ，1924年にウィスコンシン大学を卒業，ユニオン神学校へ進学し牧師をめざしたが，2年後にコロンビア大学教育学部大学院へ転籍し，臨床心理学の道に進んだ。1928年よりニューヨーク州ロチェスターの児童相談所の心理士として臨床活動に携わり，1931年に心理テストの開発による研究で博士の学位を取得。1940年にはオハイオ州立大学教授に就任。1945年シカゴ大学教授および同大学カウンセリングセンター初代所長に就任。その翌年よりアメリカ心理学会会長，1957年からはウィスコンシン大学教授，1964年より西部行動科学研究所特別研究員を歴任。そして1968年にカリフォルニア州ラホイアに人間研究センターを創設した。

クライエントの成長する力や主体性を重んじる来談者中心療法を創始するとともに，カウンセリングや心理療法の世界的な普及に大きな影響を与えた。晩年には政治的対立や民族間葛藤の問題等にも取り組み，エンカウンターグループやパーソンセンタード・アプローチを展開した。1987年2月4日没。　　　　　　　　　（末武康弘）

文献 ロジャーズ／末武ほか（訳），2005；カーシェンバウム＆ヘンダーソン（編）／伊藤・村山（訳），2001

ローゼンツヴァイク
Rosenzweig, S.（1907-2004）

1907年2月7日ボストン市で出生，2004年8月9日セントルイス市で逝去。ハーバード大学で学士号・修士号・博士号を取得。同大学心理クリニック研究員，ワーセスター州立病院研究員，ピッツバーグの州立精

神医学研究所主席心理研究員，ピッツバーグ大学兼任講師等を経て，ワシントン大学児童相談クリニック主席心理士を兼ね（1年間）ワシントン大学心理・精神医学部教授に就任。1975年同大学名誉教授。「個性力学と創造過程研究財団」を設立主宰した。

　1985年のAPA（アメリカ心理学会）で，第12部門（臨床心理学）における大きな貢献により授賞，その時の講演内容を1986年のクリニカルサイコロジスト誌に「個性力学（idiodynamics）の背景」と題して発表している。そのなかで祖父の時代にロシアから移住したこと，24歳の頃，末弟が不慮の死を遂げたことが，「個性的事象界（idioverse）」（彼による新用語）という考えに向かった里程標になったと述べている。

　学部の卒業論文は「哲学と精神分析学」で，大学院に進んでからも精神分析，特にフロイト（Freud, S.）の理論を研究し，それを実験を通して明らかにしようとした。彼の最初の論文は1933年26歳のときにサイコロジカルレビュー誌に発表した「心理学的課題としての実験場面」である。以来200余の業績を残したが，その主なものを拾うとすれば，「抑圧」の実験的研究，その実験過程で「P-Fスタディ」の原型となったものの創案，「欲求不満反応型」についての理論の発表，そして彼独自の「個性力学」に基づく心理療法の樹立をめざした研究があげられるが，その道半ばにして97歳の生涯を閉じた。　　　　　　　　（林勝造）

文献　Rosenzweig, 1986

ロールシャッハ
Rorschach, H. (1884-1922)

　ロールシャッハ・テストを創案したスイスの精神科医。ロールシャッハは，美術教師の子として，1884年にチューリッヒに生まれ，幼少期，青年前期はシャフハウゼンで過ごしたが，その間，12歳で母親を，18歳で父親を亡くしている。1904年にチューリッヒ大学医学部に入学し，1909年に医師免許を取得した。その後，ミュンスターリンゲン州立病院に勤務し，1912年にブロイラー（Bleuler, E.）教授（チューリッヒ大学）の指導により学位論文「反射幻覚とその類似現象について」を著し，医学博士の学位を得た。

　彼がインクのシミ実験を初めて行ったのは1911年のことで，中学教師のゲーリング（Gehring, K.）とともに生徒や精神病者を対象に実験を行なったが，結果を発表する意図はなかったという。ところが1917年にヘンス（Hens, S.）が，ブロイラー教授の同意を得て，彼自身が考案したインクのシミ検査の結果を学位論文の中で発表をした。このことに刺激を受けたロールシャッハは，再びインクのシミ実験に没頭し，その研究結果を3年余の間でまとめ，1921年に『精神診断学』を著わした。

　インクブロットを用いて想像力の個人差を研究する着想は，以前にも多くあった。ロールシャッハの独創性はインクのシミ検査は，想像力の検査ではなく，「知覚や了解の概念に属する」と述べた点であり，インクのシミを見て「何に見えるか」（反応内容）だけでなく，「いかに見えるか」（反応領域，決定因：形式的面）ということに注目した点であり，これが，今日のロールシャッハ・テストの発展に大きく貢献したといえる。
　　　　　　　　　　　　　　（藤岡新治）

文献　ロールシャッハ／片口（訳），1976
⇨ロールシャッハ・テスト

池見酉次郎
いけみゆうじろう（1915-1999）

　福岡県出身，心療内科医。1941年九州帝国大学医学部卒業。九州大学医学部心療内科の初代教授。日本心身医学会，日本自律訓練学会，日本催眠医学心理学会などの理事長を歴任。サイコセラピーは，わが国における創始者あるいは導入者である，森田正馬（森田療法），吉本伊信（内観療法），古沢平作（精神分析）に学び，心身医学的総合療法に取り入れた。1960年，日本精神身体医学会（現在の日本心身医学会）初代理事長。翌1961年，九州大学医学部附属精神身体医学研究施設の創設にともない教授に就任。1963年，わが国に初めて設置された心身医学臨床講座の教授。

　1950年代後半から1960年代前半にかけて，心身医学の臨床実践と研究に催眠を用い，心身相関のメカニズムを明らかにしたり，心身症発症に心理社会的要因が関与していることの洞察に患者を導くために利用した。1965年，パリで行われた国際自律訓練委員会（ICAT）において，ルーテ（Luthe, W.）と出会い，自律訓練法に強い関心をもち，1973年には，ルーテとの共同研究によって，自律訓練状態の本質に関わる「向ホメオスターシス状態（prohomeostatic state）」を提唱した。

　1978年，日本自律訓練学会の創設にともない，初代理事長に就任。西欧で創られた自律訓練法に禅やヨーガなどに含まれる調身・調息・調心や上虚下実といった東洋的行法の要点を取り入れた「自己統制法」（現在の「自己調整法」）を提唱。1985年からは，心身医学の啓蒙活動にも取り組み，市民レベルでの自助グループを全国各地につくった。
　　　　　　　　　　　　（佐々木雄二）

伊東博
いとうひろし（1919-2000）

　わが国にカウンセリングを導入した草分けのひとり。1919年（大正8年）3月2日秋田県に生まれる。秋田師範，東京高等師範を出て東京文理科大学に入学，応召を経て復学して文理大を卒業した。1949年（昭和24年）に第1回ガリオア留学生（現フルブライト）として米国のミズーリ大学に留学し，大学院を修了してガイダンス・カウンセリングの修士号を得た。帰国後，秋田大学，横浜国立大学で助教授，教授を歴任し，定年後さらに東京国際大学大学院教授を務め，半世紀にわたってカウンセリングの研究，教育，実践に尽力した。伊東博の業績は膨大なものがあり，著書，訳書，論文が多数あるが，ロジャーズ全集のほか，アメリカの主要なカウンセリングの文献を精力的に翻訳し，わが国の同学者を裨益したことが特筆される。後年東洋思想に関心を抱き，老・荘の哲学に言及するようになったが，彼の意図するものは日本の社会風土になじむカウンセリングを探し求めることにあった。その実現のために「人間中心の教育を現実化する会（人現会）」を1973年（昭和48年）に設立し，会長としてワークショップなど実践活動を推進した。晩年，その集大成として『身心一如とニューカウンセリング』を上梓して世に問うたが，そのユニークな理論と方法は今日でも一定の評価を得ている。

　人間中心のカウンセリングを求めて81年を生き抜いた伊東博の人生は，まさに求道者の名に価する軌跡を残しているといえよう。
　　　　　　　　　　　　（杉渓一言）

内田勇三郎
うちだゆうざぶろう（1894-1966）

　わが国の代表的な心理テストである「内田クレペリン精神検査（以下，UK検査とす

る)」の創案者。

　1894年(明治27年),東京銀座生まれ。1916年(大正5年),岡山の第六高等学校を経て,東京帝国大学文学部に入学。1921年(大正10年),東京帝国大学文学部心理学科(第一期)を卒業。

　大学卒業後1923年(大正12年)に入った東京府立(当時)松沢病院心理室で,クレペリン(Kraepelin, E.)の「連続加算法」を用いた作業心理の実験的研究に出会い,他の精神医学者とともに追実験を行う。内田は,さらにこの方法に興味をもち,連続加算の時間条件の吟味を熱心に行い,「1分単位15分作業－5分休憩－1分単位10分作業」＝「5分の休憩をはさむ25分(のち30分)法」という方式を定着させた。

　1925年(大正14年)から教鞭をとった旧制第五高等学校の学生1,200名に「25分法」を実施し,いわゆる「健康者常態定型」を見出し,精神的な健・不健をみる心理テストの構想を得る。

　1931年(昭和6年)から1939年(昭和14年)まで勤務した早稲田大学の心理学教室において,「25分法」＝UK検査のさまざまな領域の臨床的データを収集し,心理検査としての地位を確立した。

　1947年(昭和22年)には,自ら日本・精神技術研究所を主宰し,UK検査の普及と研究に携わった。

　内田はまた,ロールシャッハテスト,クレッチマー(Kretschmer, E.)の性格類型論の日本における紹介者としても知られている。　　　　　　　　　　　(内田純平)
⇒内田クレペリン精神検査

小此木啓吾

おこのぎけいご (1930-2003)

　現代日本の精神分析学を代表する治療者,研究者,教育者である。精神分析の経験をもとに精神医学,臨床心理学など関連分野でも多くの足跡を遺した。日本精神分析学会会長,国際乳幼児医学会副会長,日本精神分析協会書記,慶應義塾大学医学部教授,東京国際大学教授を歴任。東京生まれで,幼稚舎から医学部まで一貫して慶應義塾に学んだ。

　治療者としては,特にエクスタイン(Ekstein, R.)の論考に示唆を得て治療構造論を提示して,わが国における心理療法の契約,構造設定,治療関係論などに有意義で独創的な視点を提出した。フロイト(Freud, S.)の研究者として,その治療理論と技法論を紹介するとともに,フロイト以後の自我心理学,クライン理論,対象関係論,ラカン理論などをフロイトの系譜から展望俯瞰して,わが国の精神分析学を国際的な学問水準に現出させるのに努力した。教育者としては慶應義塾大学医学部精神神経科入局後から,ほぼ50年間にわたって精神科医,心療内科医をはじめ臨床心理士に精神分析的心理療法を教授し続け,その傍ら大学,地域を越えた精神分析的方向づけをもったセミナーを20年以上も主催して,多くの人材を輩出させた。

　ほぼ40年以上にわたり,絶えず時代精神を吸収した学問的な関心を維持し,旺盛に国内外での精神分析学の研究者との交流をオーガナイズする学問的先導者の機能をもち続けていた。この他にも,市民に向けて精神分析的視点を生かした社会病理の社会評論家としても名高い。例えば『モラトリアム人間の時代』『シゾイド人間』『自己愛人間』『家庭のない家族の時代』『困った人たちの精神分析』などの著作者としても知られている。　　　　　　　　　　　(乾吉佑)

文献 小此木,1978,1985a,1985b；小此木ほか(編),1981-1987；岩崎(編),1990

片口安史
かたぐちやすふみ（1927-1995）

　1927年に金沢市に生まれ，1951年に東京大学文学部心理学科を卒業した。卒業後，東京少年鑑別所（1年間），国立精神衛生研究所に勤務し，1961年にはロールシャッハ・テストに関する研究により文学博士（東京大学），医学博士（順天堂大学）の学位を得ている。そして，1969～89年まで中京大学教授を務めた。

　また，1957年に東京ロールシャッハ研究会を創設し，翌年には年刊誌「ロールシャッハ研究」を創刊した。この「ロールシャッハ研究」は39号まで発行され，その後，1997年に設立された日本ロールシャッハ学会の機関誌「ロールシャッハ法研究」として，現在に引き継がれている。

　片口は，生涯，ロールシャッハ・テストの研究と普及に情熱を傾け，ロールシャッハ・テストのテキストとして『心理診断法』(1956年)，『心理診断法詳説』(1960年)，『新・心理診断法』(1974年) を著した。この本は，テキストとして，わが国で最もよく使用されている。

　彼は，ロールシャッハ・テストは「一定の理論に拘束されることなく，ロールシャッハ・テストを通じての臨床的・経験的な蓄積に基づいて，先入見を排した，虚心な人格把握」が重要な意義を有すると述べ，実証的研究を重ねることを重視する立場を貫いた。

　重要な功績のひとつは，クロッパー法を，より施行のしやすい方法に修正し，片口法を確立したこと，二つ目にはロールシャッハ分裂病得点(RSS)，修正BRS，ロールシャッハ同性愛指標(RHI)を作成し，数量化研究を進めたことがあげられる。

（藤岡新治）

文献 片口，1987

⇨ロールシャッハ・テスト

河合隼雄
かわいはやお（1928-2007）

　自然ゆたかな丹波篠山で，歯科医の父，優しい母，ユーモアに富む5人兄弟に囲まれて育つ。京都大学在学中，兄の河合雅雄（霊長類学者）と下宿し，影響し合う。京都大学理学部卒業後，数学の教師になり，生徒の心を知る必要を感じ，心理学を学ぶために大学院に入学。ロールシャッハ・テストに取り組み，フルブライト留学生として，UCLAのクロッパー（Klopfer, B.）のもとに留学する。フォーダム（Fordham, F.）の著書に出会って，シュピーゲルマン（Spiegelman, M.）に分析を受け始め，ユング派精神分析家の資格を取るよう推薦される。いったん帰国後，スイスのユング研究所へ家族をともなって留学。最短記録で日本人として初の資格を取得する。京都大学での講義を骨子に『ユング心理学入門』を出版，ユング心理学を広め，カルフ（Kalff, D.）から学んだ箱庭療法を紹介する。臨床心理学の専門書・児童文学に関する著書・一般書を次々と出版し，『昔話と日本人の心』で大佛次郎賞，『明恵　夢を生きる』で新潮学芸賞を受賞。日本心理臨床学会学会賞，日本放送協会放送文化賞，朝日賞，紫綬褒章，文化功労者顕彰等を受賞。世界各地のユング研究所，エラノス会議，国際学会，諸大学で講義し，外国語による出版も多い。京都大学教授・学生部長，国際日本文化研究センター所長，文化庁長官，日本心理臨床学会理事長，国際箱庭療法学会会長，日本臨床心理士会会長，学術審議会や中央教育審議会などの各種委員や座長，文部科学省顧問等を歴任し，学界はもちろんのこと，社会的に多大な影響を及ぼした。各界の著名人との対談集も出版されている。還暦を記念して再開したフルートは，専門

家とも共演し，CDも発売されている。非営利活動法人文化創造を設立。最後の著書となった自伝的創作『泣き虫ハァちゃん』は，子どもにとって重要な自然・家族・きょうだいの意義を感じさせ，挿絵も楽しく，子どもも読むことができる。文化庁長官3期目の在任中に脳梗塞を発症。ご家族に見守られ1年あまりの闘病後，クライエント・役人・学者・文化人・友人・弟子たち多くの人々に惜しまれつつ，この世を旅立たれた。　　　　　　　　　　　（滝口俊子）

文献 河合，1994-2004；1995；2001a；2001b；2003；2007

古今堂雪雄
こきんどうゆきお（1908-1992）

財団法人関西カウンセリングセンター初代理事長。

陸軍主計将校として出征し，終戦後復員してから立命館大学法学部を卒業し，関西において健康保険組合の創設，寮の整備など働く人々の福利厚生に尽力した。

そのような社会事情のなかで，関西における大手企業，銀行，公社などの総務，人事等の関係者が集まり，社団法人日本産業カウンセラー協会の前身が創設され，そのなかでカウンセリングに関し，金曜会と称する研究会が開催された。関西学院大学教授・竹内愛二や日本電電公社神戸都市管理部人事相談役・見市公子らが中心となる。この研究会が日本における産業カウンセリングの実質的な活動の始まりだった。この研究会を指導したのが当時アメリカでPh.D.を取得して帰国したばかりの武田建だった。1961年（昭和36年）にはロジャーズ（Rogers, C. R.）来訪の折に，指導を得ている。

その後，大阪府立社会事業短期大学助教授を務め，昭和40年にカウンセラーの養成とカウンセリングの啓発を目的とする民間機関として関西カウンセリングスクールを創設し，辻悟，舩岡三郎，武田建らが講師を勤めた。

1971年に大阪府教育委員会の認可を受け，財団法人関西カウンセリングセンターと改称し，古今堂雪雄が初代理事長を務めた。その人柄と，カウンセリングに対する先見性を発揮し，当時，他に類のないカウンセリング教育事業には多くの講師陣の理解と指導を得て，その後一貫したカウンセラーの教育システムを構築した。　（井本惠章）

文献 倉戸（編），2004

田中寛一
たなかかんいち（1882-1962）

岡山県生まれ，東京高等師範学校，京都大学卒業，知能検査の作成や教育評価研究で貢献した有名な心理学者。

東京文理科大学（現筑波大学）教授として知能研究に貢献し，なかでも田中ビネー式知能検査（個別式），田中A式（集団式）知能検査，田中B式（集団式）知能検査などを開発した。田中B式を用いて，東洋諸民族の知能の比較研究を米国や東洋諸国に出張して行った。

これらの業績により，わが国の心理学者としては初の文化功労賞を1960年（昭和35年）に受賞している。そして多くの心理学研究者を養成している。『愛児の導き方』の著作もあり，教育相談のあらゆる部門にわたる当時の事例を分類して，その部門について一応の理論的考察をした。また診断，治療方法と経過とを報告した。この方面の先駆的著述である。また日本における教育相談活動の先駆者の一人で，1936年（昭和11年），東京文理科大学内に教育相談部を創設し，定年退職まで部長であった。その後日本大学教授，玉川大学学長となる。

晩年は田中教育研究所を創立し，心理テストの作成や研究をさらに進め，雑誌「測

定と評価」「教育心理」を主幹した。

なお，氏はテニスをわが国に導入した一人であり，大学のテニス部長としても活躍した。慶應義塾大学塾長（福沢諭吉）と2人で日本にテストを導入し普及発展させた人でもある。
（松原達哉）

中西信男
なかにしのぶお（1927-2000）

1927年東京に生まれる。東京大学卒業。東京家庭裁判所少年調査官補，最高裁判所事務次官を経て，1954年大阪大学文学部助手。講師，助教授を経て1983年大阪大学人間科学部教授。1991年に退官，大阪大学名誉教授。日本カウンセリング学会理事，日本進路指導学会副会長・顧問などを務め，人間の理解と人格変容のプロセスとしてのカウンセリングをめぐり，人格診断，生徒指導，進路指導の領域で多くの業績を残した。非行少年の人格特性や暴力・反抗の心理に関する研究の後，カウンセリング理論の展開と学生相談の実情の把握のため1963年にアメリカに留学。その後，精神分析について研究を深め，コフート（Kohut, H.）の自己心理学や精神分析的カウンセリングを紹介した。またカーン・シンボル・テスト，進路発達調査 CDT-3，進研式進路適性検査などの開発のほか，スーパー（Super, D.E.）の主導する Work Importance Study において役割や価値に関する国際比較研究を行い，さらにライフ・キャリアや英智という概念を用いて成人期以降の発達と成熟を検討する視点を提供した。

開発的カウンセリング（developmental counseling）の立場を強調し，カウンセラーは個人に潜在する資質や可能性を引き出す開発的役割をとるべきであること，生涯発達におけるキャリア・ガイダンスの必要性を早くから提唱してきたほか，カウンセリングの実践にはリサーチが不可欠であることを主張した。
（三川俊樹）

藤本喜八
ふじもときはち（1910-1993）

広島県生まれ。1934年（昭和9年）京都帝国大学文学部哲学科（心理学専攻）を卒業。卒業後，倉敷労働科学研究所，広島海軍工廠総務部，内務省社会局，厚生省職業部，大阪府学務部職業課，戦後は労働省の労働基準監督官，婦人少年局年少労働課長などを歴任。1949年（昭和24年）労働省を退職後，同年10月立教大学に迎えられ，同大学の文学部，社会学部の教授に就任。主として職業指導（進路指導）や応用社会学を担当。その後，1976年（昭和51年）3月に同大学を退職，創価大学教育学部教授として招かれ，15年間務めたのち退職。

「藤本先生といえば職業指導，職業指導といえば，藤本先生」を連想するほどに，職業指導の発展は氏の業績や努力に負うところが多い。氏は，文部省の産業教育審議会の委員を多年務められ，また，職業指導（進路指導）の手引の作成協力者として活躍。

文部行政への貢献も忘れてはならない。特に，27年間の立教大学教授時代は，職業指導（進路指導）の研究に専念。昭和29年9月から昭和30年5月まで，コロンビア大学のスーパー（Super, D. E.）のもとで，職業的発達理論について研究，わが国への職業的発達理論導入の中心的役割を果たした。

1978年（昭和53年），進路指導学会が職業指導学会から改組再発足してからは，学会長として2期6年務め，学会の基盤づくりに貢献。対外的には，1970年に発足したアジア地域職業指導学会（ARAVEG，1997年ARACDに改称）の設立に中心的役割を果たした。また，1953年にユネスコとILOのバックアップによって設立された，国際進路指導学会（IAEVG，日本は1955年に加盟）では，1958年から理事を3期（12年間）務

め，国際的にも職業指導の発展に努めた功績は大きい。　　　　　　　　（佃直毅）

三隅二不二
みすみじゅうじ（1924-2002）

わが国にグループ・ダイナミックス（集団力学）を導入した先駆者として知られる。

1953年，九州大学教育学部に開設された集団力学講座を皮切りに，大阪大学人間科学部等で，グループ・ダイナミックスの研究と実践を展開した。現実社会における活動を重視し，1967年には集団力学研究所を設立し，初代所長として，企業組織におけるリーダーシップや事故防止を目的にした小集団活動の導入などに力を注いだ。それらの実践的研究が高く評価され，1994年にはグループ・ダイナミックスの創始者であるレヴィンを記念して設けられたレヴィン賞を授与された。この年には国際応用心理学会賞も受賞している。また，日本グループ・ダイナミックス学会の会長（1974～94年）をはじめ，多くの要職を歴任した。

リーダーシップの研究に関しては，PM理論が広く知られている。そこでは，リーダー行動を目標達成（Performance）と集団維持（Maintenance）の2次元からとらえることを提唱した。その組み合わせによって，リーダーをPM・P・M・pmの4つのタイプに分け，それらがフォロワーのモラールや組織の活性化に及ぼす研究を積極的に展開した。

また，事故防止を目的に小集団を中心にした活動を導入し，数多くの成果を収めた。とりわけ，バス会社や造船所における「全員参画運動」は，わが国におけるアクション・リサーチの先駆けとして特筆される。
　　　　　　　　　　　　　　（吉田道雄）

⇒グループ・ダイナミックス，レヴィン

森田正馬
もりたまさたけ（通称，しょうま）（1874-1938）

森田療法を1920年代に確立した精神科医。土佐の出身で，東京帝国大学医学部の学生時代，進級試験を前にして父親からの送金が遅れたことがあった。そのとき，父親に対する怒りや反感で勉強が手につかなくなり，病院で「神経衰弱兼脚気」と診断されて治療を受けた。しかし，状態は変わらず，あるとき，治療の限界を感じて，死んで構うものか，と父親に対する感情をかかえながらも一心に勉強をしたところ，試験で好成績を得た。このようなエピソードが森田療法の確立に影響を与えたといわれている。

つまり，森田自身，自己実現・自己保存の欲求すなわち「生の欲望」が強い神経質素質の持ち主であった。そして，父親に対する感情に流されて本来の目的を見失っていた「気分本位」の態度から，その感情は「あるがまま」にして，医師になるという本来の目的を見据えて「目的本位」の態度へと変わったのは，まさに森田療法の過程にほかならない。そして「原法」とよばれる入院治療により，森田療法が神経症の治療法として確立されたが，その「原法」には，森田とその妻が患者と寝食をともにしながら治療を行う，という特徴があった。
　　　　　　　　　　　　　　（伊藤克人）

矢田部達郎
やたべたつろう（1893-1958）

YG性格検査（矢田部＝ギルフォード性格検査）の作成や，意思・思考に関する理論史，研究史の研究に貢献した有名な心理学者。

東京生まれ，5年間フランスのソルボンヌ大学に留学。九州大学文学部助教授，京都大学文学部教授，早稲田大学教授を務めた。

ギルフォードの性格検査の日本版の作成

は特に有名で，「YG性格検査」は，現在使用されている性格検査の主流になっている。YG性格検査で診断される性格特性は12特性である。

彼は学生時代から登山の趣味をもち，晩年よくゴルフをした。京都大学においては，戦後の京都大学心理学研究室の再出発の核心として働いた。

著書も多く，『動物の思考』『思考心理学』『児童の言語』『心理学史』『ウエルナーによる精神の発達』『生産的思考』『感情心理学史』など多数ある。　　　　　（松原達哉）

吉本伊信
よしもといしん（1916-1988）

内観法または内観療法の創始者。奈良県大和郡山市の肥料商と農園を経営する一家の三男として出生。母の強い影響もあって少年時代より仏教に親しみ，さらに婚約者の影響も加わり，信仰を深めた。そして，断食・断水・断眠して修行する「身調べ」法を体験し，大きな喜びを得た。それにヒントを得て，宗教的動機づけがなくても，誰でもが自己探究しやすい方法に改めて「内観」と名づけ，これを世界中に広めることが自己の使命であると自覚した。その資金と社会的信用を得るため，大阪で懸命に働き，実業家としての才能を発揮し，社長となった。内観の普及に専念するため37歳で引退し，郷里の大きな自宅を開放して内観研修に来る人々の世話をするようになった。そして，面接経験を重ね，1968年頃に現在のような内観の方法を確立した。

内観法には健康な人々に対して自己啓発法として役に立つことや，人生のさまざまな悩みをもつ人々への心理療法としての効果があることが知られるようになり，各地に設立された内観研修所ではもちろん，少年院や刑務所など矯正施設や学校教育，さらには精神科や心療内科などの医療施設でも活用されている。

内観はヨーロッパやアメリカ，最近では中国や韓国でも実施され，日本内観学会や内観国際会議において科学的研究が行われている。吉本は相手の心の機微をとらえて指導助言したが，謙虚で，ユーモアに富み，人を引きつける話術の持ち主であった。

（三木善彦）

文献 吉本，1983

●参考文献・資料(執筆者名欧文表記のアルファベット順)

American Psychiatric Association(APA:アメリカ精神医学会)/髙橋三郎・大野裕・染矢俊幸(訳) 1995 DSM-IV精神疾患の分類と診断の手引.医学書院.
American Psychiatric Association(APA:アメリカ精神医学会)/髙橋三郎・大野裕・染矢俊幸(訳) 2003 DSM-IV-TR 精神疾患の分類と診断の手引(新訂版).医学書院.
阿部満洲・高石昇 1985 顕在性不安検査使用手引.三京房.
相田利雄・小川雅人・毒島竜一・川名和美 2007 現代の中小企業増補.創風社.
相澤讓治 2002 精神保健福祉論.久美.
オルポート,G. W./今田恵(監訳)星野命・入谷敏男・今田寛(訳) 1968 人格心理学(上下).誠信書房.
オールポート,G. W./詫摩武俊・青木孝悦・近藤由紀子・堀 正(訳) 1982 パーソナリティ——心理学的解釈.新曜社.
オルポート,G. W. & ポストマン,L./南博(訳) 1952 デマの心理学.岩波書店.
安西愈 2000 新・労働者派遣法の法律実務.總合労働研究所.
安西愈 2002 裁判例にみる安全配慮義務の実務.中央労働災害防止協会.
安西信雄 1990 生活技能訓練(social skills training)と精神科リハビリテーション(現代精神医学大系年刊版'90).中山書店.
浅見俊雄 1987 スポーツの科学——よりうまく強く楽しく.東京大学出版会.
東 洋・上野一彦・藤田和弘・前川久男・石隈利紀・佐野秀樹(日本版 WISC-III 刊行委員会,訳編) 1998 日本版 WISC-III 知能検査法.日本文化科学社.
バーガー,A./氷上春奈(訳) 2003 ブレーンストーミング——最高のアイディアを捻出するための発想法.トランスワールドジャパン社.
Bandura, A. (Ed.) 1971 Psychological Modeling: Conflicting theories. Aldine Atherton, Inc. バンデュラ,A.(編)/原野広太郎・福島脩美(訳) 1975 モデリングの心理学——観察学習の理論と方法.金子書房.
バンデュラ,A./原野広太郎(監訳) 1979 社会的学習理論.金子書房.Bandura, A. 1977 Social learning theory. Prentice-Hall, Inc.
Bandura, A. 1986 Social foundation of though and action: A social cognitive theory. Prentice-Hall, Inc.
バーカー,P./中村伸一・信国恵子(監訳) 1993 家族療法の基礎.金剛出版.
ベイトソン,G./佐藤良明(訳) 2001 精神と自然——生きた世界の認識論(改訂版).新思索社.Bateson, G. 1979 Mind and nature: A necessary unity. New York: Dutton.
ベック,A. T./大野裕(訳) 1990 認知療法——精神療法の新しい発展.岩崎学術出版社.Beck, A. T. 1976 Cognitive therapy and emotional disorders. International University Press.
ベック,A. T. ほか/坂野雄二(監訳) 1992 うつ病の認知療法.岩崎学術出版社.Beck, A. T., Rush, A. J., Shaw, B. F. &Emery, G. 1979 Cognitive therapy of depression: Demonstration of an Initial Interview. Guilford Pubn.
米国労働省 O*NET オンライン.http://online.onetcenter.org/
ベンソン,H. & クリッパー,M. Z./中尾睦宏・熊野宏昭・久保木富房(訳) 2001 リラクセーション反応.星和書店.
Berger, P. L. & Luckmann, T. 1966 The social construction of reality: A treatise in the sociology of knowledge. Doubleday. 山口節郎(訳) 1977 日常世界の構成——アイデンティティと社会の弁証法.新曜社.
バーク,W. W./吉田哲子(訳) 1987 組織開発教科書——その理念と実践.プレジデント社.
ベルタランフィ,L. von/長野敬・太田邦昌(訳) 1973 一般システム理論——その基礎・発展・応用.みすず書房.
Birren, J. E. &Sloane, R. B. (Eds.) 1980 Handbook of mental health and aging. Prentice-hall, Inc.
ブラッドフォード,L. P., ギップ,J. R. &ベネ,K. D. (編)/三隅二不二(監訳) 1971 感受性訓練——Tグループの理論と方法.日本生産性本部.
ブランチャード,K., ランドルフ,A. &カルロス,J. P./瀬戸尚(訳) 1996 1分間エンパワーメント——人と組織が生まれ変わる3つの秘訣.ダイヤモンド社.
ブロード,C./池央耿・高見浩(訳) 1984 テクノストレス.新潮社.
Bronfenbrenner, U. 1979 The ecology of human development: Experiments by nature and design.

Cambridge, MA: Harvard University Press. 磯貝芳郎・福富護（訳）1996 人間発達の生態学――発達心理学への挑戦. 川島書店.
Carkhuff, R. R. 2000 *The art of helping. VIII.* HRD press.
カーカフ, R. R.／國分康孝（監訳）1992 ヘルピングの心理学. 講談社現代新書.
Carter, E. A. & McGoldrick, M. 1999 *The expanded family life cycle.* Allyn&Bacon.
ケイス, C. &ダリー, T.／岡昌之（監訳）1977 芸術療法ハンドブック. 誠信書房.
Cattell, R. B. 1963 Theory of fluid and crystallized intelligence: A critical experiment. *Journal of Educational Psychology,* **54**, 1-22.
コウリー, G., コウリー, M. S. & キャラナン, P.／村本詔司（監訳）2004 援助専門家のための倫理問題ワークブック. 創元社. pp. 332-335.
中央労働災害防止協会 1989 心理相談員養成研修テキスト.
中央労働災害防止協会 2005a 心の健康 職場復帰支援手引き――解説と取組み事例.
中央労働災害防止協会 2005b 心理相談専門テキスト.
中央労働災害防止協会中央快適職場推進センター 1999 快適職場システムづくり調査研究委員会報告書.
中央労働災害防止協会中央快適職場推進センター（しおり）職場のさわやか調査のすすめ.
中央職業能力開発協会 2004 若年者向けキャリア・コンサルティング研究会報告書.
デシ, E. L., フラスト, R.／桜井茂男（監訳）1999 人を伸ばす力――内発と自律のすすめ. 新曜社.
独立行政法人雇用・能力開発機構 2004 キャリア・コンサルタント養成講座テキスト.
独立行政法人雇用・能力開発機構 2007 キャリア・コンサルタントに対するフォローアップシステムの構築に関する調査研究報告書.
ドライデン, W.／國分康孝・國分久子・國分留志（訳）1998 論理療法入門――その理論と実際. 川島書店.
Egan, G. 2006 *Essentials of skilled helping.* Thomson Wadsworth.
イーガン, G.／福井康之・飯田榮（訳）1992 熟練カウンセラーをめざす カウンセリング・ワークブック. 創元社.
イーガン, G.／鳴澤實・飯田榮（訳）1998 熟練カウンセラーをめざす カウンセリング・テキスト. 創元社.
エンゲルハート, H. T. & ヨナス, H.／加藤尚武・飯田亘行（訳）1988 バイオエシックスの基礎――欧米の「生命倫理」論. 東海大学出版会.
Erikson, E. H. 1968 *Identity: Youth and crisis.* New York: W. W. Norton & Campany. エリクソン, E. H.／岩瀬庸理（訳）1973 アイデンティティ. 金沢文庫.
エリクソン, E. H.／小此木啓吾（訳）1973 自我同一性――アイデンティティとライフ・サイクル. 誠信書房. Erikson, E. H. 1959 *Identity and the life cycle.* New York: W. W. Norton & Company.
エリクソン, E. H.／仁科弥生（訳）1977 幼児期と社会Ⅰ. みすず書房.
EU Presidency Conference 2002 New forms of work organization. Report from the EU presidency conference. 12-13. Nov. 2002 in Roskilde. Denmark.
EU (European Foundation for the improvement of living and working conditions) 2005 Working and living an enlarged Europe.
フリードマン, A. F., ウエッブ, J. T. &ルヴァク, R.／MMPI新日本版研究会（訳）1999 MMPIによる心理査定. 三京房.
フロイト, S. 1937／小此木啓吾（訳）1969 終りある分析と終りなき分析. 精神分析療法（フロイト選集15）. 日本教文社.
フロイト, S.／懸田克躬・高橋義孝ほか（訳）1971-1984 フロイト著作集1～11. 人文書院.
フロイト, S.／新宮一成・鷲田清一ほか（編訳）2006- フロイト全集1～22. 岩波書店.
藤川浩・村瀬嘉代子 2008 家族問題の理解と隣接諸科学. 小田八重子・水野紀子（編）親族[Ⅰ]婚姻・離婚（新家族法実務大系第1巻）. 新日本法規出版.
藤本喜八 1987 進路指導の定義について. 進路指導研究（日本進路指導学会研究紀要）, 第8号, 37-39.
藤田和弘・上野一彦・前川久男・石隈利紀・大六一志（編）2005 WISC-Ⅲアセスメント事例集――理論と実際. 日本文化科学社.
福田一彦・小林重雄 1983 日本版自己評価式抑うつ性尺度. 三京房.
福原眞知子・アイビイ, A. E.・アイビイ, M. B. 2004 マイクロカウンセリングの理論と実際. 風間書房.
福島脩美・阿部吉身 1995 カウンセリングと心理療法における書記的方法. カウンセリング研究, **28**, 212-225.
福島脩美・高橋由利子 2003 想定書簡法の感情効果に関する実験的研究. カウンセリング研究, **36**, 231-239.

福山清蔵　2006　独習　入門カウンセリングワークブック（改訂版）．日本・精神技術研究所．
学会連合資格「臨床発達心理士」認定運営機構（編）2005　臨床発達心理士わかりやすい資格案内．金子書房．
Gati, I. &Tikotzki, Y. 1989 Strategies for collection and processing of occupational information in making career decisions. *Journal of Counseling Psychology*, **36**, 430-439.
Gelatt, H. B. 1962 Decision making: A conceptual frame of reference for counseling. *Journal of Counseling Psychology*, **9**, 240-245.
ジェンドリン，E. T.／村山正治ほか（訳）1982　フォーカシング．福村出版．
Gergen, K. J. 1999 *An invitation to social construction*. London: Sage Publication. 東村知子（訳）2004　あなたへの社会構成主義．ナカニシヤ出版．
グラッサー，W.／柿谷正期・柿谷寿美江（訳）2000　15人が選んだ幸せの道——選択理論と現実療法の実際．アチーブメント出版．
グラッサー，W.／柿谷正期（訳）2000　グラッサー博士の選択理論——幸せな人間関係を築くために．アチーブメント出版．
Goldberg, D. P. 1978 *Manual of the general health questionarie*. Windsor: Nefer-Nelson.
ゴールマン，D.，ボヤツィス，R. &マッキー，A.／土屋京子（訳）2002　EQ リーダーシップ——成功する人の「こころの知能指数」の活かし方．日本経済新聞社．
南風原朝和・市川伸一・下山晴彦（編）2001　心理学研究法入門——調査・実験から実践まで．東京大学出版会．
橋本剛　2005　ストレスと対人関係　ナカニシヤ出版．
畠中宗一　2003　家族支援論．世界思想社．
畠中宗一（編）2006　老人ケアのなかの家族支援——各専門職の役割とコラボレーション．ミネルヴァ書房．
ハイデガー，M.／桑木務（訳）1960　存在と時間（上・中・下）．岩波文庫．
Herr, E. L. &Cramer, S. H. 1995 *Career guidance and counseling through the life span systematic approach (5th)*. Longman.
ハーズバーグ，F.／北野利信（訳）1968　仕事と人間性——動機づけ-衛生理論の新展開．東洋経済新報社．
肥田野直・福原眞知子・岩脇三良・曽我祥子　2000　新版 STAI——状態-特性不安検査．State-Trait Anxiety inventory-From JYZ. 実務教育出版．
肥田野直・岩原信九郎・岩脇三良・杉村健・福原眞知子　1970　EPPS 性格検査（大学・一般用）．日本文化科学社．
樋口美雄　2001　雇用と失業の経済学．日本経済新聞社．
樋口美雄・児玉俊洋・阿部正浩（編）2005　労働市場設計の経済分析——マッチング機能の強化に向けて．東洋経済新報社．
Hill, O. 1979 The hyperventilation syndrome. *British Journal of Psychiatry*, 135, 367-368.
平川和子　2003　フェミニストセラピーに託された課題．日本家族心理学会（編）家族カウンセリングの新展開（家族心理学年報，21）．金子書房．
平木典子　1981　離婚のメカニズムとカウンセリング．平木典子（編）夫と妻——その親密化と破綻（講座家族心理学，2）．金子書房．
平木典子　1989　カウンセリングの話　増補．朝日選書．朝日新聞社．
平木典子　1993　アサーション・トレーニング．日本・精神技術研究所．
平木典子　2000　産業カウンセラーとスーパービジョン．日本産業カウンセリング学会（監）産業カウンセリングハンドブック．金子書房．pp.700-703.
平木典子　2003　スーパービジョン．松原達哉・楡木満生（編）臨床心理実習（臨床心理学シリーズ⑥）．培風館．
平木典子　2004　新版カウンセリングの話．朝日新聞社．
平木典子・中釜洋子　2006　家族の心理——家族への理解を深めるために．サイエンス社．
平山正実・斎藤友紀雄（編）1988　悲しみへの援助（現代のエスプリ，248号）．至文堂．
ホックシールド，A. R.／石川准・室伏亜希（訳）2000　管理される心——感情が商品になるとき．世界思想社．
ホランド，J. L.／渡辺三枝子・松本純平・舘暁夫（訳）1990　職業選択の理論．雇用問題研究会．
Holmes, T. H. &Rahe, R. H. 1967 The social readjustment rating scale. *Journal of Psychosomatic Research*, **11** (2), 213-218.
細田満和子（編）2003「チーム医療」の理念と現実——看護に生かす医療社会学からのアプローチ．日本看護協会出版会．

参考文献・資料

Hull, C. L. 1943 *Principles of behavior*. New York: Appleton-Century-Crofts. 能見義博・岡本栄一（訳）1960　行動の原理．誠信書房．

Hull, C. L. 1951 *Essentials of behavior*. Yale University Press. 河合伊六（訳）1959　行動の本質．理想社．

池田央　1994　現代テスト理論（行動統計学シリーズ，7）．朝倉書店．

池見酉次郎　1990　セルフ・コントロール健康法．日本放送出版協会．

今田寛　1996　学習の心理学．培風館．

今田寛（監）中島定彦（編）2003　学習心理学における古典的条件づけの理論．パヴロフから連合学習研究の最先端まで．培風館．

今井道夫・香川知晶（編）2001　バイオエシックス入門——生命倫理入門（第3版）．東信堂．

乾吉佑・氏原寛・亀口憲治・成田善弘・東山紘久・山中康裕（編）2005　心理療法ハンドブック．創元社．

石隈利紀　1999　学校心理学——教師・スクールカウンセラー・保護者のチームによる心理教育的援助サービス．誠信書房．

伊丹敬之　2003　経営戦略の論理（第3版）．日本経済新聞社．

伊丹敬之・加護野忠男　2003　ゼミナール経営学入門（第3版）．日本経済新聞社．

伊藤絵美　2005　認知療法・認知行動療法カウンセリング——CBTカウンセリング初級ワークショップ．星和書店．

伊藤隆一ほか　2004-2008　SCTノート（1）～（5）．法政大学「小金井論集」1～5（うち『SCTノート（3）』2006　精研式SCT（成人用）の評価結果を32頁に引用）．

アイビイ，A.E.／福原眞知子・椙山喜代子・國分久子・楡木満生（訳編）1985　マイクロカウンセリング——"学ぶ-使う-教える"技法の統合：その理論と実際．川島書店．

岩崎徹也（編）1990　治療構造論．岩崎学術出版社．

アイアンガー，B. K. S.／沖正弘（監訳）2004　ヨガ呼吸・瞑想百科．白揚社．

実森正子・中島定彦（著）2000　学習の心理——行動のメカニズムを探る．サイエンス社．

女性の活躍推進協議会　2001　ポジティブ・アクションのための提言．21世紀職業財団調査．

（株）全国民営職業紹介事業協会　2001　職業紹介事業制度の手引．

亀口憲治（編）2002　コラボレーション——協働する臨床の知を求めて（現代のエスプリ，419号）．至文堂．

亀口憲治　2004　家族力の根拠．ナカニシヤ出版．

亀口憲治（編）2006　家族療法．ミネルヴァ書房．

金井壽宏　1991　変革型ミドルの探求——戦略・革新指向の管理者行動．白桃書房．

金井壽宏　2002　働くひとのためのキャリア・デザイン．PHP新書．

金子郁容　1986　ネットワーキングへの招待．中公新書．

関係学会・関係学ハンドブック編集委員会（編）1994　関係学ハンドブック．関係学研究所．

片口安史　1987　改訂　新・心理診断法——ロールシャッハ・テストの解説と研究．金子書房．

片野智治・桐村晋次・田島聡・川崎知巳・橋本登・石黒康夫・別所靖子　2001　エンカウンターで進路指導が変わる——生き抜くためのあり方生き方教育．図書文化社．

カトナ，C. & ロバートソン，M.／島悟・荒井稔・荒井りさ（訳）1997　図説精神医学入門．日本評論社．

Kaufman, A. S. & Kaufman, N. L. 1983 *Kaufman assessment battery for children*. American guidance services.

河合隼雄　1967　ユング心理学入門．培風館．

河合隼雄　1994-2004　河合隼雄著作集（第1期，第2期）．岩波書店．

河合隼雄　1995　ユング心理学と仏教．岩波書店．

河合隼雄　2001a　未来への記憶（上下）岩波新書．

河合隼雄　2001b　河合隼雄　こころの処方箋を求めて（KAWADE夢ムック）．河出書房新社．

河合隼雄　2003　神話と日本人の心．岩波書店．

河合隼雄　2007　泣き虫ハァちゃん．新潮社．

河野慶三　2002　いま，知っておきたい健康管理の基礎知識．中央労働災害防止協会．

Kessler, R. C., McGonagle, K. A., Zhao, S. et al 1994 Lifetime and 12-month prevalence of DSM-III-R psychiatric disorders in the United States. *Arch Gen Psychiatry*, 51, 8-19.

キースラー，D. J.　一致を評定するためのひとつのスケール．（ロジャーズ，C. R. ほか1967　友田不二男・手塚郁恵（訳）1972　サイコセラピィの研究．岩崎学術出版社．）

菊池幸一・辻本義男　1982　犯罪学．北樹出版．

木村周　2003　キャリア・カウンセリング——理論と実際，その今日的意義（改訂新版）．（社）雇用問題研究所．

木村周　2006　キャリアの再チャレンジ――働く人は，なぜ学ぶのか．ブレーン出版．
Kinsey, A. C., Pomeroy, W. B. & Martin, C. E.　1948　*Sexual behavior in the human male*.
Kinsey, A. C., Pomeroy, W. B., Martin, C. E. & Gebhard, P. H.　1953　*Sexual behavior in the human female*.
金吉晴　2001　心的トラウマの理解とケア．じほう．
桐村晋次　2002　人事マン入門（第2版）．日経文庫．
桐村晋次　2005　人材育成の進め方（第3版）．日経文庫．
カーシェンバウム, H. & ヘンダーソン, V. L.（編）/伊東博・村山正治（訳）2001　ロジャーズ選集（上下）．誠信書房．
クライン, J. /諸富祥彦（監訳）2005　インタラクティヴ・フォーカシング・セラピー．誠信書房．Klein, J. 2001 *Interactive focusing therapy: Healing relationships*.
小林幸一郎　1971　組織開発とTグループ訓練．『組織科学』組織学会．白桃書房．
Koffka, K. 1935 *Principles of Gestalt psychology*. Harcourt-Brace.
國分康孝　1979　カウンセリングの技法．誠信書房．
國分康孝　1980　カウンセリングの理論．誠信書房．
國分康孝（編）1990　カウンセリング辞典．誠信書房．
國分康孝　1991　カウンセラーのための6章――カウンセリングマインドの展開．誠信書房．
國分康孝（編）1992　構成的グループ・エンカウンター．誠信書房．
國分康孝（監）2001　現代カウンセリング事典．金子書房．
國分康孝・片野智治　2001　構成的グループエンカウンターの原理と進め方――リーダーのためのガイド．誠信書房．
國分康孝・國分久子（総編集）2004　構成的グループエンカウンター事典．図書文化社．
國分康孝・國分久子・片野智治　2006　構成的グループエンカウンターと教育分析．誠信書房．
小巻泰之　2001　経済のことが面白いほどわかる本．中経出版．
近藤喬一・鈴木純一（編）1999　集団精神療法ハンドブック．金剛出版．
今野浩一郎・佐藤博樹　2002　人事管理入門．日本経済新聞社．
今野能志　2005　目標による管理MBO――「目標管理」を根本から見直す．生産性出版．
河野友信・石川俊男（編）2005　ストレスの事典．朝倉書店．
厚生労働省（編）1995　一般職業適性検査手引．
厚生労働省　2001　キャリア・コンサルティング技法等に関する調査研究．
厚生労働省　2002　労働力需給についてのアンケート調査．
厚生労働省　2003　若年者キャリア支援研究会報告書（平成15年9月）．
厚生労働省　2004a　平成15年雇用構造調査．
厚生労働省　2004b　一般職業紹介要覧．
厚生労働省　2004c　若年者キャリア形成支援事業実施要領（平成16年3月）．
厚生労働省　2005a　平成17年版厚生労働白書．
厚生労働省　2005b　平成17年版労働経済白書．
厚生労働省　2005c　労働力需給制度についてのアンケート調査．
厚生労働省　2006　労働者の心の健康の保持増進のための指針．
厚生労働省　2007a　職場における心の健康づくり――労働者の心の健康の保持増進のための指針．
厚生労働省　2007b　労働法全書平成19年版．労務行政研究所．
厚生労働省　各年a　キャリア・コンサルタント能力評価試験の指定を希望される方へ．
厚生労働省　各年b　厚生労働白書．
厚生労働省　各年c　日本の労働政策．労働調査会．
厚生労働省　各年d　労働衛生のしおり．中央労働災害防止協会．
厚生労働省　各年e　労働市場年報．
厚生労働省　各年f　労働統計関係調査．
厚生労働省　児童相談所運営指針．
厚生労働省　労働経済動向調査 http://www.mhlw.go.jp/toukei/
厚生労働省雇用保険課（監）2007　雇用保険法の解説．
厚生労働省職業安定局　2007　職業安定業務の概要．
厚生労働省職業安定局高齢・障害者雇用対策部　2003　障害者雇用促進法の逐条解説．日刊労働新聞社．
厚生労働省職業能力開発局　2006　能力開発基本調査．
厚生労働省職業能力開発局　2007　応援します能力開発．
小杉礼子　2003　フリーターという生き方．勁草書房．

小杉礼子・堀有喜衣　2006　キャリア教育と就業支援——フリーター・ニート対策の国際比較．勁草書房．
古谷野亘　1994　数学が苦手な人のための多変量解析ガイド——調査データのまとめかた．川島書店．
雇用促進事業団雇用職業総合研究所（編）1985　職業読本（第2版）．東洋経済新報社．
Kraepelin, E. 1902 *Die Arbeitscurve*.
クルンボルツ，J. D．／沢田慶輔・井坂行男（監）中澤次郎（訳）1970　カウンセリングの革命——行動科学とのかかわり．誠信書房．
クルンボルツ，J. D. & レヴィン，A. S．／花田光世・大木紀子・宮地夕紀子（訳）2005　その幸運は偶然ではないんです！　夢の仕事をつかむ心の練習問題．ダイヤモンド社．Krumboltz, J. D. & Levin, A. S. 2004 *Luck is no accident: Making the most of happenstance in your life and career*. Impact Pub.
クルンボルツ，J. D. & ソールセン，C. E．／沢田慶輔・中澤次郎（訳）1974　行動カウンセリング——事例と技術．誠信書房．
熊野宏昭（編）2004　リラクセーション（からだの科学，236号）．日本評論社．
熊沢誠　1997　能力主義と企業社会．岩波新書．
倉戸ヨシヤ　1989　ゲシュタルト療法の誕生—— Frederick S. Perls を中心に．鳴門教育大学研究紀要，第4巻，23-32．
倉戸ヨシヤ　1990　パールズ．小川捷之・福島章・村瀬孝雄（編）臨床心理学の先駆者たち（臨床心理学大系，第16巻第8章）．金子書房．pp. 323-335．
倉戸ヨシヤ（編）1998　ゲシュタルト療法（現代のエスプリ，375号）．至文堂．
倉戸ヨシヤ（編）2004　こころの専門家をめざして（創立40周年関西カウンセリングセンター）．財団法人関西カウンセリングセンター．（財団法人関西カウンセリングセンター40周年誌）．
倉戸ヨシヤ（編）2006　エンプティ・チェアの心理臨床（現代のエスプリ，467号）．至文堂．
黒木賢一　2006　「気」の心理臨床入門．星和書店．
ラザラス，R. S. & フォルクマン，S．／本明寛・織田正美・春木豊（訳）1991　ストレスの心理学——認知的評価と対処の研究．実務教育出版．
Lewin, K. 1938 *The conceptual representation and the measurement of psychological forces*. Durham: Duke University Press. 上代晃（訳）1956　心理学的力の概念的表示と測定．理想社．
ルイス，J. A. & ルイス，M. D．／中澤次郎（訳編）1997　EAP（従業員援助活動）・アメリカの産業カウンセリング．日本文化科学社．
Likert, R. 1967 *Human organization its management and value*.
Linn, R. L. (Eds.) 1989 *Educational measurement (3rd ed.)*. Macmillan. 池田央・藤田恵璽・柳井晴夫・繁桝算男（編訳）1992　教育測定学（第3版）．みくに出版．
ルーテ，W．（編）／池見酉次郎（監）1971-1977　自律訓練法 I～VI．誠信書房．
槇田仁（編）伊藤隆一・岩熊史朗・小林ポオル・菅野陽子・西村麻由美・櫃田紋子　2001　パーソナリティの診断　総説　手引．金子書房．
槇田仁・小林ポオル・岩熊史朗　1997　文章完成法（SCT）によるパーソナリティの診断手引．金子書房．
正田亘　1992　産業・組織心理学．恒星社厚生閣．
マズロー，A. H．／小口忠彦（訳）1987　人間性の心理学——モチベーションとパーソナリティ（改訂新版）．産業能率大学出版部．
松原達哉（編）2002a　臨床心理学（図解雑学シリーズ）．ナツメ社．
松原達哉（編）2002b　心理学概論（臨床心理学シリーズ①）．培風館．
松原達哉（編）2002c　心理テスト法入門（第4版）．基礎知識と技法習得のために．日本文化科学社．
松原達哉　2003　生活分析的カウンセリングの理論と技法．培風館．
松原達哉（編）2004　心理カウンセリング（図解雑学シリーズ）．ナツメ社．
松原達哉　2006　カウンセラーの倫理．金子書房．
松原達哉（編）2006　心理カウンセラーになるための本．ナツメ社．
松原達哉・藤田和弘・前川久男・石隈利紀　1993　K-ABC 心理・教育アセスメントバッテリー．丸善メイツ．
松原達哉・楡木満生　2003　臨床心理アセスメント演習（臨床心理学シリーズ③）．培風館．
松原達哉・楡木満生・澤田富雄・宮城まり子（編）2005　心のケアのためのカウンセリング大事典．培風館．
メイヨー，G. E．／勝木新次・村本栄一（訳）1951　産業文明における人間問題．日本能率協会．
メイザー，J. E．／磯博行・坂上貴之・川合伸幸（訳）1996　メイザーの学習と行動．日本語版（第2版）．二瓶社．
McGregor, D. 1960 *The human side of enterprice*. McGraw-Hill Inc. 高橋達男（訳）1970　企業の人間的側面——統合と自己統制による経営（新版）．産業能率短期大学出版部．

McNair D. M., Lorr, M. & Droppleman, L. F. 1992 *POMS Manual*. Tront: Multi-Health Systems Inc.
マクナミー，S. & ガーゲン，K. J./野口裕二・野村直樹（訳）1997 ナラティヴ・セラピー――社会構成主義の実践．金剛出版．McNamee, S. & Gergen, K. J. (Eds.) 1996 *Therapy as social construction*.
道脇正夫 1997 障害者の職業能力開発 理論編．雇用問題研究会．
三木善彦 1976 内観療法入門――日本的自己探究の世界．創元社．
三木善彦・三木潤子 1998 内観ワーク――心の不安を癒して幸せになる．二見書房．
三村隆男 2004 キャリア教育入門――その理解と実践のために．実業之日本社．
宮城まり子 2002 キャリアカウンセリング（21世紀カウンセリング叢書）．駿河台出版社．
水口公信・下仲順子・中里克治 1991 日本版 STAY 状態・特性不安検査使用手引．三京房．
水町勇一郎 2006 個人か集団か？ 変わる労働と法．勁草書房．
水野修次郎 2006 カウンセリング倫理．財団法人モラロジー研究所道徳科学研究センター（編）倫理道徳白書 Vol. 1. 財団法人モラロジー研究所．pp. 189-246.
水尾順一 2005 CSR で経営力を高める．東洋経済新報社．
水谷雅一 1995 経営倫理学の実践と課題．白桃書房．
MMPI 新日本版研究会（編）1993 新日本版 MMPI マニュアル．三京房．
モレノ，J. L./増野肇（監訳）2006 サイコドラマ――集団精神療法とアクションメソッドの原点．白揚社．
文部科学省 1998・2007 生徒指導上の諸問題と文部科学省の施策について．
文部科学省 2005 教職員配置等の在り方に関する調査研究協力者会議（第3回）配布資料．
文部科学省 2007 児童生徒の問題行動等生徒指導上の諸問題に関する調査．
文部科学省人権教育の指導方法等に関する調査研究会議 2004 人権教育の指導方法等の在り方について第一次とりまとめ．
文部省 1977 中学校・高等学校進路指導の手引――進路指導主事編．
文部省 1981 生徒指導の手引（改訂版）．
文部省 1983 中学校・高等学校進路指導の手引．
文部省 1990 中学校指導書――教育課程一般編．
文部省 1998 高等学校進路指導資料（第2分冊）個性を生かす進路指導をめざして．
文部省 1999 高等学校学習指導要領解説（特別活動編）．
マリノー，R. F./増野肇・増野信子（訳）1995 神を演じつづけた男――心理劇の父モレノの生涯とその時代．白揚社．
守島基博 2004 人材マネジメント入門．日経文庫．
MPI 研究会（編）1969 新・性格検査法――モーズレイ性格検査．誠信書房．
宗内敦（編）1993 非行・暴力についての相談．ぎょうせい．
村久保雅孝 1990 明確化．國分康孝（編）カウンセリング辞典．誠信書房．
村井靖児 1995 音楽療法の基礎．音楽之友社．
村本詔司（監）2004 倫理問題ワークブック．創元社．pp. 332-335.
村杉健 1994 モラール・サーベイ．税務経理協会．
村山裕三・地主敏樹 2004 アメリカ経済論（現代世界経済叢書③）．ミネルヴァ書房．
村山正治 2001 新しいスクールカウンセラー制度の動向と課題（特集「スクールカウンセリング」）臨床心理学，1（2），137-141. 金剛出版．
室山晴美 1998 コンピュータと進路指導（日本労働研究機構資料シリーズ，No.76）．
室山晴美 2002 コンピュータによる職業適性診断システムの利用と評価．教育心理学研究，**50**(3), 311-322.
室山晴美 2006 キャリア・インサイトによる個性理解．社団法人雇用問題研究会．
マイヤーズ，I. B./園田由紀（訳）2000 MBTI®タイプ入門―― Myers-Briggs Type Indicator（MBTI）受検結果理解のためのガイド．金子書房．
長縄久生 1997 能力・適性．日本労働研究機構（編）リーディングス日本の労働 ⑥職場と人間．日本労働研究機構．
内閣府 2000 教育改革国民会議報告．
内閣府 2006a 平成18年版高齢社会白書．
内閣府 2006b 平成18年版少子化社会白書．
内閣府 2007 仕事と生活の調和（ワーク・ライフ・バランス）憲章．
内閣府 国民経済計算 http://www.esri.cao.go.jp/jp/sna/
中釜洋子 2001 家族の発達．下山晴彦・丹野義彦（編）発達臨床心理学（講座臨床心理学，5）．東京大学出版会．
中川泰彬・大坊郁夫 1985 日本版 GHQ 精神保健調査票手引．日本文化科学社．

中野民夫　2001　ワークショップ――新しい学びと創造の場．岩波新書．
日経連（現日本経団連）　1995　新時代の「日本的経営」．
日本経団連労働政策本部（編）2001　人事労務用語辞典（第6版）．日本経団連出版．
日本教育カウンセラー協会（編）2004　教育カウンセラー標準テキスト（初級編）（中級編）（上級編）図書文化社．
日本発達心理学会（監）古澤頼雄・斉藤こずゑ・都筑学　2000　心理学・倫理ガイドブック――リサーチと臨床．有斐閣．
日本医師会生命倫理懇談会　1990　「説明と同意」についての報告．
日本家族心理学会（編）2005　家族間暴力のカウンセリング（家族心理学年報，23）．金子書房．
日本教育カウンセラー協会　2003　ピアヘルパーハンドブック――友達をヘルプするカウンセリング．図書文化社．
日本能率協会（編）1997　アウトソーシングがわかる本．日本能率協会マネジメントセンター．
日本応用心理学会　2006　日本応用心理学会認定「応用心理士」資格申請の手引き．
日本労働研究機構　1991　就職援助技法「ジョブクラブ」．
日本労働研究機構　2001　大都市の若者の就業行動と意識――広がるフリーター経験と共感．調査研究報告書，No.146.
日本労働研究機構　2003a　人材の最適配置のための新たな職業の基盤情報システムに関する研究――企業・個人ニーズ調査，諸外国のシステム，翻訳実験版の開発，他．調査研究報告書，No.151.
日本労働研究機構　2003b　組織の診断と活性化のための基盤尺度の研究開発―― HRM チェックリストの開発と利用・活用．調査研究報告書，No.161.
日本産業カウンセリング学会（監）2000　産業カウンセリングハンドブック．金子書房．
日本・精神技術研究所（編）1973　内田クレペリン精神検査・基礎テキスト．日本・精神技術研究所．
日本・精神技術研究所（編）1990　内田クレペリン精神検査データブック．日本・精神技術研究所．
日本・精神技術研究所（編）1993　内田クレペリン精神検査のねらい――内田勇三郎の思想．日本・精神技術研究所．
日本テスト学会（編）2007　テスト・スタンダード――日本のテストの将来に向けて．金子書房．
日本バイオミュージック研究会（編）1990　音楽療法の理解．日本バイオミュージック研究会．
日本経営者団体連盟　1995　新時代の「日本的経営」――挑戦すべき方向とその具体策（報告書，1995年5月）．
日本職業指導協会（編）1969　職業指導研究セミナー報告書．
日本ワーキング・ホリデー協会　2004　ワーキング・ホリデー オフィシャル・ガイドブック〈2004-2005〉．嶋中書店．
二村英幸　2001　人事アセスメント入門．日経文庫．
二宮周平　2007　家族と法――個人化と多様化の中で．岩波新書．
楡木満生（編）2002　スクールカウンセリングの基礎知識．新書館．
野口裕二　2005　ナラティヴの臨床社会学．勁草書房．
野島一彦　2000　エンカウンター・グループのファシリテーション．ナカニシヤ出版．
野村豊子　2000　ソーシャルワーク・入門．有斐閣．
野村豊子　2005　回想法とライフレヴュー――その理論と技法．中央法規出版．
ノースカロライナ大学TEACCH部／日本自閉症協会京都支部制作　1999　自閉症Q&A ver1.1.
野末武義　2007　カップル・セラピー――個人の心理・夫婦家族システム・ジェンダーの統合的理解．園田雅代・平木典子・下山晴彦（編）女性の発達臨床心理学．金剛出版．pp. 167-176.
大江建・杉山千佳　1999　起業家教育で子供が変わる！――「ビジネスの楽しさ」を教え，独創性と行動力を育てる．日本経済新聞社．
緒方一子・篠田晴男・上野久男　1997　企業内相談室の設置とシステム作りについて．産業カウンセリング研究，**1**(1), 42-49.
小川俊樹・松本真理子（編）2005　子どものロールシャッハ法．金子書房．
荻原勝　2005　失敗しない！ 採用実務マニュアル．経営書院．
大橋勇雄・中村二朗　2004　労働市場の経済学――働き方の未来を考えるために．有斐閣．
岡林春雄　1997　心理教育．金子書房．
岡堂哲雄（編）1998　心理査定プラクティス（現代のエスプリ別冊）．至文堂．
岡堂哲雄　2006　家族というストレス――家族心理士のすすめ．新曜社．
大木幸介　1998　「気」を科学する――心のパワーの秘密がよくわかる本．講談社プラスアルファ文庫．
小此木啓吾　1978　フロイト（人類の知的遺産，56）．講談社．

小此木啓吾　1982　日本人の阿闍世コンプレックス．中央公論社．
小此木啓吾　1985a　現代精神分析の基礎理論．弘文堂．
小此木啓吾　1985b　精神分析の成り立ちと発展．弘文堂．
小此木啓吾　1990　現代人の心をさぐる．朝日文庫．
小此木啓吾・深津千賀子・大野裕（編）1998　心の臨床家のための必携精神医学ハンドブック．創元社．
小此木啓吾・岩崎徹也・橋本雅雄・皆川邦直（編）1981-1987　精神分析セミナー（全5巻）．岩崎学術出版社．
大西守・篠木満・河野啓子・廣尚典・菊地章彦　1998　産業心理相談ハンドブック．金子書房．
小野田博之　2005　自分のキャリアを自分で考えるためのワークブック．日本能率協会マネジメントセンター．
大野裕・吉村公雄　2001　WHO SUBI 手引．金子書房．
大沢武志・芝祐順・二村英幸（編）2000　人事アセスメントハンドブック．金子書房．
大塚義孝　1993　衝動病理学（増補）――ソンディ・テスト．誠信書房．
小澤康司　2000　ソーシャルスキルトレーニング．日本産業カウンセリング学会（監修）産業カウンセリングハンドブック．金子書房．pp. 373-377．
小澤康司　2003　リラクセーション法．親・教師のためのストレス解消ハンドブック（児童心理，57巻19号）．金子書房．130-135．
Parsons, F. 1909 *Choosing a vocation*. Boston: Houghton Mifflin.
Pavlov, I. P. 1927 *Conditioned responses: An investigation of the physiological activity of the cerebral cortex*. G. V. Anrep (trans.) Oxford University Press.
ペアマン，R. R. & アルブリットン，S. C. ／園田由紀（訳）2002　MBTI®への招待――C. G. ユングの「タイプ論」の応用と展開．金子書房．
パールズ，F. ／倉戸ヨシヤ（監訳）1990　ゲシュタルト療法――その理論と実際．ナカニシヤ出版．
ピアジェ，J. ／滝沢武久（訳）1968　思考の心理学．みすず書房．
ピアジェ，J. ／滝沢武久（訳）1980　思考の誕生――論理操作の発達．朝日出版社．
Raven, J. C., Court, J. H. & Raven, J.（原著者）杉下守弘・山崎久美子（日本語版著者）1993　日本版レーヴン色彩マトリックス検査手引．日本文化科学社．
Regier, D. A., Boyd, J. H., Burke, J. D., et al 1988 One-month prevalence of mental disorders in the United States. *Arch Gen Psychiatry*, **45**, 977-986.
ロビンス，S. P. ／高木晴夫（監訳）1997　組織行動のマネジメント――入門から実践へ．ダイヤモンド社．
労働政策研究・研修機構　2002　職業ハンドブック OHBY．
労働政策研究・研修機構　2004　コーポレート・ユニバーシティに関する調査研究．
労働政策研究・研修機構　2005a　就職サポートブック（2005年版）．
労働政策研究・研修機構　2005b　若者就業支援の現状と課題――イギリスにおける支援の展開と日本の若者の実態分析から．労働政策研究報告書．No. 35．
労働政策研究・研修機構　2006a　労働関係の変化と法システムのあり方．労働政策研究報告書．No. 55．
労働政策研究・研修機構　2006b　職業レディネス・テスト手引（第3版）．（社）雇用問題研究会．
労働政策研究・研修機構　2007　子どもの将来とキャリア教育・キャリアガイダンスに対する保護者の意識．労働政策研究報告書．No. 92．
労働政策研究・研修機構　2008a　職場におけるコミュニケーションの状況と苦情・不満の解決に関する調査（ビジネス・レーバー・トレンド，2008年1月号）．労働政策研究・研修機構．pp. 11-19．
労働政策研究・研修機構　2008b　企業内紛争処理システムの整備支援に関する調査研究．労働政策研究報告書．No. 98．
労働政策研究・研修機構　各年　労働関係法規集．
労働政策研究・研修機構　キャリアマトリックス．http://cmx.vrsys.net
労働政策研究・研修機構　HRM チェックリスト．http://chl.hrsys.net
労働政策研究・研修機構（編）今野浩一郎・石田浩ほか（著）2007　日本の職業能力開発と教育訓練基盤の整備（プロジェクト研究シリーズ．No. 6）．
労働省　1986　昭和61年労働省告示第37号「労働者派遣事業と請負により行われる事業との区分に関する基準」．
労働省　2000　労働省職業分類（平成11年改訂版）．雇用情報センター．
労働省労働研修所（編）1998　職業安定行政（職員研修教材）．
労働省職業安定局（編）1970　改訂版　雇用対策法・職業安定法・緊急失業対策法（労働法コンメンタール）．労務行政研究所．
Roe, A. 1956 *The psychology of occupations*. New York: John Wiley.

ロジャーズ，C. R. 1957 セラピーによるパーソナリティ変化の必要にして十分な条件．カーシェンバウム，H., ヘンダーソン，V. L.（編）伊東博・村山正治（監訳）2001 ロジャーズ選集（上）．誠信書房．
ロジャーズ，C. R./畠瀬稔・畠瀬直子（訳）1982 エンカウンター・グループ．創元社．
ロジャーズ，C. R./末武康弘・保坂亨・諸富祥彦（訳）2005 ロジャーズ主要著作集1〜3．岩崎学術出版社．
ロールシャッハ，H./片口安史（訳）1976 精神診断学（改版）．金子書房．
Rosenzweig, S. 1986 Background to idiodynamics. *J Clinical Psychologist*, **39**, 83-89.
斎藤環 1998 社会的ひきこもり——終わらない思春期．PHP新書．
坂野雄二（監修）鈴木伸一・神村栄一（著）2005 実践家のための認知行動療法テクニックガイド——行動変容と認知変容のためのキーポイント．北大路書房．
佐々木雄二 1976 自律訓練法の実際——心身の健康のために．創元社．
佐藤啓子（編）2004 人間関係の危機と現実（現代のエスプリ，447号）．至文堂．
佐藤博樹・藤村博之・八代充史 2003 新しい人事労務管理 新版．有斐閣．
シャイン，E. H./稲葉元吉・尾川丈一（訳）2002 プロセスコンサルテーション——援助関係を築くこと．白桃書房．
シャイン，E. H./金井壽宏（訳）2003 キャリア・アンカー——自分のほんとうの価値を発見しよう．白桃書房．
シャイン，E. H./二村敏子・三善勝代（訳）1991 キャリア・ダイナミクス．白桃書房．
関本昌秀・花田光世 1985 11社4539名の調査分析にもとづく帰属意識の研究（上）．ダイヤモンド・ハーバード・ビジネス，10，84-96．
セリエ，H./杉靖三郎（訳）1974 現代生活とストレス．法政大学出版局．
セリエ，H./杉靖三郎・藤井尚治・田多井吉之介・竹宮隆（訳）1988 現代社会とストレス．法政大学出版局．
社会経済生産性本部生産性労働情報センター 各年 活用労働統計．
シェイク，A. A.（編）/成瀬悟策（監訳）2003 イメージ療法ハンドブック．誠信書房．
島袋嘉昌（編）1997 労務管理小辞典．中央経済社．
清水新二（編）2001 共依存とアディクション——心理・家族・社会．培風館．
進藤雄三 1990 医療の社会学．世界思想社．
心身医療研究会 1992 特集・いわゆるテクノストレス．心身医療，**4** (8). 医薬ジャーナル社．
Skinner, B. F. 1938 *The behavior of organisms*. New York: Appleton-Century-Crofts.
Skinner, B. F. 1948 "Superstition" in the pigeon. *Journal of Experimental Psychology*, **38**, 168-172.
Skinner, B. F. 1953 *Science and human behavior*. New York: MacMillan.
Skinner, B. F. 1957 *Verbal behavior*. New York: Appleton-Century-Crofts.
Skinner, B. F. 1969 *Contigencies of reinforcement: A theoretical analysis*. New York: Appleton-Century-Crofts.
スキナー，B. F./宇津木保（訳）1969 心理学的ユートピア．誠信書房．
Skinner, B. F. 1971 *Beyond freedom and dignity*. New York: Alfred A. Knopf.
Skinner, B. F. 1974 *About behaviorism*. London: Jonathon Cape.
曽我祥子 1983 日本版STAIC標準化の研究．心理学研究，**54**, 215-221．
総務省 1998 日本標準産業分類（平成9年改訂）．全国統計協会連合会．
総務省 2002 日本標準産業分類（平成14年3月改訂）．全国統計協会連合会．
総務省 2005 労働経済白書．
総務省統計局 2005 日本の就業構造平成14年（平成17年3月）．
総務省統計局 各年 国勢調査報告（総務省統計局国勢調査 www.stat.go.jp/kokusei/）
総務省統計局労働力調査 www.mhlw.go.jp/toukei/itiran/gaiyo/r.koyou.html www.stat.go.jp/data/roudou/
園田由紀 2006 MBTI®手引（第2版）．金子書房．
外林大作・辻正三・島津一夫・能見義博（編）1981 誠信 心理学辞典．誠信書房．
Steiner, C. 1974 *Scripts people lives*. Bantane Books.
スチュワート，I. & ジョインズ，V./深沢道子（監訳）1991 TA today——最新・交流分析入門．実務教育出版．
菅野和夫 2004 新 雇用社会の法．有斐閣．
菅野和夫・諏訪康雄 1994 労働市場の変化と労働法の課題——新たなサポート・システムを求めて．日本労働研究雑誌，418号．日本労働研究機構．

住田勝美・林勝造・一谷彊・中田義朗・秦一士・津田浩一・西尾博・西川満 1987 P-Fスタディ解説.三京房.
スーパー,D. E. 1969 職業指導研究セミナー報告書.日本職業指導協会.
Super, D. E. 1990 A life-span, life-space approach to career development. In D. Brown, L. Brooks, & Associates (Eds.), *Career choice and development*. Jossey-Bass.
鈴木治太郎 1956 実際的,個別的知能測定法.東洋図書.
鈴木淳子 2002 調査的面接の技法.ナカニシヤ出版.
鈴木正人 2004 社内公募・FA制度事例集——自律人材を活かす11社の仕組み.日本経団連出版.
舘正知・土屋健三郎・野村茂・髙田勗(編)1988 産業医学総論(臨床産業医学全書1).医歯薬出版.
髙田勗ほか 2005 安全衛生用語辞典.中央労働災害防止協会.
髙木貞二(編)1977 心理学(第3版).東京大学出版会.
髙橋誠(編)2002 新編創造力事典.日科技連出版.
髙橋伸夫 2004 虚妄の成果主義——日本型年功制復活のススメ.日経BP社.
髙橋剛夫 1985 視覚記銘検査使用手引.三京房.
鷹野和実(編)2002 チーム医療論.医歯薬出版.
竹宮隆・下光輝一(編)2003 運動とストレス科学.杏林書院.
詫摩武俊 1978 性格の理論(第2版).誠信書房.
丹野義彦 2001 エビデンス臨床心理学——認知行動理論の最前線.日本評論社.
田尾雅夫 1991 組織の心理学.有斐閣.
田尾雅夫・久保真人 1996 バーンアウトの理論と実際——心理学的アプローチ.誠信書房.
辰野千寿(編)1995 心理学.日本文化科学社.
Thorndike, E. L. 1898 *Animal intelligence: An experimental study of the associative processes in animals*.
東京大学医学部心療内科TEG研究会(編)2006a 新版TEG II解説とエゴグラム・パターン.金子書房.
東京大学医学部心療内科TEG研究会(編)2006b 新版TEG II実施マニュアル.金子書房.
Tolman, E. C. 1932 *Purposive behavior in animals and men*. New York: Century.
Tolman, E. C. 1948 Cognitive maps in rats and men. *Psychol. Rev.*, 55, 189-208.
Tolman, E. C. 1951 *Behavior and psychological man*. University of California Press.
友田不二男 1956 カウンセリングの技術——来談者中心法による.誠心書房.
藤南佳代・園田明人・大野裕 1995 主観的健康観尺度(SUBI)日本語版の作成と,信頼性,妥当性の検討.健康心理学研究,8 (2), 12-19.
豊田秀樹 1998 調査法講義(シリーズ〈調査の科学〉1).朝倉書店.
土屋健三郎 1980 わが大学の未来像.産業医科大学雑誌, 2 (1), 7-8.
辻平次郎 1993 自己意識と他者意識.北大路書房.
辻岡美延 1982 新性格検査法.日本心理テスト研究所.
Tsumura, E. 1996 Validation study of group development questionnaire in Japanese. *Small Group behavior*.
津村俊充・山口真人(編)2005 人間関係トレーニング——私を育てる教育への人間学的アプローチ(第2版).ナカニシヤ出版.
筒井末春 1989 心身医学的にみた更年期の臨床——閉経期症候群.新興医学出版社.
筒井末春・白倉克之・山本晴典 1995 壮年期・更年期・老年期の不安とうつ.新興医学出版社.
内山喜久雄 1972 行動療法.文光堂.
内山喜久雄 1980 行動臨床心理学.岩崎学術出版社.
内山喜久雄 1988 行動療法.日本文化科学社.
内山喜久雄・山口正二(編)1999 実践生徒指導・教育相談.ナカニシヤ出版.
上田敏 1983 リハビリテーションを考える——障害者の全人間的復権.青木書店.
氏原寛・小川捷之・東山紘久・村瀬孝雄・山中康裕(編)1999 心理臨床大事典.培風館.
氏原寛・岡堂哲雄・亀口憲治・西村洲衞男・馬場禮子・松島恭子(編)2006 心理査定実践ハンドブック.創元社.
White, M. 1995 *Reauthoring Lives*. Dulwitch Centre Publication. ホワイト, M./小森康永・土岐篤史(訳)2000 人生の再叙述.ヘルスワーク協会.
ヴァン・デア・コルク,B.A., マクファーレン,A.C.&ウェイゼス,L.(編)/西澤哲(監訳)2001 トラウマティック・ストレス——PTSDおよびトラウマ反応の臨床と研究のすべて.誠信書房.
Vroom,V.H. 1964 *Work and motivation*. New York：John Wiley&Sons. 坂下昭宣・榊原清則・小松陽一・城戸康彰(訳)1982 仕事とモティベーション.千倉書房.

WHO 1995 Guidelines on ethical issues in medical genetics and the provision of genetics services. 松田一郎（監）福嶋義光（編）小児病院臨床遺伝懇話会有志（訳）1997 遺伝医学の倫理的諸問題および遺伝サービスの提供に関するガイドライン（日本語冊子）

ワレン，S.R.，デジサッピ，R.＆ドライデン，W./菅沼憲治（監訳）日本論理療法学会（訳）2004 論理療法トレーニング．東京図書．

渡辺三枝子・E.L. ハー 2001 キャリアカウンセリング入門——人と人生の橋渡し．ナカニシヤ出版．

渡邊忠・渡辺三枝子・安藤一重（編）2002 新しい産業カウンセリングの展開シリーズⅡ 産業カウンセリングの実践的な展開（現代のエスプリ別冊）．至文堂．

私のしごと館 各年 私のしごと館——見て・触れて・体験．

Watson, J. B. 1913 Psychology as a behaviorist views it. *Psychol. Rev.*, **20**, 158-177.

Watson, J. B. 1924 *Psychology from the standpoint of a behaviorist*. Lippin-cott.

Watson, J. B. 1930 *Behaviorism*. North&Co. Inc.

ウェクスラー，D./藤田和弘・前川久男・大六一志・山中克夫（日本版 WAIS-Ⅲ刊行委員会，訳編）2006 日本版 WAIS-Ⅲ成人知能検査法 実施・採点マニュアル．日本文化科学社．

Weissman, M. M., Leaf, P. J., Tischer, G. L. et. al. 1988 Affective disorders in five United States communities. *Psychol Med*, **18**, 141-153.

White, M. 1995 *Re-authoring Lives*. Dulwitch Centre Publication. ホワイト，M./小森康永・土岐篤史（訳）2000 人生の再叙述．ヘルスワーク協会．

ウォイティッツ，J.G./斎藤学（監訳）白根伊登恵（訳）1997 アダルト・チルドレン——アルコール問題家族で育った子供たち．金剛出版．

Wolpe, J. 1958 *Psychotherapy by reciprocal inhibition*. Stanford University Press. 金久卓也（監訳）1977 逆制止による心理療法．誠信書房．

ワークス研究所 2004 JOB SHADOWING 職場体験ジョブシャドウイングの事例．

八木俊夫 1989 Y-Gテストの診断マニュアル．日本心理技術研究所．

Yalom, I. D. &Vinogradov, S. 1989 *Concise guide to group psychotherapy*. American Psychiatric Publishing, Inc. 川室優（訳）1997 グループサイコセラピー——ヤーロムの集団精神療法の手引き．金剛出版．

山口裕幸・高橋潔・芳賀繁・竹村和久 2006 経営とワークライフに生かそう！産業・組織心理学．有斐閣．

山口正二 2002 継時近接法．楡木満生（編）スクールカウンセリングの基礎知識．新書館．pp.159-164．

山川隆一 2003 雇用関係法（第3版）．新世社．

山本晴義 1996 ストレス教室．新興医学出版社．

山本晴義 2005 ストレス一日決算主義．日本放送出版協会．

山本晴義 2007 運動療法，有酸素運動，筋力トレーニング．日本心療内科学会誌，**11**(2), 115-119.

山本和郎 2000 危機介入とコンサルテーション．ミネルヴァ書房．

山本和郎・原裕視・箕口雅博・久田満（編）1995 臨床・コミュニティ心理学——臨床心理学的地域援助の基礎知識．ミネルヴァ書房．

山本力・鶴田和美（編）2001 心理臨床家のための「事例研究」の進め方．北大路書房．

安井秀作 1989 職業リハビリテーション——障害者の職業的自立をめざして．中央法規出版．

横山紘一 1991 十牛図・自己発見への旅．春秋社．

横山哲夫（編）2004 キャリア開発／キャリア・カウンセリング——実践個人と組織の共生を目指して．生産性出版．

横山哲夫（編）2006 事例キャリア・カウンセリング——個の人材開発実践ガイド（新版）．じゃこめてい出版．

横山和仁・下光輝一・野村忍（編）2002 診断・指導に活かす POMS 事例集．金子書房．

横山和仁（編）2005 POMS 短縮版 手引と事例解説．金子書房．

吉田修・松本真作・石井徹 2007 新時代の職業情報システム キャリアマトリックス（ビジネス・レーバー・トレンド，2007年1月号）．労働政策研究・研修機構．pp34-45．

吉田辰雄（編）2001 21世紀の進路指導事典．ブレーン出版．

吉川武彦・竹島正（編）1996 地域精神保健実践マニュアル．金剛出版．

吉本伊信 1993 内観への招待（新装版）．朱鷺書房．

吉山尚裕・三隅二不二・平木忠雄・桜井幸博・吉田道雄・篠原しのぶ・三角恵美子 1996 組織成員の企業帰属意識の差異に基づくリーダーシップ機能認知と効果性の分析．INSS Journal, **3**, 133-143.

全国民営職業紹介事業協会（編）2001 職業紹介事業制度の手引．

Zung, W. W. K. 1965 A self-rating depression scale. *Archives of general psychiatry,* 12.

457

●和文事項索引
(太字数字は項目としてとりあげたもの)

あ
ILO第159号条約　196
IQの利用　4
アイスブレイキング　5
あいづち　5
アウトソーシング　6
アウトプレースメント　7
アカデミック・ハラスメント　7
アクションリサーチ　112
アクティヴ・イマジネーション　435
アサーション　8, 143, 365
アサーション権　8
アサーション・トレーニング　8, 225
アセスメント　8, 170
アセスメント・ツール　9
アセスメントの利用　9
アタッチメント　312
新しい健康概念　10
アダルトチルドレン　10
アビリティガーデン　197
アメリカ心理学会(APA)の倫理綱領　12
アメリカにおける産業カウンセリング　11
アメリカの心理学会倫理規定　12
アラティーン　177
在り方生き方指導　132
REBT法　12
あるがまま　175, 370, 444
アルコール依存症　13
アルツハイマー型痴呆　400
アルバイト　346
α係数　259
α式知能検査
　→A式知能検査
アンケート調査法　13
安全衛生法改正　249
安全配慮義務　14, 364
安全配慮義務責任　14
アントレプレナー　14
アントレプレナー教育　14

い
ERG理論　405
言い換え　15
EAPコアテクノロジー　16
イエーツの連続修正　50
怒り─敵意　356
育児・介護休業法　16
意識の流れ　419
意識の辺縁　341

意思決定　19
意思決定理論　17, 419
異質同型性　120
医事紛争　17
異性愛　293
移籍型出向　193
依存性人格障害　223
委託訓練　129
1次的報酬　298
一次予防　247
一致　105
一般化　358
一般システム理論　18, 47, 63, 65
一般精神健康調査票　168
一般知能　274
一般適性検査　235
遺伝カウンセリング　255
遺伝子操作　255
遺伝相談　19
意図性　358
イネーブラー　105
いのちの電話　19, 177
EPPS人格検査　20
今, ここ　245, 261
意味の反映　20
イメージ療法　21
医療　21
医療過誤　17
医療資源　255
医療事故　17
医療に係る安全管理体制　17
医療法　280
易労感　215
インクのしみ検査　402
因子分析　22, 296
印象形成　332
陰性感情　238
陰性症状　291
引退　326
インターシステムモデル　340
インタラクティヴ・フォーカシング　22, 105
インターンシップ　23, 60, 201
インフォームド・コンセント　23, 194

う
ウィスコンシン・プロジェクト　376
VDT症候群　289
VPI職業興味検査　431
WAIS-Ⅲ成人知能検査　26
ウェルネス　411
請負　27
請負契約　27
うそ尺度　375
内田クレペリン精神検査　27, 224, 418, 439

和文事項索引

うつ傾向　216
うつ状態　29, 375
うつ病　29
うつ病親和性格　242
うつ病親和性格傾向　215
うなずき　58
運動実践担当者　165
運動指導担当者　165
運動療法　30

え

A 群人格障害　223
A 式知能検査　124
HIV 陽性クライエント　353
ABC 理論　12
エゴグラム　30, 293, 423
S-R 理論　31
SL 理論　380
エスノグラフィー　166
X 理論　34, 52, 433
NPO 日本教育カウンセラー協会　103
ABC 理論　414
エビデンス・ベイスト　35, 360, 361
MMPI 新日本版　36
M 字型の就業構造　38
MBTI 有資格者　432
エンカウンター　131
エンカウンターグループ　437
円環的因果律（関係）　41
演技性人格障害　223
援助チーム　70
エントリーシート　41
エンパワメント　42
エンプロイアビリティ　42, 139

お

欧州経済協力機構　43
応用心理士　44
置き換え　44
O*NET による共通言語・共通基準の提供　46
オーバーフロー　215
オープンシステム　47
オペラント学習　59
オペラント行動　298
オペラント条件づけ　47, 59, 170, 417
オリジナリティ　348
音楽療法　48

か

海外現地法人　113
絵画統覚検査　286
絵画療法　48
解決志向アプローチ　276
解雇　49, 147, 343

外向型　325
外向性　130
戒告　295
外国人労働対策　49
回顧的推論　428
外在化技法　432
χ^2 検定　50
解釈技法　256
会社離れ　83
外傷　335
外傷後ストレス障害　339
カイゼン（改善）　338
改善提案制度　50
階層別教育　46
回想法　51
ガイダンスカリキュラム　100, 103, 239
改訂出来事インパクト尺度　336
外的キャリア　87, 181
快適職場　51
快適職場調査　214
快適職場づくり　10, 214
外的報酬　52, 301
開発的カウンセリング　443
外発的動機　246
外発的動機づけ　52, 301
開発・発達教育　233
回避性人格障害　223
開放系　47
解離性障害　52
カウンセラー　53, 121, 412
カウンセラー倫理綱領　295
カウンセリング　53, 61, 121, 412
カウンセリング関係　55
カウンセリング教育　442
カウンセリング心理学　53, 121
カウンセリングの限界　55
カウンセリングの評価　178
カウンセリングマインド　56
カウンセリングルームの運営　56
科学的管理法　57, 99, 424
化学物質等による疾病　208
かかわり行動　58
加虐的肛門期　106
課業管理　57
学際的　255
学習　58
学習意欲　378
学習興味検査　235
学習法検査　234
学習理論　58
学術研究論文　348
学術情報センター　122
学生職業センター　60
学生職業総合支援センター　60

459

学卒者の職業紹介業務　60
確認的因子分析　22
過呼吸症候群　61
家事　88
家事事件　61
家事審判法　61
家事手伝い　304
過剰適応　62
家族カウンセリング　18,62
家族カウンセリングの技法　63
家族間暴力　64
家族境界　326
家族システム　67
家族システム論　63,65,67
家族心理学臨床　66
家族心理士　64,66
家族心理士・家族相談士資格認定機構　64,66
家族神話　67
家族相談士　64
家族的責任　16
家族内葛藤　19
家族ホメオスターシス　357
家族ライフサイクル　63,67,377
片口法　402
偏り　328
カタルシス　69,177
価値内在化　83
活気　356
学級担任　239
学校運営協議会　144
学校カウンセラー　70
学校行事　296
学校恐怖症　342
学校心理学　70
学校心理士　70
学校と職業安定機関の連携　71
葛藤　71,215
活動的（動く）音楽療法　48
家庭・学校の教育力向上に関する特別委員会　72
家庭裁判所　61,72
家庭裁判所調査官　72
家庭・地域の教育力　72
家庭内暴力　64
カテゴリー　109
過渡期　207,437
可能性　42
過眠　238
仮面うつ病　29
過労死　73,216
感覚の異常　278
環境調整　250
関係・環境への支援　386
関係性の中の人間　411

関係的存在　271
関係妄想　331
関係を生きる力　271
がん原性物質もしくはがん原性因子またはがん原性工程における業務による疾病　208
ガンザー症候群　52
観察学習効果　369
観察学習説　428
観察技法　73
患者医師関係　74
患者－医療者関係　74
感受性訓練　261
感情活動　75
感情障害　74
感情焦点化療法　340
冠状動脈性心疾患　272
感情の再体験　69
感情の自己開示　173
感情の反映　75
感情の反射　75,110
感情の明確化　110
感情労働　75
慣性的アルコール依存　215
完全失業率　179
寛大化傾向　76
簡単受容　110
監督教育　244
監督訓練　244
観念複合　153
カンパニー制　76
がんばれ　215
関与観察　166
管理監督者　364
管理・監督者教育　77
緩和ケア　191,355

き
記憶障害　77
機会遭遇理論　183
企画業務型裁量労働制　156
危機　81,326
危機介入　55,81,193
危機場面　162
企業統治　142
企業内カウンセラーと企業外カウンセラー　78
企業内カウンセリングルーム　56
企業内人材育成　78
企業の社会的責任　169
企業分析　81
企業別労働組合　306,307
危機理論　81
気功　294
気功法　295
気質　82

和文事項索引

器質的検査　216
希死念慮　216
基準関連妥当性　273
企業の従業員に対するアカウンタビリティ　80
企業倫理
　→経営倫理
帰属意識　83
基礎資格　316
期待×価値　94
気づき　119
拮抗禁止令　229
機能回復訓練　83
技能検定　84
技能検定制度　207
技能士　84
規範　255
気分　356
気分安定薬　74
気分循環性障害　74
気分障害　74, 262
気分変調性障害　29, 74
希望退職　147
基本的信頼　312
基本的欲求　84, 262
記銘障害　77
虐待　199
逆転移　382
キャリア　85, 94, 97
キャリア・アンカー　86, 88, 299
キャリア・インサイト　86, 168, 186
キャリア・ガイダンス　20, 87, 92, 168, 237
キャリア・ガイダンス・ツール　186
キャリア・ガイダンスの6分野　87
キャリア開発　85, 87, 163, 181, 299
キャリア開発プログラム　88, 95
キャリア開発ワークショップ　181
キャリア・カウンセリング　9, 57, 80, 88, 89, 181, 230, 299, 425
キャリア教育　90, 132, 230, 237
キャリア教育の推進に関する総合的調査研究協力者会議報告書——児童生徒一人一人の勤労観，職業感を育てるために　90
キャリア形成　85, 87, 188
キャリア交流プラザ　91, 219
キャリア・コンサルタント能力基準項目　92
キャリア・コンサルタント能力評価試験　91
キャリア・コンサルティング　92, 186, 333, 373, 403
キャリア支援グループ・ワーク　94
キャリア自覚　88
キャリア自覚度　87
キャリア・シート　94, 216
キャリア・スタート・ウィーク　119
キャリア・デザイン　96, 163

キャリア・トランジション　230
キャリアの期待理論　95
キャリア・パス　95
キャリア発達　87, 326
キャリア・ビジョン　96
キャリア・プラン　96, 181
キャリアマトリックス　96, 209
キャリアライフサイクル　377
キャリア・レインボー　97
求職票　98
求人開拓　98
求人・求職の受理　60
求人情報　394
求人倍率　99
求人票　98
急性期　365
QCサークル活動　338
教育カウンセラー　100
教育カウンセラーの貢献度　101
教育カウンセラーの認定　101
教育カウンセリング　102
教育訓練　142
教育研修　78
教育心理　443
教育心理学　422
教育測定運動　54, 104
教育分析　104
共依存　105
強化　59
境界性人格障害　119, 223
強化子　47, 59, 170
教科指導　239
強化理論　422
共感　232
共感的応答　231
共感的な理解　56
共感的理解　105
共生関係　88, 181
協働　150, 317
協働システム　114
共同体感覚　412
強迫観念　106
強迫行為　106
強迫神経症　106, 224, 339
強迫性人格障害　223
恐怖刺激　106
恐怖症　106, 224
興味検査　234, 235
業務請負　27
業務上の負傷に起因する疾病　208
業務に起因することの明らかな疾病　208
業務の運営　6
業務の企画・設計　6
虚偽尺度　180

461

漁業　　88
禁止令　　229
禁断症状　　371
緊張－不安　　356
勤務延長制度　　135, 401
勤務形態　　347
勤務時間の短縮等の措置　　16
勤労意欲　　355
勤労青少年　　107
勤労青少年福祉法　　107
勤労体験学習　　107

く

空笑　　128
苦情処理制度　　108
具体的操作期　　181
クライエント　　53
クライエント観察技法　　73
グラウンデッドセオリー　　108, 180
クラスター分析　　109
グランドホッグ・ジョブ・シャドウ・デイ　　220
クリアリング・ア・スペース　　341
繰り返し　　110
グリーフ　　265
グリーフカウンセリング　　111
グリーフワーク　　265
グループアプローチ　　101, 102
グループサイコセラピー　　111, 191
グループ・ダイナミックス　　112, 444
グループ・プロセス　　112, 246
グループ・ワーク　　113
グローバリゼーション　　113
クローン技術　　255
訓戒　　295
群指数　　24, 26

け

ゲイ　　293
経営管理　　114
経営戦略　　114
経営トップへの働きかけ　　115
経営品質　　338
経営分析　　81
経営倫理　　116
K-ABC 心理・教育アセスメントバッテリー　　117
経済協力開発機構　　43
継次処理尺度　　117
芸術療法　　48
軽躁病エピソード　　74
継続雇用　　135
継続雇用制度　　136
傾聴　　54, 358

傾聴技法　　118
系統性　　292
系統的脱感作法　　21, 118, 413
啓発的経験　　119
契約社員　　321, 333
ゲシュタルト療法　　119, 427
ケース・スタディ　　120
ケース・スーパーヴィジョン　　161
ケースマネジメント　　239, 267
結合主義　　422
結晶性因子　　400
権威　　255
嫌悪刺激　　120
嫌悪療法　　120
幻覚　　278
厳格化傾向　　76
研究の質　　292
研究発表の意味　　121
研究論文の書き方　　121
元型　　402
健康　　238
健康管理　　390
健康教育　　123
健康者常態定型　　27, 440
健康者常態定型曲線　　158
健康診断　　124, 286
健康心理学　　314
健康増進（ヘルス・プロモーション）のためのオタワ憲章　　123
健康相談　　350
健康測定　　285
健康測定担当医師　　165
健康調査表　　141
健康保持増進　　285
言語強化子　　170
言語性 IQ　　24
言語性検査　　124
言語性幻聴　　128
言語聴覚士　　125
言語的コミュニケーション　　125
言語的刺激　　290
言語理解　　24, 26
顕在性不安検査　　126
現実構成技法　　424
現実書簡法　　200
現実脱感作　　118
現実療法　　126
研修　　39
現象学　　127
現存在分析　　127
現代ホスピス運動　　355
幻聴　　128
健忘　　77

こ

コアタイム　347
抗うつ薬　372
効果サイズ　361
効果の法則　422
公共職業安定所　128
公共職業訓練　129
公共職業能力開発施設　129
攻撃的自己表現　8
高校中途退学　130
交互作用　348
構成概念　259, 273
向性検査　130
向性指数　130
抗精神病薬　372
向精神薬　131
構成的　131
構成的グループエンカウンター　100, 131, 225
厚生補導　270
厚生労働省告示　390
厚生労働省編一般職業適性検査　169
厚生労働大臣の指定する疾病　208
構造化された枠組み　55
構造化面接　363
構造化面接法　192, 283
構造方程式モデル　22
肯定的あいづち　5
肯定的関心　118
行動　58
行動カウンセリング　53, 417
高等学校の進路指導　132
行動カテゴリー別分類　132
行動観察法　8
行動産出過程　185
行動主義　133
行動主義理論　133
合同面接　18
行動療法　31, 47, 106, 120, 298, 411, 413
高度専門職業人の養成　133
更年期障害　134
高年齢者雇用安定法　135, 136
抗不安薬　372
幸福感　239
高負担社会　248
公平　255
公民権　255
功利的帰属　83
交流分析　30, 135, 293
綱領　136
高齢化社会　198
高齢社会　198
高齢社会対策基本法　271
高齢者雇用　136
高齢者雇用安定法　221

呼吸法　295
国際EAP協会　15
国際疾病分類　4
国際標準産業分類　165
国際連合　3
国際労働機関　3
国際労働基準　3
国勢調査　164
国内総生産　137
心とからだの健康づくり運動　165
心のエネルギー　215
心の健康・職場復帰支援手引き　342
心の成長における羅針盤　40
心の専門家　384
心のパターン　40
心の目　419
誤差得点の標準偏差　266
個人主導　88
個人情報の保護　137
個人情報保護法　137
個人心理学　412
個人と環境の適合性　143
個人と組織の共生　138
個人内的過程　350
個人のライフサイクル　67
個性記述的研究　140
個性の形成　414
コセラピー　245
誇大妄想　331
5W1H　140
コーチング　141
コーディネーション　239
コーディネーター　144
コーディング　108, 180
古典的条件づけ　58, 120, 387, 427
子どもの不登校　216
コーネル・メディカル・インデックス　141
コーピング　243
個別カウンセリング　239
個別労使紛争　146
コーポレートガバナンス　142
コーポレートユニバーシティ　142
コミット　377
コミュニケーション　368, 412
コミュニケーションスキル　143
コミュニティ・アプローチ　143
コミュニティ心理学　143
コミュニティスクール　144
コミュニティ中心主義　144
雇用管理　145, 228
雇用形態　333
雇用契約　146, 197
雇用奨励金　298
雇用創出　155

雇用対策法	146, 398	作業関連疾病	73, 157, 208
雇用調整	147	作業検査	235
雇用納付金制度	195	作業能率	355
雇用保険トータル・システム	147	作業の効率化	404
雇用保険法	148	作業法	158, 224
雇用ポートフォリオ	145, 148	作業量や質	215
コラージュ・ボックス法	150	殺傷行為	193
コラージュ療法	150	作動記憶	26
コラボレーション	150, 317	サービス残業	403
孤立感	382	参加観察	166
混合性エピソード	74	三角関係	340
コンサルタント	144	三環系抗うつ剤	74
コンサルタント業務	78	産業医	159
コンサルテーション	54, 151, 161, 163, 239, 317	産業医学	158
		産業医科大学	159
混成職場	228	産業医の職務	159
コンテクスト	73, 302	産業栄養指導担当者	165
コンピタンス	86	産業カウンセラー	161, 162
コンピテンシー	151, 319	産業カウンセラーの倫理	162
コンピテンシー面接	156	産業カウンセリング	163
コンピュータ	289	産業カウンセリング研究	305
コンピュータ支援ガイダンス・システム	152	産業活動	137
コンプライアンス	152	残業規制	147
コンプレックス	153	産業財産権	283
混乱	356	産業歯科医	159
		産業職業マトリックス	164
さ		産業人事相談	309
罪悪感	382	産業人メンタルヘルス白書	184
細菌，ウイルス等の病原体による疾病	208	産業精神衛生	402
再検査法	153	産業性ストレス	204
サイコエデュケーション	100, 225, 233, 358	産業・組織心理学	164
サイコセラピー	21	産業分類	165
サイコドラマ	154, 434	産業保健指導担当者	165
再雇用制度	135, 401	産業保健推進センター	166
再就職	154	産業保健センター	159, 166
再就職援助計画制度	154	360度評価	9
再就職支援	7	参与観察	166
再審査	384	残留希望	83
再生過程	369		
在籍型出向	193	**し**	
在宅勤務	155	g因子	274
在宅ホスピス	355	シェアリング	167
財団法人関西カウンセリングセンター	442	JMI健康調査システム	184
最低賃金法	155	自営業	88
最適化	172	シェーピング法	170
再テスト法	153	ジェームス・ランゲ説	419
財務省の調査	101	ジェンダー	377
採用面接	156	ジェンダー・バイアス	340
在留資格	49	支援のネットワークづくり	150
裁量労働制	156	自我	170, 430
裁量労働によるみなし労働制	156	視覚記銘	352
作業環境管理	390	資格制度	
作業環境測定	157	→職能資格制度	
作業管理	390	資格停止	295

和文事項索引

視覚的刺激　*290*
自我状態　*293*
自我同一性　*171, 254, 378, 400*
自我同一性獲得　*199*
自我同一性の確立　*369*
自我統合性　*400*
色彩マトリックス検査　*311*
事業構造の再構築　**171**
事業場における労働者の健康保持増進のための指針　*123*
事業場における労働者の心の健康づくりのための指針　*212, 259*
事業内職業訓練　*129*
事業主が行うキャリア開発支援　**172**
事業主が講ずる措置に関する指針　*92*
事業部制　*76*
C群人格障害　*223*
刺激－反応理論　*58*
自己　*170*
自己愛性人格障害　*223*
自己一致　*56, 172*
自己イメージ　*174*
指向　*40*
至高経験　*433*
試行錯誤学習　*422*
思考障害　*173, 215*
自己開示　*173, 257*
自己概念　*174, 207*
自己カウンセリング　*230*
自己学習　*320*
自己完結　*215*
自己監視　*260*
自己強化　*260*
自己訓練法　*365*
自己啓発援助制度　*46*
自己決定　*55, 89*
自己研修　*79*
自己効力感　*42, 95*
自己実現　*56, 87, 172, 175, 433*
自己実現の創造性　*265*
自己実現欲求　*359*
自己指導力　*254*
自己受容　*175*
自己申告シート　*175*
自己申告書　*175*
自己申告制度　*175, 181*
自己責任　*89*
自己組織性　*18*
自己対決　*270*
自己調整　*260*
仕事　*87*
仕事給　*284*
しごと情報ネット　*264, 329*
仕事中毒　*403*

仕事と家庭生活の両面のバランス　*312*
仕事の優先順位　*215*
仕事離れ　*83*
自己評価　*175, 260*
自己評価式抑うつ性尺度　*33*
自己分化　*68, 326*
自己矛盾　*270*
自己理論　*87, 174, 175, 176, 200, 217, 365, 374*
自罪的　*215*
自殺　*111, 176, 215, 216*
自殺行為　*193*
自殺念慮者　*176*
自殺の予告徴候　*176*
自殺の予防法　*177*
指示技法　*256*
思春期　*199*
思春期自助グループ　*177*
市場競争　*114*
自助グループ　*13, 111*
自信　*239*
システマティック・アプローチ　*89, 178*
システム　*6*
システム理論　*275*
施設病　**178**
自然科学　*273*
視線の合わせ方　*58*
シゾタイパル人格障害　*223*
失業率　*179*
実験計画法　*292*
実験的意志（作業）障碍　*28*
執行役員制度　*167*
実際的個別的知能測定法　**240**
実存的空虚　*401*
実存分析　*429*
質の研究　*132*
質的研究法　*108*
質的データ　*330*
質的分析　*179, 180*
質的方法　*292*
執務・作業プリノ科学的研究　*28*
質問紙法　*180, 223, 235, 325*
質問の意図　*338*
質問の機能　*338*
実用性　*180, 234*
指定試験機関　*84*
児童期　**181**
児童虐待　*182, 236*
児童虐待防止法　*182, 253*
指導催眠技能士　*315*
児童心理司　*182, 236*
児童精神分析　*413*
児童生徒の職業観・勤労観を育む学習プログラムの推進について（報告書）　*90*
児童相談所　*182, 236*

465

児童福祉司　*182*
シニア産業カウンセラー　*162*
死の受容に至る5段階説　*416*
死の瞬間　*415*
死の定義　*263*
自発性劇場　*434*
四分位数　*324*
自閉　*216*
自閉傾向　*183*
自閉症　*8*
自閉状態　*178*
死別　*334*
始末書　*295*
社員意見調査　*406*
社会科学的方法論　*412*
社会学的構造理論　*183*
社会恐怖　*106*
社会経済生産性本部　*184*
社会構成主義　*184*
社会再適応評価尺度　*431*
社会体験学習　*107*
社会的アイデンティティ　*230*
社会適応訓練事業　*252*
社会適応力　*30*
社会的学習理論　*185, 428*
社会的支援　*239*
社会的認知理論　*185, 428*
社会的ひきこもり　*332*
社会的無痛症　*216*
若年者ジョブサポーター　*186*
若年者トライアル雇用　*403*
若年者のためのワンストップサービスセンター　*218, 403*
若年者向けキャリア・コンサルティング　*186*
若年者向けキャリア・コンサルティング研究会　*186*
写真選択　*269*
㈳日本産業カウンセラー協会　*103, 187, 442*
社内FA制　*175, 181, 188*
社内公募制　*175, 181, 188*
重回帰分析　*189*
習慣　*133*
十牛図　*400*
従業員援助制度
　→従業員支援プログラム
従業員教育　*45*
従業員支援プログラム　*11, 15*
就業規則　*189, 396*
就業形態の多様化　*190*
就業構造基本調査　*164*
就業上の措置　*73*
就業体験　*296*
集合研修　*79*
集合的無意識　*344, 360, 435*

終身（長期継続）雇用制度　*306*
囚人のジレンマ　*329*
修正BRS　*441*
従属変数　*330*
集団カウンセリング　*239*
集団精神療法　*111, 191, 434*
集団療法　*346*
重点戦略教育　*46*
習得度尺度　*117*
終末期医療　*191, 416*
自由面接　*363*
自由面接法　*192*
自由連想法　*430*
主観的健康感尺度　*238*
樹形図　*109*
受検者の利益　*39*
主効果　*348*
主訴　*362*
主題統覚検査　*434*
出勤拒否　*215*
出向　*147, 193*
出産外傷　*436*
出社拒否　*215*
出生率　*248*
出入国管理及び難民認定法　*49*
ジュニア・アチーブメント　*220*
守秘義務　*162, 193, 362*
樹木描画テスト　*321, 418*
受容　*105, 194*
受容的音楽療法　*48*
受理面接　*194*
循環型　*325*
循環気質　*417*
循環精神病　*262*
浄化　*177*
紹介　*161*
生涯学習　*195*
生涯教育　*195*
障害児の診断　*4*
障害者雇用促進法　*195*
障害者雇用率制度　*195*
障害者職業カウンセラー　*196*
障害者職業センター　*196*
障害者職業総合センター　*219*
障害者職業能力開発校　*129*
障害者職業リハビリテーション　*196*
生涯職業能力開発促進センター　*197*
生涯生活設計支援　*271*
生涯発達支援　*386*
紹介予定派遣　*197*
上級産業カウンセラー　*162*
状況の定義　*328*
条件刺激　*120*
条件づけ　*47*

466

和文事項索引

条件づけ理論　58
条件反射　58
少子高齢化　198, 248
使用者団体　198
症状精神病　319
焦燥感　176
焦点のあてかた　199
情動調律　312
少年事件　199
蒸発願望　216
消費者　255
情報通信環境　155
情報提供　257
初回面接　200
書簡法　200
職業　203
職業安定法　98, 201, 398
職業意識の育成　23
職業観・勤労観を育む学習プログラムの枠組み（例）——職業的（進路）発達にかかわる諸能力の育成の視点から　90
職業興味検査　235
職業訓練法　206
職業研究所　397
職業講習　201
職業実習　201
職業辞典　46
職業指導　202, 237, 325, 402, 443
職業指導運動　54, 202
職業紹介　202
職業情報　203
職業情報システム　96
職業心理学　421
職業性ストレス　204
職業相談所　426
職業体験　407
職業的アイデンティティ　230
職業適応　207
職業適合性　176, 204, 205
職業適性　204, 205
職業適性検査　9, 205
職業的成熟　207
職業能力開発　206
職業能力開発校　129, 315
職業能力開発情報　206
職業能力開発促進センター　129
職業能力開発促進法　84, 129, 206
職業能力開発大学校　129
職業能力開発短期大学校　129
職業能力評価制度　207, 398
職業発達理論　207, 422
職業ハンドブック　203
職業ハンドブックOHBY　203, 209, 211
職業病　208

職業評価　210
職業分類　208
職業理解　204, 209
職業リハビリテーション・カウンセリング　210
職業リハビリテーション計画　210
職業レディネス　211
職業レディネス・テスト　211
職業レファレンスブック　211
職種別能力評価基準　320
職能給　212
職能資格制度　151, 212, 319
職場外研修　46
職場ストレス　215
職場適応　284
職場適応援助者　219
職場適応援助者助成金制度　219
職場内うつ　375
職場内教育　77
職場におけるカウンセリング　212
職場のさわやか調査　214
職場復帰支援　342
職場不適応症　215
職務　203
職務給　212
職務経歴書　216
職務遂行能力　319
職務遂行要件　217
職務調査　217
職務の棚卸　217
職務分析　140, 217
食欲不振　176
女性活用　354
女性差別撤廃条約　277
女性の労働力化　405
ジョハリの窓　218
ジョブカフェ　218, 219, 403
ジョブカフェ事業　218
ジョブ・クラブ　219
ジョブコーチ　219
ジョブコーチ支援　284
ジョブ・シャドウ　220
ジョブ・ローテーション　181
処理速度　24, 26
自律訓練法　220, 383, 420, 439
自律訓練法の瞑想　21
自律した人間　135
自律神経機能障害　29
自律神経失調症状　134
自律性　301
自律尊重　255
シルバー人材センター　221
事例研究　120, 140, 221, 360
事例検討　221
事例報告　221

467

心因反応　222
人格　324
人格検査　325
人格障害　223
人格心理学　411
人格成長型カウンセリング　371
人格テスト　223
新規求人倍率　99
心気症　224
神経質素質　370
神経遮断薬　131
神経症　224
神経症的内面の悪さ　44
神経性過食症　258
神経性食欲不振症　258
神経伝達物質　225
人権　42
人権教育　225
人口減少時代　248
新行動主義　133
人材育成　88, 142
人材育成研修　432
人材開発　226
人材活用戦略　354
人材銀行　226
人材紹介会社　227
人材紹介業者　7
人材派遣　27
人材派遣会社　227
人材派遣業者　7
人材ポートフォリオ　145
人事　31
人事アセスメント　151
人事考課　227
人事施策　172
人事労務管理　145, 228
心身症　216, 229
心身相関　229
新・心理診断法　441
人生　87
人生脚本　229
人生の質　97
深層演技　75
身体的虐待　182
身体的自覚症　141
身体に過度の負担がかかる作業態様に起因する疾病　208
身体の各部の痛み　216
身体表現性障害　230
心的エネルギー　215, 325
心的外傷後ストレス障害　335
心的緊張　215
人的資源開発　88, 172
人的資源管理　88, 172, 226, 228

人的資本　226
心的内界至上主義　143
新入職員期　230
新版TEG II　294
シンプルな受容　194
新フロイト学派　231
親密性　249
信頼関係　56, 231
信頼関係形成期　232
信頼性　232, 234
信頼性係数　259
信頼度　349
信頼度係数　349
心理学　273
心理学的構造理論　233
心理学的モデリング　185
心理教育　233
心理教育プログラム　8
心理劇　154, 346, 434
心理検査　9
心理検査法の倫理規定　234
心理査定
　→アセスメント
心理社会的ストレス因子　289
心理相談担当者　165
心理的接触　379
心理テスト　234
心理判定員　236
心療内科　229
心理療法　53
心理療法的（話す）音楽療法　48
進路指導　237
進路選択者　17
進路変更　130

す

遂行フィードバック　233
睡眠障害　238
スキナー・ボックス　47
スクリーニング　239
スクリーニングテスト　33
スクールカウンセラー事業　239
スクールサイコロジスト　239
スクールソーシャルワーカー　239
鈴木ビネー式知能検査　240, 429
スタンフォード・ビネー改訂知能検査　423
ストレス　242, 269, 330, 422
ストレス関連疾患　241
ストレス緩和法　220
ストレスマネジメント　242
ストレスマネジメント教育　244
ストレスモデル　435
ストレッサー　204, 242
スーパーヴァイザー　222, 244

和文事項索引

スーパーヴァイジー　244
スーパーヴィジョン　222, 244, 278
スーパーヴィジョンの倫理　246
スモールステップ　170

せ

性格検査　234, 235
性格検査法　372
性格類型　373
成果主義　246, 319
成果主義賃金制度　318
生活技能訓練　291
生活技能の向上　83
生活給　284
生活習慣病　247
生活年齢　3, 4, 327
生活の質　97
生活分析的カウンセリング法　378
正規分布　247
精研式 SCT　31
生産年齢人口　248
生殖性　248
生殖補助技術　255
精神医療審議会　252
精神衛生協会　429
精神科デイ・ケア　287
成人期　248
精神障害者の早期発見・早期治療　249
精神診断学　438
成人前期　249
精神遅滞　250
精神的自覚症　141
精神年齢　3, 4, 240, 279
精神の浄化作用　69
成人病　247
精神病質　223
精神分析　127, 440
精神分析学　250, 430
精神分析協会　104
精神分析的カウンセリング　53
精神分析の視点　440
精神分析的精神療法　251
精神分析療法　251, 430
精神分裂病　291
精神保健指定医　252
精神保健福祉法　252
精神保健法　252
精神力　30
製造物責任　169
生態学的アプローチ　252
生態学的研究　252
性的虐待　182, 253
性同一性障害　253
生徒指導　239, 254

青年期　254
生の欲望　370, 444
性別役割　354
生命倫理　255
世界保健機関　274
セクシュアル・ハラスメント　255
セクハラ　255
積極技法　256
積極的意欲　83
積極的要約　257
摂食障害　258
絶対的記載事項　189
折衷主義　103, 258
Z 得点　247
折半法　259
説明責任　80
セルフ・エフィカシー　428
セルフケア　259, 269, 366
セルフケアの思想　259
セルフコントロール　260, 421
セルフヘルプグループ　260, 317
セルフマネジメント　260
セルフ・レギュレーション　428
セロトニン　225
善行　255
全国精神衛生協会　54
センシティビティ・トレーニング　112, 261
漸進的弛緩法　383
漸成発達図式　326, 377
漸成発達説　413
選択　71
選択理論　126, 262
全脳型アプローチ　419
全般性不安障害　339
全米職業指導協会　11
専門医制度　159
専門家中心主義　144
専門業務型裁量労働制　156
専門行動療法士　314
専門里親制度　182
専門別教育　46

そ

躁うつ気質　82
躁うつ病　127, 216, 262
相関係数　263
臓器移植　263
争議権　394
早期退職　271
早期退職制度　7
臓器の移植に関する法律　263
双極性障害　74
相互依存　88
総合的雇用情報システム　264

469

総合的支援　65
総合的な学習の時間　264
総合労働相談コーナー　108
相互作用のプロセス　111
相互選択　89
相互尊重　88
喪失体験　265
痩身型　325
創造価値　401
創造性開発　265
創造性テスト　266
創造的刺激　290
創造的集団発想法　347
創造的（創る）音楽療法　48
創造的ミドル　280
相対的任意記載事項　189
相談業務　78
相談内容　19
相談ボランティア　19
想定往復書簡　200
想定書簡法　200
躁病　74
促進者　339
測定誤差　266
測定と評価　442
速度テスト　153
ソシオメトリー　434
組織　88
組織開発　45
組織開発教育　46
組織システム　436
組織の変革　45
ソーシャルサポート　330
ソーシャルサポート・ネットワーク　267
ソーシャルスキル　267, 412
ソーシャルスキル・トレーニング　267
育てるカウンセリング　103
ソリューション・フォーカスト・アプローチ　424
尊厳死　255
ソンディ・テスト　268

た

第一次反抗期　374
第1次予防　269
第1種大学院　384
大うつ病性障害　74
大学カウンセラー　270
対決技法　256, 270
体験学習　380
体験価値　401
体験過程　361, 376
体験の自己開示　174
対象関係論　251

対象喪失感　382
退職準備型　271
退職準備教育　271
退職準備プログラム　271
対人関係過程　350
対人関係能力　271
態度価値　401
第2次性徴　199
第2種大学院　384
ダイバーシティ　148, 272
タイプA行動パターン　272
タイプダイナミクス　40
第4次雇用対策基本計画　221
体力　30
代理抑制効果　369
対話　150
ダウンサイジング　42
多軸評価システム　287
他者受容　175
多重関係　55
多重人格障害　52
多重文化カウンセリング　411
達成感　239
妥当性　234, 273
田中A式　442
田中A式知能検査　423
田中教育研究所　442
田中B式知能検査　423, 442
田中ビネー（式）知能検査　180, 273, 429
多面評価　275
短期／家族療法　371
短期療法　275
団結権　394
探索的因子分析　22
短時間労働者　327
断酒会　13
男女共同参画社会　276
男女共同参画社会基本法　276
男女雇用機会均等法　277
男女差別解消　354
団体交渉　391
団体交渉権　394

ち

地域産業保健センター　123, 166
地域精神保健　277
地域別最低賃金　155
知覚障害　278
知覚的・直観の体験　172
知覚統合　24, 26
逐語記録　278, 362
知的財産権　283
知的障害　250
知的障害児　4

知能検査　*234, 235, 250, 279, 311*
知能指数　*3, 4, 240, 279, 327*
知能の表示法　*279*
知能偏差値　*279*
チーム医療　*280*
チャリティ　*357*
注意記憶　*24*
中核条件　*172, 194, 376*
中間管理職　*280*
中高一貫教育　*281*
中高一貫教育改善充実研究事業　*281*
中高年求職者の再就職　*91*
中国における社員支援計画　*281*
中国の産業カウンセリング　*281*
中小企業　*282*
中小企業基本法　*282*
中断・再就職　*377*
中年期危機　*248*
中年の危機　*378, 437*
注目過程　*185, 369*
中立的あいづち　*5*
懲戒権　*282*
懲戒処分　*282*
長期無業者向けトライアル事業　*298*
超高齢化社会　*69*
調査的面接　*283*
調査方法　*13*
調整　*357*
直線的因果律　*41*
著作権法　*283*
治療教育　*233*
治療契約　*363*
治療効果研究　*360, 361*
治療構造論　*440*
治療的カウンセリング　*53*
治療的対処　*215*
治療的人間関係　*104*
治療同盟　*231*
賃金　*284*

つ
追指導　*284*
通常意識　*360*
強み　*358*

て
Tグループ　*35, 112, 261*
デイ・ケア　*287*
t検定　*288*
抵抗　*288, 430*
ディスエンパワメント　*42*
ディーセント・ワーク　*3*
DVの目撃　*64*
ディブリーフィング　*336*

手紙療法　*432*
適応障害　*289*
適材適所　*172*
適性　*31*
適性検査　*234, 235*
適性能　*169*
適性評価　*152*
適切な対処　*215*
テクノ依存　*289*
テクノストレス　*289*
テクノ不安　*289*
テストバッテリー　*236*
データ対話型理論　*108, 180*
徹底的行動主義　*421*
デプス・インタビュー　*166*
デュアルシステム　*310*
テーラー・システム　*57*
転移　*379, 430*
転移－逆転移　*55*
転移トレーニング　*233*
てんかん　*290*
てんかん気質　*417*
転換ヒステリー　*224*
てんかん発作　*290*
転籍　*147, 193*
電通事件　*14*
デンドグラム　*109*
電話相談
　→いのちの電話

と
同一性拡散　*171*
投影法　*31, 224, 235, 286, 290, 325*
同化　*357*
統覚　*286*
動機づけ　*359*
動機づけ・衛生理論　*426*
道具的条件づけ　*47*
登校拒否　*342*
統合失調症　*127, 216, 291*
統合的研究法　*292*
統合リラクセーション法　*383*
動作性IQ　*24*
動作性検査　*292*
洞察　*288*
洞察学習　*422*
動作法　*325, 383*
同時処理尺度　*117*
同性愛　*293*
東大式エゴグラム　*30, 293, 423*
東洋医学　*294*
東洋医学による気　*294*
東洋的行法　*295, 439*
登録の停止　*295*

独語　*128,215*
独笑　*215*
特性　*386*
特性因子理論　*296,325*
特性不安　*126*
特定の恐怖症　*339*
特別活動　*296*
独立行政法人雇用・能力開発機構　*297*
独立行政法人労働者健康福祉機構　*297*
独立変数　*330*
トークン・エコノミー法　*298*
閉ざされた質問　*338*
閉じこもり　*215*
トータル・ヘルスプロモーション・プラン　*285*
ドパミン　*225*
ドメスティック・バイオレンス　*64*
トライアル雇用　*298*
トラウマ　*253,335*
トラウマ反応　*335*
トランスパーソナル心理学　*435*

な

内観法　*299*
内観療法　*299*
内向型　*325*
内向性　*130*
内的キャリア　*87,95,181,299*
内発的動機　*246*
内発的動機づけ　*301*
内容的妥当性　*273*
内容の再陳述　*15,110*
怠け　*215*
ナラティヴ・インタビュー　*192*
ナラティヴ・セラピー　*302,431*
成行管理　*57*
ナルシシズム　*250*

に

2次的報酬　*298*
二重関係　*162*
二重拘束　*65*
二重の共感のとき　*22*
日本経済団体連合会　*42,303*
日本経団連　*303*
ニート　*163,303*
ニート対策　*94*
日本応用心理学会　*44*
日本カウンセリング学会　*313*
日本カウンセリング協会倫理綱領　*295*
日本科学者会議　*136*
日本学術会議　*304*
日本学生相談学会　*270*
日本型雇用システム　*320*
日本経営者団体連盟　*42*

日本行動療法学会　*314*
日本催眠医学心理学会　*315*
日本産業衛生学会　*159*
日本産業カウンセラー協会　*309*
日本産業カウンセラー協会倫理綱領　*193,234*
日本産業カウンセリング学会　*304,309*
日本心理学会　*136*
日本生産性本部　*183*
日本・精神技術研究所　*440*
日本的経営の特徴　*306*
日本的集団主義　*308*
日本の産業カウンセリングの歴史　*309*
日本版デュアルシステム　*119,201,310*
日本版レーヴン色彩マトリックス検査　*311*
日本標準産業分類　*165*
日本標準職業分類　*208*
日本臨床心理士会の倫理綱領　*385*
日本臨床心理士資格認定協会　*384*
日本労働組合総連合会　*311*
乳児期　*312*
入鏖垂手　*400*
ニューロフィードバック　*320*
二律背反　*39*
人間学的カウンセリング
　→現象学
人間学的精神療法　*127*
人間観　*172*
人間コミュニケーションの語用論　*332*
人間性心理学　*433*
人間尊重　*42*
人間中心のカウンセリング　*439*
人間力　*312*
認知構造　*59*
認知行動療法　*29,267,313,430*
認知症　*311,400*
認知処理過程尺度　*117*
認知的行動理論　*59*
認知の3要素　*430*
認知の枠組み　*383*
認知療法　*74,106,430*
認知理論　*58,59*
認定カウンセラー　*313*
認定健康心理士　*314*
認定行動療法士　*314*
認定催眠技能士　*315*
認定職業訓練　*315*
認定心理士　*316*
認定バイオフィードバック技能師　*316*

ね

ネオフロイディアン　*231*
ネグレクト　*182*
ネットワーキング　*317*
ネットワーク　*317,382*

ネットワーク活動　277
ネットワークづくり　317
年功序列制度　306, 307
年少者　318
粘着型　325
粘着気質　82
年俸制　318
年齢尺度　273

の
ノイローゼ
　→神経症
脳器質障害　319
脳器質性精神病　319
農業　88
能力　42
能力開発　312
能力主義　319
能力評価　320
ノンバーバルコミュニケーション　125

は
バイオフィードバック　320
バイオフィードバック技能師　316
胚研究　255
ハイブリッド・システム　66
排卵機能　134
バウムテスト　321
派遣労働者　197, 321, 333
箱庭療法　322, 441
パス解析　322
パスダイアグラム　322
長谷川式認知症スケール　323
パーセンタイル　324
パーソナリティ　31, 324
パーソナル・コントロール　435
パーソンズの職業指導運動　325
パーソンセンタード・アプローチ　376, 437
パーソンセンタード精神病理学　376
パーソンセンタード・セラピー　376
発達カウンセリング・心理療法　411
発達課題　67, 102, 207, 230, 326, 377, 425
発達検査　250, 327
発達指数　327
発達障害　183
発達段階　377
発達年齢　327
パートタイム　333
パートタイム労働指針　327
話の方向　199
パニック障害　61, 339
パニック発作　61, 224
バーバルコミュニケーション　125
パフォーマンス向上　39

場面構成　328
ハロー　328
ハロー効果　328
ハローワーク　71, 128
ハローワーク・インターネット・サービス　329
パワー・ゲーム　329
パワレスネス　42
バーンアウト症候群　330
半構造化面接法　192
反映技法　374
反射　133
反社会性人格障害　223
汎適応症候群　242, 422
ハンドルをつける　341
判別分析　330

ひ
悲哀　111
ピア・サポート　177
P-Fスタディ　224, 331, 438
PM型リーダーシップ論　83
PM理論　380, 444
被害妄想　331
比較試験　35, 360
B価値　359
ひきこもり　332
B群人格障害　223
非言語コミュニケーション　332
非言語的表現　278
非言語的メッセージ　73, 200
非構造化面接法　192, 283, 363
B式知能検査　124
非指示的カウンセリング　376
非指示の療法　361
ビジネス・キャリア検定制度　207, 333
非主張的自己表現　8
微少妄想　331
ヒステリー　230, 430
非正規雇用　321, 333
非生殖期　134
悲嘆　111
悲嘆のプロセス　334
悲嘆反応　265
ビッグファイブ　335
必要十分条件　56
否定的あいづち　5
ヒトゲノム解析計画　19
ビネー・シモン式知能検査　429
秘密保持　353
ヒューマン・オーガニゼーション　336
ヒューマン・リソース・フロー　164
標準化　337
標準化された面接　363
標準作業量　424

473

標準得点　247,337
標準偏差　337,351
表層演技　75
病的遺伝子　19
標本抽出法　337
標本調査法　337
開かれた質問　338
非力化　42
疲労　356
広場恐怖　61,339
品質管理　338
ピンボール効果　65

ふ
ファシリテーション　339
ファシリテーター　339,349
不安障害　339
不安状態　241
不安神経症　224
フィッシャーの直接確率法　50
フィードバック　256
フィランソロピー　357
夫婦カウンセリング　340
夫婦間の不和　216
フェルトセンス　341
フォーカシング　341,376,420
フォーカシング指向心理療法　376,420
復職プログラム　342
不合理な信念　67
不誠実団交　343
物理的起因による疾病　208
不登校　342
不登校問題　342
不当労働行為　343,393
不当労働行為審査制度　343
普遍的無意識　344
普遍的無意識層　360
不眠　176,238
不眠傾向　215
プライバシー　344
プライバシーの保護　122
フラストレーション　345
プランドハプンスタンス理論　345
ブリケ症候群　230
フリーター　186,346
ブリーフコーチング　143,424
ブリーフセラピー　275
プレイバック・シアター　346
フレキシブルタイム　347
フレックスタイム制　347
ブレーンストーミング　347
プログラムの開発と評価　239
プログラムの提供　239
プロ・スポーツ　88

プロセスコンサルテーションモデル　151
プロセスワーク　435
ブロードバンド　155
文化学派　231
文献検索　348
分散分析　348
文章完成法検査　31
粉じんを飛散する場所における業務によるじん肺施行規則第1条各号に掲げる疾病　208
紛争調整委員会　108
分裂型　325
分裂気質　82,417

へ
平行検査　349
平成不況　115
ベーシック・エンカウンター・グループ　339,349
β式知能検査
　→B式知能検査
ヘルスカウンセリング　350
ヘルス・プロモーション　123
ヘルピング技法　350,415
変形労働時間制　351
偏差値　351
変数　189
ベンダー・ゲシュタルト・テスト　224
ベンチャー企業　14
ベントン視覚記銘検査　352

ほ
防衛機制　345,353,430
法則定立的研究　140
法定労働時間　351
法令遵守　152
法令遵守責任　80
呆け　400
保険制度　255
保護義務　353
保持過程　185,369
ポジティブ・アクション　277,354
母集団　337
ポストモダン思想　184
ホスピスケア　355
ホスピタリズム　178
ホーソン工場　434
ホーソンの実験　355
ボディセンス　22
ホメオスターシス　357
ボランティア活動　88,357
ホランドの職業辞典　358
ホランドの六角形　358
ホランド理論　358
ホリスティック医学　295

和文事項索引

ホルモン補充療法　134
ホワイトカラーの職業能力開発　197

ま

マイクロカウンセリング　20, 73, 200, 358
マイノリティ　272
マガジン・ピクチャー・コラージュ法　150
マズローの欲求 5 段階説　359
マターナルディプリベーション　312
末期医療
　→終末期医療
マネージメント・グリッド　380

み

身調べ　445
ミスマッチ　359
ミニメンタル　323
ミネソタ多面人格目録　36, 38, 180
見本一致行動強化説　428

む

無意識　233, 360, 430
無意識内容　360
無意識の意識化　251
無意識の領域の発見　250
無危害　255
無気力学生　378
無気力感　216
無作為化比較実験　35, 140, 360
無条件の肯定的配慮　56, 194
無断欠勤　215
無断頻回欠席　215
無知の姿勢　302
無力感　42

め

明確化　110, 361
命根　259
瞑想　295
メタ記憶　181
メタ心理学　430
メタ分析　361
メタボリック症候群　247
面接　31
面接記録　362
面接資料の保管　362
面接調査法　363
面接の契約　363
面接法　9
メンタルヘルス　204, 212, 258, 417
メンタルヘルス・カウンセリング　57
メンタルヘルス教育・ケア　364
メンタルヘルスケア　366
メンタル・ヘルス研究所　184

メンタルヘルス指針　364, 366
メンタルヘルス不全　163

も

妄想　173
妄想性人格障害　223
燃え尽き症候群　330
黙想　21
目標管理　45, 368
目標管理制度　318
目標による管理　139, 172
モーズレイ性格検査　38, 411
持株会社　76
モデリング　233, 267
モデリング法　369
喪の作業　265
模倣学習　185
モラトリアム　254, 369, 378
モラトリアム人間　369
モラール　355, 370
モラール向上　50
モラールサーベイ　406
森田療法　175, 370
モレノ研究所　434
問題解決型カウンセリング　53, 371
「問題」の問題性　21
問題箱　422

や

薬物依存　215, 371
薬物治療　372
薬物服用　215
薬物乱用　371
役目の割り振り　215
役割演技　233
矢田部・ギルフォード性格検査　372
八つ当たり　44
ヤングジョブスポット　373

ゆ

憂うつ感　176
有効求人倍率　99
有能なセラピスト　428
誘発効果　369
夢分析
　→無意識
ユング心理学　441
ユングのタイプ論　432
ユング派　322

よ

養育放棄　199
幼児期　374
陽性感情　238

475

陽性症状　291
要素幻聴　128
要約　374
ヨガ　295
予期的認知的表象　428
予期的悲嘆　334
抑圧　353
抑うつ　375,430
抑うつ－落ち込み　356
抑うつ構造　215,242
抑うつ状態　215
抑うつ神経症　224
抑制解除効果　369
予見的思考　428
欲求階層説　139
欲求5段階説　433
欲求充足行動　199
欲求不満　345
欲求不満反応型　438
欲求不満反応調査　331
予備面接　363
予防医学　269
予防・開発的カウンセリング　53
予防教育　233
予防精神医学　277
夜と霧　430
48枚の顔写真　268

ら

ライ・スケール　375
来談者中心カウンセリング　53
来談者中心療法　8,172,376,437
ライフ・カウンセリング　57
ライフ・キャリアの虹　207
ライフサイクル　88,326,377
ライフステージ　88,378
ライブスーパーヴィジョン　245
ライフ／ワーク・バランス
　→ワーク／ライフ・バランス
ラインによるケア　366
LAC図　378
LAC法　378
ラポート　379
ラボラトリー・トレーニング　261
ラボラトリーメソッド　35
ラポール　53,231,379

り

リアリティ・コンストラクション　424
離婚カウンセリング　379
リストラ　7,171
リストラクチャリング　171
リーダーシップ・トレーニング　380
リーダーシップのスタイル　380

離脱症状　13,371
リッカート尺度　436
リード技法　381
リハーサル　369
リハビリテーション　381
リファー　161,382
リフレーミング　383
流動性因子　400
両向性　130
量的データ　330
リラクセーション　220,383
リラクセーション反応　383
リラクセーション法　383
リラックス反応　118
履歴書　41
リレーション　53
理論の飽和　109
稟議制度　308
林業　88
臨床心理学　54
臨床心理士　384
臨床心理士倫理綱領　385
臨床発達心理士　386
倫理　120
倫理綱領　316,344

る

類型　386,387
類型論　386,417

れ

レイオフ　147
例外　276,424
レズビアン　293
レスポンデント学習　58
レスポンデント条件づけ　387
レディネス　7
連携　382
連合　311
連合主義　422
連合理論　58
連続加算法　27,158,440

ろ

労災病院　159
労使委員会　156
労使関係　388
労使間コミュニケーション　389
労使協議機関　389
労使協議制　388
労使協定　156
労使コミュニケーション　389
老人性痴呆　400
老性自覚　400

労働安全衛生関係規則　389
労働安全衛生法　364, 389, 398
労働安全衛生法施行令　389
労働安全衛生マネジメントシステム　390
労働安全衛生マネジメントに関する指針　390
労働委員会　391
労働衛生の新しい概念　10
労働衛生の3管理　390
労働関係　398
労働関係調整法　391
労働基準監督署　391
労働基準法　284, 392, 393, 398
労働協約　396
労働協約書　388
労働組合　392
労働組合法　398, 393
労働契約　146, 391, 393
労働契約法　391
労働三権　391, 394
労働市場　359
労働市場情報　394
労働市場センター　147
労働者災害補償保険法　395
労働者の心の健康の保持増進のための指針　249
労働者派遣事業　395
労働者派遣法　395
労働需要　137
労働条件　396
労働条件整備　155
労働省編職業分類　208, 211
労働政策研究・研修機構　46, 397
労働争議　391
労働大学校　397
労働統計　397
労働文化　159
労働法　398
労働力確保　354
労働力需給調整システム　399
労働力人口　179, 248, 399
労働力率　38
老年期　400
老年後期　400
老年精神医学　400
老年前期　400
労務診断　81
65歳雇用継続　401
ロゴセラピー　401, 429
ロジャーズ派カウンセリング　328
ロールシャッハ　224
ロールシャッハ・テスト　402, 438, 440
ロールシャッハ同性愛指標　441
ロールシャッハ分裂病得点　441
ロールプレイ　246

ロールプレイング　233, 267
論理情動行動療法　12
論理的帰結法　256

わ

YG性格検査　223, 372, 416, 444
Y理論　34, 301, 433
分かちあい　167
ワーカーホリック　403
若者自立・挑戦プラン　107, 218, 303, 310, 403
若者自立・挑戦戦略会議　403
ワーキング・ホリデー制度　404
ワーキング・ホリデー・ビザ　404
ワーキング・ライフ　87
ワーク・オーガニゼーション　336, 404
ワーク・シェアリング　147, 405
ワーク・モチベーション　181, 405
ワーク／ライフ・バランス　85, 89, 347, 406
私のしごと館　407

●欧文事項索引

A
AA   177, 260
AC   10
administrability   234
alateen   177
alcoholics anonymous   177, 260
American School Counselor Association   239
architype   402
art of helping   415
art therapy   48
ASCA   239

B・C
Binet-Simon Scale   279, 429
CA   4
CACGs   86, 168
CBR   382
CDP   88, 181
CDW   300
CEO   167
chronological age   4
CMI   141
confirmatory factor analysis   22
COO   167
CP   384
CSR   169

D
developmental counseling   443
developmental task   425
double bind   65
DSM   287
DSM-IV-TR   253
DV   64

E
EAP   15, 78, 281
enabler   105
Ethical Code   12
exception   276
exploratory factor analysis   22

F
FIQ   26
frame   383

G
GATB   169, 205, 235
GHQ   168
GHQ28   168
GHQ30   168
GHQ60   168

H
HDS   323
here and now   261
HRD   172, 226
HRM   172
humanistic psychology   433

I
ICD-10   4, 253
ILO   3
IP   6
IQ   3, 4
IES-R   336
intelligence quotient   279
intelligence standard score   279
International Classification of Diseases   4
intrapersonal processing   350
ISS   279

K
K-ABC   117
K-12   89
K-SCT   31

L
life analytic counseling   378
Luck is no accident   345

M
MA   4, 279
management by objectives   139
MAS   126, 241
MBO   139, 172
MBTI   39
mental age   4, 279
Mental Research Institute   275, 426
mind eye   419
MJSCT   31
MMPI   36, 38, 223
MMSE   323
MPI   38, 411
MRI   275, 426

N
NEET   303
NEO Five Factor Inventory   335
NEO Personality Inventory   335

欧文事項索引

NEO-PI-R　335
NPO　317
NTL　35

O
O*NET　152
occupational health　158
occupational or industrial medicine　158
OD　45
OECD　43
OFF-JT　46
OJT　45, 77, 79
OSHMS　390

P
panic disorder　61
person-environment fit　143
PIQ　26
planned happenstance　345
POMS　356
positive uncertainty　419
PREP　271
psychological test　9
PTSD　335, 339

Q
QC
　→品質管理
QOL　97, 299, 382
QWL　99, 299

R
reliability　234
RHI　441
RSS　441

S
school-to-work　230
school-to-work transition　88
scientist-practitioner　414
SCT　31
SDAT　400
SDS　33
SEM　22
SFA　424
SGE　131
SNRI　74
solution focused approach　276
spontaneity theatre　434
SSRI　74, 106
SST　83, 267, 291
STAI　241
structural equation modeling　22
SUBI　238

T
TA　135
TAT　286, 434
TEG　30, 293, 423
The 16 Personality Factor Questionnaire　415
THP　165, 285
Total Health Promotion Plan　165
TQC　338
triangle　340

V
validity　234
VIQ　26
vocational fitness　205
VPI　358
VQ　130

W
WAIS　26, 180, 292
WAIS-III　26
WAIS-R　26
WAPCEPC　376
WHO　274
WISC　24, 26, 180, 292
WISC-III　24
working culture　159
WPPSI　26, 180, 292

479

●和文人名索引

あ
アイゼンク　38, 360, 411
アイビイ　5, 15, 20, 73, 75, 173, 256-258, 358, 361, 411
アーガイル　332
東洋　24, 25
アズリン　219
アドラー　412, 429, 433, 435, 436
アドルノ　437
アベグレン　306
阿部吉身　200
アルダファ　405
淡路円次郎　130
アンダーソン　302, 432
アンデルセン　302

い
イエーツ　50
イーガン　412
池見酉次郎　229, 439
井坂行男　417
石隈利紀　24, 117
伊丹敬之　114
伊東　博　439
伊藤隆一　33
岩熊史朗　33
岩原信九郎　20
岩脇三良　20
インガム　218

う
ヴァレラ　66
ウィークランド　275
ウイットゲンシュタイン　371
ウィーナー　357
ウィニコット　199, 251
ウィリアムソン　11, 270, 296, 379
ウェインバーグ　44, 353
ウェクスラー　24, 26, 292
上田敏　381
上野一彦　24
ウェーバー　412
ウォルピ　118, 413
ウォレン　342
内田勇三郎　27, 28, 158, 418, 439
ウルマン　263
ヴルーム　95

え
エクスタイン　440
エクスナー　402
エドワーズ　20
エビングハウス　31
エプストン　302, 432
エリクソン　81, 171, 248, 249, 251, 326, 369, 374, 377, 378, 400, 413, 425, 428
エリス　12, 258, 313, 414

お
大野裕　239
オグデン　251
小此木啓吾　153, 440
小澤康司　383
オズボーン　347
オルポート　175, 324, 414

か
ガウス　247
ガウプ　417
カウフマン　117
カーカフ　15, 258, 414, 415
ガーゲン　184, 302, 432
カスティーラ　321
ガスリー　31
カスロー　379
カーター　63, 326, 377
片口安史　441
金井壽宏　96
金久卓也　141
カープマン　423
カルフ　322, 441
ガレヌス　386
河合隼雄　221, 441
河合雅雄　441

き
キースラー　172
ギブソン　252
キャッテル　324, 400, 415
キャノン　357
キャプラン　81
キューブラー・ロス　191, 415
ギルフォード　266, 372, 416

く
クライン　22, 251, 262
グラス　361
グラッサー　126, 262, 416, 417
グーリシャン　302, 432
グリーンバーグ　376
クルンボルツ　345, 417
グレイザー　108

和文人名索引

クレッチ　324
クレッチマー　82, 223, 324, 386, 387, 417, 440
クレペリン　27, 158, 418, 440
クロッパー　402, 441

け
ケイス　48
ケースメント　251
ゲッツェルス　266
ゲーリング　438

こ
古今堂雪雄　442
國分康孝　110, 381, 415
コスタ　335
コッホ　321, 418
小林ポオル　33
コフカ　59
コフート　251, 443
ゴールドスタイン　427, 433
ゴールドバーグ　168
ゴールトン　331
ゴールマン　380

さ
サイモン　114
サズ　74
サックス　31
佐藤修策　342
佐野勝男　32, 33
佐野秀樹　24
サリヴァン　231, 251
沢田慶輔　417

し
シアーズ　428
ジェイコブソン　383
ジェームス　170, 419, 422
ジェラット　419
シェルドン　325, 387
ジェンセン　38
ジェンドリン　341, 376, 420
シフネウス　229
下仲順子　241, 335
シモン　240, 279, 429
シャイン　85, 86, 299, 326, 377
ジャクソン　357
ジャックソン　266
ジャネ　230
シュテルン　3, 414
シュナイダー　222, 223, 278
シュピーゲルマン　441
シュプランガー　387, 414, 420
シュルツ　383, 420

ショー　325
ジョーンズ　435
ジョンソン　342

す
杉浦京子　150
杉渓一言　424
スキナー　47, 58, 133, 185, 421
杉村健　20
スタイナー　423
スタイン　31
ストラウス　108
スーパー　11, 85, 97, 176, 204, 205, 207, 421, 443
スピアマン　411
スピルバーガー　241
スペンサー　151
スペンス　428
スミス　361

せ
関本昌秀　83
セリエ　242, 422, 435

そ
曽我祥子　241
外林大作　154
園田由紀　39
ソーンダイク　31, 104, 329, 421, 422
ソンダース　355
ソンディ　268

た
大坊郁夫　168
田尾雅夫　336
鷹野和美　280
高橋伸夫　246
竹内愛二　442
武田健　442
田中寛一　130, 423, 429, 442
ターマン　3, 240, 273, 279, 423, 429
ダラード　185
ダリー　48
タンネンバウム　261

つ
ツァン　33
辻悟　442

て
ディルタイ　420
デーケン　334
デシ　52, 301
デミング　126

481

デュセイ　293,423
テーラー　57,99,114,126,138,424
テンドラー　31

と
ドイッチェ　427
藤南佳代　239
戸川行男　286
ドシェーザー　276,424,426
友田不二男　55
ドラッカー　368
トーランス　266
トールマン　59,253
トンプソン　231

な
中川泰彬　168
中里克治　241
中澤次郎　417
長縄久生　205
中西信男　443
成瀬悟策　383

の
ノイマン　322
野口裕二　185
ノードフ　48

は
ハー　424,425
ハイデガー　127
ハヴィガースト　425
バーガー　184
バーグ　424,425,426
ハサウェイ　36
ハーシー　380
ハーズバーグ　405,426
長谷川啓三　424
ハーゾフ　342
パーソンズ　11,54,74,202,296,325,426
パターソン　296
パタンジャリ　295
バック　418
ハッペル　427
バート　411
バトラー　51
花田光世　83
パブロフ　58,133,387,411,413,427
パーペラス　332
ハリントン　126
ハル　31,58,133,413
パールズ　119,427
ハルトマン　170
ハルニク　427

ハーロウ　433
パワーズ　126,262
バーン　30,135,293,423,428
ハンセン　85
バンデューラ　185,260,428

ひ
ピアジェ　181,254,312,357,374
ピアーズ　54,428
ピアソン　263
ビージョウ　31
肥田野直　20,241
ビネー　240,273,279,292,327,429
日野原重明　247
ヒポクラテス　82
平木典子　210
ヒルシュマン　427
ビンスワンガー　127,262

ふ
ファイヨール　114
フィッシャー　50
フィッシュ　275
フェダーン　428
フォークト　420
フォーダム　441
フォックス　346
フォーラー　31
フォルクマン　243
フォン・ノイマン　329
フォン・ベルタランフィ　18,47,63,65
深町健　141
福沢諭吉　443
福島脩美　200
福原眞知子　20
藤田和弘　24,117
藤本喜八　237,443
フッサール　127
舩岡三郎　442
プラウティ　376
フランクル　20,401,429,430
ブランチャード　42,380
ブリッグス　39,432
フリードソン　74
フリードマン　272
古沢平作　439
ブレーク　380
ブロイアー　230
フロイト　104,127,130,153,170,230,233,
　250,251,262,344,353,360,371,412,425,427,
　429,430,433-435,438,440
フロイト，アンナ　413
ブロイラー　438
ブロス　413

和文人名索引

ブロード　289
ブロードウィン　342
ブロードマン　141
フロム　231, 250, 433
フロム-ライヒマン　44, 231
ブロンフェンブレナー　183

へ
ベイトソン　65, 413
ペイン　31
ベック　59, 313, 430
ベネディクト　413
ペピンスキー　296
ベルタランフィ　18, 47, 63, 65
ベルナール　357
ヘンス　438
ベンソン　383
ベンダー　224
ベントン　352

ほ
ボウエン　63
ボス　127
ホックシールド　75
ボーディン　275
ホーナイ　231, 387, 427
ホームズ　243, 435
ボヤッチス　151
ホランダー　74
ボーランダー　321
ホランド　211, 233, 358, 431
ホール　85
ポルトマン　312
ホルネイ　433
ホルムズ　431
ホワイト, シェリル　431
ホワイト, マイケル　112, 151, 302, 431
ホワイトヘッド　434

ま
マイヤーズ　39, 40, 432
前川久男　24, 117
槇田仁　32, 33
マクゴールドリック　63, 326
マグレガー　34, 52, 138, 139, 301, 368, 432
マクレランド　151
マサリック　261
マスラック　330
マズロー　34, 84, 139, 175, 265, 359, 405, 433
マッカリー　402
マッキンレイ　36
マックネア　356
松原達哉　117, 378
松村康平　154

マトゥラーナ　66
マリー, ジョセフ　263
マリノー, ルネ・F　434
マレー　20, 286, 331, 413, 433

み
見市公子　442
水口公信　241
三隅二不二　444
ミード　170, 413
ミニューチン　63
ミュンスターバーグ　296
ミラー　185
ミンコフスキー　127

む
ムートン　380

め
メイヨー　138, 355, 434
メスメル　379

も
森谷寛之　150
森田正馬　370, 439, 444
モルガン　286
モルゲンシュテルン　329
モレノ　154, 434

や
ヤーキース　423
ヤスパース　222
矢田部達郎　372, 416, 444
山本晴義　30

ゆ
ユング　39, 40, 130, 153, 170, 325, 344, 360, 379, 387, 432, 433, 434, 435

よ
横山和仁　356
吉本伊信　299, 439, 445
吉山直裕　83

ら
ラザラス　243, 435
ランク　435, 436

り
リッカート　138, 336, 436
リバーマン　83
リピット　112
リンデマン　81

る
ルックマン　184
ルーテ　439
ルフト　218
ルリア　117

れ
レイ　243, 431
レヴィン　59, 71, 112, 143, 261, 413, 433
レヴィンソン　249, 436, 437
レヴィンソン，ジュディ　437
レーヴン　311
レスリスバーガー　138, 355, 434
レーニン　427

ろ
ロー　233
ローエンフェルド　322
ロジャーズ　5, 15, 53, 54, 56, 75, 103, 105, 110,
　172, 174, 175, 194, 233, 296, 328, 339, 349, 361,
　376, 379, 414, 420, 433, 436, 437, 442
ローゼンツヴァイク　331, 437
ローゼンブリュート　357
ローゼンマン　272
ロッター　31
ロビンス　48
ローラー　406
ロールシャッハ　402, 438

わ
ワツラウィック　275
ワトソン　31, 58, 106, 133, 421, 433
ワーナー　376

●欧文人名索引

A
Abegglen, J. C.　306
Adler, A.　412, 429, 433, 435
Adorno, T. W.　437
Alderfer, C. P.　405
Allport, G. W.　175, 324, 414
Anderson, H.　302, 432
Anderson, T.　302
Argyle, M.　332
Azrin, N. H.　219

B
Bandura, A.　185, 260, 428
Bateson, G.　65, 413
Bavelas, J. B.　332
Beck, A. T.　59, 313, 430
Beers, C. W.　54, 428
Bender, L.　224
Benedict, R.　413
Benson, H.　383
Benton, A. L.　352
Berg, I. K.　424, 425
Berger, P. L.　184
Bernard, C.　357
Berne, E.　30, 135, 293, 423, 428
Bertalanffy, L. von　18, 47, 63, 65
Bijou, S. W.　31
Binet, A.　240, 273, 279, 292, 327, 429
Binswanger, L.　127, 262
Blake, R.　380
Blanchard, K.　380
Bleuler, E.　230, 438
Blos, P.　413
Bolander, C.　321
Bordin, A.　275
Boss, M.　127
Bowen, M.　63
Boyatzis, R. E.　151
Briggs, K.　39, 432
Broadwin, I. T.　342
Brod, C.　289
Brodman, K. W.　141
Bronfenbrenner, U.　183
Buck, J. N.　418
Burt, C.　411
Butler, R. N.　51

C
Cannon, W. B.　357

欧文人名索引

Caplan, G. *81*
Carkhuff, R. R. *15, 258*, **414**
Carter, E. A. *63, 326, 377*
Case, C. *48*
Casement, P. *251*
Castilla, D. *321*
Cattell, R. B. *324, 400*, **415**
Chapman, W. E. *233*
Costa, P. T. *335*

D

Dalley, T. *48*
de Shazar, S. *276*, **424**
Deci, E. L. *52, 301*
Deeken, A. *334*
Deming, E. *126*
Deutsch, H. *427*
Dewey, J. *233*
Dilthey, W. *420*
Dollard, J. *185*, **428**
Drucker, P. F. *368*
Dusay, J. M. *293*, **423**

E

Ebbinghaus, H. *31*
Edwards, A. L. *20*
Egan, G. **412**
Ekstein, R. *440*
Ellis, A. *12, 258, 313*, **414**
Epston, D. *302*, **432**
Erikson, E. H. *81, 171, 248, 249, 251, 326, 369, 374, 377, 378, 400*, **413**, **425**, **428**
Exner, J. *402*
Eysenck, H. J. *38, 360*, **411**

F

Fayol, H. *114*
Fedurn, P. *428*
Fisch, R. *275*
Folkman, S. *243*
Fordham, F. *441*
Forer, B. R. *31*
Fox, J. *346*
Frankl, V. E. *20, 401*, **429**
Freidson, E. *74*
Freud, A. *413*
Freud, S. *104, 106, 127, 130, 153, 170, 230, 233, 250, 251, 262, 344, 353, 360, 371, 412, 425, 427, 429*, **430**, *433-435, 438, 440*
Friedman, M. *272*
Fromm, E. *231, 250*, **433**
Fromm-Reichmann, F. *44, 231*

G

Galenus *386*
Galton, F. *331*
Gaupp, R. *417*
Gauss, K. F. *247*
Gehring, K. *438*
Gelatt, H. B. **419**
Gendlin, E. T. *341, 376*, **420**
Gergen, K. J. *184, 302*, **432**
Getzels, J. W. *266*
Gibson, J. J. *252*
Glaser, B. *108*
Glass, G. V. *361*
Glasser, W. *126, 262*, **416**
Goldberg, D. P. *168*
Goldstein, A. P. *233*
Goldstein, K. *427*, **433**
Goleman, D. *380*
Goolishan, H. *432*
Goolishian, T. *302*
Greenberg, L. *376*
Guilford, J. P. *266, 372*, **416**
Guthrie, E. R. *31*

H

Hall, D. T. *85*
Hansen, L. S. *85*
Happel, C. *427*
Harlow, H. F. *433*
Harnik, E. *427*
Harrington, G. L. *126*
Hartmann, H. *170*
Hathaway, S. R. *36*
Havighurst, R. J. **425**
Heidegger, M. *127*
Hens, S. *438*
Herr, E. L. **424**
Hersey, P. *380*
Hersov, L. A. *342*
Herzberg, F. *405*, **426**
Hirschman, E. *427*
Hochschild, A. R. *75*
Holland, J. L. *211, 233, 358*, **431**
Hollender, M. *74*
Holmes, T. H. *243*, **431**, **435**
Horney, K. *231, 387, 427, 433*
Hull, C. L. *31, 58, 133, 413*
Husserl, E. *127*

I

Ingham, H. *218*
Ivey, A. E. *5, 15, 73, 75, 173, 256, 258, 358, 361*, **411**

J

Jackson, D. D. 357
Jackson, P. W. 266
Jacobson, E. 383
James, W. 170, 419, 422
Janet, P. 52, 230
Jaspers, K. 222
Jensen, A. R. 38
Johnson, A. M. 342
Jones, E. 435
Jung, C. G. 39, 130, 153, 170, 325, 344, 360, 379, 387, 432, 433, 434, 435

K

Kalff, D. 322, 441
Karpman, S. 423
Kaslow, F. W. 379
Kaufman, A. S. 117
Kaufman, N. L. 117
Kiesler, D. J. 172
Klein, J. 22
Klein, M. 251, 262
Klopfer, B. 402, 441
Koch, K. 321, 418
Koffka, K. 59
Kohut, H. 251, 443
Kraepelin, E. 27, 158, 418, 440
Krech, D. 324
Kretschmer, E. 82, 223, 324, 386, 417, 440
Krumboltz, J. D. 345, 417
Kübler-Ross, E. 191, 415

L

Lawler, E. E., III 406
Lazarus, R. S. 243, 435
Levin, A. S. 345
Levinson, D. J. 249, 436
Levinson, J. 437
Lewin, K. 59, 71, 112, 143, 261, 413, 433, 436
Liberman, R. L. 83
Likert, R. 138, 336, 436
Lindemann, E. 81
Lippit, R. 112
Lowenfeld, M. 322
Luckmann, T. 184
Luft, J. 218
Luria, A. R. 117
Luthe, W. 439

M

Marineau, R. F. 434
Maslach, C. 330
Maslow, A. H. 34, 84, 139, 175, 265, 359, 405, 433

Massarick, F. 261
Maturana, H. 66
Mayo, G. E. 138, 355, 434
McClelland, D. C. 151
McCully, R. S. 402
McGoldrick, M. 63, 326
McGregor, D. 34, 52, 138, 301, 368, 432
McKinley, J. C. 36
McNair, D. M. 356
Mead, G. H. 170
Mead, M. 413
Mesmer, F. A. 379
Miller, N. E. 185, 428
Minkowski, E. 127
Minuchin, S. 63
Moreno, J. L. 154, 434
Moreno, Z. T. 154
Morgan, C. D. 286
Morgenstern, O. 329
Mouton, J. 380
Munsterberg, H. 296
Murray, H. A. 20, 286, 331, 413, 433
Murray, J. 263
Myers, I. B. 39, 432

N

Neumann, E. 322
Nordoff, P. 48

O

Ogden, T. H. 251
Osborn, A. F. 347

P

Parsons, F. 11, 54, 202, 296, 325, 426
Parsons, T. 74
Paterson, G. R. 296
Pavlov, I. P. 58, 133, 387, 411, 413, 427
Payne, A. F. 31
Pearson, K. 263
Pepinsky, H. D. 296
Perls, F. S. 119, 427
Piaget, J. 181, 254, 312, 357, 374
Portmann, A. 312
Powers, W. 126, 262
Prouty, G. 376

R

Rahe, R. H. 243, 431
Rank, O. 435
Raven, J. C. 311
Robbins, C. 48
Roe, A. 233
Roethlisberger, F. J. 138, 355, 434

Rogers, C. R.   *5, 15, 53, 56, 75, 103, 105, 110, 172, 174, 175, 194, 233, 296, 328, 339, 349, 361, 376, 379, 414, 420, 433, 436,* **437,** *442*
Rorschach, H.   *402,* **438**
Rosenblueth, A.   *357*
Rosenman, R. M.   *272*
Rosenzweig, S.   *331,* **437**
Rotter, J. B.   *31*

S

Sacks, J. M.   *31*
Saunders, C.   *355*
Schein, E. H.   *85, 86, 326, 377*
Schltz, J. H.   *383*
Schneider, K.   *222, 223, 278*
Schultz, J. H.   **420**
Sears, R. R.   *428*
Selye, H.   *242,* **422,** *435*
Shaw, Q. A.   *325*
Shein, E. H.   *299*
Sheldon, W. H.   *325, 387*
Sifneos, P. E.   *229*
Simon, T.   *240, 279, 429*
Skinner, B. F.   *47, 58, 133, 185,* **421**
Smith, M. L.   *361*
Spearman, C. E.   *411*
Spence, K.   *428*
Spencer, L. M.   *151*
Spielberger, C. D.   *241*
Spigelman, M.   *441*
Spranger, E.   *387, 414,* **420**
Stainer, C.   *423*
Stein, M. I.   *31*
Stern, W.   *3, 414*
Strauss, A.   *108*
Sullivan, H. S.   *231, 251*
Super, D. E.   *11, 85, 97, 176, 204, 205, 207,* **421,** *443*
Szasz, T.   *74*
Szondi, L.   *268*

T

Tailor, J. A.   *126*
Tannenbaum, R.   *261*
Taylor, F. W.   *57, 99, 114, 138,* **424**
Tendler, A. D.   *31*
Terman, L. M.   *3, 240, 273, 279,* **423,** *429*
Thompson, C.   *231*
Thorndike, E. L.   *31, 104, 329, 421,* **422**
Tolman, E. C.   *59, 133*
Torrance, E. P.   *266*

U

Ullmann, H.   *263*

V

Varela, F.   *66*
Vogt, O.   *420*
von Bertalanffy, L.   *18, 47, 63, 65*
von Neuman, J.   *329*
Vroom, V. H.   *95*

W

Warner, M.   *376*
Warren, W.   *342*
Watson, J. B.   *31, 58, 106, 133, 421, 433*
Watzlawick, P.   *275*
Weakland, G. H.   *275*
Weber, M.   **412**
Wechsler, D.   *24, 26, 292*
Weinberg, G.   *44, 353*
White, M.   *302,* **431**
White, R. W.   *151*
White, S.   **432**
White, W.   *112*
Whitehead, T. N.   *434*
Wiener, N.   *357*
Williamson, E. G.   *11, 270, 296, 379*
Winnicott, D. W.   *199, 251*
Wittgenstein, L.   *371*
Wolpe, J.   *118,* **413**

Y

Yerkes, R. M.   *423*

Z

Zung, W. W. K.   *33*

産業カウンセリング辞典

2008年11月20日　初版第1刷発行　　　　　　　　　　　　　　　　検印省略

監　修
日本産業カウンセリング学会

❦

編　者
松原達哉　　木村　周　　桐村晋次
平木典子　　楡木満生　　小澤康司

❦

発行者
保坂健治

❦

発行所
株式会社　金子書房

〒112-0012東京都文京区大塚3-3-7
TEL 03.3941.0111／FAX 03.3941.0163
振替00180-9-103376
URL　http://www.kanekoshobo.co.jp

印刷／藤原印刷株式会社　　製本／株式会社三水舎　　装丁／長尾敦子

© Matsubara, T., Kimura, S., Kirimura, S., Hiraki, N., Niregi, M., Ozawa, Y., et al. 2008
ISBN978-4-7608-2622-3　　C3511　　Printed in Japan